Oral Health Locus
of Control

Beiträge zur Sozialpsychologie

Herausgegeben von
Helmut E. Lück und Rudolf Miller

Band 3

PETER LANG
Frankfurt am Main · Berlin · Bern · Bruxelles · New York · Oxford · Wien

Manfred Wolf

Oral Health Locus of Control

Eine sozialpsychologisch-epidemiologische Untersuchung gesundheitlichen Handelns unter besonderer Berücksichtigung alternativ-medizinischer Heilmethoden

PETER LANG
Europäischer Verlag der Wissenschaften

Die Deutsche Bibliothek - CIP-Einheitsaufnahme

Wolf, Manfred:

Oral health locus of control : eine sozialpsychologisch-epidemiologische Untersuchung gesundheitlichen Handelns unter besonderer Berücksichtigung alternativ-medizinischer Heilmethoden / Manfred Wolf. - Frankfurt am Main ; Berlin ; Bern ; Bruxelles ; New York ; Oxford ; Wien : Lang, 2002
(Beiträge zur Sozialpsychologie ; Bd. 3)
Zugl.: Hagen, Fernuniv., Diss., 2000
ISBN 3-631-37879-3

D 708
ISSN 1436-1868
ISBN 3-631-37879-3

www.peterlang.de

Für Ingrid, Jutta und Reni

Le coeur a ses raisons que la raison ne connait.
Blaise Pascal, Pensées 277

Peindre non la chose, mais l'effet qu'elle produit.
Stéphane Mallarmé

Ich will ja nur geholfen werden.
Groucho Marx

Inhalt

Anhang

Vorwort des Herausgebers

Die alternativ-medizinischen Heilmethoden sind nicht nur in der Allgemeinmedizin, sondern auch in der Zahnmedizin inzwischen so weit verbreitet, dass man sich fragen muss, welche Gründe dies haben kann. Der Verfasser dieses Buches kommt seit Jahren sowohl mit Patienten, die alternativ-medizinische Verfahren verlangen, als auch mit Streitfällen bezüglich der Übernahme alternativ-medizinischer Behandlungskosten in Berührung. Seine persönliche Haltung ist aus verschiedenen Gründen kritisch: Ein großer Teil der Verfahren ist wirkungslos und teuer. Man kann wohl verstehen, dass Patienten, die mit den Ergebnissen der Schulmedizin unzufrieden sind, die Rettung in alternativ-medizinischen Verfahren suchen. Warum aber verschreiben sich ausgebildete Mediziner diesen z.T. wirklich obskuren Methoden?

Manfred Wolf hat zunächst die gesundheitspsychologische Literatur aufgearbeitet und hierbei – vor allem auf der Grundlage zusammenfassender, insbesondere metaanalytischer Arbeiten – relevante Variablen extrahiert, die im Zusammenhang mit gesundheitsbezogenem Handeln stehen. Herr Wolf stellt dann das sozial-kognitive Prozeßmodell von Schwarzer (1996) dar, das als brauchbar erkannt wird, jedoch noch nicht als abgesichert gelten kann.

Die Studie verfolgt nun das Ziel, Hinweise auf gesundheitspsychologische Treatmenteffekte sowie die beeinflussenden motivationalen Variablen zu liefern. Eines der Hauptziele besteht somit darin, Zusammenhänge dieser Treatmenteffekte mit soziodemographischen, gesundheitsfördernden und krankheitsbewältigenden Variablen abzuleiten, zu formulieren und zu überprüfen. Die gewonnenen Daten sollen zudem Hinweise auf den aktuellen Behandlungsbedarf in der zahnärztlichen Praxis erbringen. Eine derartige hypothesengeleitete Untersuchung ist bisher weder in der Zahnmedizin noch in der Gesundheitspsychologie durchgeführt worden.

Es erwies sich daher als unumgänglich entsprechende reliable Messinstrumente zu entwickeln bzw. aus dem Englischen zu adaptieren. Insbesondere der OHIP (Oral Health Impact Profile, Slade & Spencer, 1994) wurde als brauchbares Instrument erkannt, adaptiert und auf Reliabilität, Interkorrelation der Subskalen usw. hin überprüft. (Schon dies allein ist für die zukünftige Forschung eine verdienstvolle Leistung!) Aus dem Bereich der Alternativmedizin wurde ein umfangreicher Fragebogen übernommen. Hinzu kamen Fragebögen zur Kontrollüberzeugung, zu Persönlichkeitsmerkmalen usw.

An 131 Vpn der Versuchsgruppe (Alternativmedizin) und 152 Patienten der Kontrollgruppe (Schulmedizin) konnte schließlich die Hauptuntersuchung durchgeführt werden, wobei die Prüfung der Hypothesen, auch zur Überprüfung des Modells von Schwarzer im Vordergrund stand. Versuchs- und Kontrollgruppe unterschieden sich interessanterweise nicht bezüglich ihres Ausmaßes zahnmedizinischer Erkrankung. Sie unterschieden sich jedoch schon in der Begriffswahl der Begründung ihrer angestrebten Behandlung (was sich durch eine aufwendige quantitative Inhaltsanalyse zeigte). Ebenfalls sehr deutlich unterschieden sich Versuchs- und Kontrollgruppe bezüglich personenbezogener Variablen: Alternativmedizin ist eher eine Sache besser gebildeter Frauen. Die Personen der Experimentalgruppe unterschieden sich von der Kontrollgruppe auch auffällig in ihrer

Selbstbeschreibung, wobei die signifikanten Abweichungen gut interpretierbar sind. Zur Überprüfung des Schwarzer-Modells führte Wolf eine Diskriminanzanalyse der Daten durch. Mit diesen Ergebnissen, die das Schwarzer-Modell bestätigen und verfeinern, schließt der empirische Teil der Arbeit.

Im Diskussionsteil der Arbeit greift Wolf die Diskussion um Coping-Strategien auf und leitet Forderungen für ärztliches Verhalten ab. Die Arbeit schließt nach methodologischen Überlegungen mit einer Zusammenfassung.

Insgesamt handelt es sich bei der vorliegenden Arbeit um eine wichtige, theoretisch interessante und forschungsmethodisch sowohl aufwendige als auch differenzierte gesundheitspsychologische Untersuchung, die wegen ihrer Verbindung von zahnmedizinischen Befunden und psychologischen Merkmalsdimensionen – auch international gesehen – bisher einmalig ist. Die Darstellung ist überdies durch eine Art von Humor gekennzeichnet, die in der Wissenschaft sonst leider selten zu finden ist.

Helmut E. Lück
Hagen, im April 2001

Vorwort

Im März 1995 fand im Aachener Eurogreß-Zentrum der bereits *3. Europäische Kongreß für Biologische Zahn-Medizin*[1] statt; die Liste der Referate reichte von der Stimulation des Grundsystems durch Neuraltherapie über die Löschung von Zahnherden durch Bioresonanztherapie bis hin zur Ganzheitstherapie durch Zahnsanierung. Während das Interesse an derartigen alternativ-medizinischen – und häufig obskuren – Heilverfahren[2] seitens vieler Patienten und Zahnärzte im Verlaufe der letzten Jahre deutlich anstieg – und noch weiter ansteigt – (Koch, 1995), warnen die seriösen, wissenschaftlichen (zahn-) medizinischen Gesellschaften eindringlich vor der unkritischen Anwendung dieser Methoden (DGZMK, 1997; Arzneimittelkommission der deutschen Ärzteschaft, 1998). Die Nachfrage insonderheit der Patienten ist gleichwohl ungebrochen: Esoterik hat ganz offensichtlich Konjunktur!

Die vorliegende Arbeit versteht sich – gerade in diesem Kontext – als ein Beitrag zur Gesundheitspsychologie. Sie bedient sich dabei theoretisch wie methodisch des Instrumentariums der Sozialpsychologie. Die Gesundheitspsychologie stellt eine noch junge (die vielleicht jüngste?) Teildisziplin der Psychologie dar, die – nach ihren Anfängen in den 70er Jahren in den Vereinigten Staaten – seit Beginn der 90er Jahre zunehmend auch in Deutschland sich etabliert hat. Formal darf man von Gesundheitspsychologie als eigenständiger Fachdisziplin sicherlich seit der Gründung der *Division Health Psychology* in der American Psychological Association (APA) im Jahre 1978 sprechen. 1986 richtete die International Association of Applied Psychology (IAAP) dann erstmals eine Fachgruppe *Health Psychology* ein. Dem folgte noch im selben Jahr die Gründung der European Health Psychology Society (EHPS). Seit Mitte der 80er Jahre werden nun die ersten deutschsprachigen Sammeldarstellungen und Lehrbücher zum Thema veröffentlicht (Bekker & Minsel, 1986; Rüdiger, Nöldner, Haug & Kopp, 1989; Schwarzer, 1990, 1992; Haisch & Zeitler, 1991; Zimolong, 1991; Schmidt & Schwenkmezger, 1992; Schröder & Reschke, 1992), seit 1993 erscheint zudem ein erstes spezifisches Periodicum, die *Zeitschrift für Gesundheitspsychologie*. Auch an den Hochschulen hat das Fach sich etabliert: Im Wintersemester 1999/2000 werden an fast 50 Universitäten in der Bundesrepublik Vorlesungen, Übungen und Seminare zur Gesundheitspsychologie angeboten. Mittlerweile stellt die Fachgruppe Gesundheitspsychologie[3] in der Deutschen Gesellschaft für Psycho-

---

1 Während die Satzungen der Zahnärztekammern verbindlich vorschreiben, die Berufsbezeichnung *Zahnarzt* in geschlossener Schreibweise zu führen, legen viele naturheilkundlich orientierte Kollegen auf die zitierte Trennung nachdrücklich Wert.

2 Wegen einer näheren Erklärung der Begriffe vergl. das Kapitel *Zur Begründung des Untersuchungsansatzes: Alternativ-medizinische Verfahren in der Zahnheilkunde*.

3 Die Fachgruppe Gesundheitspsychologie in der Deutschen Gesellschaft für Psychologie konstituierte sich auf ihrer ersten Sitzung am 28. September 1992 in Trier; in den Gründungsvorstand wurden H. W. Krohne, Mainz, L. Schmidt, Trier, P. Schwarzer, Berlin, und P. Schwenkmezger, Trier, gewählt. (Es ist derart kein Zufall, daß die vorliegende Arbeit insonderheit auf die Arbeiten dieser Autoren sich stützt.) Im März 2000 verzeichnet die Fachgruppe bereits 158 Mitglieder.

logie (DGP) bereits die Ergebnisse ihrer Arbeit unter der Netz-Adresse http://userpage.fu-berlin.de/~gesupsy/ im Internet zur Diskussion.

Gesundheitspsychologie wurde erst möglich durch einen Paradigmenwechsel in Medizin und Medizinischer Psychologie: i.e. die Ablösung des rein biomedizinischen durch das umfassendere biopsychosoziale Modell. Dieses biopsychosoziale Paradigma betont ausdrücklich die Bedeutung des menschlichen Verhaltens für die Gesundheitsförderung, die Krankheitsverhütung und auch -bewältigung. Gesundheitspsychologie definiert derart sich „als wissenschaftlicher Beitrag der Psychologie zur Förderung und Erhaltung von Gesundheit, Verhütung und Behandlung von Krankheiten, Bestimmung von Risikoverhaltensweisen, Diagnose und Ursachenbestimmung von gesundheitlichen Störungen, Rehabilitation und Verbesserung des Systems gesundheitlicher Versorgung. Sie befaßt sich vor allem mit der Analyse und Beeinflussung gesundheitsbezogener Verhaltensweisen des Menschen auf individueller und kollektiver Ebene sowie mit den psychosozialen Grundlagen von Krankheit und Krankheitsbedingungen.“ (Schwarzer, 1990, 4)[4]. Schwarzer folgt in seiner Formulierung noch fast inhaltsgleich einer ersten, seinerzeit explizite als vorläufig vorgeschlagenen Definition von Matarazzo (1980, 45): „Health psychology is the aggregate of the specific educational, scientific, and professional contributions of the discipline of psychology to the promotion and maintenance of health, the prevention and treatment of illness, and the identification of etiologic and diagnostic correlates of health, illness, and related dysfunction.“

Auf Grund ihrer Herkunft (Baum, Taylor & Singer, 1984; Gatchel, Baum & Krantz, 1989; Karoly, 1985; Milton, Green & Meagher, 1982; Stone et al., 1980; Stone, 1990; Taylor 1986, 1991) wird Gesundheitspsychologie auch in der Bundesrepublik Deutschland vornehmlich von Sozialpsychologen betrieben (Schwarzer, 1990, 1992). Ihrer Aufgabenstellung gemäß rückt sie Themen wie Gesundheitsförderung und -fürsorge, Bedingungen für die Änderungen des Gesundheitsverhaltens sowie den Kontext von Gesundheit und sozialen Ressourcen, Familie und Umwelt in das Zentrum ihres Interesses (Krohne, Netter, Schmidt & Schwarzer, 1996). Die Untersuchung gesundheitsrelevanten Verhaltens erfordert daher eine genaue Kenntnis der psychosozialen Prozesse auch im weiteren Umfeld der Gesundheit: Verhaltensintention und -motivation, Einstellung, Erwartung, Risiko- (i.e. Krankheits-) Wahrnehmung und deren Bewertung. Die Gesundheitspsychologie stützt sich dabei auf Methoden, Theorien und nicht zuletzt – unter einem spezifischen Blickwinkel – auf den Gegenstand der Sozialpsychologie (Stone, 1990) und teilt mit ihr sogar ihren oft auch „interventiven“ Aspekt (Bengel, 1993, 9): Wie die Sozial- beschränkt die Gesundheitspsychologie sich nicht auf ausschließlich akademische Forschung und Theoriebildung, sie versteht sich insonderheit in den Bereichen Prävention, Beratung und Behandlung als *Applied Psychology*[5]. Dieser anwendungsorientierte, interventive Charakter wird

4 Diese Formulierung übernimmt die Fachgruppe Gesundheitspsychologie dann 1992 wortidentisch für ihre eigene Begriffsbestimmung des Sachgebietes (Homepage der Fachgruppe Gesundheitspsychologie, Selbstdarstellung, http://userpage.fu-berlin.de/~gesupsy/ im September 1999).

5 Gesundheitspsychologie befaßt sich vor allem mit der Analyse und Beeinflussung gesundheitsbezogener Verhaltensweisen der Menschen auf individueller und kollektiver Ebene. Nicht zuletzt vor diesem Hintergrund pflegt die Fachgruppe vielfältige internationale Kontakte und ist eng verflochten mit der World Health Organization, der International Association of Applied Psychology sowie der Division 38 der American Psychological Association; viele ihrer Mitglieder gehören zugleich der European Health Psychology Society an (Fachgruppe Gesundheitspsychologie, Selbstdarstellung, http://userpage.fu-berlin.de/~gesupsy/ im September 1999).

denn auch am Beginn wie am Ende dieser Arbeit zum Gesundheitsverhalten von Patienten mit Zahn-, Mund- und Kiefererkrankungen stehen.

Der Autor ist somit optimistisch genug, die Ergebnisse seiner Untersuchung für derart interessant zu erachten, daß die Arbeit durchaus den tradierten Strukturen und Normen einer akademischen Abschlußarbeit folgen darf, ohne langweilig zu werden: Der Theoretische Teil der Arbeit bietet im ersten Kapitel eine kurze Übersicht über die in der Zahnmedizin gängigen alternativ-medizinischen Verfahren; durch den Nachweis fehlender wissenschaftlicher Anerkennung solcher – immerhin ja vorgeblich medizinischer – Methoden und deren Nähe zur Esoterik soll die Untersuchungsthematik zunächst noch einmal nachdrücklich problematisiert werden. Das zweite Kapitel ist der Beschreibung der sozialpsychologischen Bedingungen des Gesundheitsverhaltens gewidmet und soll über den neuesten Stand der Theoriebildung informieren. Theorien und Modelle des Gesundheitsverhaltens werden kursorisch erörtert und im Hinblick auf ihre empirische Bewährung beurteilt. Das sozial-kognitive Prozeßmodell gesundheitlichen Handelns von Schwarzer (1996) wird ausführlicher erörtert, seine Verwendung in der vorliegenden Untersuchung eingehend begründet.

Der Empirische Teil beginnt mit der Darstellung des Untersuchungsdesigns und der Meßinstrumente. Neben der Besprechung textanalytischer Methoden kommt dabei insonderheit der Entwicklung des Oral Health Impact Profile OHIP zur Bedrohungsanalyse zentrale Bedeutung zu. Dem folgt die Formulierung der untersuchungsleitenden Hypothesen und deren Operationalisierung. Im Anschluß an die Vorstellung der Ergebnisse wird das der Untersuchung zu Grunde gelegte Gesundheitsverhaltensmodell selbst nochmals evaluiert. Die Kapitel *Diskussion* und *Kritik* schließen die Studie im Sinne einer Epikrise ab.

Die vorliegende Arbeit kann natürlich keine umfassende Darstellung sämtlicher Aspekte des Gesundheitsverhaltens von Patienten mit Zahn-, Mund- und Kiefererkrankungen ableisten; sie stellt aber immerhin einen ersten Versuch dar, gesundheitspsychologisch fundierte Modelle und Theorien auf die Probleme der Zahnmedizin zu übertragen und anzuwenden.

Die Untersuchung ist aus der täglichen Routinearbeit am Gesundheitsamt der Stadt Wuppertal erwachsen. Sie wäre nicht möglich gewesen ohne das Vertrauen meiner Patienten und die Kooperation meiner Mitarbeiter; ihnen schulde ich Dank. Bedanken möchte ich gleichfalls bei Herrn Prof. Dr. H. E. Lück und Herrn Dr. H. Heidbrink vom Institut für Psychologie der FernUniversität in Hagen, die meine Arbeit in all' den Jahren kompetent, mit freundlichem Interesse und vor allem mit vertrauensvoller Geduld begleitet haben. Herr Prof. Dr. Lück und Herr Priv.-Doz. Dr. R. Miller, Hagen, haben es mir schließlich auch ermöglicht, die Arbeit in ihrer Reihe *Beiträge zur Sozialpsychologie* im Verlag Peter Lang zu veröffentlichen; ihnen wie auch dem Lektor des Verlages, Herrn Dr. H. Ühlein, sei herzlich gedankt.

Mein besonderer Dank gilt schließlich Herrn Dipl.-Betriebswirt G. Golak, der mich in gewohnt verläßlicher Art und Weise in allen Fragen von Hard- und Software begleitet und der die mühevolle Arbeit des Korrekturlesens auf sich genommen hat, sowie meiner Lieblingshebamme Reni Wolf, die mich für das Thema interessiert und die Untersuchung durch viele – teils äußerst – lebhafte Gespräche begleitet hat. Ihr ist die Arbeit im besonderen gewidmet; es wird wohl meine letzte sein.

1. Einführung

1.1 Problemskizze

Im Jahre 1996 verurteilte das Oberlandesgericht Koblenz (Aktenzeichen 7 U 520/94) einen Arzt zur Zahlung eines Schmerzensgeldes von 35.000 DM, nachdem er – trotz typischer Symptome – das Uteruskarzinom einer Patientin nicht hatte diagnostizieren können. Grundlage der ärztlichen Diagnose war die bioelektronische Funktionsdiagnostik (BFD), eine der Elektroakupunktur nach Voll (EAV) verwandte, wissenschaftlich nicht anerkannte Methode. Der Arzt hatte seiner Patientin angeraten, sich alle Amalgamfüllungen aus den Zähnen entfernen zu lassen und eine naturheilkundliche Ausleittherapie[1] anzuschließen. Die weitere ärztliche Therapie – neben der Untersuchung der Wohnung der Patientin auf verborgene Wasseradern und Erdstrahlen durch einen Wünschelrutengänger – erschöpfte sich im wesentlichen in der Verabreichung von Aufbauspritzen zur Kräftigung des Gesamtorganismus. Das Gericht erkannte auf einen groben Behandlungsfehler des Arztes; er habe versäumt, seine Patientin eindeutig dahin gehend aufzuklären, daß die von ihm angewandte Diagnosemethode von der Schulmedizin nachdrücklich abgelehnt wird.

Gleichfalls im Jahre 1996 verurteilte das Amtsgericht Bochum einen – nach eigener Aussage – naturheilkundlich orientierten Zahnarzt zur Zahlung einer vierstelligen Schmerzensgeldsumme. Der behandelnde Zahnarzt hatte die Multiple Sklerose seiner Patientin auf die Vergiftung durch Schwermetalle ebenfalls aus Amalgamfüllungen zurückgeführt und versucht, seine Diagnose durch Speichelanalysen und Mundstrommessungen zu verifizieren. Beide Diagnoseverfahren sind nach Ansicht der Deutschen Gesellschaft für Zahn-, Mund- und Kieferheilkunde DGZMK, dem wissenschaftlichen Dachverband der Zahnmedizin in Deutschland, im Kontext derartiger Erkrankungen ungeeignet und wissenschaftlich obsolet (DGZMK, 1994).

1997 versuchte ein – gleichfalls als Heilpraktiker niedergelassener – bergischer Zahnarzt, die bereits vorbekannte psychiatrische Erkrankung seines Patienten vor der Folie der Psycho-Kinesiologie, eines paramedizinischen Verfahrens auf der Grundlage der Regulation von durch die Autoren nicht näher beschriebenen Bioenergien (Gerz, 1991, 1992) neu zu interpretieren: Durch die prothetische Rekonstruktion und Rehabilitation des Kauorgans sollte der Patient von seiner Depression geheilt werden. Im Rahmen dieser dentalpsychiatrischen Behandlung wurde die Eignung zahnärztlicher Werkstoffe durch Pendeln bestimmt.

Im März 1998 suchte eine Patientin den Zahnärztlichen Dienst des Gesundheitsamtes auf, nachdem sie durch die Presse auf unsere Spezialsprechstunde zu alternativ-medizinischen Heilmethoden aufmerksam gemacht worden war: Sie fragte nach, ob die von ihrem

1 Der Terminus Ausleittherapie wird in der Alternativmedizin durchaus mit unterschiedlichen Inhalten verwendet. Im allgemeinen vermeint er die Entfernung – teils nur hypothetischer – Giftstoffe aus dem Organismus (Habermann, 1995). Grundsätzlich soll aber im weiteren auf die Realitätsnähe alternativ-medizinischer Nomenklatur wie z.B. Erdstrahlung, Aura, Geistwesen etc. hier nicht weiter eingegangen werden.

Zahnarzt vorgeschlagene Bioresonanztherapie zur Behandlung ihrer – im weiteren nicht konkret diagnostizierten – Prothesenunverträglichkeit tatsächlich geeignet sei; sie bat zudem um Prüfung, ob das Sozialamt der Stadt Wuppertal die Kosten der Behandlung von DM 1.700 zu übernehmen verpflichtet werden könne. Die Bioresonanz- oder Moratherapie geht davon aus, daß alle Menschen ultrafeine bioenergetische Schwingungen aussenden. Diese seien bei kranken Menschen disharmonisch und unregelmäßig, könnten durch die Therapie aber ausgelöscht und der gesunden Form angeglichen werden. Die Methode geriet in Verruf, nachdem bekannt wurde, daß einer der Hersteller der Bioresonanz-Geräte der Scientology-Organisation angehört (Staehle, 1997).

Die Kasuistiken und Studien zur Epidemiologie, zur Unwirksamkeit, zur Schädlichkeit und zur Forensik alternativ-medizinischer Heilmethoden sind mittlerweile unüberschaubar. Untersuchungen zur Sozial- und Gesundheitspsychologie aus dem Kontext der Alternativmedizin dagegen fehlen fast völlig: Warum werden – auch und gerade – in der Zahnheilkunde in den letzten Jahren derartige Diagnose- und Therapieansätze zunehmend populärer (Koch, 1995; Staehle, 1997; Oepen, 1998)? Von welchen Kontextbedingungen sind die Erwartungen der Patienten abhängig? Warum stört es weder sie noch die ärztlichen oder zahnärztlichen Behandler, daß der überwiegende Teil der angebotenen und nachgefragten alternativ-medizinischen Heilmethoden nach wissenschaftlichen Kriterien schlicht als Unsinn bezeichnet werden muß? Welche kognitiven Faktoren und Bedingungen stehen hinter der Entscheidung für diese Art der Medizin? Wie ist der Einfluß der (psycho-) sozialen Situation der Patienten auf die Patient-Arzt-Beziehung zu interpretieren?

1.2 Ausgangslage und Zielsetzung

Die Gesundheitsämter sind seit jeher Ansprechpartner für die öffentlichen Kostenträger, von denen die Erstattung der – rein privat liquidierten – Kosten für derartige Behandlungen erwartet wird. Nachdem in den letzten Jahren eine stetige Zunahme in Nachfrage nach und Angebot von alternativ-medizinischen Heilmethoden vor allem in den Praxen der niedergelassenen Ärzte und Zahnärzte zu verzeichnen war, hat der Zahnärztliche Dienst am Gesundheitsamt der Stadt Wuppertal 1994 eine Spezialsprechstunde zu diesem Thema eingerichtet. Auf der Grundlage wissenschaftlicher Dokumentationen und Empfehlungen der (schul-) medizinischen Fachgesellschaften werden die Patienten seither hinsichtlich der theoretischen Fundierung, der Anwendung in Diagnostik und Therapie, der Folgewirkungen und Implikationen alternativ-medizinischer Methoden beraten. Für die mitarbeitenden Kolleginnen und Kollegen war es immer wieder verblüffend, welch enorme Mühe viele Patienten mit dem Erwerb in aller Regel doch eher obskuren und esoterischen Wissens über Naturheilverfahren, Geistheilung und sanfte Medizin sich abverlangen. Verblüffend auch, daß gerade nicht schwer- bis schwerstkranke oder therapieresistente Patienten alternativ-medizinische Methoden praeferieren: Im Verlauf der Studie zeigte sich, daß die Anzahl von Patienten mit lebensbedrohlichen Erkrankungen wie Karzinomen o. ä. vergleichsweise gering und unterrepräsentiert ist. Der weitaus größere Anteil wird von Patienten gestellt, die mit Befindlichkeitsstörungen, diffusem Unwohlsein oder schlicht aus Angst vor einer zahnärztlichen Behandlung in unsere Sprechstunde sich begeben. Verblüffend letztendlich auch, welches finanzielle Potential dieser graue Medizinmarkt eröffnet: Behandlungskosten in vierstelliger Höhe sind eher die Regel denn die Ausnahme, die Kosten werden zudem rein privat liquidiert und zunächst einmal von keinem öffentlichen oder privaten Versicherer erstattet.

Im Verlauf der Sprechstunde konnten meine Mitarbeiter und ich feststellen, daß die Diskrepanz zwischen den objektiven Möglichkeiten der Alternativmedizin und den subjektiven Erwartungen der Patienten letztlich unüberbrückbar ist. Auch im Anschluß an eine medizinische Beratung, die auf wissenschaftliche Kriterien sich gründet und trotz der den Patienten in schriftlicher, nachprüfbarer Form mitgeteilten Empfehlungen der Bundesärztekammer und der Deutschen Gesellschaft für Zahn-, Mund- und Kieferheilkunde zur Alternativmendizin insistierten viele Patienten auf der Anwendung alternativer medizinischer Verfahren. Im Verlauf der Sprechstunden glaubten wir daher feststellen zu können, daß es sich bei der Klientel der Naturheilkunde um Patienten handelt, die von der Gesamtheit der Patienten deutlich sich unterscheidet. Eine erste, untersuchungsauslösende Hypothese mußte in einem recht frühen Stadium noch eher vage formuliert werden:

- Patienten, die nach alternativ-medizinischen Verfahren verlangen, bilden eine besondere Gruppe in der Grundgesamtheit. Sie unterscheiden sich in ihren sozialpsychologischen Parametern von allen anderen Patienten.

Eine sozialpsychologische Hypothese verlangt sozialpsychologische Methoden zu ihrer Operationalisierung. Neben der zunächst deskriptiven medizinischen Epidemiologie bietet sich der strukturell topologisch-feldtheoretische Ansatz Kurt Lewins (1982, 191) an: „Der feldtheoretische Ansatz ist als praktisches Forschungsinstrument geplant. Wie das für jedes Werkzeug gilt, lassen sich seine Charakteristika nur durch den Gebrauch in der wirklichen Forschung völlig verstehen." Der untersuchende, beratende und (somit) behandelnde Arzt mit seinem – diagnostischen wie therapeutischen – Instrumentarium ist nun ein zweifellos wirksamer Teil dieses den Patienten gegenwärtigen Feldes (Nebel, Strack und Schwarz, 1989): Eine strenge Trennung von (Untersucher-) Subjekt und (Untersuchungs-) Objekt im positivistischen Sinne ist weder möglich noch – zumindest im vorliegenden Falle – intendiert. Der klinisch-pragmatische Forschungsansatz weist derart wesentliche Merkmale im Sinne der Aktionsforschung auf (Lewin[2], 1953; 1982, 222): „Genau wie der Arzt sein Röntgenbild zu lesen hat, muß der Sozialpsychologe dazu *erzogen* werden, daß er weiß, was er als eine *Beobachtung* berichten kann und was er als eine mehr oder weniger wertvolle *Interpretation* hinzufügen darf. Beim Röntgenbild wie auch bei sozialen Gegebenheiten gibt es einen Übergang von der Beobachtung zur Interpretation. Das schwächt aber die Wichtigkeit dieser Unterscheidung nicht. Beobachter müssen geübt sein, denn dann sind sie in der Lage, dort zulässige Beobachtungen zu machen, wo die ungeübte Person zu Vermutungen und Interpretationen Zuflucht nehmen muß." (Zur Heterogenität des Begriffes „Aktionsforschung" vergl. auch Lukesch und Zecha, 1978.) Der hier kurz skizzierte Ansatz betont aber insonderheit den auch explorativen Charakter der Studie: Erst nach Interpretation der erhobenen Daten, erst nach Operationalisierung und Prüfung der Hypothesen, erst in Kenntnis der Ergebnisse ist zu entscheiden, ob die Patienten eine tradiert zahnärztliche oder eher eine psychosomatische Therapie suchen – und benötigen[3].

---

2 Hervorhebungen im Original

3 Im Kontext der Aktionsforschung muß die Frage zumindest erlaubt sein, ob die Untersuchungsinstrumente dann tatsächlich als nicht-reaktive Verfahren angesehen werden dürfen, wobei als Reaktivität der Einfluß des Meßvorgangs auf die Reaktionen der Befragten, hier der Patienten bezeichnet wird. Die in vielen experimentellen Studien naheliegende Lösung, zu verhindern, daß den untersuchten Personen die Tatsache der Untersuchungssituation bewußt wird, ist hier sicher-

Die vorgelegte Untersuchung basiert auf der Prämisse, daß die Patienten um die fehlende wissenschaftliche Begründung alternativ-medizinischer Diagnose- und Heilverfahren wissen und sie trotzdem – oder vielleicht gerade deshalb? – von ihren Ärzten verlangen. In Anlehnung an Schwarzer (1996) ist festzustellen, daß Krankheit nur als multifaktorieller Prozeß aufgefaßt werden kann: Ein psycho-somatischer wie sozialer Prozeß, der nur in seinem Verlauf, nicht aber in einzelnen Momenten angemessen erfaßt, beschrieben und beurteilt werden kann. Erkrankungen – insbesondere wenn sie mit Schmerzen einhergehen, eine infauste Prognose haben oder schlicht sehr langwierig sind und in den gewohnten Lebensrhythmus eingreifen – werden als kritische Lebensereignisse nicht allein durch somatische, medizinisch erfaßbare Parameter bestimmt, sondern ebensosehr durch psychische und soziale. Sie können damit letztlich nur im Kontext der Biographie der Patienten, ihrer sozialen Situation und nicht zuletzt ihres persönlichen Lebensentwurfes wesentlich verstanden werden. Besonderheiten wie eine ungewöhnliche Therapieentscheidung müssen folglich in eben diesem Kontext beobachtet und interpretiert werden. Darüber hinaus macht die gesamte Untersuchung nur Sinn, wenn – über den Rahmen einer rein wissenschaftlichen Analyse und einer (zahn-) medizinischen Beratung hinaus – Konsequenzen z.B. im Sinne weiterführender psychosozialer Angebote für die Patienten erarbeitet werden können (Lück, 1983). Die Arbeit schafft hierfür sich selbst die empirische Basis.

Die Betonung der formal-methodischen Aspekte dieser Untersuchung erleichtert die Abgrenzung gegenüber vielfältigen methodisch anders als sozialpsychologisch orientierten Ansätzen zum Themenkreis Alternativmedizin. In klarer Abgrenzung etwa zu differentialpsychologischen, klinisch-psychologischen oder psychoanalytischen Vorgehensweisen wurde hier ein datenbezogener Untersuchungszugang gewählt. Literaturrecherchen dokumentieren die unterschiedlichsten psychologischen Forschungsansätze; der hier gewählte muß zwei wesentliche Anforderungen erfüllen:

- Er muß sozialpsychologisch-empirisch abgesichert sein.
- Er muß in pragmatischer Hinsicht relevant für das ärztliche, beratende Gespräch, die (zahn-) ärztliche Behandlungssituation und letztlich für eine mögliche medizinische, im weitesten und besten Sinne psychosomatische (Folge-) Therapie sein.

Der Autor und mit ihm die Kollegen und Mitarbeiter des Gesundheitsamtes sind auch und nicht zuletzt im Interesse der Patienten zuversichtlich, daß dieser Ansatz gelungen ist.

lich obsolet. Eine Rückwirkung der Datenerhebung auf die Reaktion der untersuchten Personen kann – und soll – letztlich nicht ausgeschlossen werden. Sie wird durch die ärztliche Beratung im Gegenteil nachgeradezu befördert. Der untersuchende Arzt nimmt schlußendlich in der Frage der Alternativmedizin gerade keinen neutralen Standpunkt ein.

2. Zur Begründung des Untersuchungsansatzes: Alternativ-medizinische Verfahren in der Zahnheilkunde

Die Darstellung und vor allem die Bewertung alternativ-medizinischer Verfahren in der Zahnheilkunde sind – im Kontext einer gesundheitspsychologischen Untersuchung – sicherlich eher nachrangig zu behandeln. Gleichwohl muß aber der Tatsache Rechnung getragen werden, daß die fehlende wissenschaftliche Anerkennung dieser Verfahren die Grundvoraussetzung für die vorliegende Untersuchung umreißt: Erst die medizinische Fragwürdigkeit dieser Heilmethoden nämlich läßt das Thema der Arbeit verständlich erscheinen. Warum bieten Zahnärzte, die auf Grund ihrer Approbation zur Ausübung der Zahnheilkunde auf medizinisch-wissenschaftlicher Grundlage[4] verpflichtet sind, zunehmend derartige Methoden an, die häufig wenn nicht überwiegend ihre Nähe zu Esoterik und Schamanismus nicht verleugnen können (Wharton & Lewith, 1986; Haltenhof, Hesse & Bühler, 1995)? Was bringt andererseits Patienten dazu, die – häufig bereits aufgrund ihres Bildungsniveaus – um die fehlende wissenschaftliche Basis und die doch sehr fragwürdige Herkunft und Begründung solcher Behandlungen wissen (müssen), derartige Methoden zu verlangen oder doch zu tolerieren (Bühler, Sammet & Hewer, 1986; Matthiessen, Roßlenbroich & Schmidt, 1992; Himmel, Schulte & Kochen, 1993)? Erst vor der Folie des in aller Regel völligen Fehlens reproduzierbarer, epidemiologisch gesicherter Nachweise einer diagnostischen und/oder therapeutischen Brauchbarkeit und über einen Placebo-Effekt hinausgehenden Wirksamkeit (Gotzsche, 1994; Turner, Deyo, Loeser et al., 1994) erweist die steigende Beliebtheit alternativ-medizinischer Methoden bei Patienten wie bei Ärzten als sozialpsychologisches Phänomen und – untersuchenswertes – Problem sich.

Die folgende Darstellung orientiert sich eng an den Entschließungen des 100. Deutschen Ärztetages 1997 in Eisenach zu alternativ-medizinischen Verfahren, die in ihren Ausführungen nachdrücklich von den folgenden medizinischen Fachgesellschaften gestützt werden:

- Deutsche Gesellschaft für Pharmakologie und Toxikologie
- Kommission für klinische Pharmakologie der Deutschen Gesellschaft für Kinderheilkunde
- Deutsche Krebsgesellschaft
- Deutsche Gesellschaft für Hämatologie und Onkologie
- Deutsche Gesellschaft für Pädiatrische Onkologie und Hämatologie
- Deutsche Gesellschaft für Zahn-, Mund- und Kieferheilkunde
- Arbeitsgemeinschaften der Wissenschaftlichen Medizinischen Fachgesellschaften
- Deutscher Ärztetag
- Wissenschaftlicher Beirat der Bundesärztekammer

---

4 "Ausübung der Zahnheilkunde ist die berufsmäßige auf zahnärztlich wissenschaftliche Erkenntnisse gegründete Feststellung und Behandlung von Zahn-, Mund- und Kieferkrankheiten." (Gesetz über die Ausübung der Zahnheilkunde vom 31. März 1992 in der Fassung der Bekanntmachung vom 16. April 1987 (BGBl. I S. 1225), mit den Änderungen durch das Gesundheits-Strukturgesetz vom 09.12.1992 (BGBl. I S. 2328).

Bereits die begrifflich scharfe Definition alternativer Heilmethoden – egal ob in Human- oder Zahnmedizin – fällt nicht leicht. In ihrer Stellungnahme vom 2. Juni 1997 differenziert die Deutsche Gesellschaft für Zahn-, Mund- und Kieferheilkunde zwischen nicht weniger als fünf Begrifflichkeiten:

- Klassische Naturheilverfahren
- Medizinsysteme außereuropäischer Kulturen
- Unkonventionelle Verfahren
- Paramedizinische Verfahren
- Psychosomatik und Psychotherapie

Daneben sind Begriffe wie komplementäre, unorthodoxe, außerschulische oder alternative Heilverfahren ebenso wie ganzheitliche, Außenseiter-, Erfahrungs- oder Naturheilmethoden nicht unüblich (Haltenhof, Hesse & Bühler, 1995). All' diesen Konzepten ist allerdings eines gemeinsam: Sie stellen außerhalb der wissenschaftlich basierten Schulmedizin sich (selbst) verortende Methoden medizinischer Diagnostik und Therapie dar. Da es sich eingebürgert hat, Verfahren, deren wissenschaftliche Anerkennung zumindest noch aussteht, als „alternativ" (zur wissenschaftlichen Medizin) zu bezeichnen, soll diese Arbeitsdefinition im weiteren genutzt werden.

2.1 Klassische Naturheilverfahren

In der Musterweiterbildungsordnung der Bundesärztekammer von 1992 wird der Begriff Naturheilverfahren wie folgt definiert: „Naturheilverfahren umfassen im Rahmen der Gesamtmedizin die Anregung der individuellen körpereigenen Ordnungs- und Heilkräfte durch Anwendung nebenwirkungsarmer oder -freier natürlicher Mittel." Naturheilverfahren im klassischen Sinn sind derart im wesentlichen identisch mit physikalischer oder Physiotherapie. Sie nutzen die – bekannten und vor allem erklärbaren – Einflüsse natürlicher Reize wie Bewegung, Wärme, Kälte, Klima, Sonne, Wasser oder Diät, um die dem Organismus eigenen Fähigkeiten zu Regeneration und Selbstheilung zu fördern. Naturheilverfahren sind somit ausgewiesen wirksame, von der wissenschaftlichen Medizin anerkannte Heilmethoden (Gerok, 1992; Marx, 1996). In der Zahnheilkunde reichen sie von einfachen physikalischen Maßnahmen (z.B. Kälte- oder Wärmebehandlung) über die physiotherapeutische Behandlung von Verspannungs- und Schmerzzuständen im Kopf-, Hals- und Schulterbereich bis hin zur Beratung über eine ausgewogene Ernährung und Diätetik.

Übersicht zur Klassischen Naturheilkunde in der Zahnmedizin (Stähle 1997, 324):

- Bewegungs- und Atemtherapie
- Ernährungstherapie, Diätetik
- Hydro- und Thermotherapie
- Massage, Chirotherapie
- Phytotherapie

Diese Naturheilverfahren sind somit eng und klar definiert und dürfen mit – in aller Regel selbsternannten – vorgeblich „natürlichen" Diagnose- oder Therapiemethoden nicht verwechselt werden.

2.2 Medizinsysteme aus anderen Kulturen

Die aus Medizinsystemen anderer Kulturen hergeleiteten theoretischen Vorstellungen wie z.B. Ayurveda oder Traditionell Chinesische Medizin (TCM) wurzeln in der Regel in alten, vornehmlich fernöstlich religiös-philosophisch konnotierten Denkweisen. Afrikanische oder karibische Medizin spielt dagegen eine nur untergeordnete Rolle (Thomas, Can, Westlake et al., 1991). Den Anwendern gilt allein schon das hohe Alter dieser Systeme als wesentliches Qualifikations- und Qualitätsmerkmal, unbeschadet der Tatsache, daß viele der diesen Systemen zugrunde liegenden Theorien längst durch inzwischen erarbeitete Erkenntnisse der wissenschaftlichen Medizin obsolet geworden sind. Andererseits gibt es hier aber auch einzelne (sic!) beachtenswerte – zumindest ansatzweise Evidenz basierte – Verfahren wie die Akupunktur aus der Traditionell Chinesischen Medizin. So wird die Anwendung der Akupunktur auch in der Zahnheilkunde zur Verminderung von Würgereiz, zur Dämpfung von Angst- und Erregungszuständen vor der Behandlung und zur Schmerzreduktion bei Unverträglichkeit gegenüber Lokalanästhetika als hilfreich beschrieben (Staehle 1997, 324). Gleichwohl stehen auch hier kontrollierte Studien speziell zu diesen Anwendungen bislang noch aus (Oepen, 1998).

Übersicht zu Medizinsystemen anderer Kulturen in der Zahnheilkunde (Staehle 1997, 324):

- Traditionell Chinesische Medizin (TCM), insonderheit
- Akupunktur
- Phytotherapie

2.3 Unkonventionelle Verfahren

Den unkonventionellen Verfahren fehlt als Grundvoraussetzung für eine wissenschaftliche Anerkennung der reproduzierbare, statistisch-epidemiologisch gesicherte Nachweis einer diagnostischen Brauchbarkeit beziehungsweise einer therapeutischen, über einen Placebo-Effekt hinausgehenden Wirksamkeit. Darüber hinaus sind auch die zu diesen Verfahren vorgebrachten Hypothesen wissenschaftlich durchweg fragwürdig bis unhaltbar. Bei manchen dieser Verfahren werden zumindest reale physikalische Werte gemessen (zum Beispiel bei der Diagnose mittels Elektroakupunktur nach Voll (EAV) bei Mundstrommessungen), beziehungsweise reale Reize gesetzt (zum Beispiel bei der EAV- und Softlaser-Therapie, bei der Homöopathie mit niedrigen und niedrigsten Potenzen). „Spekulativ ist hier vor allem die Interpretation der Meßwerte beziehungsweise die Wirksamkeit der Reize. Bei anderen Methoden, etwa beim Substanzentest mittels EAV, bei der Kinesiologie oder bei den Bioresonanzverfahren sind dagegen die vorgebrachten Begründungen vor dem Hintergrund des derzeitigen wissenschaftlichen Erkenntnisstandes von vornherein irrational. Gleiches gilt für die Homöopathie mit hohen, die Loschmidtsche Zahl ignorierenden Potenzen.“ (DGZMK, 1997).

Übersicht zu unkonventionellen Verfahren in der Zahnheilkunde (Staehle 1997, 324):

- Aromatherapie
- Bach-Blütentherapie
- Bioresonanz- oder Multiresonanztherapie
- Elektroakupunktur nach Voll (EAV)
- Kirlian-Photographie

- Magnetfeldtherapie
- Nosoden

2.4 Paramedizinische Verfahren

Die exakte begriffliche wie methodisch-inhaltliche Differenzierung zwischen paramedizinischen Verfahren (wie Diagnosen unter Einbezug von Wünschelruten oder Pendeln, Geist- und Fernheilung) und unkonventionellen Verfahren ist schwierig, wenn nicht unmöglich. Paramedizinischen Verfahren sprechen die zitierten Fachgesellschaften nach aktuellem Wissensstand ausnahmslos und apriori jeden Wert für ein rationales diagnostisches und/oder therapeutisches Vorgehen ab (DGZMK, 1997; Matthiesen, Roßlenbroich & Schmidt, 1992). Die in der folgenden Übersicht aufgelisteten Verfahren erübrigen somit – zumindest im vorliegenden Zusammenhang – eine ernsthafte Auseinandersetzung, zumal die Bringschuld wissenschaftlicher Fundierung sicherlich auf Seiten der Paramedizin liegt!

Übersicht zu paramedizinischen Verfahren in der Zahnheilkunde (Staehle 1997, 325):
- Irisdiagnostik
- Pendeln
- Wünschelrute
- Magnetopathie
- Handlesen
- Astromedizin

2.5 Psychosomatik und Psychotherapie

Der Rekurs auf Psychosomatik und Psychotherapie – gerade als Elemente des bereits zitierten biopsychosozialen Paradigmenwechsels in der Medizin – erscheint im Rahmen einer Darstellung paramedizinischer Methoden und Theorien zunächst sicherlich als eher irritierend, zumal der psychosomatische Ansatz in der Human- wie auch der Zahnmedizin bereits fest sich etabliert hat. Gleichwohl ist im Kontext der Qualitätssicherung auch hier auf der Beachtung wissenschaftlicher Standards zu bestehen (vergl. zur Gesamtproblematik Grawe, Donati & Bernauer, 1994). Pseudo-psychologische oder -psychiatrische Methoden wie Psycho-Kinesiologie, die Beschreibung energetischer Wechselwirkungen zwischen dem Zahn- und Kiefergebiet und dem Gesamtorganismus oder Zahn-Psychogramme, die aus der Lage und der Morphologie einer Amalgamfüllung auf den Charakter des Patienten (bis hin zur Diagnose problematischer frühkindlicher Mutter-Kind-Bindungen) rückschließen, sind hier sicherlich zunächst nicht vermeint, in praxi allerdings eher die Regel denn die Ausnahme (Feiereis, 1996; Habermann, 1992). Während in der DDR die (akademische) Psychologie zum Lehrkanon auch der zahnmedizinischen Ausbildung gehörte, greifen zahnärztliche Kollegen heute gern auf sogenannte dentale Psychogramme zurück: Zahnwurzelerkrankungen werden als latente Probleme des Patienten mit seinem Lebenspartner, Entzündungen der Gingiva als Reaktion auf den frühkindlichen emotionalen Verstoß durch einen geliebten Menschen erkannt. Selbst psychiatrische Diagnosen wie Schizophrenie oder Depression meinen einige Zahnärzte aus dem Mundbefund verifizieren zu können. Eine ernsthafte Diskussion derartigen Unsinnes fällt im Rahmen einer psychologischen Untersuchung besonders schwer. Die auf den folgenden Seiten abgebildeten

Vorlagen zur Kinesiologie und zum Zahnpsychogramm sprechen aber sicherlich für (oder eher gegen) sich selbst[5].

Übersicht zu psychotherapeutischen Verfahren in der Zahnheilkunde (Staehle 1997, 323):

- Suggestive und meditative Methoden, Hypnotherapie
- Tiefenpsychologisch basierte Psychotherapie
- Verhaltenstherapie

2.6 Zur wissenschaftlichen Anerkennung alternativ-medizinischer Verfahren

Medizinische Verfahren finden wissenschaftliche Anerkennung dann, wenn sie nach wissenschaftlichen Kriterien (Überprüfbarkeit, Reproduzierbarkeit, Signifikanz) brauchbar und/oder wirksam sind (DGZMK, 1997). Den oben geschilderten Verfahren fehlen diese objektivier- und somit intersubjektiv überprüfbaren Kriterien in toto; ihnen fehlt nicht nur die wissenschaftliche Anerkennung, sie können in der Regel nicht einmal Evidenz basierte Gültigkeit nicht für sich in Anspruch nehmen. Alternativ-medizinische Methoden erweisen sich derart „als pseudowissenschaftliches Konglomerat aus Korrektem, Falschverstandenem und nach Bedarf Zurechtinterpretiertem, wie es unvermeidlich resultieren muß, wenn naturwissenschaftliche Begriffe mit unzulässigen Inhalten befrachtet werden und wenn wissenschaftlich anerkannte Theorien, Erkenntnisse und Gesetzmäßigkeiten in Bereiche extrapoliert werden, in denen ihre Anwendung unzulässig ist." (DGZMK, 1997)[6].

Andererseits scheinen als wesentliche Gemeinsamkeiten alternativ-medizinischer Verfahren die eher mystisch-esoterische Fundierung, die Betonung des individuellen Wesens des Patienten (was immer mit dem Terminus *Wesen* gemeint sein mag), die besondere Zuwendung des Behandlers und nicht zuletzt der extensive Zeitfaktor sich darzustellen (Moore, Phipps & Marce, 1985). Die Autoren vermuten bereits, daß vielen Patienten nicht die – schulmedizinische, kontrollierte, quasi en passent durchgeführte – Heilung zentrales Anliegen zu sein scheint, sondern die intensive Auseinandersetzung mit sich selbst, im Sinne einer Art therapeutischer Selbstüberhöhung mit Hilfe des Behandlers. (Oder in der Diktion der anthroposophischen Medizin: Der Patient möchte nicht geheilt werden, sondern heil.)

---

5 Trotz intensiver Recherche konnten die Inhaber möglichen Copyrights nicht in allen Fällen ermittelt werden. Betroffene mögen sich bitte über den Verlag an den Autor wenden.

6 Anstelle einer ins einzelne gehenden Darstellung und Diskussion wird auf die umfangreiche separate Literaturliste zum Thema „Alternativmedizin" verwiesen. Diese Literaturliste wurde im Rahmen der Untersuchung Patienten wie (zahn-) ärztlichen Kollegen auf Nachfrage zur Verfügung gestellt.

Wechsel-Beziehungen zwischen Zahn-Kiefergebiet und Organismus

Die Wechsel-Beziehungen der Odontone des Oberkiefers zum Organismus	SINNESORGANE		Innenohr	Kieferhöhle		Siebbeinzellen		Auge	Stirnhöhle		Stirnhöhle		Auge	Siebbeinzellen		Kieferhöhle		Innenohr
	GELENKE		Schulter Ellbogen	Kiefer		Schulter Ellbogen		Knie hinten			Knie hinten			Schulter Ellbogen		Kiefer		Schulter Ellbogen
			Hand ulnar Fuß plantar Zehen u. KD*	Knie vorn		Hand radial Fuß Großzehe		Hüfte	Kreuzsteißbein		Kreuzsteißbein		Hüfte	Hand radial Fuß Großzehe		Knie vorn		Hand ulnar Fuß plant Zehen u. KD*
								Fuß			Fuß							
	ORGANE	Yin	Herz rechts	Pancreas		Lunge rechts		Leber rechts	Niere rechts		Niere links		Leber links	Lunge links		Milz		Herz links
		Yang	Duodenum	Magen rechts		Dickdarm rechts		Gallenblase	Blase rechts urogenitales Gebiet		Blase links urogenitales Gebiet		Gallengänge links	Dickdarm links		Magen links		Jejunum Ileum links
	ENDOKRINE DRÜSEN		Hypophysen-Vorderlappen	Nebenschilddrüse	Schilddrüse	Thymus	Hypophysen-Hinterlappen		Epiphyse		Epiphyse		Hypophysen-Hinterlappen		Thymus	Schilddrüse	Nebenschilddrüse	Hypophysen-Vorderl.
	SONSTIGES		Zentrales Nervensyst. Psyche	Mammadrüse rechts												Mammadrüse links		Z. N. S. Psyche
ZÄHNE			18	17	16	15	14	13	12	11	21	22	23	24	25	26	27	28
			48	47	46	45	44	43	42	41	31	32	33	34	35	36	37	38
Die Wechsel-Beziehungen der Odontone des Unterkiefers zum Organismus	SONSTIGES		Energiehaushalt			Mammadrüse rechts								Mammadrüse links				Energiehaushalt
	Endokrine Drüsen Gefässe		periphere Nerven	Arterien	Venen	Lymphgefäße	Keimdrüse		Nebenniere		Nebenniere		Keimdrüse		Lymphgefäße	Venen	Arterien	periph. Nerven
	ORGANE	Yang	Ileum rechts / Ileocoecales Gebiet	Dickdarm rechts		Magen rechts Pylorus		Gallenblase	Blase rechts urogenitales Gebiet		Blase links urogenitales Gebiet		Gallengänge links	Magen links		Dickdarm links		Jejunum Ileum links
		Yin	Herz rechts	Lunge rechts		Pancreas		Leber rechts	Niere rechts		Niere links		Leber links	Milz		Lunge links		Herz links
	GELENKE		Schulter – Ellbogen			Knie vorn		Knie hinten			Knie hinten			Knie vorn		Schulter – Ellbogen		
			Hand ulnar Fuß plantar Zehen u. KD*	Hand radial Fuß Großzehe				Hüfte	Kreuzsteißbein		Kreuzsteißbein		Hüfte			Hand radial Fuß Großzehe		Hand ulnar Fuß plant Zehen u. KD*
						Kiefer		Fuß			Fuß			Kiefer				
	SINNESORGANE		Ohr	Siebbeinzellen		Kieferhöhle		Auge	Stirnhöhle		Stirnhöhle		Auge	Kieferhöhle		Siebbeinzellen		Ohr

Abb. 1: Wechselbeziehungen zwischen Zahn-Kiefergebiet und Organismus (Internationale Gesellschaft für Ganzheitliche Zahnmedizin e.V.)

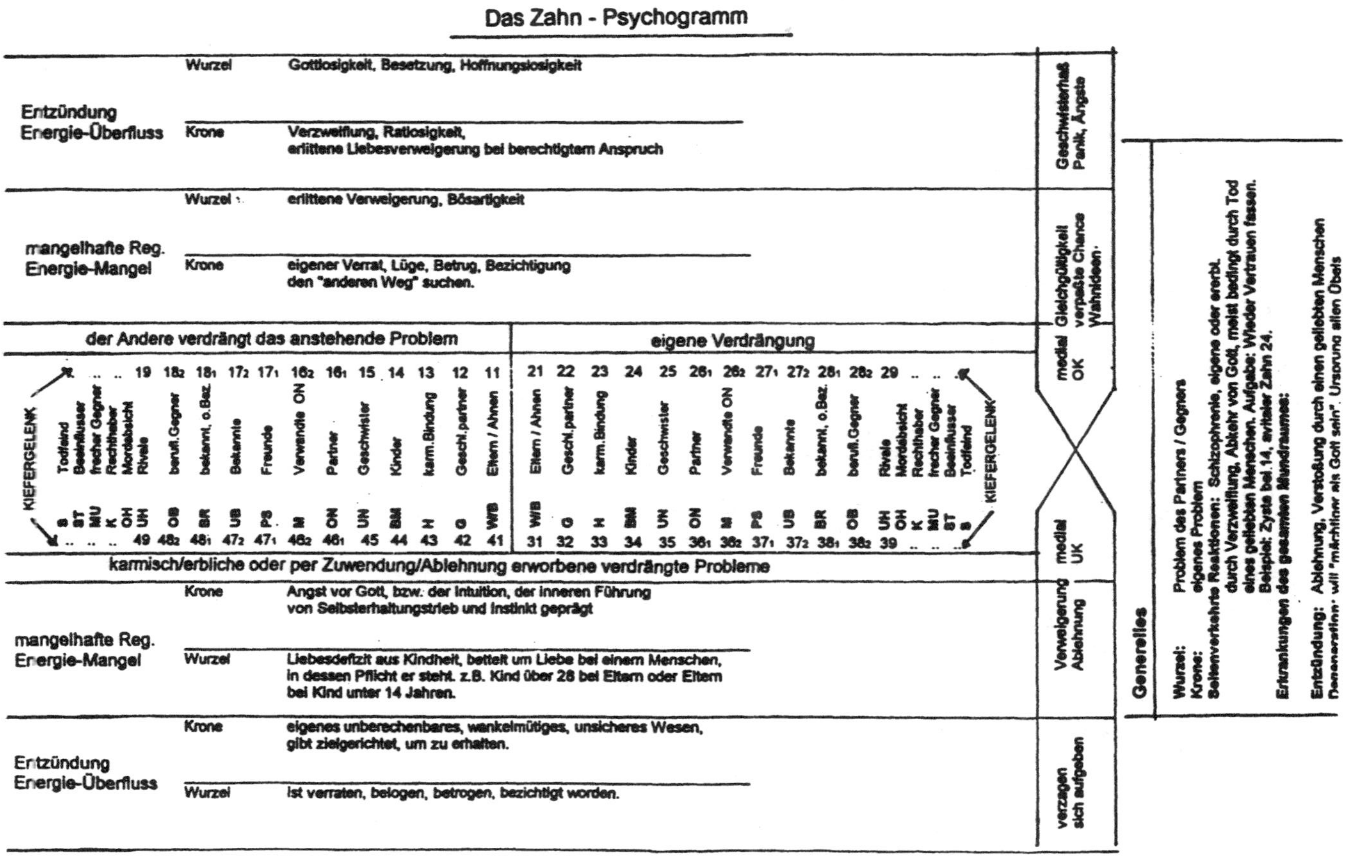

Abb. 2: Zahn-Psychogramm

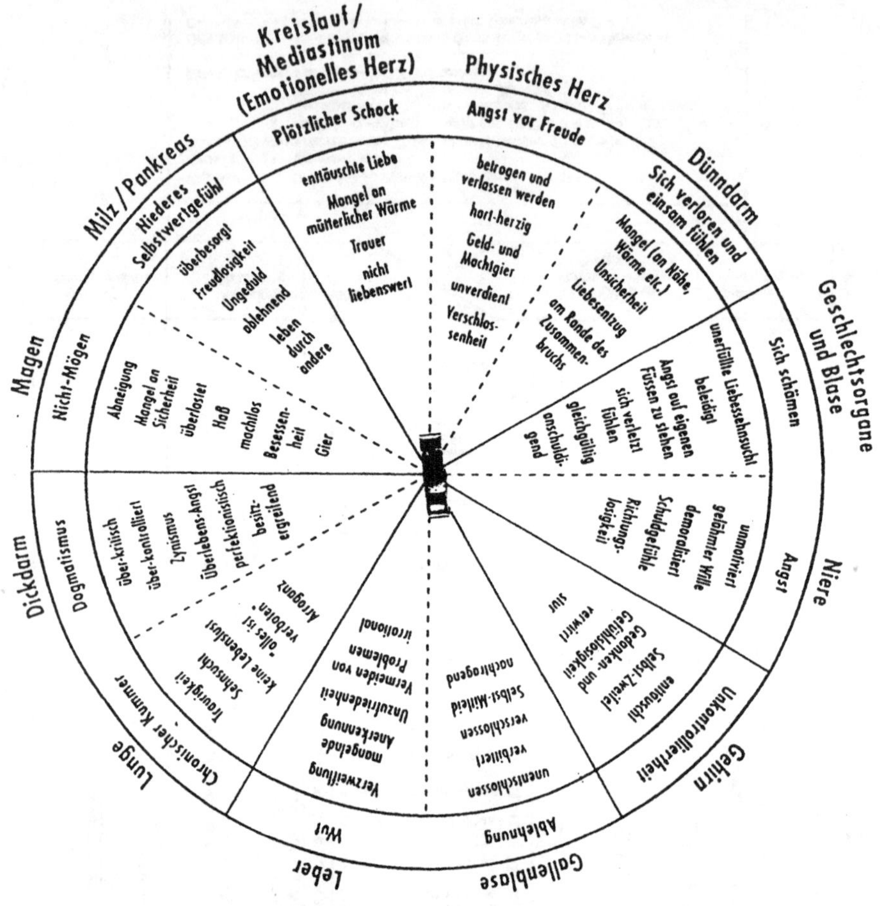

Abb. 3: Psycho-Kinesiologie

3. Psychologie des Gesundheitsverhaltens

Eine Untersuchung zu einem spezifischen Aspekt gesundheitsrelevanten Verhaltens von Patienten mit Zahn-, Mund- und Kiefererkrankungen muß die Gesundheitspsychologie letztlich nicht neu erfinden; sie darf sich auf die tradierte Theoriebildung des Faches einlassen. Die Theoriebildung, die letztlich ja (auch) der Operationalisierung der Hypothesen dient, wird dementsprechend in der Folge deduktiv skizziert und nur dort ausführlicher dargestellt, wo dies für die vorliegende Arbeit unerläßlich ist. Abzielend auf die von Dlugosch und Schmidt (1992) sowie Dlugosch (1994) eingeführte Rahmenkonzeption werden die für die Untersuchung zentralen Variablen Bedrohung, Kompetenz- und Kontrollerwartung sowie soziale Ressourcen für die Therapieentscheidung der Patienten eingehend dargestellt und in ihrer Relevanz erörtert. In der Beschreibung und strukturellen Zuordnung dieser Bedingungsfaktoren gesundheitsrelevanten Handelns folge ich den Darstellungen von Dlugosch (1992) und Bengel (1993). Anschließend wird gezeigt, daß und wie diese Variablen von Schwarzer (1996) in seinem sozial-kognitiven Prozeßmodell gesundheitlichen Handelns umgesetzt und für die vorliegende Untersuchung fruchtbar gemacht werden. Die aktuelle Hypothesenableitung und Operationalisierung schließt dann im folgenden Kapitel logisch-zwingend sich an. An den Beginn der theoretischen Überlegungen setzte ich zunächst aber einen formalen Exkurs zur Theorie- und Modellbildung in den Sozialwissenschaften.

3.1 Exkurs: Theorie- und Modellbildung in den Sozialwissenschaften

Der Theoriebegriff in den Sozialwissenschaften erscheint in seinem Gebrauch eher uneinheitlich. In Anlehnung an Diekmann (1995, 122) soll im folgenden unter diesem Begriff eine Menge miteinander verknüpfter Aussagen verstanden werden, von denen sich eine nicht-leere Teilmenge auf empirisch prüfbare Zusammenhänge zwischen Variablen bezieht; in diesem Sinne bildet eine Menge miteinander verbundener Zusammenhangshypothesen eine Theorie. Sie wird – als ausgearbeitete (Makro-) Theorie – Grundannahmen sowie aus diesen Grundannahmen abgeleitete Hypothesen und Meßvorschriften im Rahmen der Operationalisierung der Variablen aufweisen. Unter Grundannahmen werden zunächst die Definitionen grundlegender Begriffe sowie – empirisch in aller Regel nur schwer überprüfbare – zentrale Hypothesen verstanden. Die mathematische Umformulierung der Grundannahmen führt zu Axiomen, aus denen auf mathematisch deduktivem Weg Theoreme oder – empirisch prüfbare, periphere – Hypothesen sich ableiten lassen; eine Theorie muß also Aussagen über empirisch prüfbare Zusammenhänge zwischen Variablen enthalten. Die derart mathematisch formalisierte Fassung der Theorie bezeichnet Diekmann schließlich als Modell (Dieckmann, 1995, 123).

Mit diesem mathematisch formalisierten Entwurf kann zudem der – latente – Verdacht entkräftet werden, theoretische Modelle könnten den komplexen Charakter sozialer Zusammenhänge nicht oder nur unzureichend erfassen: Dies kann und soll letztlich gar nicht die Aufgabe eines Modells sein. Unter Rekurs auf „Ockhams razor"[7] versteht Diekmann als Ziel und Aufgabe von Theorien und Modellen gerade nicht, die Wirklichkeit durch ihre eigene Abbildung quasi zu verdoppeln, sondern unter dem Aspekt des jeweiligen Forschungs- und Erklärungsziels die Hauptmerkmale sozialer Prozesse zu erfassen. In diesem Sinne sind Modelle und Theorien mit Landkarten oder – nach einem Diktum Stephans (1994, 223) – mit Karikaturen[8] vergleichbar. Ziegler (1972) erkennt in der mathematischen Formalisierung von Modellen gleich zwei wesentliche Vorteile: Zum einen diene sie der Präzisierung von Theorien, insonderheit der Präzisierung von Zusammenhängen unter Variablen. Zum zweiten stelle die Mathematik Deduktionsregeln zur Verfügung, so daß auf diesem Weg wiederum formalisierte und derart empirisch überprüfbare Hypothesen sich ableiten lassen, die zur Weiterentwicklung der Theorie genutzt werden könnten. Im Kern führt dies zur Prüfung der Theorien auf Widerspruchsfreiheit, auf Realitätsnähe und auf ihre Fähigkeit, prognostische Aussagen zu treffen. Als Nebeneffekt erscheint zudem die Möglichkeit, unausgesprochene, verborgene Annahmen und Konsequenzen erkennbar werden zu lassen, nicht unwichtig.

3.2 Modelle in der Gesundheitspsychologie

Die theoretischen Grundlagen der Gesundheitspsychologie sind mittlerweile vielfältig adaptiert und gut ausgearbeitet. Unterschiede existieren im wesentlichen in Hinblick auf die zugrundeliegenden Ansätze und Zielsetzungen sowie die Komplexität und damit auch die Aussagekraft verschiedener Modelle (Schmidt, Schwenkmezger & Dlugosch, 1990; Dlugosch, 1992; Dlugosch & Schmidt, 1992). Dlugosch (1994, 101) schlägt mit der Unterscheidung in Modelle der Gesundheit, des Gesundheitsverhaltens sowie der Gesundheitserziehung, Gesundheitsberatung und Gesundheitsförderung die folgende, an den jeweiligen Forschungsparadigmata sich orientierende theoretische Konzeption vor:

1. Modelle der Gesundheit
1.1 Modell der Salutogenese (Antonovsky, 1979)
1.2 Interaktionistisches Anforderungs-Ressourcen-Modell der Gesundheit (Becker, 1992)
1.3 Sozialepidemiologisch-ökologisches Modell gesundheitsbeeinflussender Faktoren (Trojan & Hildebrandt, 1989)
2. Modelle des Gesundheitsverhaltens
2.1 Modelle der Analyse und Vorhersage von Gesundheitsverhalten
2.1.1 Health Belief Modell (Becker et al., 1982)
2.1.2 Ableitungen aus dem Health Belief Modell

---

7 "Pluralitas non est ponenda sine neccessitate. Entia non sunt multiplicanda praeter neccessitatem." Wilhelm von Ockhams Rasiermesser oder Skalpell beschreibt das Ökonomieprinzip seiner – antimetaphysischen – Erkenntnistheorie: Jeder Ansatz einer Mannigfaltigkeit bedarf einer hinreichenden Begründung. Es ist überflüssig, komplizierte Erklärungen auch dort zu suchen, wo einfache völlig ausreichen. (Wilhelm von Ockham. Summe der Logik. Hg. u. Übers. P. Kunze. Hamburg 1984).

8 "Gute Theorien sind (...) wie gute Karikaturen. Sie verzerren die Realität zwar, aber in einer Weise, daß das Wesentliche um so klarer hervortritt." Stephan, G. (1994). Das 1950er Syndrom: Handlungsspielräume. In Ch. Pfister (Hrsg.), Das 1950er Syndrom. Bern: Haupt.

2.2 Modelle der Veränderung von Gesundheits- und Risikoverhalten
2.2.1 Intentionsmodelle
2.2.1.1 Theory of Reasoned Action (REACT; Ajzen & Timko, 1986)
2.2.1.2 Sozial-kognitive Gesundheitsverhaltenstheorie (Fuchs et al., 1989)
2.2.2 Prozeßmodelle
2.2.2.1 Protection Motivation Theory (Rogers, 1975)
2.2.2.2 Self Regulation of Health Promotion (Leventhal & Hirschman, 1982)
2.2.2.1 Social Action Theory (Ewart, 1991)
3. Modelle zur Planung von Gesundheitserziehung, Gesundheitsberatung und Gesundheitsförderung
3.1 Hinweise für eine gesunde Lebensführung (Voigt, 1978)
3.2 Modelle der Planung von Gesundheitserziehung und -förderung; u.a. PRECEDE (Predisposing, Reinforcing, and Enabling Causes in Educational Diagnosis and Evaluation; Green, Kreuter, Deeds & Partridge, 1980)

Während nach Auffassung von Dlugosch (1994, 101) Gesundheitsmodelle im engeren Sinne die Beschreibung, Analyse, Erklärung oder Prognose des gesundheitlichen Befindens einer Person leisten, sind die Modelle zum Gesundheitsverhalten erst auf der Basis ihrer implizierten philosophisch-rationalen Menschenbilder verständlich: des Menschen als eines aktiven, sich selbst und seine Umwelt formenden, bewußte Entscheidungen treffenden Wesens. Kognitionen kommt in diesen Theorien ein zentraler Stellenwert zu. Die Modelle der Gesundheitserziehung, Gesundheitsberatung und Gesundheitsförderung schließlich haben von eher naiv-pädagogischen hin zu komplexen Theorien der Public-Health-Forschung sich entwickelt. Während somit die Umfänge und vor allem die Zielsetzungen gesundheitspsychologischer Theorien (noch?) stark variieren, rekurrieren sie alle gleichsam mehr oder weniger auf sozialpsychologische Methodiken und adaptieren diese für ihre eigenen spezifischen Untersuchungsgegenstände. Ausführliche Darstellungen und Übersichten über derartige, aus der Sozialpsychologie entlehnte gesundheitspsychologische Modelle finden sich bei Bengel (1993), Dlugosch (1994) und Schwarzer (1996). Die folgende Tabelle *Sozialpsychologische Faktoren im bio-psycho-sozialen Gesundheitsmodell* gibt – in Anlehnung an Haisch und Zeitler (1991, 19) – eine kursorische Zusammenstellung des Kontextes der Sozial- und Gesundheitspsychologie wieder.

Anstelle eines referierenden Vergleiches der oben fachthematisch geordneten Modelle wird auf die stringente Darstellung durch Dlugosch selbst (Dlugosch, 1994) sowie insonderheit den – inhaltlich trotz seines Alters noch immer aktuellen – Übersichtsartikel von Cummings, Becker und Maile (1980) verwiesen. Cummings et al. vergleichen im Rahmen einer Metauntersuchung mit Hilfe einer Clusteranalyse 14 Gesundheitsverhaltensmodelle hinsichtlich inhaltlicher und struktureller Ähnlichkeiten und Unterschiede. Die Autoren gehen von der Hypothese aus, daß in einem jungen Fach wie der Gesundheitspsychologie zunächst ein Überangebot an Theorien und Modellen und derart mittelbar an Variablen gesundheitsrelevanten Verhaltens bestehe. Die Menge der vorgeschlagenen Modelle und insonderheit der Variablen trage demzufolge eher zur Konfusion denn zur differenzierten Beschreibung oder gar zur kausalen Erklärung gesundheitlichen Verhaltens bei. Im Ergebnis ihrer Analyse gelingt es den Autoren tatsächlich, insgesamt 109 Variablen aus 14 verschiedenen Modellansätzen auf letztlich nur noch 6 gemeinsame Faktoren zu reduzieren. Die zitierte Analyse darf durch den methodischen Ansatz besonderen Stellenwert für sich

Sozialpsychologische Faktoren im bio-psycho-sozialen Gesundheitsmodell (und deren gesundheitsfördernde Auswirkungen)		
Bio-Psycho-Soziales Modell	Sozialpsychologische Konstrukte	Gesundheitsförderliche Wirkungen durch
psychologisch	Kontrollüberzeugungen	internale Kontrolle
	Attributionen	adäquate Zuschreibungen
	Kognitive Dissonanzen	Reduktion / Leugnung von Dissonanzen
	Handlungs-Ergebnis-Erwartungen	positive Kosten-Nutzen-Analyse
	Schutzmotivation	hohe Schutzmotivation
	Einstellungen	förderliche Intentionen
sozial	soziale Unterstützung	Ressourcen
	Vergleichsprozesse	adäquate Maßstäbe
	Einstellungen	adäquate Normen, Werte
biologisch	Vergleichsprozesse	adäquate Vergleichspersonen und -dimensionen
	Emotionen	positive Interpretationen
	Stress	geringe Rollenkonflikte
		große Handlungsfreiheit

in Anspruch nehmen: Für die Extraktion der Modellfaktoren wurden die Autoren[9] der insgesamt 14 untersuchten Modelle selbst befragt.

1. Medical care utilization (Andersen, 1968; Anderson, 1973)
2. Choice of alternative health services (Andersen & Bartkus, 1973)
3. Dental health behaviors (Antonovsky & Kats, 1970)
4. Illness behaviors (Fabrega, 1973, 1974)
5. Adoption of health behaviors (Green, 1975)
6. Medical screening of health behaviors (Hochbaum, 1958)
7. Health behaviors concerning contraceptive use (Kar, 1977, 1978)
8. Health behaviors (Kasl & Cobb, 1966a)
9. Illness and sick role behaviors (Kasl & Cobb, 1966b)
10. Health and illness behaviors (Kosa & Robertson, 1975)
11. Index of health behaviors (Langlie, 1977)
12. (Mental) Illness behaviors (Mechanic, 1968)
13. Health, illness and sick role behaviors (Rosenstock, 1966)
14. Use of medical care (Suchman, 1966)

9 Von 14 Autoren der Originalarbeiten beteiligen zumindest 8 an der Clusteranalyse sich.

Cummings, Becker und Maile können zudem im Ergebnis zeigen, daß alle Modelle im Sinne einer immanenten Gesamtheuristik eng mit einander verbunden und auf einander bezogen sind. Sie sind außerdem in der Lage, sechs Hauptcluster als die wesentlichen Bestimmungsstücke gesundheitlichen Verhaltens bestimmen zu können (Cummings, Becker & Maile, 1980, 137): „The set of major variable categories which emerged from these analyses includes: (1) items pertaining to *accessibility of health services*, such as the individual's ability to pay for health care and awareness of health services, and availability of health services; (2) items dealing with the individual's *attitudes toward health care*, such as beliefs in the benefits of treatment and beliefs about the quality of medical care provided; (3) items concerning the *threat of illness*, such as the individual's perception of symptoms and beliefs about susceptibility to, and consequences of, disease; (4) items pertaining to *knowledge about disease;* (5) items dealing with the individual's *social interactions, social norms, and social structure;* and (6) items on *demographic characteristics* (social status, income, and education)." (Hervorhebung durch die Autoren selbst.) Als die Hauptvariablen gesundheitlichen Verhaltens dürfen somit definiert werden:

1. Wahrnehmung der Erkrankung und Bedrohung durch die Krankheit
2. Kognitionen über die Krankheit
3. Einstellungen zur gesundheitlichen Versorgung
4. Verfügbarkeit von Gesundheitseinrichtungen
5. soziale Netzwerke / soziale Unterstützung
6. demographische Charakteristika

Diese von Cummings, Becker und Maile analytisch postulierten Variablen werden in einer von Dlugosch und Schmidt (1992) sowie Dlugosch (1994) vorgeschlagenen Rahmen- oder Metakonzeption als wesentliche Bestimmungsstücke wieder aufgenommen. Die Rahmenkonzeption integriert so die wichtigsten Komponenten der drei ausgeführten Gesundheitsmodell-Ansätze und ermöglicht zudem einen Überblick über die (derzeit) relevanten Variablen gesundheitsbezogener Modelle, ohne allerdings einen Anspruch auf abschließende Gültigkeit oder auch nur auf empirische Überprüfbarkeit zu erheben (vergl. das folgende Flußdiagramm gesundheitlichen Handelns).

Gleichwohl will das zitierte Modell von Dlugosch und Schmidt als Heuristik verstanden werden, in der die bislang bekannten Parameter gesundheitlichen Verhaltens aufeinander sich beziehen: Gesundheitszustand, -verhalten und -erleben, gesundheitsrelevante Aspekte der Persönlichkeit wie auch der sozialen Umwelt vor der Folie des jeweiligen Gesundheitssystems und seiner Verfügbarkeit. Modifiziert und ergänzt wird diese Heuristik durch die von Weinstein (1992, 332) – im Original als Fragen – formulierten zentralen Bestimmungstücke für die Beschreibung gesundheitsrelevanten Verhaltens:

1. Gesundheitliche Risikowahrnehmung
2. gesundheitsbezogene Kontrolle
3. gesundheitsbezogene Kompetenzerwartung
4. soziale Unterstützung
5. soziodemographische Faktoren

Diese Bestimmungsstücke sollen nun im folgenden in ihrer Entwicklung kurz dargestellt werden (vergl. Bengel, 1993).

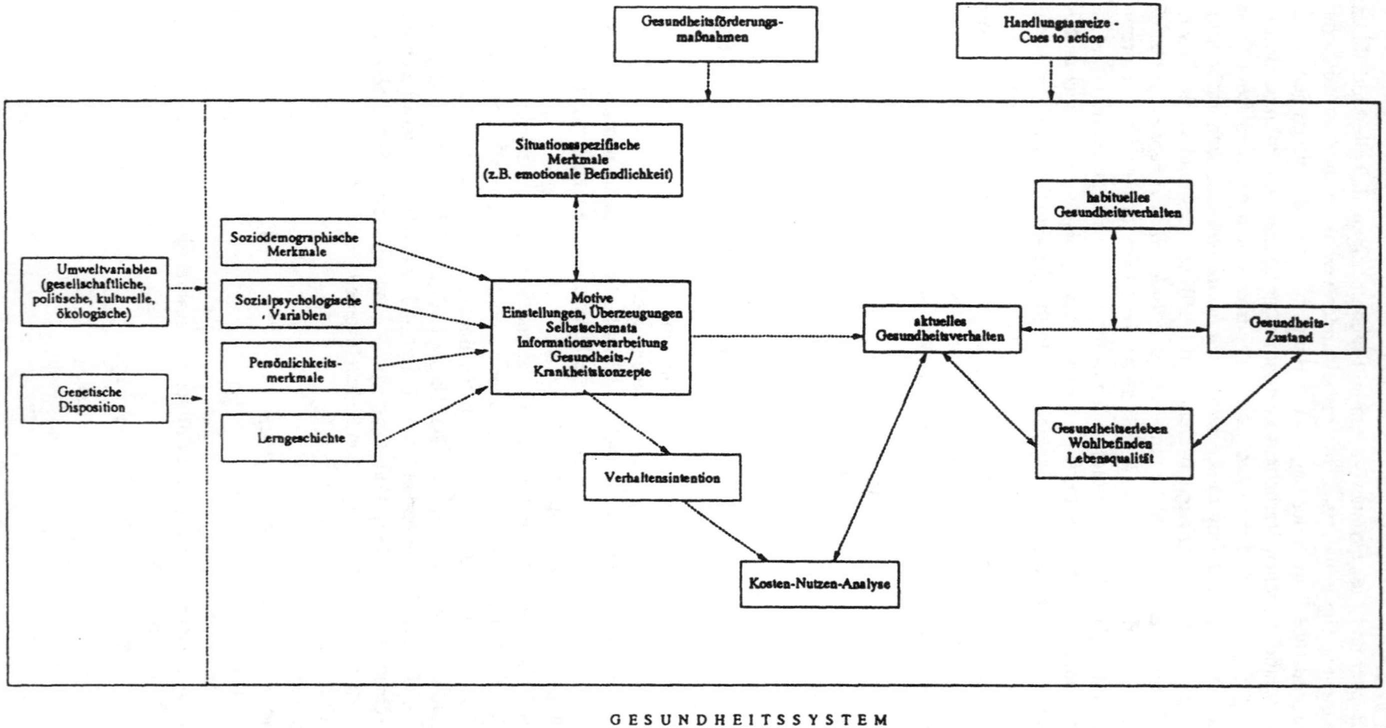

Abb. 4: Meta-Modell gesundheitlichen Handelns (Dlugosch & Schmidt, 1992, 152)

3.3. Definitionen: Gesundheit und gesundheitsrelevantes Verhalten

Am Beginn der Überlegungen zu den Bedingungsfaktoren gesundheitsrelevanten Handelns muß die Begriffsdefinition von Gesundheit sowie die Erörterung der strukturellen Handlungsbesonderheiten in diesem Kontext stehen. Die Anzahl der Definitionsversuche von Gesundheit sind Legion. Negativ- und Ausschlußdefinitionen wie die der naturwissenschaftlich basierten Schulmedizin stehen prototypisch neben sehr umfassenden, die psychische und soziale Situation der Patienten einschließende Definitionen der World Health Organization (WHO, 1976), die Gesundheit nicht allein in der Abwesenheit von Krankheit sieht sondern im „Zustand des vollkommenen biologischen, sozialen und psychischen Wohlbefindens". Dieser Gesundheitsbegriff – auch wenn er eher „utopisch" (Schwenkmezger & Schmidt, 1994, 3) erscheinen mag – verdeutlicht einmal mehr den biopsychosozialen Paradigmenwechsel in der Medizin: Die WHO beschreibt materialiter als wesentliche Voraussetzungen für Gesundheit u.a. sozioökonomische Grundsicherung, angemessene Wohnbedingungen, hinreichende Ernährung, schulische und berufliche Bildung und Ausbildung, kurz: gesundheitsförderliche Lebenswelten. Die Definition von Gesundheit und Krankheit findet statt im Kontext aktueller gesellschaftlicher Wirklichkeit(en), sozialer und medizinischer (einschließlich psychologischer) Versorgung (i.e. einem medizinischen Expertensystem) wie nicht zuletzt individueller Befindlichkeit, Symptomaufmerksamkeit und sozialem Umfeld (i.e. dem Laiensystem). Eine Definition von Gesundheit muß derart hinreichend auf die Beschreibung, Analyse, Erklärung und Prognose gesundheitlichen Verhaltens in dieser Lebenswelt abheben. Hier hat Antonovsky (1979) mit seinem Modell der Salutogenese Pionierarbeit geleistet.

Ausgehend von der Frage, warum die meisten Menschen trotz vielfältiger externer und interner Noxen einer in aller Regel doch recht guten Gesundheit sich erfreuen, versucht Antonovsky (1979, 1987) den klassisch-medizinisch pathogenetischen Ansatz durch einen salutogenetischen zu ergänzen. Antonovsky geht es dabei weniger um die Frage „Was macht krank?" als um die Frage „Was erhält gesund?". Gesundheit und Krankheit beschreibt Antonovsky nicht länger als distinkte Zustände, sondern als die beiden Endpunkte einer kontinuierlichen Verteilung. Drei Faktoren definieren die Lokalisation der Person auf diesem Gesundheits-Krankheits-Kontinuum (dem Health-Ease-Disease- oder HEDE-Continuum): die funktionellen Beeinträchtigungen von Lebensaktivitäten einschließlich möglicher Schmerzsymptomatiken, die prognostische Bewertung (hier des gesundheitlichen Zustandes) durch Experten des Gesundheitssystems sowie die darauf möglicherweise folgende Notwendigkeit präventiver oder kurativer Maßnahmen. Als die beiden zentralen Bestimmungsstücke seines Salutogenesis-Modells beschreibt Antonovsky die „generalisierten Widerstandsquellen" (generalized resistance resources), die den Umgang mit Belastungen abfedern und die Entwicklung eines „Kohärenzsinnes" (sense of coherence). Eine Person mit ausgeprägtem Kohärenzsinn wird über grundsätzliches Vertrauen in das Verstehen (comprehensibility), die Möglichkeiten zur Bewältigung aufgrund der zur Verfügung stehenden Ressourcen (manageability) sowie die emotionale Einordnung von Ereignissen (meaningfulness) verfügen. Ein Mehr an Kohärenzsinn bedeutet somit eine günstigere Plazierung auf dem Gesundheits-Krankheits-Kontinuum. Mit anderen Worten: Ein stark ausgeprägter Kohärenzsinn wirkt positiv auf den Gesundheitszustand einer Person sich aus. Befindlichkeiten sind derart im Grundsatz psychosozial basiert, sie sind das psychosoziale Äquivalent biologischer Bedürfnisbefriedigung. Sie müssen daher als essentieller Bestandteil und gerade nicht als Nebenprodukt menschlichen Seins begriffen werden.

Anderson (1984) unterscheidet in seiner Definition von Gesundheit fünf Kategorien: Gesundheit als Produkt oder Resultat; Gesundheit als Potential, angestrebte Ziele zu erreichen oder bestimmte Funktionen auszuführen; Gesundheit als dynamischer Prozeß; Gesundheit als Gegenstand individuellen Erlebens und Gesundheit als Attribut oder als Charakteristikum der ganzen Person. Aufgrund seines Umfanges ist Andersons Modell fast ubiquitär anwendbar, allerdings nur noch schwer empirisch operationalisierbar.

Reye (1984) differenziert zwischen einer subjektiven und einer objektiven Definition der Gesundheit. Bei der subjektiven Definition stehen individuelle, laienhafte Einschätzungen über den Gesundheitszustand im Vordergrund. Objektive Definitionen werden dagegen durch Expertenkonsens festgelegt und qua medizinisch-klinischer Behandlung durch die Arzt-Patient-Interaktion vermittelt. Das medizinische Bezugssystem definiert seinerseits die tradierten somatisch-physiologischen und verhaltensabhängigen Risikofaktoren sowie die Diagnose- und Therapieverfahren. Im sozialen Bezugssystem werden das (allgemeine) gesundheitliche Befinden, nämlich die erwartete Gesundheit als grundsätzliche gesundheitliche Lebensperspektive neben der sozialen Funktionsfähigkeit unterschieden. Krankenrollenerwartungen, wie von Notarius und Herrick (1988) und Barbee (1990) beschrieben, nehmen hier wesentlichen Raum ein.

In allen Fällen ist – wie die Autoren teils selbst betonen – die Operationalisierbarkeit der Definitionen und Modelle eher schwierig wenn nicht fraglich (Cummings, Becker & Maile, 1980; Antonovsky, 1987; Bengel, 1993). Rekurrieren wir daher zunächst noch einmal auf den oben bereits genannten Begriff der gesundheitsförderlichen Lebenswelten. Dieser Begriff ist aus Sozial- und ökologischer Psychologie bestens bekannt und impliziert und formuliert – in spezifischem Kontext – die Themata einer Psychologie, die Gesundheit zum Gegenstand hat (Weinman, 1990):

- Bestimmung von gesundheitlichen Risikofaktoren im Verhalten
- Untersuchung des Verhaltens unter gesundheitsförderlichem oder stabilisierendem Aspekt
- Kognitionen über Gesundheit und Krankheit;
- Kommunikation, Entscheidungsbildung und Compliance
- psychosoziale Handlungsbedingungen
- Bewältigung von Krankheit oder Behinderung

Mit anderen Worten, Gesundheitspsychologie hat den Bedeutungshorizont von Gesundheitsverhalten auf Verhaltensweisen ausgedehnt, bei denen das Individuum – letztlich unabhängig vom objektiven Gesundheitszustand und von eventuell medizinisch indizierten Maßnahmen – handelt, um seine Gesundheit zu erhalten, zu fördern oder wiederzuerlangen. Nachdem die aktuellen sozialwissenschaftlichen Modelle zum Gesundheitsverhalten bislang Gesundheitseinstellungen in den Mittelpunkt gestellt haben, verschiebt auf dem Weg zu einer umfassenden Theorie des Gesundheits- bzw. Vorsorgeverhaltens der Aufgabenschwerpunkt der Psychologie eher auf die Prüfung des heuristischen Wertes einzelner Konzepte und Konstrukte sich.

Begriffe wie *gesundheitsrelevantes Handeln* oder *Gesundheitsverhalten* können im Rahmen der vorliegenden Untersuchung vor der Folie der zitierten Theorien demnach zunächst als Meta-Begriffe verwendet werden. Der Begriff Gesundheitsverhalten geht ursprünglich zurück auf Koos (1954), der den Zusammenhang zwischen sozialer Schicht und gesundheitsbezogenen Verhaltensweisen (health behavior) darstellt. Koos versteht unter Gesundheitsverhalten alle Reaktionen und Verhaltensweisen, die in einem wie auch immer gearteten Kontext mit Gesundheit bzw. Krankheit stehen. Gesundheitsverhalten wird derart als übergeordneter Begriff für alle Maßnahmen zur Erhaltung oder Verbesserung des gegenwärtigen Gesundheitszustandes, resp. zur Einflußnahme auf eine aktuelle Erkrankung definiert.

Auf der Grundlage der Überlegungen von Parsons (Illness and the role of physicians, 1951) gibt es in der Folge von Koos Arbeit „The Health of Regionville" (1954) zahlreiche Versuche, die Unschärfen seiner Definition auszudifferenzieren. Kasl und Cobb (1966) und Mechanic (1979) unterscheiden zwischen Gesundheitsverhalten (health behavior), Krankheitsverhalten (illness behavior) und Krankenrollenverhalten (sick role behavior) (vgl. auch Stone et al., 1980). Gesundheitsverhalten wird danach zunächst auf diejenigen Verhaltensweisen eingeengt, die sich auf die Früherkennung oder Praevention von Krankheiten richten. Kasl und Cobb (1966) erweitern diese strenge Definition wieder. Sie ordnen Gesundheitsverhalten als einen – obgleich spezifizierten – Teil dem Alltagshandeln zu. Ihre Definition schließt so auch Verhaltensweisen mit ein, die mit dem Ziel der Gesunderhaltung allenfalls indirekt in Zusammenhang stehen. Gleichwohl machen sie die Abhängigkeiten von Gesundheit in den konkreten Lebenswelten deutlich. Weitere Autoren prägen Begriffe für Verhaltensweisen, die zwar mit Gesunderhaltung und Vorsorge zu tun haben, allerdings nicht notwendigerweise ausschließlich auf Gesundheit bezogen sind, u.a. preventive behavior (Kasl & Cobb, 1966), health promotion behavior (McAlister, 1987), health related behavior (McAlister, 1987) und preventive health behavior (Kirscht, 1983) (zit. nach Bengel, 1993, 15). Krankheitsverhalten im engeren Sinne dagegen bezieht auf Verhaltensweisen von Patienten sich, die sich selbst als eben nicht gesund erleben. Sie verfolgen das primäre Ziel, ihren Krankheitszustand zu erkennen und ggf. Maßnahmen zur Wiederherstellung ihrer Gesundheit zu suchen. Der Begriff Krankenrollenverhalten schließlich vermeint das Verhalten des Patienten bezogen auf die Selbst- und Fremderwartungen seiner Rolle als Kranker.

Praeventives oder doch zumindest risikokonnotiertes Gesundheitsverhalten untersuchen Weinstein (1987b): self-protective behavior, Weinstein (1987e): hazard behavior, Weinstein (1987d): risk behavior und Baric (1969): at-risk behavior (vergl. auch Bengel, 1993, 15). Der Begriff des gesundheitlichen Risikoverhaltens kennzeichnet ein für die Gesundheit riskantes Verhalten (Baric, 1969). Help-seeking behavior (Hilfesuchverhalten) beschreibt den – fließenden – Übergang vom Gesundheits- zum Krankheitsverhalten (Mechanic, 1983a). Durch Mechanic wird derart auch die enge Verzahnung von Gesundheits- und Medizinischer Psychologie deutlich. Hendel-Kramer und Siegrist (1979) sehen im Vorliegen subjektiver Beschwerden das Unterscheidungsmerkmal zwischen Krankheits- und Gesundheitsverhalten, unabhängig, ob faktisch ein objektiv(iert)er Befund vorliegt oder nicht.

In Anlehnung an einen Vorschlag von Bengel (1993, 15), an dessen Darstellung die Arbeit im folgenden sich orientiert, mag als Arbeitsdefinition für den Begriff gesundheitsbezogenes Verhalten (health behavior) hier gelten:

- Der Begriff bezieht sich ausschließlich auf den Kontext gesundheitlich relevanten Verhaltens;
- das Verhalten ist spezifisch im Kontext einer bestimmten Erkrankung;
- das Verhalten nimmt Einfluß auf diese spezifische Erkrankung (auch im Sinne einer Krankheitsabwehr oder -vermeidung);
- das Verhalten ist unabhängig vom faktischen Vorliegen dieser – oder einer weiteren – Erkrankung.

3.4 Modellparameter für gesundheitsrelevantes Verhalten

3.4.1 Gesundheitliche Risikowahrnehmung

Die Psychologie des *Risikoverhaltens* (risk behavior, risk taking) wurde traditionell zunächst im Kontext der mathematischen Spiel- als Entscheidungstheorie verortet: „The concept of risk in the study of human behavior: (...) The gambling situation" (Bem 1971, 4 f.). Der (sozial-) psychologische Risikobegriff wird analog als Bereitschaft verstanden, unter primärer Unsicherheit auf bestimmte Wahrscheinlichkeiten im Ergebnis oder in der Folge eines Ereignisses sich einzulassen. „Taking a risk, then, may be viewed as a selection of one alternative or course of action from among many in which the consequences of that choice could leave the individual in a worse position than if he had selected otherwise or not selected at all." (Bem 1971, 5). Vlek und Stallen (1981, zit. nach Brehmer, 1987, 27) schlagen in einer Metaanalyse für diese doch recht allgemeine Definition die folgenden materiellen Ausprägungen vor:

- „risk is the probability of a loss,
- risk is the size of the possible loss,
- risk is the funktion, mostly the product of probability and size of loss,
- risk is equal to the variance of the probability distribution of all possible consequences of a risky course of action,
- risk is the semivariance of the distribution of all consequences, taken over negative consequences only, and with respect to some adopted reference value,
- risk is a weighted linear combination of the variance of and the expected value of the distribution of all possible consequences."

In den Theorien zum Gesundheitsverhalten kommt dem Konzept der *Risikowahrnehmung* eine herausragende Rolle zu (Adler, Kegeles & Genvro, 1992). Es wird unterschieden zwischen dem wahrgenommenen Grad der Gefährlichkeit oder Schweregrad (severity) und persönlicher Bedrohung, Verwundbarkeit oder Vulnerabilität (susceptibility). Das Konzept geht davon aus, daß ein persönliches Erkrankungsrisiko angenommen werden muß, um personal überhaupt eine Handlungsintention in Richtung gesundheitserhaltender oder krankheitsabwehrender oder -bewältigender Maßnahmen zu mobilisieren. Neben dem – durch objektivierbare Maßstäbe darstellbaren – Ausmaß der Bedrohung geht es um die Frage, inwieweit Personen ihr eigenes Risiko für eine bestimmte Erkrankung korrekt wahrzunehmen und zu beurteilen in der Lage sind. Slovic, Fischhoff und Lichtenstein (1976, 1985) konnten aufzeigen, daß Individuen ihr tatsächliches persönliches Risiko in aller Regel sogar eher unterschätzen. In diesem Kontext ist auf Weinsteins Überlegungen zu nicht gerechtfertigtem, unrealistischen Optimismus (Optimistic bias; Weinstein, 1984) zu verweisen. Nachdem Untersuchungen von Tyler und Cook (1984) gezeigt haben, daß selbst die Bewertung einer Situation als extrem risikoreich nicht notwendigerweise zu der Annahme einer tatsächlich auch persönlichen Bedrohung führt, erklärt sein Konzept des unrealistischen Optimismus das – im beschriebenen situativen Kontext objektiv kontraproduktive – Fehlen adäquaten individuellen Schutz- oder Vorsorgeverhaltens. Dabei scheint der unrealistische Optimismus auf eine Vielzahl differenter Gesundheitsrisiken sich zu beziehen, wobei der Grad der jeweiligen Risikounterschätzung je nach Erkrankungsart variiert. Mechanic (1979), Istvan und Matarazzo (1984) sowie Kandel und Logan (1984) haben diese Verhaltensinkonsistenzen exemplarisch für einzelne Risikofaktoren

(Tabak-, Alkohol- und Medikamentenkonsum) untersucht (Überblick bei Weinstein, 1987a).

Eine Weiterentwicklung des Konzeptes der Risikowahrnehmung schlägt Slovic (1987) mit der Unterscheidung zweier subjektiver Risikodimensionen vor, den „unknown risks“ und den „dread risks“. Unknown risks vermeinen unbekannte, nur schwer faßbare Risiken, dread risks werden als unkontrollierbare, bedrohliche Risiken mit fatalen Konsequenzen angesehen. Diese Neudimensionierung des Risikobegriffs verweist implicite bereits auf das Konzept der Kontrollierbarkeit (vergl. unten). Unter Berücksichtigung des Faktums fehlender wissenschaftlicher Basierung alternativ-medizinischer Heilmethoden sind auch die weiteren Untersuchungen von Slovic, Fischhoff und Lichtenstein (1985) zu Entscheidungen unter Risiko auf der Basis wissenschaftlicher Erkenntnisse für die vorliegende Untersuchung von nicht unerheblicher Bedeutung.

Bislang wurde Risikoentscheidung im Kontext zweier Aspekte dargestellt, der individuellen Informationsverarbeitungskapazität sowie der subjektiven Bedeutung der Wahrscheinlichkeitskomponenten. Natürlich bestimmen auch Aufgabenschwierigkeit, weitere personale und situative Faktoren wie nicht zuletzt Gruppeneinflüsse die Entscheidung unter Unsicherheit. Gleichwohl wird die angenommene Eintretenswahrscheinlichkeit insonderheit vom wahrgenommenen Nutzen beeinflußt. Ausgehend vom rationalen Modell der mathematischen Wahrscheinlichkeitstheorie beschreibt Bem (1971, 9) die Entwicklung vom objektivierenden „expected value“ zur subjektiven „expected utility“ wie folgt: „(...) behavioral scientists replaced the mathematical concept of Expected Value with the psychological concept of Expected Utility. The word „utility“ here means a person's subjective value, which (...) is not always the same as the objective value.“ Kurz, das Konzept der Risikowahrnehmung stellt auch als Variable der Erwartungs-Wert-Modelle sich dar: Die Verhaltenseinstellung und -intention ist (mit-) bestimmt durch Konsequenz- und Konsequenz-Wert-Erwartungen (Heckhausen, 1980; Ajzen & Madden, 1986; Ajzen & Timko, 1986; Barth, 1989; Sheppard, Hartwick & Warshaw, 1988). Wahrnehmung, insonderheit Risikowahrnehmung, ist keine rein mathematische Dimension. Die Zuordnung der Risikowahrnehmung in den Kontext entscheidungstheoretischer Erwartungs-Wert-Modelle aus der Tradition der Sozialpsychologie (Lewin, 1938; Rotter, 1954; Tolman, 1955), verdeutlicht zudem, daß der Begriff „Risikowahrnehmung“ im Kern letztlich unzutreffend ist. Wie die oben zitierten Untersuchungen bereits gezeigt haben, ist die Auffassung eines externen, vom Rezipienten unabhängigen Risikos psychologisch gar nicht zu halten. Nicht ein – wie auch immer geartetes – objektives Risiko ist Gegenstand psychischer Wahrnehmung, mental geht es um die Bewertung der subjektiv empfundenen Schwere eines Problems, seiner möglichen Auswirkungen für das Individuum und die Auswahl verschiedener aktueller Handlungsalternativen. „The term perception carries the implication that there is some risk 'out there' to be picked up. But the 'objektive risks' that are supposed to be perceived are of course not real objects (...). We do not perceive risks, we perceive various features of decision problems and this, in turn, leads to feelings of risk.“ (Brehmer, 1987, 26). Die intersubjektiv überprüfbare Messung individueller Gesundheitsrisiken und deren psychischer Bewertung wird dadurch natürlich nicht einfacher. Auch das Standardverfahren zur Bestimmung des individuellen Gesundheitsrisikos wie die Gesundheitsrisikoerfassung (Health Risk Appraisal, HRA; Goetz & McTyre, 1981), eine quantitative Berechnung des individuellen Mortalitätsrisikos, kann daher – trotz testtheoretisch guter Validität – nur zu sehr allgemeinen Ergebnissen führen und wäre jeweils bereichsspezifisch zu erweitern[10]. Perloff und Fetzer (1986) konnten hier durch Untersuchungen im Kontext Festingers Theorie des sozialen Vergleichs zeigen, daß die Risikowahrnehmung auch auf die Erfahrungen von Personen aus dem engen Bekannten- und Verwandtschaftskreis sich stützt. Zwischen der so konstruierten individuellen Wahrnehmung einer Gefährdung und dem objektiven Vorliegen von Risikofaktoren fanden nur sehr inkonsistente bzw. geringe Korrelationen sich. Soziale Vergleiche dienen somit nicht immer vornehmlich dem Erhalt des eigenen Selbstbildes, sie sind auch für die Verarbeitung von Informationen über gefährliche Situationen und zur Entscheidungsfindung unabdingbar. Auch die von Tversky und Kahnemann (1974) beschriebenen „availability“ und „representativeness“-Heuristiken können in den Kontext sozialer Vergleichsprozesse eingeordnet werden. Direktes Erinnern, Ähnlichkeit mit bereits Bekanntem und häufiges soziales Auftreten lassen ein Risiko als im Grundsatz weniger bedrohlich erscheinen. Auch die Extrapolation von Ereignissen aus der Vergangenheit auf die Zukunft stellt eine Heuristik im oben genannten Sinne dar. Ist ein negatives Ereignis in der Vergangenheit nicht eingetreten, wird davon ausgegangen, daß es auch zukünftig nicht (mehr) eintreten wird (Weinstein, 1987a). Auf den nächsten Abschnitt „gesundheitliche Kontrolle“ schließlich verweist die Untersuchung von Langer (1975). Langer konnte bei einer Unterschätzung des persönlichen Risikos eine Tendenz zur Überschätzung der eigenen Kontrollmöglichkeiten feststellen (illusion of controll).

3.4.2 Gesundheitliche Kontrollerwartung

Osnabrügge, Stahlberg und Frey (1985) bezeichnen das Konzept kognizierter Kontrolle (Kontrollerwartung, control of reinforcement, locus of control) als zentrales Konstrukt innerhalb der sozialpsychologischen Forschung der achtziger Jahre. Im Kern vermeint kognizierte (oder wahrgenommene) Kontrolle, daß Personen durch als für sie aversiv empfundene Ereignisse oder Situationen dann in geringerem Maße sich beeinträchtigt fühlen, wenn sie diese aversiven Ereignisse oder Situationen kontrollieren können – oder doch zumindest sie kontrollieren zu können glauben. Kurz, das Kontrollkonzept unterstellt, daß Personen bestrebt sind, die Kontrolle über Ereignisse in ihrer Umwelt zu erlangen. Erste kontrolltheoretische Ansätze wurden von Rotter (1954; 1966; 1972, 405) mit seinem Konzept der internalen und externalen Kontrolle der Verstärkung im Kontext der sozialen Lerntheorie vorgestellt: „(...) internal versus external control of reinforcements. This construct distributes individuals according to the degree to which they accept personal responsibility for what happens to them, in contrast to the attribution of responsibility to forces outside their control. The external forces might be those of chance, fate, an inability to understand the world, or the influence of other, powerful people. In social learning theory, this contruct is considered to describe a generalized expectancy, operating across a large number of situations, which relates to whether or not the individual possesses or lacks power (or personal determination) over what happens to him.“

Ausgehend von der Frage, welches Verhalten in einer bestimmten Situation sich zeigen wird, versucht Rotter das Verhaltenspotential einer Person für – möglichst – alle denkbaren Verhaltensweisen zu eruieren. Die folgende Gleichung formuliert seinen Ver-

---

10 Für die vorliegende Untersuchung leistet dies die Adaptation des Oral Health Impact Profile, OHIP.

such, diesem Potential eine mathematische Form zu geben (zitiert nach Grabitz (1985, 223)):

$$BP_{x, S1, Ra} = f(E_{x, S1, Ra} \text{ et } RV_{a, S1})$$

(Legende: Das Potential (BP) spezifischen Verhaltens (x) in einer bestimmten Situation (S1) in Bezug auf die Verstärkung (a) kann aufgefaßt werden als Funktion der Erwartung (E_x), daß in dieser Situation (S1) eine Verstärkung (a) als Folge des Verhaltens (x) auftritt sowie als Funktion des Wertes des Verstärkers (RV_a) im Rahmen dieser Situation (S1). Erwartung und Wert der Verstärkung variieren zudem im zeitlichen Verlauf über die Situation.)

Kontrollüberzeugungen (locus of control) bezeichnen mit anderen Worten die generalisierte Erwartung, ob Ereignisse und Situationen im personalen Lebensraum beeinflußt werden können oder nicht. Internale Kontrollüberzeugungen erkennen die Handlungsverursachung bzw. -ergebnisse im eigenen Verhalten begründet, externale Kontrollüberzeugungen verorten derartige Ursachen und Ergebnisse nach außen. Der sozialpsychologische Terminus „Kontrolle" ist somit deutlich weitergefaßt, als dies seine rein umgangssprachliche Konnotation zunächst vermuten läßt. Während der Kontrollbegriff im engeren Sinne die faktische Ausübung von Kontrolle, das tatsächliche Dominieren einer Situation vermeint, beschreibt er in sozialpsychologischer Interpretation die kognizierten, erwarteten Kontingenzen zwischen dem eigenem Handeln und dem Handlungsergebnis. Kontrolle in diesem Sinne liegt bereits dann vor, wenn eine Person sich erklären kann, warum ein bestimmtes Ereignis eingetreten ist oder wenn sie doch das Ergebnis – wenn schon nicht aktiv beeinflussen – so doch zumindest vorhersehen kann. Im weitesten Sinne beschreibt das Konzept also individuelle Einflußmöglichkeiten, d.h. die Zuschreibung einer kausalen Rolle hinsichtlich der Entwicklung spezifischer Ereignisse (Lefcourt, 1976). Die objektiven, faktisch vorhandenen Kontingenzen sind von der subjektiven Wahrnehmung von Einflußmöglichkeiten unabhängig; subjektiv wahrgenommene Kontrollmöglichkeiten müssen weder tatsächlich bestehen noch müssen sie realisiert werden oder realistischerweise realisiert werden können. Frey, Kumpf, Ochsmann et al. (1977) schreiben einer Person schon dann Kontrolle zu, wenn diese ein Ereignis auch nur vorhersehen oder ein bereits eingetretenes Ereignis ex post zu erklären in der Lage ist. Thompson (1981) schlägt vier verschiedene Formen von Kontrolle vor: (1) behavioral control, Beeinflußbarkeit (2) information control, Vorhersehbarkeit (3) cognitive control, Kognitive Kontrolle sowie (4) retrospective control, Retrospektive Kontrolle. Beeinflußbarkeit beschreibt die direkten verhaltensmäßigen Einflußmöglichkeiten auf die Situation, Vorhersehbarkeit die Zugangsmöglichkeiten zu relevanten Informationen über ein zukünftiges Ereignis und damit letztendlich die Vorhersehbarkeit dieses Ergebnisses. Unter Kognitiver Kontrolle werden die kognitiven Strategien zur Minimierung aversiver Konsequenzen subsumiert, unter Retrospektiver Kontrolle Kausalattributionen vermeint, die Ereignisse auf bestimmte Ursachen zurückzuführen und Ereignisse wie deren Resultate derart in ihren Auswirkungen – zumindest vermeintlich – zu erklären, vor allem aber für die Person akzeptabel zu machen in der Lage sind – oder doch wenigstens zu sein scheinen.

Frey et al. (1977, 129) fassen die Hypothesen im Anschluß an eine Literatursichtung zu Kontrollüberzeugungen wie folgt zusammen:

1. „Personen sind bestrebt, Zustände und Ereignisse in sich selbst und ihrer Umwelt kontrollieren zu können (Annahme einer Kontrollmotivation).

2. Kogniziert eine Person, daß sie für sie bedeutsame Ereignisse oder Zustände nicht kontrollieren kann, so beeinträchtigt dies ihr Erleben und Verhalten (negative Folgen von Kontrollverlust). Die Wahrnehmung von Kontrollmöglichkeiten über aversive Ereignisse reduziert dagegen den durch diese hervorgerufenen Streß bzw. eliminiert ihn ganz.
3. Die Art der Reaktion auf wahrgenommenen Kontrollverlust (d.h. ob aktiv oder passiv reagiert wird sowie die Intensität, Stabilität und Generalität der Reaktionen) ist abhängig von der subjektiven Bedeutsamkeit des nicht zu kontrollierenden Ereignisses/Zustandes, von der Sicherheit der Überzeugung, keine Kontrolle ausüben zu können, sowie davon, auf welche Ursachen der Kontrollverlust zurückgeführt wird."

Generelle Voraussetzung des kontrolltheoretischen Ansatzes ist das aversive Erleben jedes wahrgenommenen Kontrollverlustes. Das subjektive aversive Erleben variiert allerdings je nach subjektiver Bedeutsamkeit des entsprechenden Ergebnisses: Krampen (1986a, 1986b) konnte auf der Basis seines handlungstheoretischen Partialmodells der Persönlichkeit zeigen, daß Kontrollüberzeugungen für unterschiedliche Handlungs- und Lebensbereiche spezifisch ausgeprägt sind. Gleichwohl wird das Konzept nicht grundsätzlich als stabile, personabhängige Variable angesehen; Wallston und Wallston (1982) betonen die spezifischen, situationsgebundenen Kognitionen der Kontrollmotivation. (Überlegungen zu einem kontrolltheoretischen Aspekt innerhalb der Motivationstheorien stammen bereits von White (1959) und DeCharms (1968). Beide Autoren gehen aus von der Motivation des Individuums, sich selbst als Verursacher und Kontrolleur von Handlungen und Situationen zu erleben.) Im Kontext der Gesundheitspsychologie haben Lohaus und Schmitt 1989 schließlich einen Fragebogen zur Erhebung von Kontrollüberzeugungen zu Krankheit und Gesundheit (KKG) vorgelegt (vergl. weiter unten).

Osnabrügge, Stahlberg und Frey (1985) beschreiben – bezogen auf die Kontrollmotivation und auch in Fortsetzung von Frey et al. (1977, 129; vergl. oben) – für das gesundheitspsychologische Forschungsfeld die Zusammenhänge von Krankheits-, bzw. Heilungsverlauf und kognizierter Kontrolle sowie die Auswirkungen der durch Kontrollverlust geradezu negativ definierten medizinischen Diagnose- und Therapie-Settings als vorrangige Themen. Erste Untersuchungen liegen seit Anfang der achtziger Jahre für die Bereiche Unfallchirurgie, Karzinomtherapie und Hospitalisation vor (Raps, Peterson, Jones & Seligmann, 1982; Frey, Rogner & Havemann, 1983; Taylor, Lichtmann & Wood, 1984). Einen Überblick über die frühen Befunde insonderheit zu gesundheitsrelevantem, praeventiven Verhalten wie Nikotinabusus, Kontrazeption, Adipositas und Depression geben Wallston und Wallston (1978) sowie Strickland (1978) und Taylor (1979).

Das im folgenden Abschnitt beschriebene Konzept der Kompetenzerwartung kann als eine Weiterentwicklung des Kontrollkonzeptes auf einer spezifischeren Ebene betrachtet werden (Ajzen & Timko, 1986; Wallston, 1994; Schwarzer, 1996).

3.4.3 Gesundheitliche Kompetenzerwartung

Die Integration des Konzeptes der Kompetenzerwartung in gesundheitspsychologischen Modellen wird von zahlreichen Autoren vorgeschlagen (u.a. Maddux & Rogers, 1983; Schifter & Ajzen, 1985; Ajzen & Madden, 1986; Stanley & Maddux, 1986; Seydel, Taal & Wiegmann, 1990; Bengel, 1993; Schwarzer, 1996), nachdem es von Bandura (1977a, b) im Kontext der sozialen Lerntheorie als theoretisches Modell zur Erklärung psychologischer Lern- und Veränderungsprozesse entwickelt wurde. Das Modell beschreibt die Wahrnehmung und Erwartung persönlicher (Handlungs-) Kompetenz (Selbstwirksamkeitserwartung, Effektivitätserwartung, Selbsteffektivität) als kognitive verhaltensdeterminierende Variable (Bandura, 1977a, b, 1982, 1986a, 1986b), die die Initiierung neuen Verhaltens, seine Aufrechterhaltung oder Veränderung wesentlich zu beeinflussen in der Lage ist. „Efficacy belief (...) is a major basis of action. People guide their lives by their beliefs of personal efficacy. Perceived self efficacy refers to beliefs in one's capabilities to organize and execute the courses of action required to produce given attainments. The events over which personal influence is exercised vary widely, however. Influence may entail regulating one's own motivation, thought processes, affective states, and actions, or it may involve changing environmental conditions, depending on what one seeks to manage." (Bandura, 1997, 3). Kompetenzerwartung definiert somit den subjektiven Aspekt situationsadäquaten Verhaltens; ob dies Verhalten faktisch realisiert werden kann, ist dagegen nicht Gegenstand des Modells. Kompetenz beschreibt also nicht den isolierten Einsatz bestimmter Fähigkeiten, sondern die Fähigkeit, multiple kognitive, soziale und motorische Fähigkeiten in organisierter Form effektiv einzusetzen. Die faktische Verhaltensdurchführung ist zeitlich und kausal zwar vor den Ergebnissen lokalisiert, die Art des antizipierten Ergebnisses aber hängt ab von der Beurteilung der eigenen Fähigkeiten in einer gegebenen Situation.

Die wahrgenommene Kompetenz wird unter Berücksichtigung des je wahrgenommenen und bewerteten Handlungssettings nicht als statisches Persönlichkeitsmerkmal im Sinne einer überdauernden Disposition, sondern als eine variable, insonderheit situationsabhängige Kognition betrachtet. Sie vermeint die eher allgemeine Kapazität, multiple kognitive, soziale und behaviorale Fertigkeiten je nach den Erfordernissen dann wiederum spezifischer Situationen entsprechend zu organisieren und in integrierter Form erfolgreich einzusetzen. „Self-efficacy theory acknowledges the diversity of human capabilities. Thus, it treats the efficacy belief systems not as an omnibus trait but as a differentiated set of self-beliefs linked to distinct realms of functioning. Moreover, efficacy beliefs are differentiated across major systems of expression within activity domains. (...) Efficacy beliefs are concerned not only with the exercise of control over action but also with the self-regulation of thought processes, motivation, and affective and physiological states." (Bandura, loc.cit., 36). Kompetenzerwartungen – auch inadäquate – beeinflussen somit bereits die Auswahl möglicher Handlungsalternativen sowie die Wahl der Umgebungsbedingungen.

Als Bestimmungsstücke in der Ausbildung von Kompetenzerwartungen beschreibt Bandura persönliche wie auch symbolische (i.e. stellvertretende) Erfahrungen, Selbstinstruktionen und physiologische Parameter, wobei persönlichen Erfahrungen der größte Einfluß zugerechnet wird. Mastery-Erfahrungen, d.h. persönliche Erfahrungen einer in der subjektiven Bewertung erfolgreichen Bewältigung einer bestimmten Situation sind deutlich wirkungsmächtiger als rein symbolische Repräsentationen. Auf persönlicher Erfahrung beruhende Überzeugungen werden daher am ehesten für andere settings generalisiert, andererseits sind sie in der Folge auch nur besonders schwer zu modifizieren.

Die kognitive Verarbeitung der Wirksamkeitsinformationen ist dabei einerseits abhängig von der Art der Informationen und andererseits von deren Kombination durch heuristische Regeln. Die jeweilige Gewichtung und Integration neuer Erfahrungen variiert in Abhängigkeit der Stärke bereits existenter Selbstkonzepte bezüglich der eigenen Bewältigungsmöglichkeiten. Bandura (1986a) konnte zeigen, daß entsprechende Selbstkonzepte die Aufmerksamkeit durchaus selektiv in Richtung als effektivitätsrelevant vermuteter Informationen lenken können. So gelten zum Beispiel Kompetenzerwartungen mit funktionalem Charakter, die der Erhaltung des Selbstbildes dienen, als besonders resistent gegenüber Veränderungen. Individuelle Unterschiede im Informationsverarbeitungsprozeß durch Attributionsfehler, fehlerhafte Selbstwahrnehmung, sowie durch soziale, situative und temporäre Faktoren werden zur Erklärung der inter- und intraindividuellen Variabilität hinsichtlich der Kompetenzerwartungen herangezogen. Unterschiedliche Vermittlungswege des Einflusses von Kompetenzerwartungen auf die Gesundheit beschreibt O'Leary (1992).

Nach Auffassung von Eastman und Marzillier (1984; Marzillier & Eastman, 1984) enthalten Kompetenzerwartungen auch Anteile von Konsequenzerwartungen. Ihre Definition von Kompetenz zentriert sowohl auf die erfolgreiche Ausführung eines Verhaltens als auch auf effektives Coping sich (vergl. unten). Coping vermeint hier im wesentlichen Krankheitsbewältigung und praeventive Gesundheitserhaltungsstrategien. Copingforschung wäre demnach gerade keine medizinisch-klinische Ursachenforschung, sondern vornehmlich auf die Untersuchung der psychosozialen Aspekte eines Patienten im Umgang mit seiner – auch antizipierten oder vorgestellten – Erkrankung abgestellt. Geht man von Kompetenzerwartungen auch als eines Bewältigungsmechanismus aus, d.h. von der Erwartung, eine potentiell negative Situation bewältigen zu können, so ist es mehr als fraglich, ob diese Erwartung überhaupt unabhängig vom antizipierten Ergebnis betrachtet werden kann. Bandura selbst (1997) unterscheidet zwischen efficacy expectations (Kompetenz- bzw. Effektivitätserwartungen) und outcome expectations (Konsequenz- bzw. Ergebniserwartungen). Kompetenzerwartungen betreffen die Beziehung zwischen Person und Handlung, d.h. die Erwartungen eigener Kompetenz hinsichtlich eines bestimmten Verhaltens. Sie beschreiben, inwiefern eine Person in der Lage sich glaubt, in einer bestimmten Situation ein erforderliches Verhalten adäquat realisieren zu können. Konsequenzerwartungen dagegen beziehen sich auf den Nexus Handlung und Handlungsergebnisse, mit anderen Worten die Erwartung bestimmter Kontingenzen. Trotz hoher Konsequenzerwartung können demnach bei geringer Kompetenzerwartung objektiv notwendige Handlungen unterbleiben. Umgekehrt können starke Überzeugungen bezüglich eigener Fähigkeiten trotz eher gering wahrgenommener Effektivität zur Handlung durchaus motivieren.

Bengel (1993) verweist im Zusammenhang mit der Darstellung von Kompetenzerwartungen in einem gesundheitspsychologischen Kontext auf die Notwendigkeit einer vergleichenden Diskussion des Coping-Begriffes. In Analogie zur Kompetenzerwartung beschreibt Coping als prozessuales Geschehen die Bewältigung kritischer, streßauslösender Lebensanforderungen. „Coping involves problem solving efforts made by an individual when the demands he faces are highly relevant to his welfare, that is, a situation of considerable jeopardy or promise, and when these demands tax his adaptive resources." (Lazarus, Averill & Opton, 1974, 250 f.). Coping stellt somit einerseits die Summe aller problemlösenden Anstrengungen einer Person dar und ist andererseits eng mit dem erfolgreichen Gelingen assoziiert (Croyle, 1992; Lazarus & Folkman, 1984; Moos, 1988). Lazarus (1974) unterscheidet zwischen einem Stadium der „Bedrohungseinschätzung" (primary appraisal) als zunächst vorwiegend affektiver Situationsbewertung und einem sich anschließenden Stadium der „Bewertung der Bewältigungsmöglichkeiten" (secondary appraisal). Diese Strategieauswahl erfolgt dann auf der Grundlage der Einschätzung eigener Kompetenzen. Kompetenzerwartungen können nach dieser Definition als Teilaspekt des „secondary appraisal", also der Beurteilung der subjektiven Bewältigungsmöglichkeiten im Sinne eines Feedbacks, interpretiert werden. Lazarus' Überlegungen wurden aufgegriffen und weiterentwickelt durch Weiss (1972, 138), der Coping als für das Individuum grundsätzlich positiven Vermeidungs- oder Adaptationsprozeß einschätzt: „Coping is therefore defined by a positive outcome that for the most part is based on reduction of pathological or physiological indices." Weiss' Interpretation des Coping-Begriffes lehnt in seinen Bestimmungsstücken neben dem Kompetenz- eng an das oben bereits dargestellte Kontrollkonzept sich an. „A close examination of the three major variables – control, predictability, and feedback – indicate that they have common elements that can be viewed as having the capacity to reduce uncertainty. Control provides the organism with the capacity to eliminate or at least to regulate the duration and/or the intensity of the stimuli. (...) Predictability, by definition, serves to reduce uncertainty. Feedback can also be viewed in terms of reducing uncertainty because feedback provides information to the organism about the efficacy and success of the response being emitted." (Levine & Wiener, 1989, 3). Im Rahmen der vorliegenden Untersuchung wird sich zeigen, daß die theoretische Differenzierung des Coping-Konzepts in Kompetenz- und Kontrollerwartungen durchaus auf eine empirische Basis sich stützen kann.

3.4.4 Soziale Ressourcen: Soziale Unterstützung

Als Bezugsrahmen für eine sozialpsychologisch orientierte Gesundheitspsychologie wird exemplarisch auf das Ressourcentransaktionsmodell von Gutscher (1989) verwiesen. Nach Auffassung Gutschers definiert subjektive Gesundheit nicht zuletzt aus der Qualität und zeitlichen Dynamik der Transaktionen zwischen Individuum und (sozialer) Umwelt sich. Auch das Transaktionsmodell ist eher als heuristisches Modell denn als explizites Meßinstrument zu verstehen, zumal Ressourcen als „Mittel, Hilfsmittel oder Schutzfaktoren" gesundheitlichen Handelns (Hornung & Gutscher, 1994, 73) nicht nur soziale Unterstützung umfassen.

Aus der Menge der Handlungs- und Umweltressourcen sollen hier vor allem die sozialen, i.e. die soziale Unterstützung im engeren Sinne aufgrund ihrer herausgehobenen Relevanz Berücksichtigung finden. Das Konzept sozialer Unterstützung (social support) mit einem Namen zu verbinden, fällt nicht leicht: Es stellt einerseits sicherlich eines der ältesten Untersuchungsgebiete der Sozialpsychologie dar, ist andererseits wegen der Fülle spezifischer Themen und der riesigen Menge an Publikationen ein kaum noch überschaubares Forschungsgebiet. Die Literaturübersicht von Laireiter, Baumann, Ganitzer et al. (1989) verzeichnet für das Jahr 1988 allein über 3000 Titel. Eingang in die Gesundheitspsychologie hat es gleichwohl sofort mit der Etablierung dieser Fachdisziplin gefunden, nachdem bereits erste Untersuchungen von Billings und Moos (1981), Holahan und Moos (1985, 1987) sowie Fondacaro und Moos (1987) soziale Unterstützung als psychosozialen Protektivfaktor gegenüber gesundheitlichen, insonderheit psychischen Belastungen erkannt haben. Lin (1986, 18) versucht die folgende Definition sozialer Unterstützung basierend auf einer Analyse der Begriffskomponenten: „(...) social support is the perceived or actual instrumental and/or expressive provisions supplied by the community, social networks, and confinding partners." Lins Definition steckt somit einerseits den externen, sozialen Rahmen des Konzepts ab, verweist andererseits aber schon auf die psychologischen Implikationen: „These social elements, albeit crudely distinguishing categories of the social environment, clearly point to three distinct types of relationships – belonging, bonding, and binding. (...) Although the social aspect in the definition is conceptualized as having three layers of relationships, the support aspect involves two major dimensions: instrumental and expressive." (Lin, 1986, 20).

„Belonging, bonding, and binding": Lins Definition umfaßt drei Formen sozialer Beziehungen. Mit belonging sind eher zufällige, dem subjektiven Einfluß entzogene Sozialkontakte wie Nachbarschafts- oder Arbeitsbeziehungen, mit bonding die soziale Einbindung in ein dauerhaftes, durchstrukturiertes Netzwerk sozialer Beziehungen vermeint. Die Stufe intensiver, von Vertrauen geprägter Bindungen belegt der Autor mit dem Terminus binding; hier wären also Begriffe wie Freundschaft, Partnerschaft und Lebensgemeinschaft zu verorten. Kaplan (1989) operationalisiert die subjektive Wertigkeit der Kontakte in Abhängigkeit von deren Qualität (vergl. Dean & Tausig, 1986, 123):

1. Durability: Länge der Beziehung
2. Frequency: Häufigkeit der Kontakte
3. Density: Aufnahme der Kontakte durch die Person
4. Directedness: Aufnahme der Kontakte durch den Vertrauten
5. Reachability: Schwierigkeit der Kontaktaufnahme
6. Content: Grad des Vertrauens
7. Intensity: Subjektive Bewertung der Unterstützung

Mit den Begriffen instrumental und expressive social support beschreibt Lin (1986) die funktionalen Aspekte von sozialer Unterstützung durch die Qualität der Sozialbeziehungen: faktische, materielle bis hin zu instrumentellen Leistungen psychischer und emotionaler Unterstützung. Wie schon für die Kompetenz- und Kontrollerwartungen erweist auch hier die Differenzierung in subjektiv kognizierte und tatsächlich erhaltene Unterstützung sich als sinnvoll (vergl. auch Lakey & Cassady, 1990). Über diese Bestimmungsstükke sozialer Unterstützung herrscht in der Literatur weitgehend Konsens (vergl. hierzu auch die umfassende, wenngleich nicht abschließende tabellarische Übersichtsarbeit „Conceptualizing Social Support" von Lin, 1986, 22).

Die Bedeutung des Konzeptes sozialer Unterstützung für die Gesundheitspsychologie haben zahlreiche Arbeiten u.a. von Vaux (Übersichtsarbeit 1988), Mueller und Major (1989), Schwarzer und Leppin (1989), Dlugosch (1994) und Bengel (1996) verdeutlicht. In ihrer vielbeachteten psychoneuroimmunologischen Untersuchung konnten Kiecolt-Glaser et al. bereits 1987 nachweisen, daß die Wirkung sozialer Unterstützung letztlich bis hin zur physiologischen Aktivierung des Immunsystems reicht. Durch den parallelen Abgleich tatsächlich erhaltener und wahrgenommener Unterstützung konnten Sarason, Shearin, Pierce und Sarason (1987) derart erklären, daß ein Genesungsprozeß um so günstiger verläuft, je stärker die soziale Unterstützung subjektiv empfunden wird. Die Kausalbeziehung zwischen sozialer Unterstützung und Gesundheitsbelastung erscheint nach neueren Untersuchungen allerdings zumindest nicht als eindeutig. Während im „Kompensationsmodell" die gewährte soziale Unterstützung zur Kompensation des schädigenden Einflusses (negative Korrelation zwischen sozialer Unterstützung und Gesundheitsbelastung) führt, wird im „Mobilisierungsmodell" infolge des Auftretens einer Erkrankung ein latent vorhandenes soziales Netz aktiviert (positive Korrelation) (Schwarzer & Leppin, 1989). Hier müssen demnach auch Faktoren wie sekundärer Krankheitsgewinn u.ä. in die Untersuchung mit einfließen.

Im Rahmen der Darstellung sozialer Unterstützung muß die Bedeutung sozial vermittelter gesundheitsbezogener Einstellungen und Überzeugungen sowie ihrer Genese zumindest kurz skizziert werden (Lau, 1982; Chassin et al., 1984; Roberts et al., 1984). Gesundheitliche Einstellungen und Überzeugungen sind eng an die Sozialisation gebunden und verweisen – qua Bezugsgruppe – implicite bereits auf die Wichtigkeit der Analyse soziodemographischer Faktoren. Mit zunehmender Komplexität und Undurchschaubarkeit des aktuellen Gesundheitssystems wächst auch die subjektive Bereitschaft, Rückhalt in Form psychischer, informationeller oder auch materieller Unterstützung in der Bezugsgruppe zu suchen. (Über die Möglichkeit, die Krankenrolle in der Gruppe zu testen, zu modifizieren und zu instrumentalisieren, vergleiche Sanders, 1982). Bengel (1993) macht in diesem Zusammenhang zu Recht auf die Nähe des Konstruktes der sozialen Unterstützung zu Festingers Theorie des Sozialen Vergleichs (1954) aufmerksam. Nach Festingers Ansicht haben Personen ein prinzipielles Bedürfnis, Unsicherheiten und Unklarheiten in ihrem Lebensraum zu reduzieren. Findet keine objektive Basis zur Beurteilung der Realität sich, so wird versucht, eine soziale Definition der Realität durch den Vergleich mit den Beurteilungen anderer zu bilden: „significant others". Im Falle gesundheitlicher Bedrohungen unterscheidet Bengel (1993, 37) vier verschiedene Stufen von sogenanntem „Hilfesuchverhalten": „(1) Symptomwahrnehmung durch den Betroffenen, (2) Konsultationen im Laiensystem, (3) Selbstmedikation und (4) Zuweisung zum Arzt". Dem Laiensystem wird somit neben dem professionellen medizinischen und psychologischen Versorgungssystem bereits im Anfangsstadium einer Erkrankung eine entscheidende Rolle zugewiesen. Die Nähe von Selbstmedikation zur hier untersuchten Alternativmedizin ist evident.

3.4.5 Soziodemographische Faktoren

Die Betonung der Relevanz soziodemographischer Faktoren als wesentliche Bedingungsfaktoren gesundheitsrelevanten Verhaltens ist trivial. Weniger trivial ist dagegen das gewandelte Handling der schließlich erhobenen Daten.

Die Beschreibung, Erhebung und Analyse soziodemographischer Variablen ist – auch in der Zahnheilkunde – das überkommene Feld der (medizinischen) Epidemiologie. Allerdings macht auch hier eine in der bereits zitierten gesundheitspsychologischen (und -politischen) Schwerpunktverschiebung begründete Hinwendung zu eher interventionsorientierten Anschauungen sich bemerkbar. Der individualmedizinische Paradigmenwechsel von der kurativen, somatischen zur praeventionsorientierten, bio-psycho-sozialen Medizin firmiert in der Epidemiologie als Wechsel vom Öffentlichen Gesundheitswesen zu New Public Health. Gesundheitspsychologische Untersuchungen zu Erreichbarkeit und Inanspruchnahme medizinischer wie psychosozialer Einrichtungen, zu sozioökonomischem Status, (Aus-) Bildung und körperlicher wie psychischer Gesundheit, zu Schichtzugehörigkeit, Familiengröße und praeventivem Gesundheitsverhalten – um nur einige wenige Aspekte zu nennen – sind nicht mehr vorwiegend Gegenstand akademischen – oder amtlichen – Interesses sondern spielen eine zunehmend wichtiger werdende Rolle als Controlling-Instrument[11] der – öffentlichen – Gesundheitsplanung. Soziodemographisch-epi-

---

11 Nachdem nun auch das kleinste aller deutschen Gesundheitsämter mittlerweile online via Internet in der Lage ist, auf wissenschaftliche Datenbanken wie Medline, Medscape, Psyndex oder Psychlit zuzugreifen, sind Termini wie New Public Health oder Controlling sicherlich auch in Verwaltungen keine Fremdworte mehr.

demiologische Daten haben derart von einem Deskriptionsinstrument der Beschreibung hin zu einem Steuerungsinstrument zur Verbesserung der Gesundheit umschriebener Zielpopulationen sich gewandelt.

In Kenntnis der Tatsache, daß Bildungsstand und finanzielles Einkommen positiv mit der Bereitschaft zur Teilnahme an verschiedenen Schutzimpfungen korrelieren (Cummings, Jette, Brock & Haefner, 1979), gewinnt die nachgehende Gesundheitsfürsorge insonderheit für sozial schwache Personen noch mehr als bisher an Bedeutung. In Kenntnis der Tatsache, daß Personen aus unteren sozialen Schichten einen schlechteren Zugang zu medizinischen und psychosozialen Versorgungssystemen haben, ist der Art und Weise des Ausbaus einer allen Patienten verfügbaren Gesundheitsvorsorge eingehendere Aufmerksamkeit zu widmen (Green, 1970; Coburn & Pope, 1974; Fabrega, 1977; Langlie, 1977; Reye, 1984). In Kenntnis der Tatsache, daß gesundheitsrelevantes Verhalten alters- wie geschlechtsspezifische Ausprägungen zeigt, sind zielgruppengerechtere medizinische Angebote zu formulieren (u.a. Lairson & Swint, 1978; Sandler & Lakey, 1982; Lau et al., 1986; Belle, 1987; Schwarzer & Leppin, 1989). New Public Health darf in der Adaptation und lokalen Umsetzung derartiger Forschungsergebnisse als Avantgarde der Gesundheitspsychologie im Sinne der Aktionsforschung sich fühlen.

Kenntnis von Tatsachen und Controlling: Bereits hinter den wenigen eher exemplarisch zitierten Arbeiten läßt das gewandelte Bild der Instrumentalisierung soziodemographischer Daten im Rahmen der Gesundheitsberichterstattung eindeutig sich erkennen. „Gesundheitsberichterstattung ist die Lagebeschreibung und Ermittlung von vordringlichen Handlungsbedarfen im Hinblick auf die gesundheitliche Lage und Versorgung von Bevölkerungsgruppen. Gesundheitsberichterstattung zieht dazu gesundheitsbezogene Daten und Informationen heran, bewertet sie hinsichtlich ihrer Aussagekraft, analysiert sie mit wissenschaftlichen Methoden und stellt sie verdichtet und adressatenorientiert dar. Gesundheitsberichterstattung ist auf Wiederholbarkeit und Vergleichbarkeit angelegt.“ (Kellerhoff, 1996, 18). Gesundheitsberichterstattung zeigt somit einen eminent sozialpsychologischen, nämlich populations- versus ressourcenorientierten Ansatz[12].

3.5 Das sozial-kognitive Prozeßmodell gesundheitlichen Handelns

Schwarzer et al. (1989) und Schwarzer (1996) schlagen schließlich auf der Basis der oben skizzierten Theorien ein sozial-kognitiv orientiertes Struktur-, besser Prozeßmodell[13] gesundheitlichen Handelns vor, das im wesentlichen in eine motivationale Phase der Intentionsbildung sowie eine volitionale Phase der faktischen Handlungsrealisation sich differenziert. Das Modell nutzt alle in der Vergangenheit als empirisch bewährt erwiesenen Variablen, ist dabei aber gleichzeitig ökonomisch in der Vermeidung redundanter Bestim-

12 Die vorliegende Arbeit wird qua Diskriminanzanalyse zeigen, ob es bei der untersuchten Population gleichfalls um eine im Sinne der Gesundheitsberichterstattung Separatpopulation sich handelt.

13 Das sozial-kognitive Prozeßmodell gesundheitlichen Handelns setzt an die Stelle der reinen Addition der Variablen eine – theoretisch begründete – Prozeßstruktur. Die vorliegende Arbeit stellt nicht zuletzt den Versuch dar, diese von Schwarzer (1992) vorgeschlagene Struktur empirisch zu überprüfen.

mungsstücke. Dieses – modifizierte – Modell wird die Folie der vorliegenden Untersuchung bilden[14]; es ist auf der folgenden Seite abgebildet.

Der motivationale Prozeß: Intentionsbildung

Unter Rekurs auf die Streß- und Angsttheorie von Lazarus (1991) unterscheidet Schwarzer (1992, 83) im Kontext des Faktors Bedrohung zwischen *Verwundbarkeit* und *Schweregrad.* Der wahrgenommene Schweregrad einer Krankheit wird als Ereigniseinschätzung (primary appraisal) interpretiert, die das situative Risiko kognitiv wie emotional verarbeitet. Der kognitiv antizipierte Schaden entspricht der Bedrohung (threat) im Sinne der genannten Streßtheorie. Weitere Bestimmungsgrößen der subjektiv empfundenen Bedrohung werden vor allem in der Ressourceneinschätzung, also der Anfälligkeit oder Verwundbarkeit, in dem, was man einer Krankheit entgegenzusetzen hat, gesehen. Die Ressourceneinschätzung (secondary appraisal) umfaßt für Schwarzer auch „Ergebniserwartungen, Kontrollierbarkeit, Kompetenzerwartung, soziale Unterstützung und materielle Ressourcen" (Schwarzer, 1992, 83). Gleichwohl sieht Schwarzer schon zu diesem sehr frühen Zeitpunkt sich veranlaßt, explicite darauf zu verweisen, daß für die Bedrohung es bisher noch keine geeignete Meßvorschrift gibt. Für die vorliegende Arbeit werden die Bedrohung im Rahmen des Konstruktes gesundheitlicher Risikowahrnehmung, die Ergebniserwartungen separat als Kontrollerwartungen operationalisiert.

Im zitierten Modell werden die *sozialen Erwartungen* als Spezialfall von Konsequenz- oder Kontrollerwartungen interpretiert. Sie sind Bestandteil schon der Theorien von Ajzen und Madden (1986) und DeVries und Kok (1986), auf die Schwarzer in der Entwicklung seiner Theorie explicite rekurriert, und können indirekt als – positive wie negative – soziale Ressourcen wie auch als – auch fehlende – soziale Unterstützung verstanden und operationalisiert werden; die subjektive Intentionsbildung wird so durch Erwartungsdruck und Modellverhalten der sozialen Umwelt mitbedingt. Im Rahmen der vorliegenden Arbeit wird soziale Unterstützung einerseits als Bestimmungsstück der Ergebniserwartung verstanden, andererseits insonderheit als separates Konstrukt im Kontext der volitionalen Phase operationalisiert.

Kompetenzerwartung wird von allen zitierten Autoren übereinstimmend als ein, wenn nicht *das* zentrale Bestimmungsstück moderner Gesundheitsverhaltensmodelle erkannt (Ajzen & Madden, 1986; Ajzen, 1991; Bengel, 1993; Weinstein, 1993; Bandura, 1995a). Auch die Theorie der Schutzmotivation (Rogers, 1983, 1985; Wurtele & Maddux, 1987) rekurriert nachdrücklich auf das Konstrukt der Kompetenzerwartung. Im „Limburger Modell", der Kombination mit der Theory of Reasoned Action (DeVries, Dijkstra & Kuhlman, 1988; Kok et al., 1992) kommt ihr nochmals ein zentraler Stellenwert zu. Im Kontext der Ergebnis- und Kontrollerwartungen ordnet Schwarzer die genannten Merkmalsbereiche einschließlich der Risiko- und Kompetenzerwartungen längs einer chronologisch-kognitiven Reihe an. Er geht davon aus, „daß Schweregrad und Verwundbarkeit auf früheren kognitiven Stufen der Auseinandersetzung mit Krankheitsgefahren anzusiedeln sind, daß Ergebniserwartungen dadurch stimuliert werden und daß schließlich die Kompetenz-

14 Ausgehend von der wissenschaftstheoretischen Binsenweisheit, daß jedes Modell nur eine theorieimmanente Antwort auf jedwede Frage zu finden in der Lage ist, wird also das in seinen Variablen trotz aller Ökonomie umfangreichste und aktuell wirkungsmächtigste Modell der Arbeit zu Grunde gelegt.

erwartung geprüft wird, kurz bevor es zur Bildung einer Intention kommt." (Schwarzer, 1996, 85).

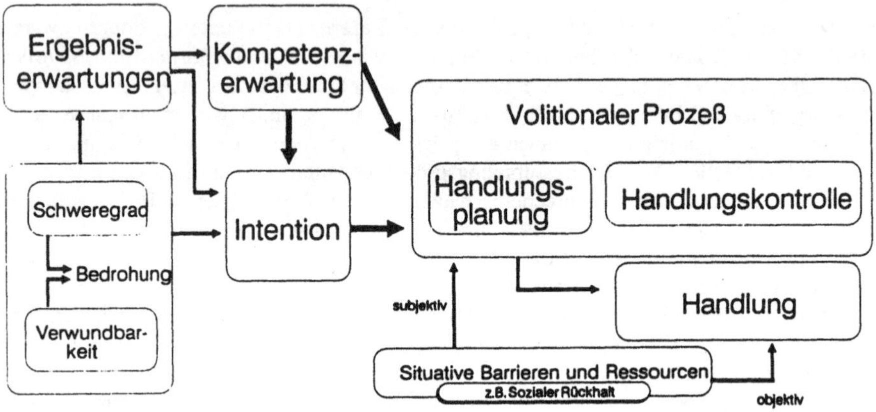

Abb. 5: Sozial-kognitives Prozeßmodell gesundheitlichen Handelns (Schwarzer, 1996, 93)

So übersichtlich[15] und ökonomisch Schwarzers Modell insonderheit in der motivationalen Phase erscheint, für die Operationalisierung hat der Autor keinerlei definierte Maßgaben erarbeitet: „Es sei daran erinnert, daß die Itemsammlungen sich immer nur auf ein bestimmtes Problem beziehen. (...) Die Meßvorschriften zur Erfassung der Konstrukte in der volitionalen Phase sind noch nicht entwickelt." (Schwarzer, 1996, 85, 94). „Die hier skizzierte sozial-kognitive Gesundheitsverhaltenstheorie steckt noch in den Kinderschuhen. Sie soll die Schwächen anderer Theorien überwinden und in umfassender Weise eine Vielzahl von gesundheitsbezogenen Bedingungen, Handlungen und Kognitionen konzeptuell integrieren und der Forschung zu dieser Thematik neue Impulse geben. (...) Neuerdings richtet sich das Interesse der Fachwelt verstärkt auf Prozeßmodelle (Prochaska, 1994) und auf den kritischen Vergleich von Modellen (Taylor, 1994; Wallston, 1994; Weinstein, 1993), wobei zunehmend ähnliche integrative Überlegungen wie hier angestellt werden." (Schwarzer, 1996, 94).

15 Durch die gleichzeitige und analoge Verwendung unterschiedlicher Termini für den gleichen psychologischen Gegenstand im Verlauf des Referates älterer gesundheitspsychologischer Modelle erweckt Schwarzer zunächst den Eindruck eines gewissen semantischen Laissez-faires. Sein sozial-kognitives Prozeßmodell gewinnt allerdings in dem Moment schlagartig an Übersichtlichkeit, in dem der Leser erkennt, daß der Autor z.B. die Begriffe Handlungs-Ergebnis-Erwartung, Handlungswirksamkeit, Konsequenzerwartung, Kontrollierbarkeit, outcome efficacy, response efficacy und Kontrollerwartung teils synonym, teils zumindest analog und in jedem Falle gemeinsam operationalisierbar verwendet (vergl. Schwarzer 1996, u.a. S. 87, Tab. 4).

Gleichwohl der Schwerpunkt der vorliegenden Untersuchung auf der intentionalen Phase liegt, muß die volitionale Phase des Schwarzerschen Modells schon um der Vollständigkeit willen zumindest kurz skizziert werden[16].

Schwarzer versteht unter dem Konstrukt Volition nicht einfach „Willenskraft“. Volition wird als „Sammelbegriff für alle handlungsbezogenen Kognitionen direkt vor, während und nach einer Handlung eingeführt. Dies geschieht um der Abgrenzung von der Motivation willen, die sich auf die Intentionsbildung beschränkt, also die Auswahl einer Handlung. Bei Motivation geht es um die Entwicklung von Präferenzen, während die Volition vor allem in Anstrengung und Ausdauer resultiert.“ (Schwarzer, 1996, 89).

Für das Modell werden drei Ebenen, eine kognitive, eine handlungsbezogene und eine situative beschrieben. Zunächst wird in der praeaktionalen Phase der Volition die beabsichtigte Handlung im Detail geplant (Vorsatzbildung), dann die Handlung initiiert. Während dieser aktionalen Phase findet eine ständige Handlungsausführungskontrolle statt, in der die Handlung wie auch Intention und Vorsatz gegenüber Distraktoren abzuschirmen sind. In der postaktionalen Phase findet eine Handlungsbewertung statt, im Rahmen derer Erfolge und Mißerfolge registriert und interpretiert werden. Hier findet auch ein Rekurs auf Attributionsprozesse und Kompetenzerwartung statt. Da als mißlungen erlebtes Handeln stets der Volitionsstärke abträglich ist, verortet Schwarzer in Anlehnung an Heckhausen (1989) die postaktionale in den Kontext der neuen, folgenden Motivationsphase.

Im Schwarzerschen Prozeßmodell ist die Handlung selbst als eine in sich abgeschlossene Einheit dargestellt, obwohl die (Handlungs-) Realität sicherlich eher als ein Kontinuum ineinander verschachtelter Handlungen, deren Verlauf und Zwischenergebnisse kontinuierlich überwacht und bewertet werden müssen sich konstituiert. Die Wegweiser- oder Landkartenfunktion, die Diekmann (1995, 122) von einer guten Theorie erwartet, darf das Modell allerdings unzweifelhaft für sich in Anspruch nehmen. Das Modell ist (hier) präzise formuliert, es besitzt – wie zu zeigen ist – einen hohen Informationsgehalt, es ist in sich logisch konsistent, gleichwohl mit anderen Theorien gesundheitlichen Handelns vereinbar und – es ist empirisch überprüfbar. Es erfüllt somit die Bedingungen, die Opp (1995) für die Bewertung eines theoretischen Modells vorgegeben hat.

16 Die Intentionsbildung der Patienten bezüglich der alternativ-medizinischen Heilmethoden darf als im wesentlichen abgeschlossen gelten, was im Einzelfall im Antrag auf die beihilfe-, sozial- oder kassenrechtliche Kostenübernahme zum Ausdruck kommt. Da die Behandlungen faktisch allerdings noch nicht durchgeführt wurden, befinden die Patienten nach wie vor noch in der praevolitionalen, i.e. intentional-motivationalen Phase sich.

4. Untersuchungsdesign: Patienten und Methode

4.1 Status Quo und Problemstellung

Die Alternativ- oder Komplementärmedizin, die – nur teilweise vollumfänglich synonym – auch als unkonventionelle, unorthodoxe, außerschulische, Erfahrungs-, Ganzheits-, Außenseiter- oder Paramedizin bezeichnet wird (Matthiessen, Roßlenbroich & Schmidt, 1992; Eisenberg, Kessler, Foster et al., 1993; Ernst, 1993; Kaiser, Weiger, Gallmeier, 1993), umfaßt ein weites Spektrum von Verfahren in unterschiedlicher Nähe und mit Übergängen zur Schulmedizin (Hewer, 1984; Heinecker, 1992). Einige der genannten Verfahren, wie beispielsweise die Phyto- oder die Neuraltherapie, haben mittlerweile einen festen Platz auch in einer sehr begrenzten Anzahl ausgewählter, eng umrissener schulmedizinischer Bereiche. Chirotherapie, Homöopathie und Naturheilverfahren sind als medizinische Zusatzbezeichnungen seitens der Bundesärztekammer anerkannt worden; sie dürfen in der Öffentlichkeit, z.B. auf dem Praxisschild, genannt werden.

Die Einstellung sowohl von Patienten wie auch von (Zahn-) Ärzten diesen Heilverfahren gegenüber ist äußerst ambivalent. Für den Großteil der Patienten gilt in Abwandlung des Diktums *Wer heilt, hat recht* sicherlich die Forderung *Egal, wie mir geholfen wird, Hauptsache, daß mir geholfen wird.*[17] Diesen Patienten ist es letztlich egal, wie sie von ihren Beschwerden befreit werden. Ein großer Teil der Patienten allerdings steht alternativ-medizinischen Verfahren in Kenntnis der fehlenden medizinischen Anerkennung nachdrücklich ablehnend gegenüber. Diese Patienten vertrauen auf die Reproduzierbarkeit der Ergebnisse der Schulmedizin und auf die Gesetzliche Krankenversicherung: Alternativmedizinische Heilmethoden gehören nicht zum Katalog der Krankenkassenleistungen und müssen privat abgerechnet werden. Ein kleinerer Teil der Patienten ist dagegen komplementären Heilverfahren gegenüber nicht nur äußerst positiv eingestellt, diese Patienten bemühen sich selbst aktiv und teils sogar sehr intensiv um die Vertiefung ihrer naturheilkundlichen Kenntnisse und meiden Ärzte, die von diesen Methoden abraten (Bühler, Sammet & Hewer, 1986; Himmel, Schulte & Kochen, 1993). Diese Patienten – wie die sie betreuenden Zahnärzte – stehen im Mittelpunkt des Interesses der vorliegenden Arbeit. Denn natürlich ist die Ambivalenz der Alternativmedizin gegenüber auch bei (Zahn-) Ärzten wiederzufinden. Auch bei manchen Medizinern ist die Befürwortung und resultierend das Angebot dieser Methoden groß, vor allem bei Ärzten in eigener Praxis (Ritter & Habighorst, 1971; Schrömbgens, 1978; Wharton & Lewith, 1986; Staehle, 1997). Häufig werden Neural-, Elektro-, Phyto und Chirotherapie sowie Akupunktur, Diätetik und Homöopathie angewendet, meist in Ergänzung zur Schulmedizin (Haag, Walach, Erbe & Schrömbgens, 1992; Marfoth & Bartelt, 1991; Wiesenauer, Noll & Häussler, 1998), allerdings sind auch als esoterisch bis obskur zu klassifizierende Methoden wie Elektroakupunktur, Irisdiagnostik, Pendeln oder Psychokinesiologie keine Seltenheit (Staehle, 1997). Als Indikationen für komplementäre Heilverfahren gelten mittlerweile alle Arten von Ge-

17 Auch abgesehen von Groucho Marx gibt es tatsächlich Patienten, die die Formulierung wählen: „Ich will ja nur geholfen werden."

sundheitsstörungen, geringgradige wie auch chronische (somatische, psychosomatische wie psychiatrische) sowie – verständlicherweise – terminale[18] körperliche Erkrankungen, insbesondere Krebskrankheiten (Kappauf & Gallmeier, 1989; Schwan, 1989; Fesenauer, 1992; Jungi & Senn, 1995; Haidinger & Gredler, 1998).

Die Bedeutung der Komplementärmedizin für Patienten und Ärzte beruht vor allem auf einem gegenüber[19] der naturwissenschaftlich orientierten Medizin unterschiedlichen Gesundheits- und Krankheitsverständnis (Thomas, Carr, Wesdake & Williams, 1991). Hinzu kommt – allerdings nur für einen kleinen Teil der Anwender (Moore, Phipps & Marrer, 1985; Thomas, Carr, Wesdake & Williams, 1991) – eine kritische Haltung gegenüber teilweise nebenwirkungsreichen diagnostischen und therapeutischen Strategien der Schulmedizin. Auf der anderen Seite können auch komplementärmedizinische Methoden durchaus mit Gefahren für die Patienten verbunden sein (Oepen & Prokop, 1986; Murray & Rubel; 1992). Gleichwohl ist auffällig, daß nur wenige Patienten die Anwendung derartiger alternativ-medizinischer Heilmethoden nicht nur tolerieren sondern auf ihrer Anwendung geradezu insistieren. Die untersuchungsleitende Hypothese wurde derart eingangs wie folgt formuliert:

- Patienten, die Verfahren der alternativen Medizin verlangen, bilden eine besondere Gruppe in der Grundgesamtheit der Patienten. Sie unterscheiden sich in ihren sozialpsychologischen Parametern von allen anderen Patienten.

4.2 Untersuchungsleitende Fragestellung und Methode

Vor dem Hintergrund der skizzierten Befunde und angesichts der Tatsache, daß die Praeferenz alternativ-medizinischer Verfahren auf bestimmte Arztgruppen (Koch, 1995) – vor allem niedergelassene Ärzte und Zahnärzte – und ein bestimmtes Patientenklientel sich beschränkt haben, sollen mit der vorliegenden Studie differenzierte Angaben zum gesundheitlichen Verhalten dieser Patientengruppe, zur Sozialpsychologie der Patient-Arzt-Beziehung sowie Erkenntnisse über ein – möglicherweise spezifisches – gesundheitspsychologisch-motivationales Setting alternativer Medizin in der zahnärztlichen Praxis gewonnen werden. Der Stellenwert einer solchen, auch verhaltensorientierten Diagnostik und resultierend einer psychosozialen Beratung in der zahnärztlichen Behandlung wird später aus der Perspektive der psychosomatischen Medizin im Überblick zu erörtern sein. Pragmatisch stehen dabei die folgenden Aspekte im Mittelpunkt:

- Erarbeitung eines hypothetischen Bedingungsmodells für die Therapieentscheidung von Patienten unter Berücksichtigung der sozial- und gesundheitspsychologischen Einflußgrößen;
- Beschreibung der Patientengruppe nach sozialpsychologischen Parametern und insonderheit Klärung der Therapiemotivation dieser Patienten;

---

18 In ihrer Gesundheit vital gefährdete und lebensbedrohlich erkrankte Patienten greifen in aller Regel jede sich bietende Chance auf, die der Medizinmarkt – auch der graue – anbietet (Faltermaier, 1994).

19 Dieses *gegenüber* als begrifflicher Gegensatz wird zunächst allein durch die Vertreter der Alternativmedizin betont, wenn nicht sogar konstruiert, obwohl im Verlauf und im Ergebnis des biopsychosozialen Paradigmenwechsels in der Medizin zahlreiche alternative Ansätze als psychosomatische, patientenzentrierte Heilkunde in die Schulmedizin integriert wurden (Verhandlungen des 100. Deutschen Ärztetages, Eisenach 1997).

- späterhin verhaltensorientierte Beratung hinsichtlich weiterer therapeutischer Schritte (i.e. Erarbeitung eines zwischen Patient und Arzt gemeinsamen Krankheits- bzw. Störungsverständnisses);
- schließlich Erarbeitung von Therapiezielen und -methoden auch über den engeren Rahmen der Zahnmedizin hinaus.

Untersuchungsbegründendes und -leitendes Interesse darf mithin die Therapieentscheidung des Patienten – und nachrangig das Therapieangebot des Arztes – im Kontext naturwissenschaftlicher Zahnheilkunde für sich in Anspruch nehmen. Die vorliegende Studie hat das Ziel, erste Hinweise auf gesundheitspsychologische Treatmenteffekte sowie die beeinflussenden motivationalen Variablen zu liefern. Eines der Hauptziele besteht somit darin, Zusammenhänge dieser Treatmenteffekte mit soziodemographischen, gesundheitsfördernden und krankheitsbewältigenden Variablen abzuleiten, zu formulieren und zu überprüfen. Die gewonnenen Daten sollen zudem Hinweise auf den aktuellen Behandlungsverlauf in der zahnärztlichen Praxis erbringen.

Dieses Vorgehen hat den Vorteil der – die theoriegeleitete Fragestellung transzendierenden – Realitätsnähe und insonderheit den der sozialen Relevanz, nämlich konkrete Veränderungsansätze des zahnärztlich-therapeutischen Konzeptes aus den gesundheitspsychologisch interpretierten Ergebnissen ableiten zu können. Demgegenüber sind die apriori zu bedenkenden wissenschaftstheoretischen Nachteile wie die schlechte Kontrollier- und Variierbarkeit der unabhängigen Variable – der Therapiewahl des Patienten – und die fehlende Randomisierung der Patientenpopulation (insonderheit der Versuchsgruppe) sicherlich zu tolerieren; die Studie versteht sich als epidemiologische Untersuchung.

Anhand der erhobenen Daten sollen – selbstverständlich – theoriegeleitete Hypothesen getestet werden. Da bislang aber weder in der (Sozial- oder Gesundheits-) Psychologie noch in der Zahnmedizin eine vergleichbare Studie durchgeführt wurde, hat die Untersuchung neben der hypothesenprüfenden Funktion einen auch explorativen Charakter: Indem theoretisch als relevant postulierte Variablen des zugrundeliegenden Modells gesundheitlichen Verhaltens empirisch verifiziert werden, können sie so als Grundlage für die strukturelle Überprüfung des gesundheitspsychologischen Modells selbst dienen. Die Überprüfung des Modells auf seine praktische Verwendbarkeit hin ist damit ein eigener Gegenstand der Untersuchung. Ein letztes Hauptziel der vorliegenden Arbeit stellt Entwicklung geeigneter Meßinstrumente dar, i.e. insonderheit die Adaptation des Oral Health Impact Profile, OHIP.

4.3 Planung und Ablauf der Untersuchung

Der Zahnärztliche Dienst[20] des Gesundheitsamtes Wuppertal nimmt als Untere Gesundheitsbehörde des Landes Nordrhein-Westfalen eigenständige Aufgaben in der Gestaltung

20 Der Zahnärztliche Dienst orientiert seine Arbeit formal wie inhaltlich an den Maßgaben insonderheit des Sozialgesetzbuches V, dem Programm WHO 2000 *Gesundheit für alle* sowie den wissenschaftlichen Konzepten und Empfehlungen der Deutschen Gesellschaft für Zahn-, Mund- und Kieferheilkunde. Die sozialmedizinische Begutachtung für kommunale (u.a. Sozialhilfeträger, Beihilfestellen, Jugendämter) wie auch für externe Kostenträger (u.a. Land NW, Regierungspräsidien, Oberfinanzdirektionen, Justizverwaltungen) auf der Grundlage der §§ 37, 39 Bundessozialhilfegesetz BSHG, Beihilfeverordnung BVO NW, BVO Bund und Asylbewerberleistungsgesetz AsylbLG beansprucht dabei neben der individualmedizinischen Beratung und

gesundheitsförderlicher Umwelt- und Lebensverhältnisse und insbesondere der Förderung gesundheitsdienlicher Lebensweisen durch themen- und zielgruppenorientierte Gesundheitsaufklärung und Gesundheitsbildung, in der Verhütung von Gesundheitsgefahren und Erkrankungen und in einer möglichst frühzeitigen Erkennung von Gesundheitsschäden wahr. Ein weiterer Aufgabenschwerpunkt liegt in der sachverständigen Begutachtung für öffentliche Kostenträger und Gerichte.

In den Jahren 1996 bis 1999 wurden über insgesamt 5823 Patienten[21] sozialmedizinische Gutachten durch den Zahnärztlichen Dienst der Stadt Wuppertal erstellt. Für die Untersuchung von besonderem Interesse waren 2474 deutsche Patienten[22], von denen immerhin 6,4% (157 Patienten) primär eine Behandlung nach alternativ-medizinischen Gesichtspunkten beantragten. Alle Patienten wurden zu einer klinischen und röntgenologischen Untersuchung und Beratung ins Gesundheitsamt eingeladen. Der Einladung lag der modifizierte Homöopathiefragebogen nach Risch und Voegeli (1990) einschließlich des von Stangl (1989) vorgestellten Persönlichkeitsfragebogens sowie die von uns adaptierte Form des Oral Health Impact Profile OHIP bei. Der sehr umfangreiche Homöopathiefragebogen diente gleichzeitig als Anknüpfungspunkt für die weiteren Fragen im Rahmen des ärztlichen Gespräches, insbesondere für Fragen nach der erlebten sozialen Unterstützung der Patienten. Zusätzlich wurden die Patienten gebeten, alle ihnen verfügbaren diagnostischen und therapeutischen Unterlagen (Behandlungspläne, Röntgenbilder, Gipsmodelle der Kiefer, insonderheit Patienteninformationen zu den beantragten alternativen Heilverfahren) zur klinischen Untersuchung mitzubringen. Anläßlich der Untersuchung selbst wurde den Patienten noch der Fragebogen zu Kompetenz- und Kontrollüberzeugungen (Krampen, 1991) vorgelegt. Der zahnmedizinische Befund wurde nach WHO Oral Health Assessment Form (1986) dokumentiert. Da es bei den von uns in Amtshilfe geforderten gutachterlichen Untersuchungen immer auch um die Frage der Kostenübernahme für die beantragten alternativ-medizinischen Leistungen ging, wurden die Patienten anläßlich der klinischen Untersuchung – den Maßgaben insonderheit der Beihilfeverordnung BVO, des Sozialgesetzbuches SGB V und des Bundessozialhilfegesetzes BSHG entsprechend – um eine schriftliche Erläuterung gebeten, warum sie gerade diese besonderen naturheilkundlichen Leistungen für notwendig erachten. In Absprache mit den Patienten wurde dann an-

---

Betreuung einen erheblichen Teil des tradierten Aufgabenspektrums der Zahnärztlichen Dienste. Zudem ist der Zahnärztliche Dienst u.a. in die bestehende logopädisch-sprachheiltherapeutische Betreuung sowie die allgemeinmedizinische Beratung, insonderheit die Schwangeren- und Mütterbetreuung, konsiliarisch eingebunden. Die sozialkompensatorische zahnärztliche Behandlung ausgewählter Bevölkerungsgruppen (u.a. Nichtseßhafte, Migranten), von Restanten und Behinderten ergänzt das Aufgabenspektrum des Zahnärztlichen Dienstes (Wolf, Sauerland & Schäfer, 1999).

21 "Als grobe Orientierung soll erwähnt werden, daß ein „typisches" 3-Jahre-Projekt mit einer Befragung von 2000 Personen kaum unter 750.000,- DM abzuwickeln ist. Andere Forschungsformen als eine Befragung verursachen nicht unbedingt weniger Kosten." (Schnell, Hill & Esser, 1999, 14); unter diesen Kautelen ist es kein Wunder, wenn insbesondere in Medizin und Zahnmedizin akademische Titel und Grade vermehrt für einen Bruchteil der Kosten schlicht gekauft werden.

22 Die Differenz ergibt aus dem hohen Anteil von Asylbewerbern und ost- und südosteuropäischen Aussiedlern sich, die schon aufgrund kultureller Unterschiede apriori nicht in die Studie mitaufgenommen wurden. Vergl. hierzu auch Essau, Cecilia (1992). Primary-Secondary Control and Coping. A Cross-Cultural Comparison. Regensburg: Roderer.

schließend auch von deren behandelnden Zahnärzten eine solche schriftliche Begründung der Notwendigkeit der Alternativverfahren erbeten. Auf diese Weise konnten im Untersuchungszeitraum von 131 Patienten (83,4 %) vollständige und auswertbare Unterlagen gewonnen werden. Von diesen 131 Patienten (i.e. der Versuchsgruppe) liegen als Erhebungsinstrumentarium also vor[23]:

- die Daten der Krankenakten,
- der WHO Oral Health Assessment Form (1986),
- das adaptierte Oral Health Impact Profile OHIP,
- der Fragebogen zu Kompetenz- und Kontrollüberzeugungen (Krampen, 1991),
- der modifizierte Homöopathiefragebogen nach Risch und Voegeli (1990) einschließlich der Fragen zur sozialen Unterstützung und zum personalen Selbstkonzept (Stangl, 1989),
- eine jeweils schriftliche Begründung der – subjektiv empfundenen – Notwendigkeit alternativ-medizinischer Verfahren durch den Patienten wie durch den Zahnarzt.

Während es für die Untersuchung mit weit über 80 % Zusagen kaum Schwierigkeiten bereitet hat, Patienten für die Versuchsgruppe zu gewinnen, gestaltete dies für die Kontrollgruppe sich erheblich umständlicher. Von allen 2474[24] untersuchten Patienten waren letztlich nur 152 (aus einer Gesamtgruppe von zunächst 350 randomisiert ausgewählten Patienten) bereit, die umfangreichen Fragebögen und alle weiteren Fragen zu beantworten und so an der klinischen Untersuchung teilzunehmen.

Allen Patienten wurde die Anonymisierung ihrer Daten gemäß den Bestimmungen des § 207 StGB (Ärztliche Schweigepflicht) und den Maßgaben des Sozialgesetzbuches X (Datenschutz) im Rahmen der amts- resp. vertrauensärztlichen Untersuchung und Beratung verbindlich zugesagt.

4.4 Erhebungsinstrumentarium

Die Definitionen von Gesundheit und Krankheit als komplexer, mehrdimensionaler, einander bedingender Prozesse erfordert ein Untersuchungsinstrumentarium, mit dessen Hilfe der (zahn-) medizinische, psychische und soziale Status der Patienten in seinen verschiedenen Dimensionen und Ausprägungen sich erfassen und beschreiben läßt. Das Instrumentarium muß abgestimmt sein auf das Untersuchungsdesign einer selektiven, retrospektiv-empirischen, mehrdimensionalen Untersuchung.

Zur Erfassung und Beschreibung des gesundheitsrelevanten Verhaltens der Patienten entschieden wir uns für eine im wesentlichen schriftliche Befragung. Vorteile der schriftlichen Befragung sind ihre Objektivität und ökonomische Anwendung gerade bei einer größeren Anzahl von Probanden. Ein Fragebogen bietet dem Patienten zudem die Möglichkeit, spontan und ehrlich auch auf persönliche Fragen zu antworten, da – neben der Zusicherung des medizinischen Datenschutzes – die Anonymität gewährleistet ist. Bei der Konzeption der Gesamtuntersuchung wurde außerdem darauf geachtet, daß die Befragung

23 Während die direkt folgende Auflistung des Erhebungsinstrumentariums in ihrer Reihenfolge an der chronologisch-strukturellen Abfolge der Dimensionen des sozial-kognitiven Prozeßmodells gesundheitlichen Handelns (Schwarzer, 1996) sich orientiert, wurde für die dann sich anschließende ausführliche Darstellung dieser Meßvorschriften aus Gründen der besseren Übersicht eine abweichende Reihenfolge gewählt.

24 Einschließlich der 157 Patienten, die apriori Naturheilverfahren beantragt hatten.

nicht zu lange dauert[25], da mit der Länge der Befragung die Aufmerksamkeit der Patienten nachläßt und ihre Testbereitschaft in aller Regel nicht unerheblich zurückgeht. In der Kombination schriftlicher und mündlicher Befragung wurde versucht, einen zumutbaren Kompromiß zwischen der zeitlichen Belastung der Exploration und dem Umfang der Datensammlung zu finden. (Über die Nachteile der schriftlichen Befragung wie Testverfälschungstendenzen, z.B. des Halo-Effekts, unerwünschte Antworttendenzen und das Problem der sozialen Erwünschtheit vergl. Lück, 1968; Mummendey, 1987.)

4.4.1 Daten der Krankenblätter

Die Einzelangaben aus den Krankenblättern wurden anhand des folgenden Untersuchungskataloges systematisiert. Alle Daten wurden den nachstehenden Kategorien zugeordnet:

- (zahn-) ärztliche Anamnese
- (zahn-) ärztlicher Befund
- WHO Oral Health Assessment Form

Die Kategorien 2. und 3. des Untersuchungskataloges basieren auf objektivierbaren, teils objektiven Daten, die Angaben zu Kategorie 1. auf den eigenen Angaben der Patienten. Die Einzelitems wurden nach den Daten der Krankenblätter im Untersuchungskatalog kategorisiert und stellen in aller Regel die intendierte, wenn nicht die wörtliche Wiedergabe der Patientenangaben dar. Zur Kategorisierung im einzelnen:

4.4.1.1 (Zahn-) medizinische Anamnese

Die Befunde der allgemeinmedizinischen Anamnese wurden für die vorliegende Untersuchung nach medizinischen Fachgebieten kategorisiert: akute und chronische Erkrankungen, internistische, chirurgische, orthopädische, neurologisch-psychiatrische und allergische Erkrankungen sowie Schmerzkrankheiten. Die Medikation der Patienten wurde den Kategorien internistische Arzneimittel, Neurologica / Psychiatrica, Analgetica sowie Homöopathica zugeordnet. Zudem wurde das Konsumverhalten der Patienten in Bezug auf Nikotin, Alkohol und Drogen nachgefragt; da zu – auch legalen – Drogen seitens der Patienten keine Angaben gemacht wurden, wurde dies nicht separat dokumentiert.

Neben den obligaten allgemeinmedizinischen Angaben wurde der Schwerpunkt der anamnestischen Befragung auf die Therapieauswahl und -entscheidung der Patienten gelegt. Bereits dem Einladungsschreiben zur klinischen Untersuchung konnten die Patienten entnehmen, daß alternativ-medizinische Maßnahmen in der Regel nicht Bestandteil des Leistungskataloges der Gesetzlichen Krankenversicherung oder der Beihilfe des Öffentlichen Dienstes sind, die amts- und vertrauensärztliche Untersuchung also klären solle, ob hier die Möglichkeit einer oder sogar der Rechtsanspruch auf die Kostenbeteiligung oder Kostenübernahme seitens der öffentlichen Kostenträger zu erkennen ist. Dies könne auf-

25 Die Länge der Befragung spielte für die Versuchs- – im Gegensatz zur Kontrollgruppe – keine wesentliche Rolle. Meine Mitarbeiter und ich hatten im Gegenteil eher den Eindruck, daß die Patienten der Versuchsgruppe an einer eingehenden Beschäftigung und Auseinandersetzung mit ihren Problemen nachdrücklich interessiert waren.

grund der NUB-Richtlinien[26] des Bundesausschusses der Ärzte und Krankenkassen sowie der letztinstanzlich sozial- oder verwaltungsgerichtlichen Rechtsprechung in Einzelfällen dann angezeigt sein, wenn besondere Umstände in der Krankheitsgeschichte des Patienten dies rechtfertigen (zur Übersicht über die aktuelle Rechtsprechung vergl. Oepen, 1998). Insonderheit wurde nachgefragt, welche der oben beschriebenen alternativ-medizinischen Verfahren die Patienten beantragen. Weiter wurde eruiert, ob dieses Verfahren durch den behandelnden Zahnarzt empfohlen wurde oder ob die Patienten selbst derartige Verfahren nachgefragt haben. Dies bezog sich auf die speziell beantragte Methode wie auch auf alternativ-medizinische Methoden allgemein. Die Patienten wurden im weiteren gebeten, genauere Angaben zu ihrem Informationsgrad über die infrage stehenden Methoden zu machen: Wie und wo sie sich informiert hätten, welche Medien sie bevorzugt zur Informationsgewinnung nutzen, wie sie selbst ihren Informations- und Informiertheitsgrad einschätzen und ob sie ggf. auch für andere alternative Heilmethoden sich interessierten. Hier waren Mehrfachnennungen möglich: TV, Zeitungen und weitere Printmedien insbesondere der sogenannten Yellow Press sowie (populäre) Fachinformationen wie Broschüren der (Zahn-) Ärztekammern, der Krankenkassen, seltener der Apotheken oder von Selbsthilfegruppen. Da die Patienten im Rahmen einer *zahnärztlich*-klinischen Untersuchung ins Gesundheitsamt gebeten wurden, fragten wir zudem nach, ob die Patienten auch bei einer (allgemein-) ärztlichen Konsultation Naturheilverfahren bevorzugen und ggf. tatsächlich schon angewandt haben. Dann wurden die Patienten um Auskunft gebeten, ob sie bereits einmal in der Behandlung eines Heilpraktikers sich befunden hätten, oder – falls dies nicht der Fall war – ob sie die Behandlung durch einen Heilpraktiker im Rahmen der Naturheilkunde gleichfalls bevorzugen würden. Die Patienten wurden gebeten, ihre Angst vor einer zahnärztlichen Behandlung auf einer Skala von 1 bis 7 zu verorten, auf der Punkt 4 die Angst eines durchschnittlichen Patienten beschreiben würde.

Schließlich wurde den Patienten auch die Frage nach den Kosten für die beantragte Behandlung vorgelegt. Neben den faktischen Kosten interessierten wir uns vor allem dafür, ob die Patienten die teils recht teure Behandlung auch bei Ablehnung der Kostenübernahme durch die Krankenkassen durchführen lassen würden.

Aus diesem sozio-ökonomischen Kontext konnten anläßlich der klinischen Untersuchung die weiteren Fragen nach dem sozialen Umfeld der Patienten zwanglos weiterentwickelt werden: Haben die Familien, Freunde und Arbeitskollegen der Patienten Kenntnis von deren Erkrankung, fühlen die Patienten sich von ihnen in ihrer Krankenrolle ernst genommen und respektiert, werden sie in der Familie und am Arbeitsplatz entlastet oder unterstützt? An dieser Stelle bot sich an, den Grad der sozialen Unterstützung – ausgehend von den und unter Rekurs auf die schriftlichen Angaben aus dem Homöopathiefragebogen – zu konkretisieren (vergl. dort).

4.4.1.2 (Zahn-) Medizinischer Befund

Der zahnärztliche Befund wurde anhand des WHO Oral Health Assessment Form (WHO, 1987) in der Fassung aus 1989 dokumentiert. Der Assessment Form ist in der Anlage beigefügt. Die folgenden Dimensionen wurden als relevant für die vorliegende Untersuchung ausgewertet: DMF-T Index, Anzahl der kariösen Läsionen, der Füllungen sowie der entfernten Zähne. Der DMF-T Index gibt die Summe der erkrankten (decayed), fehlenden

26 Neue Untersuchungs- und Behandlungsmethoden gemäß Sozialgesetzbuch V.

(missing) und konservierend behandelten (filled) Zähne (Teeth) pro Gebiß an. Bezugsebene beim DMF-T Index ist der einzelne Zahn, so daß die Werte zwischen 0 und 28 (Dentes sapientes werden nicht mitgezählt) variieren können. Es gilt hier die grobe Formel: Je niedriger der Wert, um so besser der Mundbefund. In diesem Zusammenhang wurde dokumentiert, ob die Patienten von sich aus aktuell über Schmerzen berichteten, egal ob es sich hierbei um akute oder chronische Schmerzen handelte. (Eine über das Übliche hinausgehende Schmerzschilderung im Sinne einer situationsinadäquaten Bewertung, die den Rahmen der Studie hätte sprengen können, konnten wir nicht befunden.) Wir orientierten uns dabei an den Untersuchungen zur psychischen Komponente von Schmerzen der orofacialen Region von Lamprecht, Demmel und Riehl (1986), Demmel (1992) sowie Nilges (1992).

Zur oralen Symptomatik sind alle klinischen Befunde dokumentiert, die bei mindestens einem der Patienten erhoben werden konnten. Hier sind Mehrfachnennungen möglich: die zahnärztliche Befundung dient derart zugleich als Überprüfung der Angaben aus dem OHIP.

Zungenbrennen und orale Dystonien werden gehäuft in Zusammenhang mit Allgemeinerkrankungen gebracht, Robertson, Mark und Sage (1991) diskutieren für die Ätiologie auch psychische Faktoren. Unter dem Befund Schleimhauteffloreszenzen werden Veränderungen der Zungen- und Mundschleimhaut im Sinne von Lingua geographica, Lingua nigra, Proptosis buccalis, Leukoplakie, Parodontitis marginalis superficialis mit Beteiligung der Gingiva, Gingivitiden jeder Genese, Aphten, Herpes labialis und/oder oralis und Epuliden subsumiert. Alle derartigen Effloreszenzen sind durch klinische Inspektion objektiv beschreibbar. Die Verifikation von Geschmacksirritationen (Mizumoto, Okuyama, Endo, Nakajima et al., 1994), Hyper-, Hyp- oder Parästhesien sowie die Qualität von Kiefergelenksbeschwerden ist mittels geeigneter Untersuchungsmethoden zumindest im Kern möglich (Rauschelbach, 1983). Insbesondere Kiefergelenksbeschwerden verweisen nach Ausschluß arthrotischer Veränderungen auf psychogenen Stress (Klages & Sergl, 1990). Allergien auf dentale Werkstoffe waren durch Eintrag im Allergiepaß oder durch Attest eines Dermatologen oder Allergologen zu belegen. (Bescheinigungen von Heilpraktikern wurden im Rahmen der sozialmedizinischen Begutachtung nicht gewertet, für die vorliegende Untersuchung aber separat dokumentiert.) Die Bewertung des Mundhygienestatus nach gut oder mangelhaft erfolgte nach Maßgabe des CPITN (WHO, 1987).

Besonderes Augenmerk wurde auf die sprachliche Artikulationsfähigkeit der Patienten gelegt. Hier orientierten wir uns an den Screening-Vorgaben für die sprachheiltherapeutische und logopädische Untersuchung.

Alle (zahn-) medizinischen Befunde wurden den Kategorien Schmerzen, Mundschleimhauterkrankung, konservierender, chirurgischer, parodontologischer, prothetischer, kieferorthopädischer, logopädischer und/oder Kiefergelenksbefund zugeordnet. Eine letzte Kategorie umfaßt die vitalen, lebensbedrohenden Erkrankungen wie Karzinome, Sarkome, Osteomyelitiden, etc.

4.4.2 Homöopathiefragebogen nach Risch und Voegeli: Soziale Unterstützung, Selbstkonzept

Die verwendeten offenen Fragen des Homöopathiefragebogens ermöglichen den Probanden eine flexiblere Beantwortung als Multiple-Choice-Fragebogen. Sie wurden aufgrund des explorativen Charakters der Untersuchung mit dem Ziel eingesetzt, nicht nur eine möglichst breite Spannweite an Informationen zu erbringen sondern auch Anknüpfungspunkte für das anschließende ärztliche Gespräch zu erhalten. Zudem erschien die Verwendung eines Fragebogens aus dem Kontext alternativ-medizinischer Verfahren gerade vor der Folie der thematisch analog ausgerichteten Untersuchung als angezeigt.

Beide Fragebogen (Risch, ohne Jahr; Voegeli, 1990) werden von der Deutschen Gesellschaft für ärztliche Homöopathie empfohlen und benutzt. Da noch der Umfang des modifizierten Bogens enorm extensiv ist, wurde er zusammen mit der Einladung zur klinischen Untersuchung an die Patienten der Versuchs- und Kontrollguppe mit der Bitte um Bearbeitung versandt. In dem folgenden persönlichen ärztlichen Beratungsgespräch wurden die Angaben zur lokalen und Gemütssymptomatik sowie zur allgemeinen Lebenssituation nochmals vertieft. (Die Patienten der Kontrollgruppe füllten zu über 80 % den Homöopathiefragebogen zunächst nur unzureichend und lückenhaft aus. Erst nach einer allgemeinen Erklärung des Studienaufbaus waren sie überhaupt – dann aber sehr interessiert – bereit, an dem mehr als 90 minütigen Untersuchungsgespräch teilzunehmen. In Kenntnis der Durchführung einer psychologischen Untersuchung und nach höflicher Bitte durch uns verweigerten immer noch knapp 57 % der primär randomisiert bestimmten Patienten der Kontrollgruppe ihre weitere Teilnahme. Die Patienten der Versuchsgruppe sahen dagegen nicht nur die Konfrontation mit einem Homöopathiefragebogen sondern auch dessen intensive Nachbereitung anläßlich des ärztlichen Beratungsgespräches als völlig selbstverständlich an.[27])

In den (Homöopathie-) Fragebogen sind die Fragen nach der sozialen Unterstützung und zum personalen Selbstkonzept aus Gründen der Testökonomie integriert. Diese – eher verdeckte – Bearbeitung der beiden Konstrukte erwies sich als methodisch äußerst sinnvoll: Die beiden übrigen, reinen Papier-und-Bleistift-Tests FKK und OHIP benötigen einerseits im Vergleich deutlich weniger Instruktion und Kontrolle durch uns, andererseits konnten die wenigen für die Untersuchung explizit relevanten Items aus dem Homöopathiefragebogen separat nachgefragt werden, verblieben thematisch allerdings gleichwohl im Gesamtkontext der Untersuchung wie im Kontext der Konstrukte sozialer Unterstützung und des personalen Selbstkonzepts. Die Integration der Tests in den Homöopathiefragebogen wird durch deren ähnlichen Aufbau ungemein erleichtert: Sowohl der Bogen nach Risch und Voegeli wie auch die Ratingform des 16 PF-ESV nach Stangl (1989; vergl. unten) bieten dem Patienten eine Reihe von Attributen zur Auswahl an.

4.4.2.1 Soziale Unterstützung

Für die Beschreibung der Sozialen Unterstützung liegen zahlreiche Meßinstrumente unterschiedlichster Umfänge vor. Während die Kurzform des Social Support Questionnaire SSQ-6 (Muhr & Beham, 1992) mit nur sechs Items im wesentlichen die emotionale und selbstwertbezogene Unterstützung mißt, ist das Interview zum sozialen Netzwerk und zur sozialen Unterstützung SONET ein von Baumann, Laireiter, Pfingstmann und Schwarzenbacher (1987, 429) entwickeltes mehrdimensionales netzwerk- und ressourcenanalytisches

27 In der primären Bereitschaft zur Teilnahme an unserer Studie und der völligen Selbstverständlichkeit, ja fast der Bitte nach einer intensiven Befragung *erlebten* meine Mitarbeiter und ich ein weiteres Unterscheidungsmerkmal zwischen der Kontroll- und Versuchsgruppe. In der Diskussion wird dieser Befund nochmals zu würdigen sein.

Verfahren, das die sozialen Beziehungen eines Menschen, das soziale Netzwerk sowie die daraus wahrgenommene Unterstützung, i.e. die Unterstützungs- oder Netzwerkressourcen, in toto zu erfassen versucht.

SONET lehnt in seinen theoretischen Grundlagen an das Konzept von Milardo (1992) sich an. Milardo unterscheidet drei Typen von Teilnetzwerken, sogenannte „Austausch- oder Unterstützungsnetzwerke", „Netzwerke wichtiger und nahestehender Personen" und „Interaktions- oder Kontaktnetzwerke" in der Grundannahme, daß jedes Individuum in aller Regel in verschiedene Rollen- oder Lebensbereiche wie Familie, Verwandtschaft, Arbeit, etc. integriert ist. Diese Integration in die unterschiedlichsten sozialen Strukturen ermöglicht wichtige soziale Kontakte und definiert die für das Individuum relevanten Bezugspersonen; eine zweite zentrale Dimension wird durch die emotionalen Beziehungen repräsentiert. Hierbei handelt es sich um verschiedene Formen und unterschiedliche Grade an Bindung und Freundschaft im Rahmen freiwillig gewählter Beziehungen. Belastende Beziehungen, die als aversiv erlebt werden, vervollständigen das Bild.

Der Aufbau des Interview-Verfahrens ist – seinen theoretischen Grundannahmen entsprechend – komplex und relativ zeitintensiv. Als Kern des Interviews stellt die Erfassung der Netzwerkmitglieder sich dar. Um die Menge dieser Mitglieder auf jene zu beschränken, die für ein Individuum wichtig sind und deren Beziehung durch ein Mindestmaß an gemeinsam verbrachter Zeit gesichert ist, wurde bei den verschiedenen Rollen- und Lebensbereichen eine bereichsspezifische Mindestkontaktfrequenz als Voraussetzung für eine namentliche Nennung eingeführt (Familie: täglicher Kontakt; Freunde: mindestens zwei Treffen pro Monat; Arbeitsbereich: fast täglicher Kontakt). Als Bezugszeitraum dieser Kontaktkriterien gilt jeweils das vergangene halbe Jahr.

An die Erfassung der Netzwerkmitglieder schließt die Beurteilung der Beziehungen hinsichtlich der funktionalen Charakteristika sich an: Kognitive Unterstützung (Ratschläge oder handlungs-, bzw. entscheidungsrelevante Informationen erhalten, Diskussionen führen), emotionale Unterstützung (Nähe, Verständnis und Rückhalt finden, Sicherheit spüren, Vertrauen empfinden) und praktische Unterstützung (materielle und/oder finanzielle Entlastung oder Unterstützung, helfen bei der Arbeit). Die Bewertung der Beziehungen (Zufriedenheit mit der Kontakthäufigkeit und der Qualität der Beziehung) und der Unterstützung (Zufriedenheit mit der Anzahl der Unterstützer, Wichtigkeit der Unterstützung) ist für die vorliegende Arbeit von nur geringem Interesse. Zudem ist davon auszugehen, daß insonderheit die Wichtigkeit als Funktion der Frequenz und der erlebten Intensität der Unterstützung sich darstellt und somit über die Erfassung der Netzwerkmitglieder und -struktur bereits hinreichend abgeklärt ist.

Demzufolge ergibt für das Interview im Kontext des Homöopathiefragebogens die folgende Struktur sich, wie sie in analoger Weise auch im Interview zum Sozialen Rückhalt (Siegrist, 1987), in der Social Support Scale SSS (Donald & Ware, 1982) sowie in der Multidimensional Scale of Perceived Social Support MSPSS (Zimet, Dahlem, Zimet & Farley, 1988) beschrieben wird:

	Familie	Freunde	Arbeitskollegen
kognitive Unterstützung			
praktische Unterstützung			
emotionale Unterstützung			

4.4.2.2 Selbstkonzept

„Wenn wir wissen möchten, wie sich die Leute fühlen, was sie erleben und woran sie sich erinnern, wie es mit ihren Gefühlen und Motiven bestellt ist und welche Gründe sie haben für ihre Handlungen – warum fragen wir sie nicht danach?“ Allport (1941, 37), zitiert nach Brandstätter (1988, 388).

Brandstätter (1988) sieht in der Vernachlässigung von Persönlichkeitsunterschieden gerade in der Sozialpsychologie, in der experimentellen sozialpsychologischen Forschung wie auch in Feldstudien, einen gravierenden Nachteil für die Reproduzierbarkeit sozialwissenschaftlicher Untersuchungen. Einen wesentlichen Grund für diese – trotz der beschriebenen Nachteile geübte – Forschungspraxis erkennt er nicht zuletzt auch im zu großen Zeitbedarf etablierter Persönlichkeitsinventare. Gleichwohl können auch die Auswahl und Adaptation von auf die jeweilige, aktuelle Arbeitstheorie abgestimmten Subskalen von gängigen Persönlichkeitsfragebogen oder die Konstruktion von ad-hoc-Skalen „für den Hausgebrauch“ (Brandstätter, 1988, 371) sicherlich nicht befriedigen, schon im Hinblick auf die resultierend eher beliebige Interpretierbarkeit der Ergebnisse. „Die sorgfältige Konstruktion einer eigenen Skala ist nicht nur aufwendig, sie trägt auch nicht weit, da sie nicht in ein etabliertes Netz von Persönlichkeitskonstrukten eingebunden ist. Niemand weiß genau, was wirklich damit gemessen wird. Außerdem lassen sich, da man nur eine Dimension erfaßt hat, nachträgliche Vermutungen über den Zusammenhang der Vpn-Reaktionen mit anderen Persönlichkeitsmerkmalen nicht überprüfen.“ (Brandstätter, 1988, 371).

Auf der Basis des von Cattell et al. 1970 erstmals vorgestellten und wiederholt überarbeiteten Persönlichkeitsfragebogens 16 PF (Cattell, Eber & Tatsuoka, 1970) gibt es seit einigen Jahren eine von Grund auf revidierte deutschsprachige Fassung (Schneewind, Schröder & Cattell, 1983). Parallel zu den Primärfaktoren des 16 PF (Schneewind, Schröder & Cattell, 1983) schlägt Brandstätter dann 1988 seinen Katalog 16 bipolarer Persönlichkeits-Adjektivskalen[28] (16 PA) vor, der die in den jeweiligen Items eines Subtests des 16 PF dargestellten Erlebnis- und Verhaltensweisen abbildet.

Der 16 PF ist ein Instrument zur Erfassung von 16 Primärdimensionen der Persönlichkeit, der in seinen Sekundärdimensionen die Erfassung von 5 globalen Dimensionen der Persönlichkeitsstruktur erlaubt:

A Sachorientierung vs. Kontaktorientierung
B Konkretes vs. Abstraktes Denken
C Emotionale Störbarkeit vs. Emotionale Widerstandsfähigkeit
E Soziale Anpassung vs. Selbstbehauptung
F Besonnenheit vs. Begeisterungsfähigkeit
G Flexibilität vs. Pflichtbewußtsein
H Zurückhaltung vs. Selbstsicherheit
I Robustheit vs. Sensibilität

28 Kritische Stimmen, die in der Verwendung von Persönlichkeitsfragebogen nur ein obsoletes Spiel mit Worten und Wortbedeutungen sehen, erheben u.a. Gergen, Hepburn & Fisher (1986) sowie Nicholls, Licht & Pearl (1982). Hierzu und zum Vergleich extensiver Persönlichkeitsfragebogen und einfacherer Selbstbeurteilungsskalen vergl. die Metaanalyse von Burisch (1984).

L Vertrauensbereitschaft vs. Skeptische Haltung
M Pragmatismus vs. Unkonventionalität
N Unbefangenheit vs. Überlegtheit
O Selbstvertrauen vs. Besorgtheit
Q1 Sicherheitsinteresse vs. Veränderungsbereitschaft
Q2 Gruppenverbundenheit vs. Eigenständigkeit
Q3 Spontaneität vs. Selbstkontrolle
Q4 Innere Ruhe vs. Innere Gespanntheit

Aus diesen, durch je 12 Items repräsentierten Primärdimensionen werden fünf Sekundärfaktoren gewonnen, die vom Autor als Globaldimensionen der Persönlichkeit verstanden werden wollen:

QI geringe vs. hohe Normgebundenheit
QII geringe vs. hohe Belastbarkeit
QIII geringe vs. hohe Unabhängigkeit
QIV geringe vs. hohe Entschlußbereitschaft
QV geringe vs. hohe Kontaktbereitschaft

Mit dem „Eigenschaften-Situationen-Verhaltensweisen-ESV" hat Stangl (1989) schließlich eine mit maximal 10 Minuten Bearbeitungszeit sehr ökonomische Ratingform des 16 PF unter Operationalisierung der Persönlichkeitsfaktoren gerade auch in sozialen Situationen entwickelt, die – neben den reinen trait-Aspekten auch die situativen und aktionalen Komponenten berücksichtigt. Der ESV von Stangl besteht aus 3 mal 16 Polaritäten mit jeweils fünf Antwortkategorien. Er erlaubt einen typologischen Zugang zur Persönlichkeit[29], wobei der Autor im wesentlichen drei Haupttypen unterscheidet: TYP A ist gekennzeichnet durch Besonnenheit, Pflichtbewußtsein bzw. Zurückhaltung, TYP B durch Kontaktorientierung, Gruppenverbundenheit bzw. Selbstsicherheit und TYP C durch emotionale Widerstandsfähigkeit, Selbstvertrauen bzw. Robustheit. Die Typologie lehnt an die Vorgaben von Schneewind, Schröder und Cattell (1983) sowie Brandstätter (1988) explicite sich an. Sie wurde für die vorliegende Untersuchung leicht modifiziert und ist im Kapitel *Datenauswertung* ausführlich dargestellt. Der ESV ist im Anhang abgedruckt.

4.4.3 Fragebogen zu Kompetenz- und Kontrollüberzeugungen

Der Fragebogen zu Kompetenz- und Kontrollüberzeugungen (FKK) wurde von Krampen 1991 vor der Folie des handlungstheoretischen Partialmodells der Persönlichkeit (Krampen, 1987) entwickelt. Als Ziel des zitierten Modells beschreibt der Autor die systematische, theoretisch fundierte Integration allgemein-, sozial- und persönlichkeitspsychologischer Ansätze. Zielsetzung des Fragebogens selbst „ist die Erfassung von Kompetenz- und Kontingenzerwartungen (...) über verschiedene Handlungsklassen, Handlungs- und Le-

---

29 Stangel betont nachdrücklich, daß der ESV aufgrund seiner Konzeption nicht als Ersatz für einen Persönlichkeitstest bei individual-differentiellen Fragestellungen verwendet werden darf (Stangel, 1989, 665). Dies berührt seine – modifizierte – Verwendung in der vorliegenden Studie explicite nicht.

benssituationen" (Krampen, 1991, 19). Seine Skalen beziehen sich auf das generalisierte Selbstkonzept eigener Fähigkeiten (FKK-SK) und auf die drei wirkungsmächtigsten Aspekte generalisierter Kontrollüberzeugungen, der Internalität (FKK-I), der sozialen (FKK-P) sowie der fatalistischen Externalität (FKK-C). Neben Profilauswertungen über die genannten vier Primärskalen sind zusätzliche Auswertungen nach folgenden Sekundär- und Tertiärskalen möglich: generalisierte Selbstwirksamkeit, generalisierte Externalität sowie Internalität versus Externalität für Kontrollüberzeugungen.

Die Verwendung des Fragebogens als diagnostisches Instrument hält Krampen entsprechend seines handlungstheoretischen Partialmodells der Persönlichkeit dann für sinnvoll, „wenn davon auszugehen ist, daß sich die Person in einer Handlungs- oder Lebenssituation befindet, die sie nicht oder nur schlecht kognitiv strukturieren kann. Die Handlungs- oder Lebenssituation ist für die Person subjektiv neuartig und/oder mehrdeutig; situations- und handlungsspezifische kognitive Strukturen, die sich auf spezifische Handlungs-Ereignis-, Kompetenz-, Kontingenz- und/oder Instrumentalitäts-Erwartungen sowie konkrete Handlungsziele beziehen, liegen nicht oder allenfalls in diffuser Form vor. (...) Dem (generalisierten) Selbstkonzept eigener Fähigkeiten und den (generalisierten) Kontrollüberzeugungen kommt dabei für Aussagen über die bei der Person subjektiv vorhandenen Handlungsmöglichkeiten eine besondere Bedeutung zu. Hohe Ausprägungen des Selbstkonzepts eigener Fähigkeiten weisen darauf, daß sich die Person in vielen, auch subjektiv neuartigen, schwierigen und mehrdeutigen Situationen als handlungsfähig erlebt; internale Kontrollüberzeugungen weisen – in einem weiteren Schritt – darauf, daß die Person nicht nur Handlungen (ggfs. auch nur eine Handlungsmöglichkeit) als subjektiv verfügbar erlebt, sondern daß sie erwartet, durch die subjektiv verfügbaren Handlungen, Ereignisse in der jeweiligen Handlungs- oder Lebenssituation zu beeinflussen bzw. eigene Handlungsziele zu erreichen." (Krampen, 1991, 19).

Die Bearbeitung des Fragebogens FKK durch die Patienten erfolgte im Anschluß an die Bearbeitung des OHIP anläßlich der klinischen Untersuchung im Gesundheitsamt. Dem Bogen FKK wurde ein Instruktionsbogen vorangestellt, die Fragen im Kontext der aktuellen Zahn-, Mund- und Kiefererkrankung[30] zu beantworten. Hierbei wurde beispielhaft auf Item 11 abgehoben (Ich kann mich am besten selbst durch mein Verhalten vor Krankheiten schützen.). Durch die vorangestellte Bearbeitung des OHIP wurde der thematische Kontext zu der je aktuellen Erkrankungssituation nochmals verstärkt.

30 Der Fragebogen zu – generalisierten – Kompetenz- und Kontrollüberzeugungen findet derart seine Anwendungsberechtigung auch im spezifischen Kontext einer gesundheitspsychologischen Thematik, zumal eine nochmalige, aktuelle Eichung für den Bereich von Zahn-, Mund- und Kiefererkrankungen qua Befragung der Kontrollgruppe vorgenommen wird. Die Notwendigkeit einer solchen Eichung ist evident: Auch der speziell für den gesundheitspsychologischen Kontext entwickelte Fragebogen zur Erhebung von Kontrollüberzeugungen zu Krankheit und Gesundheit (KKG, Lohaus & Schmidt, 1989) weist spezifische Überzeugungsmuster hinsichtlich spezifischer Erkrankungen aus: Die Autoren dokumentieren deutliche, teils signifikante Mittelwertabweichungen in den statistisch dokumentierten Kontrollüberzeugungen von Patienten mit Diabetes mellitus, Asthma bronchiale und Alopecia areata. Weitere bereichs-, i.e. krankheitsspezifische Werte liegen vor für Kopfschmerzen, grippale Infekte, (isolierte) Zahnschmerzen und – nicht weiter spezifizierte – Kinderkrankheiten.

4.4.4 Textanalyse der Arzt- und Patientenbriefe

Die Versuchs- und Kontrollgruppe konstituieren sich aus Patienten des Zahnärztlichen Dienstes der Stadt Wuppertal, die – im Rahmen einer sozialmedizinischen Begutachtung – die Kostenübernahme für alternativ-medizinische Heilverfahren beantragt hatten. Im Rahmen der Gesetzlichen Krankenversicherung (GKV) wie auch im Rahmen der beihilferechtlichen Kostenerstattung nach den Beihilfeverordnungen des Landes Nordrhein-Westfalen und des Bundes sind alternativ-medizinische Methoden grundsätzlich von der Kostenerstattung ausgeschlossen[31]. Ausnahmeregelungen innerhalb dieses Verfahrens sind allerdings nun wiederum höchstrichterlich bestätigt worden. Um festzustellen, ob in dem je konkreten Einzelfall ein solch medizinisch begründeter Sonderfall vorliegt, wurden die

---

31 SGB V § 135 Abs. 1 (Qualitätssicherung der vertragsärztlichen und vertragszahnärztlichen Versorgung):
Neue Untersuchungs- und Behandlungsmethoden dürfen in der vertragsärztlichen und vertragszahnärztlichen Versorgung zu Lasten der Krankenkassen nur erbracht werden, wenn die Bundesausschüsse der Ärzte und Krankenkassen auf Antrag einer Kassenärztlichen Bundesvereinigung, einer Kassenärztlichen Vereinigung oder eines Spitzenverbandes der Krankenkassen in Richtlinien nach § 92 Abs. 1 Satz 2 Nr. 5 Empfehlungen abgegeben haben über
1. die Anerkennung des diagnostischen und therapeutischen Nutzens der neuen Methode sowie deren medizinische Notwendigkeit und Wirtschaftlichkeit – auch im Vergleich zu bereits zu Lasten der Krankenkassen erbrachten Methoden – nach dem jeweiligen Stand der wissenschaftlichen Erkenntnisse in der jeweiligen Therapierichtung,
2. die notwendige Qualifikation der Ärzte, die apparativen Anforderungen sowie Anforderungen an Maßnahmen der Qualitätssicherung, um eine sachgerechte Anwendung der neuen Methode zu sichern, und
3. die erforderlichen Aufzeichnungen über die ärztliche Behandlung.
Die Bundesausschüsse überprüfen die zu Lasten der Krankenkassen erbrachten vertragsärztlichen und vertragszahnärztlichen Leistungen daraufhin, ob sie den Kriterien nach Satz 1 Nr. 1 entsprechen. Falls die Überprüfung ergibt, daß diese Kriterien nicht erfüllt werden, dürfen die Leistungen nicht mehr als vertragsärztliche oder vertragszahnärztliche Leistungen zu Lasten der Krankenkassen erbracht werden.
Verordnung über die Gewährung von Beihilfen in Krankheits-, Geburts- und Todesfällen (BVO; GV. NW. 332/SGV. NW. 20320):
BVO § 3 Abs. 2: Über die Notwendigkeit und den angemessenen Umfang von Aufwendungen entscheidet die Festsetzungsstelle. Sie kann bei Zweifel über die Notwendigkeit und den angemessenen Umfang ein Gutachten eines Amts- oder Vertrauensarztes (-zahnarztes) einholen.
BVO § 4 Abs. 1: Die beihilfefähigen Aufwendungen umfassen die Kosten für: 1. Untersuchung, Beratung und Verrichtung sowie Begutachtung bei Durchführung dieser Vorschriften durch einen Arzt, Zahnarzt oder eine andere Person, die nach dem vom Heilpraktikergesetz vom 17. Februar 1939 (RGBL 1 5. 251) zur Ausübung der Heilkunde oder nach dem Gesetz über die Ausübung der Zahnheilkunde in der Fassung der Bekanntmachung vom 16. April 1987 (BGBI. I S. 1225) zur Ausübung der Zahnheilkunde berechtigt ist; (...) Aufwendungen für eine wissenschaftlich nicht anerkannte Heilbehandlung sind von der Beihilfefähigkeit ausgeschlossen. Sind wissenschaftlich anerkannte Heilbehandlungen ohne Erfolg angewendet worden, so können auf Grund des Gutachtens eines Amts- oder Vertrauensarztes (-zahnarztes) auch Aufwendungen für wissenschaftlich noch nicht anerkannte Heilbehandlungen von der obersten Dienstbehörde für beihilfefähig erklärt werden. Das Finanzministerium kann im Einvernehmen mit dem Innenministerium bestimmen, zu welchen und unter welchen Voraussetzungen zu noch nicht wissenschaftlich anerkannten Heilbehandlungen Beihilfen gewährt werden können; (...).

Patienten von uns zur klinischen Untersuchung eingeladen. Sie wurden insbesondere – den Maßgaben der BVO und des BSHG entsprechend – um eine schriftliche Erläuterung gebeten. warum sie selbst diese besonderen, alternativ-medizinischen Leistungen für notwendig erachten. In Absprache mit den Patienten wurde dann anschließend auch von deren behandelnden Zahnärzten eine solche schriftliche Begründung der Notwendigkeit der Alternativverfahren erbeten[32]. Der Umfang der Patienten- wie auch der zahnärztlichen Stellungnahmen sollte möglichst kurz sein, nur die wesentlichen Punkte abhandeln, gleichwohl auf den je spezifischen Einzelfall wie auch die alternativ-medizinische Methode konkret abheben. Durch die Inhaltsanalyse der Briefe soll im wesentlichen zu objektivieren versucht werden, ob die Patienten wie die behandelnden Zahnärzte um die fehlende wissenschaftliche Fundierung, die ungeklärten Wirkmechanismen, die fragliche Wirksamkeit und die teils nicht unerheblichen Nebenwirkungen der von ihnen praeferierten Heilmethoden tatsächlich wissen und – da diese Korrespondenz im Dreiecksverhältnis Patient – Zahnarzt – Gutachter sich verortet – dieses Wissen auch offen nach außen vertreten.

In Anlehnung an Merten (1981) unterscheiden Schnell, Hill und Esser (1999, 374 ff.) im wesentlichen vier gebräuchliche Formen der empirischen Text- und Inhaltsanalyse:

1. Frequenzanalysen, in denen Textelemente lediglich klassifiziert werden und die Häufigkeit ihres Vorkommens ausgezählt wird;
2. Valenzanalysen, die eine schon spezifischere Beschreibung von Inhalten durch die Bewertung von relevanten Begriffen ermöglichen;
3. Intensitätsanalysen, die zusätzlich die Intensitäten von Bewertungen erfassen;
4. Kontingenzanalysen, die das Auftreten bestimmter sprachlicher Elemente im Zusammenhang mit anderen Begriffen überprüfen.

Alle Techniken basieren auf im wesentlichen der gleichen Vorgehensweise bei der Ermittlung und Aufbereitung des zu untersuchenden Materials: Zunächst wird die Klasse von Texten definiert, die in Hinsicht auf ein spezifisches Forschungsproblem analysiert werden sollen, hier die Begründung der Notwendigkeit der Anwendung alternativmedizinischer Heilmethoden – i.e. die Bewertung – durch die Patienten und nachfolgend separat deren Zahnärzte.

Als das wesentliche Problem bei einer Inhaltsanalyse muß die Entwicklung eines Kategorienschemas angesehen werden. Solche Kategorien im inhaltsanalytischen Sinn sind zunächst Oberbegriffe, „die mit den definierten Begriffen für die problemrelevanten Dimensionen identisch sind oder sie in Teildimensionen untergliedern. Darüber hinaus müssen „Unterkategorien" gebildet werden, die angeben, welche Art von Aussagen je Kategorie unterschieden werden sollen. Unterkategorien entsprechen somit den Merkmalsausprägungen von Variablen" (Harder, 1974, 239). An das Kategorienschema, das vor der Datenerhebung entwickelt werden sollte, stellen Schnell, Hill und Esser die folgenden formalen Anforderungen: Jede Kategorie darf nur auf eine Bedeutungsdimension sich beziehen; die Kategorien müssen einander ausschließen, sie müssen erschöpfend und unabhängig voneinander sein. Das Kategorienschema muß sicherlich nicht die vollständige Erfassung aller im Text auftretenden Inhalte garantieren, es sollte aber alle interessierenden Bedeutungsdimensionen vollständig erfassen.

32 Das Anschreiben ist in der Anlage beigefügt.

Im Rahmen einer quantitativen Inhaltsanalyse sind schließlich die Zähleinheiten[33] (d.h. die zu zählenden textualen Merkmalsträger) zu definieren (Harder, 1974). Als Zähleinheiten der für die Untersuchung relevanten Patienten- und Arztbriefe wurden aus einem ersten, umfangreicheren Katalog[34] die in der folgenden Tabelle *Semantische Kategorien* aufgelisteten Substantive und Adjektive benannt, die in der Mehrzahl der Patienten- und Arztbriefe der Versuchsgruppe zumindest einmal genannt wurden. Da die Stellungnahmen – auf Grund unserer ausdrücklichen, schriftlichen Bitte – jeweils um 350 Wörter (i.e. ca. eine DIN A 4 Seite) variieren, wurden sämtliche Schreiben in toto in die Untersuchung einbezogen. Auf ein rating: Zähleinheiten über Wortanzahl wurde im Hinblick auf den primären Zweck der Textanalyse verzichtet; auch die in Einzelfällen zusätzlich vorgetragenen telephonischen oder persönlichen Erläuterungen wurden systembedingt nicht weiter ausgewertet.

Es steht zu vermuten, daß aus der statistischen Verteilung der Kategorien Hinweise auf eine gruppenspezifische Wertung und Gewichtung sich ergibt. Für die Bestimmung der Kategorien und die folgende Codierung und Zählung ist es von zentraler Bedeutung, in welchem – auch wertenden – Kontext die Zähleinheiten genannt werden; dies ist dementsprechend in der Datenanalyse mitausgewiesen. Die positive Bewertung der Alternativmedizin und implicite die gleichzeitige Abgrenzung zur Schulmedizin kommt häufig allerdings groteskerweise in der Anlehnung an Begrifflichkeiten und Strukturen wiederum der (natur-) wissenschaftlichen Medizin zum Ausdruck. Zum Nachweis der Wirksamkeit werden in Arzt- wie Patientenschreiben nachgewiesene, reproduzierbare, meßbare Ergebnisse allerdings oft schlicht behauptet: Die (Krankheits-) Symptome verschwinden, der Patient gesundet. Die Alternativmedizin führt zudem ihr besonderes Menschenbild ins Feld: Sie definiert sich als komplementär, als biologisch und individuell orientierte Erfahrungsmedizin vor der Folie und im Einklang mit der Natur; ihre Intention sieht sie nicht in einer als eher trivial eingeschätzten Symptomfreiheit des Patienten, ihr (Behandlungs-) Ziel ist das Wesen[35] des Patienten, sie will heilen. Selbstbestimmung und Selbstheilung durch eigene Kräfte[36] stehen dabei im Vordergrund. Zudem betonen ihre Vertreter implicite gern das Versagen der etablierten Medizin, wenn sie die Patienten als schulmedizinisch „austherapiert"[37] bezeichnen. Wie zu zeigen sein wird, werden außerdem die Kategorien Zeit und Zuwendung häufig im Zusammenhang mit dem Begriff Kosten verwendet.

---

33 Auf die Entwicklung und Anwendung von Inhaltsanalyse-Wörterbüchern, die Kategoriennamen, Definitionsregeln für die Zuweisung von Wörtern zu Kategorien und Musterzuweisungen für bestimmte Wörter enthalten, wird hier aus Gründen der Ökonomie verzichtet (Weber, 1990; Lasswell & Namenwirth, 1968; Klingemann & Mohler, 1980; Mohler, 1980, 1981).

34 Zum Katalog sowie zum Codierungsvorgang selbst vergl. auch das folgende Kapitel *Probleme inhaltsanalytischer Verfahren*.

35 - was immer mit dem Begriff auch gemeint sein mag!

36 u.a. Vitalkräfte (nicht im Bergsonschen Sinne), Heilkräfte, Wesenkräfte, personale Kraftfelder, etc.

37 Mit dem Adjektiv „austherapiert" ist gemeint, der Patient sei therapieresistent, die Verfahren der Schulmedizin hülfen hier nicht weiter.

Semantische Kategorien der Patienten- und Arztbriefe nach Bedeutungsfeldern und Kontexten in alphabetischer Reihenfolge		
(Einzelbegriffe ohne ein weiteres Bedeutungsfeld sind durch * gekennzeichnet.)		
Substantive	**Adjektive**	**Kontexte**
Gesundung *	alternativ, komplementär	Kosten & Zeit
Heilung *	(schulmedizinisch) austherapiert *	Kosten & Zuwendung
Kraft, Vitalkraft, Heilkraft	ganzheitlich, natürlich, biologisch (auch im esoterischen Sinne)	Medizin & Esoterik: besondere Erfahrung, esoterisches Wissen, spezifische Erkenntnis, Weisheit
Methodik, Systematik, Wirkmechanismus	individuell, personal, wesenhaft / dem menschlichen Wesen gemäß	Schulmedizin (im positiven Sinne)
Natur *	meßbar, erkennbar, unterschieden	(Präfix) selbst-, eigen- (in pos. Kontext): selbstgesteuert, selbstbestimmt, eigenverantwortlich
Nebenwirkung *	nachgewiesen, bewiesen, überprüft	wissenschaftlich *

4.4.4.1 Probleme inhaltsanalytischer Verfahren

Die zentralen methodischen Probleme der Inhaltsanalyse sehen Merten (1981), Mayring (1995) sowie Schnell, Hill und Esser (1999) im Prozeß der Datenreduktion, bei dem die Vielzahl der Wörter eines Textes in nur wenige Kategorien klassifiziert werden muß. Der Hauptproblembereich bezieht dabei auf die Konsistenz oder Zuverlässigkeit dieser Klassifikationen sich, die z.B. durch die Mehrdeutigkeit von Begriffen oder eine Mehrdeutigkeit bei der Definition von Kategorien beeinträchtigt sein kann. Krippendorff (1980) nennt als Elemente der Zuverlässigkeit bei Inhaltsanalysen Stabilität, Wiederholbarkeit und Genauigkeit.

Stabilität bezeichnet die (Un-) Veränderlichkeit der Inhaltsklassifikationen im zeitlichen Untersuchungsverlauf. Sie ist dann gegeben, wenn der gleiche Inhalt von einem Coder jeweils gleich vercodet wird (Intracoder-Reliabilität). Wiederholbarkeit (Intercoder-Reliabilität) beschreibt das Ausmaß der Übereinstimmungen von Klassifizierungen in einem Codierungsverfahren durch mehrere Coder. Hohe Intercoder-Reliabilität ist der Minimalstandard einer Inhaltsanalyse, an dem auch die vorliegende Untersuchung sich orientiert. Genauigkeit bezeichnet die Übereinstimmung eines handcodierten Fragebogens mit einer bekannten Standardcodierung oder Codierungsnorm. Diese kann wegen des Fehlens bereichsspezifischer Standardcodierungen hier nicht gemessen werden. Insonderheit den beiden ersten Problemen soll aber durch die gegenseitige Kontrolle von vier fachlich ausgewiesenen Codern und deren Kalibrierung an einer vorab analysierten Literaturauswahl begegnet werden. Der Auswahl lagen jeweils vier aus der Literaturliste für Alternativmedizin zufällig bestimmte, deutschsprachige Artikel zugrunde, die sich vom schulmedizinischen Standpunkt aus kritisch oder vom alternativ-medizinischen Standpunkt positiv mit dem Phänomen Komplementärmedizin auseinandersetzen. Die Artikel wurden von insgesamt drei (zahnärztlichen und psychiatrischen) Fachkollegen und einem Philologen kodiert, die anschließend auch die Untersuchungskodierung kritisch begleitet haben[38]. (Schulmedizinische Artikel: Hewer, 1984; Windeler, 1992; Wantke, Stanek, Götz & Jarisch, 1993; Meiners, 1997. Alternativ-medizinische Artikel: Volkmer, 1990; Ruf, 1991; Lechner, 1995; Stacher, 1996.)

Im Rahmen der vorliegenden Untersuchung sollte die Textanalyse der Patienten- und Arztbriefe – entsprechend Hypothese 1 – zunächst ausschließlich[39] zur Klärung der Frage herangezogen werden, ob die Patienten der Versuchsgruppe und deren Ärzte tatsächlich über die fehlende wissenschaftliche Basis der Alternativmedizin informiert sind und sich dieser Tatsache auch vergewissert haben. Sie beschränkt sich daher auf einige wenige Kategorien. Derart sind zumindest vorsichtige Rückschlüsse auf die Patient-Arzt-Beziehung und die kognitiven Voraussetzungen der Behandlung möglich. Wie in der Textanalyse allerdings sehr schnell sich erwies, werden die Kategorien Zeit und Zuwendung sehr häufig im Zusammenhang mit dem Begriff Kosten verwendet. Dieser Zusammenhang wird separat diskutiert.

4.4.5 OHIP – Oral Health Impact Profile

4.4.5.1 Theoretische Vorüberlegungen

Mit Etablierung der Gesundheitspsychologie in den 70er Jahren sind vermehrt Bemühungen zu verzeichnen, die Auswirkungen von Erkrankungen auf die (Körper-) Funktion, das Wohlbefinden und die Fähigkeit des Patienten, am alltäglichen Leben teilzunehmen, im Sinne einer Bedrohungsanalyse intersubjektiv nachprüf- und objektivierbar zu beschreiben. Neben den Kenntnissen über die Ätiologie, Pathologie und Therapie der Erkrankungen ist hier vor allem das Erkenntnisinteresse um die (Aus-) Wirkungen der Erkrankungen auf das (soziale und psychische) Empfinden und Handeln in den Vordergrund getreten (Tugwell, Bennett, Sackett et al., 1984).

In seiner Übersichtsarbeit „Oralepidemiologische Krankheitsindizes und Gesundheitsmaße – traditionelle Konzepte werden durch neue soziodentale Indikatoren ergänzt“ referiert Strippel (1996) exemplarisch die am häufigsten verwendeten Skalen und Maße für Erkrankungen des Zahn-, Mund- und Kieferbereichs. Zusammen mit dem Autor ist gleichwohl zu resümieren, daß trotz der eher hohen Anzahl klassisch-zahnmedizinischer

---

38 Für ihre Mitarbeit bin ich Herrn Oberstudienrat Hülsmann, Dortmund, sowie den Kollegen Herrn Dr. Rosenberger, Zahnarzt, Düsseldorf, und Herrn Dr. Westerhausen, Arzt für Psychiatrie, Bochum, nachdrücklich zu Dank verpflichtet. Mögliche Fehler der Coder verantworte ich natürlich allein.

39 Vor dieser doch sehr begrenzten Aufgabe sind die Bedenken von Schnell, Hill und Esser (1999, 380) zu vernachlässigen. „Neben den methodischen Problemen liegt das Hauptproblem der Inhaltsanalyse in der Vielzahl der Hilfshypothesen, deren Gültigkeit vorausgesetzt werden muß, damit die vermuteten Ursachen ihre beobachtbaren Folgen auch in den Texten zeigen. Von daher ist zu erwarten, daß Zusammenhänge zwischen den in einer Inhaltsanalyse gewonnenen Indikatoren und den Indikatoren für die vermuteten Ursachen noch schwächer sein werden als es in den Sozialwissenschaften ohnehin üblich ist.“

Indizes letztlich nur Teilaspekte des – spätestens seit Antonovsky (1979) – ganzheitlich aufgefaßten Gesundheitsbegriffes erfaßt werden:

- Kariesindizes (DMF-T, DMF-S)
- Gingivitisindizes (Papillenblutungsindex PBI)
- Parodontitisindizes (Community Periodontal Index of Treatment Needs CPITN)
- Mundhygieneindizes (Oral-Hygiene-Index OHI, Plaque Index PI, Quigley-Hein-Index, Approximalraum-Plaqueindex API)
- Mundgesundheitsorientierte Indizes (T-Health-Index)

Organische Dysfunktionen, körperliches und psychisches Mißempfinden und Behinderungen können letztlich aber gar nicht anders denn in ihren sozialen Kontexten, in ihren sozialen Auswirkungen (social impacts) betrachtet und gewertet werden. Die – standardisierte – Be- und Auswertung dieser sozialen Implikationen ließe zudem die Verifikation mehrerer Ziele zu: Zunächst kann die Rangfolge der medizinisch-therapeutischen Behandlungsziele überprüft, angepaßt und verbessert werden. So erlaubt die Bewertung sozialer Implikationen – je gleichermaßen bezogen auf Individuen oder Gruppen – die Um- oder Neuformulierung zahnmedizinischer Therapien oder Interventionsprogramme, die nachhaltig auf die belastensten dysfunktionalen Befunde oder Situationen abzielen. (Z.B. schlägt Ettinger (1984) zur Optimierung der Gewährung von Sozialversicherungsleistungen vor, daß eine effektive Behandlungsplanung gerade in der Geriatrie die oben geschilderten Implikationen zu berücksichtigen hat.) Die Kenntnis der sozialen Aus- und Nebenwirkungen von Erkrankungen verbessert zudem das Verständnis des auf die persönliche Gesundheit bezogenen Verhaltens. Das individuelle Empfinden der psychosozialen Auswirkungen einer bislang als rein somatisch definierten Erkrankung kann als wesentliche psychische Einflußgröße der Motivation des Patienten zu gesundheitsbewußtem Verhalten, letztlich sogar zu gesundheitsförderndem Handeln beschrieben werden. Die Identifikation dieses individuellen Empfindens kann in Prophylaxe und Praevention völlig neue Möglichkeiten eröffnen, dem Patienten gesundheitsadäquate Verhaltensweisen effektiver zu vermitteln (Mechanic, 1968). Als drittes verbessert das Verständnis für die sozialen Implikationen oraler Erkrankungen das Verständnis der Allgemeingesundheit in toto. Reisine (1988) zeigt anhand einer auf Sozialversicherungsdaten gestützten epidemiologischen Studie das Ausmaß der Arbeitsfehlzeiten hervorgerufen durch Zahn-, Mund- und Kiefererkrankungen, gerade auch in deren Verbindung mit Erkrankungen des Respirationstraktes, des Urogenital-Systems und nicht zuletzt mit Karzinomen. Letztlich wird durch die Berücksichtigung sozialer Verflechtungen und Wechselwirkungen die Evaluation zahnmedizinischer Behandlungserfolge in einem größeren – allgemeinmedizinischen wie psychosozialen – Kontext (erst) möglich. Die konservierende und prothetische zahnmedizinische Versorgung selbst hat – wenn überhaupt – schließlich nur eine sehr begrenzte Indikatorwirkung auf die meisten sozialepidemiologischen Indizes. Nicht einmal ein so zentraler Index wie z.B. der DMF-T[40]-Wert wird durch die Tatsache überhaupt auch nur berührt,

40 Oralepidemiologischer Index zum Kariesbefall; berechnet aus der Anzahl der erkrankten (D für diseased oder decayed), der fehlenden (M für missing) und der gefüllten Zähne (F für filled) im Verhältnis zu der Gesamtzahl von 28 Zähnen (ohne dentes sapientes); Synonym CER-Index (Caries, Extractio, Restauratio). Erweiterung als DMF-S Index durch die Bewertung der fünf Flächen der (klinischen) Zahnkrone (S für Surface). Die Anzahl der erkrankten oder gefüllten Zahnflächen (fehlende Zähne entsprechen 5 Punkten) wird in Relation zur Gesamtzahl aller Zahnflächen (140 Punkte) gesetzt (Hoffmann-Axthelm, 1994). Die Rohwerte der Indizes verändern sich

daß eine zahnärztliche Versorgung[41] durchgeführt wurde (Birch, 1986). Um nun die Aspekte der Behandlung aufzeigen und werten zu können, aus denen der Patient den subjektiv wie objektiv größten Nutzen zieht, ist es zu allererst notwendig, die sozialen Implikationen der Erkrankung selbst, der Therapie, ihrer Alternativen oder auch des Fehlens einer solchen Therapie erst einmal objektiv messen zu können.

Die sozialen Rahmenbedingungen oraler Erkrankungen stießen erstmals 1988 nach sozialmedizinisch-epidemiologischen Untersuchungen zu krankheitsbedingten Arbeitsausfällen durch Spencer und Lewis auf größeres Interesse. Gestützt auf das Datenmaterial der australischen Gesundheitsbehörden schätzen die Autoren, daß – bedingt durch orale Erkrankungen – im Jahre 1983 Schüler an 646.000 Tagen nicht zum Unterricht und Angestellte und Arbeiter an über einer Million Tagen nicht zur Arbeit erschienen waren; an 3,2 Millionen Tagen konnten die Patienten ihrer Arbeit zumindest nicht in vollem Umfange nachkommen (vergl. eine analoge Untersuchung für die USA durch Reisine, 1985).

Natürlich sind solche Untersuchungen nicht geeignet, das individuelle psychische Empfinden der Patienten hinsichtlich der sozialen Implikationen oraler Erkrankungen hinreichend zu beschreiben (Reisine & Miller, 1987). Daher haben Folgeuntersuchungen in aller Regel spezifische Auswirkungen dieser Erkrankungen auf den einzelnen Patienten zum Thema. Locker und Grushka (1987) untersuchen die Zusammenhänge oraler Schmerzsymptomatiken und deren soziale Auswirkungen insonderheit bei Erwachsenen. Leake (1990) schlägt einen Index zur Bewertung der Kaufähigkeit begründet auf sechs allgemein verfügbaren (Norm-) Nahrungsmitteln vor. Cushing, Sheiham und Maizels (1986) untersuchen die Zusammenhänge zwischen Zahn- und Mundschmerzen und deren Auswirkungen auf die Fähigkeit der Patienten zur Nahrungsaufnahme und – erstmals – zur Artikulation und folglich zur verbalen Kommunikation.

Andere Autoren bemühen sich um die Entwicklung von Skalen, die die Auswirkungen oraler Erkrankungen tatsächlich individuell messen können. Gemeinsames Merkmal solcher Skalen ist der Versuch, vergleichbare Ergebnisse aus dem Umfang (der Anzahl der zutreffenden Items) und der Schwere (der Frequenz des Auftretens oder der Intensität) der Implikationen oraler Erkrankungen zu bestimmen. Reisine, Fertig, Weber et al. (1989) haben dazu zunächst des von Gilson, Gilson, Berger et al. (1975) entwickelten Fragebogens zur Bewertung der Allgemeingesundheit (SIP – Sickness Impact Profile[42], Gilson et al., 1975) sich bedient. Resine und Mitarbeiter fanden heraus, daß 25 % der Patienten mit oralen Erkrankungen diese Krankheiten explicite als gravierende Einschränkung ihrer Lebensqualität empfinden.

Atchinson und Dolan entwickelten 1990 mit dem Geriatric Oral Health Assessment Index (GOHAI) einen weiteren, altersspezifischen Fragebogen, der – anders als der SIP – insonderheit auf orale Erkrankungen abgestimmt ist. Durch die Berücksichtigung zahnmedizinischer Probleme speziell älterer Patienten waren die Autoren in der Lage, eine Rangfolge subjektiv aversiver Einschätzungen – angefangen bei funktionellen Einschränkungen wie Schwierigkeiten beim Essen bis hin zu den psychosozialen Implikationen dieser Ein-

---

nicht im Rahmen der zahnärztlichen Behandlung: Bei einem DMF-T Wert von 1 ist nicht erkennbar, ob ein erkrankter Zahn diagnostiziert, extrahiert oder gefüllt ist.

41 Über den Erfolg oder Mißerfolg der Therapie sind nicht einmal in engerem zahnmedizinischen Kontext exakte Angaben möglich.

42 Das SIP von Gilson et al. ist nicht identisch mit dem von Bergner, Bobbitt, Kressel et al. (1976) entwickelten, und von Kessler, Jäckel, Cziske et al. (1990) für den deutschen Sprachraum adaptierten gleichnamigen Sickness Impact Profile.

schränkungen wie dem subjektiven Unbehagen, in Gesellschaft zu speisen – intersubjektiv zu evaluieren.

Diese psychosozialen Implikationen werden durch das Dental Impact Profile (DIP) von Strauss und Hunt (1993) in expliziter Weise nachuntersucht. Das DIP enthält 25 Fragen, die weniger die somatischen denn die psychischen Wirkungen von Zahn-, Mund- und Kiefererkrankungen betreffen. Die Patienten sind weniger nach den objektiven Funktionsstörungen als nach ihrer subjektiven Einschätzung der aus diesen Funktionsstörungen resultierenden psychischen Belastungen gefragt. (Patienten, die Zahnfehlstellungen oder Zahnverfärbungen aufweisen, müssen z.B. nicht auch zwangsläufig in ihrem Aussehen sich beeinträchtigt fühlen. Andererseits fühlen manche Patienten sich bereits unsicher, wenn sie nicht alle acht bis zehn Stunden ihre Zähne putzen können: Ihr Gesprächspartner könnte von – möglichem – Mundgeruch abgestoßen werden.) Das Dental Impact Profile geht somit inhaltlich über die Grenzen eines rein somatischen Inventars bereits hinaus, indem es auf die psychischen Einschätzungen der Patienten rekurriert und diese Einschätzungen in einer qualitativ gewerteten Hierarchie verortet: (internal) functional disorders vs. (external) social consequences (vergl. auch erste Ansätze WHO, 1980). Mit der Weiterentwicklung des DIP zum Oral Health Impact Profile (OHIP) entwickelten Slade und Spencer (1994) schließlich einen Fragebogen, der die psychosozialen Implikationen auf der Basis ihrer oralen Grunderkrankungen zu messen und Rückschlüsse auf das soziale Erleben der Patienten zu ziehen erlaubt.

Die beiden australischen Autoren berufen sich nachdrücklich auf die theoretischen Entwürfe von Gilson et al. (1975) und Hunt, McEwan und McKenna (1986) und orientieren an dem von Locker (1988) vorgeschlagen Modell für den Bereich oraler Gesundheit sich.

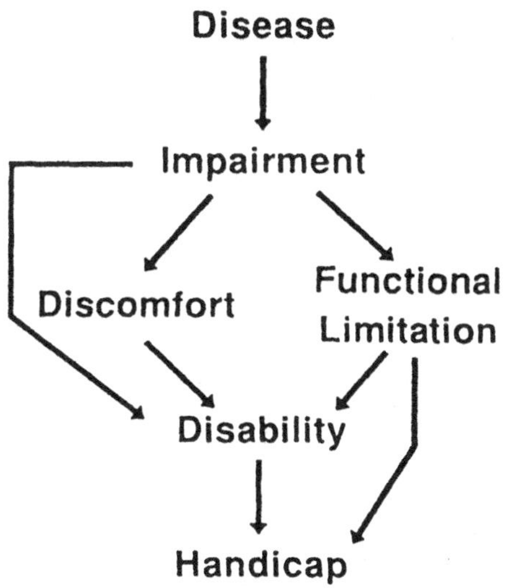

Abb. 6: Modell oraler Gesundheit (Locker, 1988, 13)

In dem von Locker inaugurierten Modell kann eine Erkrankung (disease) zu einer morphologisch-anatomischen Unregelmäßigkeit (impairment) führen. Eine solche Anomalie kann u.a. – begründend – eine kariöse Läsion eines Zahnes oder – resultierend – die Zahnlücke nach Entfernung des erkrankten Zahnes darstellen. Eine solche organische Regelwidrigkeit mag dann in funktionalen Einschränkungen (functional limitations) sich bemerkbar machen, indem z.B. nach Verlust eines Frontzahnes bestimmte Laute nicht mehr gebildet und derart bestimmte Wörter nicht – oder nicht mehr – korrekt ausgesprochen werden können. Weitere Konsequenzen funktionaler Einschränkungen können in der Folge auch in physischen Schmerzen (pain; auch Schmerzen nach operativen Eingriffen und deren Folgen) oder in psychischem Unbehagen (discomfort; z.B. anläßlich und im Anschluß an prothetische Rehabilitationen[43]) gesehen werden. Dieses Unbehagen kann im schlimmsten Falle als physische, psychische oder soziale Beeinträchtigung sich äußern (physical, psychological or social disability). Locker definiert derartige Beeinträchtigungen als Einschränkungen bis hin zum Verlust der Möglichkeiten – und Fähigkeiten – am täglichen Leben teilzuhaben und die Tagesroutine bewältigen zu können. In letzter Konsequenz werden die beschriebenen Beeinträchtigungen subjektiv als Behinderungen (handicap) erfahren: hier wäre die Situation eines Feuerwehrmannes denkbar, der in der Folge einer zahnärztlich-prothetischen Versorgung seinen Beruf nicht weiter ausüben darf, da er kein schweres Atemschutzgerät anzulegen vermag, die eines Berufsmusikers, der gleichfalls nach prothetischer Versorgung sein Blasinstrument nicht mehr spielen kann oder die eines Lehrers, der nach einem chirurgischem Eingriff Sprachstörungen durch neurologische Folgeschäden erlebt. Die inhaltliche Bandbreite solcher Beispiele aus dem aktuellen Untersuchungspool vermag einerseits die Bandbreite des psychischen Erlebens der Patienten und die psychosozialen Implikationen ihrer Erkrankungen, andererseits aber auch die Notwendigkeit der kultur- und zeitspezifischen Adaptation des Profils zu verdeutlichen: Ein deutscher Feuerwehrmann kann in den Innendienst versetzt werden, aber vielleicht steht ein indischer Feuerwehrmann in einem ähnlich gelagerten Fall als Arbeitsloser auf der Straße? Für einen Osteuropäer bedeutet der Verlust eines Frontzahnes in aller Regel keine soziale Beeinträchtigung, ein osteuropäischer Aussiedler in Westeuropa dagegen wird sehr schnell bemüht sein, die – nun als unangenehm empfundene – Zahnlücke prothetisch schließen zu lassen.

4.4.5.2 OHIP-Adaptation und Evaluation

Die Adaptation des OHIP in seiner klassischen Form[44] wurde nach den Maßgaben der Fragebogenkonstruktion von Mummendey (1987) durchgeführt. In einer ersten Phase

---

43 Auch eine zahnmedizinische Prothese ist eine Prothese; manche Patienten fühlen weniger durch den Zahnverlust als durch den Umstand sich bedrückt, plötzlich Prothesenträger, *Krüppel* zu sein. Der Begriff *Krüppel*, auch wenn er scherzhaft vorgetragen wird, taucht nicht selten im Zusammenhang mit einer prothetischen Erstversorgung auf. Daß er von Seiten der Patienten eingeführt wird, muß sicherlich nicht explicite betont werden.

44 „The capacity of dental clinicians and researchers to assess oral health and to advocate for dental care has been hampered by limitations in measurements of the levels of dysfunction, discomfort and disability associated with oral disorders. The purpose of this research was to develop and test the Oral Health Impact Profile (OHIP), a scaled index of the social impact of oral disorders which draws on a theoretical hierarchy of oral health outcomes. Forty nine unique statements describing the consequences of oral disorders were initially derived from 535 statements obtained in interviews with 64 dental patients. The relative importance of statements within each of seven conceptual subscales was assessed by 328 persons using Thurstone's method of paired comparisons.

wurden die Originalfragen[45] übersetzt und in Zusammenarbeit mit zahnärztlichen Kolleginnen und Kollegen sprachlich überarbeitet, bevor sie im Dezember 1995 zunächst 49 Patientinnen und Patienten zur Überprüfung vorgelegt wurden. Bereits an dieser Stelle wurde ein sehr unterschiedliches Verständnis von Zahnheilkunde im Vergleich des *oral surgeon* angelsächsischer Provenienz zum bundesdeutschen *Zahnarzt* deutlich. Während es für einen amerikanischen oder australischen Patienten offensichtlich völlig normal ist, seinen behandelnden Zahnarzt als Facharzt für Zahn-, Mund- und Kiefererkrankungen zu erkennen (auch anzuerkennen), reduziert ein bundesdeutscher Patient die Zahnheilkunde begrifflich auf einen eher lokal-dentistischen Reparaturbetrieb (Payer, 1993; Wolf, 1997, 1999). Nicht wenige Patienten waren überrascht, Fragen über Kontexte wie Zahnerkrankungen – Allgemeingesundheit oder – soziale Einschränkungen vorgelegt zu bekommen. Zudem erschien den weitaus meisten Patienten die faktische Unterscheidung zwischen den Dimensionen *functional limitations, physical disability* und *handicap,* Formulierungen, in denen nach Auffassung der Patienten letztlich derselben Sachverhalte sich äußerte, als wenig nachvollziehbar, z.B. die Original-Items 1 und 16. (Obwohl das OHIP durch australische Zahnärzte entwickelt wurde, äußerten viele Patienten den Eindruck, die Items klängen stark „amerikanisch".) Vielen Patienten erschien der Fragebogen derart als redundant; diese – beklagte – Redundanz betrifft auch formal-sprachlich die immer wiederkehrende Eingangsfloskel „Have you had ...", die wir eingangs als „Haben Sie .../ Spüren Sie .../ Empfinden Sie .../ etc." formuliert hatten. (41 der 49 Patienten schlugen daher vor, anstelle einer Frage eine Aussage zu formulieren, zu der sie dann im folgenden Stellung nehmen könnten.) Gleichwohl bezieht der Vorwurf der Redundanz auch und insonderheit auf die Original-Items 1 und 16, 2, 24 und 25, 3 und 4, 6 und 26, 11 und 15 sowie 40 und 42. (Original-Items, die allein auf eine bestimmte Erkrankung oder auf die Frage nach Einschränkungen ausschließlich durch Prothesen sich beziehen, wurden von vornherein derart umformuliert, daß sie auf zahnmedizinische Probleme im allgemeinen abzielen. Wo dies nicht möglich war, wurden sie weggelassen: Items 9, 18 und 30). Item 27 (Have you been unable to brush your teeth properly because of problems with your teeth, mouth or dentures?) wurde als medizinisch kontraproduktiv ausgesondert: Eine hinreichende Mundpflege ist im Grundsatz generell und immer möglich. Item 45 (Have you suffered any financiall loss because of problems with your teeth, mouth or dentures?) wurde von über 40 Patienten – trotz klarer situativer und zeitlicher Zuordnung[46] – auch auf vorangegangene Behandlungen über den aktuellen Zahnarztbesuch hinaus bezogen.

The consistency of their judgements was confirmed (Kendall's u, $P < 0.05$). The reliability of the instrument was evaluated in a cohort of 122 persons aged 60 years and over. Internal reliability of six subscales was high (Cronbach's α, 0.70-0.83) and test-retest reliability (intraclass correlation coefficient, 0.42-0.77) demonstrated stability. Validity was examined using longitudinal data from the 60 years and over cohort where the OHIP's capacity to detect previously observed associations with perceived need for a dental visit (ANOVA, $p < 0.05$ in five subscales) provided evidence of its construct validity. The Oral Health Impact Profile offers a reliable and valid instrument for detailed measurement of the social impact of oral disorders and has potential benefits for clinical decisionmaking and research." (Slade & Spencer, 1994, 3)

45 Abweichend von der Darstellung der – australisch-englischen – Zusammenfassung ist der OHIP in seiner Originalfassung in Frage-, nicht in Aussageform formuliert.

46 Vielfach haben die befragten Patienten hier einen Scherz sich erlaubt: Ausgehend von der Tatsache, daß insonderheit zahnärztlich-prothetische Behandlungen in Deutschland eher teuer sind und für den Patienten die Zuzahlung eines relativ hohen finanziellen Zuschusses bedeuten, unter-

Auf die von Slade und Spencer (1994) vorgeschlagenen Dimensionen (functional limitations, physical pain, psychological discomfort, physical disability, psychological disability, social disability, handicap) bezogen gilt als Zielprojektion für die deutsche Adaptation:

- Stimmigkeit mit der Operationalisierung der jeweiligen Dimension
- Abdeckung der verschiedenen inhaltlichen Aspekte der jeweiligen Dimension
- leichte und eindeutige Verständlichkeit, einfache Ausdrucksweise, Kürze und Prägnanz

Diesen Vorgaben gemäß wurden die sieben Original-Dimensionen auf fünf verkürzt: *Funktionelle Einschränkung, Physische Schmerzen, Physische Beeinträchtigung, Psychische Beeinträchtigung, Soziale Beeinträchtigung.* Die semantische Differenzierung *discomfort, disability, disorder und disease* im Original wurde von den Patienten der Validierungsgruppe nicht geteilt.

Anders als im Original-OHIP, der die einzelnen Fragen nach Dimensionen thematisch ordnet und dann separat und abschließend vorlegt, sind die Statements in der überarbeiteten Form entsprechend ihrer Komplexität geordnet[47]. Ausgehend von der bewußt allgemein gehaltenen Aussage „Irgend etwas stimmt nicht mit meinen Zähnen, mit dem Kiefer oder mit meiner Prothese" (Item 1) lautet das letzte Statement „Diese Probleme nehmen mich so in Beschlag, daß ich meine Arbeit nicht mehr richtig erledigen kann." (Item 33). Zudem macht die Formulierung des Eingangsitems deutlich, daß die nachgefragten Schmerzen, Beschwerden oder Probleme auf den gesamten Bereich der Zähne, des Mundes und der Kiefer wie auch auf Prothesen, Füllungen oder Implantate sich beziehen können. Die Anzahl der im engeren Sinne eher zahnmedizinisch orientierten Items ist – ausgehend von der Intention, den Fragebogen als Meßinstrument in zahnärztlichen Praxen zu verwenden – zu Gunsten der psychisch und sozial konnotierten Items reduziert. Die zahnärztlichen Items dienen gleichwohl dazu, den Patienten seines Beschwerdebildes bewußt

---

stellten die befragten Patienten einen – befürchteten – hohen finanziellen Schaden aus der aktuellen Behandlung. 13 Patienten fragten lachend, ob deren Mühe, mit dem vorgelegten Fragebogen sich auseinandersetzen zu sollen, auf das zahnärztliche Honorar angerechnet werden könne.

47 Rost und Hoberg untersuchten 1997 die Auswirkungen von Itempositionsveränderungen in Persönlichkeitsfragebögen und fanden im wesentlichen keine Auswirkungen der Darbietungsformen und Reihung der Items auf die Konstruktvalidität im Sinne der Faktorenstruktur und der Skaleninterkorrelationen: „Es bleibt also festzuhalten, daß bei Untersuchungen zur Frage unterschiedlicher Positionierungen von Items innerhalb eines Fragebogens bzw. zu den Auswirkungen der Extraktion einzelner Skalen aus multidimensionalen Fragebogeninventaren zwar immer wieder Effekte berichtet werden, diese jedoch inkonsistent, kaum replizierbar und von vergleichsweise nachgeordneter praktischer Relevanz sind. Deswegen scheinen Warnungen wie „methodischer Kunstfehler" und „Gewaltanwendung an Fragebogen durch Skalenextraktion" (so sinngemäß Krampen, 1992, 245) ebenso unangemessen zu sein wie die Aufwertung solch uneinheitlicher Auswirkungen zu einem „Paradigma" (Franke & Stäcker, 1995, 354). Zu besonderer Besorgnis besteht u.E. wenig Anlaß: Bei gut geplanten Forschungsprojekten, in denen in der Regel mit Kontrollgruppen gearbeitet wird, sind mögliche Veränderungen von Skaleninterkorrelationen, Homogenitäten und Mittelwerten relativ unschädlich, da alle Gruppen gleichermaßen betroffen sind und gegebenenfalls das Ausmaß der Veränderungen durch einen Vergleich mit den Kennwerten der Standardisierungsstichprobe abgeschätzt und bei der Interpretation berücksichtigt werden kann. In der Individualdiagnostik haben (kleinere) Homogenitätsveränderungen bei hochreliablen Skalen – inhomogene / unreliable Skalen sollten in diesem Fall sowieso nicht eingesetzt werden – praktisch keinen Einfluß auf die diagnostische Klassifizierung."

sich werden zu lassen; sie können daher als Formulierungshilfe zur Beschreibung zahnmedizinischer Symptomatiken vor der Folie diagnostischer Abklärungen aufgefaßt werden.

Aus Gründen der Zumutbarkeit für die Befragten und um Ermüdungseffekte zu vermeiden liegt die Anzahl der Items insgesamt unter 40 (Mummendey, 1987)[48]. Zudem ermöglicht ein Fragebogen dieses Umfangs auch noch seine Verwendung als routinemäßiges Screening-Instrument in der zahnärztlichen Praxis. Die Kategorien *Funktionelle Einschränkung, Physische Schmerzen* und *Physische Beeinträchtigung* sind für die zahnärztliche Anamnese von allgemeinem und grundsätzlichem Interesse, die Dimensionen *Psychische Beeinträchtigung* und *Soziale Beeinträchtigung* geben als psychosozial fundierte Subskalen Hinweise auf mögliche Behandlungsmodifikationen im Rahmen der Gesamtbehandlung.[49]

Die Messung der ausgewählten Kriterien erfolgt dabei mit Hilfe einer Likert-Skala (Likert, 1932). Hier wird eine 5-stufige Skala mit Werten von 0 bis 4 vorgeschlagen, bei der der Patient den Grad seiner Zustimmung / Ablehnung zum jeweiligen Statement angibt. Die Ankerwerte sind auf dem Vor- sowie auf jedem einzelnen Fragebogenblatt nochmals separat erklärt, auf dem Vorsatzblatt wird zudem ein Beispiel in epischer Breite demonstriert:

		trifft nicht zu				trifft genau zu
24.	Ich habe Schwierigkeiten, manche Wörter korrekt auszusprechen oder bestimmte Laute zu bilden.	0	1	2	3	4

Im oben genannten Beispiel würde das Ankreuzen der Aussage „trifft nicht zu“ den Wert 0 erhalten, „trifft genau zu“ den Wert 4; die Werte 1 bis 3 sind anzukreuzen, wenn der Patient dem Statement mehr oder weniger zustimmt, die Situation also so oder ähnlich erlebt hat und beschreibt. Der Ausprägungsgrad einer der fünf Dimensionen ergibt dann durch einfache Summierung der Zustimmungswerte der zugehörigen Items sich.

Im Vorsatzblatt wurde zudem jeder Patient in allgemeiner Form über das Ziel der Studie und das Procedere des Ausfüllens des Fragebogens informiert. Bereits beim Aushändigen des Bogens wurde explicite darauf hingewiesen, daß viele Menschen manchmal Schwierigkeiten oder Probleme mit ihren Zähnen, mit ihrem Zahnfleisch oder auch mit ihren Prothesen haben. Die Patienten wurden demgemäß gebeten, den Bogen aufgrund ihrer eigenen Erfahrungen auszufüllen; da es auf deren persönliche Erfahrungen in der jeweiligen individuellen Situation ankomme, gebe es in diesem Fall keine richtigen oder

48 Dies ist aus zwei Gründen besonders wichtig: Im Rahmen der vorliegenden Untersuchung wird jeder Patient gebeten, neben dem OHIP noch den Fragebogen zu Kompetenz- und Kontrollüberzeugungen (FKK, Krampen, 1991) auszufüllen, nachdem er bereits mit dem ohnehin schon umfangreichen modifizierten Homöopathie-Fragebogen (Risch / Voegeli, 1990) sich auseinandergesetzt hat. Für die Verwendung in der zahnärztlichen Praxis schließt ein zu umfangreicher Fragebogen schlicht aus ökonomischen Gründen sich aus.

49 Mit der Entwicklung und Evaluation des Fragebogens ist eines der Ziele der vorliegenden Arbeit erreicht: Der eingeforderte Praxisbezug ist evident.

falschen Antworten. Nachdrücklich wurde allen Patienten versichert, daß sämtliche Angaben selbstverständlich der ärztlichen Schweigepflicht unterliegen.

4.4.5.2.1 Testtheoretische Analyse des Fragebogens

Die derart ausgearbeitete und adaptierte (Vor-) Form des OHIP mit zunächst 33 Items wurde im Januar und Februar 1996 an 123 Patienten, i.e. der Validierungsgruppe[50], auf die von Bortz (1995) formulierten Mindestanforderungen an Testskalen überprüft[51]:

- Die Items sollten möglichst homogen sein, d.h. das interessierende Merkmal einheitlich messen;
- die Items sollten möglichst viele Ausprägungsgrade des Merkmals repräsentieren;
- jedes Item sollte möglichst eindeutig Personen mit hoher und niedriger Merkmalsausprägung unterscheiden (hohe Trennschärfe der Items);
- die Anzahl und Formulierung der Items sollten eine möglichst verläßliche Merkmalsmessung gewährleisten (hohe Testreliabilität);
- die Items sollten theoretisch begründet und empirisch belegt sein, sie sollten das Zielkonstrukt tatsächlich erfassen (hohe Validität).

4.4.5.2.2 Objektivität

Die Durchführungsobjektivität wird durch die schriftlich vorgegebene Instruktion gewährleistet; ein Beispielitem erleichtert zusätzlich das Verständnis des Patienten. Proble-

---

50 Zur Gruppendefinition vergl. im einzelnen Kapitel 6.2 *Aufgabenstellung*.

51 Im Vergleich mit der endgültigen Ausformulierung des OHIP (31 Items) verfügt die hier getestete Vorform über noch 33 Items. Auf eine – nochmalige – Testeichung der endgültigen Form wurde nach Ausschluß der beiden Items gleichwohl verzichtet: „Ist die Kontrolle der Güteeigenschaften eines Testes zufriedenstellend ausgefallen, so führt der nächste Schritt in der Testentwicklung in die letzte Phase der Standardisierung, die Eichung. Sie ist lange nicht so bedeutsam, wie allgemein angenommen wird. Meist ändert sich nämlich an den wichtigen Teststatistiken wie Mittelwert und Streuung gegenüber den Kontrollstichproben nur noch wenig, zumal wenn für Reliabilitäts- und Validitätsprüfung einigermaßen repräsentative Stichproben erfaßt wurden." (Lienert, 1994, 314). Da die ausgesonderten Items 29 und 31 das fünft-, bzw. drittletzte Item darstellen, ist der Verdacht einer kontextualen Beeinflussung oder gar Verzerrung des Gesamtfragebogens nachrangig, wenn nicht obsolet. Ein Mittelwertvergleich der Validierungs- und der Kontrollgruppen qua t-Test und – non parametrischem – Mann-Whitney-U-Test ist im Anhang beigefügt. Die Irrtumswahrscheinlichkeit beim Zurückweisen der Nullhypothese, beide Gruppen entstammten derselben Grundgesamtheit, liegt für beide Tests bei mindestens $p > 0{,}2$! Es steht also mit hoher Wahrscheinlichkeit zu vermuten, daß die Patienten der Validierungs- und der Kontrollgruppe einer gemeinsamen Gruppe angehören. Auf die Dokumentation des Kruskal-Wallis-Tests für den Mittelwertvergleich mehrerer unabhängiger Stichproben (Validierungs-, Versuchs- und Kontrollgruppe) im Anhang wird verwiesen; die Nullhypothese, die drei Gruppen entstammten derselben Grundgesamtheit, kann mit einer Irrtumswahrscheinlichkeit von mindestens $p < 0{,}05$ für den Großteil aller Items bis auf 1-4, 7, 9, 13, 17 und 18 zurückgewiesen werden. Gleichwohl erscheint es von besonderem Interesse, daß es hier um die Dimensionen *Funktionelle Einschränkung*, *Physische Schmerzen* und *Physische Beeinträchtigung* sich handelt; während die somatischen Dimensionen offenbar von den meisten Patienten in etwa analog erlebt werden, unterscheidet die Versuchsgruppe massiv durch die psychische und soziale Bewertung dieses Beschwerdebildes sich!

me für die Durchführungsobjektivität können in aller Regel nicht entstehen, da die Aufmerksamkeit des Probanden mittels einer Zusatzfrage auf seine aktuelle Zahn-, Mund- und Kiefererkrankung oder seinen Symptomkomplex fokussiert wird. Die Aktualität der Erkrankung wird direkt eingangs nochmals konkret formuliert und hat derart den Charakter einer Verstärkung des Instruktionsverständnisses über die gesamte Bearbeitungsdauer.

Die Auswertungsobjektivität ist durch eine EDV-gestützte Auswertung gewährleistet.

Zur Interpretationsobjektivität können – bezogen auf differentialpsychologische Anwendungen – auf Grund der vorliegenden Daten keine Angaben gemacht werden. Die derzeitige Form des OHIP wird ausschließlich im Rahmen des sozialpsychologischen Gruppenvergleichs genutzt[52].

4.4.5.2.3 Reliabilität und Trennschärfekoeffizienten

In einem ersten Schritt der Fragebogenanalyse wurden die Items der fünf Skalen auf ihre Differenzierungsfähigkeit hin untersucht. Mit der Analyse der Itemschwierigkeit (in Analogie zum Relativen Informationsgehalt[53]) wird die prozentuale Verteilung der Antworten einer Stichprobe auf einem Item festgestellt (Lienert, 1994). Dabei ist davon auszugehen, daß ein Item nur dann einen genügend großen Informationsgehalt liefert, wenn die zur Verfügung stehenden Antwortmöglichkeiten zu mindestens zwei Dritteln (0,66) ausgeschöpft werden. Würden bei einem Item alle Befragten nur „trifft nicht zu" oder nur „trifft genau zu" ankreuzen, dann würde dieses Item nicht hinreichend zwischen den Befragten differenzieren und somit auch keine wesentlichen Informationen bezüglich des zu messenden Konstruktes liefern.

Für Items mit Mehrfachwahlantworten ohne richtige oder Bestantwort – wie sie in diesem Fragebogen verwendet werden – empfiehlt tradiert das Maß des Relativen Informationsgehaltes sich (Mittenecker & Raab, 1973). Der Relative Informationsgehalt berechnet die Differenzierungsfähigkeit eines Items, indem die tatsächliche Verteilung der Antworten auf den Skalenstufen mit dem maximal möglichen Informationsgehalt (Gleichverteilung auf allen Skalenstufen) in Beziehung gesetzt wird. Der ermittelte Wert gibt an, inwieweit die Skala von den Befragten ausgenutzt wurde; er kann zwischen 0 und 1 liegen.

Wie bereits erwähnt sollen für den Fragebogen nur diejenigen Items ausgewählt werden, bei denen mindestens 2/3 der maximal möglichen Information ausgenutzt wird, bei denen der Wert also nicht unter 0,66 liegt. Von den insgesamt 33 Items erfüllen nur 2 (6,1%) die geforderte Bedingung nicht:

- Item 29: *Die Situation ist mir peinlich.* (Psychische Beeinträchtigung; Relativer Informationsgehalt 0,389)

---

52 Zur Interpretationsobjektivität wie auch zur Reduzierung der Itemanzahl wird auf die Weiterentwicklung des OHIP durch seine Erstautoren verwiesen. 1997 legt Slade eine Untersuchung über „Derivation and Validation of a Short-Form Oral Health Impact Profile" mit nur noch 14 anstelle von 49 Items vor. Anzahl und Inhalt der Subskalen bleiben gleich, die teststatistischen Werte befriedigen trotz des geringen Itemumfanges. Zahnmedizinisch von besonderem Interesse ist die nochmalige explizite Betonung der psychosozialen Auswirkungen von Zahn-, Mund- und Kiefererkrankungen: „Growing recognition that quality of life is an important outcome of dental care has created a need for a range of instruments to measure oral health-related quality of life." (Slade, 1997, 284).

53 Zum Algorithmus des Relativen Informationsgehaltes vergl. Shannon (1949) sowie Mittenecker & Raab (1973).

- Item 31: *Wegen meiner Beschwerden gibt es manchmal richtigen Streit.* (Soziale Beeinträchtigung; Relativer Informationsgehalt 0,371)

Item 29 wurde überwiegend positiv (trifft völlig zu), Item 31 überwiegend negativ (trifft nicht zu) benannt.

Beide Items[54] erscheinen derart als wenig geeignet, um zwischen den Patienten tatsächlich zu differenzieren. Offensichtlich sprechen sie einen zu selbstverständlichen, bzw. sozial wenig erwünschten Sachverhalt an. In der Endfassung des Fragebogens verbleiben nach Ausschluß der Items Nr. 29 und 31 auf Grund der Schwierigkeitsanalyse also zunächst noch 31 von eingangs 33 Items: die Skalen *Funktionelle Einschränkung* und *Physische Schmerzen* beinhalten demnach unverändert 4, die Skala *Physische Beeinträchtigung* ebenso unverändert 8, für die Skalen *Psychische* und *Soziale Beeinträchtigung* verbleiben nach Herausnahme jeweils eines Items noch jeweils 9, bzw. 6 Items.

In einem nächsten Schritt sollen nun die Reliabilitäten[55] der einzelnen Skalen sowie die Trennschärfen der Items ermittelt werden. Für die Reliabilitätsbestimmung wird der Kennwert Cronbach's alpha verwendet, der die innere Konsistenz eines Tests ermittelt. Die innere Konsistenz kann als ein Maß für die Zuverlässigkeit des Meßinstruments verstanden werden. Dazu wird der entsprechende Test – bezogen auf die fünf Subskalen – in die möglichen Unterabschnitte aufgeteilt und die Stimmigkeit der Antworten über die entstandenen n Meßwertreihen berechnet. Als unterer Grenzwert für Cronbach's alpha erscheint ein Wert von 0,50 sinnvoll (Lienert, 1994). Neben der Bestimmung des Reliabilitätskoeffizienten wird zudem für jedes Item einer Skala überprüft, inwieweit der Ausschluß dieses Items eine Verbesserung der Reliabilität bewirken würde. Sollte eine deutliche Verbesserung der Skala möglich sein, so wird das Item aus dem Fragebogen entfernt.

Der Trennschärfekoeffizient beschreibt die Korrelation eines Items mit dem Gesamtwert der Skala; er stellt somit ein wichtiges Indiz für die Brauchbarkeit eines Items zur Messung des jeweiligen Konstruktes dar[56]. Ein Item wird dann aus dem Fragebogen entfernt, wenn die Trennschärfe einen Wert um 0 annimmt, das entsprechende Item also nicht mit dem Gesamtwert der Skala korreliert und der Verzicht auf das Item nicht zu einer Verschlechterung der Reliabilität der entsprechenden Skala führt.

Die folgende Tabelle beinhaltet die Ergebnisse der Reliabilitäts- und der Trennschärfeanalyse, wobei problematische Kennzahlen wiederum durch Fettdruck ausgewiesen sind. Sie werden im Anschluß für jedes Item diskutiert.

Die Skala *Funktionelle Einschränkung* hat mit Cronbach's alpha 0,72 einen guten Reliabilitätskennwert. Auch die Trennschärfen der Items erreichen für diese Skala gleichfalls gute Werte zwischen 0,5 und 0,68; selbst Item Nr. 24 erscheint mit einem Trennwert von 0,3 noch akzeptabel. Damit kann die Skala unverändert beibehalten und von einer hohen Zuverlässigkeit der Messung ausgegangen werden.

---

54 Auf die Dokumentation der eigentlichen Berechnung der Itemkennzahlen wird an dieser Stelle verzichtet, da die folgenden Ausführungen zu Reliabilität und Trennschärfekoeffizienten methodisch über den Relativen Informationsgehalt hinausweisen.

55 Zu den methodischen und testmathematischen Grundlagen von Reliabilitätsanalysen und – folgend – Korrelationen vergl. insonderheit auch das Kapitel 6.3.2.4 *Evaluationsinstrumente*.

56 Er kann derart nicht zuletzt als Weiterentwicklung und methodische Verfeinerung des Relativen Informationsgehaltes (s.o.) interpretiert werden.

Reliabilitäten der Subskalen und Trennschärfen der Items				
lfd. Nr. OHIP	Item	Cronbach's alpha	Reliabilitäts-verbesserung qua Itemaus-schluß	Trennschärfe
Funktionelle Einschränkung		.7188		
1.	Irgend etwas stimmt nicht mit meinen Zähnen, mit dem Kiefer oder mit meiner Prothese.			.5047
2.	Ich habe Schwierigkeiten beim Abbeißen oder Kauen.			.6846
3.	Nach dem Essen bleiben Speisenreste zwischen meinen Zähnen, an den Füllungen oder Kronen oder an meiner Prothese hängen.			.5738
24.	Ich habe Schwierigkeiten, manche Wörter korrekt auszusprechen oder bestimmte Laute zu bilden.			.3025
Physische Schmerzen		.7539		
7.	Ich bin im Mund sehr empfindlich, besonders beim Verzehr heißer oder kalter Speisen oder Getränke.			.4949
9.	Ich habe Zahnschmerzen.			.6217
10.	Mir tut der ganze Mund weh.			.5709
11.	Die Schmerzen strahlen vom Mund und vom Kiefer weiter aus und verursachen mir Kopfschmerzen.			.5198
Physische Beeinträchtigung		.7141		
4.	Ich habe einen schlechten Atem.			.3741
5.	Wegen der Probleme im Mund habe ich Verdauungsschwierigkeiten und Magenprobleme.			.3246
6.	Meine Allgemeingesundheit leidet unter meinen Zahn-, Mund- und Kieferproblemen.			.2148
12.	Ich habe wegen der Beschwerden Schwierigkeiten beim Essen.			.4242
13.	Ich kann nachts wegen der Beschwerden im Mund nicht schlafen, oder ich wache dann auf.			.4221
17.	Mein Geschmacksempfinden ist beeinträchtigt.			.5565
18.	Auf bestimmte Speisen oder Getränke verzichte ich lieber.			.4992

19.	Meine Ernährung ist wegen der Probleme beim Essen nicht ausgewogen und vollwertig.			.4488
Psychische Beeinträchtigung		.9188		
8.	Irgend etwas an meinen Zähnen, am Kiefer oder an meinen Prothesen stört mich ganz einfach.			.6325
14.	Die Beschwerden mit meinen Zähnen machen mich nervös.			.7117
15.	Wegen dieser Beschwerden bin ich gereizt und ärgerlich.			.7569
16.	Ich fühle mich wegen der Beschwerden bedrückt und unsicher.			.7402
22.	Ich fürchte mich, den Mund aufzumachen.			.8331
23.	Mein Aussehen ist beeinträchtigt.			.8399
27.	Ich bin wegen dieser Belastungen gehemmt und befangen.			.8249
29.	Die Situation ist mir peinlich.		.9426	-.0429
30.	Ich kann mich kaum noch auf etwas anderes als auf diese Probleme konzentrieren.			.7544
32.	Ich habe Angst, nie wieder normal essen und ohne Beschwerden im Mund leben zu können.			.8595
Soziale Beeinträchtigung		.8552		
20.	Aufgrund meiner Probleme beim Essen speise ich nur ungern in Gesellschaft.			.7364
21.	Die Leute schauen besonders auf meinen Mund.			.6955
25.	Mein Gesprächspartner kann mich manchmal nicht richtig verstehen.			.6695
26.	Wegen meiner Probleme mit meinen Zähnen fühle ich mich in Gesellschaft nicht wohl.			.7957
28.	Durch die Probleme bin ich im Umgang mit anderen Menschen ungeduldig und ungehalten.			.7834
31.	Wegen meiner Beschwerden gibt es manchmal richtigen Streit.		.9114	-.1016
33.	Diese Probleme nehmen mich so in Beschlag, daß ich meine Arbeit nicht mehr richtig erledigen kann.			.7781

Ähnliches gilt für die Skala *Physische Schmerzen* und *Physische Beeinträchtigung*. Die gute Reliabilität (0,75 bzw. 0,71) sowie die Trennschärfen der Items zwischen 0,32 und 0,62 sprechen ebenfalls für eine noch hinreichend hohe Zuverlässigkeit, obwohl Item

Nr. 6 mit einer Trennschärfe von 0,21 nicht absolut befriedigt. Auch diese Skalen werden unverändert beibehalten, zumal der Verzicht auf dieses Item die Reliabilität nur äußerst geringgradig von 0,71 auf 0,72 verbessern würde.

Die Items der Skala *Psychische Beeinträchtigung* erreichen Trennschärfen von 0,63 bis 0,86 und können insgesamt gesehen als ausgezeichnet bezeichnet werden. Ausschließlich Item Nr. 29 weist einen nicht akzeptablen Wert um 0 auf. Bei dieser Trennschärfe kann nicht mehr von einer Korrelation zwischen Item und Gesamtwert der Skala ausgegangen werden; zwischen dem Konstrukt und der operationalisierenden Variablen besteht offensichtlich kein Zusammenhang. Für die Skala kann durch Verzicht auf das Item 29 (Die Situation ist mir peinlich.) die Reliabilität von ohnehin sehr guten 0,92 nochmals geringgradig auf 0,94 erhöht werden. In der Skala verbleiben dann noch 9 Items.

Aus der Skala *Soziale Beeinträchtigung* wurde Item Nr. 31 mit einem nicht ausreichenden Trennwert um 0,1 entfernt, zumal auch hier der Relative Informationsgehalt mit 0,371 als eher ungenügend einzuschätzen ist. Die verbleibenden 6 Items erreichen Trennschärfen von 0,67 bis 0,78 und sind somit sehr zufriedenstellend. Nach Herausnahme von Item 31 (Wegen meiner Beschwerden gibt es manchmal richtigen Streit.) steigt der Reliabilitätswert nochmals geringfügig von sehr guten 0,84 auf 0,86.

Die Reliabilitätskennwerte (Cronbach's alpha) liegen mit Werten zwischen 0,71 und 0,94 derart in einem ausgezeichneten Bereich. Für keine der fünf Skalen *Funktionelle Einschränkung, Physische Schmerzen, Physische, Psychische und Soziale Beeinträchtigung* können durch weitere Itemeliminierung noch wesentliche Verbesserungen erzielt werden. Die Subskalen erscheinen somit als homogen und geeignet, die jeweiligen Konstrukte mit guter Zuverlässigkeit zu messen.

4.4.5.2.4 Validität

Im letzten Schritt der Fragebogenanalyse werden die Skalen miteinander korreliert, um zu überprüfen, ob tatsächlich voneinander unabhängige Konstrukte gemessen wurden (Konstruktvalidität; Interkorrelation der Subskalen und faktorielle Validität). Dabei sollten die Korrelationskennwerte 0,30 nicht überschreiten, wenn ein praktisch bedeutsamer Zusammenhang ausgeschlossen werden soll (Lienert, 1994; Mittenecker & Raab, 1973). Hohe Korrelationen zwischen den Subskalen könnten darauf hinweisen, daß durch die Subskalen ähnliche Aspekte erhoben werden, und daß die theoretisch begründete Trennung sich empirisch nicht rechtfertigen läßt. Die Interkorrelationen der fünf Subskalen[57] sind in der folgenden Tabelle zusammengefaßt.

Numerisch-mathematisch – und im Sinne der Testtheorie eher ungünstig – ausgeprägte Korrelationen zeigen die Skalen *Funktionelle Einschränkung, Physische Schmerzen* und *Physische Beeinträchtigung*. Inhaltlich-fachlich kann die hohe Interkorrelation der Skalen allerdings nicht überraschen: Medizinisch sind die Auswirkungen von selbst kurzzeitigen Schmerzen in geringer Intensität auf das – somatische, psychische wie soziale – Gesamtbefinden der Patienten so eminent wie evident. Ihren Auslöser finden Schmerzen in aller Regel sicherlich in vornehmlich organisch verorteten Funktionsstörungen. Schmerzen werden zudem als eines der Charakteristika manifester – akuter wie chronischer – Erkrankungen gewertet und müssen nach Abheilen der eigentlichen Grunderkrankung in Form

57 Eine Korrelationsanalyse der – sieben – Subskalen des Original OHIP liegt weder für die Langfassung (49 Items) noch für die Kurzfassung (14 Items) vor.

sich verselbständigender Schmerzen wiederum als neue (Schmerz-) Erkrankung gedeutet werden; hier sei nur an die gravierenden, auch physischen Beeinträchtigungen durch Phantomschmerzen erinnert. Die testmathematisch teils hohe Interkorrelation der Subskalen ist derart inhaltlich für den Gesamtfragebogen nicht tatsächlich schädlich.

Korrelationen

		FE	PHYS	PHYB	PSYB	SOZB
FE	Korrelation nach Pearson					
	Signifikanz (2-seitig)					
	N					
PHYS	Korrelation nach Pearson	,602**				
	Signifikanz (2-seitig)	,000				
	N	123				
PHYB	Korrelation nach Pearson	,668**	,590**			
	Signifikanz (2-seitig)	,000	,000			
	N	123	123			
PSYB	Korrelation nach Pearson	,076	-,093	,045		
	Signifikanz (2-seitig)	,406	,306	,620		
	N	123	123	123		
SOZB	Korrelation nach Pearson	-,007	-,212*	-,057	,916**	
	Signifikanz (2-seitig)	,938	,019	,531	,000	
	N	123	123	123	123	

**. Die Korrelation ist auf dem Niveau von 0,01 (2-seitig) signifikant.

*. Die Korrelation ist auf dem Niveau von 0,05 (2-seitig) signifikant.

Gleiches gilt für die hohe Korrelation der Skalen *Psychische Beeinträchtigung* und *Soziale Beeinträchtigung*. Auch hier kann die ausgeprägte Korrelation von 0,916 *medizinisch-inhaltlich* durchaus toleriert werden, da die Tatsache des thematischen Kontextes sozialer und psychischer Erkrankungen wie oben angedeutet evident, ja fast trivial ist. (Weniger trivial – und im Gegenteil für die Anwendung des OHIP in der zahnärztlichen Praxis und die Umsetzung der mit seiner Hilfe eruierten Ergebnisse von vitalem Interesse – ist die Aufgabe, Zahnärzte durch die Itemformulierungen und die separierten, konkret ausformulierten Subdimensionen für den hier untersuchten sozialpsychologischen Kontext überhaupt zu sensibilisieren: Der OHIP ist – inhaltlich wie methodisch – kein Selbstzweck.)

Im weiteren sind durchweg eher niedrige Korrelationen zwischen den Subskalen *Funktionelle Einschränkung*, *Physische Schmerzen* und *Physische Beeinträchtigung* einerseits und *Psychische Beeinträchtigung* und *Soziale Beeinträchtigung* andererseits zu verzeichnen, die die theoretisch postulierte Unabhängigkeit der Skalen belegen. Die Differenzierung der fünf Subskalen des OHIP-Fragebogens kann damit als inhaltlich angemessen betrachtet werden.[58]

58 SPSS 8.0 bietet zur weiteren Überprüfung der Frage, ob die teils sehr starken Korrelationen nur zufällig in der Validierungsstichprobe sich ergeben haben könnten, obwohl letztlich in der Grundgesamtheit keinerlei faktischer Zusammenhang zwischen den Variablen besteht, noch den Bartlett-Test auf Sphärizität an. Getestet wird die Hypothese, nach der alle Korrelationskoeffizienten zwischen den Variablen einen Wert 0 haben. Mit 3027 (df = 528) fällt der Chi-Quadrat-Test sehr hoch aus, die Signifikanz ist mit $p < 0,001$ ausgewiesen. Mit anderen Worten, die Da-

ten wie die Ergebnisse der Analyse stützen eher die Vermutung, daß die beschriebenen Korrelationen auch in der Grundgesamtheit faktisch vorliegen. (*Tatsächlich* weist SPSS 8.0 ein *ungefähres* Chi-Quadrat von exakt 3026,876 aus; ein *ungefähres* Chi-Quadrat explicite als solches auszuweisen und trotzdem die Anzahl der Dezimalstellen auf drei Stellen nach dem Komma genau anzugeben gehört sicherlich zu den Mysterien von SPSS 8.0. Ein weiteres Mysterium darf in der tatsächlich ausgewiesenen Irrtumswahrscheinlichkeit von 0,000 gesehen werden. SPSS 8.0 vermeint damit aber nur eine Irrtumswahrscheinlichkeit von mindestens $p < 0,001$. Derartig systembedingte Fehler und Ungereimtheiten finden leider software-bedingt durchgängig in allen Tabellen sich – von manch' orthographischen Eigenheiten gar nicht zu sprechen.) Aufgrund der theoretischen Überlegungen zur Interpretation der Interskalenkorrelation – hier besonders zwischen den ersten drei und den letzten beiden Subskalen – erscheint allerdings die weitere Überprüfung der Angemessenheit der Differenzierung der Subskalen – qua Bartlett-Test oder auch mit Hilfe einer Faktorenanalyse – von vornherein als zumindest eher nachrangig.

5. Hypothesen und Operationalisierungen

Die Hypothesenbildung verdeutlicht den formalen Charakter der Untersuchung als einer im eigentlichen Sinne explorativen Arbeit: Entlang eines theoretischen Arbeitsmodells – dem sozial-kognitiven Prozeßmodell gesundheitlichen Handelns (Schwarzer, 1996), das zudem selbst auf seine Anwendbarkeit in diesem spezifischen Kontext hin überprüft werden soll – wird im zeitlichen Verlauf der Untersuchung nach Maßgabe einer leitenden Fragestellung – *Warum praeferieren welche Patienten alternativ-medizinische Heilmethoden?* – die folgende Arbeitshypothese formuliert:

- Untersuchungsbegründende und -leitende Hypothese
  Patienten, die Methoden aus dem Leistungskatalog der Alternativmedizin verlangen, unterscheiden sich in ihren medizinischen, vor allem aber in ihren sozialpsychologischen Parametern von allen anderen Patienten.

Aufgrund fehlenden Datenmaterials aus Voruntersuchungen waren wir schlicht nicht in der Lage, bereits zu einem frühen Zeitpunkt sehr dezidierte, gerichtete Hypothesen formulieren, sondern waren gezwungen, gemäß dem Untersuchungsverlauf die Fragen zu präzisieren. Allerdings konnten wir derart – laufend auf der Höhe der Problematik und der Lösungseinsicht – an der Präzisierung der Hypothesen arbeiten; apriori versteckte Bestätigungsversuche durch einseitige und verfrühte Festlegung in der Formulierung der Hypothesen mußten so zwangsläufig unterbleiben. Eine geleitete Fragestellung enthebt natürlich nicht von der Notwendigkeit operationalisierbarer Hypothesen, einer sauberen Untersuchungsplanung und exakter Datenerhebung, gleichwohl mag auf die gewählte Art und Weise der Stil der Untersuchungsbeschreibung lesbarer werden: Ungerichtete Hypothesen sind häufig einfach spannender!

Präzisierung der Hypothesenformulierung

Hypothese 1

Patienten, die Verfahren der Alternativmedizin praeferieren, unterscheiden sich in ihren (zahn-) medizinischen Befunden von allen anderen Patienten, sie bilden in der Grundgesamtheit aller Patienten eine separate Gruppe.

Es wäre zunächst zu erwarten, daß die objektiven (zahn-) medizinischen Befunde der Patienten der Versuchsgruppe auf einen höheren – objektiven – Krankheitswert verweisen als bei den Patienten der Kontrollgruppe. Gravierende Erkrankungen erfordern durchaus Methoden, die den Gesamtrahmen der medizinischen Versorgung bis auf das Feld der Alternativmedizin hin ausschöpfen.

Operationalisierung

Vergleich der Versuchs- und Kontrollgruppe hinsichtlich der objektiven (zahn-) medizinischen Befunde.

Es steht zu erwarten, daß die objektiven (zahn-) medizinischen Befunde der Patienten der Versuchsgruppe auf einen höheren – objektiven – Krankheitswert verweisen als bei den Patienten der Kontrollgruppe.

Hypothese 2

Patienten wie Ärzte wissen um die fehlende medizinisch-wissenschaftliche Begründung der Alternativmedizin.

Es wäre eigentlich zu erwarten, daß Patienten wie deren behandelnde Zahnärzte zunächst alle Methoden der Schulmedizin ausgeschöpft haben, bevor sie anderen Methoden sich zuwenden, deren wissenschaftliche Anerkennung aussteht.

Operationalisierung

Inhaltsanalyse und Vergleich der Atteste, Befund- und Arztberichte der behandelnden Zahnärzte zur Notwendigkeit der – alternativ-medizinischen – Behandlung (und resultierend zur Kostenübernahme durch den Versicherungsträger) mit den Antrags- und Begründungssschreiben der Patienten der Versuchsgruppe.

Es steht zu erwarten, daß der Schwerpunkt der zahnärztlichen wie der Patientendarstellungen auf die Notwendigkeit einer alternativ-medizinischen Methodik nach Scheitern der schulmedizinischen Behandlung abhebt.

Hypothese 3

Patienten, die Verfahren der Alternativmedizin praeferieren, unterscheiden in ihren soziodemographischen Faktoren, besonders hinsichtlich ihrer Ausbildung und ihres Alters von allen anderen Patienten sich, sie bilden in der Grundgesamtheit aller Patienten eine separate Gruppe.

Es wäre zunächst zu erwarten, daß – vor allem – Patienten mit einem geringeren Bildungsgrad einer zahnärztlichen Behandlung vertrauen, deren wissenschaftliche Begründung aussteht, deren Erfolg unsicher und deren Nebenwirkungen nicht abschätzbar sind. Die Akzeptanz derartig ungewöhnlicher Methoden wäre zudem auch bei eher jüngeren Patienten zu erwarten, die alternativen – weil aktuellen, *modischen* – Verfahren gegenüber aufgeschlossener sein dürften.

Operationalisierung

Vergleich der Versuchs- und Kontrollgruppe hinsichtlich ihrer soziodemographischen Faktoren.

Es steht zu erwarten, daß die Bildungsabschlüsse der Patienten der Versuchsgruppe im Vergleich mit denen der Kontrollgruppe weniger qualifiziert sind. Der Altersdurchschnitt in der Kontrollgruppe sollte über dem der Versuchsgruppe liegen.

Hypothese 3a

Patienten, die Verfahren der Alternativmedizin praeferieren, unterscheiden sich in ihren Persönlichkeitsfaktoren von allen anderen Patienten, sie bilden in der Grundgesamtheit aller Patienten eine separate Gruppe.

Eine weitergehende Präzisierung i.S. einer gerichteten Hypothese erscheint nur unzureichend möglich. Es wäre aber zumindest nicht auszuschließen, daß Patienten, die den doch eher esoterischen Verfahren der Alternativmedizin aufgeschlossen gegenüberstehen, in ihrer Persönlichkeitsstruktur Besonderheiten z.B. hinsichtlich Unabhängigkeit und Normgebundenheit aufweisen.

Operationalisierung

Vergleich der Versuchs- und Kontrollgruppe hinsichtlich ihrer Persönlichkeitsfaktoren gemäß 16 PF-ESV nach Stangl (1989).

Es steht zu erwarten, daß die Mittelwerte der ESV-Items für die Patienten der Versuchsgruppe im Vergleich mit denen der Kontrollgruppe sich unterscheiden.

Hypothese 4

Patienten, die Verfahren der Alternativmedizin praeferieren, unterscheiden sich in ihrer gesundheitlichen Risikowahrnehmung von allen anderen Patienten, sie bilden in der Grundgesamtheit aller Patienten eine separate Gruppe.

Es wäre zunächst zu erwarten, daß die Patienten der Versuchsgruppe, die alternativmedizinische, vorgeblich natürliche, sanfte Heilverfahren praeferieren, durch ihre Erkrankung wie auch durch die zu erwartende – in aller Regel invasive, mit Nebenwirkungen verbundene – Therapie in höherem Maße sich bedroht fühlen als die Patienten der Kontrollgruppe.

Operationalisierung

Vergleich der Versuchs- und Kontrollgruppe hinsichtlich der Variablen des modifizierten Oral Health Impact Profile OHIP.

Es steht zu erwarten, daß die Mittelwerte aller Subdimensionen in der Versuchs- höher als in der Kontrollgruppe liegen.

Hypothese 5

Patienten, die Verfahren der Alternativmedizin praeferieren, unterscheiden sich in ihrer gesundheitsbezogenen Kontrollerwartung von allen anderen Patienten, sie bilden in der Grundgesamtheit aller Patienten eine separate Gruppe.

Eine weitergehende Präzisierung erscheint kaum möglich. Das Praeferieren alternativer medizinischer Verfahren vor der Folie der eigenen Erkrankung und der zu erwartenden Therapie kann sowohl auf ein verstärktes – die Patienten sind selbst gut informiert und handlungsorientiert – wie auch ein mangelndes Kontrollbedürfnis verweisen – die Patienten vertrauen auf die die Schulmedizin praesumtiv noch überschreitende Kompetenz des Zahnarztes.

Operationalisierung

Vergleich der Versuchs- und Kontrollgruppe hinsichtlich der Variablen 1, 5, 6, 11, 23, 25, 27, 30 (Internalität), der Variablen 3, 10, 14, 17, 19, 22, 26, 29 (soziale Externalität) sowie der Variablen 2, 7, 9, 13, 15, 18, 21 und 31 (fatalistische Externalität) des Fragebogens zu Kompetenz- und Kontrollüberzeugungen, FKK (Krampen, 1991).

Hypothese 6

Patienten, die Verfahren der Alternativmedizin praeferieren, unterscheiden sich in ihrer gesundheitsbezogenen Kompetenzerwartung von allen anderen Patienten, sie bilden in der Grundgesamtheit aller Patienten eine separate Gruppe.

Auch hier erscheint eine weitergehende Präzisierung i.S. einer gerichteten Hypothese kaum möglich. Das Praeferieren alternativer medizinischer Verfahren vor der Folie der eigenen Erkrankung und der zu erwartenden Therapie kann wiederum sowohl auf eine verstärkte – die Patienten sind selbst gut informiert und vertrauen auch in der Therapieentscheidung zunächst sich selbst – wie auch eine mangelnde Kompetenzerwartung verweisen – die Patienten vertrauen auf die die Schulmedizin praesumtiv noch überschreitende Kompetenz des Zahnarztes und treten derart einen Teil ihrer Kontrolle ab. (Zudem wäre es nicht uninteressant, wie die Kompetenzerwartung der Patienten mit der eingeschätzten Kompetenz der Zahnärzte korreliert.)

Operationalisierung

Vergleich der Versuchs- und Kontrollgruppe hinsichtlich der Variablen 4, 8, 12, 16, 20, 24, 28 und 32 (Selbstkonzept eigener Fähigkeiten) des Fragebogens zu Kompetenz- und Kontrollüberzeugungen, FKK (Krampen, 1991).

Hypothese 7

Patienten, die Verfahren der Alternativmedizin praeferieren, unterscheiden sich in ihrer erfahrenen sozialen Unterstützung von allen anderen Patienten, sie bilden in der Grundgesamtheit aller Patienten eine separate Gruppe.

Auch bei Hypothese 7 erscheint eine weitergehende Präzisierung kaum möglich. Da aber, wie im theoretischen Teil gezeigt, gesundheitsrelevantes Verhalten in teils hohem Maße durch die soziale Umwelt veranlaßt und gesteuert ist, wäre der Einfluß der Familie, von Freunden und Arbeitskollegen zumindest nicht irrelevant für die Therapiewahl der Patienten.

Operationalisierung

Vergleich der Versuchs- und Kontrollgruppe hinsichtlich der subjektiv erfahrenen Einschätzung der sozialen Unterstützung in Anlehnung an das modifizierte Interview zum Sozialen Rückhalt (Siegrist, 1986), die Social Support Scale SSS (Donald & Ware, 1982) sowie die Multidimensional Scale of Perceived Social Support MSPSS (Zimet, Dahlem, Zimet & Farley, 1988).

6. Datenauswertung

6.1 Datengrundlage

Der Studie liegen die Daten von 283 Patientinnen und Patienten[59] des Zahnärztlichen Dienstes beim Gesundheitsamt der Stadt Wuppertal kodifiziert auf Fragebögen zur Auswertung vor: 131 Patienten der Versuchs-, 152 Patienten der Kontrollgruppe. Von jedem Patienten wurden Werte von unterschiedlichen Merkmalen (Variablen, Items) erfaßt und gespeichert. Einige Variablen sind für die statistische Auswertung unerheblich, sie können aus der Untersuchung ausgeschlossen werden, z.B. die Identitätsnummer.

Unterschieden wird im Rahmen dieser Auswertung nach stetigen und diskreten Variablen. Der Abstand zwischen einzelnen Werten einer stetigen Variable (z.B. die Variable: Alter) kann theoretisch beliebig klein werden, sie sind auf einer kontinuierlichen Skala angeordnet. Diskrete Variablen (z.B. die Variablen der Textanalyse) sind dagegen in eine vorher festgelegt Anzahl von Gruppen eingeteilt (hier: Begriff wird benannt / nicht benannt), so daß die Anzahl der möglichen Werte einer solchen Variablen auf die Anzahl dieser Gruppen beschränkt ist. Für diskrete Variablen sind in der Übersicht *Untersuchungsvariablen* (vergl. Anhang) die Gruppenkategorien angegeben, Variablen ohne Angabe von Kategorien werden in der Regel als stetige Variablen behandelt. Abweichend davon können die FKK-Items analog zum Vorgehen bei Krampen (1991) sowohl als stetige als auch als diskrete Variablen interpretiert und ausgewertet werden.

Hinweise zur Kodierung

Im allgemeinen wurde eine fehlende Angabe als "nein" bzw. "0" kodiert. Bei mehr als 3 % fehlenden Angaben wurden die Daten nicht mehr für die Studie ausgewertet (Mittenecker & Raab, 1973). Abweichend wurde "fehlende Angabe" kodiert, wenn es sich um eine eindeutige Alternativ-Frage handelte und keine der beiden Alternativen angegeben war, z.B. die Variable: Berufsausübung.

Anmerkungen zu einzelnen Variablen[60]:

- FKK-Items: Die Numerierung im Namen der Variablen entspricht der Item-Nummer (Var).
- OHIP-Items: Die Numerierung im Namen der Variablen entspricht der Item-Nummer (Var).
- ESV-Items: Die Numerierung im Namen der Variablen entspricht der Item-Nummer (Var) gemäß der Dimension Eigenschaft – Situation – Verhaltensweisen.
- Die Items INDIKAT (Indikation des alternativ-medizinischen Verfahrens), AMH (Alternativ-medizinische Heilmethode), METHVOR (Methodenkenntnis), METH-

59 Zuzüglich 123 Patienten der Validierungsgruppe des OHIP. N.b.: Auch wo von Patienten die Rede ist, sind Patientinnen natürlich immer mitgemeint, falls dies im Einzelfall nicht explicite ausgeschlossen wird.

60 Wegen der Abkürzungen vergl. die Variablenliste: *File Information* im Anhang.

AUS (Methodenauswahl), INFO (Patienteninformation), KOSTEN (der Alternativmedizin), ABLEHN (Alternativmedizin auch ohne Übernahme der Kosten durch den Kostenträger) liegen nur für die Patienten der Versuchsgruppe vor.

- Das Item ZÄ_AMH (Alternativmedizin bei zahnärztlicher Behandlung) liegt nur für die Patienten der Versuchsgruppe vor.
- Die OHIP-Items FE (Funktionelle Einschränkung), PHYS (Physische Schmerzen), PHYB (Physische Beeinträchtigung), PSYB (Psychische Beeinträchtigung) und SOZB (Soziale Beeinträchtigung) konstituieren als Subskalen aus den Summen der einzelnen Variablen 1, 2, 3, 24 (FE), 7, 9, 10, 11 (PHYS), 4, 5, 6, 12, 13, 17, 18, 19 (PHYB), 8, 14, 15, 16, 22, 23, 27, 29, 30 (PSYB) und 20, 21, 25, 26, 28, 31 (SOZB) sich.
- Die FKK-Items KOMPETEN (Kompetenz), KON_IN (internale Kontrollerwartung), KON_SOEX (sozial-externale Kontrollerwartung), KON_FAEX (fatalistisch-externale Kontrollerwartung), SELBSTWI (Selbstwirksamkeit), EXTERNAL (Externalität), IN_V_EX (Internalität versus Externalität) konstituieren als Subskalen der FKK-Variablen 1, 5, 6, 11, 23, 25, 27, 30 (KON_IN), der Variablen 3, 10, 14, 17, 19, 22, 26, 29 (KON_SOEX), der Variablen 2, 7, 9, 13, 15, 18, 21, 31 (KON_FAEX), der Variablen 4, 8, 12, 16, 20, 24, 28, 32 (KOMPETEN) des Fragebogens zu Kompetenz- und Kontrollüberzeugungen, FKK (Krampen, 1991) sich. Die Subskala SELBSTWI bildet die Summe aus KOMPETEN und KON_IN, die Subskala EXTERNAL die Summe aus KON_SOEX und KON_FAEX. IN_V_EX bildet die Differenz aus SELBSTWI und EXTERNAL.
- Die Items ESV_SU (ESV_SUMME) konstituieren als die Summen der jeweiligen ESV_E (Eigenschaften), ESV_S (Situationen) und ESV_V (Verhaltensweisen) Items sich.
- Die Items ESV_TYPA, ESV_TYPB und ESV TYPC konstituieren durch die Summen der Variablen ESV_SU5, -6, -7 (ESV_TYPA), ESV_SU1, -14 (ESV_TYPB) und ESV_SU3, -8 und -12 (ESV_TYPC) sich.
- Die Items KOG_UNT, EMOT_UNT und PRAKT_UNT der Sozialen Unterstützung konstituieren durch die Summen der zugehörigen Items KOG_FAM, KOG_FREU und KOG_ARB, resp. EMOT_FAM, EMOT_FREU, EMOT_ARB sowie PRAK_FAM, PRAK_FRE und PRAK_ARB sich.
- Die Items GESUNDUN, HEILUNG, KRAFT, METHODIK, NATUR, NEBENWIR, ALTERNAT, AUSTHERA, BIOLOGIS, INDIVIDU, MESSBAR, NACHGEWI, KO_SELBS, KO_WISSE, KO_ZEIT, KO_ZUWEN, KO_SCHUL sowie KO_ESOTE der Textanalyse liegen nur für die Patienten der Versuchsgruppe, die gleichnamigen Variablen mit dem Suffix-Z nur für deren behandelnde Zahnärzte vor.

6.2 Aufgabenstellung

Für die unterschiedlichen Gruppen von Patientinnen und Patienten werden folgende Bezeichnungen eingeführt:

- Versuchsgruppe – Patienten, die im Rahmen dieser Studie untersucht wurden und die alternativ-medizinische Methoden für sich praeferieren. Für die Versuchsgruppe liegen Daten von allen Variablen bis auf ZÄ_AMH[61] vor.
- Kontrollgruppe – Patienten, die im Rahmen dieser Studie untersucht wurden und die für ihre zahnärztliche Behandlung keine alternativ-medizinischen Heilverfahren in Anspruch nehmen. Für die Kontrollgruppe liegen Daten von allen Variablen mit Ausnahme der aus dem Kontext der alternativ-medizinischen Methoden vor.
- Validierungsgruppe OHIP – Patienten, die für die Validierung des Oral Health Impact Profile OHIP im Vorfeld der Studie untersucht wurden. Für die Validierungsgruppe OHIP liegen die Daten ausschließlich der Vorform des adaptierten OHIP vor.
- Validierungsgruppe FKK – Patienten, die im Rahmen der Untersuchung von Krampen (1991) untersucht wurden; die Daten sind der Handanweisung des Fragebogens zu Kompetenz- und Kontrollüberzeugungen entnommen. Sie liegen nur summarisch für die Gruppenitems, nicht für einzelne Patienten vor.

Es ergibt sich folgende Aufgabenstellung:

1. Deskriptive Darstellung der Daten für alle Variablen für die Validierungsgruppe OHIP.
2. Deskriptive Darstellung der Daten für alle Variablen für die Versuchs- und Kontrollgruppe.
3. Analytisch-statistische Auswertung:
   - Untersuchung der Vergleichbarkeit der Kontrollgruppe mit der Versuchsgruppe hinsichtlich der objektiven zahnmedizinischen Befunde (Hypothese 1).
   - Untersuchung der Vergleichbarkeit der Subgruppen der Zahnärzte und Patienten der Versuchsgruppe anhand der textanalytischen Befunde zur medizinisch-wissenschaftlichen Begründung der Alternativmedizin (Hypothese 2).
   - Untersuchung der Vergleichbarkeit der Kontrollgruppe mit der Versuchsgruppe hinsichtlich der soziodemographischen Faktoren, insonderheit deren Geschlechtsverteilung, Alter und Bildung (Hypothese 3).
   - Untersuchung der Vergleichbarkeit der Kontrollgruppe mit der Versuchsgruppe hinsichtlich der Persönlichkeitsfaktoren, i.e. hinsichtlich der Unterschiede in den Mittelwerten der Antworten zu allen ESV-Items (Hypothese 3a).
   - Untersuchung der Vergleichbarkeit der Kontrollgruppe mit der Versuchsgruppe hinsichtlich der gesundheitlichen Risikowahrnehmung, i.e. hinsichtlich der Unterschiede in den Mittelwerten der Antworten zu allen OHIP-Items (Hypothese 4).
   - Untersuchung der Vergleichbarkeit der Kontrollgruppe mit der Versuchsgruppe hinsichtlich der gesundheitsbezogenen Kontrollüberzeugungen, i.e. hinsichtlich der Unterschiede in den Mittelwerten der Antworten zu den FKK-Items 01, 05, 06, 11, 23, 25, 27, 30 (Internalität), der Variablen 03, 10, 14, 17, 19, 22, 26, 29 (soziale Externalität) sowie der Variablen 02, 07, 09, 13, 15, 18, 21 und 31 (fatalistische Externalität) (Hypothese 5).
   - Untersuchung der Vergleichbarkeit der Kontrollgruppe mit der Versuchsgruppe hinsichtlich der gesundheitsbezogenen Kompetenzerwartungen, i.e. hinsichtlich

61 ZÄ_AMH vermeint die Frage an die Patienten der Kontrollgruppe, ob sie eine alternativ-medizinische Behandlung durch ihren Zahnarzt sich vorstellen könnten. Da alle Patienten der Versuchsgruppe diese Frage – gruppenkonstituierend – bereits bejaht haben, ist die Variable für diese Patienten obsolet.

der Unterschiede in den Mittelwerten der Antworten zu den FKK-Items 04, 08, 12, 16, 20, 24, 28 und 32 (Selbstkonzept eigener Fähigkeiten) (Hypothese 6).

- Untersuchung der Vergleichbarkeit der Kontrollgruppe mit der Versuchsgruppe hinsichtlich der subjektiv erfahrenen sozialen Unterstützung, i.e. hinsichtlich der Unterschiede in den Mittelwerten der Antworten zum modifizierten Interview zur Sozialen Unterstützung (Hypothese 7).

Die längs des Verlaufes der Untersuchung sich ergebenden weiteren Fragestellungen und die derart resultierenden weiteren analytisch-statistischen Untersuchungen werden im Kapitel *Weitere Ergebnisse* dokumentiert.

6.3 Statistisch-methodischer Lösungsansatz

Alle Auswertungen werden mit SPSS 8.0 (Base System and Professional Statistics) durchgeführt.

6.3.1 Deskriptive Darstellung der Daten

Für stetige Variablen werden folgende Kennwerte berechnet:

- N – Anzahl der gültigen Werte;
- Min – Minimum (Dimension s.o.);
- Max – Maximum (Dimension s.o.);
- Mean – Mittelwert (Dimension entsprechend der zugehörigen Variablen);
- St. Err. – Standardfehler des Mittelwertes: Standardabweichung geteilt durch N (Dimension s.o.);
- St. Dev. – Standardabweichung (Dimension s.o.).

Für diskrete Variablen wird die Anzahl der Werte in jeder Kategorie und deren Anteil an der Gesamtzahl (in Prozent) berechnet. Im einzelnen werden folgende Werte in jeder Tabelle angegeben:

- Name der Variablen und deren Kategorien (Missing: fehlende Werte);
  – Name der Kategorie;
  – Erläuterung der Bedeutung der Kategorie;
- Häufigkeit – Anzahl der Werte in jeder Kategorie;
- Prozent- Einzelanteile der gültigen Werte (%);
- Gültige Prozente;
- Kumulierte Prozente – aufaddierte Anteile der gültigen (ohne Berücksichtigung der fehlenden) Werte (%);
- Aufteilung aller Werte nach Kontroll- und Versuchsgruppe.

6.3.2 Bearbeitung der einzelnen Fragestellungen

Die in der Aufgabenstellung genannten Untersuchungen beziehen sich auf die Ermittlung von Unterschieden zwischen unabhängigen Stichproben der Daten. Unabhängig heißen Stichproben u.a. dann, wenn ihnen unterschiedliche Fälle, i.e. unterschiedliche Patientengruppen zugrunde liegen. Neben den Zahlenwerten der Parameter in den Gruppen sind auch Aussagen zur Übertragbarkeit der Ergebnisse auf andere Patienten mit den gleichen Voraussetzungen (die Grundgesamtheit) von Interesse. Statistisch ausgedrückt soll ermittelt werden, ob ein festgestellter Unterschied tatsächlich existiert oder ob er auf zufällige Abweichungen von einem in beiden Stichproben in Wirklichkeit gleichen Mittelwert zurückzuführen sein kann. Hierzu werden die im folgenden beschriebenen Tests durchgeführt. Sie untersuchen jeweils eine sinnvoll gewählte Nullhypothese der entsprechenden Fragestellung auf ihre Bestätigung oder Ablehnung für die Grundgesamtheit. Eine solche Nullhypothese kann z.B. ausdrücken, daß zwischen den Mittelwerten zweier Variablen in der Grundgesamtheit kein Unterschied besteht, daß eventuelle Unterschiede rein zufällig wären oder daß der Mittelwert einer Variablen in der Grundgesamtheit mindestens einen bestimmten Wert aufweist.

Ergebnis eines jeden Tests ist die Irrtumswahrscheinlichkeit p. Je kleiner p, desto größer ist die Wahrscheinlichkeit, daß ein postulierter Unterschied zwischen Stichproben tatsächlich existiert, daß im oben genannten Fall also ein Unterschied zwischen den Gruppen besteht. Die für einen Test aufgestellte Nullhypothese wird üblicherweise abgelehnt, wenn p kleiner als 0,05 (5 %) ist. Ein Testergebnis wird dann als signifikant bezeichnet. Der Unterschied kann in diesem Fall nicht nur für die untersuchten Stichproben sondern auch für die Grundgesamtheit angenommen werden. Für den Fall $p > 0{,}05$ spricht man von einem nicht signifikanten Ergebnis. Die Nullhypothese wird in diesem Fall beibehalten, ein Unterschied ist dann nicht mit ausreichender Sicherheit nachzuweisen.

SPSS gibt die Irrtumswahrscheinlichkeit im folgenden systembedingt häufig mit 0.000 an. Dieses Ergebnis ist keinesfalls mit einer Irrtumswahrscheinlichkeit von Null gleichzusetzen. SPSS weist das Ergebnis entsprechend der Voreinstellung mit einer Genauigkeit von drei Dezimalstellen nach dem Komma aus, eine Irrtumswahrscheinlichkeit von z.B. 0.0004 wird derart als 0.000 benannt. Für die Interpretation des Testergebnisses ist es allerdings vollkommen ausreichend, die Irrtumswahrscheinlichkeit mit drei Dezimalstellen zu berechnen: Sie ist im gewählten Beispiel – zumal im fachlichen Kontext der vorliegenden Untersuchung – vernachlässigbar klein.

Bei der statistischen Auswertung sind gleichwohl verschiedene Fälle zu unterscheiden, je nachdem ob es sich um stetige oder diskrete Variablen handelt:

6.3.2.1 Unterschiede in den Mittelwerten stetiger Variablen

Für diesen Fall (z.B. Unterschied hinsichtlich des Mittelwertes eines Items zwischen der Versuchs- und der Kontrollgruppe) steht der t-Test für den Vergleich zweier Mittelwerte von Stichproben aus normalverteilten Grundgesamtheiten zur Verfügung (Sachs, 1992, 351 ff.). Er prüft die Nullhypothese: Die Mittelwerte der untersuchten Stichproben unterscheiden sich nicht bzw. nur zufällig.

Für die Durchführung des t-Tests[62] wird eine Prüfgröße t aus den Daten berechnet und damit aus einer Tafel der Student-Verteilung die Irrtumswahrscheinlichkeit p abgeleitet. Einzelheiten zum Algorithmus sind dem zitierten Buch von Sachs (1992) zu entnehmen.

---

62 SPSS weist hier anstelle des t-Tests / Wertes einen T-Test / Wert aus. Zudem läßt die Orthographie des Programms SPSS 8.0 teils zu wünschen übrig: Auch in der Folge der Rechtschreibreform kann eine Stichprobe nicht als *Sichprobe* (sic!) durchgehen!

Voraussetzung zur Anwendung des Tests ist insbesondere, daß die Standardabweichungen in beiden Stichproben gleich sind.

Angegeben wird für jeden t-Test eine Tabelle mit der Prüfgröße t, der Irrtumswahrscheinlichkeit p, der Anzahl der Fälle in jeder der beiden Gruppen (N1, N2), den Mittelwerten und Standardabweichungen (Mean und St. Dev.) sowie dem Ergebnis eines F-Tests auf Gleichheit der Standardabweichungen. Weicht die Häufigkeitsverteilung der stetigen Variablen deutlich von der Normalverteilung ab, besteht eine Varianzungleichheit zwischen den zu untersuchenden Gruppen, so wird der – nichtparametrische[63] – U-Test von Mann und Whitney durchgeführt; der t-Test liefert in diesem Fall nicht mehr zuverlässig die richtigen Resultate.

Der Mann-Whitney-U-Test (Sachs, 1992, 380 ff.) ist unabhängig von Unterschieden der Standardabweichungen der Gruppen und prüft die Nullhypothese: „Die Wahrscheinlichkeit, daß eine Beobachtung in einer Stichprobe größer ist als eine beliebige gezogene Beobachtung einer anderen Stichprobe ist gleich 0,5." Anders ausgedrückt: Die Stichproben unterscheiden sich nicht hinsichtlich des Medians.

Für die Durchführung des U-Tests werden alle Werte der stetigen Variablen der Größe nach geordnet. Dem kleinsten Wert wird die Rangzahl 1, dem zweitkleinsten die Rangzahl 2 usw. zugeordnet. Die Rangzahlen werden getrennt nach Kategorien der diskreten Variablen addiert und daraus eine Prüfgröße U berechnet. Auch hierzu wird auf die Angaben von Sachs (1992) verwiesen. Durch Vergleich mit der sogenannten Standardnormalverteilung erhält man den Wert für die Irrtumswahrscheinlichkeit p.

---

63 Der wesentliche Unterschied zwischen parametrischen und nichtparametrischen Testverfahren besteht darin, daß die nichtparametrischen Tests wesentlich geringere Anforderungen an die Verteilung der Werte in der Grundgesamtheit stellen. Während parametrische Tests verlangen, daß die zu vergleichenden Stichproben einer jeweils annähernd normalverteilten Grundgesamtheit entstammen und gleiche Varianzen aufweisen, müssen diese Voraussetzungen für nichtparametrische Tests nicht erfüllt sein. Zudem stellen nichtparametrische Tests häufig auch weniger starke Anforderungen an das Skalenniveau der zu untersuchenden Variablen: Ein Großteil der nichtparametrischen Tests basiert auf der Betrachtung von Rangzahlen. Oft genügt daher dort ein Ordinal-Skalenniveau, wo bei parametrischen Tests intervallskalierte Daten erforderlich sind. (Hüsler & Zimmermann, 1993; Brosius, 1998)

Derart ergibt sich unmittelbar das primäre Anwendungsgebiet nichtparametrischer Tests; sie kommen insbesondere dann zur Anwendung, wenn die stärkeren Voraussetzungen parametrischer Tests von den zugrundeliegenden Daten nicht erfüllt werden. Das Ausweichen auf Tests mit schwächeren Anforderungen an die Daten hat allerdings auch seinen Preis: Mit nichtparametrischen Tests lassen auch nur weniger scharfe und klare Hypothesen sich testen. Die aus diesen Tests abgeleiteten Aussagen sind häufig weniger fundiert, da bei den Tests nur ein geringerer Teil der verfügbaren Informationen ausgenutzt wird. Dies ist der Grund dafür, daß im allgemeinen den parametrischen Verfahren der Vorzug gegeben wird, sofern von den zu untersuchenden Daten die entsprechenden Voraussetzungen erfüllt werden. Umgekehrt sind nichtparametrische Tests vor allem dann sinnvoll, wenn die Variablen ein zu niedriges Skalenniveau für parametrische Tests aufweisen oder die Verteilungsannahmen der parametrischen Verfahren nicht hinreichend erfüllt sind.

Für die in der vorliegenden Untersuchung verwendeten Tests wurde die Analyse der Normalverteilung der Daten jeweils separat durchgeführt und – wo nötig – auch separat dokumentiert. Systembedingt wird allerdings der (Levene-)Test auf Gleichheit der Varianzen von SPSS 8.0 routinemäßig durchgeführt.

Angegeben wird für jeden U-Test eine Tabelle mit den Rangsummen der einzelnen Stichproben (Rank Sum), der Prüfgröße U, dem Wert der Standardnormalverteilung Z und der Irrtumswahrscheinlichkeit p. Außerdem wird ein adjustiertes Z mit der zugehörigen Irrtumswahrscheinlichkeit sowie die Anzahl der in jeder Stichprobe vorhandenen Fälle (N1, N2) angegeben.

Für den Vergleich der Mittelwerte der OHIP-Validierungs-, Kontroll- und Versuchsgruppe wird zusätzlich der Kruskal-Wallis-H-Test für mehrere (hier drei) unabhängige Stichproben angewandt. Um die Nullhypothese zu prüfen, die Stichproben entstammten derselben Grundgesamtheit, werden die Werte in eine gemeinsame Rangordnung gebracht. Anschließend wird mit einem Chi-Quadrat-Test geprüft, ob die durchschnittlichen Rangwerte für die einzelnen Stichproben gleich groß sind.

6.3.2.2 Unterschiede in der Häufigkeitsverteilung diskreter Variablen

Die Einteilung von zwei Stichproben (A und B) (hier z.B. Versuchsgruppe / Kontrollgruppe), die nach zwei Ausprägungen eines Merkmals (M1 und M2) aufgeteilt sind (in der Textanalyse der Patienten- und Arztbriefe z.B.: Begriff benannt / nicht benannt), führt zur Aufstellung einer Vierfeldertafel mit den Besetzungszahlen a, b, c und d:

	Stichproben		
Merkmal	A	B	
M1	a	c	S1=a+c
M2	b	d	S2=b+d
	S3=a+b	S4=c+d	

Mit dem Chi-Quadrat-Test für die Auswertung von Vierfeldertafeln (Sachs, 1992, 269 ff.) kann sie daraufhin überprüft werden, ob die Stichproben hinsichtlich des untersuchten Merkmals sich unterscheiden oder nicht, ob sie also als Zufallsstichprobe aus einer durch die Randsummen repräsentierten Grundgesamtheit aufgefaßt werden können. Als Randsumme werden dabei die vier Summen S1, S2, S3 und S4 bezeichnet. Der Test prüft die Nullhypothese: Die Besetzungszahlen der Vierfeldertafel sind proportional zu den Randsummen (anders ausgedrückt: Beide Stichproben unterscheiden sich nicht hinsichtlich des untersuchten Merkmals). Aus den Besetzungszahlen a, b, c und d wird dazu eine Prüfgröße Chi-Quadrat nach Pearson berechnet und daraus mit Hilfe der Chi-Quadrat-Verteilungsfunktion die Irrtumswahrscheinlichkeit p ermittelt. Die oben zitierte Darstellung von Sachs (1992) enthält Einzelheiten wie Berechnungsformeln und Verteilungsfunktionen.

Eine Verallgemeinerung auf mehrere Stichproben und / oder mehrere Merkmale bietet der k*c-Felder-Test (Sachs, 1992, 357 ff.).

Angegeben werden für jeden Test die Besetzungszahlen der Tafeln, sowie – teils – die daraus berechneten Zeilenprozentwerte (Anteile der einzelnen Stichproben an der Gesamtsumme jeder Merkmalsausprägung; die Zeilensumme ist dann jeweils 100%, dies erleichtert den Vergleich zwischen den einzelnen Ausprägungen). Außerdem wird in einer weiteren Tabelle der Wert Chi-Quadrat, der Freiheitsgrad (df) und die Irrtumswahrscheinlichkeit p für jeden Test angegeben.

Allerdings liefert der Chi-Quadrat-Test nicht unter allen Bedingungen zuverlässige Ergebnisse: Die erwartete Häufigkeit sollte in jedem Feld der Kreuztabelle mindestens 5 betragen, andernfalls kann das Ergebnis nicht mehr als zuverlässig gelten. Beinhaltet eine Kreuztabelle ein Feld mit einer erwarteten Häufigkeit unter 5, so wird zusätzlich Fisher's exakter Test berechnet. Fisher's exakter Test basiert auf einer hypergeometrischen Verteilung und stellt für kleine Stichproben mit geringen erwarteten Häufigkeiten das genaueste Verfahren dar. Für alle 2*2-Tabellen wird zum Pearsonschen Test zusätzlich Yates' Korrektur ausgewiesen. Die Korrektur besteht darin, daß bei der Berechnung des Chi-Quadrat-Wertes vor dem Quadrieren die absoluten Abweichungen der beobachteten von den erwarteten Häufigkeiten um 0,5 verringert werden. Dadurch ergibt sich ein kleineres Chi-Quadrat und somit ein schlechteres Signifikanzniveau (Brosius, 1998).

SPSS führt neben dem üblichen Pearsonschen Chi-Quadrat-Test automatisch zwei weitere Tests durch: Der Likelihood-Test basiert auf der Maximum-Likelihood-Theorie und liefert bei großen Stichproben das gleiche Ergebnis wie Pearsons Chi-Quadrat-Test. Der als Zusammenhang linear-mit-linear ausgewiesene Test mißt den linearen Zusammenhang zwischen den Variablen und ist damit nur für Variablen geeignet, die mindestens Ordinalskalenniveau besitzen. Dieser Test ist auch als Mantel-Haenszel-Test bekannt (Brosius, 1998, 405)[64].

6.3.2.3 Zusammenhangsmaße

Zusammenhangsmaße im Kontext von Kreuztabellen dienen dem Zweck, die Stärke eines Zusammenhangs zwischen zwei Variablen zu messen und durch die Berechnung einer Maßzahl zu quantifizieren. Die Berechnung der Maßzahl selbst hängt vom Skalenniveau der betrachteten Variablen ab. Je nach Skalenniveau hält SPSS die folgenden Zusammenhangsmaße vor:

- Nominalskalierung: Phi, Cramers V und den Kontingenzkoeffizient nach dem Chi-Quadrat-Konzept; Lambda und Goodman & Kruskals Tau nach dem Konzept der proportionalen Fehlerreduktion;
- Ordinalskalierung: Gamma, Somers d, Kendall's tau-b und Kendall's tau-c[65] nach dem Konzept der Rangkorrelation;
- Intervallskalierung: Korrelationskoeffizient nach Pearson sowie Eta.
  Zur konkreten Berechnung der Algorithmen vergl. Brosius (1998, 410 ff.).

6.3.2.4 Evaluationsinstrumente

Im Rahmen der Untersuchung ist die Evaluation des OHIP sowie des sozial-kognitiven Gesundheitsstrukturmodells nach Schwarzer (1996) statistisch umzusetzen. Die testmathematische Methodik umfaßt hier neben der Bestimmung von Korrelationen und der Reliabilitäts- auch die Diskriminanzanalyse.

---

64 Wo nötig, werden Einzelheiten im Text kurz erläutert.

65 Orthographie und Syntax (i.e. Genitive) folgen der Darstellung von Brosius (1998).

Korrelationen

Um die Stärke des Zusammenhangs zweier oder mehrerer Variablen zu ermitteln, kann ein Korrelationskoeffizient berechnet werden. Dieser Koeffizient ist zunächst darauf beschränkt, lineare Zusammenhänge zu identifizieren, indem er die Stärke des linearen Zusammenhangs in einer einzigen zwischen +1 und -1 liegenden Maßzahl ausdrückt. Da der Korrelationskoeffizient alle Informationen auf einen einzigen Wert reduziert, kann er das Verhältnis zweier Variablen nicht vollständig beschreiben. Insbesondere bei großen Stichproben kann es vorkommen, daß der Koeffizient einen zu großen Zusammenhang ausweist. Zudem mißt er lediglich lineare Zusammenhänge, so daß ein kleiner Koeffizient nicht als geringer Zusammenhang, sondern lediglich als geringer linearer Zusammenhang interpretiert werden darf.

Je nach den Eigenschaften der zu vergleichenden Variablen wird der – gebräuchlichste – Pearsonsche Korrelationskoeffizient, Kendalls tau-b oder der Koeffizient nach Spearman berechnet. Zum Algorithmus selbst vergl. wiederum Sachs (1992) und Lienert (1994).

Reliabilitätsanalyse

Die Reliabilitätsanalyse ist letztlich ein Instrument der Dimensionsreduktion. Mit der Reliabilitätsanalyse kann untersucht werden, ob die Zusammenfassung gleichartiger Komponenten zu einer gemeinsamen Skala bestimmten Anforderungen an die Zuverlässigkeit (Reliability) von Tests genügt. Die einzelnen Komponenten werden in der Regel durch verschiedene Variablen repräsentiert. Die Reliabilitätsanalyse betrachtet demnach die Zusammenfassung der Werte verschiedener Variablen zu einer gemeinsamen Skala. Sie wird auch als Item-Analyse bezeichnet, da die einzelnen Komponenten (in diesem Fall also die Variablen) letztlich die Items der Untersuchungsdaten darstellen.

Um mehrere Variablen zu einer gemeinsamen zusammenzufassen sind verschiedene Verfahren vorstellbar. Die Reliabilitätsanalyse beschränkt sich auf additive Zusammenfassungen; die neue gemeinsame Variable ergibt sich aus der Summe der einzelnen Variablenwerte. Um die Werte vernünftigerweise additiv zusammenfassen zu können, ist eigentlich ein Intervallskalenniveau erforderlich. Bei der Reliabilitätsanalyse genügt es jedoch häufig, wenn die Variablen ordinal skaliert sind, da die Analyse nicht tatsächlich eine neue Skala erstellt, sondern lediglich mit verschiedenen Verfahren die Zusammenfassung auf einige Konsistenzen überprüft. Insbesondere bei Ordinalskalen, bei denen die Unterschiede zwischen einzelnen Werten schon beinahe als Abstände interpretiert werden können, ist es daher möglich, die Reliabilitätsanalyse korrekt anzuwenden. Um die Zuverlässigkeit der aus unterschiedlichen Variablen zusammengesetzten Skala mit Hilfe einer Maßzahl zu quantifizieren, kann der Koeffizient Cronbach's alpha berechnet werden (Brosius & Brosius, 1995).

Die Berechnung der Maßzahl Cronbach's alpha beruht auf der Überlegung, daß die Zuverlässigkeit der Skala um so besser ist, je stärker die Korrelationen zwischen den einzelnen Variablen sind und je größer die Anzahl der Variablen (und damit die Anzahl der Merkmale zur Beschreibung eines Sachverhalts) ist, auf denen die Skala basiert. Alpha kann Werte zwischen Null und Eins annehmen; empirische Werte über 0,5 können als akzeptabel angesehen werden (Schnell, Hill & Esser, 1999). Zum Algorithmus selbst vergl. wiederum Sachs (1992).

Weitere strukturprüfende wie -entdeckende Verfahren, insonderheit die Diskriminanzanalyse, werden an Ort und Stelle kurz eingeführt.[66] Die vorliegende Arbeit folgt dabei der Übersicht von Backhaus, Erichson, Plinke und Weiber, 1994. (Auch die folgende Abbildung lehnt an die Übersichtstabelle von Backhaus, Erichson, Plinke und Weiber, 1994, XVII, sich an.)

Strukturprüfende statistische Verfahren			
		Unabhängige Variable	
	Skalenniveau	metrisch	nominal
Abhängige	metrisch	Regressionsanalyse	Varianzanalyse
Variable	nominal	Diskriminanzanalyse	Kontingenzanalyse

66 Die unterschiedliche Breite und Ausführlichkeit in der Darstellung testmathematischer Verfahren orientiert an der Häufigkeit ihrer Anwendung in dieser Untersuchung sich.

7. Ergebnisse

7.1 Deskriptiv-statistische Darstellung

Die deskriptiv-statistische Darstellung nach Versuchs- und Kontrollgruppe (sowie ggf. nach den entsprechenden Validierungsgruppen OHIP und FKK) getrennt ist – nicht zuletzt der Übersicht und besseren Lesbarkeit wegen – im Anhang beigefügt.

7.2 Analytisch-statistische Auswertung der Daten: Bearbeitung der Fragestellungen aus der Aufgabenstellung

7.2.1 Hypothese 1

Aufgabe qua Operationalisierung:
Untersuchung der Vergleichbarkeit der Kontrollgruppe mit der Versuchsgruppe hinsichtlich der objektiven zahnmedizinischen Befunde: Prothetische Versorgung, konservierender, chirurgischer und parodontaler Befund, Mundschleimhauterkrankungen, prothetischer, kieferorthopädischer, funktionsanalytischer sowie logopädischer Befund und vital-lebensbedrohende Erkrankungen.[67]

Hinsichtlich des objektiven Krankheitswertes besteht zwischen der Versuchs- und Kontrollgruppe nach Auswertung der Daten kein wesentlicher Unterschied. Versuchs- und Kontrollgruppe scheinen nach Auswertung der Kreuztabellen eher einer gemeinsamen Grundgesamtheit anzugehören: Die Chi-Quadrat-Tests für die prothetische Eingangsversorgung, die konservierenden, chirurgischen und parodontalen Befunde, für die Mund-

67 Der besseren Übersicht wegen werden in der folgenden Darstellung insonderheit der Hypothesen die Kreuztabellen und die Chi-Quadrat-Tests separat ausgewiesen. SPSS 8.0 weist allerdings für die Statistik Chi-Quadrat grundsätzlich den *Likelihood-Quotient* sowie den *Zusammenhang linear-mit-linear* aus. Der Likelihood-Quotient stellt eine weitere Statistik für die Anpassungsgüte, ähnlich dem Pearsonschen Chi-Quadrat, dar. Der Zusammenhang linear-mit-linear berechnet das Maß einer linearen Verbindung zwischen den Zeilen- und Spaltenvariablen einer Kreuztabelle. Diese Statistik ist für nominale Daten nicht zu verwenden, wird allerdings von SPSS 8.0 systembedingt automatisch ausgewiesen. Beide Daten werden im folgenden nicht ausgewertet. Beinhaltet eine Kreuztabelle ein Feld mit einer erwarteten Häufigkeit unter 5, so wird zusätzlich Fisher's exakter Test berechnet. Obwohl der Chi-Quadrat-Test in diesem Falle keine zuverlässigen Ergebnisse liefert, wird Pearsons Chi-Quadrat gleichwohl berechnet und ausgewiesen. Fisher's exakter Test basiert auf einer hypergeometrischen Verteilung und stellt für kleine Stichproben mit geringen erwarteten Häufigkeiten das genaueste Verfahren dar. Für alle 2*2-Tabellen wird zum Pearsonschen Test zusätzlich Yates' Kontinuitätskorrektur ausgewiesen. Die Korrektur besteht darin, daß bei der Berechnung des Chi-Quadrat-Wertes vor dem Quadrieren die absoluten Abweichungen der beobachteten von den erwarteten Häufigkeiten um 0,5 verringert werden. Auch diese Angaben erfolgen durch SPSS 8.0 systembedingt automatisch, werden wiederum im folgenden aber nicht in jedem Fall ausgewertet.

schleimhauterkrankungen, die prothetischen, kieferorthopädischen sowie logopädischen Befunde weisen weisen stets Irrtumswahrscheinlichkeiten von $p > 0,05$ aus. Die Nullhypothese, derzufolge ein Zusammenhang zwischen den getesteten Variablen besteht, i.e. keine Unterschiede in den Häufigkeitsverteilungen der Kategorien in den beiden Gruppen nachzuweisen sind, kann derart nicht zurückgewiesen werden.

Prothetische Versorgung

Kreuztabelle

Anzahl

		GRUPPE		
		kontrollgruppe	versuchsgruppe	Gesamt
Prothetische Versorgung	keine prothetische Versorgung	25	17	42
	festsitzende Prothese	53	50	103
	herausnehmbare Prothese	46	43	89
	kombiniert festsitzend-herausnehmbare Prothese	28	21	49
Gesamt		152	131	283

Chi-Quadrat-Tests

	Wert	df	Asymptotische Signifikanz (2-seitig)
Chi-Quadrat nach Pearson	1,160[a]	3	,763
Likelihood-Quotient	1,165	3	,761
Zusammenhang linear-mit-linear	,012	1	,912
Anzahl der gültigen Fälle	283		

a. 0 Zellen (,0%) haben eine erwartete Häufigkeit kleiner 5. Die minimale erwartete Häufigkeit ist 19,44.

Konservierender Befund

Kreuztabelle

Anzahl

		GRUPPE		
		kontrollgruppe	versuchsgruppe	Gesamt
Konservierender Befund	ohne besonderen Befund	36	29	65
	Behandlungsnotwendigkeit	116	102	218
Gesamt		152	131	283

Chi-Quadrat-Tests

	Wert	df	Asymptotische Signifikanz (2-seitig)	Exakte Signifikanz (2-seitig)	Exakte Signifikanz (1-seitig)
Chi-Quadrat nach Pearson	,095[b]	1	,758		
Kontinuitätskorrektur[a]	,028	1	,868		
Likelihood-Quotient	,095	1	,758		
Exakter Test nach Fisher				,779	,435
Zusammenhang linear-mit-linear	,095	1	,758		
Anzahl der gültigen Fälle	283				

a. Wird nur für eine 2x2-Tabelle berechnet

b. 0 Zellen (,0%) haben eine erwartete Häufigkeit kleiner 5. Die minimale erwartete Häufigkeit ist 30,09.

Chirurgischer Befund

Kreuztabelle

Anzahl

		GRUPPE		
		kontrollgruppe	versuchsgruppe	Gesamt
Chirurgischer Befund	ohne besonderen Befund	68	53	121
	Behandlungsnotwendigkeit	84	78	162
Gesamt		152	131	283

Chi-Quadrat-Tests

	Wert	df	Asymptotische Signifikanz (2-seitig)	Exakte Signifikanz (2-seitig)	Exakte Signifikanz (1-seitig)
Chi-Quadrat nach Pearson	,526[b]	1	,468		
Kontinuitätskorrektur[a]	,366	1	,545		
Likelihood-Quotient	,527	1	,468		
Exakter Test nach Fisher				,473	,273
Zusammenhang linear-mit-linear	,524	1	,469		
Anzahl der gültigen Fälle	283				

a. Wird nur für eine 2x2-Tabelle berechnet

b. 0 Zellen (,0%) haben eine erwartete Häufigkeit kleiner 5. Die minimale erwartete Häufigkeit ist 56,01.

Parodontaler Befund

Kreuztabelle

Anzahl

		GRUPPE		
		kontrollgruppe	versuchsgruppe	Gesamt
Parodontologischer Befund	ohne besonderen Befund	61	63	124
	Behandlungsnotwendigkeit	91	68	159
Gesamt		152	131	283

Chi-Quadrat-Tests

	Wert	df	Asymptotische Signifikanz (2-seitig)	Exakte Signifikanz (2-seitig)	Exakte Signifikanz (1-seitig)
Chi-Quadrat nach Pearson	1,811[b]	1	,178		
Kontinuitätskorrektur[a]	1,502	1	,220		
Likelihood-Quotient	1,811	1	,178		
Exakter Test nach Fisher				,188	,110
Zusammenhang linear-mit-linear	1,805	1	,179		
Anzahl der gültigen Fälle	283				

a. Wird nur für eine 2x2-Tabelle berechnet

b. 0 Zellen (,0%) haben eine erwartete Häufigkeit kleiner 5. Die minimale erwartete Häufigkeit ist 57,40.

Mundschleimhauterkrankungen

Kreuztabelle

Anzahl

		GRUPPE		
		kontrollgruppe	versuchsgruppe	Gesamt
Mundschleimhauterkrankung	ohne besonderen Befund	64	43	107
	Behandlungsnotwendigkeit	88	88	176
Gesamt		152	131	283

Chi-Quadrat-Tests

	Wert	df	Asymptotische Signifikanz (2-seitig)	Exakte Signifikanz (2-seitig)	Exakte Signifikanz (1-seitig)
Chi-Quadrat nach Pearson	2,577[b]	1	,108		
Kontinuitätskorrektur[a]	2,198	1	,138		
Likelihood-Quotient	2,589	1	,108		
Exakter Test nach Fisher				,112	,069
Zusammenhang linear-mit-linear	2,568	1	,109		
Anzahl der gültigen Fälle	283				

a. Wird nur für eine 2x2-Tabelle berechnet

b. 0 Zellen (,0%) haben eine erwartete Häufigkeit kleiner 5. Die minimale erwartete Häufigkeit ist 49,53.

Prothetischer Befund

Kreuztabelle

Anzahl

		GRUPPE		
		kontrollgruppe	versuchsgruppe	Gesamt
Prothetischer Befund	ohne besonderen Befund	69	52	121
	Behandlungsnotwendigkeit	83	79	162
Gesamt		152	131	283

Chi-Quadrat-Tests

	Wert	df	Asymptotische Signifikanz (2-seitig)	Exakte Signifikanz (2-seitig)	Exakte Signifikanz (1-seitig)
Chi-Quadrat nach Pearson	,934[b]	1	,334		
Kontinuitätskorrektur[a]	,716	1	,398		
Likelihood-Quotient	,935	1	,333		
Exakter Test nach Fisher				,339	,199
Zusammenhang linear-mit-linear	,931	1	,335		
Anzahl der gültigen Fälle	283				

a. Wird nur für eine 2x2-Tabelle berechnet

b. 0 Zellen (,0%) haben eine erwartete Häufigkeit kleiner 5. Die minimale erwartete Häufigkeit ist 56,01.

Kieferorthopädischer Befund

Kreuztabelle

Anzahl

		GRUPPE		
		kontrollgruppe	versuchsgruppe	Gesamt
Kieferorthopädischer Befund	ohne besonderen Befund	149	127	276
	Behandlungsnotwendigkeit	3	4	7
Gesamt		152	131	283

Chi-Quadrat-Tests

	Wert	df	Asymptotische Signifikanz (2-seitig)	Exakte Signifikanz (2-seitig)	Exakte Signifikanz (1-seitig)
Chi-Quadrat nach Pearson	,340[b]	1	,560		
Kontinuitätskorrektur[a]	,040	1	,842		
Likelihood-Quotient	,339	1	,560		
Exakter Test nach Fisher				,708	,418
Zusammenhang linear-mit-linear	,339	1	,560		
Anzahl der gültigen Fälle	283				

a. Wird nur für eine 2x2-Tabelle berechnet

b. 2 Zellen (50,0%) haben eine erwartete Häufigkeit kleiner 5. Die minimale erwartete Häufigkeit ist 3,24.

Funktionsanalytischer Befund

Kreuztabelle

Anzahl

		GRUPPE		
		kontrollgruppe	versuchsgruppe	Gesamt
Funktionsanalytischer Befund	ohne besonderen Befund	137	106	243
	Behandlungsnotwendigkeit	15	25	40
Gesamt		152	131	283

Chi-Quadrat-Tests

	Wert	df	Asymptotische Signifikanz (2-seitig)	Exakte Signifikanz (2-seitig)	Exakte Signifikanz (1-seitig)
Chi-Quadrat nach Pearson	4,924[b]	1	,026		
Kontinuitätskorrektur[a]	4,193	1	,041		
Likelihood-Quotient	4,933	1	,026		
Exakter Test nach Fisher				,039	,020
Zusammenhang linear-mit-linear	4,906	1	,027		
Anzahl der gültigen Fälle	283				

a. Wird nur für eine 2x2-Tabelle berechnet

b. 0 Zellen (,0%) haben eine erwartete Häufigkeit kleiner 5. Die minimale erwartete Häufigkeit ist 18,52.

Logopädischer Befund

Kreuztabelle

Anzahl

		GRUPPE		
		kontrollgruppe	versuchsgruppe	Gesamt
Logopädischer Befund	ohne besonderen Befund	147	126	273
	Behandlungsnotwendigkeit	5	5	10
Gesamt		152	131	283

Chi-Quadrat-Tests

	Wert	df	Asymptotische Signifikanz (2-seitig)	Exakte Signifikanz (2-seitig)	Exakte Signifikanz (1-seitig)
Chi-Quadrat nach Pearson	,057[b]	1	,811		
Kontinuitätskorrektur[a]	,000	1	1,000		
Likelihood-Quotient	,057	1	,811		
Exakter Test nach Fisher				1,000	,530
Zusammenhang linear-mit-linear	,057	1	,811		
Anzahl der gültigen Fälle	283				

a. Wird nur für eine 2x2-Tabelle berechnet

b. 1 Zellen (25,0%) haben eine erwartete Häufigkeit kleiner 5. Die minimale erwartete Häufigkeit ist 4,63.

Vitale Erkrankung

Kreuztabelle

Anzahl

		GRUPPE		
		kontrollgruppe	versuchsgruppe	Gesamt
Vital-lebensbedrohende Erkrankung	Erkrankung liegt vor	2	1	3
	Erkrankung liegt nicht vor	150	130	280
Gesamt		152	131	283

Chi-Quadrat-Tests

	Wert	df	Asymptotische Signifikanz (2-seitig)	Exakte Signifikanz (2-seitig)	Exakte Signifikanz (1-seitig)
Chi-Quadrat nach Pearson	,205[b]	1	,651		
Kontinuitätskorrektur[a]	,000	1	1,000		
Likelihood-Quotient	,210	1	,647		
Exakter Test nach Fisher				1,000	,556
Zusammenhang linear-mit-linear	,204	1	,652		
Anzahl der gültigen Fälle	283				

a. Wird nur für eine 2x2-Tabelle berechnet

b. 2 Zellen (50,0%) haben eine erwartete Häufigkeit kleiner 5. Die minimale erwartete Häufigkeit ist 1,39.

Dies gilt insbesondere für die vital-lebensbedrohenden Erkrankungen ($p > 0,65$), die im thematischen Kontext der Untersuchung natürlich von spezifischem Interesse sind (Fisher's Test für die exakte Signifikanz zweiseitig 1,0 sowie einseitig 0,556).

Allein im funktionsanalytischen Befund unterscheidet die Versuchs- von der Kontrollgruppe signifikant auf dem Fünf-Prozent-Niveau sich: Chi-Quadrat-Test 4,92; p <

0.026. Wegen der unzureichenden Belegung einzelner Felder der Kreuztabelle ist hier ebenfalls Fisher's Test für die exakte Signifikanz ausgewiesen: zweiseitig 0,039 sowie einseitig 0,020[68].

Der Vergleich der Versuchs- und Kontrollgruppe hinsichtlich der objektiven (zahn-) medizinischen Befunde hat also keinen empirisch nachprüfbaren Unterschied hinsichtlich eines faktisch höheren Krankheitswertes gezeigt. Die Erwartung, daß die objektiven (zahn-) medizinischen Befunde der Patienten der Versuchsgruppe auf einen somit objektivierbar höheren Krankheitswert verweisen als bei den Patienten der Kontrollgruppe, hat – abgesehen vom funktionsanalytischen Befund – sich nicht bestätigt. Die Patienten auch der Versuchsgruppe sind medizinisch relativ unauffällig, sie fallen zumindest nicht aus der Norm. Die Vermutung, daß – möglicherweise – gravierenderen Erkrankungen der Versuchsgruppe von den Patienten durch Methoden begegnet wird, die den Gesamtrahmen der medizinischen Versorgung bis auf das Feld der Alternativmedizin hin ausschöpfen, ist empirisch nicht zu stützen.

Hypothese 1, nach der Patienten, die Verfahren der Alternativmedizin praeferieren, sich in ihren (zahn-) medizinischen Befunden von allen anderen Patienten unterscheiden, sie derart in der Grundgesamtheit aller Patienten eine separate Gruppe bilden, ist in dieser Formulierung zurückzuweisen.

7.2.2 Hypothese 2

Aufgabe qua Operationalisierung:
Untersuchung der Vergleichbarkeit der Subgruppen der Zahnärzte und Patienten der Versuchsgruppe hinsichtlich der textanalytischen Befunde zur medizinisch-wissenschaftlichen Begründung der Alternativmedizin: Gesundung, Heilung, (Vital-) Kraft, Methodik, Natur, Nebenwirkungen, Schulmedizin (im positiven Kontext) und (esoterische) Erfahrung sowie die Adjektive alternativ, (schulmedizinisch) austherapiert, biologisch/natürlich, individuell, messbar, nachgewiesen, wissenschaftlich sowie die Präfix eigen- und selbst-.

Hinsichtlich der Textanalyse und des semantisch-kontextualen Vergleichs der Anträge, Atteste, Befund- und Arztberichte zur – vorgeblichen – Notwendigkeit der Behandlung (und resultierend zur Kostenübernahme durch den Versicherungsträger) innerhalb der Versuchsgruppe im Vergleich der Patienten und Zahnärzte bestehen teils gravierende Unterschiede. Die Erwartung, daß der Schwerpunkt der zahnärztlichen und Patientendarstellungen auf die Notwendigkeit einer alternativ-medizinischen Methodik nach Scheitern der schulmedizinischen Behandlung abhebt, sieht durch die erhobenen Daten letztlich nicht sich bestätigt.

Für die Begriffe und Begriffsfelder *Gesundung, Heilung, Methodik, Natur, Nebenwirkungen, Schulmedizin (im positiven Kontext)* und *(esoterische) Erfahrung* sowie die Adjektive *messbar, nachgewiesen, wissenschaftlich* sowie die Präfix *eigen-* und *selbst-* ergeben nach Maßgabe der Chi-Quadrat-Tests teils hochsignifikante Unterschiede in der Verteilung sich. Zahnärzte bevorzugen offensichtlich als Behandlungsziel den Begriff *Gesundung* (Chi-Quadrat 8,076; df = 1; $p < 0,005$ für die zweiseitige Signifikanz), während die Patienten eher von *Heilung* sprechen (Chi-Quadrat 13,877; df = 1; $p < 0,001$ für die zwei-

68 Bei entsprechender Belegung der Kreuztabellen wird im folgenden Text statt auf den Chi-Quadrat- nun ausschließlich auf den Fisher-Test rekurriert.

seitige Signifikanz). Die *methodische* Herangehensweise, i.e. die *Systematik* auch der alternativ-medizinischen Verfahren spielt für die behandelnden Zahnärzte gleichfalls eine wesentliche Rolle, für die Patienten ist dies eher gleichgültig (Chi-Quadrat 15,678; df = 1; p < 0,001 für die zweiseitige Signifikanz). Die unterschiedliche Verteilung der Nennung des Begriffes *Natur* ist zwar noch signifikant (Chi-Quadrat 4,429; df = 1; p < 0,05 für die zweiseitige Signifikanz), allerdings nähern hier die Vorstellungen von Patienten und Zahnärzten sich bereits an: Die Verteilung der weiteren Begriffe differiert weit deutlicher. Die – zumindest behauptete und erwartete – *Nebenwirkungsfreiheit* der Alternativmedizin ist für die Zahnärzte ein deutlich stringenteres Argument als für die Patienten (Chi-Quadrat 15,870; df = 1; p < 0,001). Analoges gilt für die Begriffsumfänge der Adjektive *messbar* und *nachgewiesen* (Chi-Quadrat 13,838 bzw. 17,733; df =1; p < 0,001 für beide). Ganz offensichtlich nehmen die Zahnärzte für die angewandten Methoden eine Art evidenzbasierter Wirkung in Anspruch; sie behaupten zwar faktisch nicht die Überprüfbarkeit der alternativ-medizinischen Methoden, weisen aber auf messbare und dokumentierte *Erfolge* der Verfahren hin. In diesem Zusammenhang kann somit auch die zahnärztliche Wertschätzung der *Schulmedizin* nicht wirklich verwundern. Die positive Wertung der Schulmedizin läßt die Zahnärzte auch die Alternativmedizin subsumieren, die Patienten suchen hier eher eine Abgrenzung (Chi-Quadrat 12,867; df = 1; p < 0,001 für die zweiseitige Signifikanz). Gleichwohl ist – besondere wo nicht *esoterische* – *Erfahrung* gerade für Zahnärzte ein wesentliches Behandlungsmerkmal. *Wissenschaftlichkeit* und *Esoterik* gehen für die Behandler offensichtlich Hand in Hand, für die Patienten sind die Begriffe – realistischerweise – eher Pole auf einer analogen Skala (Chi-Quadrat 5,517 bzw. 23,227; df = 1; p < 0,05 bzw. p < 0,001).

Gesundung

Kreuztabelle

Anzahl

		Gruppenzugehörigkeit		
		Zahnärzte	Patienten	Gesamt
Gesundung	benannt	77	54	131
	nicht benannt	54	77	131
Gesamt		131	131	262

Chi-Quadrat-Tests

	Wert	df	Asymptotische Signifikanz (2-seitig)	Exakte Signifikanz (2-seitig)	Exakte Signifikanz (1-seitig)
Chi-Quadrat nach Pearson	8,076[b]	1	,004		
Kontinuitätskorrektur[a]	7,389	1	,007		
Likelihood-Quotient	8,118	1	,004		
Exakter Test nach Fisher				,006	,003
Zusammenhang linear-mit-linear	8,046	1	,005		
Anzahl der gültigen Fälle	262				

a. Wird nur für eine 2x2-Tabelle berechnet

b. 0 Zellen (,0%) haben eine erwartete Häufigkeit kleiner 5. Die minimale erwartete Häufigkeit ist 65,50.

Heilung

Kreuztabelle

Anzahl

		Gruppenzugehörigkeit		
		Zahnärzte	Patienten	Gesamt
Heilung	benannt	44	74	118
	nicht benannt	87	57	144
Gesamt		131	131	262

Chi-Quadrat-Tests

	Wert	df	Asymptotische Signifikanz (2-seitig)	Exakte Signifikanz (2-seitig)	Exakte Signifikanz (1-seitig)
Chi-Quadrat nach Pearson	13,877[b]	1	,000		
Kontinuitätskorrektur[a]	12,967	1	,000		
Likelihood-Quotient	14,007	1	,000		
Exakter Test nach Fisher				,000	,000
Zusammenhang linear-mit-linear	13,824	1	,000		
Anzahl der gültigen Fälle	262				

a. Wird nur für eine 2x2-Tabelle berechnet

b. 0 Zellen (,0%) haben eine erwartete Häufigkeit kleiner 5. Die minimale erwartete Häufigkeit ist 59,00.

(Vital-) Kraft

Kreuztabelle

Anzahl

		Gruppenzugehörigkeit		
		Zahnärzte	Patienten	Gesamt
Kraft	benannt	66	77	143
	nicht benannt	65	54	119
Gesamt		131	131	262

Chi-Quadrat-Tests

	Wert	df	Asymptotische Signifikanz (2-seitig)	Exakte Signifikanz (2-seitig)	Exakte Signifikanz (1-seitig)
Chi-Quadrat nach Pearson	1,863[b]	1	,172		
Kontinuitätskorrektur[a]	1,540	1	,215		
Likelihood-Quotient	1,865	1	,172		
Exakter Test nach Fisher				,215	,107
Zusammenhang linear-mit-linear	1,856	1	,173		
Anzahl der gültigen Fälle	262				

a. Wird nur für eine 2x2-Tabelle berechnet

b. 0 Zellen (,0%) haben eine erwartete Häufigkeit kleiner 5. Die minimale erwartete Häufigkeit ist 59,50.

Methodik, Systematik

Kreuztabelle

Anzahl

		Gruppenzugehörigkeit		
		Zahnärzte	Patienten	Gesamt
Methodik, Systematik	benannt	78	46	124
	nicht benannt	53	85	138
Gesamt		131	131	262

Chi-Quadrat-Tests

	Wert	df	Asymptotische Signifikanz (2-seitig)	Exakte Signifikanz (2-seitig)	Exakte Signifikanz (1-seitig)
Chi-Quadrat nach Pearson	15,678[b]	1	,000		
Kontinuitätskorrektur[a]	14,714	1	,000		
Likelihood-Quotient	15,841	1	,000		
Exakter Test nach Fisher				,000	,000
Zusammenhang linear-mit-linear	15,619	1	,000		
Anzahl der gültigen Fälle	262				

a. Wird nur für eine 2x2-Tabelle berechnet

b. 0 Zellen (,0%) haben eine erwartete Häufigkeit kleiner 5. Die minimale erwartete Häufigkeit ist 62,00.

Natur

Kreuztabelle

Anzahl

		Gruppenzugehörigkeit		
		Zahnärzte	Patienten	Gesamt
Natur	benannt	61	78	139
	nicht benannt	70	53	123
Gesamt		131	131	262

Chi-Quadrat-Tests

	Wert	df	Asymptotische Signifikanz (2-seitig)	Exakte Signifikanz (2-seitig)	Exakte Signifikanz (1-seitig)
Chi-Quadrat nach Pearson	4,429[b]	1	,035		
Kontinuitätskorrektur[a]	3,923	1	,048		
Likelihood-Quotient	4,441	1	,035		
Exakter Test nach Fisher				,047	,024
Zusammenhang linear-mit-linear	4,412	1	,036		
Anzahl der gültigen Fälle	262				

a. Wird nur für eine 2x2-Tabelle berechnet

b. 0 Zellen (,0%) haben eine erwartete Häufigkeit kleiner 5. Die minimale erwartete Häufigkeit ist 61,50.

Nebenwirkungen

Kreuztabelle

Anzahl

		Gruppenzugehörigkeit		
		Zahnärzte	Patienten	Gesamt
Nebenwirkungen	benannt	99	68	167
	nicht benannt	32	63	95
Gesamt		131	131	262

Chi-Quadrat-Tests

	Wert	df	Asymptotische Signifikanz (2-seitig)	Exakte Signifikanz (2-seitig)	Exakte Signifikanz (1-seitig)
Chi-Quadrat nach Pearson	15,870[b]	1	,000		
Kontinuitätskorrektur[a]	14,863	1	,000		
Likelihood-Quotient	16,091	1	,000		
Exakter Test nach Fisher				,000	,000
Zusammenhang linear-mit-linear	15,810	1	,000		
Anzahl der gültigen Fälle	262				

a. Wird nur für eine 2x2-Tabelle berechnet

b. 0 Zellen (,0%) haben eine erwartete Häufigkeit kleiner 5. Die minimale erwartete Häufigkeit ist 47,50.

alternativ

Kreuztabelle

Anzahl

		Gruppenzugehörigkeit		
		Zahnärzte	Patienten	Gesamt
alternativ	benannt	62	58	120
	nicht benannt	69	73	142
Gesamt		131	131	262

Chi-Quadrat-Tests

	Wert	df	Asymptotische Signifikanz (2-seitig)	Exakte Signifikanz (2-seitig)	Exakte Signifikanz (1-seitig)
Chi-Quadrat nach Pearson	,246[b]	1	,620		
Kontinuitätskorrektur[a]	,138	1	,710		
Likelihood-Quotient	,246	1	,620		
Exakter Test nach Fisher				,710	,355
Zusammenhang linear-mit-linear	,245	1	,621		
Anzahl der gültigen Fälle	262				

a. Wird nur für eine 2x2-Tabelle berechnet

b. 0 Zellen (,0%) haben eine erwartete Häufigkeit kleiner 5. Die minimale erwartete Häufigkeit ist 60,00.

(schulmedizinisch) austherapiert

Kreuztabelle

Anzahl

		Gruppenzugehörigkeit		
		Zahnärzte	Patienten	Gesamt
(schulmedizinisch) austherapiert	benannt	60	52	112
	nicht benannt	71	79	150
Gesamt		131	131	262

Chi-Quadrat-Tests

	Wert	df	Asymptotische Signifikanz (2-seitig)	Exakte Signifikanz (2-seitig)	Exakte Signifikanz (1-seitig)
Chi-Quadrat nach Pearson	,998[b]	1	,318		
Kontinuitätskorrektur[a]	,764	1	,382		
Likelihood-Quotient	,999	1	,318		
Exakter Test nach Fisher				,382	,191
Zusammenhang linear-mit-linear	,994	1	,319		
Anzahl der gültigen Fälle	262				

a. Wird nur für eine 2x2-Tabelle berechnet

b. 0 Zellen (,0%) haben eine erwartete Häufigkeit kleiner 5. Die minimale erwartete Häufigkeit ist 56,00.

biologisch (nicht im naturwiss. Sinne)

Kreuztabelle

Anzahl

		Gruppenzugehörigkeit		
		Zahnärzte	Patienten	Gesamt
biologisch (nicht im naturwiss. Sinne)	benannt	68	63	131
	nicht benannt	63	68	131
Gesamt		131	131	262

Chi-Quadrat-Tests

	Wert	df	Asymptotische Signifikanz (2-seitig)	Exakte Signifikanz (2-seitig)	Exakte Signifikanz (1-seitig)
Chi-Quadrat nach Pearson	,382[b]	1	,537		
Kontinuitätskorrektur[a]	,244	1	,621		
Likelihood-Quotient	,382	1	,537		
Exakter Test nach Fisher				,621	,311
Zusammenhang linear-mit-linear	,380	1	,537		
Anzahl der gültigen Fälle	262				

a. Wird nur für eine 2x2-Tabelle berechnet

b. 0 Zellen (,0%) haben eine erwartete Häufigkeit kleiner 5. Die minimale erwartete Häufigkeit ist 65,50.

individuell, rein Einzelfall bezogen

Kreuztabelle

Anzahl

		Gruppenzugehörigkeit		
		Zahnärzte	Patienten	Gesamt
individuell, rein Einzelfall bezogen	benannt	59	60	119
	nicht benannt	72	71	143
Gesamt		131	131	262

Chi-Quadrat-Tests

	Wert	df	Asymptotische Signifikanz (2-seitig)	Exakte Signifikanz (2-seitig)	Exakte Signifikanz (1-seitig)
Chi-Quadrat nach Pearson	,015[b]	1	,901		
Kontinuitätskorrektur[a]	,000	1	1,000		
Likelihood-Quotient	,015	1	,901		
Exakter Test nach Fisher				1,000	,500
Zusammenhang linear-mit-linear	,015	1	,901		
Anzahl der gültigen Fälle	262				

a. Wird nur für eine 2x2-Tabelle berechnet

b. 0 Zellen (,0%) haben eine erwartete Häufigkeit kleiner 5. Die minimale erwartete Häufigkeit ist 59,50.

messbar

Kreuztabelle

Anzahl

		Gruppenzugehörigkeit		
		Zahnärzte	Patienten	Gesamt
messbar	benannt	75	45	120
	nicht benannt	56	86	142
Gesamt		131	131	262

Chi-Quadrat-Tests

	Wert	df	Asymptotische Signifikanz (2-seitig)	Exakte Signifikanz (2-seitig)	Exakte Signifikanz (1-seitig)
Chi-Quadrat nach Pearson	13,838[b]	1	,000		
Kontinuitätskorrektur[a]	12,931	1	,000		
Likelihood-Quotient	13,966	1	,000		
Exakter Test nach Fisher				,000	,000
Zusammenhang linear-mit-linear	13,785	1	,000		
Anzahl der gültigen Fälle	262				

a. Wird nur für eine 2x2-Tabelle berechnet

b. 0 Zellen (,0%) haben eine erwartete Häufigkeit kleiner 5. Die minimale erwartete Häufigkeit ist 60,00.

nachgewiesen

Kreuztabelle

Anzahl

		Gruppenzugehörigkeit		
		Zahnärzte	Patienten	Gesamt
nachgewiesen	benannt	87	53	140
	nicht benannt	44	78	122
Gesamt		131	131	262

Chi-Quadrat-Tests

	Wert	df	Asymptotische Signifikanz (2-seitig)	Exakte Signifikanz (2-seitig)	Exakte Signifikanz (1-seitig)
Chi-Quadrat nach Pearson	17,733[b]	1	,000		
Kontinuitätskorrektur[a]	16,705	1	,000		
Likelihood-Quotient	17,942	1	,000		
Exakter Test nach Fisher				,000	,000
Zusammenhang linear-mit-linear	17,665	1	,000		
Anzahl der gültigen Fälle	262				

a. Wird nur für eine 2x2-Tabelle berechnet

b. 0 Zellen (,0%) haben eine erwartete Häufigkeit kleiner 5. Die minimale erwartete Häufigkeit ist 61,00.

(Praefixe) eigen-, selbst-

Kreuztabelle

Anzahl

		Gruppenzugehörigkeit		
		Zahnärzte	Patienten	Gesamt
(Praefix) selbst-	benannt	63	83	146
	nicht benannt	68	48	116
Gesamt		131	131	262

Chi-Quadrat-Tests

	Wert	df	Asymptotische Signifikanz (2-seitig)	Exakte Signifikanz (2-seitig)	Exakte Signifikanz (1-seitig)
Chi-Quadrat nach Pearson	6,188[b]	1	,013		
Kontinuitätskorrektur[a]	5,585	1	,018		
Likelihood-Quotient	6,214	1	,013		
Exakter Test nach Fisher				,018	,009
Zusammenhang linear-mit-linear	6,164	1	,013		
Anzahl der gültigen Fälle	262				

a. Wird nur für eine 2x2-Tabelle berechnet

b. 0 Zellen (,0%) haben eine erwartete Häufigkeit kleiner 5. Die minimale erwartete Häufigkeit ist 58,00.

(pos. Kontext) wissenschaftlich

Kreuztabelle

Anzahl

		Gruppenzugehörigkeit		
		Zahnärzte	Patienten	Gesamt
(pos. Kontext) wissenschaftlich	benannt	45	84	129
	nicht benannt	86	47	133
Gesamt		131	131	262

Chi-Quadrat-Tests

	Wert	df	Asymptotische Signifikanz (2-seitig)	Exakte Signifikanz (2-seitig)	Exakte Signifikanz (1-seitig)
Chi-Quadrat nach Pearson	23,227[b]	1	,000		
Kontinuitätskorrektur[a]	22,051	1	,000		
Likelihood-Quotient	23,583	1	,000		
Exakter Test nach Fisher				,000	,000
Zusammenhang linear-mit-linear	23,138	1	,000		
Anzahl der gültigen Fälle	262				

a. Wird nur für eine 2x2-Tabelle berechnet

b. 0 Zellen (,0%) haben eine erwartete Häufigkeit kleiner 5. Die minimale erwartete Häufigkeit ist 64,50.

Schulmedizin (im positiven Sinne)

Kreuztabelle

Anzahl

		Gruppenzugehörigkeit		
		Zahnärzte	Patienten	Gesamt
Schulmedizin (im negativen Sinne)	benannt	83	54	137
	nicht benannt	48	77	125
Gesamt		131	131	262

Chi-Quadrat-Tests

	Wert	df	Asymptotische Signifikanz (2-seitig)	Exakte Signifikanz (2-seitig)	Exakte Signifikanz (1-seitig)
Chi-Quadrat nach Pearson	12,867[b]	1	,000		
Kontinuitätskorrektur[a]	11,995	1	,001		
Likelihood-Quotient	12,975	1	,000		
Exakter Test nach Fisher				,001	,000
Zusammenhang linear-mit-linear	12,818	1	,000		
Anzahl der gültigen Fälle	262				

a. Wird nur für eine 2x2-Tabelle berechnet

b. 0 Zellen (,0%) haben eine erwartete Häufigkeit kleiner 5. Die minimale erwartete Häufigkeit ist 62,50.

Erfahrung

Kreuztabelle

Anzahl

		Gruppenzugehörigkeit		
		Zahnärzte	Patienten	Gesamt
Erfahrung	benannt	77	58	135
	nicht benannt	54	73	127
Gesamt		131	131	262

Chi-Quadrat-Tests

	Wert	df	Asymptotische Signifikanz (2-seitig)	Exakte Signifikanz (2-seitig)	Exakte Signifikanz (1-seitig)
Chi-Quadrat nach Pearson	5,517[b]	1	,019		
Kontinuitätskorrektur[a]	4,951	1	,026		
Likelihood-Quotient	5,536	1	,019		
Exakter Test nach Fisher				,026	,013
Zusammenhang linear-mit-linear	5,496	1	,019		
Anzahl der gültigen Fälle	262				

a. Wird nur für eine 2x2-Tabelle berechnet

b. 0 Zellen (,0%) haben eine erwartete Häufigkeit kleiner 5. Die minimale erwartete Häufigkeit ist 63,50.

In den Begriffsfeldern *(Vital-) Kraft* sowie den Adjektiven *alternativ, (schulmedizinisch) austherapiert, biologisch/natürlich* und *individuell* differieren die Verteilungen unter den Subgruppen dagegen nicht signifikant (Irrtumswahrscheinlichkeit der Chi-Quadrat-Tests alle $p > 0{,}1$).

Die Erwartung also, daß Patienten wie deren behandelnde Zahnärzte zunächst alle Methoden der Schulmedizin bereits ausgeschöpft haben, bevor sie anderen Methoden sich zuwenden, deren wissenschaftliche Anerkennung – zumindest noch – aussteht, bestätigt nach Auswertung der Textanalyse derart sich nicht. Hypothese 2, nach der Patienten wie Ärzte um die fehlende medizinisch-wissenschaftliche Begründung der Alternativmedizin wissen und dieses Wissen auch nach außen hin vertreten, ist in dieser Formulierung und in toto so nicht zu halten. Die Hypothese muß zumindest modifiziert werden.

7.2.3 Hypothese 3

Aufgabe qua Operationalisierung:
Untersuchung der Vergleichbarkeit der Kontrollgruppe mit der Versuchsgruppe hinsichtlich der soziodemographischen Faktoren, insonderheit deren Geschlechtsverteilung, Alter und Bildung.

Hinsichtlich des Vergleichs der Versuchs- und Kontrollgruppe bestehen – bezüglich ihrer soziodemographischen Faktoren – teils deutliche Unterschiede insonderheit nach Geschlecht, höchstem Schulabschluß und Berufsausbildung. Die Versuchsgruppe weist im Vergleich zur Kontrollgruppe deutlich mehr Frauen auf: Alternativmedizin scheint eher ein Thema für Frauen denn für Männer zu sein (Chi-Quadrat 7,001; $df = 1$; $p < 0{,}01$ für die zweiseitige Signifikanz). Ebenso unterschiedlich ist die Verteilung nach höchstem erreichten Schulabschluß und Berufsausbildung. Die Patienten der Kontrollgruppe sind deutlich schlechter ausgebildet (Chi-Quadrat 44,418; $df = 1$; $p < 0{,}001$ für die zweiseitige

Signifikanz) und im Beruf weniger erfolgreich als die Patienten der Versuchsgruppe (Chi-Quadrat 31,359; df = 1; p < 0,001 für die zweiseitige Signifikanz). Dafür sind in Relation allerdings weniger gut ausgebildete Patienten noch in ihrem Beruf tätig (Chi-Quadrat 4,598; df = 1; p < 0,05).

Geschlecht

Kreuztabelle

Anzahl

		GRUPPE		
		kontrollgruppe	versuchsgruppe	Gesamt
Geschlecht	männlich	66	37	103
	weiblich	86	94	180
Gesamt		152	131	283

Chi-Quadrat-Tests

	Wert	df	Asymptotische Signifikanz (2-seitig)	Exakte Signifikanz (2-seitig)	Exakte Signifikanz (1-seitig)
Chi-Quadrat nach Pearson	7,001[b]	1	,008		
Kontinuitätskorrektur[a]	6,361	1	,012		
Likelihood-Quotient	7,072	1	,008		
Exakter Test nach Fisher				,009	,006
Zusammenhang linear-mit-linear	6,976	1	,008		
Anzahl der gültigen Fälle	283				

a. Wird nur für eine 2x2-Tabelle berechnet

b. 0 Zellen (,0%) haben eine erwartete Häufigkeit kleiner 5. Die minimale erwartete Häufigkeit ist 47,68.

Alter

Kreuztabelle

Anzahl

		GRUPPE		
		kontrollgruppe	versuchsgruppe	Gesamt
Alter	jünger als 20 Jahre	4	3	7
	20 bis 30 Jahre	7	11	18
	31 bis 40 Jahre	43	46	89
	41 bis 50 Jahre	61	47	108
	51 bis 60 Jahre	32	19	51
	älter als 60 Jahre	5	5	10
Gesamt		152	131	283

Chi-Quadrat-Tests

	Wert	df	Asymptotische Signifikanz (2-seitig)
Chi-Quadrat nach Pearson	4,729[a]	5	,450
Likelihood-Quotient	4,752	5	,447
Zusammenhang linear-mit-linear	2,396	1	,122
Anzahl der gültigen Fälle	283		

a. 3 Zellen (25,0%) haben eine erwartete Häufigkeit kleiner 5. Die minimale erwartete Häufigkeit ist 3,24.

Familienstand

Kreuztabelle

Anzahl

		GRUPPE		
		kontrollgruppe	versuchsgruppe	Gesamt
Familienstand	ledig, allein lebend	8	5	13
	ledig, in fester Lebensgemeinschaft	6	5	11
	verheiratet	130	110	240
	geschieden, jetzt allein lebend	3	3	6
	geschieden, jetzt in neuer Lebensgemeinschaft	4	4	8
	verwitwet, jetzt allein lebend	1	1	2
	verwitwet, jetzt in neuer Lebensgemeinschaft		3	3
Gesamt		152	131	283

Chi-Quadrat-Tests

	Wert	df	Asymptotische Signifikanz (2-seitig)
Chi-Quadrat nach Pearson	3,913[a]	6	,688
Likelihood-Quotient	5,057	6	,536
Zusammenhang linear-mit-linear	2,217	1	,136
Anzahl der gültigen Fälle	283		

a. 8 Zellen (57,1%) haben eine erwartete Häufigkeit kleiner 5. Die minimale erwartete Häufigkeit ist ,93.

Schulabschluß

Kreuztabelle

Anzahl

		GRUPPE		
		kontrollgruppe	versuchsgruppe	Gesamt
Schulabschluß	Hauptschulabschluß	39	7	46
	Realschulabschluß	62	31	93
	Abitur	32	54	86
	Fachhochschulabschluß	10	16	26
	Hochschulabschluß	9	23	32
Gesamt		152	131	283

Chi-Quadrat-Tests

	Wert	df	Asymptotische Signifikanz (2-seitig)
Chi-Quadrat nach Pearson	44,418[a]	4	,000
Likelihood-Quotient	46,934	4	,000
Zusammenhang linear-mit-linear	37,337	1	,000
Anzahl der gültigen Fälle	283		

a. 0 Zellen (,0%) haben eine erwartete Häufigkeit kleiner 5. Die minimale erwartete Häufigkeit ist 12,04.

Berufsausbildung

Kreuztabelle

Anzahl

		GRUPPE		Gesamt
		kontrollgruppe	versuchsgruppe	
Berufsausbildung	(Fach-) Arbeiter	11	2	13
	Angestellter	93	45	138
	Beamter	48	84	132
Gesamt		152	131	283

Chi-Quadrat-Tests

	Wert	df	Asymptotische Signifikanz (2-seitig)
Chi-Quadrat nach Pearson	31,359[a]	2	,000
Likelihood-Quotient	32,293	2	,000
Zusammenhang linear-mit-linear	30,575	1	,000
Anzahl der gültigen Fälle	283		

a. 0 Zellen (,0%) haben eine erwartete Häufigkeit kleiner 5. Die minimale erwartete Häufigkeit ist 6,02.

Berufsausübung

Kreuztabelle

Anzahl

		GRUPPE		Gesamt
		kontrollgruppe	versuchsgruppe	
Berufsausübung	in aktiver Berufsausübung	145	116	261
	ohne Berufsausübung	7	15	22
Gesamt		152	131	283

Chi-Quadrat-Tests

	Wert	df	Asymptotische Signifikanz (2-seitig)	Exakte Signifikanz (2-seitig)	Exakte Signifikanz (1-seitig)
Chi-Quadrat nach Pearson	4,598[b]	1	,032		
Kontinuitätskorrektur[a]	3,693	1	,055		
Likelihood-Quotient	4,646	1	,031		
Exakter Test nach Fisher				,044	,027
Zusammenhang linear-mit-linear	4,582	1	,032		
Anzahl der gültigen Fälle	283				

a. Wird nur für eine 2x2-Tabelle berechnet

b. 0 Zellen (,0%) haben eine erwartete Häufigkeit kleiner 5. Die minimale erwartete Häufigkeit ist 10,18.

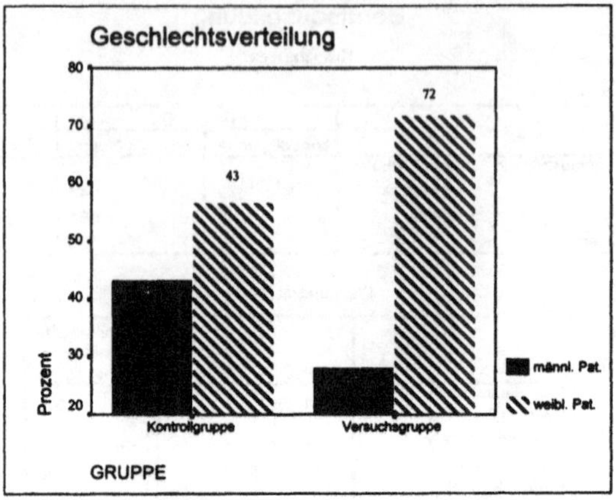

Hinsichtlich ihres Alters (Chi-Quadrat 4,729; df = 1; p > 0,4 für die zweiseitige Signifikanz) wie auch ihres Familienstandes (Chi-Quadrat 3,913; df = 1; p > 0,6 für die zweiseitige Signifikanz) unterscheiden Versuchs- und Kontrollgruppe dagegen statistisch sich nicht. Die Daten lassen bereits vermuten, daß insonderheit gut ausgebildete Frauen mit hohem Einkommen alternativ-medizinische Verfahren bevorzugen.

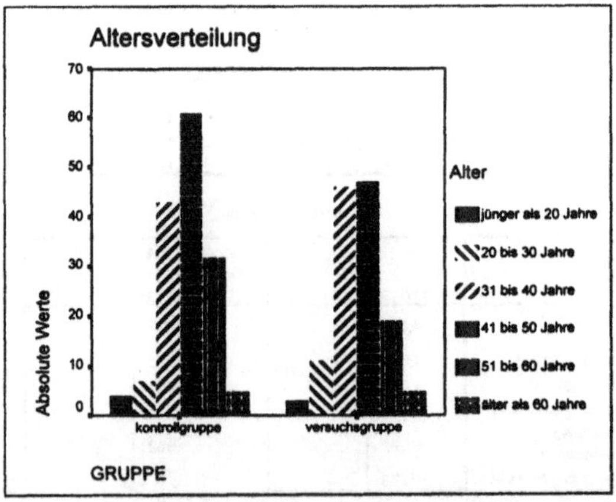

Dagegen kann die Eingangserwartung, daß die Bildungsabschlüsse der Patienten der Versuchsgruppe im Vergleich mit denen der Kontrollgruppe weniger qualifiziert sind, keine Bestätigung finden. Die Erwartung, daß Patienten mit einem geringeren Bildungsgrad einer zahnärztlichen Behandlung vertrauen, deren wissenschaftliche Begründung aussteht, deren Erfolg unsicher und deren Nebenwirkungen nicht abschätzbar sind, ist nach Maßgabe der Datenauswertung nicht korrekt. Auch der Altersdurchschnitt in der Kontrollgruppe ist dem der Versuchsgruppe identisch. Die Akzeptanz derartig ungewöhnlicher Methoden ist – im Vergleich der Versuchs- und Kontrollgruppe – bei jüngeren wie älteren Patienten gleichermaßen ausgeprägt.

Hypothese 3, wonach Patienten, die Verfahren der Alternativmedizin praeferieren, in ihren soziodemographischen Faktoren, besonders hinsichtlich ihrer Ausbildung und ihres

Alters von allen anderen Patienten sich unterscheiden, ist in dieser Formulierung und in toto so nicht zu halten. Die Hypothese muß zumindest modifiziert werden.

7.2.4 Hypothese 3a

Aufgabe qua Operationalisierung:
Vergleich der Versuchs- und Kontrollgruppe hinsichtlich ihrer Persönlichkeitsfaktoren gemäß ESV-16 PF nach Stangl (1989), insonderheit hinsichtlich der Summenscores für die Einzelitems.

Die Darstellung der analytisch-statistischen Auswertung beschränkt an dieser Stelle im wesentlichen auf die ausführliche Erörterung der Mittelwertvergleiche für die Summenscores der ESV-16 PF Items sich. Zur besseren Übersicht werden gleichwohl in Form einer graphischen Synopsis die Summenscores wie die Einzelitems getrennt nach den von Stangl (1989) vorgeschlagenen Dimensionen *Eigenschaften*, *Situationen* und *Verhaltensweisen* vorgestellt. Die separate tabellarische Übersicht für die Summenscores wie auch für die einzelnen ESV-Items – spezifiziert nach den zitierten Dimensionen – ist in toto im Anhang beigefügt.

Die Auswertung des Levene-Tests auf Varianzgleichheit bietet primär keinerlei Anhalt, die Nullhypothese auf Gleichheit der Varianzen in der Grundgesamtheit zurückzuweisen; einzig Item Nr. 07 (*Zurückhaltung / Selbstsicherheit*) weist hier eine grenzwertige Irrtumswahrscheinlichkeit von $p > 0{,}03$ auf. Der Vergleich der Mittelwerte der Versuchs- und Kontrollgruppe hinsichtlich der Summenscores der ESV-Items qua t-Test weist allerdings deutliche Differenzen aus (zu den absoluten Werten der einzelnen ESV-Items vergl. den Anhang). Alle Items bis auf ESV Nr. 16 (*innere Ruhe / innere Gespanntheit*) unterscheiden sich in ihren Mittelwerten größtenteils massiv (t-Test, alle $p < 0{,}001$). Für Item Nr. 16 wird keine statistisch bedeutsame Mittelwertdifferenz ausgewiesen (t-Test, $p > 0{,}5$). Für Item Nr. 5 (*Besonnenheit / Begeisterungsfähigkeit*) ist die ausgewiesene Differenz zumindest grenzwertig (t-Test, $0{,}04 < p < 0{,}05$).

Materialiter ergibt aus der statistischen Analyse eine im Mittel der Screeninguntersuchung deutlich andere Persönlichkeitsstruktur der Versuchs- im Vergleich zu den Kontrollgruppenpatienten sich. Die Patienten der Versuchsgruppe weisen deutlich ausgeprägtere Persönlichkeitsmerkmale auf, die Mittelwerte fast aller Items sind – gegenüber den vergleichbaren Werten der Kontrollgruppe – eher polarisiert. Für die Items Nr. 6 (*Besonnenheit / Begeisterungsfähigkeit*) und Nr. 12 (*Selbstvertrauen / Besorgtheit*) liegen die Mittelwerte der Kontroll- über denen der Versuchsgruppe, für alle weiteren Items bis auf Item Nr. 16 sind die Mittelwerte der Versuchs- höher als die der Kontrollgruppe. Die Interpretation der Daten schließt die Vermutung zumindest nicht mehr aus, daß Patienten, die den doch eher esoterischen Verfahren der Alternativmedizin aufgeschlossen gegenüberstehen, in ihrer Persönlichkeitsstruktur Besonderheiten z.B. hinsichtlich Unabhängigkeit und Normgebundenheit aufweisen.

Die Patienten der Versuchs- sind vor der Folie der Daten erheblich flexibler als die Patienten der Kontrollgruppe, allerdings scheint ihr Pflichtbewußtsein ebenso deutlich geringer ausgeprägt. Sie zeichnen zudem durch erhöhtes Selbstbewußtsein und einen weniger hohen Wert für Besorgtheit sich aus. Ihre Werte für Kontaktorientierung, abstraktes Denken, emotionale Widerstandsfähigkeit und Selbstbehauptung, für Begeisterungsfähigkeit, Selbstsicherheit, Sensibilität, Skeptizismus und Unkonventionalität liegen signifikant (p < 0,001) über denen der Kontrollgruppe. Die Versuchsgruppe erscheint Veränderungen gegenüber aufgeschlossener, eigenständiger und zu höherer Selbstkontrolle fähig. Allein ihr Wert für innere Ruhe vs. innere Gespanntheit ist mit dem der Kontrollgruppe fast identisch (p < 0,6). Zusammenfassend fällt auf, daß die Verteilungskurve der Summenscores für die Versuchsgruppe eher einer Fieberkurve mit teils doch erheblichen Schwankungen gleicht, während die Werte der Kontrollgruppe sämtlich in engen Grenzen um die Mittelwerte variieren.

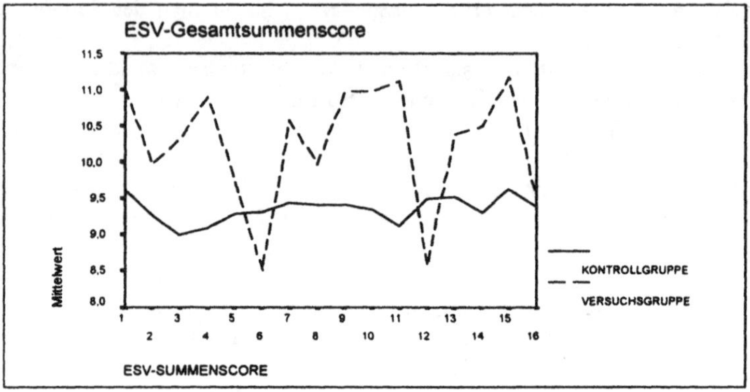

Die obige Übersichtstabelle ist in ihren einzelnen Dimensionen auf den folgenden Seiten in toto wiedergegeben (cave: die Graphik ist um 90° gedreht!); die separaten Einzelübersichten für die Subdimensionen E (Eigenschaften), S (Situationen) und V (Verhaltensweisen) schließen – mit ausführlichen Legenden – im weiteren sich an. Da die Einzelitems in den Graphiken im Klartext angegeben sind, dürfen sie als selbsterklärend gelten. Allen Subskalen ist die eher sprunghafte Verteilung der Einzelwerte über die Kurve hinsichtlich der Versuchsgruppe eigen, während auch für die Subdimensionen die Werte der Kontrollgruppe in nur engen Grenzen von den Mittelwerten abweichen.

Hypothese 3a, wonach Patienten, die Verfahren der Alternativmedizin praeferieren, in ihren Persönlichkeitsfaktoren von allen anderen Patienten sich unterscheiden, wird derart durch die Daten gestützt; die Nullhypothese, eventuelle Unterschiede seien rein zufällig, kann mit einer Irrtumswahrscheinlichkeit von größtenteils p < 0,001 zurückgewiesen werden. Die Patienten der Versuchsgruppe bilden – zumindest hinsichtlich ihrer Persönlichkeitsstruktur – in der Grundgesamtheit aller Patienten tatsächlich eine separate Gruppe.

(Auf den folgenden Seiten sind die Summenscores wie die Einzelitems getrennt nach den von Stangl (1989) vorgeschlagenen Dimensionen *Eigenschaften*, *Situationen* und *Verhaltensweisen* in Form einer graphischen Synopsis vorgestellt.)

7.2.5 Hypothese 4

Aufgabe qua Operationalisierung:
Untersuchung der Vergleichbarkeit der Kontrollgruppe mit der Versuchsgruppe hinsichtlich der gesundheitlichen Risikowahrnehmung, i.e. hinsichtlich der Unterschiede in den

ESV: Eigenschaften

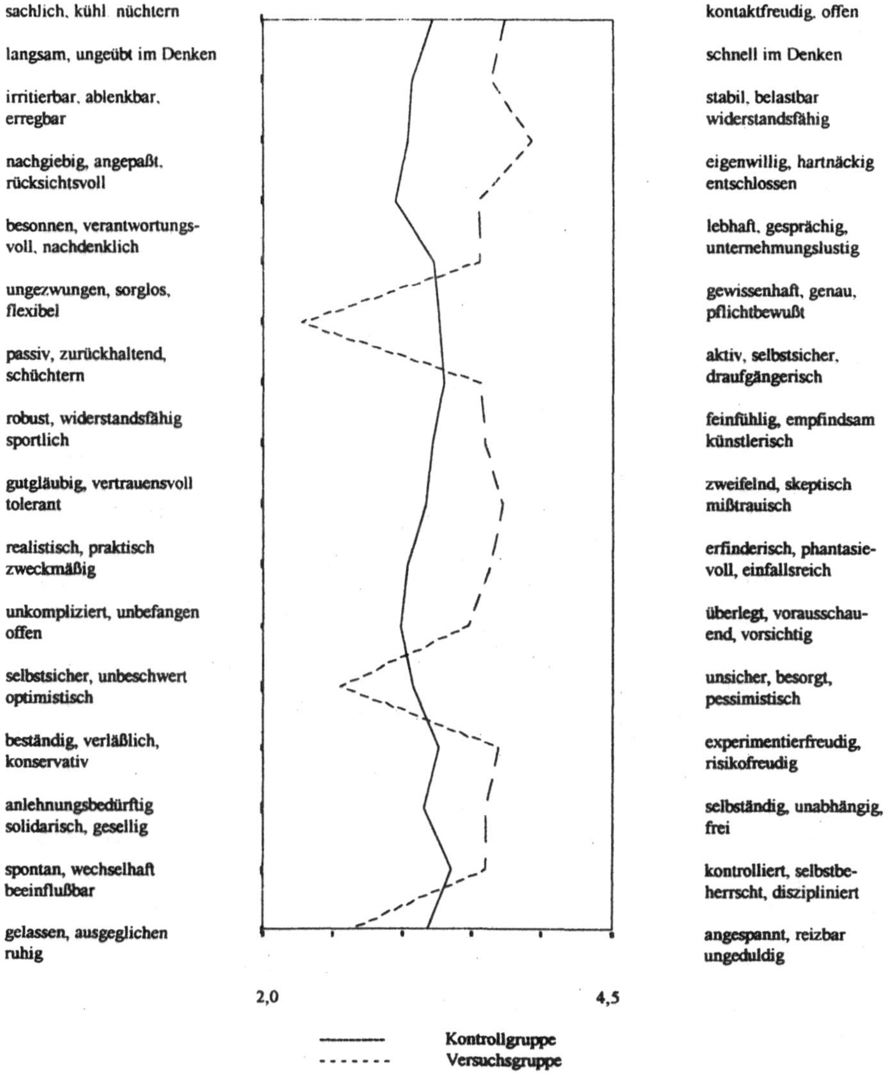

ESV: Situationen

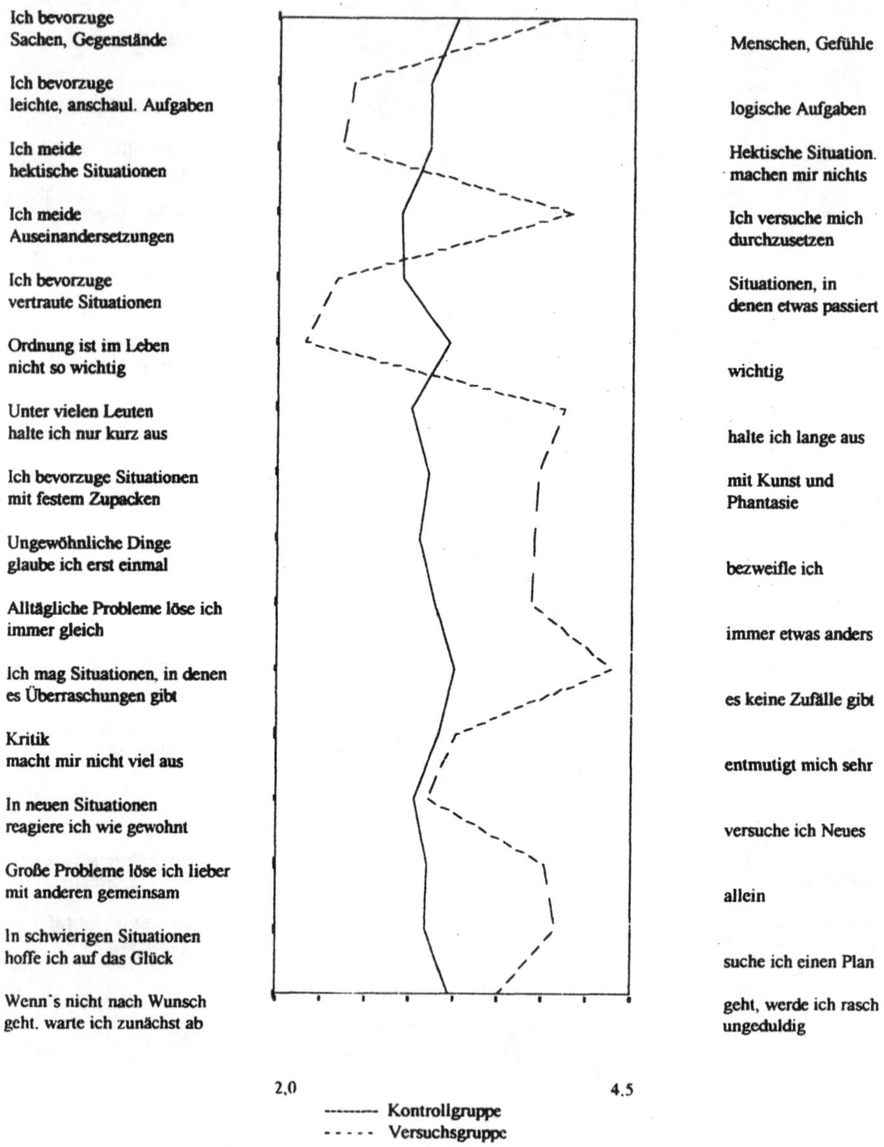

ESV: Verhaltensweisen

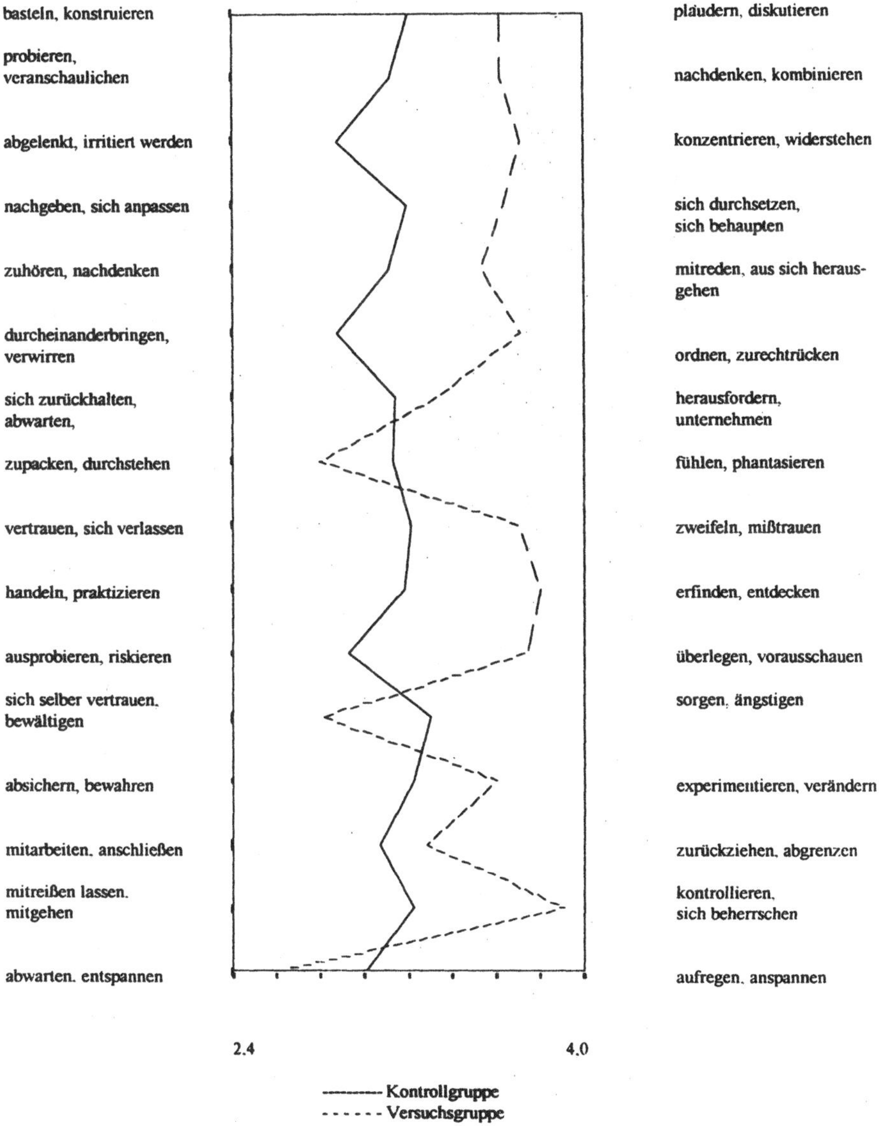

ESV:
Gesamtsummenscore

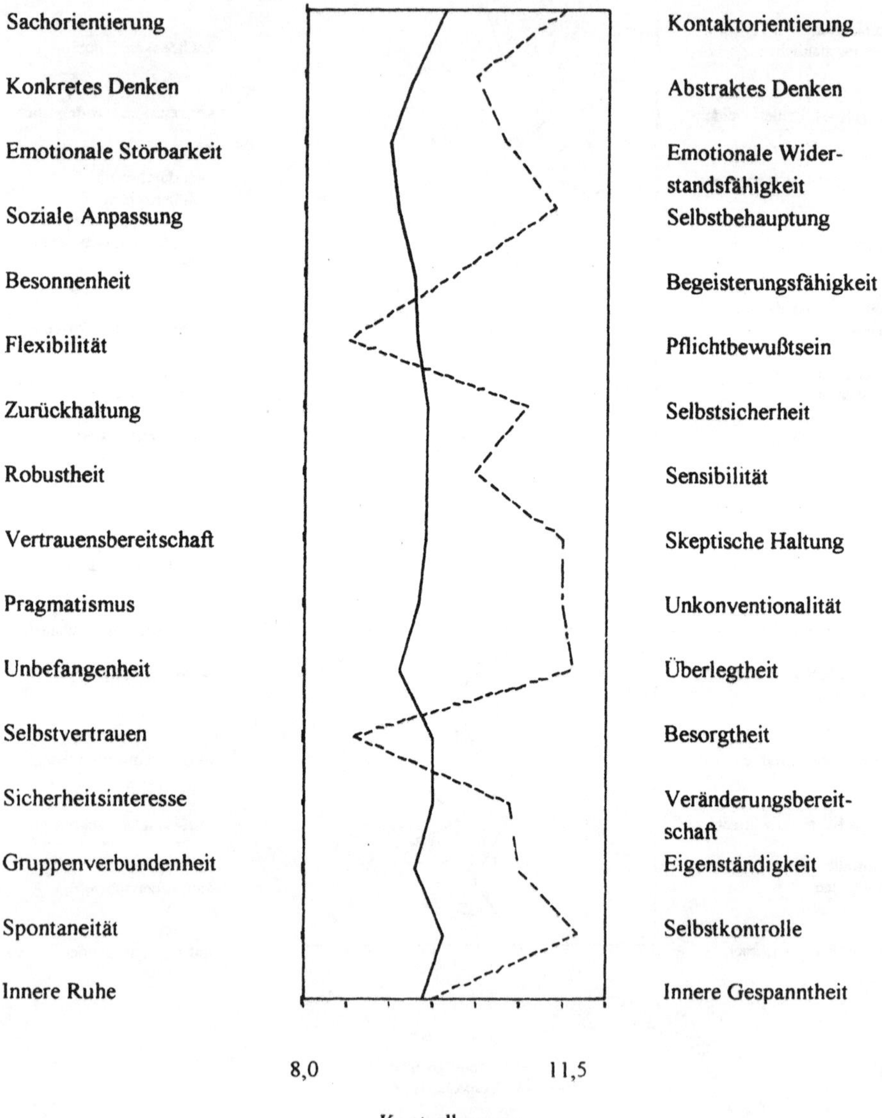

Mittelwerten der Antworten zu allen OHIP-Items, insonderheit den Summenscores *Funktionelle Einschränkung*, *Physische Schmerzen*, *Physische*, *Psychische* und *Soziale Beeinträchtigung* (wegen der detaillierten Übersicht aller einzelnen OHIP-Items vergl. im Anhang).

Der Levene-Test auf Varianzgleichheit für die Grundgesamtheit läßt vermuten, daß die Varianzen in der Kontroll- und Versuchsgruppe statistisch relevant sich unterscheiden: Für die ausgewiesenen F-Werte liegen die berechneten Irrtumswahrscheinlichkeiten alle bei mindestens p < 0,001, für die Subskala Physische Schmerzen noch bei p < 0,05. Die Analyse stützt daher anstelle des t-Tests auf den nichtparametrischen Mann-Whitney-U-Test sich.

Test der Homogenität der Varianzen

	Levene-Statistik	df1	df2	Signifikanz
Funktionelle Einschränkung	13,840	2	403	,000
Physische Schmerzen	4,000	2	403	,019
Physische Beeinträchtigung	12,298	2	403	,000
Psychische Beeinträchtigung	65,710	2	403	,000
Soziale Beeinträchtigung	35,172	2	403	,000

Mann-Whitney-Test

Ränge

	GRUPPE	N	Mittlerer Rang	Rangsumme
Funktionelle Einschränkung	kontrollgruppe	152	124,24	18884,50
	versuchsgruppe	131	162,61	21301,50
	Gesamt	283		
Physische Schmerzen	kontrollgruppe	152	132,18	20092,00
	versuchsgruppe	131	153,39	20094,00
	Gesamt	283		
Physische Beeinträchtigung	kontrollgruppe	152	131,40	19973,50
	versuchsgruppe	131	154,29	20212,50
	Gesamt	283		
Psychische Beeinträchtigung	kontrollgruppe	152	112,04	17030,50
	versuchsgruppe	131	176,76	23155,50
	Gesamt	283		
Soziale Beeinträchtigung	kontrollgruppe	152	110,01	16721,50
	versuchsgruppe	131	179,12	23464,50
	Gesamt	283		

Statistik für Test[a]

	Funktionelle Einschränkung	Physische Schmerzen	Physische Beeinträchtigung	Psychische Beeinträchtigung	Soziale Beeinträchtigung
Mann-Whitney-U	7256,500	8464,000	8345,500	5402,500	5093,500
Wilcoxon-W	18884,500	20092,000	19973,500	17030,500	16721,500
Z	-3,967	-2,198	-2,358	-6,645	-7,098
Asymptotische Signifikanz (2-seitig)	,000	,028	,018	,000	,000

a. Gruppenvariable: GRUPPE

Hinsichtlich der Summenscores der Subdimensionen des OHIP unterscheiden Kontroll- und Versuchsgruppe insgesamt relativ deutlich mit einer Irrtumswahrscheinlichkeit von mindestens $p < 0,05$ sich, wobei die Mittelwerte für die Skala *Physische Schmerzen* allerdings nur gering differieren (0,55 aus 16 Punkten).

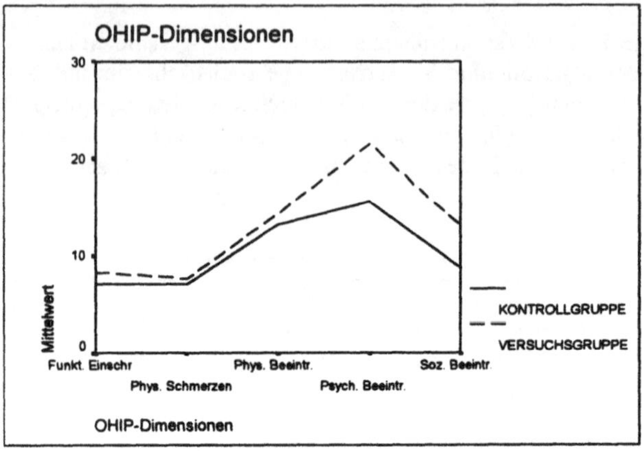

Hinsichtlich des analytisch-statistischen Vergleichs der Mittelwerte der OHIP-Einzelitems der Versuchs- und der Kontrollgruppe ergibt ein testmathematisch eher uneinheitliches, interpretativ allerdings eindeutiges Bild sich. Die Mittelwerte von 21 der 31 OHIP-Items, nämlich 5, 6, 8, 10-11, 14-16 und 19-31 unterscheiden sich auf einem Signifikanzniveau von $p < 0,05$, die Items 5, 6, 8, 10-11, 14-15, 19-24 und 26-31 sogar auf einem Niveau von $p < 0,001$. Diese deutliche Unterscheidung hinsichtlich der Mittelwerte spiegelt insbesondere in den Summenscores *Funktionelle Einschränkung*, *Physische*, *Psychische* und *Soziale Beeinträchtigung* sich wider: Die mittleren Differenzen der Abweichungen sind mit Punktwerten bis zu 5,92 (aus 36) äußerst ausgeprägt. Die Mittelwerte der Items 7 (*Ich bin im Mund sehr empfindlich.*) und 9 (*Ich habe Zahnschmerzen.*) liegen für die Kontroll- und Versuchsgruppe dagegen relativ dicht beieinander, der Unterschied ist nicht signifikant (beide $p > 0,2$).

Die Patienten der Versuchsgruppe fühlen sich also offensichtlich durch die gleichen – medizinisch-anamnestisch objektivierten – Schmerzen und zahnärztlich dokumentierten funktionellen Einschränkungen deutlich mehr alteriert als die Patienten der Kontrollgruppe. Die Mittelwerte für die Dimensionen *Funktionelle Einschränkung*, *Physische Schmerzen* und *Physische Beeinträchtigung* liegen für die Versuchsgruppe zwar auch über denen der Kontrollgruppe, werden also ebenfalls in toto geringfügig agraviert, entsprechen im wesentlichen aber doch der Einschätzung wie sie auch die Patienten der Kontrollgruppe für sich angeben. In den Dimensionen *Psychische* und *Soziale Beeinträchtigung* weichen die Gruppen dagegen massiv von einander ab, die Mittelwerte der Versuchs- übersteigen die der Kontrollgruppe bei weitem. Die Kurven für die Items entwickeln mit steigender Komplexität[69] der Items immer weiter sich auseinander.

69 Anders als im Original-OHIP, der die einzelnen Fragen nach Dimensionen thematisch ordnet und dann separat und abschließend vorlegt, sind die Statements in der hier verwendeten modifizierten und adaptierten Form entsprechend ihrer Komplexität geordnet.

Die Erwartung, daß die Patienten der Versuchsgruppe, die alternativ-medizinische, vorgeblich natürliche, sanfte Heilverfahren praeferieren, sich durch ihre Erkrankung wie auch durch die zu erwartenden – in aller Regel invasiven, mit Nebenwirkungen verbundenen – Therapien in höherem Maße bedroht fühlen als die Patienten der Kontrollgruppe, bestätigt sich somit indirekt in hohem Maße. Die Dimension *Bedrohung* (i.e. *Verwundbarkeit* und *erlebter Schweregrad der Erkrankung*) wird von den beiden Gruppen signifikant unterschiedlich empfunden. Während für die Versuchsgruppe die Mittelwerte der Summenscores für die Dimensionen *Funktionelle Einschränkung*, *Physische*, *Psychische* und *Soziale Beeinträchtigung* sämtlich über denen der Kontrollgruppe liegen, wird die (reine) Schmerzempfindlichkeit (Dimension: *Physische Schmerzen*) von beiden Gruppen eher analog geteilt. Die Nullhypothese, die von der Identität der Mittelwerte über der Grundgesamtheit ausgeht, muß somit zurückgewiesen werden.

7.2.5.1 Anhang zu Hypothese 4

Die Zurückweisung der Nullhypothese kann – nach Kruskal-Wallis-Test[70] über die Kontroll-, Versuchs- und zusätzlich die Validierungsgruppe – auch auf die modifizierte Vali-

Deskriptive Statistiken

GRUPPE		N	Mittelwert	Standardabweichung	Minimum	Maximum
kontrollgruppe	Funktionelle Einschränkung	152	7,11	2,90	0	14
	Physische Schmerzen	152	7,11	2,81	0	16
	Physische Beeinträchtigung	152	13,21	4,38	1	23
	Psychische Beeinträchtigung	152	15,61	8,01	0	33
	Soziale Beeinträchtigung	152	8,78	5,67	0	22
	GRUPPE	152	1,00	,00	1	1
versuchsgruppe	Funktionelle Einschränkung	131	8,31	1,73	4	13
	Physische Schmerzen	131	7,66	1,90	3	14
	Physische Beeinträchtigung	131	14,39	2,47	9	23
	Psychische Beeinträchtigung	131	21,53	3,05	14	30
	Soziale Beeinträchtigung	131	12,99	2,70	6	20
	GRUPPE	131	2,00	,00	2	2
validierungsgruppe	Funktionelle Einschränkung	123	7,53	2,46	2	14
	Physische Schmerzen	123	7,39	2,39	1	16
	Physische Beeinträchtigung	123	13,91	3,68	1	23
	Psychische Beeinträchtigung	123	16,20	7,40	0	33
	Soziale Beeinträchtigung	123	9,08	5,38	0	22
	GRUPPE	123	3,00	,00	3	3

70 Der Kruskal-Wallis-Test klärt die Frage, ob mehrere unabhängige Stichproben derselben Grundgesamtheit entstammen. Der Test erstellt eine gemeinsame Rangfolge aller Werte der verschiedenen Stichproben und testet die Nullhypothese, die mittleren Rangzahlen in den einzelnen Gruppen seien gleich.

dierungsform des OHIP nach Ausschluß der (apriori ungenügend trennscharfen) Variablen 29 und 31 aus der Validierungsfassung (mit ursprünglich 33 Variablen) gelten. (Die Ergebnisse des Kruskal-Wallis-Tests sind im Anhang beigefügt. Parametrische Tests wie einfaktorielle ANOVA sind wegen der Ungleichheit der Varianzen in den drei Gruppen nur bedingt aussagekräftig und sollen derart an dieser Stelle nicht diskutiert werden; wegen der Analsye der Varianzungleichheiten vergl. oben: Levene-Test.)

Zur besseren Übersicht sind im folgenden die Mann-Whitney-U-Tests für die Versuchs- und Kontroll-, die Versuchs- und Validierungs- sowie die Kontroll- und Validierungsgruppe ausgewiesen.

Mann-Whitney-Test
Kontroll- und Versuchsgruppe

Ränge

	GRUPPE	N	Mittlerer Rang	Rangsumme
Funktionelle Einschränkung	kontrollgruppe	152	124,24	18884,50
	versuchsgruppe	131	162,61	21301,50
	Gesamt	283		
Physische Schmerzen	kontrollgruppe	152	132,18	20092,00
	versuchsgruppe	131	153,39	20094,00
	Gesamt	283		
Physische Beeinträchtigung	kontrollgruppe	152	131,40	19973,50
	versuchsgruppe	131	154,29	20212,50
	Gesamt	283		
Psychische Beeinträchtigung	kontrollgruppe	152	112,04	17030,50
	versuchsgruppe	131	176,76	23155,50
	Gesamt	283		
Soziale Beeinträchtigung	kontrollgruppe	152	110,01	16721,50
	versuchsgruppe	131	179,12	23464,50
	Gesamt	283		

Statistik für Test[a]

	Funktionelle Einschränkung	Physische Schmerzen	Physische Beeinträchtigung	Psychische Beeinträchtigung	Soziale Beeinträchtigung
Mann-Whitney-U	7256,500	8464,000	8345,500	5402,500	5093,500
Wilcoxon-W	18884,500	20092,000	19973,500	17030,500	16721,500
Z	-3,967	-2,198	-2,358	-6,645	-7,098
Asymptotische Signifikanz (2-seitig)	,000	,028	,018	,000	,000

a. Gruppenvariable: GRUPPE

Mann-Whitney-Test
Versuchs- und Validierungsgruppe

Ränge

	GRUPPE	N	Mittlerer Rang	Rangsumme
Funktionelle Einschränkung	versuchsgruppe	131	140,53	18410,00
	validierungsgruppe	123	113,62	13975,00
	Gesamt	254		
Physische Schmerzen	versuchsgruppe	131	135,12	17701,00
	validierungsgruppe	123	119,38	14684,00
	Gesamt	254		
Physische Beeinträchtigung	versuchsgruppe	131	133,58	17499,00
	validierungsgruppe	123	121,02	14886,00
	Gesamt	254		
Psychische Beeinträchtigung	versuchsgruppe	131	154,89	20291,00
	validierungsgruppe	123	98,33	12094,00
	Gesamt	254		
Soziale Beeinträchtigung	versuchsgruppe	131	156,92	20556,00
	validierungsgruppe	123	96,17	11829,00
	Gesamt	254		

Statistik für Test[a]

	Funktionelle Einschränkung	Physische Schmerzen	Physische Beeinträchtigung	Psychische Beeinträchtigung	Soziale Beeinträchtigung
Mann-Whitney-U	6349,000	7058,000	7260,000	4468,000	4203,000
Wilcoxon-W	13975,000	14684,000	14886,000	12094,000	11829,000
Z	-2,949	-1,730	-1,369	-6,145	-6,601
Asymptotische Signifikanz (2-seitig)	,003	,084	,171	,000	,000

a. Gruppenvariable: GRUPPE

Mann-Whitney-Test
Kontroll- und Validierungsgruppe

Ränge

	GRUPPE	N	Mittlerer Rang	Rangsumme
Funktionelle Einschränkung	kontrollgruppe	152	133,74	20328,00
	validierungsgruppe	123	143,27	17622,00
	Gesamt	275		
Physische Schmerzen	kontrollgruppe	152	135,55	20603,00
	validierungsgruppe	123	141,03	17347,00
	Gesamt	275		
Physische Beeinträchtigung	kontrollgruppe	152	133,47	20287,00
	validierungsgruppe	123	143,60	17663,00
	Gesamt	275		
Psychische Beeinträchtigung	kontrollgruppe	152	135,15	20543,00
	validierungsgruppe	123	141,52	17407,00
	Gesamt	275		
Soziale Beeinträchtigung	kontrollgruppe	152	135,28	20562,50
	validierungsgruppe	123	141,36	17387,50
	Gesamt	275		

Statistik für Test[a]

	Funktionelle Einschränkung	Physische Schmerzen	Physische Beeinträchtigung	Psychische Beeinträchtigung	Soziale Beeinträchtigung
Mann-Whitney-U	8700,000	8975,000	8659,000	8915,000	8934,500
Wilcoxon-W	20328,000	20603,000	20287,000	20543,000	20562,500
Z	-,995	-,576	-1,056	-,663	-,632
Asymptotische Signifikanz (2-seitig)	,320	,564	,291	,508	,527

a. Gruppenvariable: GRUPPE

Während die Validierungs- und die Kontrollgruppe in ihrem Bedrohungsempfinden kaum sich unterscheiden (Mann-Whitney-U-Test über die OHIP-Summenscores, alle $p > 0{,}29$), differiert die Versuchsgruppe in den zitierten Dimensionen *Funktionelle Einschränkung* ($p < 0{,}05$), *Psychische* ($p < 0{,}001$) und *Soziale Beeinträchtigung* ($p < 0{,}001$) signifikant von beiden, insonderheit also auch von der Validierungsgruppe. Für die *Physischen Schmerzen* sind Gruppenunterschiede hinsichtlich der Mittelwerte zumindest nicht eindeutig (keine statistisch signifikanten Unterschiede zwischen Versuchs- und Validierungs- sowie Kontroll- und Validierungsgruppe bei einer Differenz zwischen Kontroll- und Versuchsgruppe mit einer Irrtumswahrscheinlichkeit von knapp $p > 0{,}05$), für die *Physische Beeinträchtigung* kann zumindest keine statistisch relevante Differenz hinsichtlich der Validierungsgruppe beschrieben werden ($p > 0{,}1$). Mit anderen Worten, nachdem Validierungs- und Kontrollgruppe in toto sich nicht wesentlich unterscheiden, darf vermutet werden, daß sie zu der gleichen Grundgesamtheit gehören. Für die Versuchsgruppe darf diese Zugehörigkeit gerade nicht vermutet werden.

Kurz, die somatischen Beschwerden werden von den Patienten aller drei Gruppen im wesentlichen gleich empfunden, während die Patienten der Versuchsgruppe allerdings insonderheit die psychischen und sozialen Implikationen von Zahn-, Mund- und Kiefererkrankungen bedeutend gravierender erleben als die der Validierungs- und Kontrollgruppe. Die Vermutung, daß diese Patienten neben der rein zahnärztlichen tatsächlich psychosomatische, eventuell sogar professionell psychologische Hilfe benötigen, ist zumindest nicht unbegründet.

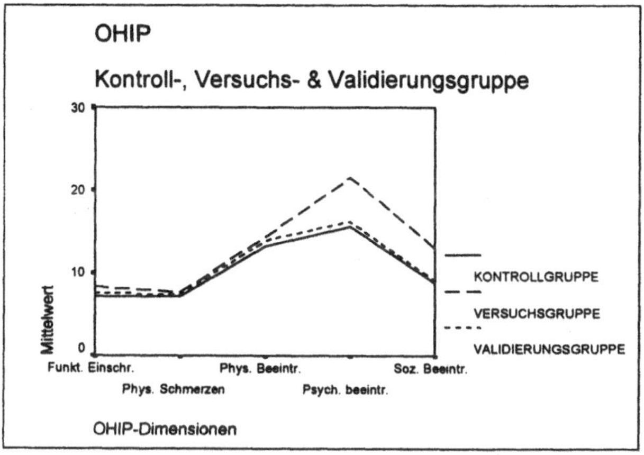

Hypothese 4, wonach Patienten, die Verfahren der Alternativmedizin praeferieren, in ihrer gesundheitlichen Risikowahrnehmung von allen anderen Patienten sich unterscheiden und derart eine separate Gruppe in der Grundgesamtheit aller Patienten bilden, wird durch die Daten gestützt. Die Nullhypothese, Unterschiede im Mittelwertvergleich beider (oder sogar aller dreier) Gruppen seien rein zufällig, kann für die Subdimensionen Dimensionen *Funktionelle Einschränkung, Psychische* und *Soziale Beeinträchtigung* mit einer Irrtumswahrscheinlichkeit von mindestens $p < 0{,}05$ zurückgewiesen werden.

7.2.6 Hypothese 5

Aufgabe qua Operationalisierung:
Untersuchung der Vergleichbarkeit der Kontrollgruppe mit der Versuchsgruppe hinsichtlich der gesundheitsbezogenen Kontrollüberzeugungen, i.e. hinsichtlich der Unterschiede in den Mittelwerten der Antworten zu den FKK-Items 01, 05, 06, 11, 23, 25, 27, 30 (Internalität), der Variablen 03, 10, 14, 17, 19, 22, 26, 29 (soziale Externalität) sowie der Variablen 02, 07, 09, 13, 15, 18, 21 und 31 (fatalistische Externalität).

Die Darstellung der analytisch-statistischen Auswertung beschränkt an dieser Stelle auf die Synopsis der Mittelwertvergleiche für die Summenscores sich; die Übersicht für die einzelnen FKK-Items ist im Anhang beigefügt.

t-Test

Gruppenstatistiken

	GRUPPE	N	Mittelwert	Standardabweichung	Standardfehler des Mittelwertes
Kontrollerwartung; Internalität	kontrollgruppe	152	31,60	3,09	,25
	versuchsgruppe	131	37,31	4,19	,37
Kontrollerwartung; soziale Externalität	kontrollgruppe	152	26,61	2,95	,24
	versuchsgruppe	131	19,64	3,51	,31
Kontrollerwartung; fatalistische Externalität	kontrollgruppe	152	27,40	3,26	,26
	versuchsgruppe	131	19,22	3,74	,33

Test bei unabhängigen Stichproben

		Levene-Test der Varianzgleichheit		T-Test für die Mittelwertgleichheit						
									95% Konfidenzintervall der Differenz	
		F	Signifikanz	T	df	Sig. (2-seitig)	Mittlere Differenz	Standardfehler der Differenz	Untere	Obere
Kontrollerwartung; Internalität	Varianzen sind gleich	2,255	,134	-13,156	281	,000	-5,71	,43	-6,56	-4,85
	Varianzen sind nicht gleich			-12,870	236,013	,000	-5,71	,44	-6,58	-4,83
Kontrollerwartung; soziale Externalität	Varianzen sind gleich	,116	,734	18,120	281	,000	6,96	,38	6,21	7,72
	Varianzen sind nicht gleich			17,887	254,891	,000	6,96	,39	6,20	7,73
Kontrollerwartung; fatalistische Externalität	Varianzen sind gleich	,045	,833	19,647	281	,000	8,18	,42	7,36	9,00
	Varianzen sind nicht gleich			19,450	260,157	,000	8,18	,42	7,35	9,01

Der Levene-Test auf Gleichheit der Varianzen stützt die Nullhypothese, daß die Varianzen in der Grundgesamtheit gleich seien (alle $p > 0,1$). Der Vergleich der Mittelwerte der Versuchs- und Kontrollgruppe hinsichtlich der Kontrollüberzeugungen, i.e. der Summenscores der FKK-Items 1, 5, 6, 11, 23, 25, 27, 30 (Internalität), der Items 3, 10, 14, 17, 19, 22, 26, 29 (soziale Externalität) sowie der Items 2, 7, 9, 13, 15, 18, 21 und 31 (fatalistische Externalität)[71] des Fragebogens zu Kompetenz- und Kontrollüberzeugungen, FKK (Krampen, 1991), weist überdeutliche Differenzen aus. Alle drei Subdimensionen unterscheiden in ihren Mittelwerten sich massiv (t-Test, alle $p < 0,001$). Materialiter ergibt aus der statistischen Analyse eine deutlich andere Kontrollerwartung der Versuchs- im Vergleich zur Kontrollgruppe sich. Dies gilt gleichermaßen für die internale Kontrollerwartung wie für die soziale und fatalistische Externalität. Während in der Versuchsgruppe die internale Kontrollerwartung deutlich höher ausgeprägt ist (die Mittelwerte sämtlicher entsprechenden Items liegen über den vergleichbaren Werten der Kontrollgruppe), sind in der Kontrollgruppe soziale und fatalistische Externalität höher ausgeprägt.

Die Patienten der Versuchsgruppe bilden offensichtlich also tatsächlich in der Grundgesamtheit aller Patienten eine separate Gruppe. Die Patienten der Versuchsgruppe zeichnen sich durch eine signifikant stärkere internale und eine ebenso signifikant geringere externale Kontrollerwartung aus. Die geringere Ausprägung der externalen Kontrollerwartung bezieht dabei gleichermaßen auf die soziale wie fatalistische Externalität sich. Hypothese 5, wonach Patienten, die Verfahren der Alternativmedizin praeferieren, in ihrer gesundheitsbezogenen Kontrollerwartung von allen anderen Patienten sich unterscheiden, wird durch die vorliegenden Daten somit gestützt. Die Nullhypothese, Unterschiede in den Mittelwerten der beiden Gruppen seien rein zufällig, kann mit einer Irrtumswahrscheinlichkeit von $p < 0,001$ zurückgewiesen werden.

71 Zu den Werten der einzelnen FKK-Items vergl. den Anhang.

7.2.7 *Hypothese 6*

Aufgabe qua Operationalisierung:
Vergleich der Versuchs- und Kontrollgruppe hinsichtlich der Variablen 4, 8, 12, 16, 20, 24, 28 und 32 (Kompetenzerwartung / Selbstkonzept eigener Fähigkeiten) des Fragebogens zu Kompetenz- und Kontrollüberzeugungen, FKK (Krampen, 1991).

Die Darstellung der analytisch-statistischen Auswertung beschränkt an dieser Stelle auf die Synopsis des Mittelwertvergleichs für den Summenscore sich; die Übersicht für die einzelnen FKK-Items ist im Anhang beigefügt.

t-Test

Gruppenstatistiken

	GRUPPE	N	Mittelwert	Standardabweichung	Standardfehler des Mittelwertes
Kompetenzerwartung	kontrollgruppe	152	31,81	3,17	,26
	versuchsgruppe	131	37,50	4,03	,35

Test bei unabhängigen Stichproben

		Levene-Test der Varianzgleichheit		T-Test für die Mittelwertgleichheit						
									95% Konfidenzintervall der Differenz	
		F	Signifikanz	T	df	Sig. (2-seitig)	Mittlere Differenz	Standardfehler der Differenz	Untere	Obere
Kompetenzerwartung	Varianzen sind gleich	1,216	,271	-13,304	281	,000	-5,69	,43	-6,54	-4,85
	Varianzen sind nicht gleich			-13,073	245,576	,000	-5,69	,44	-6,55	-4,84

Der Levene-Test auf Gleichheit der Varianzen stützt die Nullhypothese, daß die Varianzen in der Grundgesamtheit gleich seien (alle $p > 0,25$). Der Vergleich der Mittelwerte der Versuchs- und Kontrollgruppe hinsichtlich der FKK-Items 4, 8, 12, 16, 20, 24, 28 und 32 (Kompetenzerwartung / Selbstkonzept eigener Fähigkeiten)[72] des Fragebogens zu Kompetenz- und Kontrollüberzeugungen, FKK (Krampen, 1991), weist für die Kontroll- und Versuchsgruppe deutliche Differenzen aus. Alle Items bis auf FKK Nr. 8 (*Mehrdeutige Situationen mag ich nicht.*) unterscheiden sich in ihren Mittelwerten massiv (t-Test, alle $p < 0,001$). Für Item Nr. 8 wird keine statistisch bedeutsame Mittelwertdifferenz ausgewiesen (t-Test, $p > 0,2$).

Materialiter ergibt aus der statistischen Analyse eine deutlich andere Kompetenzerwartung der Versuchs- im Vergleich zur Kontrollgruppe sich. Unter den Patienten der Versuchsgruppe ist die Kompetenzerwartung deutlich höher ausgeprägt, die Mittelwerte sämtlicher entsprechenden Items liegen über den vergleichbaren Werten der Kontrollgruppe.

Die Daten stützen somit die Hypothese 6: Patienten, die Verfahren der Alternativmedizin praeferieren, unterscheiden sich in ihrer gesundheitsbezogenen Kompetenzerwartung von allen anderen Patienten. Sie bilden in der Grundgesamtheit aller Patienten eine separate Gruppe. Die Nullhypothese, Unterschiede in den Mittelwerten der beiden Gruppen seien rein zufällig, kann mit einer Irrtumswahrscheinlichkeit von $p < 0,001$ zurückgewiesen werden.

72 Zu den Einzelitems vergl. den Anhang.

7.2.7.1 Anhang zu den Hypothesen 5 und 6

Die oben dargestellte Überprüfung der Hypothesen 5 und 6 (Unterschiede in Kompetenz- und Kontrollerwartung) ist bislang operationalisiert über die Kontroll- und Versuchsgruppe. Im folgenden soll eine – zusätzliche – statistisch-analytische Überprüfung von Kontroll-, Versuchs- und Validierungsgruppe auf eventuelle Mittelwertdifferenzen auch für die Summenscores der Validierungsgruppe nach Krampen (1991) durchgeführt werden. Die Werte für diese Validierungsgruppe allerdings liegen nur für die Gruppe als ganze, nicht dagegen für einzelne Patienten vor. Die Daten sind der Handanweisung von Krampen (1991) entnommen. Eine solche zusätzliche Überprüfung insonderheit auch hinsichtlich der Kontrollgruppe erscheint schon allein deswegen nötig, als Einstellungen wie Kompetenz- und Kontrollüberzeugungen durchaus bereichsspezifisch sich darstellen können (vergl. hierzu die – sogar erkrankungsspezifischen – Untersuchungen von Lohaus und Schmitt, 1989).

t-Test

Statistik bei einer Stichprobe

GRUPPE		N	Mittelwert	Standardabweichung	Standardfehler des Mittelwertes
kontrollgruppe	Kompetenzerwartung	152	31,81	3,17	,26
versuchsgruppe	Kompetenzerwartung	131	37,50	4,03	,35

Test bei einer Sichprobe

		Testwert = 31.9					
						95% Konfidenzintervall der Differenz	
GRUPPE		T	df	Sig. (2-seitig)	Mittlere Differenz	Untere	Obere
kontrollgruppe	Kompetenzerwartung	-,353	151	,724	-9,08E-02	-,60	,42
versuchsgruppe	Kompetenzerwartung	15,933	130	,000	5,60	4,91	6,30

Statistik bei einer Stichprobe

GRUPPE		N	Mittelwert	Standardabweichung	Standardfehler des Mittelwertes
kontrollgruppe	Kontrollerwartung; Internalität	152	31,60	3,09	,25
versuchsgruppe	Kontrollerwartung; Internalität	131	37,31	4,19	,37

Test bei einer Sichprobe

		Testwert = 32.4					
						95% Konfidenzintervall der Differenz	
GRUPPE		T	df	Sig. (2-seitig)	Mittlere Differenz	Untere	Obere
kontrollgruppe	Kontrollerwartung; Internalität	-3,196	151	,002	-,80	-1,30	-,31
versuchsgruppe	Kontrollerwartung; Internalität	13,413	130	,000	4,91	4,18	5,63

Statistik bei einer Stichprobe

GRUPPE		N	Mittelwert	Standardabweichung	Standardfehler des Mittelwertes
kontrollgruppe	Kontrollerwartung; soziale Externalität	152	26,61	2,95	,24
versuchsgruppe	Kontrollerwartung; soziale Externalität	131	19,64	3,51	,31

Test bei einer Sichprobe

GRUPPE		Testwert = 26.1 T	df	Sig. (2-seitig)	Mittlere Differenz	95% Konfidenzintervall der Differenz Untere	Obere
kontrollgruppe	Kontrollerwartung; soziale Externalität	2,111	151	,036	,51	3,25E-02	,98
versuchsgruppe	Kontrollerwartung; soziale Externalität	-21,031	130	,000	-6,46	-7,07	-5,85

Statistik bei einer Stichprobe

GRUPPE		N	Mittelwert	Standardabweichung	Standardfehler des Mittelwertes
kontrollgruppe	Kontrollerwartung; fatalistische Externalität	152	27,40	3,26	,26
versuchsgruppe	Kontrollerwartung; fatalistische Externalität	131	19,22	3,74	,33

Test bei einer Sichprobe

GRUPPE		Testwert = 26.8 T	df	Sig. (2-seitig)	Mittlere Differenz	95% Konfidenzintervall der Differenz Untere	Obere
kontrollgruppe	Kontrollerwartung; fatalistische Externalität	2,271	151	,025	,60	7,83E-02	1,12
versuchsgruppe	Kontrollerwartung; fatalistische Externalität	-23,192	130	,000	-7,58	-8,23	-6,93

Statistik bei einer Stichprobe

GRUPPE		N	Mittelwert	Standardabweichung	Standardfehler des Mittelwertes
kontrollgruppe	Selbstwirksamkeit	152	63,41	4,67	,38
versuchsgruppe	Selbstwirksamkeit	131	74,81	7,72	,67

Test bei einer Sichprobe

GRUPPE		Testwert = 64.2 T	df	Sig. (2-seitig)	Mittlere Differenz	95% Konfidenzintervall der Differenz Untere	Obere
kontrollgruppe	Selbstwirksamkeit	-2,089	151	,038	-,79	-1,54	-4,31E-02
versuchsgruppe	Selbstwirksamkeit	15,728	130	,000	10,61	9,27	11,94

Statistik bei einer Stichprobe

GRUPPE		N	Mittelwert	Standardabweichung	Standardfehler des Mittelwertes
kontrollgruppe	Externalität	152	54,01	4,36	,35
versuchsgruppe	Externalität	131	38,86	6,67	,58

Test bei einer Sichprobe

GRUPPE		Testwert = 53.0 T	df	Sig. (2-seitig)	Mittlere Differenz	95% Konfidenzintervall der Differenz Untere	Obere
kontrollgruppe	Externalität	2,846	151	,005	1,01	,31	1,71
versuchsgruppe	Externalität	-24,255	130	,000	-14,14	-15,29	-12,98

Statistik bei einer Stichprobe

GRUPPE		N	Mittelwert	Standardabweichung	Standardfehler des Mittelwertes
kontrollgruppe	Internalität versus Externalität	152	9,40	5,83	,47
versuchsgruppe	Internalität versus Externalität	131	35,95	13,69	1,20

Test bei einer Sichprobe

		Testwert = 11.3					
						95% Konfidenzintervall der Differenz	
GRUPPE		T	df	Sig. (2-seitig)	Mittlere Differenz	Untere	Obere
kontrollgruppe	Internalität versus Externalität	-4,018	151	,000	-1,90	-2,83	-,97
versuchsgruppe	Internalität versus Externalität	20,604	130	,000	24,65	22,28	27,01

Für die Kontroll- und die Validierungsgruppe nach Krampen ergeben sich demnach nur geringe Unterschiede: Die beiden Gruppen unterscheiden hinsichtlich ihrer Kompetenzerwartung statistisch sich gar nicht (t-Test, $p > 0{,}7$), hinsichtlich ihrer externalen Kontrollerwartung nur grenzwertig auf einem Signifikanzniveau von $0{,}02 < p < 0{,}05$ für die soziale und fatalistische Externalität; beide Werte der Kontrollgruppe liegen geringgradig über dem der Validierungsgruppe. Allein die Mittelwerte für die internale Kontrollerwartung differieren zwischen der Kontrollgruppe und der Validierungsgruppe (t-Test, $p < 0{,}005$) deutlich; allerdings liegt die Kontrollgruppe hier mit einem Wert von 31,6 sogar noch unter dem Wert der Validierungsgruppe mit 32,4. Mit anderen Worten, die Validierungs- und die Kontrollgruppe entstammen in etwa derselben Grundgesamtheit.[73]

Die Unterschiede in den Mittelwerten der Versuchs- und Validierungsgruppe sind dagegen ähnlich ausgeprägt wie die der zwischen Versuchs- und Kontrollgruppe. Die Gruppen unterscheiden hinsichtlich Kompetenz- wie Kontrollerwartung auf einem Signifikanzniveau von $p < 0{,}001$ sich. Dies gilt gleichermaßen für die internale wie die soziale und fatalistische Externalität. Die folgende Graphik verdeutlicht dies nochmals optisch.

Kurz, die Patienten der Kontroll- und der Validierungsgruppe entstammen mit hoher Wahrscheinlichkeit derselben Grundgesamtheit, während die Versuchsgruppe deutlich von dieser Grundgesamtheit differiert.

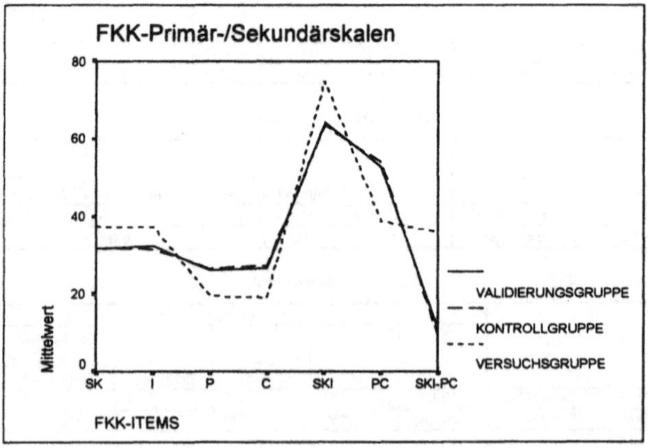

73 Die Daten des entsprechenden Mann-Whitney-U-Tests bestätigen diese Analysen. Der – nichtparametrische – Mann-Whitney-Test wurde zusätzlich durchgeführt, um mögliche Varianzungleichheiten und Verteilungsdifferenzen bezüglich der Validierungsgruppe (Krampen, 1991) abzugleichen.

Die Kontrollgruppe darf also auch hinsichtlich ihrer Ausprägungen für die Kompetenz- und Kontrollerwartungen eine gewisse – durchschnittliche – Repräsentanz beanspruchen. Massive – für die vorliegenden Erkrankungsbilder spezifische – Abweichungen in den Dimensionsausprägungen liegen offensichtlich nicht vor. Ein systematischer Fehler auf dieser Basis kann derart schon an dieser Stelle ausgeschlossen werden.

7.2.8 Hypothese 7

Aufgabe qua Operationalisierung:
Untersuchung der Vergleichbarkeit der Kontrollgruppe mit der Versuchsgruppe hinsichtlich der subjektiv erfahrenen sozialen Unterstützung, i.e. hinsichtlich der Unterschiede in den Mittelwerten der Antworten zum modifizierten Interview zum Sozialen Rückhalt (Siegrist, 1986), der Social Support Scale SSS (Donald & Ware, 1982) sowie der Multidimensional Scale of Perceived Social Support MSPSS (Zimet, Dahlem, Zimet & Farley, 1988).

Die Darstellung der analytisch-statistischen Auswertung beschränkt an dieser Stelle auf die Synopsis der Mittelwertvergleiche für die Summenscores sich; die Übersicht für die einzelnen Items ist im Anhang beigefügt.

Test der Homogenität der Varianzen

	Levene-Statistik	df1	df2	Signifikanz
Kognitive Unterstützung	7,036	1	281	,008
Emotionale Unterstützung	,011	1	281	,918
Praktische Unterstützung	2,233	1	281	,136

Mann-Whitney-Test

Ränge

	GRUPPE	N	Mittlerer Rang	Rangsumme
Kognitive Unterstützung	kontrollgruppe	152	107,33	16313,50
	versuchsgruppe	131	182,23	23872,50
	Gesamt	283		
Emotionale Unterstützung	kontrollgruppe	152	97,11	14760,00
	versuchsgruppe	131	194,09	25426,00
	Gesamt	283		
Praktische Unterstützung	kontrollgruppe	152	90,80	13801,50
	versuchsgruppe	131	201,41	26384,50
	Gesamt	283		

Statistik für Test[a]

	Kognitive Unterstützung	Emotionale Unterstützung	Praktische Unterstützung
Mann-Whitney-U	4685,500	3132,000	2173,500
Wilcoxon-W	16313,500	14760,000	13801,500
Z	-7,860	-10,110	-11,506
Asymptotische Signifikanz (2-seitig)	,000	,000	,000

a. Gruppenvariable: GRUPPE

Das Ergebnis des Levene-Tests läßt vermuten, daß die Varianzen für die Kontroll- und Versuchsgruppe nicht gleich sind ($p < 0{,}01$); die entsprechende Nullhypothese auf Varianzgleichheit ist derart zurückzuweisen. Der Vergleich der Mittelwerte der Versuchs- und Kontrollgruppe hinsichtlich der subjektiv erfahrenen Einschätzung der sozialen Unterstützung weist nach Maßgabe des Mann-Whitney-U-Tests insonderheit für die Summenscores überdeutliche Differenzen aus. Die Subdimensionen *Kognitive*, *Emotionale* und *Praktische Unterstützung*[74] unterscheiden sich zwischen der Versuchs- und Kontrollgruppe mit einer äußerst geringen Irrtumswahrscheinlichkeit von $p < 0{,}001$.

Wie aus dem Mann-Whitney-Test über alle Items (aus dem Anhang) ersichtlich, unterscheiden bis auf die Items Nr. 2 und 5 (*Kognitive Unterstützung durch Freunde, Emotionale Unterstützung durch Freunde*) alle weiteren Einzelitems in ihren Mittelwerten sich massiv voneinander (Mann-Whitney-U-Test, alle $p < 0{,}001$). Für die zitierten Items Nr. 2 und 5 werden keine statistisch bedeutsamen Mittelwertdifferenzen ausgewiesen (Mann-Whitney-U-Test, $p > 0{,}2$). Die Itemmittelwerte der Kontrollgruppe liegen dabei sämtlich niedriger als die der Versuchsgruppe.

Materialiter ergibt aus der statistischen Analyse eine deutlich andere – und anders erlebte – soziale Unterstützung der Versuchs- im Vergleich zur Kontrollgruppe sich. Unter den Patienten der Versuchsgruppe ist die Überzeugung, von ihren Familien und Freunden unterstützt zu werden, deutlich geringer ausgeprägt, die Mittelwerte sämtlicher entsprechenden Items liegen über den vergleichbaren Werten der Kontrollgruppe (Ausprägung *1: erlebte positive Unterstützung*, Ausprägung *4: fehlende Unterstützung*).

Hypothese 7, wonach Patienten, die Verfahren der Alternativmedizin praeferieren, in ihrer erlebten sozialen Unterstützung von allen anderen Patienten sich unterscheiden, wird durch die Daten derart gestützt. Diese Patienten bilden in der Grundgesamtheit aller Patienten offensichtlich tatsächlich eine separate Gruppe. Die Nullhypothese, Unterschiede in den Mittelwerten der beiden Gruppen seien rein zufällig, kann mit einer Irrtumswahrscheinlichkeit von $p < 0{,}001$ zurückgewiesen werden.

7.3 Weitere Ergebnisse

Mit der vorliegenden Arbeit wurde der Versuch unternommen, vor der Folie des sozialkognitiven Prozeßmodells gesundheitlichen Handelns (Schwarzer, 1996) einen sozialpsychologisch fundierten Erklärungsansatz für ein medizinisch sich darstellendes Phänomen zu formulieren: die Therapieentscheidung von Patienten. Ohne an dieser Stelle eine Rechtfertigung des Themas wiederholen zu wollen, sei doch nochmals auf das absolute Fehlen jeglicher seriösen wissenschaftlichen Begründung für die untersuchten Verfahren der Alternativmedizin verwiesen. Erst unter Rekurs auf die naiven, ja fast abstrusen eigenen Erklärungsversuche der Alternativmedizin wird die Entscheidung der Patienten für esoterische Diagnose- und Therapieverfahren wirklich problematisch, die untersuchungsleitende Frage nach der Motivation der Patienten wirklich verständlich. Gleichwohl scheint das Datenmaterial eine Verfizierung und Konkretisierung der Eingangshypothese zuzulassen: Patienten, die Methoden aus dem Leistungskatalog der Alternativmedizin verlangen, unterscheiden sich weniger in ihren zahnmedizinischen denn vor allem in ihren psychosozialen Parametern von allen anderen Patienten.

---

74 Zu den Werten der einzelnen Items vergl. den Anhang.

Im Verlauf der Gesamtstudie haben zwei Merkmalsausprägungen uns besonders interessiert wie irritiert: der hohe Anteil von weiblichen Patienten in der Versuchsgruppe und das insgesamt hohe Bildungsniveau der Patienten[75]. Die Verteilung der zitierten Merkmalsausprägungen kann durch die quasi autonome Vorselektion der Versuchsgruppenpatienten im besten Falle wissenschaftstheoretisch gerechtfertigt, letztlich bislang aber keinesfalls gesundheitspsychologisch interpretiert werden. Während Frauen ihrer Gesundheit offensichtlich grundsätzlich einen höheren Stellenwert beimessen als Männer und für Themen aus dem Kontext Gesundheit / Krankheit sensibler zu sein scheinen (DAK Studie zur Inanspruchnahme von Gesundheitsinstitutionen[76], 1999) blieb uns zunächst die doch sehr häufige Verbindung von hohem Bildungsniveau der Patienten und deren Vorliebe für die Alternativmedizin – zumindest im Rahmen der Zahnheilkunde – nach wie vor unverständlich. Von Patienten mit einer (natur-) wissenschaftlichen Ausbildung und einem akademischen Abschluß hätten wir die Akzeptanz, ja teils die nachdrückliche Forderung nach esoterischen Heilverfahren schlicht nicht erwartet, ganz im Gegenteil!

Unseren Erwartung widersprechend weist die Datenanalyse gleichwohl keine besondere Verteilung der untersuchten Naturheilverfahren auf entsprechende Bildungsklassen aus (Chi-Quadrat-Test 39,903; df = 36; $p > 0{,}1$; Cramer $V > 0{,}1$)[77]. Alle Verfahren sind in der Versuchsgruppe gleichmäßig auf die Patienten – auch auf diejenigen mit Hochschulausbildung – verteilt.

Schulabschluß * Alternativ-medizinische Heilmethode Kreuztabelle

		Alternativ-medizinische Heilmethode				
		Homöopathie	Bach-Blüten-Therapie	Akupunktur	Elektro-Akupunktur nach Voll	Bioresonanz-therapie
Schulabschluß	Hauptschule		2		3	
	Realschule	4	6	6	4	3
	Abitur	6	3	8	9	8
	Fachhochschule	1	2	1	2	2
	Hochschule	3		1	7	3
Gesamt		14	13	16	25	16

75 In der nun folgenden Darstellung weiterer Einzelergebnisse wird jeweils an gegebener Stelle auf die geschlechts- bzw. bildungsspezifischen Kontexte abzuheben sein.

76 Frauen sind deutlich stärker an Gesundheitsfragen interessiert als Männer (Forsa-Studie aus dem Jahre 1999 im Auftrag der Deutschen Angestellten-Krankenkasse (DAK) mit insgesamt 1000 Probanden): 65 % der weiblichen Teilnehmer der Studie informieren sich über aktuelle Themen zur Gesundheit, bei den Männern tut dies nicht einmal die Hälfte (48 %). 59 % der Frauen gegenüber 51 % der Männer achten auf auch kleine Veränderungen im eigenen Befinden und noch 35 % der Frauen vertrauen auf Naturheilmittel, bei den Männern sind dies nur 15 %. Nur hinsichtlich der Selbsteinschätzung beim Sport liegen die Werte der männlichen über denen der weiblichen Probanden: 47 % halten regelmäßig körperlich sich fit. Das tun – nach eigenen Angaben – nur 42 % der Frauen.

77 Selbst bei äußerst zurückhaltender Interpretation der Ergebnisse – hier und im folgenden – auf Grund der teils geringen Belegung der Zellen der Vier- und Mehrfeldertafeln sind die zitierten Irrtumswahrscheinlichkeiten als Trendanalysen eindeutig. Zudem wurde in statistisch nicht eindeutigen Fällen eine nochmalige Überprüfung der Ergebnisse durch durch sinnvolle Aggregation der Daten quasi im Sinne einer Gegenprobe durchgeführt. Im folgenden Text wird allerdings die detailliertere Darstellung aus Gründen des größeren Informationsgehaltes praeferiert.

Alternativ-medizinische Heilmethode					
Kinesiologie	Kirlian-Photographie	Irisdiagnostik	Pendeln	Dental-Psychogramm	Gesamt
1	1				7
5		2		1	31
4	5	7	2	2	54
1	1	3	2	1	16
2	5		1	1	23
13	12	12	5	5	131

Chi-Quadrat-Tests

	Wert	df	Asymptotische Signifikanz (2-seitig)
Chi-Quadrat nach Pearson	39,903[a]	36	,301
Likelihood-Quotient	47,400	36	,097
Zusammenhang linear-mit-linear	3,742	1	,053
Anzahl der gültigen Fälle	131		

a. 43 Zellen (86,0%) haben eine erwartete Häufigkeit kleiner 5. Die minimale erwartete Häufigkeit ist ,27.

Die Daten der Kreuztabelle werden in der folgenden Graphik verdeutlicht:

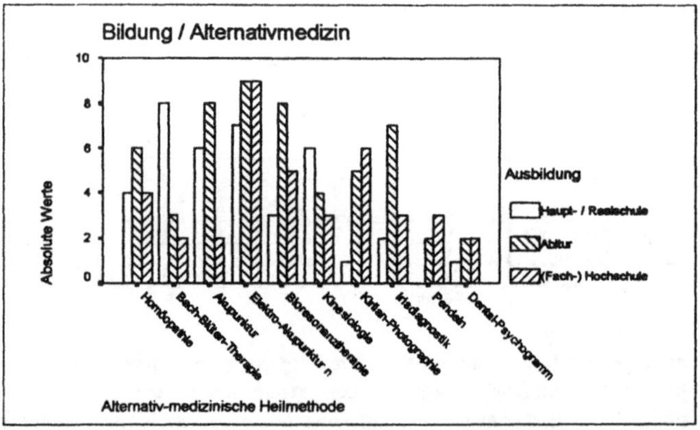

Die vier fragwürdigsten (sofern denn eine Steigerung von Obskurantismus möglich ist) alternativ-medizinischen Verfahren Kirlian-Photographie, Irisdiagnostik, Pendeln und das Dental-Psychogramm sind bezüglich des Bildungsniveaus der Patienten nochmals einem separaten Chi-Quadrat-Test unterzogen worden: Methoden wie das Auspendeln von zahnärztlichen Werkstoffen und psychiatrische Erhebungen auf Grund oraler Befunde, z.B. psychoanalytische Diagnostik auf Grund der topographischen Lage von Zahnfüllungen, werden noch von Patienten mit Fachhochschul- und Universitätsabschlüssen nicht nur geduldet sondern teils sogar ausdrücklich gefordert[78] (Chi-Quadrat-Test 12,349;

78 Die Patientin, die *aus eigener Initiative* einen Zahnarzt aufgesucht hat, der Dental-Psychogramme in seinem Maßnahmenkatalog anbietet, ist – als Hochschulabsolventin – sogar promoviert.

df = 12; p > 0,1; Cramer V > 0,1). Bildung und Esoterik[79] scheinen bei den Patienten der Versuchsgruppe demnach eine glückliche Ehe eingegangen zu sein.

Schulabschluß * Alternativ-medizinische Heilmethode Kreuztabelle

Anzahl

		Alternativ-medizinische Heilmethode				
		Kirlian-Photographie	Irisdiagnostik	Pendeln	Dental-Psychogramm	Gesamt
Schulabschluß	Hauptschulabschluß	1				1
	Realschulabschluß		2		1	3
	Abitur	5	7	2	2	16
	Fachhochschulabschluß	1	3	2	1	7
	Hochschulabschluß	5		1	1	7
Gesamt		12	12	5	5	34

Chi-Quadrat-Tests

	Wert	df	Asymptotische Signifikanz (2-seitig)
Chi-Quadrat nach Pearson	12,349[a]	12	,418
Likelihood-Quotient	15,642	12	,208
Zusammenhang linear-mit-linear	,152	1	,697
Anzahl der gültigen Fälle	34		

a. 18 Zellen (90,0%) haben eine erwartete Häufigkeit kleiner 5. Die minimale erwartete Häufigkeit ist ,15.

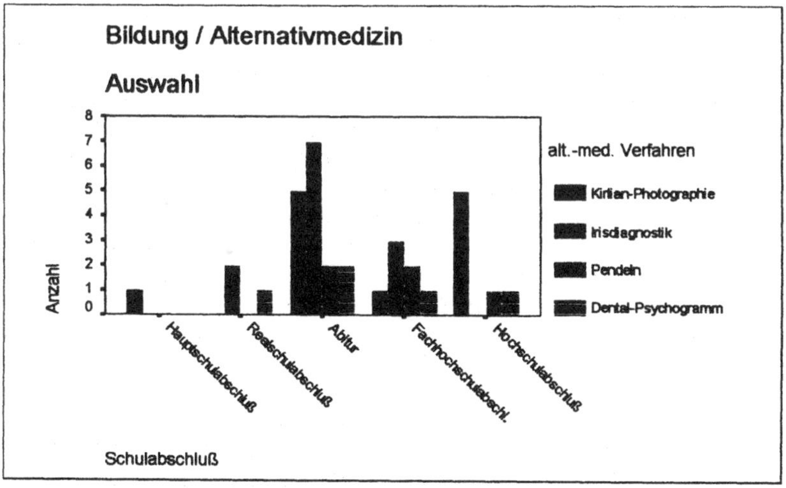

In diesem Zusammenhang wird zudem der epidemiologische Charakter der vorliegenden Studie nochmals evident: Der Anteil von 70 % Patienten mit Hochschulreife und über

79 In vielen Buchhandelsketten und Großsortimentern sind die Abteilungen *Philosophie, Psychologie, Lebenshilfe* und *Esoterik* direkt benachbart, wenn nicht integriert. Offensichtlich sind Marketing-Psychologen mit den Ergebnissen dieser Untersuchung bereits bestens vertraut.

20 % Akademikern mit einer abgeschlossenen Hochschul- oder Fachhochschulausbildung in der Versuchsgruppe gibt sicherlich kein repräsentatives Abbild der Gesamtbevölkerung wieder; dies trifft im übrigen auch für die geschlechtsspezifische Verteilung der Patienten zu.

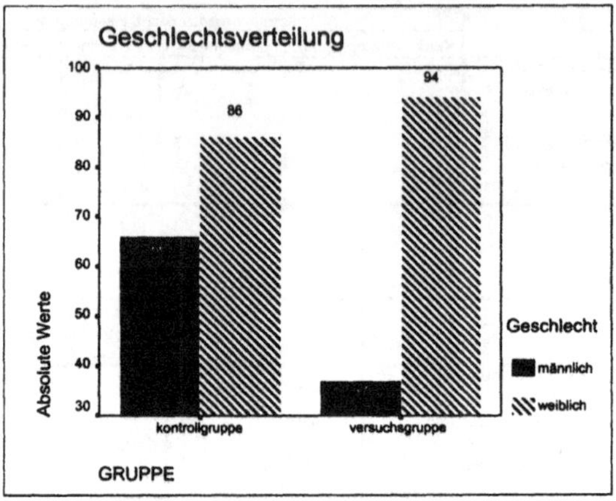

Hypothese 3 läßt bereits vermuten, Alternativmedizin sei vom Grundsatz her eher ein Thema für Frauen denn für Männer; diese geschlechtsspezifische Verteilung wird durch die weiteren Daten nochmals gestützt. So sind knapp 72 % der Patienten der Versuchsgruppe, aus der ja alle Patienten die Kostenübernahme für alternativ-medizinische Verfahren beantragt haben, weiblich. Gleichwohl antworten auf die Frage, ob sie anläßlich einer zahnärztlichen Behandlung komplementär-medizinische Heilmethoden sich vorstellen könnten, nur 4,7 % Patientinnen der Kontrollgruppe mit einem ausdrücklichen *Ja*. Immerhin kann sich aber noch fast jede vierte Patientin (23,3 %) zumindest vorstellen, für die Alternativmedizin sich zu erwärmen, während über 72 % aller Frauen (72,1 %) derartige Methoden zumindest im Rahmen einer zahnärztlichen Behandlung rundweg ablehnen. (Die Werte für die Versuchsgruppe sind in der folgenden Tabelle nicht ausgewiesen, da hier ja ohnehin alle Patientinnen der Alternativmedizin aufgeschlossen gegenüberstehen.) Die – geschlechtsspezifische (Chi-Quadrat-Test 11,943; df = 2; p < 0,005; Cramer V < 0,005) – Einstellung der Patienten scheint dabei zunächst einmal auf den Kontext der Zahnheilkunde abzuheben.

AMH bei zahnärztlicher Behandlung

Geschlecht	GRUPPE			Häufigkeit	Prozent	Gültige Prozente	Kumulierte Prozente
männlich	kontrollgruppe	Gültig	ja	13	19,7	19,7	19,7
			nein	47	71,2	71,2	90,9
			vielleicht	6	9,1	9,1	100,0
			Gesamt	66	100,0	100,0	
	versuchsgruppe	Fehlend	System	37	100,0		
weiblich	kontrollgruppe	Gültig	ja	4	4,7	4,7	4,7
			nein	62	72,1	72,1	76,7
			vielleicht	20	23,3	23,3	100,0
			Gesamt	86	100,0	100,0	
	versuchsgruppe	Fehlend	System	94	100,0		

AMH bei zahnärztlicher Behandlung * Geschlecht Kreuztabelle

Anzahl

		Geschlecht		
		männlich	weiblich	Gesamt
AMH bei zahnärztlicher Behandlung	ja	13	4	17
	nein	47	62	109
	vielleicht	6	20	26
Gesamt		66	86	152

Chi-Quadrat-Tests

	Wert	df	Asymptotische Signifikanz (2-seitig)
Chi-Quadrat nach Pearson	11,943[a]	2	,003
Likelihood-Quotient	12,401	2	,002
Zusammenhang linear-mit-linear	11,329	1	,001
Anzahl der gültigen Fälle	152		

a. 0 Zellen (,0%) haben eine erwartete Häufigkeit kleiner 5. Die minimale erwartete Häufigkeit ist 7,38.

In diesem – zahnmedizinischen – Zusammenhang ist die Verteilung einzelner alternativ-medizinischer Verfahren selbst allerdings nicht geschlechtsspezifisch (Chi-Quadrat-Test 12,820, df = 9; p > 0,1; Cramer V > 0,1). Trotzdem fällt auf, daß männliche Patienten eher technische Verfahren aus dem Katalog der Alternativmedizin wie die Elektroakupunktur nach Voll oder die Kirlian-Photographie zu praeferieren, Verfahren mit intensiverem Körperkontakt zwischen Behandler und Patient dagegen eher zu meiden scheinen: Zum (Aus-) Pendeln fassen Patient und Behandler einander für längere Zeit bei den Händen, Bioresonanztherapie und Kinesiologie gehen in aller Regel mit einer gründlichen, vollständigen körperlichen Untersuchung einher. Die folgenden Tabellen und die Graphik geben die Verteilung alternativ-medizinischer Verfahren auf die Geschlechter wieder:

Alternativ-medizinische Heilmethode * Geschlecht Kreuztabelle

Anzahl

		Geschlecht		
		männlich	weiblich	Gesamt
Alternativ-medizinische Heilmethode	Homöopathie	3	11	14
	Bach-Blüten-Therapie	3	10	13
	Akupunktur	5	11	16
	Elektro-Akupunktur nach Voll	8	17	25
	Bioresonanztherapie	4	12	16
	Kinesiologie	2	11	13
	Kirlian-Photographie	8	4	12
	Irisdiagnostik	3	9	12
	Pendeln		5	5
	Dental-Psychogramm	1	4	5
Gesamt		37	94	131

Chi-Quadrat-Tests

	Wert	df	Asymptotische Signifikanz (2-seitig)
Chi-Quadrat nach Pearson	12,820[a]	9	,171
Likelihood-Quotient	13,209	9	,153
Zusammenhang linear-mit-linear	,042	1	,838
Anzahl der gültigen Fälle	131		

a. 11 Zellen (55,0%) haben eine erwartete Häufigkeit kleiner 5. Die minimale erwartete Häufigkeit ist 1,41.

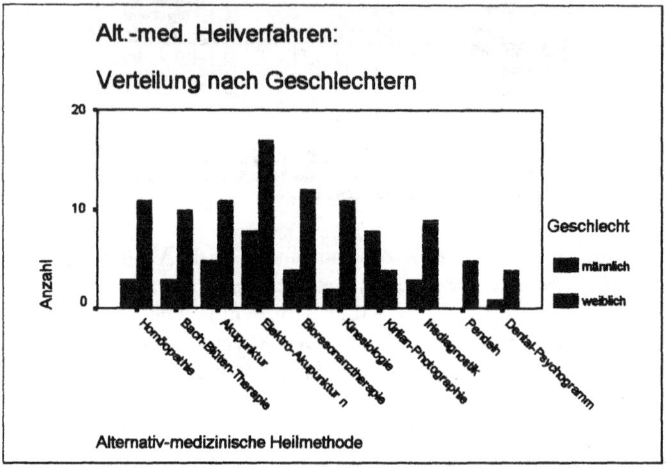

Auf die Frage, ob die Patienten Naturheilmethoden auch im Rahmen einer (allgemein-) ärztlichen Behandlung sich vorstellen können, antworten fast 70 % sowohl der männlichen (69,7 %) wie der weiblichen Patienten (67,4 %) der Kontrollgruppe mit einem klaren *Nein.* Nur gut jeder zehnte Patient gleich welchen Geschlechts zieht eine (allgemein-) ärztlich-naturheilkundliche Versorgung in Betracht. Für die Versuchsgruppe, für die ja zunächst – gruppenkonstituierend – die Akzeptanz derartiger Methoden vor der Folie zahnärztlicher Versorgungen bekannt ist, dreht das Verhältnis regelrecht sich um: Nicht einmal jede zehnte Patientin / jeder zehnter Patient schließt naturheilkundliche Verfahren bei allgemeinmedizinischen Behandlungen für sich aus. Im Gegenteil sind gut 50 % der Patienten von der Wirksamkeit derartiger Verfahren auch bei systemischen Allgemeinerkrankungen überzeugt.

AMH auch bei ärztlicher Behandlung

Geschlecht	GRUPPE			Häufigkeit	Prozent	Gültige Prozente	Kumulierte Prozente
männlich	kontrollgruppe	Gültig	ja	9	13,6	13,6	13,6
			nein	46	69,7	69,7	83,3
			vielleicht	11	16,7	16,7	100,0
			Gesamt	66	100,0	100,0	
	versuchsgruppe	Gültig	ja	17	45,9	45,9	45,9
			nein	3	8,1	8,1	54,1
			vielleicht	17	45,9	45,9	100,0
			Gesamt	37	100,0	100,0	
weiblich	kontrollgruppe	Gültig	ja	7	8,1	8,1	8,1
			nein	58	67,4	67,4	75,6
			vielleicht	21	24,4	24,4	100,0
			Gesamt	86	100,0	100,0	
	versuchsgruppe	Gültig	ja	56	59,6	59,6	59,6
			nein	8	8,5	8,5	68,1
			vielleicht	30	31,9	31,9	100,0
			Gesamt	94	100,0	100,0	

Für die faktische Umsetzung der hier eruierten Ergebnisse in der zahnärztlichen Praxis erscheinen weitere Untersuchungen zur Verteilung der alternativen Methodiken hinsichtlich der Altersstruktur der Patienten zumindest nicht uninteressant. Es deutet wiederum sich an, daß die gesamte Palette der Paramedizin, auch die ganz offensichtlich unwissenschaftlichen Verfahren wie Irisdiagnostik, Pendeln und Dental-Psychogramme, quer über die Altersstruktur verteilt ist (Chi-Quadrat-Test 37,978; df = 45; p > 0,7; Cramer V > 0,5).

Alternativ-medizinische Heilmethode * Alter Kreuztabelle

Anzahl

		Alter						
		jünger als 20 Jahre	20 bis 30 Jahre	31 bis 40 Jahre	41 bis 50 Jahre	51 bis 60 Jahre	älter als 60 Jahre	Gesamt
Alternativ-medizinische Heilmethode	Homöopathie	1		2	8	3		14
	Bach-Blüten-Therapie		2	4	5	1	1	13
	Akupunktur		2	5	5	3	1	16
	Elektro-Akupunktur nach Voll		2	8	10	4	1	25
	Bioresonanztherapie		1	6	8	1		16
	Kinesiologie		2	6	2	2	1	13
	Kirlian-Photographie			6	3	3		12
	Irisdiagnostik	1	2	5	2	1	1	12
	Pendeln	1		3	1			5
	Dental-Psychogramm			1	3	1		5
Gesamt		3	11	46	47	19	5	131

Chi-Quadrat-Tests

	Wert	df	Asymptotische Signifikanz (2-seitig)
Chi-Quadrat nach Pearson	37,978[a]	45	,762
Likelihood-Quotient	40,129	45	,678
Zusammenhang linear-mit-linear	1,747	1	,186
Anzahl der gültigen Fälle	131		

a. 53 Zellen (88,3%) haben eine erwartete Häufigkeit kleiner 5. Die minimale erwartete Häufigkeit ist ,11.

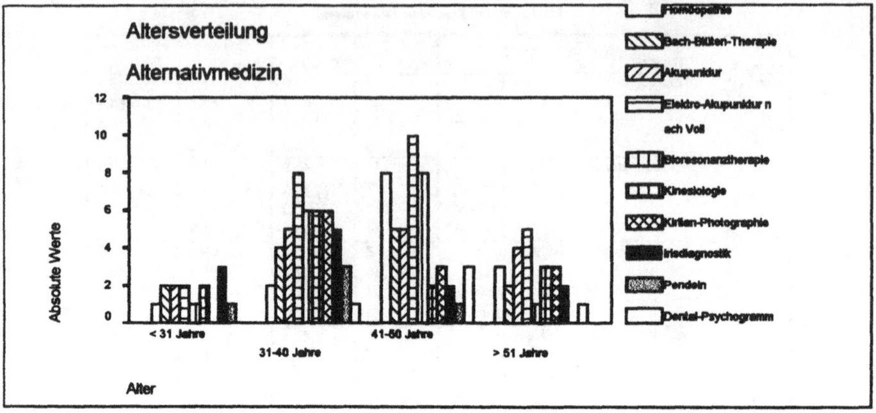

Aus den Untersuchungen zu Hypothese 3 konnten bereits Hinweise auf die unterschiedliche Verteilung nach höchstem erreichten Schulabschluß und der Berufsausbildung über die Versuchs- und Kontrollgruppe gewonnen werden. Die Patienten der Kontrollgruppe sind in toto deutlich schlechter ausgebildet (Chi-Quadrat 44,418; df = 4; p < 0,001; Cramer V < 0,005) und im Beruf weniger erfolgreich als die Patienten der Versuchsgruppe (Chi-Quadrat 31,359; df = 2; p < 0,001; Cramer V < 0,005). Vergleichbare geschlechtsspezifische Unterschiede – auch getrennt nach Gruppenzugehörigkeit wie in der folgenden Tabelle ausgewiesen – lassen dagegen weder für die Kontroll- (Chi-Quadrat 5,688; df = 4; p > 0,1; Cramer V > 0,1) noch für die Versuchsgruppe (Chi-Quadrat 3,832; df = 4; p > 0,1; Cramer V > 0,1) sich feststellen.

Schulabschluß * Geschlecht Kreuztabelle

Anzahl

			Geschlecht		
GRUPPE			männlich	weiblich	Gesamt
kontrollgruppe	Schulabschluß	Hauptschulabschluß	18	21	39
		Realschulabschluß	26	36	62
		Abitur	12	20	32
		Fachhochschulabschluß	3	7	10
		Hochschulabschluß	7	2	9
	Gesamt		66	86	152
versuchsgruppe	Schulabschluß	Hauptschulabschluß	2	5	7
		Realschulabschluß	6	25	31
		Abitur	20	34	54
		Fachhochschulabschluß	4	12	16
		Hochschulabschluß	5	18	23
	Gesamt		37	94	131

Chi-Quadrat-Tests

GRUPPE		Wert	df	Asymptotische Signifikanz (2-seitig)
kontrollgruppe	Chi-Quadrat nach Pearson	5,688[a]	4	,224
	Likelihood-Quotient	5,821	4	,213
	Zusammenhang linear-mit-linear	,294	1	,588
	Anzahl der gültigen Fälle	152		
versuchsgruppe	Chi-Quadrat nach Pearson	3,832[b]	4	,429
	Likelihood-Quotient	3,848	4	,427
	Zusammenhang linear-mit-linear	,019	1	,890
	Anzahl der gültigen Fälle	131		

a. 2 Zellen (20,0%) haben eine erwartete Häufigkeit kleiner 5. Die minimale erwartete Häufigkeit ist 3,91.

b. 2 Zellen (20,0%) haben eine erwartete Häufigkeit kleiner 5. Die minimale erwartete Häufigkeit ist 1,98.

Schulabschluß

GRUPPE	Geschlecht			Häufigkeit	Prozent	Gültige Prozente	Kumulierte Prozente
kontrollgruppe	männlich	Gültig	Hauptschulabschluß	18	27,3	27,3	27,3
			Realschulabschluß	26	39,4	39,4	66,7
			Abitur	12	18,2	18,2	84,8
			Fachhochschulabschluß	3	4,5	4,5	89,4
			Hochschulabschluß	7	10,6	10,6	100,0
			Gesamt	66	100,0	100,0	
	weiblich	Gültig	Hauptschulabschluß	21	24,4	24,4	24,4
			Realschulabschluß	36	41,9	41,9	66,3
			Abitur	20	23,3	23,3	89,5
			Fachhochschulabschluß	7	8,1	8,1	97,7
			Hochschulabschluß	2	2,3	2,3	100,0
			Gesamt	86	100,0	100,0	
versuchsgruppe	männlich	Gültig	Hauptschulabschluß	2	5,4	5,4	5,4
			Realschulabschluß	6	16,2	16,2	21,6
			Abitur	20	54,1	54,1	75,7
			Fachhochschulabschluß	4	10,8	10,8	86,5
			Hochschulabschluß	5	13,5	13,5	100,0
			Gesamt	37	100,0	100,0	
	weiblich	Gültig	Hauptschulabschluß	5	5,3	5,3	5,3
			Realschulabschluß	25	26,6	26,6	31,9
			Abitur	34	36,2	36,2	68,1
			Fachhochschulabschluß	12	12,8	12,8	80,9
			Hochschulabschluß	18	19,1	19,1	100,0
			Gesamt	94	100,0	100,0	

Berufsausbildung

GRUPPE	Geschlecht			Häufigkeit	Prozent	Gültige Prozente	Kumulierte Prozente
kontrollgruppe	männlich	Gültig	(Fach-) Arbeiter	6	9,1	9,1	9,1
			Angestellter	41	62,1	62,1	71,2
			Beamter	19	28,8	28,8	100,0
			Gesamt	66	100,0	100,0	
	weiblich	Gültig	(Fach-) Arbeiter	5	5,8	5,8	5,8
			Angestellter	52	60,5	60,5	66,3
			Beamter	29	33,7	33,7	100,0
			Gesamt	86	100,0	100,0	
versuchsgruppe	männlich	Gültig	Angestellter	10	27,0	27,0	27,0
			Beamter	27	73,0	73,0	100,0
			Gesamt	37	100,0	100,0	
	weiblich	Gültig	(Fach-) Arbeiter	2	2,1	2,1	2,1
			Angestellter	35	37,2	37,2	39,4
			Beamter	57	60,6	60,6	100,0
			Gesamt	94	100,0	100,0	

Wenn nun also tatsächlich eher Frauen – ohne Einfluß des Bildungsniveaus – naturheilkundlich orientiert zu sein scheinen, mag das noch darauf zurückzuführen sein, daß Frauen in Bezug auf ihre Gesundheit generell sensibler sind als Männer (DAK Studie zur Inanspruchnahme von Gesundheitsinstitutionen, 1999). Ein grundsätzlicher Zusammenhang von (Aus-) Bildung und Alternativmedizin über den engeren Rahmen der hier untersuchten Anwendung in der Zahnheilkunde hinaus ist allerdings gleichwohl nicht auszuschließen. Die folgende Kreuztabelle *Schulabschluß über Akzeptanz alternativmedizinischer Verfahren im Rahmen einer allgemeinmedizinischen Versorgung* weist die entsprechende Nullhypothese eindeutig zurück (Chi-Quadrat 18,890, df = 8, p < 0,05, Cramer V > 0,05): Von 89 würden diejenigen 54 Patienten (60,6 %), die als höchsten Schulabschluß die Hochschulreife oder sogar einen Studienabschluß angeben, auch durch ihren Hausarzt sich mittels Naturheilverfahren behandeln lassen.

AMH auch bei ärztlicher Behandlung * Schulabschluß Kreuztabelle

Anzahl

		Schulabschluß					Gesamt
		Hauptschulabschluß	Realschulabschluß	Abitur	Fachhochschulabschluß	Hochschulabschluß	
AMH auch bei ärztlicher Behandlung	ja	7	28	31	8	15	89
	nein	30	38	29	8	10	115
	vielleicht	9	27	26	10	7	79
Gesamt		46	93	86	26	32	283

Chi-Quadrat-Tests

	Wert	df	Asymptotische Signifikanz (2-seitig)
Chi-Quadrat nach Pearson	18,890[a]	8	,015
Likelihood-Quotient	18,625	8	,017
Zusammenhang linear-mit-linear	1,747	1	,186
Anzahl der gültigen Fälle	283		

a. 0 Zellen (,0%) haben eine erwartete Häufigkeit kleiner 5. Die minimale erwartete Häufigkeit ist 7,26.

Dieser ausgeprägte Zusammenhang macht letztlich immer noch erstaunen: Von umfassend gebildeten und wissenschaftlich ausgebildeten Akademikern wäre die Ablehnung unwissenschaftlicher, esoterischer Methoden noch am ehesten zu erwarten. Patienten mit hohem Bildungsniveau wären zumindest die Möglichkeiten und vielleicht sogar die Absicht zu unterstellen, als unbefriedigend erkannte Behandlungssettings der Schulmedizin ändern zu wollen statt sie durch letztlich obskure Konzepte der Alternativmedizin schlicht zu ersetzen. Coping-Theorien mögen in diesem Kontext später einen fundierten Erklärungsansatz bilden.

Allerdings macht das Coping-Konzept – als grundsätzlicher Erklärungsansatz – nur dann einen Sinn, wenn die Versuchs- und Kontrollgruppen hinsichtlich insonderheit der zahnmedizinischen Parameter im wesentlichen identisch sind, die Ergebnisse also ein gewisses Maß an Verallgemeinerung in Bezug auf die Patienten-Grundgesamtheit beanspruchen dürfen. Diese Identität wurde durch die Hypothesen 1 und 4 bereits an anderer Stelle geprüft. Hinsichtlich des objektiven, zunächst vorwiegend zahnmedizinischen Krankheitswertes bestehen zwischen der Versuchs- und der Kontrollgruppe nach Auswertung der Daten für die prothetische Eingangsversorgung, die konservierenden, chirurgischen und parodontalen Befunde, für die Mundschleimhauterkrankungen, die prothetischen, kieferorthopädischen sowie logopädischen Befunde keine wesentlichen Unterschiede. Versuchs- und Kontrollgruppe scheinen nach Auswertung der Kreuztabellen einer gemeinsamen Grundgesamtheit anzugehören (Irrtumswahrscheinlichkeit für das Zurückweisen der Nullhypothese der Gleichheit der Verteilungsunterschiede in den Gruppen $p > 0,05$). Interessante Unterschiede ergeben einzig hinsichtlich der Verteilung der funktionsanalytischen Befunde sich. Hier unterscheiden die beiden Gruppen signifikant auf dem Fünf-Prozent-Niveau sich: Chi-Quadrat-Test 4,924; $df = 1$; $p < 0,05$; Cramer $V < 0,05$. Kiefergelenksbeschwerden verweisen aber durchaus – nach Ausschluß arthrotischer, röntgenologisch objektivierbarer Veränderungen – neben psychogenem Stress auch auf eine besondere psychische Disposition der Patienten (Scott & Hirschman, 1982; Rauschelbach, 1983; Marxkors & Müller-Fahlbusch, 1987; Klages & Sergl, 1990). Mit anderen Worten, Kiefergelenkssymptomatiken müssen nicht in jedem Fall auf ein rein zahnmedizinisches Erkrankungsbild schließen lassen; im Gegenteil signalisieren derartige Beschwerden häufig eher psychische Grunderkrankungen oder doch zumindest Varietäten. Dieser Befund ist mit der Angst der Patienten vor zahnärztlichen Behandlungen konsistent.

Gruppenstatistiken

Geschlecht		GRUPPE	N	Mittelwert	Standardabweichung	Standardfehler des Mittelwertes
männlich	Angst vor zahnärztlicher Behandlung	kontrollgruppe	66	3,67	1,28	,16
		versuchsgruppe	37	4,46	1,19	,20
weiblich	Angst vor zahnärztlicher Behandlung	kontrollgruppe	86	3,84	1,16	,12
		versuchsgruppe	94	4,78	1,18	,12

Test bei unabhängigen Stichproben

			Levene-Test der Varianzgleichheit		T-Test für die Mittelwertgleichheit					95% Konfidenzintervall der Differenz	
Geschlecht			F	Signifikanz	T	df	Sig. (2-seitig)	Mittlere Differenz	Standardfehler der Differenz	Untere	Obere
männlich	Angst vor zahnärztlicher Behandlung	Varianzen sind gleich	,316	,575	-3,088	101	,003	-,79	,26	-1,30	-,28
		Varianzen sind nicht gleich			-3,151	79,274	,002	-,79	,25	-1,29	-,29
weiblich	Angst vor zahnärztlicher Behandlung	Varianzen sind gleich	,453	,502	-5,377	178	,000	-,94	,17	-1,28	-,59
		Varianzen sind nicht gleich			-5,382	177,219	,000	-,94	,17	-1,28	-,59

Im Vergleich der Mittelwerte haben die Patienten der Versuchsgruppe deutlich mehr Angst als die Patienten der Kontrollgruppe; auf der von uns vorgeschlagenen Skala von 1 bis 7[80] liegen die Mittelwerte für die Kontrollgruppe in toto mit 3,76 deutlich unter denen der Versuchsgruppe mit 4,69. Diese größere Angst ist – unter Rekurs auf die oben dokumentierte Vorliebe von insonderheit weiblichen Patienten für die Alternativmedizin – wiederum geschlechtsspezifisch (t-Test, $p < 0,001$).

Während der Vergleich der Versuchs- und Kontrollgruppe hinsichtlich der objektiven (zahn-) medizinischen Befunde keinen empirisch nachprüfbaren Unterschied hinsichtlich eines objektiv höheren Krankheitswertes zeigt, unterscheiden die beiden Gruppen in allgemeinmedizinischer Sicht sich doch ganz erheblich. In der Auswertung der Befunde der medizinischen Anamnese auf systemische Grunderkrankungen sowie die aktuelle und chronische Medikamenteneinnahme erscheinen die Patienten der Versuchsgruppe als häufiger krank und vermehrt in haus- oder fachärztlicher Behandlung.

Kreuztabelle

Anzahl

		GRUPPE		
		kontrollgruppe	versuchsgruppe	Gesamt
Medizinische Anamnese	ohne Besonderheiten	99	55	154
	internistische Erkrankung	14	23	37
	chirurgische Erkrankung	6	5	11
	orthopädische Erkrankung	8	9	17
	neurologisch-psychiatrische Erkrankung	3	7	10
	gynäkologische Erkrankung	7	8	15
	allergische Erkrankung	13	16	29
	chronische Schmerzerkrankung	2	8	10
Gesamt		152	131	283

Chi-Quadrat-Tests

	Wert	df	Asymptotische Signifikanz (2-seitig)
Chi-Quadrat nach Pearson	19,034[a]	7	,008
Likelihood-Quotient	19,428	7	,007
Zusammenhang linear-mit-linear	10,393	1	,001
Anzahl der gültigen Fälle	283		

a. 2 Zellen (12,5%) haben eine erwartete Häufigkeit kleiner 5. Die minimale erwartete Häufigkeit ist 4,63.

Kreuztabelle

Anzahl

		GRUPPE		
		kontrollgruppe	versuchsgruppe	Gesamt
aktuelle Medikamenteneinnahme	ja	53	74	127
	nein	99	57	156
Gesamt		152	131	283

80 Der (Anker-) Wert 4 soll die *übliche, als normal empfundene* Angst eines durchschnittlichen Patienten bezeichnen.

Chi-Quadrat-Tests

	Wert	df	Asymptotische Signifikanz (2-seitig)	Exakte Signifikanz (2-seitig)	Exakte Signifikanz (1-seitig)
Chi-Quadrat nach Pearson	13,295[b]	1	,000		
Kontinuitätskorrektur[a]	12,435	1	,000		
Likelihood-Quotient	13,377	1	,000		
Exakter Test nach Fisher				,000	,000
Zusammenhang linear-mit-linear	13,248	1	,000		
Anzahl der gültigen Fälle	283				

a. Wird nur für eine 2x2-Tabelle berechnet

b. 0 Zellen (,0%) haben eine erwartete Häufigkeit kleiner 5. Die minimale erwartete Häufigkeit ist 58,79.

Kreuztabelle

Anzahl

		GRUPPE		
		kontrollgruppe	versuchsgruppe	Gesamt
Dauernde Medikamenteneinnahme	internistisch wirksame Medikamente	6	15	21
	neurologisch-psychiatrisch wirksame Med.	1	2	3
	Analgetica	2	8	10
	Homöopathica	5	10	15
	keine dauernde Medikamenteneinnahme	138	96	234
Gesamt		152	131	283

Chi-Quadrat-Tests

	Wert	df	Asymptotische Signifikanz (2-seitig)
Chi-Quadrat nach Pearson	15,523[a]	4	,004
Likelihood-Quotient	15,898	4	,003
Zusammenhang linear-mit-linear	11,937	1	,001
Anzahl der gültigen Fälle	283		

a. 3 Zellen (30,0%) haben eine erwartete Häufigkeit kleiner 5. Die minimale erwartete Häufigkeit ist 1,39.

Während in der Kontrollgruppe zwei Drittel (65,1 %) aller Patienten tatsächlich nur und ausschließlich in zahnärztlicher Behandlung sich befinden, sind umgekehrt 58 % der Patienten der Versuchsgruppe zusätzlich in laufender auch hausärztlich-allgemeinmedizinischer Betreuung. In Würdigung der Einzelbefunde muß – analog zur Verteilung funktioneller Kiefergelenkserkrankungen – die Rate an neurologisch-psychiatrischen Erkrankungen mit fast 1 zu 3 zu Lasten der Versuchsgruppe besonders auffallen (Cramer V für alle drei Kreuztabellen < 0,01). Die weitere Interpretation der Befunde unterstreicht die psychosoziale Sonderstellung der Versuchsgruppe: Die Patienten der Kontrollgruppe leiden insbesondere an objektivierbar-externen, i.e. *harten*[81] Erkrankungen der chirurgischen,

81 Diese Definition darf nicht als ein Versuch (miß-) verstanden werden, psychosozial konnotierte Erkrankungen als nicht ernsthaft zu diskreditieren. Im Gegenteil konnte in der Folge des biopsychosozialen Paradigmenwechsels in der Medizin ja gerade nachgewiesen werden, daß auch psy-

orthopädischen oder gynäkologischen, die der Versuchsgruppe an psychosozial konnotierten Erkrankungen der internistischen und allergologischen Fachgebiete. Auch bei chronischen Schmerzerkrankungen mit einer offensichtlich psychisch wenn nicht psychiatrisch konnotierten Komponente erscheint die Quote von 3 (6,1 %) zu 1 (1,3 %) sehr auffällig. Die folgende Tabelle *medizinische Anamnese* verdeutlicht diese Ergebnisse:

Medizinische Anamnese

GRUPPE			Häufigkeit	Prozent	Gültige Prozente	Kumulierte Prozente
kontrollgruppe	Gültig	ohne Besonderheiten	99	65,1	65,1	65,1
		internistische Erkrankung	14	9,2	9,2	74,3
		chirurgische Erkrankung	6	3,9	3,9	78,3
		orthopädische Erkrankung	8	5,3	5,3	83,6
		neurologisch-psychiatrische Erkrankung	3	2,0	2,0	85,5
		gynäkologische Erkrankung	7	4,6	4,6	90,1
		allergische Erkrankung	13	8,6	8,6	98,7
		chronische Schmerzerkrankung	2	1,3	1,3	100,0
		Gesamt	152	100,0	100,0	
versuchsgruppe	Gültig	ohne Besonderheiten	55	42,0	42,0	42,0
		internistische Erkrankung	23	17,6	17,6	59,5
		chirurgische Erkrankung	5	3,8	3,8	63,4
		orthopädische Erkrankung	9	6,9	6,9	70,2
		neurologisch-psychiatrische Erkrankung	7	5,3	5,3	75,6
		gynäkologische Erkrankung	8	6,1	6,1	81,7
		allergische Erkrankung	16	12,2	12,2	93,9
		chronische Schmerzerkrankung	8	6,1	6,1	100,0
		Gesamt	131	100,0	100,0	

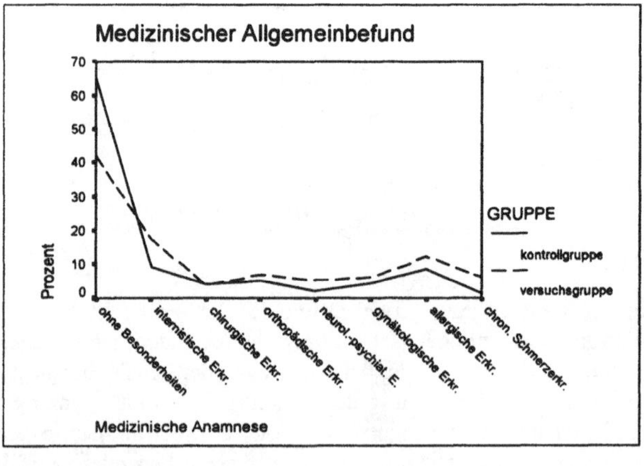

Die medizinisch-anamnestischen Befunde konkretisieren sich in der Einnahme von Medikamenten: Nicht einmal jeder zehnte Patient der Kontrollgruppe (9,2 %) ist auf die tägliche Einnahme eines Medikamentes angewiesen; in der Versuchsgruppe sind dies da-

chische Befindlichkeitsstörungen durchaus in physische Organerkrankungen münden können und vice versa.

gegen 26,4 %. Für die aktuelle zahnmedizinische (Schmerz-) Situation relativiert der Befund sich allerdings etwas. Gleichwohl ist mit 56,5 % die medikamentöse Versorgung der Versuchsgruppe noch immer wesentlich umfangreicher als die der Kontrollgruppe mit 34,9 % Verschreibungen.

Zu der – an objektiven Befunden meßbaren – medizinischen Situation der Patienten ist deren Einstellung zu alternativ-medizinischen Verfahren konsistent. Für die meisten Patienten der Kontrollgruppe scheint es nur schlecht vorstellbar zu sein, bei der Behandlung von Allgemein- oder chirurgischen Erkrankungen allein auf Methoden wie Homöopathie oder Naturmedizin sich zu verlassen. Diese kritische Einstellung wird von der Versuchsgruppe nicht geteilt. Die Frage, ob sie auch bei gravierenden systemischen Erkrankungen auf die Alternativmedizin vertrauen würden, beantworten 55,7 % aus der Versuchsgruppe positiv und noch 35,9 % schließen dies zumindest nicht definitiv aus, würden also von Fall zu Fall entscheiden. Dagegen hat die überwiegende Mehrheit der Kontrollgruppe eine eindeutig schlechte Meinung von esoterischen Heilmethoden: 68,4 % lehnen naturheilkundliche Verfahren von vornherein ab.

Kreuztabelle

Anzahl

		GRUPPE		
		kontrollgruppe	versuchsgruppe	Gesamt
AMH auch bei ärztlicher Behandlung	ja	16	73	89
	nein	104	11	115
	vielleicht	32	47	79
Gesamt		152	131	283

Chi-Quadrat-Tests

	Wert	df	Asymptotische Signifikanz (2-seitig)
Chi-Quadrat nach Pearson	113,630[a]	2	,000
Likelihood-Quotient	127,715	2	,000
Zusammenhang linear-mit-linear	10,919	1	,001
Anzahl der gültigen Fälle	283		

a. 0 Zellen (,0%) haben eine erwartete Häufigkeit kleiner 5. Die minimale erwartete Häufigkeit ist 36,57.

Kreuztabelle

Anzahl

		GRUPPE		
		kontrollgruppe	versuchsgruppe	Gesamt
Behandlung durch Heilpraktiker	ja	27	24	51
	nein	75	67	142
	vielleicht	50	40	90
Gesamt		152	131	283

Chi-Quadrat-Tests

	Wert	df	Asymptotische Signifikanz (2-seitig)
Chi-Quadrat nach Pearson	,181[a]	2	,913
Likelihood-Quotient	,181	2	,913
Zusammenhang linear-mit-linear	,125	1	,724
Anzahl der gültigen Fälle	283		

a. 0 Zellen (,0%) haben eine erwartete Häufigkeit kleiner 5. Die minimale erwartete Häufigkeit ist 23,61.

Diese Befunde ziehen wie ein rotes Band sich durch alle kontextuell vergleichbaren Fragen und stützen und bestätigen sich somit gegenseitig. Die Inanspruchnahme von Heilpraktikern wird nur von 17,8 % der Patienten der Kontrollgruppe befürwortet, zu einer Konsultation eines naturheilkundlich tätigen Zahnarztes können gar nur 11,2 % sich entschließen. Interessant erscheint gleichwohl, daß die Kontrollgruppe eher bereit ist, einen Heilpraktiker aufzusuchen, als einem naturwissenschaftlich ausgebildeten Arzt oder Zahnarzt ihr Vertrauen zu schenken, sobald er andere als schulmedizinische Methoden anwendet.[82] Die sehr uneinheitliche Einschätzung der fachlichen Kompetenz des jeweils behandelnden Zahnarztes spiegelt diese Einstellung nochmals wider.

Einschätzung med. Kompetenz des Zahnarztes * GRUPPE Kreuztabelle

Anzahl

		GRUPPE		
		kontrollgruppe	versuchsgruppe	Gesamt
Einschätzung med. Kompetenz des Zahnarztes	normal	35	14	49
	hoch	94	47	141
	hervorragend	23	70	93
Gesamt		152	131	283

Chi-Quadrat-Tests

	Wert	df	Asymptotische Signifikanz (2-seitig)
Chi-Quadrat nach Pearson	47,121[a]	2	,000
Likelihood-Quotient	48,593	2	,000
Zusammenhang linear-mit-linear	37,650	1	,000
Anzahl der gültigen Fälle	283		

a. 0 Zellen (,0%) haben eine erwartete Häufigkeit kleiner 5. Die minimale erwartete Häufigkeit ist 22,68.

Die Patienten der Versuchsgruppe sind im wesentlichen davon überzeugt, ihr Zahnarzt sei deutlich kompetenter als der Großteil seiner Kollegen[83]. Kontroll- und Versuchsgruppe unterscheiden sich hier nach Chi-Quadrat-Test (47,121; df = 2) auf einem Niveau für die Irrtumswahrscheinlichkeit von $p < 0{,}001$ (Cramer $V < 0{,}001$)! Bedenkt man gleichzeitig das extrem schlechte Öffentlichkeitsbild der Zahnärzteschaft (Bergmann-Krauss, 1998; Institut für Demoskopie Allensbach, 1998[84]; Wolf, 1998), so imponiert das fast kindlich-naive Vertrauen der meisten Patienten um so mehr. Im detaillierten Vergleich sind mehr

82 Hier wäre es notwendig gewesen zu erfragen, ob die Patienten um das gänzliche Fehlen einer Ausbildungsordnung für das Heilpraktikerwesen wissen. Gemäß Heilpraktikergesetz wird ein Heilpraktiker durch die untere Gesundheitsbehörde i.S. der Gefahrenabwehr geprüft, i.e. nicht sein positives Wissen wird geprüft, sondern die Frage beantwortet, ob er eine Gefahr für die Gesundheit seiner Patienten darstellt.

83 Die Kategorie „Mein Zahnarzt erreicht nicht einmal mittleres Kompetenzniveau." wurde nicht nachgefragt; es wäre einfach irrational zu erwarten, daß Patienten einen Zahnarzt aufsuchen, dessen fachlichen Fähigkeiten sie apriori mißtrauen.

84 Interessantestes Ergebnis: Jeder einzelne Patient ist der Meinung, alle Zahnärzte orientierten ihre Behandlung mehr oder weniger nur am Profit – bis auf den eigenen Zahnarzt natürlich, der ist selbstlos ausschließlich um die Gesundheit seiner Patienten bemüht!

als die Hälfte der Patienten (53,4 %) der Versuchsgruppe überzeugt, ihr Zahnarzt sei ein medizinisch hervorragender Spezialist; in der Kontrollgruppe glauben dies nur 15,1 %. Von diesen Patienten glauben aber immer noch fast zwei Drittel (61,8 %), der eigene Zahnarzt verfüge über mehr als durchschnittliche Qualifikationen. Mit anderen Worten, das Vertrauen in die medizinischen Fähigkeiten ist für die Patienten obligat, die Versuchsgruppe erwartet aber nach Lage der Daten eigentlich keine zahnärztliche Behandlung sondern ein Wunder. (So platt eine derartige Formulierung sich liest, so stringent ist allerdings der Interpretationskontext!)

Beide Gruppen haben gute Ärzte allerdings auch bitter nötig. Hinsichtlich ihrer Lebensführung (gesunde Ernährung, gesundheitsförderliche allgemeine Lebensweise, Nikotin- und Alkoholkonsum) unterscheiden sie sich nur unwesentlich (Chi-Quadrat-Tests, df = 1; alle p > 0,2, alle Cramer V > 0,2). Allein die Rauchgewohnheiten werden nicht von beiden Gruppen geteilt (Chi-Quadrat-Test 6,459, alle p < 0,05, Cramer V < 0,05).

Kreuztabelle

Anzahl

		GRUPPE		
		kontrollgruppe	versuchsgruppe	Gesamt
gesunde Ernährung	eher ja	63	52	115
	eher nein	89	79	168
Gesamt		152	131	283

Chi-Quadrat-Tests

	Wert	df	Asymptotische Signifikanz (2-seitig)	Exakte Signifikanz (2-seitig)	Exakte Signifikanz (1-seitig)
Chi-Quadrat nach Pearson	,090[b]	1	,765		
Kontinuitätskorrektur[a]	,032	1	,859		
Likelihood-Quotient	,090	1	,765		
Exakter Test nach Fisher				,809	,430
Zusammenhang linear-mit-linear	,089	1	,765		
Anzahl der gültigen Fälle	283				

a. Wird nur für eine 2x2-Tabelle berechnet

b. 0 Zellen (,0%) haben eine erwartete Häufigkeit kleiner 5. Die minimale erwartete Häufigkeit ist 53,23.

Kreuztabelle

Anzahl

		GRUPPE		
		kontrollgruppe	versuchsgruppe	Gesamt
Allgemeine Lebensweise	eher gesunde Lebensweise	53	55	108
	eher weniger gesunde Lebensweise	99	76	175
Gesamt		152	131	283

Chi-Quadrat-Tests

	Wert	df	Asymptotische Signifikanz (2-seitig)	Exakte Signifikanz (2-seitig)	Exakte Signifikanz (1-seitig)
Chi-Quadrat nach Pearson	1,510[b]	1	,219		
Kontinuitätskorrektur[a]	1,223	1	,269		
Likelihood-Quotient	1,509	1	,219		
Exakter Test nach Fisher				,223	,134
Zusammenhang linear-mit-linear	1,505	1	,220		
Anzahl der gültigen Fälle	283				

a. Wird nur für eine 2x2-Tabelle berechnet

b. 0 Zellen (,0%) haben eine erwartete Häufigkeit kleiner 5. Die minimale erwartete Häufigkeit ist 49,99.

Kreuztabelle

Anzahl

		GRUPPE		
		kontrollgruppe	versuchsgruppe	Gesamt
Raucher	ja	64	75	139
	nein	88	56	144
Gesamt		152	131	283

Chi-Quadrat-Tests

	Wert	df	Asymptotische Signifikanz (2-seitig)	Exakte Signifikanz (2-seitig)	Exakte Signifikanz (1-seitig)
Chi-Quadrat nach Pearson	6,459[b]	1	,011		
Kontinuitätskorrektur[a]	5,867	1	,015		
Likelihood-Quotient	6,483	1	,011		
Exakter Test nach Fisher				,012	,008
Zusammenhang linear-mit-linear	6,436	1	,011		
Anzahl der gültigen Fälle	283				

a. Wird nur für eine 2x2-Tabelle berechnet

b. 0 Zellen (,0%) haben eine erwartete Häufigkeit kleiner 5. Die minimale erwartete Häufigkeit ist 64,34.

Kreuztabelle

Anzahl

		GRUPPE		
		kontrollgruppe	versuchsgruppe	Gesamt
Alkoholkonsum	kein Alkohol	13	20	33
	gelegentlich geringe Mengen	67	56	123
	regelmäßig geringe Mengen	64	48	112
	häufiger	8	7	15
Gesamt		152	131	283

Chi-Quadrat-Tests

	Wert	df	Asymptotische Signifikanz (2-seitig)
Chi-Quadrat nach Pearson	3,281[a]	3	,350
Likelihood-Quotient	3,282	3	,350
Zusammenhang linear-mit-linear	1,758	1	,185
Anzahl der gültigen Fälle	283		

a. 0 Zellen (,0%) haben eine erwartete Häufigkeit kleiner 5. Die minimale erwartete Häufigkeit ist 6,94.

Weitere interessante Ergebnisse liegen auch zur Bedrohungsanalyse, i.e. dem subjektiven Empfinden der Patienten hinsichtlich der Implikationen und Risiken von Zahn-, Mund- und Kiefererkrankungen vor. Der analytisch-statistische Vergleich der Mittelwerte der OHIP-Items der Versuchs- und der Kontrollgruppe zu Hypothese 4 ergibt ein eindeutiges Bild. Die Summenscores *Funktionelle Einschränkung*, *Physische*, *Psychische* und *Soziale Beeinträchtigung* weichen zwischen Versuchs- und Kontrollgruppe signifikant von einander ab, von beiden geteilt wird dagegen vor allem die Dimension *Physische Schmerzen*. Vor dem Hintergrund der oben bislang dokumentierten Ergebnisse läßt dies den Schluß zu, weniger die faktischen, objektiven Beschwerden denn die Interpretation dieser Beschwerden und ihre Einordnung in den personalen Kontext unterscheide die Kontroll- von der Versuchsgruppe. Die Erkenntnis, daß Interpretationsfähigkeit und Phantasie mit steigendem Bildungsniveau zunehmen, ist dabei trivial; die Patienten der Versuchsgruppe fühlen durch die gleichen Schmerzen und funktionellen Einschränkungen einfach deutlich mehr sich alteriert als die Patienten der Kontrollgruppe: Die Wertekurven für die Items entwickeln mit steigender Komplexität der Items immer weiter sich auseinander: Die Items 20 ff. fragen bis auf Nr. 24 ausschließlich psychische und soziale Beeinträchtigungen ab. Auch Item Nr. 15 (*Wegen dieser Beschwerden bin ich gereizt und ärgerlich.*) mit der größten gemessenen mittleren Differenz von 1,05 Punkten gehört zur Dimension *Psychische Beeinträchtigung*. Coping-Mechanismen, die ein derartig intensiveres Erleben durch die Beschäftigung mit Alternativmedizin zu kompensieren suchen, sind nun zumindest nicht mehr unvorstellbar.

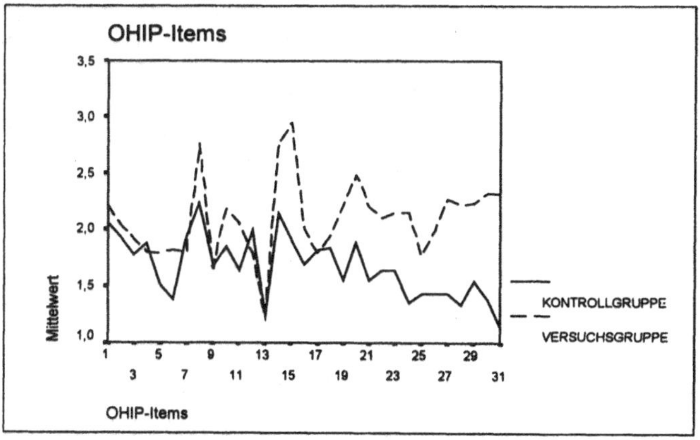

Dieses signifikant unterschiedliche Erleben zwischen Kontroll- und Versuchsgruppe ist aber offensichtlich nicht geschlechtsspezifisch ausgeprägt, wie die Analyse qua t-Test über die Mittelwerte für die männlichen und weiblichen Patienten aus den Subgruppen zeigt (Levene-Test auf Gleichheit der Varianzen alle mindestens p > 0,4):

Gruppenstatistiken

GRUPPE		Geschlecht	N	Mittelwert	Standardabweichung	Standardfehler des Mittelwertes
kontrollgruppe	Funktionelle Einschränkung	männlich	66	7,03	2,95	,36
		weiblich	86	7,16	2,89	,31
	Physische Schmerzen	männlich	66	7,03	2,83	,35
		weiblich	86	7,17	2,81	,30
	Physische Beeinträchtigung	männlich	66	12,95	4,41	,54
		weiblich	86	13,41	4,36	,47
	Psychische Beeinträchtigung	männlich	66	15,35	8,31	1,02
		weiblich	86	15,81	7,82	,84
	Soziale Beeinträchtigung	männlich	66	8,55	5,70	,70
		weiblich	86	8,95	5,68	,61
versuchsgruppe	Funktionelle Einschränkung	männlich	37	8,43	1,80	,30
		weiblich	94	8,26	1,71	,18
	Physische Schmerzen	männlich	37	7,97	1,77	,29
		weiblich	94	7,53	1,95	,20
	Physische Beeinträchtigung	männlich	37	14,27	2,53	,42
		weiblich	94	14,44	2,46	,25
	Psychische Beeinträchtigung	männlich	37	21,24	2,99	,49
		weiblich	94	21,65	3,09	,32
	Soziale Beeinträchtigung	männlich	37	13,11	2,66	,44
		weiblich	94	12,95	2,73	,28

Test bei unabhängigen Stichproben

			Levene-Test der Varianzgleichheit		T-Test für die Mittelwertgleichheit						
										95% Konfidenzintervall der Differenz	
GRUPPE			F	Signifikanz	T	df	Sig. (2-seitig)	Mittlere Differenz	Standardfehler der Differenz	Untere	Obere
kontrollgruppe	Funktionelle Einschränkung	Varianzen sind gleich	,004	,947	-,278	150	,781	-,13	,48	-1,07	,81
		Varianzen sind nicht gleich			-,277	138,537	,782	-,13	,48	-1,08	,81
	Physische Schmerzen	Varianzen sind gleich	,163	,687	-,312	150	,755	-,14	,46	-1,06	,77
		Varianzen sind nicht gleich			-,312	139,609	,755	-,14	,46	-1,06	,77
	Physische Beeinträchtigung	Varianzen sind gleich	,236	,628	-,631	150	,529	-,45	,72	-1,87	,97
		Varianzen sind nicht gleich			-,630	139,241	,530	-,45	,72	-1,87	,97
	Psychische Beeinträchtigung	Varianzen sind gleich	,371	,544	-,354	150	,724	-,47	1,31	-3,06	2,13
		Varianzen sind nicht gleich			-,351	135,534	,726	-,47	1,33	-3,09	2,16
	Soziale Beeinträchtigung	Varianzen sind gleich	,088	,767	-,438	150	,662	-,41	,93	-2,25	1,43
		Varianzen sind nicht gleich			-,438	139,680	,662	-,41	,93	-2,25	1,43
versuchsgruppe	Funktionelle Einschränkung	Varianzen sind gleich	,143	,706	,526	129	,600	,18	,34	-,49	,84
		Varianzen sind nicht gleich			,513	62,931	,609	,18	,34	-,51	,87
	Physische Schmerzen	Varianzen sind gleich	,671	,414	1,195	129	,234	,44	,37	-,29	1,17
		Varianzen sind nicht gleich			1,246	72,152	,217	,44	,35	-,26	1,15
	Physische Beeinträchtigung	Varianzen sind gleich	,097	,756	-,344	129	,731	-,17	,48	-1,12	,79
		Varianzen sind nicht gleich			-,340	64,241	,735	-,17	,49	-1,14	,81
	Psychische Beeinträchtigung	Varianzen sind gleich	,072	,789	-,683	129	,496	-,41	,59	-1,58	,77
		Varianzen sind nicht gleich			-,692	67,794	,491	-,41	,59	-1,58	,76
	Soziale Beeinträchtigung	Varianzen sind gleich	,000	,984	,307	129	,759	,16	,53	-,88	1,20
		Varianzen sind nicht gleich			,310	67,335	,758	,16	,52	-,88	1,20

Der t-Test auf die Mittelwerte weist für männliche und weibliche Patienten innerhalb der Subgruppen auf keinerlei bedeutsame geschlechtsspezifische Unterschiede hin. Konstituierendes Merkmal für die Therapieauswahl scheint hier also tatsächlich eher die Bedrohungsanalyse denn das Geschlecht der Patienten zu sein.

Nochmals rekurrierend auf das hohe Bildungsniveau der Versuchsgruppe muß einmal mehr die Naivität der Patienten erstaunen: Obwohl der in der vorliegenden Studie verwendete Katalog alternativ-medizinischer Methoden keine Rangfolge darstellt, ist die Verteilung der Methoden doch nicht uninteressant. Homöopathie und Akupunktur – von jeweils mehr als 10 % der Patienten bevorzugt – sind zumindest aufgrund ihres Alters, ihrer Tradition und ihrer weiten Verbreitung sicherlich weniger esoterisch als z.B. das Auspendeln individuell wesensverträglicher Dentallegierungen. Dennoch finden Pendeln (4,2 %), Irisdiagnostik (1,8 %) und – kaum zu glauben – Dental-Psychogramme (1,8 %) tatsächlich in der Liste der faktisch angewandten Methoden sich wieder. (Der hohe Anteil der Elektroakupunktur nach Voll mag nicht zuletzt auf die von dem Hersteller sehr massiv betriebene Werbung für das nicht billige Gerät[85] zurückgehen. Gleiches kann vielleicht für das Messen und die Darstellung von Auren[86] durch bestimmte photographische Techniken gelten.[87] Auf die Geschlechtsspezifika insonderheit eher technischer Verfahren wurde oben bereits ausführlich hingewiesen.) Die folgenden Diagramme geben die Verteilung graphisch wieder:

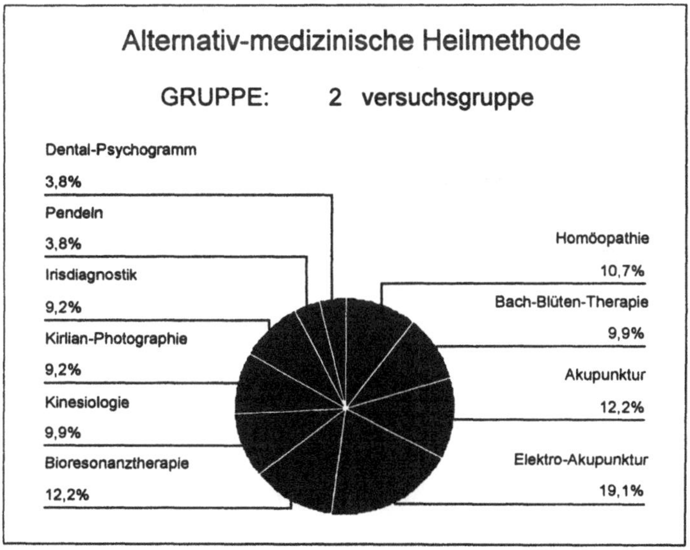

85 Es ist nicht so, daß grundsätzlich die behandelnden (Zahn-) Ärzte diese – oder andere – Geräte einsetzen, um deren Anschaffungskosten zu amortisieren; Hersteller werben häufig auch direkt in der Laienpresse und sorgen so ohne Umwege für Nachfrage durch die Patienten.

86 Genauso unwissenschaftlich und irrational wie eine Aura selbst wäre der Versuch zu erklären, was genau der Begriff Aura vermeint.

87 Grundsätzlich ist zu beachten, daß Fortbildungsmaßnahmen auf dem Gebiet der alternativen Zahnheilkunde – deren Propagandisten benutzen gern den Terminus *Zahn-Medizin* – eher zu den teureren Veranstaltungen am Markt gehören.

Weitere Naturheilverfahren wurden im Untersuchungszeitraum nicht angegeben. Obgleich geringe Unterschiede in der Durchführung und Handhabung einzelner Methoden seitens der Zahnärzte oder Patienten vorgetragen wurden, ist die Darstellung zumindest vor der Folie unserer Untersuchung abschließend und vollständig.

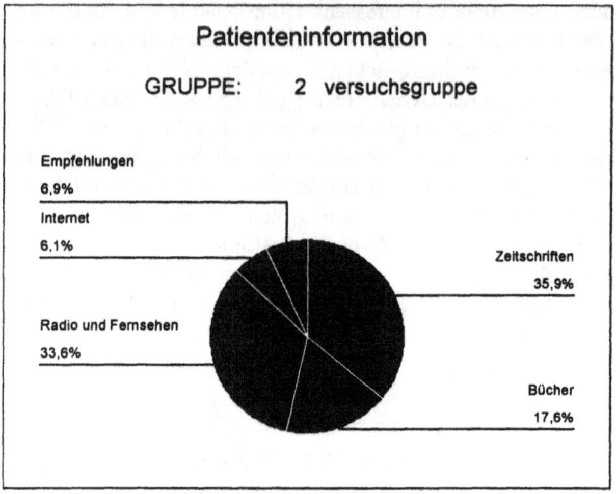

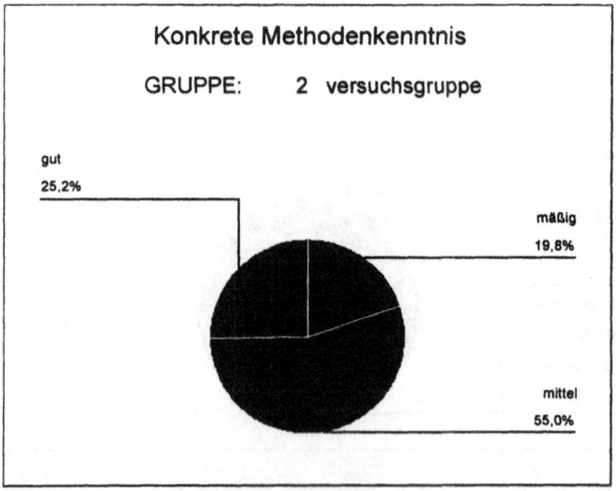

Schlichtweg beeindruckend sind auch die Spannweite und die Intensität der Informationsbeschaffung. Der überwiegende Teil – fast 70 % der Patienten – hat primär leicht zugänglicher Medien wie Zeitschriften, Radio und Fernsehen sich bedient. Immerhin 17,6 % haben allerdings in intensiver Buchlektüre[88] um die Erweiterung ihrer Kenntnisse der Al-

88 Nicht wenige Patienten benutzten explicite den Ausdruck *Fachbuch*. Im Lichte der Untersuchungsergebnisse hat der Terminus *esoterisches Fachbuch* etwas zutiefst Irrationales.

ternativmedizin sich bemüht, bereits 6,1 % der Versuchsgruppe haben ihre Informationen aus dem Internet. Mehr als 80 % der Patienten halten sich derart hinreichend bis gut über Naturheilverfahren informiert. Sie empfinden in Hinsicht auf die eigene Behandlung sich weniger als Patienten denn als Partner der Zahnärzte.

Vor diesem informationellen Hintergrund muß überraschen, daß immerhin 27,5 % der Patienten nicht genau angeben können, ob die von ihnen praeferierte Methode eher den diagnostischen oder den therapeutischen Verfahren zuzurechnen ist. Die Grenzen verschwimmen zwar gelegentlich gerade im hier diskutierten Bereich der Alternativmedizin, doch sind die Indikationsbereiche trotz allem – schon aus Gründen der Rechnungslegung durch die Zahnärzte – in aller Regel recht konkret umrissen. Dieser Befund wiegt doppelt schwer, wenn man berücksichtigt, daß fast zwei Drittel (63,4 %) der Patienten das jeweilige Verfahren und auch den behandelnden Zahnarzt – quasi verfahrensadäquat – selbst sich ausgesucht haben. Auch die übrigen 36,4 % haben zumindest einen Arzt mit Naturheil-

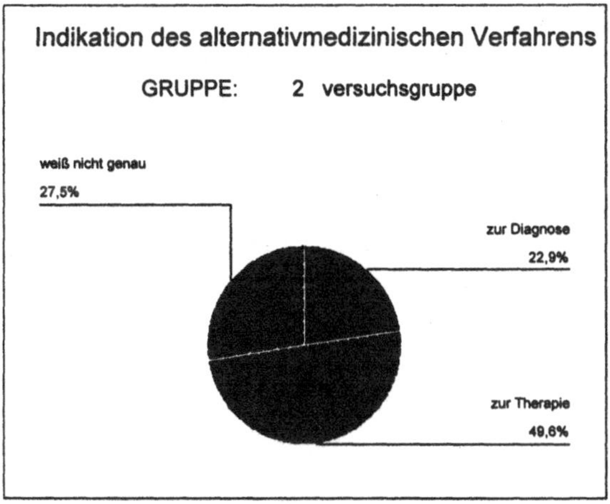

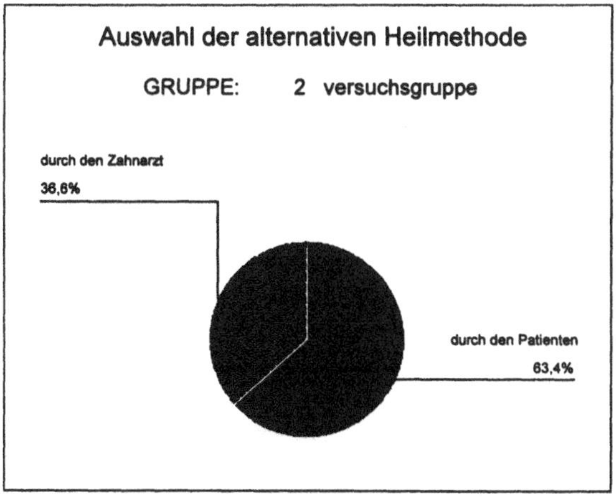

erfahrung aktiv gesucht, müssen demzufolge also zumindest eine vage Vorstellung derartiger Verfahren in die Praxis mitgebracht haben. (Die Tatsache, daß Natur*heil*verfahren doppelt so häufig zur Therapie wie zur diagnostischen Abklärung verlangt werden, kann dagegen schon semantisch nicht wirklich verwundern. Das vorstehende Diagramm verdeutlicht die Methodenauswahl und -festlegung durch die Patienten sowie die Zahnärzte.)

Vor der Folie der sozial- sollen auch die differentialpsychologischen Parameter zumindest kurz skizziert werden. Die Ergebnisdokumentation der Summenscores für den Vergleich der Mittelwerte der Versuchs- und Kontrollgruppe hinsichtlich der ESV-Items weist deutliche Differenzen aus (t-Test, alle p < 0,001; vergl. Hypothese 3a). Die Kontrollgruppe zeigt für alle Subdimensionen *Eigenschaften*, *Situationen* und *Verhaltensweisen* eine recht stetige Normalverteilung auf, die Verteilung der Versuchsgruppenwerte gleicht dagegen eher einer Fieberkurve. Wie aber im Kapitel zum Untersuchungsdesign bereits ausführlich dargelegt, untersucht die vorliegende Arbeit weniger den Einfluß der Persönlichkeitsfaktoren denn den der psychosozialen Dimensionen gesundheitlichen Verhaltens. Die Datenanalyse zum ESV-16 PF-Fragebogen nach Stangl (1989) verdeutlicht zumindest aber zwei Tatsachen:

- Die randomisierte Auswahl der Patienten der Kontrollgruppe ist hinsichtlich deren Persönlichkeitsstrukturen im wesentlich repräsentativ für die Grundgesamtheit. Die Mittelwerte für jede einzelne der drei Subdimensionen liegen gruppiert um die Zentralwerte, statistische Ausreißer sind selten.
- Die Werte der Subdimensionen nach ESV lassen für die Patienten der Versuchsgruppe polarisierte Strukturen zumindest nicht ausschließen: Die Perönlichkeitsstrukturen variieren in toto über den gesamten Bereich der nachgefragten Ausprägungen.

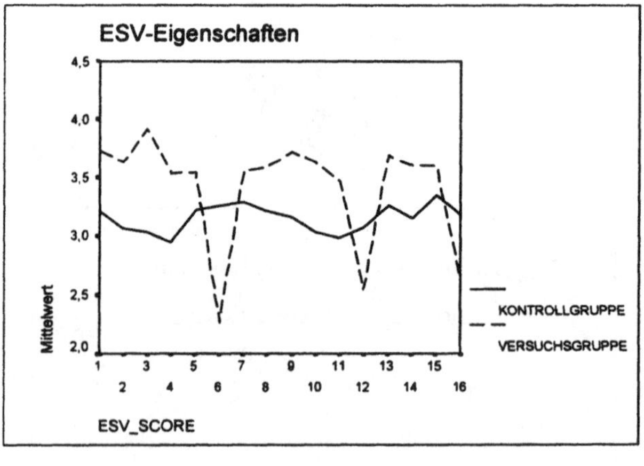

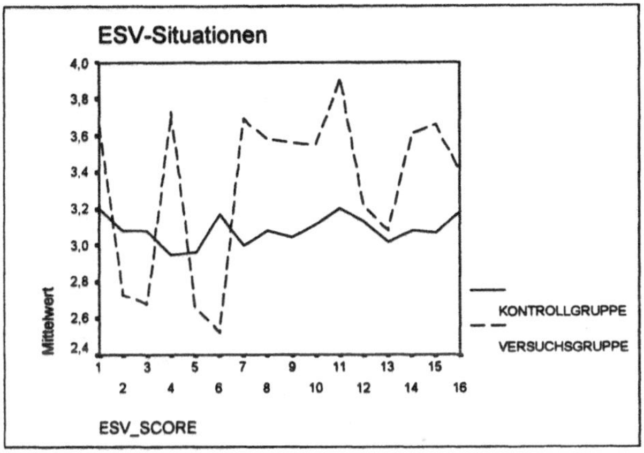

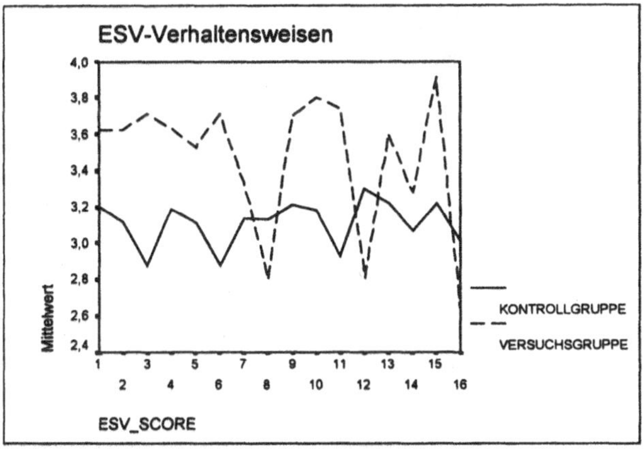

Der folgende t-Test auf Vergleich der Mittelwerte für die von Stangl (1989) beschriebenen Persönlichkeitstypen zeigt deutlich die für die Versuchsgruppe signifikant höheren Mittelwerte für den Typ B: Diese Patienten zeichnen sich durch besondere Kontaktorientierung, stärkere Gruppenverbundenheit und soziale Anbindung sowie vor allem größere Selbstsicherheit aus (Levene-Test, alle $p > 0,1$; t-Test, $p < 0,001$).

Gruppenstatistiken

	GRUPPE	N	Mittelwert	Standardabweichung	Standardfehler des Mittelwertes
ESV_TYPA	kontrollgruppe	152	28,03	3,56	,29
	versuchsgruppe	131	28,82	3,39	,30
ESV_TYPB	kontrollgruppe	152	18,91	2,25	,18
	versuchsgruppe	131	21,50	2,46	,22
ESV_TYPC	kontrollgruppe	152	27,89	3,46	,28
	versuchsgruppe	131	28,85	3,33	,29

Test bei unabhängigen Stichproben

		Levene-Test der Varianzgleichheit		T-Test für die Mittelwertgleichheit						
									95% Konfidenzintervall der Differenz	
		F	Signifikanz	T	df	Sig. (2-seitig)	Mittlere Differenz	Standardfehler der Differenz	Untere	Obere
ESV_TYPA	Varianzen sind gleich	,938	,334	-1,924	281	,055	-,80	,41	-1,61	1,85E-02
	Varianzen sind nicht gleich			-1,931	278,224	,055	-,80	,41	-1,61	1,56E-02
ESV_TYPB	Varianzen sind gleich	2,639	,105	-9,213	281	,000	-2,58	,28	-3,13	-2,03
	Varianzen sind nicht gleich			-9,151	265,799	,000	-2,58	,28	-3,14	-2,03
ESV_TYPC	Varianzen sind gleich	,271	,603	-2,386	281	,018	-,97	,41	-1,76	-,17
	Varianzen sind nicht gleich			-2,393	277,635	,017	-,97	,40	-1,76	-,17

Während Schwarzer (1996) die oben zitierten Persönlichkeitsfaktoren als eher periphere[89] Einflußgrößen seines Modells gesundheitlichen Verhaltens beschreibt, weist er den Dimensionen Kompetenz- und Kontrollerwartungen eine zentrale Bedeutung zu. Die Hypothesen 5 und 6, wonach Patienten, die Verfahren der Alternativmedizin praeferieren, sich in ihrer gesundheitsbezogenen Kompetenz- und Kontrollerwartung von allen anderen Patienten unterscheiden, werden durch die vorliegenden Daten eindeutig gestützt. Der Vergleich der Mittelwerte der Versuchs- und Kontrollgruppe hinsichtlich der FKK-Items 4, 8, 12, 16, 20, 24, 28 und 32 (Kompetenzerwartung / Selbstkonzept eigener Fähigkeiten), 1, 5, 6, 11, 23, 25, 27, 30 (Internalität), der Items 3, 10, 14, 17, 19, 22, 26, 29 (soziale Externalität) sowie der Items 2, 7, 9, 13, 15, 18, 21 und 31 (fatalistische Externalität) des Fragebogens zu Kompetenz- und Kontrollüberzeugungen, FKK (Krampen, 1991), weist signifikante Differenzen aus (t-Test, alle $p < 0,001$). Materialiter ergibt aus der statistischen Analyse eine deutlich ausgeprägtere Kompetenz- und Kontrollerwartung der Versuchs- im Vergleich zur Kontrollgruppe sich. Dies gilt gleichermaßen für die internale Kontrollerwartung wie für die soziale und fatalistische Externalität. Während in der Versuchsgruppe die internale Kontrollerwartung deutlich höher ausgeprägt ist (die Mittelwerte sämtlicher entsprechenden Items liegen über den vergleichbaren Werten der Kontrollgruppe), liegen vergleichbare Ausprägungen für die Kontrollgruppe auf Seiten der sozialen und fatalistischen Externalität. Die Patienten der Kontrollgruppe haben im Mittel eine signifikant (t-Test, $p < 0,001$) geringere Kompetenz- und internale Kontrollerwartung; sie glauben offenbar deutlich weniger Einfluß auf ihren behandlenden Zahnarzt ausüben zu können, sie fühlen der Behandlungssituation in Gänze sich eher ausgeliefert. Ihr Selbstkonzept eigener Fähigkeiten ist mit einem Punktwert von 63,41 deutlich weniger ausgeprägt denn das der Versuchsgruppe mit 74,81.

89 Wie peripher der Einfluß der Persönlichkeitsfaktoren in seinem Modell tatsächlich ist, wird die Diskriminanzanalyse ausweisen.

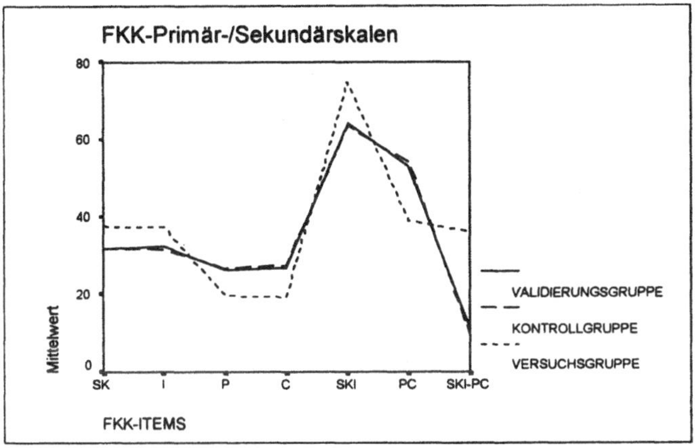

Legende:

SK	Selbstkonzept eigener Fähigkeiten
I	Internalität
P	Soziale Externalität
C	Fatalistische Externalität
SKI	Selbstwirksamkeit
PC	Externalität
SKI-PC	Internalität vs. Externalität

Die Patienten der Versuchsgruppe sind also ganz offensichtlich bemüht, die Kontrolle über die Behandlungssituation zunächst zu er- und späterhin zu behalten. Die Versuchsgruppe scheint für das überkommene paternalistische Arzt-Patient-Modell nur wenig Sympathie zu hegen. Die Patienten sind im Gegenteil vielmehr bemüht, dem Arzt partnerschaftlich, sozusagen auf gleicher Augenhöhe, gegenüberzutreten. Dies ist natürlich für die fachlich-medizinischen Aspekte realistischerweise schlicht unmöglich[90]. Gleichwohl lassen die Daten vermuten, daß die Patienten zumindest das Entscheidungsprimat für sich gesichert sehen wollen: Sie fragen spezifische medizinische Verfahren nach, sie wählen unter den angebotenen Methoden aus, sie halten aufgrund des – selbst – eingeschätzten hohen Informationsniveaus für zumindest in der Lage sich, den Arzt zu kontrollieren.

Interessant – und für die Interpretation der Daten zugleich beruhigend – ist die weitgehende Übereinstimmung der FKK-Mittelwerte der Kontroll- und der Validierungsgruppe (Krampen, 1991). Die Validierung der Angaben vom Krampen stützt auf die Befragung von 2028 erwachsenen Personen sich, die Werte zur Untersuchungskontrollgruppe variieren nur geringfügig:

90 Eine Behandlungssituation, in der der Patient in Rückenlage, angeschlossen an Absauggeräte und Speichelzieher, geblendet von der Op-Lampe, (hoffentlich!) betäubt durch die Anästhetica, gleichwohl in banger Erwartung schmerzhafter Verrichtungen, konzentriert auf scharfe und spitze zahnärztliche Instrumente (womöglich in Sichtweite!) und irritiert durch unangenehme Geräusche und Gerüche sich befindet, überläßt diesem Patienten nicht wirklich die Definitionsmacht.

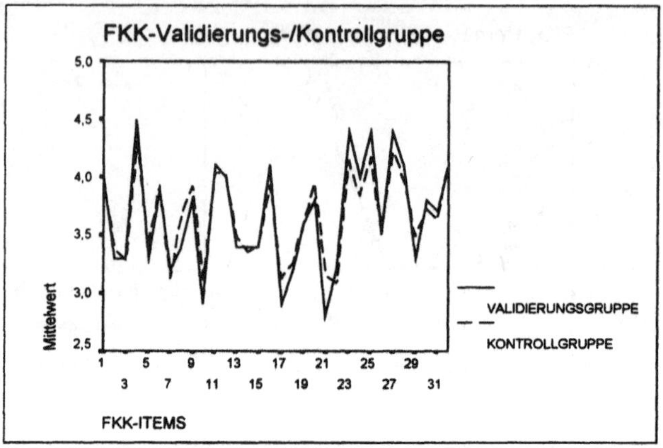

Für den Mittelwertvergleich zwischen Kontroll- und Validierungsgruppe ergeben signifikante Differenzen für die sechs FKK-Items 4, 8, 10, 17, 23 und 25 (t-Test, $p < 0{,}05$) und für FKK-Item 21 (t-Test, $p < 0{,}005$) sich. Für den Mittelwertvergleich zwischen der Validierungs-, Kontroll- und Versuchsgruppe vergleiche den Anhang. Hier werden – durch die massiven Abweichungen der Versuchsgruppe – statistisch signifikante Differenzen für sämtliche 32 FKK-Items ausgewiesen.

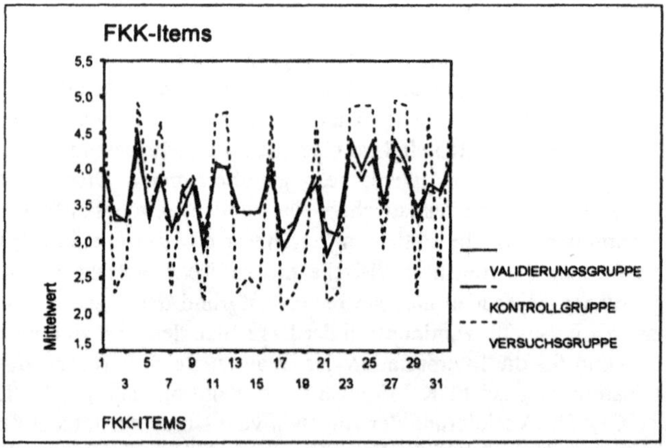

Die Auswertung der Befunde zur Sozialen Unterstützung stützen und ergänzen die oben formulierten Ergebnisse gesundheitspsychologisch konsistent. Der Vergleich der Mittelwerte der Versuchs- und Kontrollgruppe hinsichtlich der subjektiv erfahrenen Einschätzung der sozialen Unterstützung weist für die Summenscores signifikante Differenzen aus. Alle Items bis auf Nr. 2 und 5 (*Kognitive Unterstützung durch Freunde, Emotionale Unterstützung durch Freunde*) unterscheiden sich in ihren Mittelwerten massiv (Mann-Whitney-U-Test, alle $p < 0{,}001$). Bereits für die Hypothese 7 wurden die Summenscores qua Mann-Whitney-Test analysiert, da der Levene-Test ungleiche Varianzen für die beiden Gruppen vermuten ließ. Diese Varianzungleichheit hat ihren Grund offensichtlich in den

Items *Kognitive Unterstützung durch die Familie* (Levene-Test, grenzwertiges p > 0,07), *Kognitive Unterstützung durch die Arbeitskollegen* (Levene-Test, grenzwertiges p > 0,06) und insonderheit *Praktische Unterstützung durch die Familie* (Levene-Test, p < 0,01). SPSS 8.0 berechnet hier *separate-variance t-Test* für divergierende Varianzen.

Gruppenstatistiken

	GRUPPE	N	Mittelwert	Standardabweichung	Standardfehler des Mittelwertes
Kognitive Unterstützung durch Familie	kontrollgruppe	152	2,39	,72	5,83E-02
	versuchsgruppe	131	2,81	,69	6,04E-02
Kognitive Unterstützung durch Freunde	kontrollgruppe	152	2,43	,74	6,02E-02
	versuchsgruppe	131	2,57	,83	7,27E-02
Kognitive Unterstützung durch Arbeitskollegen	kontrollgruppe	152	2,21	,79	6,37E-02
	versuchsgruppe	131	2,95	,73	6,35E-02
Emotionale Unterstützung durch Familie	kontrollgruppe	152	2,09	,78	6,33E-02
	versuchsgruppe	131	3,18	,66	5,78E-02
Emotionale Unterstützung durch Freunde	kontrollgruppe	152	2,53	,85	6,85E-02
	versuchsgruppe	131	2,54	,78	6,79E-02
Emotionale Ünterstützung durch Arbeitskollegen	kontrollgruppe	152	2,16	,76	6,20E-02
	versuchsgruppe	131	2,99	,71	6,18E-02
Praktische Unterstützung durch Familie	kontrollgruppe	152	2,20	,82	6,69E-02
	versuchsgruppe	131	2,84	,68	5,92E-02
Praktische Unterstützung durch Freunde	kontrollgruppe	152	2,16	,77	6,27E-02
	versuchsgruppe	131	2,68	,70	6,16E-02
Praktische Unterstützung durch Arbeitskollegen	kontrollgruppe	152	2,15	,77	6,25E-02
	versuchsgruppe	131	3,29	,73	6,36E-02

Test bei unabhängigen Stichproben

		Levene-Test der Varianzgleichheit		T-Test für die Mittelwertgleichheit						
									5% Konfidenzintervall der Differenz	
		F	Signifikanz	T	df	Sig. (2-seitig)	Mittlere Differenz	Standardfehler der Differenz	Untere	Obere
Kognitive Unterstützung durch Familie	Varianzen sind gleich	3,201	,075	-4,997	281	,000	-,42	8,42E-02	-,59	-,26
	Varianzen sind nicht gleich			-5,012	277,600	,000	-,42	8,40E-02	-,59	-,26
Kognitive Unterstützung durch Freunde	Varianzen sind gleich	1,896	,170	-1,548	281	,123	-,14	9,36E-02	-,33	3,94E-02
	Varianzen sind nicht gleich			-1,535	262,942	,126	-,14	9,44E-02	-,33	4,10E-02
Kognitive Unterstützung durch Arbeitskollegen	Varianzen sind gleich	3,334	,069	-8,134	281	,000	-,74	9,05E-02	-,91	-,56
	Varianzen sind nicht gleich			-8,182	279,600	,000	-,74	9,00E-02	-,91	-,56
Emotionale Unterstützung durch Familie	Varianzen sind gleich	,974	,325	-12,563	281	,000	-1,09	8,68E-02	-1,26	-,92
	Varianzen sind nicht gleich			-12,716	280,937	,000	-1,09	8,57E-02	-1,26	-,92
Emotionale Unterstützung durch Freunde	Varianzen sind gleich	1,214	,272	-,094	281	,925	-9,09E-03	9,71E-02	-,20	,18
	Varianzen sind nicht gleich			-,094	279,800	,925	-9,09E-03	9,65E-02	-,20	,18
Emotionale Ünterstützung durch Arbeitskollegen	Varianzen sind gleich	3,459	,064	-9,480	281	,000	-,83	8,80E-02	-1,01	-,66
	Varianzen sind nicht gleich			-9,535	279,574	,000	-,83	8,75E-02	-1,01	-,66
Praktische Unterstützung durch Familie	Varianzen sind gleich	7,768	,006	-7,017	281	,000	-,64	9,06E-02	-,81	-,46
	Varianzen sind nicht gleich			-7,119	280,374	,000	-,64	8,93E-02	-,81	-,46
Praktische Unterstützung durch Freunde	Varianzen sind gleich	,006	,936	-5,895	281	,000	-,52	8,85E-02	-,70	-,35
	Varianzen sind nicht gleich			-5,935	280,102	,000	-,52	8,79E-02	-,69	-,35
Praktische Unterstützung durch Arbeitskollegen	Varianzen sind gleich	,010	,922	-12,719	281	,000	-1,14	8,95E-02	-1,32	-,96
	Varianzen sind nicht gleich			-12,771	278,546	,000	-1,14	8,92E-02	-1,31	-,96

Für die Items Nr. 2 und 5 (*Kognitive und emotionale Unterstützung durch Freunde*) werden keine statistisch bedeutsamen Mittelwertdifferenzen ausgewiesen (t-Test, p > 0,1; Mann-Whitney-U-Test, p > 0,5), wobei die Irrtumswahrscheinlichkeit für Item Nr. 2 (Kognitive Unterstützung durch Freunde) gerade grenzwertig bei p < 0,053 liegt. (Im Anhang ist der Mann-Whitney-U-Test für die Einzelitems der Sozialen Unterstützung in toto wiedergegeben.) Mit anderen Worten, die Patienten der Versuchsgruppe schätzen die eigene Unterstützung durch die Familie und die Berufs- und Arbeitskollegen grundsätzlich als – teils weit – weniger wirksam und intensiv ein als die Patienten der Kontrollgruppe. Sie erleben mit ihren gesundheitlichen Problemen durch ihre Familien und ihre Freunde offensichtlich eher sich allein gelassen. Dies trifft auch für die Variable *Praktische Unterstützung durch Arbeitskollegen* zu. Im Rahmen der Diskussion des Coping-Ansatzes wird zu erörtern sein, in wieweit die Patienten hier ein Wunschbild hinsichtlich der kognitiven und emotionalen Unterstützung reflektiert haben: Es ist zunächst unverständlich, warum dem emotionalen Verständnis und dem kollegialen Rat der Freunde nicht auch deren aktive Unterstützung folgen sollte.

Unter dem Aspekt der deutlich ausgeprägten geschlechtsspezifischen Verteilung der Versuchs- und Kontrollgruppe interessiert im weiteren natürlich insbesondere, ob Patienten und Patientinnen soziale Unterstützung – als nicht unwesentliche Einflußgröße gesundheitlichen Handelns – unterschiedlich erleben.

Gruppenstatistiken

GRUPPE		Geschlecht	N	Mittelwert	Standardabweichung	Standardfehler des Mittelwertes
kontrollgruppe	Kognitive Unterstützung	männlich	66	7,03	1,11	,14
		weiblich	86	7,02	1,18	,13
	Emotionale Unterstützung	männlich	66	6,74	1,35	,17
		weiblich	86	6,80	1,34	,14
	Praktische Unterstützung	männlich	66	6,50	1,18	,15
		weiblich	86	6,52	1,44	,15
versuchsgruppe	Kognitive Unterstützung	männlich	37	7,97	1,17	,19
		weiblich	94	8,47	1,33	,14
	Emotionale Unterstützung	männlich	37	8,35	1,32	,22
		weiblich	94	8,85	1,29	,13
	Praktische Unterstützung	männlich	37	8,86	1,46	,24
		weiblich	94	8,79	1,15	,12

In der Analyse zeigt sich, daß die Ergebnisse der Gesamtversuchsgruppe auch für die Patientinnen der Versuchsgruppe allein gelten: Auf einem grenzwertigen Irrtumsniveau p < 0,05 (Mann-Whitney-U-Test für die Subdimensionen *kognitive* und *emotionale Unterstützung* p < 0,05 und p < 0,06) ist eine Unterscheidung zumindest nicht auszuschließen. Praktische Unterstützung in ihrem Handeln erhalten sie genau so wenig und genau so viel wie die männlichen Patienten beider Gruppen.

Letztlich zeigt auch die Datenauswertung der Textanalyse – gemäß den Ausführungen zu Hypothese 2 zunächst ausschließlich zum Beleg der faktischen Kenntnis der fehlenden wissenschaftlichen Begründung alternativ-medizinischer Heilmethoden bei Patienten und Zahnärzten geplant – weitere, vor allem für die zahnärztliche Praxis interessante Ergebnisse. Hypothese 2, nach der Patienten wie Ärzte um die fehlende medizinisch-wissenschaftliche Begründung der Alternativmedizin wissen und dieses Wissen auch instrumentalisieren, in der zahnärztlichen Behandlung also anwenden (z.B. als Methode der letzten Wahl nach Versagen aller schulmedizinischen Maßnahmen) und nach außen vertreten, ist in dieser Formulierung und in toto so nicht zu halten. Es drängt somit die Frage sich auf, warum dann solche obskuren Verfahren überhaupt angewendet werden; die Textanalyse hat – als ein schönes, nicht-intendiertes Nebenergebnis – eine für den zahnärztlichen Berufsstand interessante Antwort gefunden.

Ränge

GRUPPE		Geschlecht	N	Mittlerer Rang	Rangsumme
kontrollgruppe	Kognitive Unterstützung	männlich	66	75,95	5013,00
		weiblich	86	76,92	6615,00
		Gesamt	152		
	Emotionale Unterstützung	männlich	66	75,23	4965,00
		weiblich	86	77,48	6663,00
		Gesamt	152		
	Praktische Unterstützung	männlich	66	75,21	4964,00
		weiblich	86	77,49	6664,00
		Gesamt	152		
versuchsgruppe	Kognitive Unterstützung	männlich	37	55,08	2038,00
		weiblich	94	70,30	6608,00
		Gesamt	131		
	Emotionale Unterstützung	männlich	37	56,20	2079,50
		weiblich	94	69,86	6566,50
		Gesamt	131		
	Praktische Unterstützung	männlich	37	67,57	2500,00
		weiblich	94	65,38	6146,00
		Gesamt	131		

Statistik für Test[a]

GRUPPE		Kognitive Unterstützung	Emotionale Unterstützung	Praktische Unterstützung
kontrollgruppe	Mann-Whitney-U	2802,000	2754,000	2753,000
	Wilcoxon-W	5013,000	4965,000	4964,000
	Z	-,139	-,324	-,325
	Asymptotische Signifikanz (2-seitig)	,890	,746	,745
versuchsgruppe	Mann-Whitney-U	1335,000	1376,500	1681,000
	Wilcoxon-W	2038,000	2079,500	6146,000
	Z	-2,118	-1,917	-,307
	Asymptotische Signifikanz (2-seitig)	,034	,055	,759

a. Gruppenvariable: Geschlecht

Textanalytisch wurde im Rahmen einer Kontextuntersuchung der Begriff *Zeit* exploriert. Allen Codierern fiel auf, daß Zeit als wesentliches Begründungsmerkmal für die Anwendung alternativ-medizinischer Methoden sowohl in Patienten- wie in Zahnarztbriefen dargestellt wird. Während die Patienten diesen zeitlichen Aspekt allerdings in den Zusammenhang ärztlicher Sorgfalt und Zuwendung, ausführlicher Beratung und intensiver Behandlung gesetzt wissen wollen, nutzen die Zahnärzte schon die bloße Dauer der je Patient aufgewendeten Zeit als Begründung für die Höhe ihrer Liquidation.

Kontext: Kosten & Zeit * Gruppenzugehörigkeit

Kreuztabelle

Anzahl

		Gruppenzugehörigkeit		
		Zahnärzte	Patienten	Gesamt
Kontext:Kosten & Zeit	benannt	51	22	73
	nicht benannt	80	109	189
Gesamt		131	131	262

Chi-Quadrat-Tests

	Wert	df	Asymptotische Signifikanz (2-seitig)	Exakte Signifikanz (2-seitig)	Exakte Signifikanz (1-seitig)
Chi-Quadrat nach Pearson	15,970[b]	1	,000		
Kontinuitätskorrektur[a]	14,888	1	,000		
Likelihood-Quotient	16,312	1	,000		
Exakter Test nach Fisher				,000	,000
Zusammenhang linear-mit-linear	15,909	1	,000		
Anzahl der gültigen Fälle	262				

a. Wird nur für eine 2x2-Tabelle berechnet

b. 0 Zellen (,0%) haben eine erwartete Häufigkeit kleiner 5. Die minimale erwartete Häufigkeit ist 36,50.

Kontext: Kosten & Zuwendung * Gruppenzugehörigkeit

Kreuztabelle

Anzahl

		Gruppenzugehörigkeit		
		Zahnärzte	Patienten	Gesamt
Kontext: Kosten & Zuwendung	benannt	13	45	58
	nicht benannt	118	86	204
Gesamt		131	131	262

Chi-Quadrat-Tests

	Wert	df	Asymptotische Signifikanz (2-seitig)	Exakte Signifikanz (2-seitig)	Exakte Signifikanz (1-seitig)
Chi-Quadrat nach Pearson	22,675[b]	1	,000		
Kontinuitätskorrektur[a]	21,280	1	,000		
Likelihood-Quotient	23,722	1	,000		
Exakter Test nach Fisher				,000	,000
Zusammenhang linear-mit-linear	22,588	1	,000		
Anzahl der gültigen Fälle	262				

a. Wird nur für eine 2x2-Tabelle berechnet

b. 0 Zellen (,0%) haben eine erwartete Häufigkeit kleiner 5. Die minimale erwartete Häufigkeit ist 29,00.

Die Ergebnisse sind eindeutig: Für die Patienten ist die von ihrem jeweils behandelnden Zahnarzt aufgewendete Zeit ein wesentliches Merkmal der Behandlung selbst, für die Behandler in erster Linie ein – allerdings der zentrale – Begründungsaspekt für die der Behandlung folgenden (Privat-) Liquidation (Chi-Quadrat-Tests *Zeit & Zuwendung* 22,675; *Zeit & Kosten* 15,970; sämtliche df = 1; $p < 0{,}001$; Cramer $V < 0{,}001$; alle Werte ausgewiesen allein für die Versuchsgruppe). Leider ist nicht in sämtlichen Befund- und handlungsberichten der Zahnärzte die Zeitspanne exakt angegeben, die Datenanalyse kann hier also nur einen Trend abbilden.

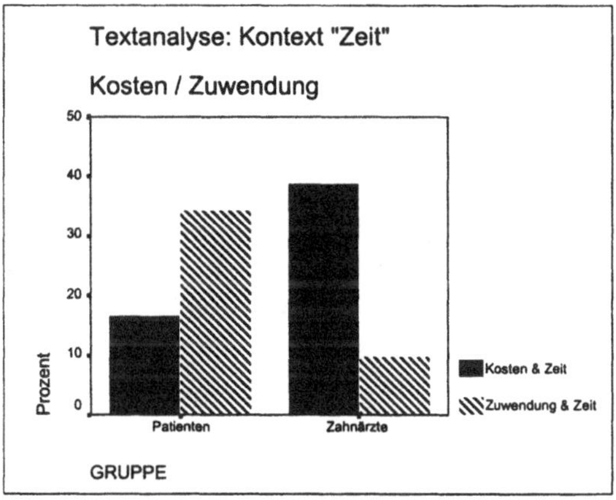

In der Versuchsgruppe ist die Verteilung des Begriffszusammenhanges *Kosten & Zuwendung* allerdings nicht geschlechtsspezifisch (Fisher's exakter Test; df = 1; p > 0,1 ein- wie zweiseitig; Cramer V > 0,1).

Kontext: Kosten & Zuwendung * Geschlecht Kreuztabelle

Anzahl

		Geschlecht		Gesamt
		männlich	weiblich	
Kontext: Kosten & Zuwendung	benannt	6	7	13
	nicht benannt	31	87	118
Gesamt		37	94	131

Chi-Quadrat-Tests

	Wert	df	Asymptotische Signifikanz (2-seitig)	Exakte Signifikanz (2-seitig)	Exakte Signifikanz (1-seitig)
Chi-Quadrat nach Pearson	2,284[b]	1	,131		
Kontinuitätskorrektur[a]	1,408	1	,235		
Likelihood-Quotient	2,103	1	,147		
Exakter Test nach Fisher				,191	,120
Zusammenhang linear-mit-linear	2,267	1	,132		
Anzahl der gültigen Fälle	131				

a. Wird nur für eine 2x2-Tabelle berechnet

b. 1 Zellen (25,0%) haben eine erwartete Häufigkeit kleiner 5. Die minimale erwartete Häufigkeit ist 3,67.

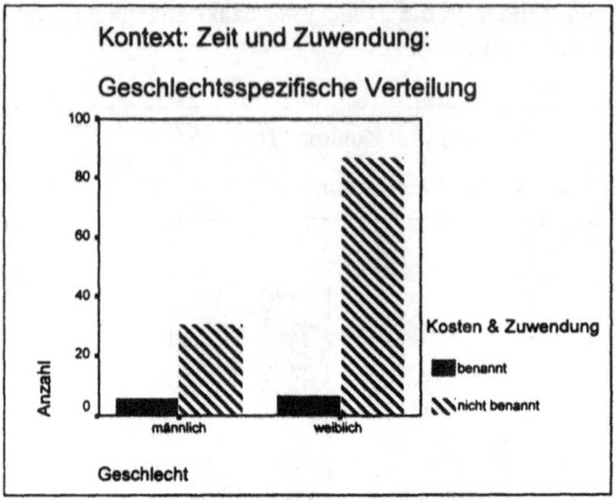

Mit anderen Worten, für sowohl die männlichen wie die weiblichen Patienten steht das Interesse an einer individuellen, zeitintensiven Beratung und der persönlichen Zuwendung durch den Behandler im Mittelpunkt des Interesses. Die Tatsache der expliziten Nachfrage nach patientenzentrierter Behandlung wird durch die Ergebnisse der geschlechtsspezifischen Verteilungsanalyse hinsichtlich des Insistierens auf der alternativ-medizinischen Behandlung auch bei Ablehnung der Kostenübernahme durch die Versicherer im wesentlichen also nochmals gestützt, zudem um weitere interessante Ergebnisse ergänzt. Faktisch sind deutlich mehr Frauen als Männer (20,2 % gegen 13,5 %) apriori tatsächlich entschlossen, die infrage stehende Behandlung auf jeden Fall durchzuführen, resp. durchführen zu lassen (Fisher's exakter Test; df = 2; p > 0,1 zweiseitig; Cramer V p > 0,1). Selbst wenn die Verteilung testmathematisch nicht signifikant ist, so bildet sie doch den oben dargestellten Trend deutlich ab.

AMH auch bei Ablehnung der Kostenübernahme * Geschlecht Kreuztabelle

Anzahl

		Geschlecht		Gesamt
		männlich	weiblich	
AMH auch bei Ablehnung der Kostenübernahme	ja	5	19	24
	nein	21	36	57
	unsicher	11	39	50
Gesamt		37	94	131

Chi-Quadrat-Tests

	Wert	df	Asymptotische Signifikanz (2-seitig)
Chi-Quadrat nach Pearson	3,691[a]	2	,158
Likelihood-Quotient	3,675	2	,159
Zusammenhang linear-mit-linear	,128	1	,720
Anzahl der gültigen Fälle	131		

a. 0 Zellen (,0%) haben eine erwartete Häufigkeit kleiner 5. Die minimale erwartete Häufigkeit ist 6,78.

Zusammenfassend erscheinen somit auch vor der Folie dieser Ergebnisse Überlegungen zum Coping nötig, um die empirischen Daten in einem gesundheitspsychologisch-motivationstheoretischen Zusammenhang zu diskutieren.

Zunächst aber soll noch das sozial-kognitive Prozeßmodell gesundheitlichen Handelns (Schwarzer, 1996) selbst nach Maßgabe der Untersuchungsdaten evaluiert werden.

8. Evaluation des sozial-kognitiven Modells gesundheitlichen Verhaltens

Die vorangegangenen Datenanalysen[91] haben zeigen können, daß die Werte für die Untersuchungsdimensionen des Strukturmodells gesundheitlichen Verhaltens nach Schwarzer (1996) zwischen der Versuchs- und Kontrollgruppe deutlich, teils hochsignifikant differieren. Als gruppenkonstituierendes – und derart unterscheidendes – Merkmal gilt die Einstellung der Patienten zu alternativ-medizinischen Heilmethoden. Trotzdem bleibt die Frage bislang unbeantwortet, ob dieses Konstitutionsmerkmal – und folglich die der gesamten Untersuchung zu Grunde liegende Gruppeneinteilung – nicht eher als Artefakt aufzufassen ist. Bislang ist nicht abschließend geklärt, ob die Praeferenz alternativ-medizinischer Verfahren seitens der Patienten tatsächlich das wesentliche Unterscheidungsmerkmal beider Gruppen darstellt und somit auf die Ausprägung der Patientendaten unmittelbaren Einfluß hat. Ein geeignetes Mittel zur Klärung dieser Frage ist die Diskriminanzanalyse.

Das Ziel der Diskriminanzanalyse ist es, die Werte einer abhängigen (zu erklärenden) Variablen durch die Werte einer oder mehrerer unabhängiger (erklärender) Variablen auszusagen. Dabei sollen nicht nur Zusammenhänge zwischen den Variablen entdeckt, sondern auch unbekannte Werte der abhängigen Variablen anhand der Werte aus den erklärenden Variablen vorhergesagt werden; die Diskriminanzanalyse ist derart ein multivariates, strukturprüfendes Verfahren zur Analyse von Gruppenunterschieden. Insoweit stimmt das Ziel der Diskriminanzanalyse mit dem der Regressionsanalyse überein. Wesentliche Unterschiede zwischen den beiden Verfahren bestehen allerdings bezüglich des Skalierungsniveaus der abhängigen Variablen. Während mit einer Regressionsanalyse ausschließlich abhängige Variablen mit Intervallskalenniveau untersucht werden können versucht die Diskriminanzanalyse, eine Zuordnung von Fällen zu einer von mehreren alternativen Gruppen vorzunehmen. Die Werte der abhängigen Variablen geben also lediglich eine Gruppenzugehörigkeit an und besitzen damit Ordinal-, hier genauer Nominalskalenniveau. (Wegen der detaillierten Algorithmen und weiterer Angaben vergl. Sachs (1992), Backhaus, Erichson, Plinke und Weiber (1994) sowie Brosius (1998), auf den die Darstellung im folgenden wesentlich sich stützt.)

Die Klassifizierung hinsichtlich der beiden Subgruppen der Grundgesamtheit steht damit vor verschiedenen Aufgaben (Eckes & Roßbach, 1980)[92]:

- Unterscheidung natürlicher von künstlichen[93] Klassifikationen;
- Prüfung der Heterogenitätshypothese, d.h. der Annahme, daß es um eine heterogene Menge von Objekten[94] in der Grundgesamtheit sich handelt, die in homogene Untergruppen sich zerlegen läßt;

---

91 Vergl. insbesondere die Datenauswertung zu den einzelnen Hypothesen.

92 Zur Methodenkombination insonderheit mit Clusteranalysen vergl. Roßbach & Eckes (1980); Gordon (1981); Felsenstein (1983); Deichsel & Trampisch (1985); Godehardt (1990); Lebart et al. (1984) sowie Mucha (1992).

93 Das Problem epidemiologischer Vorselektion soll hier nicht nochmals erörtert, es soll im folgenden gelöst werden.

- Relevanz[95], d.h. über die deskriptive Strukturierung der vorliegenden Objektmenge hinaus die Umsetzung praktischer Relevanz; eine Diskriminanzanalyse sollte „projektibel" sein (in Anlehnung Goodman (1975, 11), zitiert nach Eckes & Roßbach (1980)).

Eine der wesentlichen Vereinfachungen im Algorithmus der Diskriminanzanalyse gegenüber anderen, z.B. diskriminanzanalytischen Verfahren mit mehr als zwei Gruppen wird dadurch erreicht, daß von vornherein die Anzahl der zu bildenden Gruppen auf zwei, die Versuchs- und die Kontrollgruppe, vorgegeben und begrenzt wird. Diese Begrenzung erscheint im vorliegenden Falle als notwendig und hinreichend: *Übergeordnetes* Ziel der Diskriminanzanalyse ist es, eine theoretische Zuordnung der Patienten zu genau einer dieser beiden Gruppen, i.e. der Versuchs- und Kontrollgruppe zu eruieren. Die Identität oder doch zumindest weitgehende Übereinstimmung in der Verteilung der Patienten – apriori und ex post – sollte zudem implicite auf eine Homogenität der Versuchs- und Kontrollgruppen verweisen. Nach Maßgabe der bisherigen Datenauswertung hinsichtlich der Hypothesen wäre – auf Grund der teils hochsignifikanten Abweichungen in der Verteilung – zu erwarten, daß die empirische Patientenverteilung auf die Kontroll- und Versuchsgruppe in der diskriminanzanalytisch-theoretischen Verteilung auf genau die selben Gruppen sich wiederholt. Sollte dagegen sich herausstellen, daß die statistisch-theoretische Verteilung der Patienten ex post keine Entsprechung in deren faktischer Zugehörigkeit zur empirisch konstituierten Kontroll- oder Versuchsgruppe aufzeigt, wäre dies ein deutlicher Hinweis auf eine tatsächlich zufällige Verteilung über die Subgruppen: Die Therapieentscheidung der Patienten im Sinne der Praeferenz alternativ-medizinischer Heilmethoden könnte nicht als tatsächlich gruppenkonstituierendes – und derart unterscheidendes – Merkmal Geltung beanspruchen. Dies würde aber auch bedeuten, daß das Gesundheitsverhaltensmodell von Schwarzer (1996) keinerlei prognostische Potenz aufwiese und somit – zumindest für den Bereich der Zahnmedizin – obsolet wäre.

Die Evaluation des sozial-kognitiven Prozeßmodells gesundheitlichen Handelns (Schwarzer, 1996) wurde bereits eingangs als ein wesentliches Ziel der vorliegenden Untersuchung postuliert; sie ist – wie oben gezeigt – kein akademischer Selbstzweck. Durch die Adaptation des Modells für die Belange der Zahnmedizin wäre derart auch Zahnärzten ein Modell an die Hand gegeben, zunächst die intentionale, i.e. die Behandlungsplanungsphase ihrer Patienten besser verstehen und in der Folge, also in der volitionalen (Behandlungs-) Phase besser auf deren individuelle Probleme, Vorträge und Wünsche reagieren zu können. Für die Evaluation des Modells bedeutet dies konkret den Abgleich der epidemiologischen Daten mit den theoretisch postulierten Modelldimensionen: Erweist die Datenverteilung als beliebig sich, hat das Modell also keine Potenz, die Therapieentscheidung der Patienten abzubilden und damit für die Grundgesamtheit verallgemeinernd zu erklären und zu prognostizieren, wäre es – zumindest für den Kontext der Zahnmedizin – letztlich wertlos. Sind die Daten aber dem sozial-kognitiven Handlungsmodell tatsächlich gut angepaßt, kann – (rück-) bezogen auf das Modell selbst – angenommen werden, daß es

94 Als Objektmenge ist hier die Gesamtheit der (Patienten-) Fälle in ihrer Ausprägung gemäß den Dimensionen des sozial-kognitiven Prozeßmodells gesundheitlichen Handelns nach Schwarzer (1996) anzusehen.

95 Insonderheit die Forderung nach – unmittelbarer – Relevanz verweist im Sinne des hier gewählten Studienansatzes auf die praktische Ver- und Anwendbarkeit der in der Studie ermittelten Ergebnisse in der zahnärztlichen Praxis. Projektibilität vermeint hier klinische Relevanz in Bezug auf die apriori-Einschätzung der Patienten qua Gruppenzugehörigkeit. Die Diskriminanzanalyse erfüllt somit eine der Zielvorgaben, die die vorliegende Untersuchung eingangs sich gestellt hatte.

das untersuchte Phänomen, die Motivation der Patienten hinsichtlich ihrer Therapieentscheidung differenziert, aussagekräftig und mit zumindest für den Bereich der Zahnheilkunde inhaltlich-thematisch hoher prognostischer Potenz abbildet.

Die Diskriminanzanalyse[96] rekurriert auf die Vorgaben der Dimensionen des sozial-kognitiven Modells gesundheitlichen Handelns nach Schwarzer (1996) und erstreckt derart auf die Summenscores[97] sämtlicher Hauptuntersuchungsfaktoren sich: Bedrohung (Summenscores *Funktionelle Einschränkung, Physische Schmerzen, Physische, Psychische* und *Soziale Beeinträchtigung*), Kontrollerwartung (*Internalität, Soziale* und *Fatalistische Externalität*), Kompetenzerwartung, soziale Unterstützung (*Kognitive, Emotionale und Praktische Unterstützung*) sowie die Persönlichkeitsfaktoren (*ESV-Typen A, B* und *C*). Die Diskriminanzanalyse über diese (Haupt-) Dimensionen kann somit als Überprüfung des der Untersuchung zu Grunde liegenden Modells im engeren Sinne angesehen werden.

8.1 Diskriminanzanalyse über die Modellparameter

Die Diskriminanzanalyse läßt nach Brosius (1998, 592) im wesentlichen in zwei Schritte sich unterteilen. Im ersten Schritt wird eine Diskriminanzfunktion abgeschätzt, im zweiten eine Klassifizierung der Fälle und somit eine Verteilung auf die (beiden) einzelnen Gruppen vorgenommen. Während die Schätzung der Diskriminanzfunktion große Ähnlichkeit der Schätzung einer Regressionsfunktion in der Regressionsanalyse hat, ergibt die Eigenart einer Diskriminanzanalyse erst im zweiten Schritt sich: der Berechnung diskreter Werte der abhängigen Variablen, i.e. der Gruppenzugehörigkeit aus den stetigen Werten der erklärenden Variablen.[98]

96 Die faktische Durchführung der Analyse orientiert eng an den Vorgaben von Brosius (1998) sich.

97 Da die Summenscores die Modellparameter repräsentieren, kann auf eine Analyse nach Einzelvariablen verzichtet werden.

98 „Die zu schätzende Diskriminanzfunktion hat die allgemeine Form: $D = b_0 + b_1 * X_1 + b_2 * X_2 + \dots + b_n * X_n$ Dabei bezeichnen die X_i die verschiedenen erklärenden Variablen und die b_i die Koeffizienten, mit denen die Variablen in die Diskriminanzfunktion eingehen. Der erste Schritt der Diskriminanzanalyse besteht nun darin, diese Koeffizienten schätzen. Die Funktion einer Regressionsanalyse läßt sich in der allgemeinen Form genauso darstellen wie die Diskriminanzfunktion. Die b_i würden in dem Fall die Regressionskoeffizienten darstellen. Diese werden bei der Regressionsanalyse nach der Methode der kleinsten Quadrate bestimmt. Dies bedeutet, daß die Koeffizienten so gewählt werden, daß die Summe der quadrierten Abweichungen der geschätzten Funktionswerte von den tatsächlichen Werten der abhängigen Variablen minimal ist. Dieses Verfahren wird für die Diskriminanzanalyse nicht übernommen. Vielmehr wird bereits bei der Schätzung der Diskriminanzfunktion berücksichtigt, daß im zweiten Schritt der Analyse aus den stetigen Werten Rückschlüsse auf eine diskrete Gruppenzugehörigkeit gezogen werden sollen. Daher wird für die Schätzung der Koeffizienten eine Methode verwendet, die bereits von diskreten Gruppen ausgeht und somit einen Zusammenhang zwischen den Funktionswerten und einzelnen Gruppen wahrscheinlich werden läßt. Die Koeffizienten der Diskriminanzfunktion werden so bestimmt, daß der folgende Quotient [aus Quadratsumme der Funktionswerte zwischen den Gruppen und Quadratsumme der Funktionswerte innerhalb der Gruppen] maximal wird. Diese Vorgehensweise bewirkt, daß sich die Funktionswerte der Diskriminanzfunktion von Fällen verschiedener Gruppen möglichst deutlich voneinander unterscheiden." (Brosius, 1998, 592 f.)

Gruppenstatistik

GRUPPE		Mittelwert	Standardabweichung	Gültige Werte (listenweise) Ungewichtet	Gültige Werte (listenweise) Gewichtet
kontrollgruppe	Funktionelle Einschränkung	7,11	2,90	152	152,000
	Physische Schmerzen	7,11	2,81	152	152,000
	Physische Beeinträchtigung	13,21	4,38	152	152,000
	Psychische Beeinträchtigung	15,61	8,01	152	152,000
	Soziale Beeinträchtigung	8,78	5,67	152	152,000
	Kompetenzerwartung	31,81	3,17	152	152,000
	Kontrollerwartung; Internalität	31,60	3,09	152	152,000
	Kontrollerwartung; soziale Externalität	26,61	2,95	152	152,000
	Kontrollerwartung; fatalistische Externalität	27,40	3,26	152	152,000
	ESV_TYPA	28,03	3,56	152	152,000
	ESV_TYPB	18,91	2,25	152	152,000
	ESV_TYPC	27,89	3,46	152	152,000
	Kognitive Unterstützung	7,03	1,14	152	152,000
	Emotionale Unterstützung	6,78	1,34	152	152,000
	Praktische Unterstützung	6,51	1,33	152	152,000
versuchsgruppe	Funktionelle Einschränkung	8,31	1,73	131	131,000
	Physische Schmerzen	7,66	1,90	131	131,000
	Physische Beeinträchtigung	14,39	2,47	131	131,000
	Psychische Beeinträchtigung	21,53	3,05	131	131,000
	Soziale Beeinträchtigung	12,99	2,70	131	131,000
	Kompetenzerwartung	37,50	4,03	131	131,000
	Kontrollerwartung; Internalität	37,31	4,19	131	131,000
	Kontrollerwartung; soziale Externalität	19,64	3,51	131	131,000
	Kontrollerwartung; fatalistische Externalität	19,22	3,74	131	131,000
	ESV_TYPA	28,82	3,39	131	131,000
	ESV_TYPB	21,50	2,46	131	131,000
	ESV_TYPC	28,85	3,33	131	131,000
	Kognitive Unterstützung	8,33	1,30	131	131,000
	Emotionale Unterstützung	8,71	1,31	131	131,000
	Praktische Unterstützung	8,81	1,24	131	131,000
Gesamt	Funktionelle Einschränkung	7,66	2,50	283	283,000
	Physische Schmerzen	7,36	2,44	283	283,000
	Physische Beeinträchtigung	13,76	3,66	283	283,000
	Psychische Beeinträchtigung	18,35	6,89	283	283,000
	Soziale Beeinträchtigung	10,73	5,00	283	283,000
	Kompetenzerwartung	34,45	4,58	283	283,000
	Kontrollerwartung; Internalität	34,24	4,62	283	283,000
	Kontrollerwartung; soziale Externalität	23,38	4,74	283	283,000
	Kontrollerwartung; fatalistische Externalität	23,61	5,37	283	283,000
	ESV_TYPA	28,40	3,50	283	283,000
	ESV_TYPB	20,11	2,68	283	283,000
	ESV_TYPC	28,34	3,43	283	283,000
	Kognitive Unterstützung	7,63	1,38	283	283,000
	Emotionale Unterstützung	7,67	1,64	283	283,000
	Praktische Unterstützung	7,58	1,72	283	283,000

Die vorstehende Tabelle weist die Mittelwerte der unabhängigen Variablen für die Versuchs- und Kontrollgruppen sowie im untersten Tabellenbereich die für die Gesamtheit der betrachteten Fälle aus. Der Vergleich der – teils sehr unterschiedlichen – Mittelwerte in beiden Gruppen läßt bereits jetzt darauf schließen, daß die – dem Modell entnommenen – unabhängigen Variablen durchaus zur Erklärung der abhängigen – gruppenkonstituierenden – Variablen geeignet sind.[99] Je näher nämlich die Mittelwerte der unabhängigen Variablen in den beiden Gruppen beieinanderliegen, desto schwieriger werden aus den entsprechenden Variablenwerten Rückschlüsse auf die Gruppenzugehörigkeit zu ziehen sein. Allerdings sollte der Fehler vermieden werden, aus der Höhe der Differenz zwischen den beiden Gruppenmittelwerten unmittelbar Rückschlüsse auf den Erklärungsgehalt der betreffenden Variablen zu ziehen: Es ist unbedingt die Dimension zu berücksichtigen, in der eine Variable gemessen wird.

Neben den Mittelwerten weist die Tabelle die Standardabweichungen als Maß für die Streuung der Werte in den einzelnen Gruppen aus. Auch diese Größe ist von erheblicher Relevanz für den Erklärungswert der Variablen: Im Idealfall bestehen einerseits große Unterschiede zwischen den Gruppenmittelwerten, andererseits aber nur sehr geringe Streuungen innerhalb der einzelnen Gruppen. Die Standardabweichung wird jedoch ebenso wie die Mittelwertdifferenz durch die Dimension der jeweiligen Variablen beeinflußt. Noch die größte Streuung einer Variablen innerhalb der beiden Gruppen läßt aber wiederum nicht den Schluß zu, diese Variable sei schlechter zur Erklärung der Therapieentscheidung geeignet als irgend eine andere.

Gleichheitstest der Gruppenmittelwerte

	Wilks-Lambda	F	df1	df2	Signifikanz
Funktionelle Einschränkung	,943	17,132	1	281	,000
Physische Schmerzen	,988	3,523	1	281	,062
Physische Beeinträchtigung	,974	7,452	1	281	,007
Psychische Beeinträchtigung	,815	63,608	1	281	,000
Soziale Beeinträchtigung	,823	60,515	1	281	,000
Kompetenzerwartung	,614	177,006	1	281	,000
Kontrollerwartung; Internalität	,619	173,069	1	281	,000
Kontrollerwartung; soziale Externalität	,461	328,327	1	281	,000
Kontrollerwartung; fatalistische Externalität	,421	386,019	1	281	,000
Kognitive Unterstützung	,778	80,024	1	281	,000
Emotionale Unterstützung	,652	149,829	1	281	,000
Praktische Unterstützung	,557	223,565	1	281	,000
ESV_TYPA	,987	3,701	1	281	,055
ESV_TYPB	,768	84,875	1	281	,000
ESV_TYPC	,980	5,694	1	281	,018

99 Eine vierjährige Untersuchung auf der Basis eines apriori als nicht hinreichend potent eingeschätzten Modells wäre – selbst für einen amalgamvergifteten, neurologisch alterierten Zahnarzt wie den Autor – einfach zu irrational.

Die absolute Größe der Mittelwertdifferenzen ist aus den Angaben *Deskriptive Statistik* (vergl. auch im Anhang) bekannt. Selbst wenn die unabhängigen Variablen keinen Erklärungswert für die abhängige Variable besitzen wird es doch nur in den allerseltensten Ausnahmen vorkommen, daß die Mittelwerte der unabhängigen Variablen in den verschiedenen Subgruppen der abhängigen Variablen vollkommen identisch sind; es werden vielmehr in aller Regel schon durch zufällige Einflüsse Unterschiede zwischen den Mittelwerten sich ergeben. Um nun beurteilen zu können, ob Differenzen zwischen den Mittelwerten auf einen Zufall bei der Auswahl der Populationsstichprobe oder vielleicht doch auf einen systematischen Unterschied der Werte in der Grundgesamtheit zurückzuführen sind, werden für die Gruppenmittelwerte der einzelnen Variablen Signifikanztests (Univariate ANOVA) durchgeführt.

Alle Dimensionen bis auf *Physische Schmerzen* ($p > 0,06$) und *ESV-Typ-A* ($p > 0,05$) weisen signifikante Mittelwertunterschiede auf. Dies bestätigt noch einmal den Eindruck, daß sie unter den ausgewählten unabhängigen Variablen den wohl geringsten Erklärungswert besitzen. Alle anderen Variablen weisen in der Grundgesamtheit teils hochsignifikant unterschiedliche Mittelwerte aus (*ESV-Typ-C*, ANOVA, $p < 0,02$; *Physische Beeinträchtigung*, ANOVA, $p < 0,01$; alle weiteren Dimensionen, ANOVA, $p < 0,001$).

Zur weiteren Überprüfung der Modellgüte werden die Maßzahlen *Eigenwerte* und *Wilks' Lambda* berechnet; sie basieren auf der Annahme, daß eine gute Diskriminanzfunktion unter anderem dadurch sich auszeichnet, daß die durchschnittlichen Funktionswerte der einzelnen Gruppen – i.e. die Mittelwerte der Diskriminanzfunktion in den einzelnen Gruppen – deutlich von einander sich unterscheiden.

Eigenwerte

Funktion	Eigenwert	% der Varianz	Kumulierte %	Kanonische Korrelation
1	4,083[a]	100,0	100,0	,896

a. Die ersten 1 kanonischen Diskriminanzfunktionen werden in dieser Analyse verwendet.

Wilks' Lambda

Test der Funktion(en)	Wilks-Lambda	Chi-Quadrat	df	Signifikanz
1	,197	444,688	15	,000

Der Eigenwert entspricht – auch in seinem Algorithmus – in seiner Funktion dem F-Wert einer Varianzanalyse. Er berechnet sich aus dem Quotienten der Quadratsummen zwischen den Gruppen und innerhalb der Gruppen. Der wesentliche Unterschied in der Berechnung besteht in der Berücksichtigung der jeweiligen Freiheitsgrade für den F-Wert. Ein großer Eigenwert ergibt sich, wenn die Streuung zwischen den Gruppen im Verhältnis zur Streuung innerhalb der Gruppen sehr groß ist: Dies ist die von einer Diskriminanzanalyse erhoffte Situation. Derart wird gewährleistet, daß die Funktionswerte der einzelnen Gruppen deutlich voneinander sich unterscheiden, während die Werte innerhalb einer Gruppe sehr ähnlich sind. Somit ist es anschließend einfacher möglich, anhand eines Funktionswertes auf die Gruppenzugehörigkeit zu schließen. In der Tabelle wird ein Eigenwert von 4,083 ausgewiesen. Dieser Wert zeigt an, daß die Streuung zwischen den Gruppen das Vierfache der Streuung innerhalb der Gruppen beträgt. Die Tatsache, daß überhaupt eine Streuung zwischen den Gruppen vorliegt, deutet also darauf hin, daß das zugrundeliegende Modell durchaus einen gewissen Erklärungswert besitzt, der hohe Eigenwert läßt darüber hinaus vermuten, daß es nur noch wenig verbesserungsfähig (und -bedürftig) ist.

Der kanonische Korrelationskoeffizient mißt die Strenge des Zusammenhangs zwischen den Funktionswerten der Diskriminanzfunktion und den Gruppen der abhängigen Variablen. Dieser Koeffizient ergibt sich als Quadratwurzel des Quotienten aus der Quadratsumme zwischen den einzelnen Subgruppen und der gesamten Quadratsumme. Damit ist er genauso definiert wie der Wert *eta* der Varianzanalyse. Für den hier betrachteten Fall von lediglich zwei Gruppen ist er mit dem Pearsonschen Korrelationskoeffizienten identisch. Der kanonische Korrelationskoeffizient mißt zugleich den Anteil der Streuung zwischen den Subgruppen an der gesamten Streuung. Seine Werte liegen zwischen 0 und 1; je größer die Streuung zwischen den Gruppen im Verhältnis zur Streuung innerhalb der Gruppen ist, um so größer wird sein absoluter Wert. Der hohe kanonische Korrelationskoeffizient von 0,896 weist folglich auf eine gute Trennschärfe zwischen den Gruppen und damit implicite auf einen umfassenden Erklärungsgehalt des Modells hin.

Wilks' Lambda berechnet als Quotient aus der Quadratsumme innerhalb der Gruppen und der gesamten Quadratsumme sich. Wilks' Lambda läßt zudem in ein annähernd Chi-Quadrat verteiltes Maß sich transformieren: Kleine Lambda-Werte werden dabei in große Werte des Chi-Quadrat-Maßes überführt. Mittels dieser Transformation läßt ein Hypothesentest sich durchführen. Getestet wird die Hypothese, die Gruppenmittelwerte der Funktionswerte aus der Diskriminanzfunktion seien in der Grundgesamtheit identisch. Der Chi-Quadrat-Wert wird in der Tabelle Wilks' Lambda mit 444,688 angegeben. Bei den vorliegenden 15 Freiheitsgraden ergibt sich damit eine Irrtumswahrscheinlichkeit von unter 0,001. Somit kann die Hypothese, in der Grundgesamtheit bestehe kein Unterschied zwischen den gruppenweisen Funktionsmittelwerten, mit hinreichender Sicherheit zurückgewiesen werden. Man kann also davon ausgehen, daß zumindest nicht alle Gruppenmittelwerte der Funktion identisch sind. Dies besagt jedoch immer noch nicht, daß das gesamte Modell der Diskriminanzanalyse gut geeignet sei, um von den Funktionswerten auf die Gruppen zu schließen. Auch ein signifikanter Unterschied der Gruppenmittelwerte kann noch so klein sein, so daß auf der Basis der Funktionswerte die richtige Gruppenzuordnung sehr schwierig wird. Der hohe Signifikanzwert sollte lediglich so interpretiert werden, daß das Modell nicht vollkommen ungeeignet zur Erklärung der abhängigen Variablen ist.

Zum weiteren Standard-Output für die Diskriminanzanalyse liefert SPSS 8.0[100] die folgende Tabelle mit den standardisierten kanonischen Diskriminanzfunktionskoeffizienten. Die standardisierten kanonischen Diskriminanzfunktionskoeffizienten ergeben durch die Standardisierung der Ausgangswerte der erklärenden Variablen vor der Berechnung der Diskriminanzfunktion sich. Die Werte jeder Variablen werden dabei so transformiert, daß sie anschließend einen Mittelwert von 0 sowie eine Standardabweichung von 1 aufweisen. Der Vorteil dieser Betrachtungsweise standardisierter Werte besteht in der Elimination der Einflüsse unterschiedlicher Dimensionen in verschiedenen Variablen.

---

100 Daß eine wissenschaftliche Arbeit nicht allein an den Vorgaben eines Statistik-Programms sich orientieren kann und darf, ist hier keiner Erörterung wert; die Programme sind sicherlich nur Hilfswerkzeuge im Rahmen der Studie. Ohne allerdings die Fußnote in einen Werbetext für SPSS ausarten zu lassen: Das Programm ist tatsächlich ein sehr potentes Werkzeug, das in seiner chronologischen Darbietung der Ergebnisse eine hilfreiche Orientierung für die übersichtliche Strukturierung der Untersuchungsresultate anbietet. (Vergl. nochmals Brosius, 1998.)

Standardisierte kanonische Diskriminanzfunktionskoeffizienten

	Funktion
	1
Funktionelle Einschränkung	-,088
Physische Schmerzen	-,062
Physische Beeinträchtigung	,155
Psychische Beeinträchtigung	,169
Soziale Beeinträchtigung	-,012
Kompetenzerwartung	,029
Kontrollerwartung; Internalität	,132
Kontrollerwartung; soziale Externalität	-,460
Kontrollerwartung; fatalistische Externalität	-,426
Kognitive Unterstützung	,198
Emotionale Unterstützung	,427
Praktische Unterstützung	,270
ESV_TYPA	-,188
ESV_TYPB	,320
ESV_TYPC	,089

Insonderheit Werte ungleich Null bestätigen die differenzierend-interpretative Funktion des zu Grunde liegenden Modells; sie sollten daher als Parameter belassen werden. Dennoch ist auch aus den Beträgen der standardisierten Koeffizienten wiederum nicht ohne weiteres auf die Stärke des Zusammenhangs zwischen der unabhängigen und der abhängigen Variablen zu schließen. Die Koeffizienten können durch Wechselwirkungen zwischen den unabhängigen Variablen beeinflußt und also verzerrt werden. Sind die unabhängigen Variablen untereinander korreliert, wird der Einfluß einer unabhängigen Variablen auf die abhängigen Variablen in dem Modell möglicherweise – fälschlich – einer anderen unabhängigen Variablen zugeschrieben.

Der Erklärungswert, den die einzelnen Variablen für die Diskriminanzfunktion besitzen, läßt gleichfalls durch Korrelationen sich ausdrücken. Dazu werden Korrelationskoeffizienten zwischen den einzelnen unabhängigen Variablen und der Diskriminanzfunktion berechnet. Die Koeffizienten zeigen für die 15 erklärenden Variablen (i.e. die Modelldimensionen) die Korrelationen zwischen den Variablenwerten und den Funktionswerten der Diskriminanzfunktion an. Bei der Berechnung von Korrelationskoeffizienten werden üblicherweise alle Fälle aus der Datendatei gleichzeitig und gleichberechtigt miteinbezogen. Die Berechnung dieser Koeffizienten weicht jedoch von der üblichen Vorgehensweise ab: Es werden zunächst die Korrelationskoeffizienten der einzelnen Gruppen berechnet. Hier werden also für jede Variable zunächst zwei Koeffizienten für die Korrelation zwischen den Variablen- und den Funktionswerten berechnet, jeweils einer für die Fälle der Kontrollgruppe und einer für die der Versuchsgruppe. Der ausgewiesene Koeffizient für die gesamte Variable ergibt dann anschließend als Mittelwert der einzelnen Koeffizienten sich (gepoolte Koeffizienten). Die Korrelationen zwischen den unabhängigen Variablen und den Diskriminanzfunktionen werden durch die folgende Struktur-Matrix dargestellt.

Struktur-Matrix

	Funktion
	1
Kontrollerwartung; fatalistische Externalität	-,580
Kontrollerwartung; soziale Externalität	-,535
Praktische Unterstützung	,441
Kompetenzerwartung	,393
Kontrollerwartung; Internalität	,388
Emotionale Unterstützung	,361
ESV_TYPB	,272
Kognitive Unterstützung	,264
Psychische Beeinträchtigung	,235
Soziale Beeinträchtigung	,230
Funktionelle Einschränkung	,122
Physische Beeinträchtigung	,081
ESV_TYPC	,070
ESV_TYPA	,057
Physische Schmerzen	,055

Gemeinsame Korrelationen innerhalb der Gruppen zwischen Diskriminanzvariablen und standardisierten kanonischen Diskriminanzfunktionen
Variablen sind nach ihrer absoluten Korrelationsgröße innerhalb der Funktion geordnet.

Die Werte dieser gepoolten Korrelationskoeffizienten können sehr stark von den Koeffizienten bei einfacher Berechnungsweise sich unterscheiden. Ergibt zum Beispiel für die beiden einzelnen Gruppen jeweils ein Koeffizient sich von Null – so daß auch der ausgewiesene gepoolte Koeffizient den Wert Null hat – ist bei der gleichzeitigen Betrachtung aller Fälle eine Korrelation zumindest nicht ausgeschlossen. Die Variablen- und Funktionswerte zwischen den Gruppen streuen dann in dieselbe oder in unterschiedliche Richtungen, so daß entsprechend eine positive oder negative Korrelation berechnet wird.

Der höchste Korrelationskoeffizient wird für die Variable *Kontrollerwartung; Fatalistische Externalität* ausgewiesen. Dieser deutet mit -0,58 auf eine hohe – negative – Korrelation zwischen den Funktionswerten und den Variablenwerten hin. *Kontrollerwartung; Fatalistische Externalität* wirkt also hinsichtlich der Funktionswerte in dieselbe Richtung wie *Kontrollerwartung; Soziale Externalität.* Wesentlich niedriger fallen dagegen die Koeffizienten der anderen unabhängigen Variablen aus.

Für die Rückschlüsse von den Beträgen der Koeffizienten auf den Erklärungsgehalt der Variablen gelten allerdings die gleichen Einschränkungen wie für die standardisierten Koeffizienten. Sobald Korrelationen zwischen den Variablen vorliegen, sind solche Rückschlüsse grundsätzlich nicht mehr uneingeschränkt möglich, die Koeffizienten können durchaus verzerrt sein.

Die durchschnittlichen Funktionswerte der Diskriminanzanalyse für die einzelnen Gruppen schließlich werden in der folgenden Tabelle ausgewiesen:

Funktionen bei den Gruppen-Zentroiden

	Funktion
GRUPPE	1
kontrollgruppe	-1,869
versuchsgruppe	2,169

Nicht-standardisierte kanonische Diskriminanzfunktionen, die bezüglich des Gruppen-Mittelwertes bewertet werden

Für die Kontrollgruppe ergibt ein sehr niedriger Funktionswert von -1,869 sich. Der entsprechende Mittelwert der Versuchsgruppe beträgt 2,169 (Diese Mittelwerte werden auch Gruppenzentroide genannt). Je näher die Zentroide beieinanderliegen, desto schwieriger ist es, einen Fall (i.e. einen Patienten) anhand seines Funktionswertes einer der beiden Gruppen zuzuordnen. Für die Bewertung der Analyseergebnisse mitentscheidend ist nicht zuletzt die Angabe, ob die Mittelwerte in der Grundgesamtheit – hinreichend signifikant – voneinander verschieden sind. Besteht kein Unterschied hinsichtlich der Mittelwerte, ist der betrachtete Modellansatz nicht geeignet, die Werte der abhängigen Variablen ausreichend sicher vorherzusagen. In diesem Beispiel sind die Gruppenmittelwerte allerdings signifikant verschieden voneinander (Chi-Quadrat-Test 444,688; df = 15; p < 0,001; vergl. Wilks' Lamba / Hypothesentest mit Chi-Quadrat).

Auf die Darstellung eines detaillierten Vergleichs der durch die Diskriminanzanalyse vorgenommenen Gruppenzuordnungen mit den tatsächlichen Gruppenzugehörigkeiten muß aus Gründen der Raumökonomie hier verzichtet werden, obwohl derart ein ausgezeichneter Eindruck von der Güte der Diskriminanzanalyse zu gewinnen wäre. Angaben über die Treffsicherheit der Zuordnungen weist SPSS[101] 8.0 jedoch auch in kompakter Form als Tabelle (der Treffsicherheit) mit der Anzahl der richtig und falsch zugeordneten Fälle aus: 97,2 % der ursprünglich gruppierten Fälle wurden korrekt klassifiziert!

A-priori-Wahrscheinlichkeiten der Gruppen

		In der Analyse verwendete Fälle	
GRUPPE	A-priori	Ungewichtet	Gewichtet
kontrollgruppe	,500	152	152,000
versuchsgruppe	,500	131	131,000
Gesamt	1,000	283	283,000

101 Nochmals herzlichen Dank an meinen Lieblingsschwager, der mich vor einigen Jahren mit dem Computer vertraut gemacht hat. Auch wenn er die Studie natürlich nicht verantwortet – ohne sein Insistieren auf der Notwendigkeit der Nutzung von Computern und entsprechender Programme hätte ich eine Untersuchung wie die hier vorgelegte gar nicht durchführen, geschweige denn auswerten können.

Klassifizierungsergebnisse [a]

		GRUPPE	Vorhergesagte Gruppenzugehörigkeit: kontrollgruppe	versuchsgruppe	Gesamt
Original	Anzahl	kontrollgruppe	150	2	152
		versuchsgruppe	6	125	131
	%	kontrollgruppe	98,7	1,3	100,0
		versuchsgruppe	4,6	95,4	100,0

a. 97,2% der ursprünglich gruppierten Fälle wurden korrekt klassifiziert.

Die tabellarische Übersicht hält sowohl Angaben in absoluten Werten wie entsprechende Informationen in relativen Prozentangaben vor: Das Klassifizierungsergebnis gibt die Mächtigkeit der Kontrollgruppe mit 152, die der Versuchsgruppe mit 131 Patienten an. Von diesen 152 Kontrollgruppenpatienten wurden 150 von der Diskriminanzanalyse auch tatsächlich in die Kontrollgruppe eingeordnet, 2 dagegen fälschlicherweise als Patienten der Versuchsgruppe klassifiziert. Unter den Patienten der Versuchsgruppe ist die Fehlbelegung etwas größer. Von den insgesamt 131 Patienten wurden mit 125 dennoch über 95% richtig der Versuchsgruppe zugeordnet, während 6 Patienten – falsch – in die Kontrollgruppe eingeordnet wurden. Insgesamt wurden demnach nur 8 der insgesamt 283 Personen falsch zugeordnet. Die Fehlerquote ist also mit unter 3 % (genauer 2,8 %) ausreichend gering.

Die Daten sind also – zusammenfassend – dem der Studie zu Grunde liegenden sozial-kognitiven Modell gesundheitlichen Handelns nach Schwarzer (1996) gut angepaßt. Viceversa kann – (rück-) bezogen auf das Modell selbst – angenommen werden, daß es das untersuchte Phänomen, die Motivation der Patienten hinsichtlich ihrer Therapieentscheidung differenziert, aussagekräftig und mit hoher zumindest inhaltlich-thematisch prognostischer Potenz abbildet. Dies ist natürlich äußerst beruhigend für die Interpretation der Patientendaten im Rahmen des ja apriori intendierten zahnmedizinischen Behandlungsansatzes[102]. Zudem gestattet ein derartig gutes Ergebnis für die Modellevaluation – unter Berücksichtigung der folgenden Kriterien – auf eine zusätzliche Kausalanalyse im Sinne der *Linear Structural Relationship (LISREL, AMOS)* zu verzichten; die inhaltlichen wie formalen Gründe sind evident:

- In der hier vorgelegten Studie beschränkt das Datenmaterial auf die intentionale Phase des Schwarzerschen Gesamtmodells sich. Rückwirkungen aus der volitionalen Phase z.B. im Sinne eines Feed Backs sowie transaktionale Rückkoppelungen unter den Faktoren der motivationalen Phase selbst sind weniger auszuschließen denn zu erwarten; die Fehlinterpretation der Befunde wäre somit sicher.
- Die Studie versteht als eine epidemiologische Untersuchung sich, das Datenmaterial ist vorselektiert, die Daten selbst sind – insonderheit bezogen auf die Versuchsgruppe – wenig repräsentativ. Es darf vermutet werden, daß – ausgehend von der Versuchsgruppe – Aussagen selbst über die intentionale Phase hinsichtlich der Grundgesamtheit nur äußerst zurückhaltend zu interpretieren sind.

102 ... und natürlich ebenso beruhigend hinsichtlich der Möglichkeit, eine positiv-interessante Dissertation abzuliefern.

- Zudem wurde hier hinsichtlich einer wesentlichen Modelldimension, nämlich der Bedrohungsanalyse, ein – zahnmedizinisch-fachlich begründeter – eigenständiger Problemzugang gewählt. Schwarzer selbst gibt zwar keine eigene Meßvorschrift an, hält aber noch in seinen Ausschlußbedingungen an den Subfaktoren *Verwundbarkeit* und *Schweregrad* fest.[103]
- Variablen mit einem hohen Erklärungswert für das Modell wie z.B. *Soziale Ressourcen: Praktische Unterstützung* (Faktor 0,441) werden von Schwarzer teils nur unzureichend, teils gar nicht (*Persönlichkeitsfaktoren: ESV-Typ B*, Faktor 0,272) theoretisch berücksichtigt (vergl. auch die Übersicht zum Modell im theoretischen Teil). Die Integration dieser Variablen würde das Originalmodell weniger prüfen denn verzerren.
- Schwarzer versteht sein (erweitertes) Modell als *Prozeß*modell, bleibt selbst aber gleichwohl den Nachweis der faktischen kausalen wie chronologischen Abfolge der vorgeschlagenen Faktoren noch schuldig. Aus den theoretischen Überlegungen wird zudem nicht deutlich, daß diese Abfolge und eine kausale Beziehung überhaupt angenommen werden können[104].
- Die Integration gerade von Persönlichkeitsdimensionen in ein sozial-kognitives Prozeßmodell dürfte theoretisch nicht einfach sein. Die Kausalanalyse sozialer Interaktionen vor der Folie differenter Persönlichkeitstypen überschreitet das vorliegende Datenmaterial bei weitem.
- Die – überzeugenden – Ergebnisse der oben durchgeführten Diskriminanzanalyse für das von Schwarzer vorgeschlagene *Struktur*modell (Schwarzer, 1996, 84) dürfen unter konfirmatorischem Aspekt sicherlich als hinreichend angesehen werden.

Gleichwohl also aus guten theoretischen wie methodischen Gründen nachdrücklich auf eine Kausalanalyse verzichtet werden kann (und soll), sind an dieser Stelle durchaus weitere Überlegungen zu den einzelnen Stellgliedern des Modells sinnvoll. Das sozial-kognitive Modell gesundheitlichen Handelns nach Schwarzer (1996) ist von seinem theoretischen Ansatz her – trotz der oben beschriebenen theoretischen Ökonomie – für einen praktischen Einsatz in der (zahn-) ärztlichen Praxis bereits recht (vielleicht sogar zu) umfangreich; zudem wurde es für die vorliegende Untersuchung nochmals um einige Dimensionen erweitert, resp. präzisiert und adaptiert. Neben den obligaten soziodemographischen Variablen umfaßt es hier die Dimensionen Bedrohung (operationalisiert als Summenscores *Funktionelle Einschränkung, Physische Schmerzen, Physische, Psychische* und *Soziale Beeinträchtigung*), Kontrollerwartung (*Internalität, Soziale* und *Fatalistische Externalität*), Kompetenzerwartung, soziale Unterstützung (*Kognitive, Emotionale und Praktische Unterstützung*) sowie die Persönlichkeitsfaktoren nach Stangl (1989; *ESV-*

103 Schwarzer (1996): „Da es aber für Bedrohung bisher noch keine geeignete Meßvorschrift gibt, ...“

104 Schwarzer selbst macht allerdings – teils bereits im Titel seiner Publikationen – sehr deutlich, daß sein Modell keinen Anspruch auf abschließende Gültigkeit erhebt: Fuchs, Hahn, Jerusalem, Leppin, Mittag & Schwarzer (1989): „Auf dem Weg zu einer sozialkognitiven Theorie des Gesundheitsverhaltens“; Schwarzer (1996, 94): „Die hier skizzierte sozial-kognitive Gesundheitsverhaltenstheorie steckt noch in den Kinderschuhen. Sie soll die Schwächen anderer Theorien überwinden und in umfassender Weise eine Vielzahl von gesundheitsbezogenen Bedingungen, Handlungen und Kognitionen konzeptuell integrieren und der Forschung zu dieser Thematik neue Impulse geben. Die vorliegende Darstellung wird durch einige andere Publikationen ergänzt (Schwarzer, 1993a, 1993b, 1994b, 1994c; Schwarzer & Fuchs, 1995).“ Als Strukturmodell darf es jedoch als etabliert angesehen werden (Bengel, 1993; Schwenkmezger & Schmidt, 1994).

Typen A, B und *C*). Die recht große Anzahl der Dimensionen und der zugehörigen Subfaktoren – von den teils eher diffizilen Meßvorschriften gar nicht zu sprechen – kann unter den klinischen Bedingungen der zahnärztlichen Praxis eher für Verwirrung denn für eine klare Entscheidung des Behandlers sorgen. Die Diskriminanzanalyse – als strukturprüfendes Verfahren – kann an dieser Stelle und gerade auch hinsichtlich dieses Kontextes der klinischen Relevanz zumindest den Versuch unternehmen, Ergebnisse für eine Vereinfachung des – aktuell erweiterten – Modells zu erarbeiten.

Weitere separate diskriminanzanalytische Untersuchungen für jede einzelne Dimension des sozial-kognitiven Modells gesundheitlichen Handelns nach Schwarzer (1996) – i.e. die Summenscores sämtlicher Hauptuntersuchungsfaktoren wie Bedrohung (*Funktionelle Einschränkung, Physische Schmerzen, Physische, Psychische* und *Soziale Beeinträchtigung*), Kontrollerwartung (*Internalität, Soziale* und *Fatalistische Externalität*), Kompetenzerwartung, soziale Unterstützung (*Kognitive, Emotionale und Praktische Unterstützung*) sowie die Persönlichkeitsfaktoren (*ESV-Typen A, B* und *C*) – können zumindest Hinweise auf die strukturelle Wertigkeit der Einzeldimensionen im Rahmen des Gesamtmodells ergeben. Aus den Daten für die theoretische ex post (Fehl-) Belegung der Versuchs- und Kontrollgruppen gemäß den zitierten Einzelfaktoren des Schwarzerschen Modells[105] lassen im Vergleich mit den faktisch-empirischen Gruppenbelegungen insonderheit für die Anwendung der Untersuchungsergebnisse in der (zahn-) ärztlichen Praxis interessante Rückschlüsse sich ziehen. Die folgende Tabelle bildet die Dimensionen in einer Reihung steigender Zuordnungssicherheit ab.

Diskriminanzanalyse der Einzeldimensionen
(Schwarzer, 1996)

		Vorhergesagte Gruppenzugehörigkeit (in Prozent)		Gesamt der korrekt klassifizierten Fälle (in Prozent)
		Kontrollgruppe	Versuchsgruppe	
ESV-16 PF-Typen				70,7
	Kontrollgruppe	71,1	28,9	
	Versuchsgruppe	29,8	70,2	
Bedrohungsanalyse				77,7
	Kontrollgruppe	67,1	32,9	
	Versuchsgruppe	9,9	90,1	
Kompetenzerwartung				85,2
	Kontrollgruppe	83,6	16,4	
	Versuchsgruppe	13,0	87,0	
Soziale Unterstützung				87,6
	Kontrollgruppe	89,5	10,5	
	Versuchsgruppe	14,5	85,5	

105 Die zugehörigen Eigenwerte, Wilks' Lambda und Gruppen-Zentroide sind im Anhang: *Tabellen* separat und in toto ausgewiesen.

		Vorhergesagte Gruppenzugehörigkeit (in Prozent)		Gesamt der korrekt klassifizierten Fälle (in Prozent)
		Kontrollgruppe	Versuchsgruppe	
Kontrollerwartung				92,9
	Kontrollgruppe	96,7	3,3	
	Versuchsgruppe	11,5	88,5	
Kompetenz- und Kontrollerwartung				93,6
	Kontrollgruppe	98,0	2,0	
	Versuchsgruppe	11,5	88,5	
alle Dimensionen				97,2
	Kontrollgruppe	98,7	1,3	
	Versuchsgruppe	4,6	95,4	

Wie aus der Tabelle ersichtlich, steigt das Gesamt der diskriminanzanalytisch korrekt klassifizierten Fälle von der ESV-16 PF-Typisierung mit 70,7 % richtiger Zuordnungen[106] über die Bedrohungsanalyse (77,7 %), die Kompetenzerwartung (85,2 %) und die Soziale Unterstützung (87,6) kontinuierlich bis zum Wert von 92,9 % korrekter Klassifikationen durch die Kontrollerwartungen an. Der Verbindung von Kontroll- und Kompetenzerwartungen kann mit 93,6 % nur noch eine geringere Steigerung um 0,7 Prozentpunkte zugerechnet werden. (Zum Vergleich: Die Gesamtheit aller untersuchten Einzeldimensionen erreichte eine Zuordnungssicherheit von 97,2 %, also immerhin eine Steigerung um noch 4,3 Prozentpunkte.) Die Kontrollerwartung scheint also tatsächlich als der wesentliche Einflußfaktor für die Konstitution der Versuchs- und Kontrollgruppen sich zu bestätigen. Dieses Ergebnis rechtfertigt somit einerseits nochmals den Titel der Arbeit *Oral Health Locus of Control*, weist zudem andererseits der folgenden Diskussion der Gesamtergebnisse vor der Folie von Coping-Mechanismen eine höhere Verbindlichkeit in der Umsetzung ihrer Resultate in der (zahn-) ärztlichen Praxis zu: Das wesentliche Anliegen der Patienten, die alternativ-medizinische Verfahren von ihren Zahnärzten verlangen, scheint mit hoher Wahrscheinlichkeit die Kontrolle der Behandlungsinhalte und des Behandlungsablaufes zu sein. Eine – auf die zitierten theoretischen Konstrukte rekurrierende – Zuordnungssicherheit von fast 93 % ist nun für die Belange der zahnärztlichen Praxis sicherlich mehr als ausreichend. Die Diskriminanzanalyse erfüllt somit eine weitere der Zielvorgaben, die die vorliegende Untersuchung eingangs sich gestellt hatte: die Forderung nach – unmittelbarer – Relevanz verweist im Sinne des hier gewählten Studienansatzes zurück auf die praktische Ver- und Anwendbarkeit der in der Studie ermittelten Ergebnisse in der klinischen Praxis: Die Verwendung einiger weniger Modellfaktoren, i.e. der Kontrollerwartung und korrespondierend der Therapieentscheidung der Patienten eignet als Screening-Instrument hoher prognostischer Validität für die zahnärztliche Praxis sich.

106 Die Quote von 70 % richtiger Zuordnungen relativiert sich erheblich vor dem Hintergrund der Tatsache, daß eine Zufallsverteilung aller Patienten immerhin eine statistische Treffsicherheit von 0,5 (i.e. 50 %) aufweist. Für die vorliegende *sozialpsychologische* Untersuchung befriedigt natürlich der Umstand, daß den Persönlichkeitsfaktoren nur ein nachgeordneter Wert hinsichtlich der Verteilungszuverlässigkeit zukommt.

Als weiteres, gleichwohl wichtiges Nebenresultat darf vermutet werden, daß die Kontrollgruppe tatsächlich als weitgehend repräsentative *zahnmedizinische* Kontrollgruppe angesehen werden kann, während die gesundheitspsychologischen Resultate gerade auch in der Vernetzung der Meßdimensionen Kompetenz- und Kontrollerwartung über die Versuchsgruppe ein weiteres Mal das Thema dieser Arbeit: *Oral Health Locus of Control* rechtfertigen. Insonderheit wird schon an dieser Stelle die Forderung nach zahnmedizinischer Relevanz für die ärztliche Praxis über das wissenschaftliche Interesse hinaus erfüllt: Patienten, die anläßlich einer Behandlungssituation ihrer Bitte nach alternativmedizinischen Diagnose- und Therapieverfahren Ausdruck geben, sind – mit hinreichender Wahrscheinlichkeit – eine besondere Patientenklientel, die von den Durchschnittspatienten deutlich sich abhebt. Diese Patienten sind in ihren Persönlichkeitsstrukturen differenzierter, verlangen erhöhte Aufmerksamkeit und wollen aktiv am Behandlungsverlauf beteiligt werden. Sie sind weniger durch qualifizierte (medizin-) technische Maßnahmen zufriedenzustellen denn durch intensive persönliche Zuwendung des Zahnarztes. Diese Patienten fordern einen guten Teil der Kontrolle über das Behandlungssetting für sich ein. Die Patienten scheinen das tradierte paternalistische Arzt-Patient-Verhältnis in seiner überkommenen Form abzulehnen, sie fühlen offensichtlich als gleichberechtigte Patienten, besser noch: als Partner des Arztes sich. Diese Interpretation auf der Basis der statistischen Befunde erfüllt insonderheit die Eingangsforderung nach unmittelbarer Relevanz der Arbeit und verweist so im Sinne des hier gewählten Studienansatzes ein weiteres Mal zurück auf die praktische Ver- und Anwendbarkeit der in der Studie ermittelten Ergebnisse in der zahnärztlichen Praxis. Die Diskriminanzanalyse erfüllt somit eine weitere der Zielvorgaben, die die vorliegende Untersuchung eingangs sich gestellt hatte.

Kurz, die Evaluation des Schwarzerschen Strukturmodells kann trotz des Verzichtes auf eine Kausalanalyse[107] sinnvoll abgeleistet und umgesetzt werden. Aus den Ergebnissen der Validierung des Gesundheitsverhaltensmodells kann mit hinreichender Sicherheit abgeleitet werden, daß die Therapiewahl der Patienten, i.e. die Praeferenz alternativmedizinischer Heilmethoden in der zahnärztlichen Behandlungssituation das entscheidende Kriterium für die Gruppenverteilung zu sein scheint. Die Verwendung teils kochkomplexer Analysemethoden und Meßvorschriften ist – nach Maßgabe der Diskriminanzanalyse – dieser nominalen Einzelvariable offensichtlich nicht wesentlich überlegen.

---

107 Mit bestem Dank an Herrn Dr. Heidbrink für den testmathematischen Impetus und an Herrn Prof. Dr. Lück, den Abdruck von Tabellen eher zurückhaltend handhaben zu dürfen!

9. Diskussion

Mit der vorliegenden Studie sollten differenzierte Angaben zum gesundheitlichen Verhalten einer vorselektierten, epidemiologisch auffälligen Patientengruppe gewonnen werden. Das untersuchungsbegründende und -leitende Interesse galt dabei zunächst der Therapieentscheidung der Patienten und nachrangig und nur mittelbar dem Therapieangebot des Arztes im Kontext naturwissenschaftlicher Zahnheilkunde. Im Kapitel *Untersuchungsdesign* wurden vier Hauptziele formuliert, die – unter wissenschaftlichem Aspekt – im Verlauf der Untersuchung teils als durchaus erreicht gelten, teils – unter medizinisch-pragmatischem Aspekt – über die Studie hinaus für die praktische Umsetzung in der zahnärztlichen Praxis als noch diskussionsrelevant angesehen werden dürfen:

1. Erarbeitung eines hypothetischen Bedingungsmodells für die Therapieentscheidung von Patienten unter Berücksichtigung der sozial- und gesundheitspsychologischen Einflußgrößen.
   Im Theoretischen Teil[108] konnte – nach diachronem und synchronem Vergleich – das sozial-kognitive Modell gesundheitlichen Handelns nach Schwarzer (1996) als mögliches Modell für die Beschreibung und Analyse des zu Grunde liegenden Problems eruiert werden. Nach Abschluß des Empirischen Teils ist offensichtlich, daß – einerseits – die Daten dem der Studie zu Grunde liegenden Modell gut angepaßt sind und – andererseits – (rück-) bezogen auf das Modell selbst das untersuchte Phänomen, i.e. die Motivation der Patienten hinsichtlich ihrer Therapieentscheidung differenziert, aussagekräftig und mit hoher medizinisch-prognostischer Potenz abgebildet wird. Das Modell darf also – nach der Evaluation – als für die Zahnmedizin durchaus passend angesehen werden.
2. Beschreibung der Patientengruppe nach sozialpsychologischen Parametern und insonderheit Klärung der Therapiemotivation dieser Patienten.
   Aufgrund der Datenlage konkretisiert zunächst das Bild des typischen Versuchsgruppenpatienten sich: weiblich, gut ausgebildet, kontakt- und kommunikationsorientiert, derart gleichfalls in sozialen Situationen eher sensibel, auf soziale Unterstützung rekurrierend, gleichwohl selbstsicher mit hoher Kompetenz- und internen Kontrollerwartung. Die weitere Diskussion wird zeigen, daß mit der Zuordnung dieser Befunde

108 Eine vergleichbare Untersuchung wurde bislang weder in der (Sozial- oder Gesundheits-) Psychologie noch in der Zahnmedizin durchgeführt. Die Untersuchung darf neben der hypothesenprüfenden Funktion somit einen auch explorativen Charakter für sich in Anspruch nehmen: Indem theoretisch als relevant postulierte Variablen des zugrundeliegenden Modells gesundheitlichen Verhaltens empirisch verifiziert werden, können sie so als Grundlage für die strukturelle Überprüfung des gesundheitspsychologischen Modells selbst dienen. Die Überprüfung des Modells auf seine praktische Verwendbarkeit hin war damit ein – weiterer – eigener Gegenstand der Untersuchung. Ein letztes Ziel der vorliegenden Arbeit, die Entwicklung geeigneter Meßinstrumente, i.e. insonderheit die Adaptation des Oral Health Impact Profile, OHIP, kann unter dem Aspekt der Verwendung als zahnärztliches Screening-Instrument in der zahnärztlichen Praxis als zumindest nicht unwichtiges Teilergebnis gewertet werden.

zum Kontext von Coping-Theorien ein geeigneter Ansatz zu einer abschließenden sozial- wie gesundheitspsychologischen Interpretation sich anbietet.

3. Verhaltensorientierte Beratung hinsichtlich weiterer therapeutischer Schritte, i.e. Erarbeitung eines zwischen Patient und Arzt gemeinsam definierten und verstandenen Krankheits- bzw. (Gesundheits- oder zumindest Befindlichkeits-) Störungsverständnisses.
   Die Daten lassen bereits an dieser Stelle zumindest in zweifacher Hinsicht pragmatisch sich bewerten: Als diagnostisches Unterscheidungsmerkmal weisen sie einer definierten Patientengruppe eine besondere psychozoziale Struktur zu; als therapeutisches Kriterium weisen sie weit über die Anwendung alternativ-medizinischer Heilverfahren hinaus auf die Notwendigkeit psychosozialer Angebote auch – und gerade – im Rahmen vorgeblich rein zahnärztlicher Behandlung für diese Patientengruppe. Dies wird leider – objektiviert durch die Daten insonderheit der Textanalyse – durch die behandelnden Zahnärzte so (noch) nicht erkannt.
4. Erarbeitung von Therapiezielen und -methoden auch über den engeren Rahmen der Zahnmedizin[109] hinaus.
   Diese – die theoriegeleitete Fragestellung transzendierende – Realitätsnähe und soziale Relevanz der Studie wird in konkreten Veränderungsansätzen des zahnärztlich-therapeutischen Konzeptes aus der Interpretation der gesundheitspsychologisch fundierten Ergebnisse sich ausdrücken. An dieser Stelle setzen denn auch die folgenden Überlegungen zum Coping[110] an.
   Eine der ersten verbindlichen – und als Arbeitsdefinition bis heute gültigen – Begriffsbestimmungen wurde 1984 von Lazarus und Folkman geprägt: „Coping is a constantly changing cognitive and behavioral effort to manage specific external and/or internal demand that are appraised as taxing or exceeding the resources of the person.“ (Lazarus & Folkman, 1984, 141). Coping im engeren Sinne von Krankheitsverarbeitung kann somit in Anlehnung an Heim (1986) als die Gesamtheit der Prozesse verstanden werden, auf deren Basis ein Patient bestehende oder erwartete Belastungen im Zusammenhang mit Krankheit emotional, kognitiv oder aktional aufzufangen, auszugleichen oder zu meistern versucht.

In der Psychologie lassen historisch für die Entwicklung der Forschung zur Krankheitsverarbeitung im wesentlichen zwei Vorläufer sich erkennen: In der Nachfolge der grundlegenden Überlegungen Anna Freuds (1936) erfolgte eine diffizile Ausdifferenzierung der psychoanalytischen Abwehrlehre[111] (Übersicht bei Beutel, 1988; Steffens &

---

109 Derart sind die apriori zu bedenkenden wissenschaftstheoretischen Nachteile wie die schlechte Kontrollier- und Variierbarkeit der unabhängigen Variable – der Therapiewahl des Patienten – und die fehlende Randomisierung der Patientenpopulation sicherlich zu tolerieren; die übliche Crux einer jeden epidemiologischen Untersuchung hinsichtlich des Problems der Verallgemeinerung der Ergebnisse.

110 Diese Diskussion führt allerdings kein neues, zusätzliches Modell, schon gar kein neues Paradigma in die vorliegende Untersuchung ein; es handelt sich einfach um die Weiterführung der Interpretation der erhobenen Daten und Ergebnisse vor der Folie insonderheit der prävolitionalen, motivationalen Phase des Modells gesundheitlichen Verhaltens nach Schwarzer unter einem bestimmten Aspekt: *Coping*.

111 Psychoanalytische Aspekte oral sich manifestierender Abwehrstrategien, nicht abgearbeiteter oraler Phasen, analytische Coping-Mechanismen wie die Verschiebung latenter Ängste auf die orale Ebene sowie die symbolbefrachtete Bedeutung intimer Körperöffnungen wie sie Mund und Mundöffnung ja letztlich darstellen, sind auch uns – gerade im Hinblick auf den hohen Anteil

Kächele, 1988; zu spezifischen Projektionen auf das Organ *Mund* vergl. Hertrich, 1991). Die zweite – psychologische – Wurzel, die Stress-Forschung, wechselte von der – objektiven – Seite der externen Belastungsfaktoren auf die – subjektive – Seite der internen Bewertungs- und Verarbeitungsprozesse. Verlauf und Ausgang einer Erkrankung werden häufig weniger durch die Art und die objektive Schwere der Symptome und die Belastung durch die Therapie, sondern weitaus mehr durch die Qualität der subjektiven Bewertungsprozesse und der sich darauf gründenden Bewältigungsanstrengungen, i.e. durch die Bewältigungsmöglichkeiten des Patienten in seiner psychosozialen Situation bestimmt. Coping fokussiert somit die prozeßhaften Veränderungen im individuellen Verarbeitungsgeschehen und die Wechselwirkung von situativen, insonderheit sozialen Anforderungen und Persönlichkeitsfaktoren (Lazarus & Folkman, 1984; Muthny 1990, 1993; Rüger et al. 1990) indem es – aus der Patientenperspektive – die folgenden Fragen zu klären sucht:

1. Wie kann die emotionale Belastung reduziert werden?
2. Wie kann ein befriedigendes Selbstwertgefühl bewahrt werden?
3. Wie kann eine zufriedenstellende Kontinuität in den interpersonellen Beziehungen aufrechterhalten werden?
4. Wie können aufgabenspezifische Anforderungen eingelöst werden?

Das Spektrum der theoretischen Orientierung reicht mittlerweile von eigenschafts- (Krone, 1985) über entscheidungs- (Janis, 1974), informations- (Horowitz, 1979) und kognitionspsychologische Modellvorstellungen (Lazarus & Launier, 1978) bis hin zu Konzepten einer handlungstheoretisch orientierten psychoanalytischen Ich-Psychologie (Haan, 1977; Braukmann & Filipp, 1984; Rüger, Blomert & Förster, 1990).

Die vorliegende Untersuchung konnte einen bestimmten Patiententypus identifizieren, der die zahnärztliche Praxis mit dem Wunsch nach einer alternativ-medizinischen Behandlung aufsucht: weiblich, im Alter zwischen 40 und 50 Jahren, überdurchschnittlich gut ausgebildet, kontakt- und kommunikationsorientiert, derart gleichfalls in sozialen Situationen eher sensibel, auf soziale Unterstützung rekurrierend, gleichwohl selbstsicher und von hoher Kompetenz- und interner Kontrollerwartung. Die Untersuchung konnte zudem nachweisen, daß es für diese Patienten letztlich von nur nachgeordnetem Interesse ist, ob die Verfahren der Alternativmedizin tatsächlich wirksam und effektiv, ob sie zur faktischen Behandlung der Grunderkrankung nachweislich geeignet sind. (Man darf nicht verkennen: Die Möglichkeit einer überkommenen schulmedizinischen Behandlung können natürlich in aller Regel gleichwohl zusätzlich genutzt werden! Das Risiko mangelhafter Therapieerfolge minimiert derart zumindest theoretisch sich doch ganz erheblich.)

Andererseits ist nun aber gerade in der Zahnmedizin nicht nur die Krankheit selbst, sondern sind auch die medizinischen Untersuchungs- und Behandlungsmaßnahmen als belastende Ereignisse fast gefürchtet. Häufig ist die Angst vor der zahnärztlichen Behandlung selbst größer als der Leidensdruck aus Schmerzen, Funktionsverlust und sozialer, psychischer und sogar ästhetischer Einschränkung[112]. Die Erkrankung – wie auch ihre Behandlung – manifestiert an einem für die Patienten selbst nicht oder nur indirekt mit ge-

---

weiblicher Patienten in der Versuchsgruppe – nicht entgangen, können und sollen jedoch im Rahmen einer empirisch angelegten methodisch sozialpsychologischen Studie nicht weiter verfolgt werden. („Die Ödipusregungen des Mädchens stehen deshalb viel stärker unter der Herrschaft der oralen Triebregungen, als dies beim Knaben normalerweise der Fall ist." (Melanie Klein, 1932, 208); ein Satz wie gemeißelt!)

112 - ein gerade für weibliche Patienten nicht unerheblicher Gesichtspunkt!

eigneten Mitteln kontrollierbaren Ort sich. Zudem ist die orale Region ein mit vielen Tabus befrachteter, sehr privater Raum. Die Behandlung selbst wiederum ist in aller Regel zeitaufwendig und vielfach schmerzhaft. Der Patient befindet noch dazu in einer Lage sich, in der er seinem Behandler – dem Zahnarzt – doppelt wehrlos ausgeliefert ist: Der Zahnarzt verfügt nicht nur über die uneingeschränkte Kompetenz in Diagnostik und Therapie, er dominiert auch körperlich: Der Patient liegt hilflos – angeschlossen an Saugkanülen und Speichelzieher und geblendet von der OP-Lampe – in Rückenlage auf dem zahnärztlichen Behandlungsstuhl; visuelle Reize wie scharfe oder spitze zahnärztliche Instrumente, die Bohrer, ungewohnte, wenn nicht unangenehme Gerüche, aufdringliche, vielleicht angsterzeugende Geräusche aus anderen Behandlungsräumen irritieren und beunruhigen zusätzlich. Im Anschluß an eine Lokalanästhesie ist der Patient nicht einmal mehr Herr seiner Lippen oder seiner Zunge, i.e. seiner Artikulations- und Kommunikationsorgane par excellence. Im Gegenteil, nicht genug damit, daß seine Äußerungen auf ein Minimum von gestischen Handbewegungen, Gurgellauten und vielleicht noch Stöhnen reduziert sind, seine Mitarbeit, sein Interesse, seine Perönlichkeit sind nicht nur nicht gefordert, sie sind gar nicht erwünscht – eine für die beschriebene Patientenklientel untragbare Situation.

Die zusammenfassende Interpretation der Befunde legt derart fast zwingend den Schluß nahe, die Patienten instrumentalisierten die Alternativmedizin als Coping-Strategie anläßlich einer zahnärztlichen Behandlung. Der Nutzen eines solchen Bewältigungskonzeptes ist evident.

Lazarus und Folkman (1984) und Lazarus (1991) unterscheiden hinsichtlich des Copings zwischen primären (primary appraisal) und sekundären Problem- (hier: Krankheits-) Bewertungen (secundary appraisal) sowie Neubewertungen. Neubewertungen (reappraisal) vermeint, daß der gesamte Bewertungsprozeß in der Folge interner oder externer Rückmeldungen sowie neuer Informationen mehrfach durchlaufen werden kann. Die primäre Bewertung bezieht auf die Einschätzung einer gegebenen, vorgestellten oder antizipierten Situation sich; diese Situation kann grundsätzlich irrelevant, angenehm-positiv oder – wie im Falle einer zahnärztlichen Behandlung – als stresserzeugend eingeschätzt werden. Die stressbezogenen Bewertungen werden weiter unterteilt in die Kategorien Bedrohung (threat), Schaden oder Verlust (harm or loss) und Herausforderung (challenge); die Kategorien umfassen sowohl physische Verletzungen als auch psychische Beeinträchtigungen wie insonderheit Selbstwertverlust oder -beschränkungen (Lazarus, 1966). Die Bewertung einer Situation als Herausforderung impliziert neben der Antizipation eines möglichen Scheiterns natürlich vor allem die subjektiv wahrgenommene Chance der erfolgreichen Bewältigung, i.e. die Steigerung von Kompetenz, Selbstwertgefühl und Selbständigkeit. Für Patienten mit apriori stark ausgeprägtem Selbstwertgefühl ermöglicht ein solcher Copingstil somit zumindest den Versuch der Partizipation an der Behandlungssituation als gleichberechtigter Partner. Der Wunsch des Patienten nach einer befriedigenden Behandlungssituation, in der die Definitionsmacht nicht gänzlich zu seinen Ungunsten verteilt ist, ermöglicht wenn nicht die Steigerung[113] so doch in jedem Falle die Aufrechterhaltung ei-

113 Die Steigerung des Selbstwertgefühls durch Therapien wird durchaus diskutiert, z.B. als Kompetenzerwerb durch eine psychoanalytische Therapie. Kompetenzerwerb oder -steigerung durch Therapie kann – selbst wo sie objektiv auf Grund fehlender, in diesem Fall (zahn-) medizinischer Kenntnisse faktisch nicht möglich ist – kognitiv doch vorgestellt sein (Schwarzer, 1996, 22). Einen analogen Zuwachs an Selbstwert verspricht z.B. die Kirlian-Photographie zur Auren-Messung, und dies auch noch ohne den faktischen Aufwand frequenter, langdauernder, anstren-

nes autonomen Selbstkonzeptes: Das – übliche – paternalistische Arzt-Patient-Modell wird durch ein partnerschaftliches Patient-Arzt-Modell ersetzt. Durch die Vorinformationen über alternativ-medizinische Heilmethoden ist der Patient an seiner eigenen Behandlung vielleicht nicht gleichberechtigt, aber doch in weit höherem Maße beteiligt, als wäre er nur Objekt der zahnärztlichen Bemühungen eines Praxisteams. Er begegnet seinem Zahnarzt nun auf einem im konkreten Wortsinne alternativen Feld, dessen Terrain er – durch seine intensiven Bemühungen um Information – jetzt vielleicht genau so gut kennt wie sein Behandler. Die Definitionsmacht über das Behandlungssetting liegt nicht mehr ungeteilt beim Zahnarzt.

Die untersuchte Patientengruppe exemplifiziert und illustriert somit nachgeradezu den transaktionalen Paradigmenwechsel in der Coping-Forschung: Ursprünglich hatte Lazarus (1966) im Zusammenhang mit einem eher verhaltensbiologisch gedachten Anpassungsbegriff eine interaktionistische Auffassung vertreten; Person und Situation wurden zunächst als von einander unabhängige Größen betrachtet. Die Annahme eines unidirektionalen Ursache-Wirkungs-Verhältnisses revidiert Lazarus allerdings später (Lazarus & Launier, 1978) zugunsten einer transaktionalen Auffassung. Dieses transaktionale Modell geht von einem bidirektionalen Ursache-Wirkungs-Verhältnis aus: Nicht nur die Situation wirkt auf die Person, sondern auch die Person wirkt – durch ihr Coping – verändernd auf die Situation ein: Das alternativ-medizinische Behandlungssetting ist ein völlig anderes als das traditionell schulmedizinische. Der Patient *erduldet* die Behandlungssituation nicht mehr länger, er wird nicht länger als *Patient* im klassischen (etymologischen) Sinne *behandelt*, er wirkt an der Neudefinition selbst seiner Erkrankung[114] im Rahmen eines neuen, selbst gewählten und konstituierten Konzeptes von (Alternativ-) Medizin aktiv mit, *handelt* statt sich behandeln zu lassen. Zentral für diesen Copingstil sind die auf kognitiven Prozessen beruhenden Transaktionen zwischen Patient und Situation, d.h. seine wertenden Wahrnehmungen, Gedanken und Schlußfolgerungen; Coping hat vom Grundsatz her immer auch interpretativen Charakter (Laux, 1983) als „das Gesamt der sowohl aktionsorientierten wie intrapsychischen Anstrengungen, die ein Individuum unternimmt, um externale und internale Anforderungen, die seine Ressourcen beanspruchen oder übersteigen, zu bewältigen (d. h. zu meistern, tolerieren, reduzieren, minimieren).“ (Lazarus & Launier, 1978, 311). In diesem Zusammenhang kann Therapie und vor allem esoterische Therapie durchaus auch als Lifestyle diskutiert werden.

---

gender Sitzungen. Eine Aura – gleich welcher Art – privilegiert jeden einzelnen Patienten vom Grundsatz her: Ihm fehlen nämlich schlicht die Vergleichsmöglichkeiten. Vielfarbige Auren, feinstoffliche Energiefelder oder ultrafeine, bioenergetische Vitalkräfte (Meiners, 1997) heben diesen Patienten über das Maß des Gewöhnlichen weit hinaus. Und vor allem: Derartige esoterische Begriffe können beliebig gefüllt und interpretiert werden, da sie eh' nicht empirisch überprüfbar sind. Patienten, die – durch außerschulmedizinische Verfahren gemessene – sechsdimensionale Hyperwellen abstrahlen, können schließlich nicht dem Mittelmaß zugerechnet werden. (Zumindest nicht, was den unbestreitbaren Unterhaltungswert der Studie für meine Mitarbeiter und mich betrifft!)

114 Eine Erkrankung, die in gestörten Energieflüssen symptomatisch sich ausdrückt oder auf eine gestörte Aura rekurriert, ist schließlich eine andere Erkrankung als eine chronische Schmutzgingivitis auf der Basis mangelhafter Mundhygiene kombiniert mit übermäßigem Alkohol- und Nikotinkonsum.

Aber selbst wo der Zuwachs an Kompetenz, an Selbstwert oder Einflußmöglichkeit nicht oder nur unzureichend gelingt, ist der (sekundäre Krankheits-) Gewinn aus der Anwendung alternativ-medizinischer Methoden in Diagnostik und Therapie für die Patienten nicht unerheblich. Die Beratungsgespräche anläßlich der klinischen Untersuchung lassen vermuten, daß vielen Patienten an einer Ausweitung der Patientenrolle – einschließlich aller damit verbundenen Privilegien wie soziale und berufliche Rücksichtnahme und Entlastung – durchaus gelegen ist. Patienten, deren Erkrankungen – vorgeblich und häufig genug vor allem nach eigener Meinung – austherapiert sind und nur noch unter Aufwendung bereits außerschulmedizinischer Methoden behandelt werden können, dürfen des allgemeinen Interesses wenn nicht Mitleids der Familie, der Freunde und Arbeitskollegen sicher sein (Gerson (1972) hat die Erwartungen von Patienten hinsichtlich von Rücksichtnahme durch Arbeitskollegen explicite für zahnmedizinische Krankheitsbilder untersucht; vergl. dazu auch Gerson & Skipper, 1973; Parsons, 1975; Levine & Kozloff, 1978; vergl. Hypothese 7). Im Rahmen der Coping-Diskussion kann dies mit den Formeln *illness as strategy, illness as value* (Haubl, 1994) umschrieben werden. Dieser Copingstil ist um so effektiver, als die Erkrankungen selbst als objektiv nicht vital-bedrohlich einzuschätzen sind: Vitale Erkrankungen machen in der Versuchsgruppe nicht einmal 1 % aller beobachteten Fälle aus. Die bereits zitierte hohe Angstbewehrung zahnärztlicher Behandlung in toto erweist hier für die Patienten gleichwohl als zusätzlicher, kompensatorischer Vorteil sich.

Nochmals zurück zu den primären und sekundären Bewertungen: Die primäre Bewertung ist vor allem auf die Erkrankung und die Therapie konkretisiert und direkt bedrohungs- und anforderungs-, also erwartungsbezogen, die sekundäre Bewertung hebt ab auf die Auswahl einer situationsadäquaten Bewältigungsstrategie; sie ist eher responsebezogen (Lazarus et al. 1974). Die Bewertungen sind allerdings nicht als zeitliche Abfolge zu verstehen; Lazarus und Launier (1978) schlagen die Bezeichnung „appraisal of well-being“[115] bzw. „appraisal of coping resources“ vor. Kognitionen über geeignete Bewältigungsstrategien sind – anders als im Schwarzerschen Gesundheitsverhaltensmodell – auch ohne aktuelle Bedrohungsbewertung möglich, sie können der primären Bewertung sogar noch vorausgehen (Hier drängt nochmals der Gedanke an Therapie als Lifestyle sich auf.).

Neubewertungen (reappraisal) rekurrieren auf Rückmeldungen über den aktuellen Bewältigungsprozeß durch eigene und Fremdreaktionen. Außerdem beruhen sie auf neuen Informationen aus der Umgebung oder auf eigenen – neuen – Überlegungen, sie verändern somit die ursprüngliche Bewertung. Da die meisten Patienten durchaus als gut bis sehr gut über die von ihnen praeferierte alternativ-medizinische Methode sich orientiert glauben (Variable: subjektive Kenntniseinschätzung), lassen sie in dieser Hinsicht sich wohl auf kein sehr großes Risiko bei der Neubewertung ein. Das von ihnen gewählte alternativ-medizinische Modell gibt den Patienten – über die Definitionsmacht in der konkreten Behandlungssituation hinaus – zusätzliche Sicherheit hinsichtlich der Entwicklungsrichtung auch des Coping-Prozesses. Lazarus und Launier (1978) differenzieren weiter zwischen Neubewertungen auf Grund von Rückmeldungen und auf Grund von defensiven Neubewertungen, die auf intrapsychischen Prozessen[116] beruhen. Beide Kategorien verändern die

115 - ein heute klassisch gesundheitspsychologischer Begriff!

116 Die psychoanalytisch definierten Abwehrmechanismen werden von Lazarus der Kategorie der intrapsychischen Bewältigungsformen zugeordnet. Ihnen kommt eine primär adaptive psychische Funktion im Hinblick auf objektiv nicht beeinflußbare Situationen zu. Eine Einschränkung der

Transaktion zwischen Person und Umwelt und haben somit adaptive Funktionen (Folkman, Lazarus, Gruen et al., 1986).

Cohen und Lazarus machen bereits 1979 darauf aufmerksam, daß die Bewältigungsanstrengungen eines kranken Menschen grundsätzlich nicht auf die körperliche Bedrohung durch die Krankheit sich beschränken. Detailliert benennen die Autoren u.a. Bedrohung der körperlichen Integrität und des körperlichen Wohlbefindens, des Selbstbildes, der Zukunftspläne, des emotionalen Gleichgewichts, der Erfüllung gewohnter sozialer Rollen und Aktivitäten sowie – für den kleinsten Teil unserer Patienten – die krankheitsbedingte Bedrohung des Lebens; als zentral schätzen sie die Bedrohungen ein, die aus der Anpassungsforderung an die spezifische (zahnärztliche) Behandlungssituation – auch unter sozialen Aspekten – sich ergeben. Cohen und Lazarus (1979) heben ab auf:

1. „die Beseitigung oder Abschwächung schädlicher Umwelteinflüsse und die Verbesserung der Genesungsbebedingungen;
2. die Tolerierung und Anpassung an negative, krankheitsbedingte Folgen und Realitäten;
3. die Aufrechterhaltung eines emotionalen Gleichgewichts angesichts der vielen negativen Gefühle, die mit Krankheit einhergehen können;
4. die Aufrechterhaltung eines positiven Selbstbildes und die Integration der durch die Krankheit verursachten Veränderungen in das Selbstbild;
5. die Aufrechterhaltung befriedigender sozialer Beziehungen trotz der durch die Krankheit erzwungenen Veränderungen in den gewohnten Rollenbeziehungen" (zitiert nach Rüger et al., 1990)[117].

Die zwei wesentlichen (und unterschiedlichen) Funktionen des Bewältigungsverhaltens, die Problemlösung durch Änderung der Person-Situation-Relation und die emotionale Adaptation, sind nochmals dem Katalog zu entnehmen. Gleichwohl darf nicht übersehen werden, daß natürlich nicht alle Lösungsversuche als tatsächlich problem-, i.e. erkrankungsadäquat anzuerkennen sind: Grundsätzlich sind auch alternativ-medizinische Methoden schließlich nicht apriori unschädlich. Dem psychischen und sozialen Gewinn mag zudem der Verlust an faktischer ärztlicher Behandlungseffektivität zumindest als latente Gefahr entgegenstehen. Unter praktisch-zahnärztlichen Gesichtspunkten sollte es aber primär schlicht um die Minimierung vermeidbarer Krankheits- und negativer Behandlungsfolgen gehen. Dazu sind nicht nur etwaige, durch ungeeignete Bewältigungsanstrengungen verursachte Komplikationen im Verlauf des jeweils aktuellen Behandlungs- oder Genesungs-

---

Effektivität psychoanalytischer Abwehrstrategien gegenüber instrumentellen Coping-Strategien wird vor allem darin beschrieben, daß sie keine Veränderung der Situation selbst erlauben (Lazarus et al., 1974). Lazarus definiert sie als vor allem palliativ. Sie brauchen daher an dieser Stelle auch nicht weiter erörtert werden: Die Wahl alternativ-medizinischer Verfahren ist der Struktur nach eine klassisch instrumentelle Strategie; die Behandlungssituation soll ja gerade – zu Gunsten des Patienten – verändert werden. (Thematisch sich anschließend dürfen – neben der Einschätzung psychoanalytischer Copingstile als *palliativ* – alternativ-medizinische getrost als *Placebo*-Verfahren bezeichnet werden. Die somatische Unwirksamkeit steht wie die psychische Wirksamkeit außer Frage (Harrington, 1997; Shapiro, 1997)).

117 Die *Ways of Coping Checklist* auf der Basis der Arbeit von Coyne, Aldwin und Lazarus (1981) mißt vor dieser Folie sieben Coping-Strategien: Problemlösung, Wunschdenken, Hilfe-Suche und Vermeidung, Interpretation von Ereignissen als Bereicherung, Minimierung der Bedrohung durch eher stoisches Verhalten, Suche und Inanspruchnahme von emotionaler Unterstützung sowie Selbstbezichtigung.

prozesses zu zählen, sondern auch Beeinträchtigungen in der Auseinandersetzung mit zukünftigen Erkrankungen und Behandlungsmaßnahmen, die durch aktuelle wie aversive Erfahrungen und die Gewöhnung an unzulängliche Bewältigungsstrategien gebahnt werden könnten. Mithin kann eine im konkreten Einzelfall gelungene Coping-Strategie dem Patienten durchaus schaden, indem sie ihn – ausgehend von der konkreten Situation – von einer adäquaten (schulmedizinisch-effektiven) Therapie fernhält. Der vermeintliche Erfolg – nach Einschätzung des Patienten – ist für zukünftige Behandlungen sogar als Verstärker wiederum für die Wahl weiterer inadäquater Therapien anzusehen (Weber, 1994). Der Zahnarzt sollte diesen Circulus vitiosus erkennen und durchbrechen statt ihn – durch das Angebot esoterischer Methoden – noch zu fördern (vergl. hierzu auch Faltermaier (1994): Bewältigung und praeventives Gesundheitsverhalten).

Abschließend sei daher eine Bemerkung zu den zahnärztlichen Kollegen erlaubt, die Verfahren der Alternativmedizin in ihrem Behandlungsrepertoire anbieten: Eine der Eingangsfragen lautete ja „Was bringt Zahnärzte, die auf Grund ihrer Approbation zur Ausübung der Zahnheilkunde auf medizinisch-wissenschaftlicher Grundlage *verpflichtet* sind, dazu, alternativ-medizinische Heilverfahren anzubieten, die häufig wenn nicht überwiegend ihre Nähe zu Esoterik und Schamanismus nicht verleugnen können?“ Zahnärzte haben nach Maßgabe der Untersuchung nachweislich mehrere Vorteile durch ihr zunächst unverständliches Angebot[118]: Zunächst dürfen sie eines – zumindest vorgeblichen – Kompetenzgewinns in der Einschätzung ihrer Patienten sich sicher sein; dies hat die vorliegende Untersuchung eindeutig gezeigt. Darüber hinaus – und dies ist ein Teilaspekt des Kompetenzzuwachses – werden sie von den Patienten nicht als lokal-dentistisch behandelnde *Zahn*ärzte, sondern als hochspezialisierte Zahn*ärzte* angesehen. Auch dies hat die vorliegende Untersuchung eindeutig gezeigt.[119] Ganz wesentlich scheinen für die naturheilkundlichen Zahnärzte aber offensichtlich finanzielle Interessen im Vordergrund zu stehen. Hier ist nicht allein an die Konnotation von Zeit und Kosten gedacht, die unzweideutig durch die Textanalyse der Arztbriefe belegt werden kann; das Angebot besonderer Zuwendung qua besonderer Therapien bindet die Patienten auch über einen längeren Zeitraum an die Praxis und bietet gerade in einem Freien Beruf ein gewisses Maß an Berechenbarkeit und Sicherheit. Die Tatsache, daß sämtliche Verfahren letztlich nicht im Wortsinne alternativ sondern auch additiv zur schulmedizinischen Versorgung durchgeführt werden können (und von den behandelnden Zahnärzten der Studie faktisch auch in diesem Sinne durchgeführt wurden), stützt die Vermutung, daß finanzielle Interessen für die naturheilkundlich behandelnden Zahnärzte[120] zumindest nicht nachrangig sind. Dies deckt nochmals mit Untersuchungen von Stähle (1996) sich: Alternativmedizin als Marketing-Instrument.

Die Patient-Arzt-Beziehung fußt also letztlich auf einem kommunikativen Mißverständnis. Der Patient – per definitionem kein gleichwertiger Partner in der Behandlung – versucht mit untauglichen Mitteln eine symmetrische Kommunikationssituation aufzubau-

118 Ob diese Vorteile auf der Grundlage inadäquater Methoden bewußt gesucht werden, wäre Gegenstand einer anderen Untersuchung.

119 Am Rande sei vermerkt, daß keiner der zahnärztlichen Kollegen, die an der Studie teilgenommen haben, über eine abgeschlossene Facharztfortbildung verfügt.

120 Hier sind natürlich ausschließlich die Zahnärzte gemeint, die an der vorliegenden Untersuchung teilgenommen haben.

en. Der Zahnarzt dagegen ist durch die wissenschaftlichen Defizite[121] (Wolf, 1998) seiner recht eindimensionalen Ausbildung gar nicht in der Lage, das Verhalten seiner Patienten korrekt zu interpretieren, den Wunsch nach Alternativmedizin in seiner Stellvertreterfunktion der tatsächlichen Patientenintention zu erkennen. Rekurrierend auf und die vier Eingangsfragen der Coping-Forschung in einer Frage zusammenfassend (Wie kann die Krankheitsbewältigung therapeutisch zum Nutzen der Patienten beeinflußt, vielleicht sogar genutzt werden?) läßt die vorliegende Untersuchung den klaren Schluß zu: Mit Sicherheit nicht in der Anwendung alternativ-medizinischer Heilmethoden. Die Zahnärzte sind für die Behandlung dieser Patienten grundsätzlich unzureichend ausgerüstet: Sie werden soziales und psychologisches Grundwissen erwerben müssen, um dieser – eigentlich komorbiden – Patientenklientel ernsthaft weiterhelfen zu können. Den inkompatiblen Interessen, dem sozialpsychologischen Mißverständnis als Basis der alternativ-medizinischen Behandlung steht die Zahnmedizin bislang ohne echtes Lösungskonzept gegenüber, eigentlich hat sie nicht einmal das Problem erkannt[122].

---

121 Ein so zentraler Begriff wie der des Coping wurde z.B. erst 1994 in der wissenschaftlichen Zahnheilkunde zur Kenntnis genommen: Micheelis, W. (1994). Coping – ein *neuer* Begriff für die Zahnmedizin. (Zahnärztliche Mitteilungen, 84, 2672-2674. Hervorhebung durch mich). Die Zahnärztlichen Mitteilungen sind immerhin das zentrale Organ der Bundeszahnärztekammer und der Kassenzahnärztlichen Bundesvereinigung.

122 „Ozontherapie rektal – bei Zahnschmerz: Eine unkonventionelle und außerdem nicht erfolgreiche Therapie kostete einen Zahnarzt im australischen Melbourne seine Zulassung. Dr. Noel Campbell behandelte eine Patientin, die über Schmerzen im Gesichtsbereich klagte, mit rektalen Ozongaben. Wie die örtliche Tageszeitung *The Age* berichtete, verwies Campbell darauf, daß er die Patientin immerhin dreizehn Mal mit konventionellen Methoden erfolglos behandelt habe, auch ein HNO-Arzt habe die Ursache des Schmerzes nicht finden können. Erst danach habe er die rektale Ozontherapie vorgeschlagen, die 15 Mal innerhalb von drei Wochen angewandt wurde. Das Standesgericht im australischen Bundesstaat Victoria musste nicht mehr eingreifen, der Zahnarzt, schon vorher wiederholt auffällig geworden, gab seine Zulassung freiwillig zurück. Als Gegner von Amalgamfüllungen sei er das Opfer einer Verleumdungskampagne geworden, sagte Campbell. Der Patientin geht es inzwischen besser: Ein anderer Dentist zog ihr den Zahn, der die Schmerzen verursacht hatte." Die Zahnarztwoche, 12 (2000) 11 (namentlich nicht gekennzeichneter redaktioneller Beitrag).

10. Kritik

Zum Abschluß der Arbeit möchte ich eine kurze Kritik anschließen, die nicht im Sinne einer vorauseilenden, immunisierenden Entschuldigung gemeint ist, sondern die Methodik der Untersuchung im Hinblick auf ihre Entstehung und Verwendung rechtfertigen soll.

Wie in der Einleitung bereits angerissen, kann eine sozialpsychologisch-methodische Untersuchung im Rahmen laufender ärztlicher Behandlungen nur unter dem Ansatz der Handlungsforschung (oder action research) im Sinne Kurt Lewins akzeptabel sein: Die ärztliche Fürsorge für die Patienten steht absolut im Vordergrund. Dies drückt nicht zuletzt in der Zurückhaltung sich aus, Patienten durch das Beratungsgespräch hinsichtlich ihrer Therapieentscheidung zu verunsichern. Natürlich obliegt es auf der anderen Seite auch unserer ärztlichen Fürsorgepflicht, die Patienten im Rahmen unserer Untersuchung und Beratung mit den oben bereits sattsam geäußerten Bedenken hinsichtlich alternativmedizinischer Verfahren vertraut zu machen. Irritationen oder Verunsicherungen der Patienten sind derart natürlich niemals ausgeschlossen, allerdings auch nicht gerade erklärtes Ziel unserer Beratung: häufig genug eine Gratwanderung[123].

Aus demselben Grunde verbot das Insistieren auf Fragen sich, die für eine sozial- und gesundheitspsychologische Untersuchung von großem Wert gewesen wären, so etwa genauere Angaben zur Lebens- und/oder Partnersituation, zu irrationalen Einstellungen oder zu psychiatrischen Vorerkrankungen. Die Erörterung dieser und ähnlicher Themen anhand des Homöopathiefragebogens war sicherlich eine große Hilfe, hat aber auch ihre systembedingten Grenzen. Die sich scheinbar abzeichnende Diskrepanz zwischen der Menge der erhobenen und den für die Prüfung der Hypothesen relevanten Daten findet hier ihre Ursache und ihre Begründung. Eine Störung – wenn nicht Zerstörung – des sonst guten Patienten-Arzt-Verhältnisses im Rahmen einer *zahnärztlichen* Behandlung wäre ohne die beschriebene Zurückhaltung häufig sicherlich unvermeidbar gewesen.

Unter rein gesundheitspsychologischen Kautelen wären weitere Befunde insonderheit der volitionalen Phase der Patienten natürlich äußerst interessant gewesen. Stimmigkeit der Diagnosen und Erfolge der Therapien können so nur vermutet werden. Eine nochmalige Befragung der Patienten aber hätte das durch die amts- resp. vertrauensärztliche Begutachtung ohnehin sehr sensible Verhältnis im Dreieck Patient – Behandler – Gutachter sicherlich nicht vereinfacht. Wegen der Struktur des deutschen Gesundheitswesen ist ein derartiges Procedere zudem kaum möglich: Die Verpflichtung zur Kollegialität den behandelnden Ärzten kann hier durchaus mit der Fürsorgepflicht den Patienten gegenüber kollidieren. (Am Rande sei vermerkt, daß einer der naturheilkundlichen Kollegen gegen mich immerhin ein Zivilrechtsverfahren wegen Beleidigung und übler Nachrede angestrengt – und zwischenzeitlich bereits verloren hat. Der Kollege war über meine objektivierbare, schulmedizinisch orientierte Beratung seiner Patientin verärgert.)

Als untersuchende und beratende Ärzte – auch und insonderheit als begutachtende Amts- und Vertrauensärzte – sind meine Kollegen und ich gehalten, objektiv sinnlose dia-

123 - sicherlich aber auch nicht die erste und bestimmt nicht die letzte im Rahmen gesundheitspsychologischer Beratung!

gnostische und therapeutische Verfahren von unseren Patienten fernzuhalten. Neben das *nihil nocere* des Hippokratischen Eides hat das Oberverwaltungsgericht für das Land Nordrhein-Westfalen in seiner Rechtsprechung (Aktenzeichen 12 A 841/92 vom 18.01.1995) eine spezielle Fürsorgepflicht in der Unterstützung der Patienten gesetzt, solch sinnlose Diagnose- und Therapieformen wie auch deren unberechtigte Abrechnung seitens des Arztes vom Patienten fernzuhalten: Die Anwendung unkonventioneller Methoden in Medizin und Zahnmedizin kann daher aus Gründen des Patientenschutzes nicht ernsthaft in Betracht gezogen werden. „Das beharrliche Festhalten der Protagonisten der alternativen Medizin an ihren Vorstellungen, trotz aller begründeten Einwände, hat Aspekte des Glaubens. Glaube ist zu respektieren. Diese dem gläubig Handelnden gegenüber gebotene Toleranz darf aber eine kritische Bewertung der Folgen seiner Handlungen nicht ausschließen. Aufgabe der Wissenschaft ist es auch, Wissen zu verbreiten, also aufzuklären. Für die wissenschaftliche Medizin und Zahnmedizin ist die Aufklärung über die Alternativmedizin schon aus Gründen des Selbstschutzes geboten, da sie sich anders dem Vorwurf aussetzen würde, nicht vor unsinnigen, potentiell auch schädlichen Diagnose- und Therapiekonzepten gewarnt und die Bevölkerung davor geschützt zu haben." (DGZMK, 1997, 564). Während wir also inhaltlich den tradierten und allgemein anerkannten Maßgaben der wissenschaftlichen (Schul-) Medizin folgen, orientiert unsere Beratung formal sich an der Deklaration von Helsinki in der Fassung der 48. Generalversammlung der World Medical Association vom Oktober 1996, insonderheit der Berufsordnung der Zahnärztekammer Nordrhein in der Fassung vom April 1979 sowie – gerade im Rahmen dieser Untersuchung – den Maßgaben der Berufsordnung für Psychologen des Berufsverbandes Deutscher Psychologinnen und Psychologen in der Fassung vom April 1986.

Die vornehmlich wissenschaftstheoretischen Kritikpunkte wurden bereits an jeweils geeigneter Stelle im Text gewürdigt und sollen hier nicht nochmals wiederholt werden. Trotzdem sei nochmals kurz die Teilung des Literaturverzeichnisses begründet: Das im Anhang beigefügte Verzeichnis zur alternativ-medizinischen Literatur ist zur Weitergabe an interessierte Ärzte, Zahnärzte und Patienten gedacht und folgt daher in der Zitationsweise den Maßgaben der Deutschen Gesellschaft für Zahn-, Mund- und Kieferheilkunde.

Letztlich sei abschließend an den epidemiologischen Grundcharakter der gesamten Studie erinnert: Auf Grund der (vor-) selektierten Patientenklientel insonderheit der Versuchsgruppe sollten die Untersuchungsergebnisse nur äußerst zurückhaltend verallgemeinert werden. Gleichwohl, Ausnahmen bestätigen auch diese Regel: Mit der Adaptation und Modifikation des Oral Health Impact Profile OHIP für den deutschsprachigen Raum konnte für die zahnärztliche Praxis sicherlich ein sinnvolles Screening-Instrument entwickelt werden, und auch die Übertragung der impliziten Erkenntnis- und Interpretationsstrukturen des Schwarzerschen Gesundheitsverhaltensmodells auf zahnmedizinische Krankheits- und Behandlungssituationen kann – nach Evaluation des Modells[124] – dem Praktiker durchaus anempfohlen werden. Für die Zahnmedizin sind derart die instrumentellen Nebenprodukte der vorliegenden Arbeit in dieser Hinsicht sicherlich ebenso interes-

124 Die Evaluation des sozial-kognitiven Strukturmodells gesundheitlichen Handelns im Rahmen der vorliegenden Arbeit stellt die erste empirische Überprüfung des Modells für einen Teilbereich der Medizin, i.e. die Zahnheilkunde, überhaupt dar (persönliche Mitteilung R. Schwarzer vom 04. Oktober 1996).

sant wie die Arbeitsergebnisse selbst; ein – für den Autor – beruhigendes Resultat über den Abgabetermin dieser Arbeit hinaus.

11. Zusammenfassung

Die Daten – teils repräsentativer – Längs- und Querschnittsstudien zeigen übereinstimmend, daß alternativ-medizinische Diagnose- und Therapieverfahren in den letzten Jahren steigender Nachfrage und Akzeptanz in der Medizin und speziell der Zahnmedizin sich erfreuen, obwohl die wissenschaftliche Überprüfung ihrer faktischen Wirksamkeit – falls sie nicht bereits zu einer abschließenden Widerlegung geführt hat – zumindest (noch) aussteht. Unklar ist jedoch nach wie vor, warum viele Patienten – und auch Zahnärzte – derartig irrationalen Methoden so aufgeschlossen gegenüber stehen, sie häufig sogar nachdrücklich einfordern. Dieser Frage wurde – wo sie denn überhaupt gestellt wurde – bislang nicht theoriegeleitet, sondern ausschließlich durch explorierende qualitative Interviews oder deskriptiv-epidemiologisch orientierte post hoc-Analysen nachgegangen.

In der vorliegenden Arbeit wurde versucht, die Begrenztheit dieser beiden Forschungsansätze durch die Wahl einer sozialpsychologisch-explorativen Feldstudie zu überwinden. Die Studie verbindet dabei die Daten einer epidemiologischen Querschnittsuntersuchung mit der Analyse motivationaler Entscheidungsprozesse hinsichtlich des gesundheitlichen Verhaltens der untersuchten Patienten vor der theoretischen Folie des sozial-kognitiven Prozeßmodells[125] gesundheitlichen Handelns (Schwarzer, 1996).

Der Arbeit liegen die Daten von 283 (i.e. 131 Versuchsgruppen- sowie 152 Kontrollgruppen-) Patienten des Zahnärztlichen Dienstes am Gesundheitsamt der Stadt Wuppertal aus den Jahren 1996 bis 1999 zu Grunde. Neben den demographischen wurden die (zahn-) medizinischen Daten aus Anamnese, klinischen und röntgenologischen Befunden (kodifiziert qua WHO Oral Health Assessment Form) sowie die Angaben der Patienten zu den Dimensionen des von Schwarzer (1996) vorgeschlagenen Prozeßmodells gesundheitlichen Handelns erhoben: gesundheitliche Risikowahrnehmung, Kompetenz- und Kontrollerwartung, situative Barrieren und Ressourcen. Da für einige dieser Dimensionen bislang keine adäquaten Meßvorschriften existieren, mußten entsprechende Instrumente teils zunächst entwickelt werden: Zur Messung der gesundheitlichen Risikowahrnehmung wurde an einer Gruppe von 123 randomisiert bestimmten Patienten aus der zahnärztlichen Praxis das Oral Health Impact Profile (OHIP; Slade & Spencer, 1994) für den deutschen Sprachraum adaptiert. (Der Fragebogen erfaßt mit Hilfe einer fünfstufigen Likertskala die Antworten zu 31 Statements (über fünf Dimensionen) gesundheitsrelevanter Wahrnehmungen von Zahn-, Mund- und Kiefererkrankungen und -beschwerden: *Funktionelle Einschränkungen* (4 Items), *Physische Schmerzen* (4 Items) sowie *Physische* (8 Items), *Psychische* (9 Items) und *Soziale Beeinträchtigungen* (6 Items). Auf Grund der Reliabiliätskennwerte (Cronbach's alpha 0,71 – 0,91) und der Trennschärfekoeffizienten der Items (0,63 – 0,83 insonderheit für die Subskalen *Psychische* und *Soziale Beeinträchtigung*) kann – gerade für den Kontext der vorliegenden Untersuchung – von einer hohen Zuverlässigkeit der Messung ausgegangen werden. Für die drei weiteren Subskalen werden zumindest mittlere Trennschärfekoeffizienten erreicht. Dies gilt gleichermaßen für die Konstruktvalidität mit äußerst schwach ausgeprägten Interkorrelationen insonderheit zwischen

---

125 Im Rahmen der vorliegenden Studie soll auch das Modell selbst evaluiert werden.

den somatisch-medizinisch konnotierten Subskalen *Funktionelle Einschränkung, Physische Schmerzen* und *Physische Beeinträchtigung* sowie den gesundheitspsychologisch konnotierten Subskalen *Psychische* und *Soziale Beeinträchtigung* (0,007 – 0,07)[126].) Gesundheitsrelevante Kompetenz- und Kontrollerwartungen wurden mit dem Fragebogen zu Kompetenz- und Kontrollüberzeugungen (FKK; Krampen, 1991), situative Barrieren und Ressourcen wie soziale Unterstützung und personale Selbstkonzepte durch den modifizierten Homöopathiefragebogen nach Risch und Voegeli (1990) erhoben (vergl. die grundlegenden Konzepte bei Siegrist (1986), Donald & Ware (1982), Zimet, Dahlem, Zimet & Farley (1988) sowie Stangl (1989)). Im Rahmen einer textanalytischen Untersuchung (in Anlehnung an Schnell, Hill & Esser, 1999) der zahnärztlichen Heil- und Kostenpläne sowie schriftlich ausformulierter Anträge[127] der Patienten hinsichtlich alternativmedizinischer Methoden wurde zudem die faktische Kenntnis – und im Verlauf der Untersuchung sogar die Einstellung gegenüber – der fehlenden wissenschaftlichen Anerkennung der beantragten Verfahren eruiert.

Im Ergebnis der Studie gelang es, mit dem sozial-kognitiven Strukturmodell gesundheitlichen Handelns (Schwarzer, 1996) ein – eingangs zunächst noch hypothetisches, schließlich als valide sich erweisendes – Bedingungsmodell hoher prognostischer Potenz für die Therapieentscheidung der Patienten zu gewinnen, wobei die Untersuchung insonderheit auf die sozial- und gesundheitspsychologischen Einflußgrößen der intentionalen Phase abstellt. Das Modell erwies sich in der abschließenden Diskriminanzanalyse mit einer Zuordnungssicherheit von über 97 % korrekter Verteilungen auf die entsprechenden Patienten-Subgruppen als äußerst zuverlässig. Patienten, die alternativ-medizinische Verfahren für sich präferieren, sind – neben anderen sozialpsychologisch definierten Charakteristika – im wesentlichen gekennzeichnet durch eine ausgeprägte Kompetenz- und hohe – internale – Kontrollerwartung (Zuordnungssicherheit hier: 93 %[128]), ihre gesundheitliche Risikowahrnehmung vor allem der psychischen und sozialen Implikationen von Erkrankungen – und deren Behandlung – ist überdurchschnittlich ausgeprägt. Diese Patienten intendieren, durch die Transposition der als aversiv erlebten rein schulmedizinischen Diagnose- und Therapieverfahren auf das Feld der Alternativmedizin Einfluß auf das zahnärztliche Behandlungssetting zu gewinnen; sie sind signifikant weniger geneigt, das tradierte paternalistische Arzt-Patient-Verhältnis zu akzeptieren.

Hinsichtlich ihrer praktisch-klinischen Relevanz verweisen die Ergebnisse der Studie auf ein vor allem kommunikatives Mißverständnis in der zahnärztlichen Praxis: Während der überwiegende Teil der Zahnärzte das Angebot alternativ-medizinischer Verfahren unter eher finanziellen Aspekten beurteilt, nutzen deren Patienten dieselbe Alternativmedizin als Versuch, die Definitionsmacht über ihre eigene Behandlungsplanung und -durchführung zu gewinnen; ein von Patient und Zahnarzt gemeinsam geteiltes Krankheits- oder in der Folge Therapieverständnis dagegen besteht – zumindest in der untersuchten Population – nicht. Aus der Diskussion wird resümierend die Forderung einer Reintegration der – immer noch eher als Technik sich gerierenden – Zahnheilkunde in die Medizin im Anschluß gerade an deren bio-psycho-sozialen Paradigmenwechsel mit dem Ziel adäquate-

126 Innerhalb dieser beiden Gruppen liegen die Korrelationen mit Werten zwischen 0,6 und 0,9 teils erheblich höher.

127 Die Daten wurden im Rahmen sozialmedizinischer Begutachtungen durch den amts-, vertrauens- und gerichtsärztlichen Dienst des Gesundheitsamtes erhoben.

128 Nicht zuletzt aus diesen Befunden begründet der Titel der Arbeit sich: *Oral Health Locus of Control*.

rer zahnmedizinischer Krankheitsdefinitionen, Therapieziele und -methoden gleichermaßen evident wie dringend notwendig.

12. Literatur

Adler, N. E., Kegeles, S. M. & Genevro, J. L. (1992). Risk Taking and Health. In Yates, J. F. (Ed.), Risk-Taking Behavior (231-255), Chichester: Wiley.

Ajzen, I. & Madden, T. J. (1986). Prediction of goal-directed behavior: Attitudes, intentions, and perceived behavioral control. Journal of Experimental Social Psychology, 22, 453-474.

Ajzen, I. & Timko, C. (1986). Correspondence between health attitudes and behavior. Basic and Applied Social Psychology, 7, 259-276.

Ajzen, I. (1991). The theory of planned behavior. Organizational Behavior and Human Decision Processes, 50, 179-211.

Andersen, R. (1968). A Behavioral Model of Families' Use of Health Services. Chicago: Center for Health Administration Studies, University of Chicago.

Anderson, J. G. (1973). Demographic factors affecting health service utilization: A causal model. Medical Care 11, 104-120.

Anderson, J. G. & Bartkus, D. E. (1973). Choice of medical care: A behavioral model of health and illness behavior. Journal of Health and Social Behavior, 14, 348-362.

Anderson, R. (1984). Health promotion: An overview. European Monographs in Health Education Research, 6, 4-119.

Antonovsky, A. & Kats, R. (1970). The model dental patient: An empirical study of preventive health behavior. Social Science & Medicine, 4, 367-379.

Antonovsky, A. (1979). Health, stress and coping. San Francisco, CA: Jossey Bass.

Antonovsky, A. (1987). The salutogenetic perspective: Toward a new view of health and illness. Advances, 4, 47-55.

Arbuckle, J. A. (1997). Amos. Users' Guide 3.6. Seattle: Smallwaters.

Atchinson, K. A. & Dolan, T. A. (1990). Development of the Geriatric Oral Health Assessment Index. Journal of Dental Education, 54, 680-687.

Backhaus, K., Erichson, B., Plinke, W. & Weiber, R. (1994). Multivariate Analysemethoden. Berlin: Springer.

Bandura, A. (1977a). Self-efficacy: Toward a unifying theory of behavioral change. Psychological Review, 84, 191-215.

Bandura, A. (1977b). Social learning theory. Englewood Cliffs: Prentice Hall.

Bandura, A. (1982). Self-efficacy mechanism in human agency. American Psychologist, 37, 122-147.

Bandura, A. (1986a). Self-efficacy mechanism in physiological activation and health-promoting behavior. In Madden, J., Matthysse, S. & Barchas, J. (Eds.), Adaptation, learning and affect (1-51). New York: Raven.

Bandura, A. (1986b). Social foundation of thought and action. Englewood Cliffs: Prentice Hall.

Bandura, A. (1997). Self-Efficacy: The Exercise of Control. New York: Freeman.

Barbee, A. P. (1990). Interactive coping: The cheering-up process in close relationships. In Duck, S. & Silver, R. (Eds.), Social support and personal relatonships (46-65). London: Sage.

Baric, L. (1969). Recognition of the „at risk" role – a means to influence health behavior. International Journal of Health Education, 12, 24-34.

Barth, M. (1989). Evaluation der Inanspruchnahme medizinischer Maßnahmen zur Rehabilitation. Forschungsberichte des Psychologischen Instituts der Universität Freiburg, Nr. 58.

Baum, A., Taylor, S. E. & Singer, J. E. (Eds.) (1984). Handbook of Psychology and Health, Vol. 4: Social psychological aspects of health. Hillsdale: Erlbaum.

Baumann, U., Laireiter, A., Pfingstmann, G. & Schwarzenbacher, K. (1987). SONET. Fragebogen zum sozialen Netzwerk und zur sozialen Unterstützung. Zeitschrift für Klinische Psychologie, 16, 429-431.

Becker, M. H., Maiman, L. A., Kirscht, J. P., Haefner, D. P., Drachman, R. H. & Taylor, D. W. (1982). Wahrnehmung des Patienten und Compliance: Neuere Untersuchungen zum „Health Belief Model". In Haynes, R., Taylor, D. W. & Sackett, D. (Hrsg.), Compliance Handbuch (94-132). München: Oldenbourg.

Becker, P. & Minsel, B. (1986). Psychologie der seelischen Gesundheit. Bd. 2: Persönlichkeitspsychologische Grundlagen, Bedingungsanalysen und Förderungsmoglichkeiten. Göttingen: Hogrefe.

Becker, P. (1992). Seelische Gesundheit als protektive Persönlichkeitseigenschaft. Zeitschrift für Klinische Psychologie, 21, 64-75.

Belle, D. (1987). Gender differences in the social moderators of stress. In Barnett, R. C., Bierner, L. & Baruch, G. K. (Eds.), Gender and stress (257-277). New York: Free Press.

Bem, D. J. (1971). The concept of risk in the study of human behavior. In Carney, R. E. (Ed.), Risk-taking behavior: Concepts, methods, and applications to smoking and drug abuse. Springfield: Thomas.

Bengel, J. (1993). Gesundheit, Risikowahrnehmung und Vorsorgeverhalten. Göttingen: Hogrefe.

Benninghaus, H. (1998). Einführung in die sozialwissenschaftliche Datenanalyse. München: Oldenbourg.

Berelson, B. (1952). Content Analysis in Communication Research. New York: Hafner.

Bergmann-Krauss, B. (1998). Großes Vertrauen in die Kompetenz des Zahnarztes. Zahnärztliche Mitteilungen 88, 2076-2080.

Beutel, M. (1988). Bewältigungsprozesse bei chronischen Erkrankungen. Weinheim: Edition Medizin.

Billings, A. G. & Moos, R. H. (1981). The role of coping responses and social ressources in attenuating the stress of life events. Journal of Behavioral Medicine, 4, 139-157.

Birch, S. (1986). Measuring dental health: Improvements on the DMF index. Community Dental Health, 3, 303-311.

Bischoff, C. (1994). Verhaltensorientierte Diagnostik und Beratung. In Mark, N., Claus, B., Psychosomatische Grundversorgung. Verhaltenstherapeutische Konzepte und Empfehlungen für die ärztliche Praxis (75-93). Köln: Deutscher Ärzte-Verlag.

Bortz, J. & Lienert, G. A. (1998). Kurzgefaßte Statistik für die klinische Forschung. Berlin – Heidelberg – New York: Springer.

Brandstätter, H. (1988). Sechzehn Persönlichkeits-Adjektivskalen (16 PA) als Forschungsinstrument anstelle des 16 PF. Zeitschrift für experimentelle und angewandte Psychologie, 15, 370-391.

Brauckmann, W. & Philipp, S. H. (1981). Personale Kontrolle und die Bewältigung kritischer Lebensereignisse. In Philipp, S. H. (Hrsg.), Kritische Lebensereignisse (233-251). München: Urban & Schwarzenberg.

Brehmer, B. (1987). The Psychology of Risk. In Singleton, W. T. & Hovden, J. (Eds.), Risk and Decision (25-45). Chichester: Wiley.

Bremm, M. H. (1990). Coping von Alltagsproblemen. Eine Pilotstudie über den Zusammenhang zwischen Bewältigungsverhalten und Persönlichkeitseigenschaften. Koblenz: Edorgen.

Brosius, F. (1998). SPSS 8.0. Professionelle Statistik unter Windows. Bonn: MITP.

Brosius, G. & Brosius, F. (1995). SPSS. Base System and Professional Statistics. Bonn: Thomson.

Bühler, K.-E., Sammet, I. & Hewer, W. (1986). Welche Patienten gehen zu Heilpraktikern und weshalb? Eine empirische Studie. Deutsches Ärzteblatt, 83, 677-679.

Chassin, S. J., Presson, C. C., Sherman, S. J., Corty, E., Olshavsky, R. & Bersenberg, M. (1984). Predicting the onset of cigarette smoking in adolescents: A longitudinal study. Addictive Behaviors, 9, 383-390.

Coburn, D. & Pape, C. R. (1974). Socioeconomic status and preventive health behavior. Journal of Health and Social Behavior, 15, 67-78.

Coyle, A. (1992). A comparison of immediate and retrospective evaluations of an HIV and AIDS training pragramms. Health Education Journal, 51, 28-30.

Cummings, K. M., Becker, M. H. & Maile, M. C. (1980). Bringing the models together: An empirical approach to combining variables used to explain health actions. Journal of Behavioral Medicine, 3, 123-145.

Cummings, K. M., Jette, A. M., Brock, B. M. & Haefner, D. P. (1979). Psychosocial determinants of immunization behavior in a swine influenza campaign. Medical Care, 17, 639-649.

Cushing, A. M., Sheiham, A. & Maizels, J. (1986). Developing sociodental indicators – the social impact of dental disease. Community Dental Health, 3, 3-17.

Dean, A. & Tausig, M. (1986). Measuring Intimate Support: The Family and Confidant Relationships. In Lin, N., Dean, A. & Ensel, W. M. (Eds.), Social Support, Life Events, and Depression. Orlando: Academic Press.

DeCharms, R. (1968). Personal causation. New York: Academic Press.

Deichsel, A. & Holzscheck, K. (Hrsg) (1976). Maschinelle Inhaltsanalyse. Hamburg: Seminar für Sozialwissenschaften der Universität Hamburg.

Demmel, H.-J. (1989). Psychotherapeutische Möglichkeiten in der zahnärztlichen Praxis. Praxis der Psychotherapie und Psychosomatik, 34, 214-219.

Demmel, H.-J. (1990). Der psychopathologische Fall: Behandeln oder Überweisen – Grenzen der psychotherapeutischen Möglichkeiten in der zahnärztlichen Praxis. In Müller-Fahlbusch, H. & Sergl. H. G. (Hrsg.), Der psychopathologische Fall in der zahnärztlichen Beratung und Behandlung. 2. Jahrestagung des Arbeitskreises Psychologie und Psychosomatik in der Zahn-, Mund- und Kieferheilkunde der DGZMK (147-151). Berlin: Quintessenz.

Demmel, H.-J. (1992). Psychosomatische Aspekte bei Patienten mit Gesichts- und Kopfschmerzen. In: Siebert, G. K. (Hg.), Gesichts- und Kopfschmerzen. Ein interdisziplinärer Überblick für Mediziner, Zahnmediziner und Psychologen (241-256). München: Hanser.

DeVries, H. & Kok, G. J. (1986). From determinants of smoking behavior to the implications for a preventive programme. Health Education Research, 1, 85-94.

DeVries, H., Dijkstra, M. & Kuhlman, P. (1988). Self-efficacy: The third factor besides attitude and subjektive norm as a predictor of behavioural intentions. Health Education Research, 3, 273-282.

Dieckmann, A. (1995). Empirische Sozialforschung. Grundlagen, Methoden, Anwendungen. Reinbek: Rowohlt.

Dlugosch, G. E. & Schmidt, L. R. (1992). Gesundheitspsychologie. In Bastine, R. (Hrsg.), Lehrbuch der Klinischen Psychologie, Bd. 2, (123-177). Stuttgart: Kohlhammer.

Dlugosch, G. E. (1994). Modelle in der Gesundheitspsychologie. In Schwenkmezger, P. & Schmidt, L. R. (Hrsg.), Lehrbuch der Gesundheitspsychologie (101-119). Stuttgart: Enke.

Donald, C. A. & Ware, J. E. (1982). The quantification of social contacts and resources. Santa Monica: Rand Corporation.

Eastman, C. & Marzillier, J. S. (1984). Theoretical and methodological difficulties in Bandura's selfefficacy theory. Cognitive Therapy and Research, 8, 213-229.

Eisenberg, D. M., Kessler, R. C. & Foster, C. (1993): Unconventional medicine in the United States. Prevalence, costs, and patterns of use. New England Journal of Medicine, 328, 246-252.

Ernst, E. (1993). Complementary medicine. Scritinising the altematives. Lancet, 341, 1626.

Essau, C. (1992). Primary-Secondary Control and Coping. A Cross-Cultural Comparison. Regensburg: Roderer.

Ettinger, R. L. (1984). Clinical decision making in dental treatment of the elderly. Gerodontology, 3, 157-165.

Ewart, C. K. (1991). Social action theory for a public health psychology. American Psychologist, 46, 931-946.

Fabrega, H. (1973). Toward a model of illness behavior. Medical Care, 11, 470-484.

Fabrega, H. (1974). Disease and Social Behavior: An Interdisciplinary Perspective. Cambridge: Massachusetts Institute of Technology Press.

Fabrega, H. (1977). Perceived illness and its treatment: A naturalistic study in social medicine. British Journal of Preventive and Social Medicine, 31, 213-219.

Faltermaier, A. (1994): Bewältigung und praeventives Gesundheitsverhalten. In Heim, E. & Perrez, M. (Hrsg.), Krankheitsverarbeitung. Göttingen: Hogrefe.

Fesenauer, M. (1992). Umgang mit Außenseitermethoden. In Kochen, M. M. (Hrsg.), Allgemeinmedizin (229-235). Stuttgart: Hippokrates.

Festinger, L. (1954). A theory of social comparison processes. Human Relations, 7, 117-140.

Filstead, W. J. (1981). Using Qualitative Methods in Evaluation Research. Evaluation Review, 5, 259-268.

Flick, U., Kardorff, V., Keupp, E., v. Rosenstiel, L. & Wolff, S. (Hrsg.) (1995). Handbuch qualitative Sozialforschung. Grundlagen, Konzepte, Methoden und Anwendungen. Weinheim: Psychologie Verlags Union.

Folkman, S., Lazarus, R. S., Gruen, R. J. & DeLongis, A. (1986). Appraisal, coping, health status and psychological symptoms. Journal of Personality and Social Psychology, 50, 571-579.

Fondacaro, M. R. & Moos, R. H. (1987). Social support and coping: A longitudinal analysis. American Journal of Community Psychology, 15, 653-673.
Franke, G. & Stäcker, K.-H. (1995). Reliabilität und Validität der Symptom-Check-Liste (SCL-90-R) bei der Standardreihenfolge versus inhaltshomogener Itemblockbildung. Diagnostica, 41, 349-373.
Freud, A. (1936). Das Ich und die Abwehrmechanismen. München: Kindler.
Frey, D. & Irle, M. (Hrsg.) (1985). Theorien der Sozialpsychologie. Bern: Huber.
Frey, D., Kumpf, R. Ochsmann, R., Rost-Schaude, E. & Sauer, C. (1977). Theorie der kognitiven Kontrolle. In Tack, W. (Hrsg.), Bericht über den 30. Kongreß der Deutschen Gesellschaft für Psychologie in Regensburg 1976. Göttigen: Hogrefe.
Frey, D., Rogner, O. & Havemann, D. (1983). Kognitive und psychosoziale Determinanten des Genesungsprozesses von Unfallpatienten. Kiel: Universität Kiel.
Friedrichs, J. (1973). Methoden empirischer Sozialforschung. Reinbek: Rowohlt.
Früh, W. (1981). Inhaltsanalyse. Theorie und Praxis. München: Ölschläger.
Fuchs, R., Hahn, A., Jerusalem, M., Leppin, A., Mittag, W. & Schwarzer, R. (1989). Auf dem Weg zu einer sozialkognitiven Theorie des Gesundheitsverhaltens (Arbeitsberichte des Instituts für Psychologie, Nr. 11). Berlin: Freie Universität.
Gatchel, R. J., Baum, A. & Krantz, D. S. (1989). An introduction to health psychology. New York: Random House.
Gerbner, G., Holsti, O. R., Krippendorf, K., Paisley, W. J. & Stone, P.J. (Eds.) (1969). The Analysis of Communication Content. Developments in Scientific Theories and Computer Techniques. New York: Wiley.
Gerson, L. W. & Skipper, J. K. (1973). Job Status and Expectations of Exemtions from Work Due to Illness. Journal of Occupational Medicine, 15, 633-645.
Gerson, L. W. (1972). Expectations of „sick role“: Exemtions for dental problems. Journal of the Canadian Dental Association, 10, 370-372.
Gilson, B. S., Gilson, J. S., Berger, M., Bobbitt, R. A., Kressell, S. Pollard, W. E. & Vesselago, M. (1975). The sickness impact profile. Development of an outcome measure of health care. American Journal of Public Health, 65, 1304-1310.
Goetz, A. A. & McTyre, R. B. (1981). Health risk appraisal: Some methodologic considerations. Nursing Research, 30, 307-313.
Grabitz, H.-J. (1985). Die soziale Lerntheorie von Rotter. In Frey, D. & Irle, M. (Hrsg.), Theorien der Sozialpsychologie, Bd. II: Gruppen- und Lerntheorien. Bern: Huber.
Green, L. W. (1970). Status identity and preventive health behavior (Pacific Health Education Report No. 1). Berkeley: University of California.
Green, L. W. (1975). Diffusion and adoption of innovations related to cardiovascular risk behavior in the public. In Enelow, A. J. & Henderson, J. B. (Eds.), Applying Behavioral Science to Cardiovascular Risk – Proceedings of a Conference, American Heart Association, Washington, DC.
Green, L. W., Kreuter, M. W., Deeds, S. G. & Partridge, K. B. (1980). Health education planning: A diagnostic approach. Palo Alto: Mayfield.
Gutscher, H. (1989). Selbst, Aufmerksamkeit und Handlung. Zürich: Habilitationsschrift.
Haag, G., Walach, H., Erbe, C. & Schrömbgens, H.-H. (1992). Unkonventionelle medizinische Verfahren. Verbreitung und Verwendung bei niedergelassenen Ärzten – Ergebnisse einer Fragebogenumfrage. Zeitschrift für Allgemeinmedizin, 68, 1184-1187.
Haan, N. (1977). Coping and defending. New York: Academic Press.

Habermann, E., Meiners, H., Ostendorf, G.-M. & Staehle, H. J. (1997). Komplementäre Verfahren in der Zahnheilkunde. Stellungnahme der Deutschen Gesellschaft für Zahn-, Mund- und Kieferheilkunde DGZMK vom 02. Juni 1997. Zahnärztliche Mitteilungen, 87, 2672-2675.

Haidinger, G. & Gredler, B. (1988). Bekanntheitsgrad, Anwendungshäufigkeit und Erfolg alternativer Heilmethoden in Österreich – Ergebnisse einer Bevölkerungsbefragung. Öffentliches Gesundheitswesen, 50, 9-12.

Haisch, J. & Zeitler, H.-P. (1991). Gesundheitspsychologie. Zur Sozialpsychologie in der Prävention und Krankheitsbewältigung. Heidelberg: Asanger.

Harder, T. (1974). Werkzeug der Sozialforschung. München: Oldenbourg.

Harrington, A. (Ed.) (1997). The Placebo Effect: An Interdisciplinary Exploration. Cambridge: Harvard University Press.

Haunstein, K.-O., Höffler, D., Lasek, R. & Müller-Oerlinghausen, B. (1998). Arzneimittelkommission der deutschen Ärzteschaft: Außerhalb der der wissenschaftlichen Medizin stehende Methoden der Arzneitherapie. Deutsches Ärzteblatt, 95, 800-804.

Hauptmanns, P. & Schnell, R. (1992). Erleichterung computergestützter Inhaltsanalysen durch verbesserte automatische Texterkennung. ZA-Information, 30, 135-139.

Heckhausen, H. (1980). Motivation und Handeln. Berlin: Springer.

Heim, E. (1986). Krankheitsauslösung – Krankheitsverarbeitung. In Heim, E. & Willi, J. (Hrsg.), Psychosoziale Medizin – Gesundheit und Krankheit aus bio-psycho-sozialer Sicht. Bd. 2 Klinik und Praxis (343-390). Berlin: Springer.

Heinecker, R. (1992). Heilpraktiker aus schulmedizinischer Sicht. Hessisches Ärzteblatt, 53, 3-6, 57-60.

Hendel-Kramer, A. & Siegrist, J. (1979). Soziale und psychische Determinanten des Krankheitsverhaltens. In Siegrist, J. & Hendel-Kramer, A. (Hrsg.), Wege zum Arzt (24-55). München: Urban & Schwarzenberg.

Hertrich, K. (1991). Projektion von Angst auf das Mundorgan. Zahnärztliche Mitteilungen, 81, 100-103.

Hewer, W. (1984). Alternative Therapieverfahren. Überlegungen zur Frage ihrer Wirksamkeit. Münchener medizinische Wochenschrift, 126, 1218-1222.

Himmel, W., Schulte, M. & Kochen, M. M. (1993). Complementary medicine: Are patients' expectations being met by their general practitioners? British Journal of General Practicioners, 43, 232-235.

Hochbaum, G. M. (1958). Public Participation in Medical Screening Programs: A Socio-Psychological Study. Washington, D.C.: US. Government Printing Office.

Hoffmann-Axthelm, W. (1978). Lexikon der Zahnmedizin. Berlin: Quintessenz.

Hoffmeyer-Zlotnik, J. (1992). Analyse verbaler Daten. Über den Umgang mit qualitativen Daten. Opladen: Westdeutscher Verlag.

Holahan, C. J. & Moos, R. H. (1985). Life stress and health: Personality, coping, and familiy support in stress resistance. Journal of Personality and Social Psychology, 49, 739-747.

Holahan, C. J. & Moos, R. H. (1987). Personal and contextual determinants of coping strategies. Journal of Personality and Social Psychology, 52, 946-955.

Holsti, O. R. (1969). Content Analysis for the Social Sciences. Reading, Mass.: Addison-Wesley.

Horowitz, M. J. (1979). Psychological response to serious life events. In Hamilton, V. & Warburton, D. M. (Eds.), Human stress and cognition: An information processing approach. New York: Wiley.
Hüsler, J. & Zimmermann, H. (1993). Statistische Prinzipien für medizinische Projekte. Bern – Göttingen: Huber.
Hunt, S. M., McEwan, J. & McKenna, S. P. (1986). Measuring Health. London: Croom Helm.
Institut für Demoskopie Allensbach (1998). IfD-Umfrage: Zahnärzte. Allensbach: Allensbach Archiv.
Janis, I. L. (1974). Vigilance and decision making in personal crisis. In Coelho, G. V., Hamburg, D. A. & Adams, J. E. (Eds.), Coping and adaptation (249-315). New York: Basic Books.
Jungi, W. F & Senn, H. J. (Hrsg.) (1986). Krebs und Alternativmedizin. Internationales Symposium St. Gallen, November 1985. München – Bern – Wien: Zuckschwerdt.
Kaiser, G., Weiger, M. & Gallmeier, W. M. (1993). Unkonventioneile Methoden in der Onkologie. Hilfe oder Risiko für Krebskranke? Münchener medizinische Wochenschrift, 134, 774-778.
Kandel, D. B. & Logan, J. A. (1984). Patterns of drug use from adolescence to young adulthood: I. Periods of risk for initation, continued use, and discontinuation. American Journal of Public Health, 74, 660-666.
Kaplan, H. (1989). Methodological problems in the study of psychosocial influences on the AIDS process. Social Science & Medicine, 29, 277-292.
Kappauf, H. W. & Gallmeier, W. M. (1989). Onkologische „Alternativmedizin". Psychodynamische Aspekte bei der Inanspruchnahme. Münchener medizinische Wochenschrift, 131, 618 -622.
Kar, S. B. (1977). Community interventions in health and family planning programmes – A conceptual framework. International Journal of Health Education, 20, No. 1 (Suppl.).
Kar, S. B. (1978). Consistency between fertility attitudes and behavior: A conceptual model. Popular Studies, 32, 173-185.
Karoly, P. (Ed.). (1985). Measurement Stragies in Health Psychology. New York: Wiley.
Kasl, S. V. & Cobb, S. (1966). Health behavior, illness behavior, and sick-role behavior, I and II. Archives of Environmental Psychology, 12, 246-266, 531-541.
Kellerhof, M. (1996). Ein wenig Theorie vorweg. In Hamburger Projektgruppe Gesundheitsberichterstattung, Praxishandbuch Gesundheitsberichterstattung. Düsseldorf: Akademie für Öffentliches Gesundheitswesen.
Kessler, S., Jäckel, W. H., Cziske, R., Potthoff, P. & Jacobi, E. (1990). Sickness Impact Measuerment Scales: Validierung einer deutschen Version. Zeitschrift für Rheumatologie, 49, 48-58.
Kiecolt-Glaser, J. K., Glaser, R., Shuttleworth, E. C., Dyen, C. S., Ognocki, P. & Speicher, C. E. (1987). Chronic stress and immunity in familiy caregivers of Alzheimer's disease victims. Psychosomatic Medicine, 49, 523-535.
Kirscht, J. P. (1983). Preventive health behavior: A review of research and issues. Health Psychology, 2, 277-301.
Klages, U. & Sergl, H. G. (1990). Stressreaktionen, irrationale Einstellungen und Kiefergelenksdysfunktionen. In Müller-Fahlbusch, H. & Sergl, H. G. (Hrsg.), Der psychopathologische Fall in der zahnärztlichen Beratung und Behandlung. 2. Jahrestagung

des Arbeitskreises Psychologie und Psychosomatik in der Zahn-, Mund- und Kieferheilkunde der DGZMK (105-109). Berlin: Quintessenz.

Klein, M. (1932). Die Psychoanalyse des Kindes. Wien: Internationaler Psychoanalytischer Verlag.

Klingemann, H.-D. & Mohler, P. (1980). Deutsche Diktionäre für computergestützte Inhaltsanalyse I. ZUMA-Nachrichten, 6, 53-57.

Koch, W. (1995). Naturheilverfahren sind immer gefragter. Zahnärztliche Mitteilungen, 85, 1200-1202.

Kok, G., Den Boer, D., DeVries, H, Gerards, F., Hospers, H. J. & Mudde, A. N. (1992). Self-efficacy and attribution theory in health education. In Schwarzer, R. (Ed.), Self-efficacy: Thought control of action (245-262). Washington: Hemisphere.

Koos, E. (1954). The health of Regionville. New York: Columbia University Press.

Kops, M. (1977). Auswahlverfahren in der Inhaltsanalyse. Meisenheim: VCH.

Kosa, J. & Robertson, L. S. (1975). The social aspects of health and illness. In Kosa, J., & Zola, I. (Eds.), Poverty and Health: A Sociological Analysis. Cambridge: Harvard University Press.

Krakauer, E. (1972). Für eine qualitative Inhaltsanalyse. Ästhetik und Kommunikation, 3, 53-58.

Krampen, G. (1986a). Zur Dimensionalität generalisierter Kontrollüberzeugungen. Trier: Universität Trier.

Krampen, G. (1986b). Überlegungen und Befunde zu einem handlungstheoretischen Partialmodell der Persönlichkeit. Trier: Trierer Psychologische Berichte 13.

Krampen, G., Hense, H. & Schneider, J. F. (1992). Reliabilität und Validität von Fragebogenskalen bei Standardreihenfolge versus inhaltshomogener Blockbildung ihrer Items. Zeitschrift für experimentelle und angewandte Psychologie, 39, 229-248.

Krippendorff, K. (1980). Content Analysis. Beverly Hills: Blackwell.

Krohne, H. W. (1985). Das Konzept der Angstbewältigung. In Krohne, H. W. (Hrsg.), Angstbewältigung in Leistungssituationen (1-13). Weinheim: Edition Psychologie.

Krohne, W., Netter, P., Schmidt, L. & Schwarzer, R. (1996). Reihen-Vorwort. In Schwarzer, R., Psychologie des Gesundheitsverhaltens (ohne Paginierung). Göttingen: Hogrefe.

Laatz, W. (1993). Empirische Methoden. Ein Lehrbuch für Sozialwissenschaftler. Frankfurt/M.: Harri Deutsch.

Laireiter, A., Baumann, U., Ganitzer, J., Keul, A., Pfingstmann, G. & Schwarzenbacher, K. (1989). Soziale Netzwerke – Soziale Unterstützung. Bibliographie. Salzburg: Institut für Psychologie.

Lakey, B. & Caasady, P. B. (1990). Cognitive processes in perceived social support. Journal of Personality and Social Psychology, 59, 337-343.

Lamprecht, F., Demmel, H.-J. & Riehl, A. (1986). Psychosomatische Befunde bei orofazialem Schmerzfunktionssyndrom. Zeitschrift für Psychosomatische Medizin und Psychoanalyse, 32, 382-393.

Langer, E. (1975). The illusion of control. Journal of Personality and Social Psychology, 32, 311-328.

Langlie, J. K. (1977). Social networks, health beliefs, and preventive health behavior. Journal of Health and Social Behavior, 18, 244-260.

Lasswell, H. D. & Kaplan, A. (1950). Power and Society: A Framework for Political Inquiury. New Haven: Bloxton.

Lasswell, H. D. & Leites. N. (Eds.) (1949). The Language of Politics: Studies in Quantitaive Semantics. New York: Appleby.

Lasswell, H. D. & Namenwirth, J. Z. (1968). The Lasswell Value Dictionary. Vol. I-III. New Haven: Bloxton.

Lau, R. R. (1982). Origins of health locus of control beliefs. Journal of Personality and Social Psychology, 42, 322-334.

Laux, L. (1983). Psychologische Stresskonzeptionen. In Thomae, H. (Hrsg.), Enzyklopädie der Psychologie, Bd. 1: Motivation und Emotion (453-535). Göttingen: Hogrefe.

Lazarus, R. S. & Folkman, S. (1984). Stress, appraisal and coping. New York: Springer.

Lazarus, R. S. & Launier, R. (1978). Stress-related transactions between person and environment. In Pervin, L. A. & Lewis, M. (Eds.), Perspectives in interactional psychology (287-327). New York: Plenum Press.

Lazarus, R. S. (1966). Psychological stress and the coping process. New York: McGraw Hill.

Lazarus, R. S. (1991). Emotion and Adaptation. London: Oxford University Press.

Lazarus, R. S., Averill, J. R. & Opton, E. M. Jr. (1974). The psychology of coping: Issues of research and assessment. In Coelho, G. V., Hamburg, D. A. & Adams, J. E. (Eds.), Coping and adaptation (249-315). New York: Basic Books.

Leake, J. L. (1990). An index of chewing ability. Journal of Public Health Dentistry, 50, 262-267.

Lefcourt, H. M. (1976). Locus of control. Hillsdale: Erlbaum.

Leventhal, H. & Hirschman, R. S. (1982). Social Psychology and Prevention. In Saunders, G. S. & Suls, J. (Eds.), Social Psychology of Health and Illness. Hillsdale: Erlbaum.

Levine, S. & Kozloff, M. A. (1978). The Sick Role: Assessment and Overview. Annual Review of Sociology, 4, 317-343.

Levine, S. & Wiener, S. G. (1988). Psychoendocrine aspects of mother-infant relationships in nonhuman primates. Psychoneuroendocrinology, 13, 143-154.

Lewin, K. (1938). The conceptual representation and the measurement of psychological forces. Durham: Duke University Press.

Lewin, K. (1982). Feldtheorie und Experiment in der Sozialpsychologie. In Graumann, C.-F. (Hrsg.), Kurt-Lewin-Werkausgabe, Bd. 4, Feldtheorie (187-237). Bern: Huber.

Lienert, G. A. (1989). Testaufbau und Testanalyse. München – Weinheim: Psychologie Verlags Union.

Likert, R. (1932). A Technique for the Measurement of Attitudes. Archives of Psychology, 140, 1-55.

Lin, N. (1986). Conceptualizing Social Support. In Lin, N., Dean, A. & Ensel, W. M. (Eds.), Social Support, Life Events, and Depression. Orlando: Academic Press.

Lisch, R. & Kritz, J. (1978). Grundlagen und Modelle der Inhaltsanalyse. Reinbek: Rowohlt.

Locker, D. & Grushka, M. (1987). The impact of dental and facial pain. Journal of Dental Research, 66, 1414-1417.

Locker, D. (1988). Measuring oral health: A conceptual framework. Community Dental Health, 5, 3-18.

Lohaus, A. & Schmitt, G. M. (1989). Fragebogen zur Erhebung von Kontrollüberzeugungen zu Krankheit und Gesundheit. Göttingen: Hogrefe.

Lück, H. E. (1968). Zur sozialen Erwünschtheit von Eigenschaftsbezeichnungen. Psychologische Rundschau, 19, 258-266.

Lück, H. E. (1983). Ethische und rechtliche Probleme der Forschung. In Bay, H., Bungard, W. & Lück, H. E., Einführung in die psychologische Forschungspraxis (Kurseinheit 5). Hagen: Fern-Universität.

Lukesch. H. & Zech, G. (1978). Neue Handlungsforschung? Programm und Praxis gesellschaftskritischer Sozialforschung. Soziale Welt, 29, 26-43.

Maddux, J. E. & Rogers, R. W. (1983). Protection motivation and self-efficacy: A revised theory of fear appeals and attitude change. Journal of Experimental Social Psychology, 19, 469-479.

Marfoth, R. & Bartelt, D. (1991). Naturheilverfahren in der Praxis. Der Praktische Arzt, 28, 45-50.

Marxkors, R. & Müller-Fahlbusch, H. (1987). Psychogene Prothesenunverträglichkeit. München – Wien: Hanser.

Matarazzo, J. D. (1980). Behavioral health and behavioral medicine: Frontiers for a new health psychology. American Psychologist, 35, 807-817.

Matthiessen, P. F., Roßlenbroich, B. & Schmidt, S. (1992). Unkonventionelle medizinische Richtungen. Bestandsaufnahme zur Forschungssituation. ngm, 5, 7-15.

McAlister, A. (1987). Social learning theory and preventive behavior. In Weinstein, N. D. (Ed.), Taking care. Understanding and encouraging self-protective behavior (42-53). Cambridge: Cambridge University Press.

Mechanic, D. (1968). Medical Sociology: A Selective View. New York: The Free Press.

Mechanic, D. (1979). The stability of health and illness behavior: Results from a 16-year follow-up. American Journal of Public Health, 69, 1142-1145.

Mechanic, D. (Ed.). (1983). Handbook of Health, Health Care, and the Health Professions. New York: The Free Press.

Merten, K. (1981). Inhaltsanalyse. Opladen: Westdeutscher Verlag.

Micheelis, W. (1994). Coping – ein neuer Begriff für die Zahnmedizin. Zahnärztliche Mitteilungen, 84, 2672-2674.

Mittenecker, E. & Raab, E. (1973). Informationstheorie für Psychologen. Göttingen: Hogrefe.

Mizumoto, Y., Okuyama, T., Endo, R., Nakajima, H., Hiramatsu, H., Horie, M., Masuda, H., Kobayashi, S., Saeki, H. & Abe, M. (1994). [Studies on hypogeusia in hyperemesis gravidarum]. Nippon Sanka Fujinka Gakkai Zasshi, 46, 35-41.

Mohler, P. (1980). Deutsche Diktionäre für computergestützte Inhaltsanalyse II. ZUMA-Nachrichten, 7, 42-44.

Mohler, P. (1981). Deutsche Diktionäre für computergestützte Inhaltsanalyse III. ZUMA-Nachrichten, 8, 51-53.

Moore, J., Phipps, K. & Marrer, D. (1985). Why do people seek treatment by alternative medicine? British Medical Journal, 290, 28-29.

Moos, R. H. (1988). Coping: Konzepte und Meßverfahren. Zeitschrift für Psychosomatische Medizin, 2, 207-225.

Müller, P. & Major, B. N. (1989). Self-blame, self-efficacy, and adjustment to abortion. Journal of Personality and Social Psychology, 57, 1059-1068.

Muhr, R. & Beham, M. (1992). Der SSQ-6 Items. In Schattovits, H. (Hrsg.), Beratung, soziale Netzwerke, Evaluierung des sozialen Umfeldes von Ratsuchenden in Beratungsstellen. Wien: Institut für Ehe und Familie.

Mummendey, H. D. (1987). Die Fragebogenmethode. Göttingen: Hogrefe.

Murray, R. H. & Rubel, A. J. (1992). Physicians and healers – unwitting partners in health care. New England Journal of Medicine, 326, 61-64.

Muthny, F. A. (1990). Krankheitsverarbeitung – Hintergrundtheorien, klinische Erfassung und empirische Ergebnisse. Berlin: Springer.

Muthny, F. A. (1993). Persönliche Ursachen und Gründe für die Erkrankung und erkrankungsbezogene Kontrollattributionen. Weinheim: Beltz.

Nebel, A., Strack, F. & Schwarz, N. (1989). Tests als Treatment. Wie die psychologische Messung ihren Gegenstand verändert. Diagnostca, 35, 191-200.

Nilges, P. (1992). Psychologische Modelle, Diagnostik und Therapie bei Gesichts- und Kopfschmerzen. In Siebert, G. K. (Hg.), Gesichts- und Kopfschmerzen. Ein interdisziplinärer Überblick für Mediziner, Zahnmediziner und Psychologen (257-313). München: Hanser.

Notarius, C. I. & Herrick, L. R. (1988). Listener response strategies to a distressed other. Journal of Social and Personal Relationships, 5, 97-108.

O'Leary, A. (1992). Self-efficacy and health: Behavioral and stress-physiological mediation. Kognitive Therapy and Research, 16, 229-245.

Oepen, I. & Prokop, O. (Hrsg.) (1986). Außenseitermethoden in der Medizin. Darmstadt: Wissenschafliche Buchgesellschaft.

Ohne Autor (2000). Amos 3.6. http:\\www.smallwaters.com.

Opp, K. D. (1995). Methodologie der Sozialwissenschaften. Opladen: Westdeutscher Verlag.

Osnabrügge, G., Stahlberg, D. & Frey, D. (1985). Die Theorie der kognizierten Kontrolle. In Frey, D. & Irle, M. (Hrsg.), Theorien der Sozialpsychologie, Bd. III: Motivations- und Informationsverarbeitungstheorien. Bern: Huber.

Parsons, T. (1951). Illness and the role of physicians: A sociological perspective. American Journal of Orthopsychiatry, 21, 452-460.

Parsons, T. (1975). The Sick Role and the Role of the Physician Reconsidered. MMFQ: Health and Society. New York: Milbank Memorial Fund.

Payer, L. (1989). Andere Länder, andere Leiden. Frankfurt a.M.: Campus.

Perloff, I. S. & Fetzer, B. K. (1986). Self-other judgements and perceived vulnerability to victimization. Journal of Personality and Social Psychology, 50, 502-510.

Protz, W. (1995). Coping und subjektive Bewältigungskompetenz bei hämatologischen Systemerkrankungen. Oldenburg: Dissertation.

Pschyrembel, W. (Hrsg.) (1994). Klinisches Wörterbuch. Berlin – New York: Walter de Gruyter.

Raps, C. S., Peterson, C., Jones, M. & Seligman, M. E. P. (1982). Patient behavior in hospitals: Helplessness, reactance, or both? Journal of Personality and Social Psychology, 42, 1036-1041.

Rauschelbach, H.-H. (Hg.) (1983). Anhaltspunkte für die ärztliche Gutachtertätigkeit. Bonn: Köllen.

Reisine, S. T. & Miller, J. (1985). A longitudinal study of work loss related to dental disease. Social Science & Medicine, 21, 1309-1314.

Reisine, S. T. (1985). Dental health and public policy: The social impact of dental disease. American Journal of Public Health, 75, 27-30.

Reisine, S. T., Fertig, J, Weber, J. & Leder, S. (1989). Impact of dental conditions on patients' quality of life. Community Dentistry and Oral Epidemiology, 17, 7-10.

Reye, I. (1984). Praevention durch die gesetzliche Krankenversicherung? Eine Untersuchung über Determinanten der Inanspruchnahme. München: Profil.
Ritsert, J. (1972). Inhaltsanalyse und Ideologiekritik. Frankfurt/M.: Fischer Athenäum.
Ritter, H. & Habighorst, H. G. (1971). Die Verbreitung nicht allgemein anerkannter Heilverfahren in der freien Praxis. Medizinische Welt, 22, 1409-1411.
Roberts, M. C., Maddux, J. E. & Wright, L. (1984). Developmental perspectives in behavioral health. In Matarazzo, J. D., Weiss, S. M., Herd, J. A., Millen, N. E. & Weiss, S. M. (Eds.), Behavioral health. A handbook of health enhancement and disease prevention (56-68). New York: Wiley.
Robertson-Hoffman, D. E., Mark, M. H. & Sage, J. I. (1991). Isolated lingual / palatal dystonia. Movement Disorders, 6, 177-179.
Rogers, R. W. (1975). A protection motivation theory of fear appeals and attitude change. Journal of Psychology, 91, 93-114.
Rogers, R. W. (1983). Cognitive and physiological processes in fear appeals and attitude change: A revised theory of protection motivation. In Cacioppo, J. R. & Petty, R. E. (Eds.), Social Psychology: A sourcebook (153-176). New York: Guilford.
Rogers, R. W. (1985). Attitude change and information integration in fear appeals. Psychological Reports, 56, 179-182.
Rosenstock, I. M. (1966). Why people use health services. Milbank Memorial Fund Quarterly, 44, 94-124.
Rost, D. H. & Hoberg, K. (1997). Itempositionsveränderungen in Persönlichkeitsfragebogen: Methodischer Kunstfehler oder tolerierbare Praxis? Diagnostica, 43, 97-112.
Roth, E. & Heidenreich, K. (1996). Sozialwissenschaftliche Methoden. Lehr- und Handbuch für Forschung und Praxis. München: Oldenbourg.
Rotter, J. B. (1954). Generalized expectancies for internal versus external control of reinforcement. Psychological Manuscripts, 80,1-52.
Rotter, J. B. (1954a). Social learning and clinical psychology. Englewood Cliffs: Prentice Hall.
Rotter, J. B., Chance, J. E. & Phares, E. J. (1972). Applications of a Social Learning Theory of Personality. New York: Holt.
Rüdiger, D., Nöldner, W., Haug, D. & Kopp, E. (Hrsg.) (1989). Gesundheitspsychologie – Konzepte und empirische Beiträge. Regensburg: Roderer.
Rüger, U., Blomert, A. F. & Förster, W. (1990). Coping. Göttingen: Vandenhoeck & Ruprecht.
Rüger, U., Blomert, A. F. & Förster, W. (1990a). Coping – Theoretische Konzepte, Forschungsansätze und Meßinstrumente zur Krankheitsbewältigung. Göttingen: Vandenhoeck & Ruprecht.
Rustemeyer, R. (1992). Praktisch-methodische Schritte der Inhaltsanalyse. Münster: Aschendorff.
Sachs, L. (1992). Angewandte Statistik. Berlin: Springer.
Sanders, G. S. (1982). Social comparison and perceptions of health and illness. In Sanders, G. S. & Stils, J. (Eds.), Social Psychology of health and illness (129-157). Hillsdale: Erlbaum.
Sarason, B. R., Shearin, E. N., Pience, G. R. & Sarason, I. G. (1987). Interrelations of social support measures: Theoretical and practical implications. Journal of Personality and Social Psychology, 52, 13-832.

Schifter, D. E. & Ajzen, I. (1985). Intention, perceived control, and weight loss: An application of the theory of planned behavior. Journal of Personality and Social Psychology, 49, 843-851.

Schmid, R. S. (1997). Stressbewältigung in komplexen Problemsituationen. Zürich: Dissertation.

Schmidt, L. R., Schwenkmezger, P. & Dlugosch, G. E. (1990). The scope of health psychology. In Schmidt, L. R., Schwenkmezger, P, Weinman, J. & Maes, S. (Eds.), Theoretical and applied aspects of health psychology (3-28). Chur: Harwood.

Schneewind, K. A., Schröder, G. & Cattell, R. B. (1986). Der 16 Persönlichkeitsfaktoren-Test (16 PF). Bern: Huber.

Schnell, R., Hill, P. B. & Esser, E. (1999). Methoden empirischer Sozialforschung. München – Wien: Oldenbourg.

Schröder, H. & Reschke, K. (Hrsg.) (1992). Psychosoziale Prävention und Gesundheitsförderung. Regensburg: Roderer.

Schrömbgens, H. H. (1978). Außenseitermethoden in der Allgemeinpraxis. Münchener medizinische Wochenschrift, 120, 1620-1621.

Schüßler, G. & Leibing, E. (1994). Coping. Verlaufs- und Therapiestudien chronischer Krankheit. Göttingen: Hogrefe.

Schwan, R. (1989). Paramedizin in der Arzt-Patient-Beziehung. Zeitschrift für Allgemeinmedizin, 65, 871-875.

Schwarzer, R. & Leppin, A. (1989). Sozialer Rückhalt und Gesundheit: Eine Meta-Analyse. Göttingen: Hogrefe.

Schwarzer, R. (1989). Überlegungen zu einer sozialkognitiven Theorie des Gesundheitsverhaltens. In Rüdiger, D., Nöldner, W., Haug, D. & Kapp, E. (Hrsg.), Gesundheitspsychologie – Konzepte und empirische Beiträge (1-30). Regensburg: Roderer.

Schwarzer, R. (1990).Gesundheitspsychologie. Einführung in das Thema. In Schwarzer, R. (Hrsg.), Gesundheitspsychologie. Ein Lehrbuch (3-24). Göttingen: Hogrefe.

Schwarzer, R. (Hrsg.). (1990a). Gesundheitspsychologie. Ein Lehrbuch. Göttingen: Hogrefe.

Schwarzer, R. (1996). Psychologie des Gesundheitsverhaltens. Göttingen: Hogrefe.

Schwenkmezger, P. & Schmidt, L. R. (1994). Gesundheitspsychologie: Alter Wein in neuen Schläuchen? In Schwenkmezger, P. & Schmidt, L. R. (Hrsg.), Lehrbuch der Gesundheitspsychologie (1-8). Stuttgart: Enke.

Schwenkmezger, P. & Schmidt, L. R. (Hrsg.), Lehrbuch der Gesundheitspsychologie. Stuttgart: Enke.

Schwandtke, A. (1986). Krankenverhalten, kritische Lebenssituationen und Coping. Ein medizinsoziologischer Beitrag zu Analysen über Bewältigungen belastender sozialer Situationen bei chronisch Kranken. Konstanz: Dissertation.

Scott, D. S. & Hirschman, R. (1982). Psychological aspects of dental anxiety in adults. Journal of the American Dental Association, 104, 27-45.

Seydel, E., Taal, E. & Wiegman, O. (1990). Risk-appraisal, outcome and self-efficacy expectancies: Cognitive factors in preventive behavior related to cancer. Psychology and Health, 4, 99-109.

Shapiro, A. K. (1997). Powerful Placebo: From Ancient Priest to Modern Physician. Baltimore: Johns Hopkins University Press.

Sheppard, B. H., Hartwick, J. & Warshaw, P. R. (1988). The Theory of Reasoned Action: A meta-analysis of past research with recommendations for modifications and future research. Journal of Consumer Research, 15, 325-343.

Siegrist, K. (1987). Interview zum sozialen Rückhalt. Zeitschrift für Klinische Psychologie, 16, 439-441.

Slade, G. D. & Spencer, A. J. (1994). Development and evaluation of the Oral Health Impact Profile. Community Dental Health, 11, 3-11.

Slade, G. D. & Spencer, A. J. (1994a). Social impact of oral disease among older adults. Australian Dental Journal, 39, 358-364.

Slade, G. D. (1997). Derivation and validation of a short-form oral health impact profile. Community Dentistry and Oral Epidemiology, 25, 284-290.

Slovic, P. (1987). Perceptions of risk. Science, 236, 280-25.

Slovic, P., Fischhoff, B. & Lichtenstein, S. (1976). Cognitive processes and societal risk taking. In Carnoll, J. S. & Payne, J. W. (Eds.), Cognition and social behavior (165-184). Hillsdale: Erlbaum.

Slovic, P., Fischhoff, B. & Lichtenstein, S. (1985). Characterizing perceived risk. In Kates, R. W., Hohenemser, C. & Kasperson, J. (Eds.), Perilous progress: Managing the hazards of technology (91-125). Boulder: Westview.

Spencer, A. J. & Lewis, J. M. (1988). The delivery of dental services: Information, issues and directions. Community Health Studies, 12, 16-30.

Stangl, W. (1989). Eigenschaften – Situationen – Verhaltensweisen. Eine ökonomische Ratingform des 16 PF. Zeitschrift für experimentelle und angewandte Psychologie, 16, 665-671.

Stanley, M. A. & Maddux, J. E. (1986). Cognitive processes in health enhancement: Investigation of a combined protection motivation and self-efficacy model. Basic and Applied Social Psychology, 7, 101-113.

Steffens, W. & Kächle, H. (1988). Abwehr und Bewältigung – Mechanismen und Strategien. Wie ist Integration möglich? In Kächle, H. & Steffens, W. (Hrsg.), Bewältigung und Abwehr. Beiträge zur Psychologie und Psychotherapie körperlicher Krankheiten. Berlin: Springer.

Stephan, G. (1994). Das 1950er Syndrom: Handlungsspielräume. In Pfister, Ch. (Hrsg.), Das 1950er Syndrom. Bern: Haupt.

Stevens, J. (1986). Applied Multivariate Statistics for the Social Science. Hillsdale: Erlbaum.

Stone, G. C. (1990). An international review of the emergence and development of Health Psychology. Psychology and Health, 4, 3-17.

Stone, G. C., Cohen, F. & Adler, N. E. (Eds.) (1980). Health Psychology: A handbook. San Francisco: Jossey Bass.

Strauss, R. P. & Hunt, R. J. (1993). Understanding the value of teeth to older adults: Influences on the quality of life. Journal of the American Dental Association, 124, 105-110.

Strickland, B. R. (1978). Internal-external expectancies and health-related behaviors. Health Education Monographs, 6, 107-117.

Strippel, H. (1996). Oralepidemiologische Krankheitsindizes und Gesundheitsmaße – traditionelle Konzepte werden durch neue Indikatoren ergänzt. Das Gesundheitswesen, 58, 162-168.

Suchman, E. A. (1966). Health orientation and medical care. American Journal of Publlic Health, 56, 97-105.
Taylor, S. E. (1979). Hospital patient behavior: Reactance, helplessness, or control? Journal of Social Issues, 35, 156-184.
Taylor, S. E. (1986). Health Psychology. New York: Random Hause.
Taylor, S. E., Lichtman, R. R. & Wood, J. V. (1984). Attributions, beliefs about control, and adjustment to breast cancer. Journal of Personality and Social Psychology, 46, 489-502.
Thomas, K. I., Carr, I., Wesdake, L. & Williams, B. T. (1991). Use of non-orthodox and conventional health care in Great Britain. British Medical Journal, 302, 207-210.
Thompson, S.C. (1981). Will it hurt less if I can control it? A complex answer to a simple question. Psychological Bulletin, 90, 89-101.
Tolman, E. C. (1955). Principles of performance. Psychological Review, 62, 315-326.
Trojan, A. & Hildebrandt, H. (1989). Konzeptionelle Überlegungen zu gesundheitsbezogener Netzwerkförderung auf lokaler Ebene. In Stark, W. (Hrsg.), Lebensweltbezogene Prävention und Gesundheitsförderung (97-116). Freiburg: Lambertus.
Tugwell, P., Bennett, K. J., Sackett, D. & Haynes, B. (1984). Relative risks, benefits and costs of intervention. In Warren, K. S. & Mahmoud, A. A. F. (Eds.), Tropical and Geographical Medicine. New York: McGraw Hill.
Tversky, A. & Kahneman, D. (1974). Judgement under uncertainty: Heuristics and biases. Science, 185, 1124-1131.
Tyler, T. R. & Cook, F. I. (1984). The mass media and judgements of risk: Distinguishing impact on personal and societal risk judgements. Journal of Personality and Social Psychology, 47, 693-708.
Vaux, A. (1988). Social support: Theory, research, and intervention. New York: Praeger.
Vlek, C. & Stallen, J. P. (1981). Judging risks and benefits in the small and in the large. Organizational Behaviour and Human Performance, 28, 235-271.
Voigt, D. (1978). Gesundheitsverhalten: Zur Soziologie gesundheitsbezogenen Verhaltens. Hypothesen – Theorien – empirische Untersuchungen. Stuttgart: Kohlhammer.
Wallston, B. S. & Wallston, K. A. (1978). Locus of control and health: A review of the literature. Health Education Monographs, 6, 107-117.
Wallston, B. S. & Wallston, K. A. (1984). Social psychological models of health behavior. An examinatian and integration. In Baum, A., Taylan, S. E. & Singer, J. E. (Eds.), Handbook of psychology and health (Vol. 4, 23-53). Hillsdale: Erlbaum.
Wallston, K. A. & Wallston, B. S. (1982). Who is responsible for your health? The construct of health locus of control. In Sanders, G. & Suls, J. (Eds.), Social psychology of health and illness (120-131). Hillsdale, Erlbaum.
Wallston, K. A. (1994). Theoretically based strategies for health behavior change. In O'Donnell, M. P. & Harris, J. S. (Eds.), Health promotion in the workplace (185-203). Albany: Delmar.
Weber, H. (1994). Effektivität von Bewältigung: Kriterien, Methoden, Urteile. In Heim, E. & Perrez, M. (Hrsg.), Krankheitsverarbeitung. Göttingen: Hogrefe.
Weber, R. P. (1990). Basic Content Analysis. Newbury Park: Roxbridge.
Weinman, J. (1990). Health psychology in the 1990's. In Drenth P. J., Sergeant, J A. & Takens, R. J. (Eds.), European perspectives in psychology (169-191). Chichester: Wiley.

Weinstein, N. D. & Lachendro, E. (1982). Egocentrism as a source of unrealistic optimism. Personality and Social Psychology Bulletin, 8, 195-200.

Weinstein, N. D. (1980). Unrealistic optimism about future life events. Journal of Personality and Social Psychology, 39, 806-820.

Weinstein, N. D. (1982). Unrealistic optimism about susceptibility to health problems. Journal of Behavioral Medicine, 5, 441-460.

Weinstein, N. D. (1984). Why it won't happen to me: Perceptions of risk factors and susceptibility. Health Psychology, 3, 43 1-457.

Weinstein, N. D. (1987a). Cross-hazard consistencies: Conclusions abaut self-protective behavior. In Weinstein, N. D. (Ed.), Taking care: Understanding and encouraging in self-protective behavior (325-335). Cambridge: Cambridge University Press.

Weinstein, N. D. (1987b). Introduction: Studying self-protective behavior. In Weinstein, N. D. (Ed.), Taking care: Understanding and encouraging in self-protective behavior (1-9). Cambridge, Cambridge University Press.

Weinstein, N. D. (1987c). Research and prevention programms for specific hazards. In Weinstein, N. D. (Ed.), Taking care: Understanding and encouraging in self-protective behavior (115-118). Cambridge: Cambridge University Press.

Weinstein, N. D. (1987d). Theoretical perspectives. In Weinstein, N. D. (Ed.), Taking care: Understanding and encouraging in self-protective behavior (11-13). Cambridge: Cambridge University Press.

Weinstein, N. D. (1987e). Unrealistic optimism about susceptibility to health problems: Conclusions from a community-wide sample. Journal of Behavioral Medicine, 10, 481-500.

Weinstein, N. D. (1988). The precaution adaption process. Health Psychology, 7, 355-386.

Weinstein, N. D. (1989). Perceptions of personal susceptibility to harm. In Mays, V. M., Albee, G. W. & Schneider, S. F. (Eds.), Primary prevention of AIDS: Psychological approaches (142-167). Newbury Park: Sage.

Weiss, J. M. (1972). Influence of psychological variables on stress induced pathology. In Porter R. & Knight, J. (Eds.), Physiology, emotion, and psychosomatic illness (253-279; 393-394). Amsterdam: Elsevier.

Wharton, R. & Lewith, G. (1986). Complementary medicine and the general practitioner. British Medical Journal, 292, 1498-1500.

White, R. W. (1956). Motivation reconsidered: The concept of competence. Psychological Review, 66, 297-333.

Wiesenauer, M., Noll, I. & Häussler, S. (1989). Verbreitung und Anwendungshäufigkeit von Naturheilverfahren. Therapeutikon, 2, 93-97.

Wolf, M. (1998). Biomathematisch-epidemiologische Methodenkenntnis bei niedergelassenen Ärzten und Zahnärzten. Das Gesundheitswesen, 60, 342-347.

Wolf, M. & Rosenberger, W. (1999). Fiktion und Wirklichkeit: Zahnärzte und Dentisten. Der Freie Zahnarzt, 43, 24-25.

Wurtele, S. K. & Maddux, J. E. (1987). Relative contributions of protection motivation theory components in predicting exercise intentions and behavior. Health Psychology, 6, 453-466.

Ziegler, R. (1972). Theorie und Modell. Der Beitrag der Formalisierung zur soziologischen Theorienbildung. München: Oldenbourg.

Zimet, G. D., Dahlem, N. W., Zimet, S. G. & Farley, G. K. (1988). The Multidimensional Scale of Perceived Social Support MSPSS. Journal of Personality Assessment, 52, 30-41.

Zimolong, B. (Hrsg.) (1991). Psychologie des Arbeits- und Gesundheitsschutzes (Themenheft). Zeitschrift für Arbeits- und Organisationspsychologie, 35, 46-96.

Anhang

13. Wissenschaftlicher Apparat

13.1 Literaturverzeichnis: Alternativmedizinische Verfahren

Bachmann, R. M.: Naturheilverfahren – Klassische Methoden in Bild und Text. Hippokrates, Stuttgart 1996.

Banis, R.: Energetische Testverfahren und angewandte Kinesiologie – ein kritischer Überblick. Erfahrungsheilkd 45, 245 (1996).

Baum, M.: Quack cancer cures or scientific remedies. Med Legal J 58, 137 (1990).

Becker, W: Fluor und Fluorid: Gift oder Medizin? dent-tax 13, 39 (1993).

Benner, K. U.: Elektroakupunktur nach Voll – Eine komplementäre Diagnose- und Heilmethode in vorderster Front. Philipp-Journal 9, 389 (1995).

Bock, K. D.: Wissenschaftliche und alternative Medizin. Springer, Berlin 1993.

Brügemann, H. (Hrsg.): Bioresonanz- und Multiresonanz-Therapie (BRT) – Neue, zukunftsweisende Therapieformen mit ultrafeinen Körperenergien und Umweltsignalen. Haug, Heidelberg 1993.

Bruker, M. O.: Vorsicht Fluor. Verlag für Ernährung, Medizin und Umwelt, Lahnstein 1987.

Bühler, K.-E., Sammet, I., Hewer, W.: Welche Patienten gehen zu Heilpraktikern und weshalb? Eine empirische Studie. Dtsch Ärztebl 83, 677 (1986).

Bühring, M.: Was ist Naturheilkunde? Z Allg Med 68, 1188 (1992).

Bundesärztekammer (Hrsg.): Memorandum: Arzneimittelbehandlung im Rahmen „besonderer Therapierichtungen". Deutscher Ärzte-Verlag, Köln 1993.

Burkhard, B.: Recht oder Lobby; Medizin im Binnenkonsens? Skeptiker 8, 80 (1995).

Cap, E.: Bemerkungen eines Physikers zur Bioresonanz. Allergol 18, 253 (1995).

Dogs, W: Ordnungstherapie – Lebensordnung – dynamische Psychotherapie. In: Hentschel, H.-D. (Hrsg.): Naturheilverfahren in der ärztlichen Praxis. Deutscher Ärzte-Verlag, Köln 1996.

Donath, K.: Grundsystem nach Pischinger – eine brauchbare Hypothese? In: Akademie Praxis und Wissenschaft in der Deutschen Gesellschaft für Zahn-, Mund- und Kieferheilkunde (Schriftenreihe APW): Pro und Kontra – Alternative Methoden in der Zahn-, Mund- und Kieferheilkunde. Hanser, München 1992.

Draczynski, G.: Das System der Grundregulation als Basis für eine ganzheitliche Zahnmedizin. In: Reichert, P., v. Treuenfeis, H. (Hrsg.): Biologische Zahnmedizin. Medizinisch Literarische Verlagsgesellschaft, Uelzen 1992.

Deutsche Gesellschaft für Allergie- und Immunitätsforschung: Stellungnahme zu den Methoden: Elektroakupunktur nach Voll (EAV), Bioresonanztest, Pendeln, Applied Kinesiology. Bochum 18. 8. 1993, G. Schultze-Werninghaus, s. auch Dt Derm 42, 891 (1994).

Deutsche Gesellschaft für Zahn-, Mund- und Kieferheilkunde: „Komplementäre Verfahren" in der Zahnheilkunde. Dtsch Zahnärztl Zschr 52, 564 (1997).

Eisenberg, D. M., Kessler, R. C., Foster, C. et al.: Unconventional medicine in the United States. Prevalence, costs, and patterus of use. N Engl J Med 328, 246 (1993).

Ernst, E.: Complementary medicine. Scritinising the alternatives. Lancet 341, 1626 (1993).

Ernst, E.: Naturheilkunde im Dritten Reich – Außenseiter, Schulmedizin und nationalsozialistische Machtpolitik. Dtsch Ärztebl 92 (3), B-80 (1995).

Ernst, E.: Urteile und Vorurteile zur Alternativmedizin. Dtsch Ärztebl 90, C 1881 (1993).

Feiereis, H.: Umweltkrankheit oder psychosomatische Störung? Internist Prax 36, 215 (1996).

Gaus, W: Die Wirksamkeit der klassischen homöopathischen Therapie bei chronischen Kopfschmerzen – Plan einer plazebokontrollierten Studie. Der Schmerz 6, 134 (1992).

Gerhard, I.: Naturheilverfahren in der Gynäkologie. Homöopathie und Akupunktur gegen drohenden Abort. Ärztl Prax 25, 88 (1993).

Gertler, A., Spitschuh, F.: Akupunktur: Neue Fakten kontra alte Thesen. Skeptiker 2, 12 (1989).

Gerz, W.: Applied Kinesiology (AK): Einsatzmöglichkeiten in der Praxis. Naturheilpraxis 8, 821 (1991).

Gerz, W.: Applied Kinesiology (AK): Geschichte und Grundlagen. Erfahrungsheilkunde 12, 881 (1992).

Geurtsen, W., Kerschbaum, Th.: Editorial. Dtsch Zahnärztl Z 49, 961 (1994).

Glomp, I.: Spontanheilungen bei Krebserkrankungen – Das Phänomen der unerwarteten Genesung. Dtsch Ärztebl 94, C 1268 (1997).

Gotzsche, P. C.: Is there logic in the placebo? Lancet, 342, 925-926 (1994).

Haag, G., Walach, H., Erbe, C., Schrömbgens, H.-H.: Unkonventionelle medizinische Verfahren. Verbreitung und Verwendung bei niedergelassenen Ärzten – Ergebnisse einer Fragebogenumfrage. Z Allg Med 68, 1184 (1992).

Habermann, E.: Naturheilverfahren am Beispiel der Phytotherapie. Dtsch Zahnärztl Zschr 52, 332 (1997).

Habermann, E.: Vergiftet ohne Gift. Glauben und Angst in der Toxikologie. Skeptiker 8, 92 (1995).

Habermann, E.: Wissenschaft, Glaube und Magie in der Arzneitherapie: Manifestationen, Theorie und Bedarf. Skeptiker 7, 4 (1994).

Habermann, E.: Wissenschaft, Glaube und Magie in der Arzneitherapie. Gießener Diskurse, Bd. 6, 1992.

Haffke, D.: 6. BÄK-Forum „Gesundheit und Umwelt" – Elektroakupunktur und Bioresonanz bieten Patienten keine Hilfe. Nieders Ärztebl 1, 24 (1997).

Häfner, H.: Iatrogene Amalgamphobie. Dtsch Ärztebl 91, 403 (1994).

Haidinger G., Gredler, B.: Bekanntheitsgrad, Anwendungshäufigkeit und Erfolg alternativer Heilmethoden in Österreich – Ergebnisse einer Bevölkerungsbefragung. Öff Gesundh Wes 50, 9 (1988).

Haisch, J.: Gesundheitserziehung. In: Hentschel, H.-D. (Hrsg.): Naturheilverfahren in der ärztlichen Praxis. Deutscher Ärzte-Verlag, Köln 1996.

Haltenhoff, H., Hesse, B. & Bühler, K.-E.: Beurteilung und Verbreitung komplementärmedizinischer Verfahren – eine Befragung von 793 Ärzten in Praxis und Klinik. Gesundheitswes, 57, 192-195 (1995).

Happle, R.: Schulmedizin und „Naturheilkunde". Forschung und Lehre – Mitteilungen des Deutschen Hochschulverbandes 1, 346 (1994).

Härtel, H.: Bildatlas der Herddiagnostik im Kieferbereich. Haug, Heidelberg 1992.

Hartnack, D.: Unkonventionelle medizinische Methoden – Wirklich wirksam und preiswert? Universitätsverlag, Ulm 1994.

Hege, H.: Das Lannoye-Papier – Alternativmedizin im Europäischen Parlament. Dtsch Ärztebl 92, B-1722 (1995).

Heim, B.. Elementarstrukturen der Materie. Bd. 1, 2. Aufl. 1989; Bd. 2, Resch, Innsbruck 1984.

Heim, B.: Einheitliche Beschreibung der Materiellen Welt. Resch, Innsbruck 1994.

Heine, H.: Warum Akupunktur wirkt. Neue morphologische Forschungen in der Medizin. Universitas 6, 589 (1994).

Heinecker, R.: Heilpraktiker aus schulmedizinischer Sicht. Hess Ärztebl 53, 3 (1992).

Hellwig, E.: Unkonventionelle Methoden in der Zahnmedizin – Fortschritt oder Irrweg? Zahnärztl Mitt 85, 786 (1995).

Hentschel, H.-D. (Hrsg.): Naturheilverfahren in der ärztlichen Praxis. Deutscher Ärzte-Verlag, Köln 1996.

Hentschel, H.-D.: Naturheilverfahren – Grundlagen, Möglichkeiten, Grenzen. Dtsch Ärztebl 92, A-2635 (1995).

Hewer, W.: Alternative Therapieverfahren. Überlegungen zur Frage ihrer Wirksamkeit. Münch Med Wschr 126, 1218 (1984).

Heyll, U., Wachauf, R.: „Symbioselenkung" oder „Mikrobiologische Therapie" – ein immunologisches Therapieprinzip? Versicherungsmed 49, 162 (1997).

Himmel, W., Schulte, M., Kochen, M. M.: Complementary medicine: Are patients' expectations being met by their general practitioners? Brit J Gen Pract 43, 232 (1993).

Hinz, R. (Hrsg.): Naturheilkunde beim Zahnarzt. Anbiss 1, 8 (1994).

Hörsted-Bindslev, R. (Hrsg.): Amalgam – eine Gefahr für die Gesundheit? Deutscher Ärzte-Verlag, Köln 1993.

Institut der Deutschen Zahnärzte (Hrsg.): Amalgam – Pro und Contra. Deutscher Ärzte-Verlag, Köln 1992.

Jewett, D. J., Fein, G., Greenber, M. H.: A double blind study of syndrom provocation to determine food sensitivity. N Engl J Med 323, 429 (1990).

Jungi, W. E., Senn, H. J. (Hrsg.): Krebs und Alternativmedizin. Internationales Symposium St. Gallen, November 1985. Zuckschwerdt, München – Bern – Wien 1986.

Jungmann, H.: Naturgemäße Heilmethoden. Steinkopf, Darmstadt 1985.

Kaiser, G., Weiger, M., Gallmeier, W. M.: Unkonventionelle Methoden in der Onkologie. Hilfe oder Risiko für Krebskranke? Münch Med Wschr 134, 774 (1993).

Kappauf, H. W., Gallmeier, W. M.: Onkologische „Alternativmedizin". Psychodynamische Aspekte bei der Inanspruchnahme. Münch Med Wschr 131, 618 (1989).

Kleijnen, J., Knipschild, 19, ter Riet, G.: Clinical trials of homoeopathy. Br Medical J 302, 316 (1991).

Koch, W. H.: Naturheilverfahren immer gefragter. Zahnärztl Mitt 85, 1200 (1995).

Kofler, H., Ulmer, H., Mechtler, E., Falk, M., Fritsch, P. O.: Bioresonanz bei Pollinose. Eine vergleichende Untersuchung zur diagnostischen und therapeutischen Wertigkeit. Allergol 19, 114 (1996).

Köhler, B.: Bioresonanz-Therapie – Einführung in die Quantenmedizin. Lehrbuch der Naturheilpraxis. Jungjohann, Neckarsulm 1994.

Köhler, B.: Bioresonanz-Therapie. In: Zentrum zur Dokumentation für Naturheilverfahren und Forschungsinstitut Freie Berufe (Hrsg.): Dokumentation der besonderen Therapierichtungen und natürlichen Heilweisen in Europa; Band V, 2. Halbband. VGM, Essen 1992.

Kramer, F: Elektroakupunktur in der zahnärztlichen Praxis. Haug, Heidelberg 1994.

Kraus, T.: Zur Häufigkeit umweltbezogener Somatisierungsstörungen. Arbeits-, Sozial-, Umweltmed 30, 147 (1995).

Kunz, B., Seeber, N., Lütke, R., Ring, J.: Kinesiologie in der Allergiediagnostik. Vortrag 39. Tag. Dtsch Dermatol Ges Karlsruhe, April 1997, Kurzfassung in: Hautarzt 48 (Suppl. 1) 22 (1997).

Lechner, J.: Herd, Regulation und Information. Hüthig, Heidelberg 1993.

Lechner, J.: Immunstress durch Zahnmetalle und Elektrosmog. raum & zeit 74, 5 (1995).

Leiner, D.: Funktionsdiagnostik aus ganzheitsmedizinischer Sicht. In: Sieben, G. K.: Atlas der zahnärztlichen Funktionsdiagnostik. Hanser, München 1995.

Linet, M.: Residual exposure to magnetic fields an acute lymphoblastic leukemia in children. N Engl J Med 337, 1 (1997).

Ludwig, W. Bioresonanz-Therapie; von der Biochemie zur Biophysik. Hufeland-J 6, 1 (1991).

Ludwig, W: Biophysikalische Diagnose und Therapie im ultrafeinen Energiebereich 1. Mitteilung. Erfahrungsheilk 32, 72 (1983).

Ludwig, W: Biophysikalische Diagnose und Therapie im ultrafeinen Energiebereich 2. Mitteilung. Erfahrungsheilk 32, 131 (1983).

Ludwig, W: Biophysikalische Diagnose und Therapie im ultrafeinen Energiebereich 3. Mitteilung. Erfahrungsheilk 32, 253 (1983).

Ludwig, W: Biophysikalische Diagnose und Therapie im ultrafeinen Energiebereich 6. Mitteilung. Erfahrungsheilk 32, 700 (1983).

Ludwig, W: Der Einfluß der ultrafeinen Bioenergie auf Diagnose und Therapie. Dtsch Z Biol Zahnmed 5, 103 (1989).

Mandel, P.: Die Energetische Terminalpunktdiagnose. Institut für wissenschaftlich energetische Fotografie und Diagnostik. Bruchsal 1984.

Marioth, R., Bartelt, D.: Naturheilverfahren in der Praxis. Prakt Arzt 28, 5:45; 11:45; 13:27 (1991).

Marx, H. H.: Das Dilemma von Wirksamkeit und Wirtschaftlichkeit bei alternativen Heilmethoden. Gesundheitswes 59, 297 (1997).

Marx, H. H.: Keine Medizin ohne wissenschaftlichen Nachweis der Wirksamkeit. Fortschr Med 114, 12 (1996).

Marx, H. H.: Wissenschaftliche Medizin oder alternative Heilmethoden – eine Grundsatzfrage. Med Klin 90, 107 (1995).

Matthiessen, P. F., Roßlenbroich, B., Schmidt, S.: Unkonventionelle medizinische Richtungen. Bestandsaufnahme zur Forschungssituation. ngm 5, 7 (1992).

Meiners, H.: Alternative Methoden in der Medizin. Dtsch Zahnärztl Zschr 52, 318 (1997).

Meiners, H.: Palladiumhaltige Dentallegierungen aus werkstoffkundlicher Sicht. Dentalecho 65/3, 36 (1995).

Meiners, H.: Was bedeutet wissenschaftlich anerkannt? Dtsch Zahnärztl Z 49, 972 (1994).

Melchart, D., Wühr, E., Lechner, J., Weidenhammer, W: Strukturdatenerhebung in der Internationalen Gesellschaft für Ganzheitliche Zahnmedizin. Forsch Komplementärmed 3, 21 (1996).

Moore, J., Phipps, K., Marce, R. D.: Why do people seek treatment by alternative medicine? Brit med J 290, 28 (1985).

Morell, E: MORA-Therapie. Haug, Heidelberg 1989.

Müller-Fahlbusch, H.: Psychosomatik – auch eine alternative Methode in der Zahn-, Mund- und Kieferheilkunde? In: Akademie Praxis und Wissenschaft in der Deutschen

Gesellschaft für Zahn-, Mund- und Kieferheilkunde (Schriftenreihe APW): Pro und Kontra – Alternative Methoden in der Zahn-, Mund- und Kieferheilkunde. Hanser, München 1992.

Mumenthaler, W.: Unkonventionelle Methoden in der Immunologie. Eine Literaturstudie. Universitätsverlag, Ulm 1994.

Murray, R. H., Rubel, A. J.: Physicians and healers – unwitting partners in health care. N Engl J Med 326, 61 (1992).

Narr, H.: Ärztliches Berufsrecht. Deutscher Ärzte-Verlag, Köln 1997.

Oepen, I., Windeler, J.: Kritische Betrachtung unkonventioneller Methoden in der Gynäkologie und Geburtshilfe. Gynäkol 27, 361 (1994).

Oepen, I.. Arztrechtliche Aspekte bei Anwendung unkonventioneller diagnostischer und therapeutischer Methoden in der Zahnheilkunde. Zahnärztl Gesundheitsdienst 20, 4 (1990).

Oepen, I.: Kritische Bewertung unkonventioneller diagnostischer und therapeutischer Methoden in der Zahnheilkunde. Fortschr Kieferorthop 53, 239 (1992).

Oepen, I.: Paramedizinische Verfahren in Diagnostik und Therapie – eine Ubersicht. In: Qepen, I. (Hrsg.): An den Grenzen der Schulmedizin. Deutscher Ärzte-Verlag, Köln 1985.

Ostendorf, G.-M.: Akupunktur. Münch Med Wochenschr 135, 320 (1993).

Ostendorf, G.-M.: Elektroakupunktur nach Voll (EAV). Münch Med Wochenschr 135, 350 (1993).

Ostendorf, G.-M.: Mora- und Bioresonanz-Therapie. Münch Med Wochenschr 135, 400 (1993).

Ostendorf, G.-M.: Begutachtung von Naturheilverfahren, alternativen Behandlungsmethoden und Heilpraktikern. Versicherungsmed 46, 174 (1994).

Ostendorf, G.-M.: Die Bedeutung von Naturheilverfahren und „alternativen" Methoden für die Zahnheilkunde. Dtsch Zahnärztl Zschr 49, 329 (1997).

Ostendorf, G.-M.: Die Propagierung von Außenseitermethoden an deutschen Hochschulen. Versicherungsmed 45, 85 (1993).

Ostendorf, G.-M.: Probleme der Alternativmedizin in der privaten Personenversicherung. Versicherungsmed 47, 224 (1995).

Pischinger, A.: Das System der Grundregulation. Haug, Heidelberg 1990.

Prokop, O., Radam, G., Strauch, H.: Psychofotografie, Geisterfotografie und Fotografie der menschlichen „Bioaura". In: Oepen, I., Prokop, O. (Hrsg.): Außenseitermethoden in der Medizin. Wiss. Buchgesellschaft, Darmstadt 1986.

Püschel, K., Lockemann, U., Saukko, P., Klöppel, A., Eisenmenger, W.: Scharlatanerie mit tödlichem Ausgang. Münch Med Wschr 138, 287 (1996).

Radenbach, D., Hildebrand, A.: Bioresonanztherapie. Schles-Hol Ärztebl Heft 10, 4 (1995).

Reichert, P.: Elektroakupunktur – eine anzuerkennende Untersuchungsmethode? In: Pro und Kontra. Alternative Methoden in der Zahn-, Mund- und Kieferheilkunde. Hanser, München – Wien 1992.

Ring, J., Gabriel, G., Vieluf, D., Przybilla, B.: „Klinisches Ökologie-Syndrom" („Öko-Syndrom"). Münch Med Wschr 133, 38 (1991).

Ritter, H., Habighorst, H. G.: Die Verbreitung nicht allgemein anerkannter Heilverfahren in der freien Praxis. Med Welt 22, 1409 (1971).

Röhl, H., Rühl, H. O.: Physiotherapie. In: Zöller, B., Zöller, I: Komplementäre Schmerztherapie in der Zahnheilkunde. Hippokrates, Stuttgart 1995.

Rom, D. v.: Das Phänomen der unwillkürlichen Beeinflussung der Armkraft. natura-med 1, 19 (1995).

Rossmann, H.: Die Elektroakupunktur nach Voll. Therapeutikon 5, 312 (1991).

Rost, A.: Regulationsthermographie. In: Schimmel, Ch. (Hrsg.): Lehrbuch der Naturheilverfahren, Bd. II. Hippokrates, Stuttgart 1990.

Rotschuh, K. E.: Naturheilbewegung, Reformbewegung, Alternativbewegung. Hippokrates, Stuttgart 1983.

Rudolf, G.: Psychotherapeutische Medizin. Enke, Stuttgart 1996.

Ruf, I.: Elektroakupunktur nach Voll. Naturamed 6, 613 (1991).

Runow, K.-D.: Klinische Ökologie. Umweltkrankheiten – Neue Wege in Diagnose und Therapie. Hippokrates, Stuttgart 1994.

Schäfer, H.: Gefährdet Elektrosmog die Gesundheit? Akad. f. Technikfolgenabschätzung in Baden-Württemberg, Stuttgart 1995.

Schöni, M. H., Nikolaizik, W. H., Schöni-Affolter, F.: Efficacy Trial of Bioresonance in Children with Atopic Dermatitis. Int Arch Allergy Immunol 112, 238 (1997).

Schrömbgens, H. H: Außenseitermethoden in der Allgemeinpraxis. Münch Med Wschr 120, 1620 (1978).

Schwarz, R.: Paramedizin in der Arzt-Patient-Beziehung. Z Allg Med 65, 871 (1989).

Seichert, N.: Elektrotherapie oder Elektromythologie? Krankengymnastik 47, 480 (1995).

Seichert, N.: Kritisches zur Elektroakupunktur nach Voll (EAV). Vortrag 34. Bayerischer Zahnärztetag 1993. In: Bayerische Zahnärztekammer (Hrsg.): Alternative und Grenzbereiche der modernen Zahnheilkunde. Quintessenz, Berlin 1993.

Sergl, H. G.: Psychologie und Psychosomatik in der Zahnheilkunde. Urban & Schwarzenberg, München 1996.

Siebert, G. K.: Ergebnisse der Studie zur Werkstofftestung mittels EAV an der FU Berlin. Regulations Med 1, 78 (1996).

Sonnabend, E., Kurz, H., Redl, L.: „Elektroherddiagnostik" – Realität oder Hypothese? Zahnärztl Prax 31, 199 (1980).

Spezialistenkommission der Schweiz. Gesellschaft für Allergologie und Immunologie (SGAI): Allergologie und Alternativmedizin. Schweiz Monatsschr Zahnmed 106, 412 (1996).

Stacher, A.: Der Dialog Schulmedizin – Komplementärmedizin: Ein Gebot der Stunde. Biol Zahnmed 12, 3 (1996).

Staehle, H. J.. Alternative „Ganzheitsmedizin" – Hilfe oder Hemmschuh bei der Verwirklichung eines biologischen Verständnisses der Zahn-, Mund- und Kieferheilkunde? Quintessenz 46, 1669 (1995).

Staehle, H. J.: „Komplementäre Verfahren" in der Zahnheilkunde. Dtsch Zahnärztl Zschr 52, 323 (1997).

Staehle, H. J.: Können die künftigen Herausforderungen an die Zahnheilkunde mit „alternativ-ganzheitlichen" Ansätzen bewältigt werden? Frei Zahnarzt 8, 26 (1996).

Staehle, H. J.: Unterwanderungsverdacht – Scientology und Alternativmedizin. Zahnärztl Mitt 87, 1370 (1997).

Staehle, H. J.: Wege zur Realisierung einer präventionsorientierten Zahnheilkunde in Deutschland. Förderung erfolgversprechender Strategien – Aufholung von Versäumnissen – Korrektur von Fehlentwicklungen. Hanser, München 1996.

Steiner, O.: Wegweiser für eine neue klinische Zahn-, Mund- und Kieferheilkunde – Ganzheitsbehandlung. Lehmanns, München 1938.
Stiftung Warentest (Hrsg.): Die andere Medizin – Nutzen und Risiken sanfter Heilmethoden. Westermann Druck, Braunschweig 1991.
Stiftung Warentest (Hrsg.): Handbuch Die Andere Medizin. Berlin 1996.
Thomas, K., Can, J., Westlake, L., Williams, B. T.: Use of non-orthodox and conventional health care in Great Britain. Br Med J 302, 207 (1991).
Thomsen, J.: Konventionelle Zahnheilkunde und Werkstoffe dürfen in keinem Gegensatz zu biologischem und biokybernetischem Denken stehen. In: Bordewieck, E., Talkenberger, P. P.: Zahnmedizin im 3. Jahrtausend. Möwe, Idstein 1991.
Turner, J. A., Deyo, R. A., Loeser, J. D., von Korff, M. & Fordyce, W. E. (1994). The Importance of Placebo Effects in Pain Treatment and Research. JAMA, 271, 1609-1614.
Veraguth, O.: Das psychogalvanische Reflexphänomen. Karger, Basel 1909.
Verkasalo, P. K.: [Studie über den Zusammenhang zwischen Krebserkrankung und Magnetfeldern]. Brit Med J 313, 1047 (1996).
Visser, H.: Quecksilber-Exposition durch Amalgamfüllungen – „Göttinger Amalgamgutachten 1992". Göttingen 1992.
Vogel, E., Grell, L.: Was ist das: Bioresonanz-Therapie? Tägl Prax 37, 899 (1996).
Volkmer, D.: Biophysikalische Therapie in der Zahnheilkunde. Dtsch Z Biolog Zahnmed 6, 62 (1990).
Volkmer, D.: Der Biokompatibilitätsbegriff heute. Vortrag im Karl-Häupl-Institut, Düsseldorf 17. 2. 1996.
Volkmer, D.: Jenseits der Molaren. Energetik, Bruchsal 1988.
Voll, R.: Das Herdgeschehen in Diagnose und Therapie durch Elektroakupunktur nach Voll (EAV). Biol Zahnmed 1, 30 (1985).
Walach, H., Haag, G.: Homöopathie bei Kopfschmerzen. Der Schmerz 10, 156 (1996).
Wantke, F., Stanek, K. W., Götz, M., Jarisch, R.: Bioresonanz Allergietest versus Pricktest und RAST. Allergol 16, 144 (1993).
Wharton, R., Lewith, G.: Complementary medicine and the general practitioner. Brit med J 292, 1498 (1986).
Wiesenauer, M., Noll, J., Haussler, S.: Verbreitung und Anwendungshäufigkeit von Naturheilverfahren. Therapeutikon 2, 93 (1989).
Wiesenauer, M.: Umgang mit Außenseitermethoden In: Kochen, M. M. (Hrsg.): Allgemeinmedizin. Hippokrates, Stuttgart (1992).
Windeler, J.: Argumentationsstrukturen bei der Verteidigung nicht wissenschaftlich begründeter Verfahren in der Medizin. In: Köbberling, I. (Hrsg.): Die Wissenschaft in der Medizin. Selbstverständnis und Stellenwert in der Gesellschaft. Schattauer, Stuttgart 1992.
Wrbitzky, R., Drexler, H., Letzel, St., Gräf, W., Lehnert, G.: Umweltmedizin – eine Standortbestimmung. Dtsch Ärztebl 93, C 1742 (1996).
Wrbitzky, R.: „Amalgamvergiftung" bei einer Zahnarzthelferin. Arbeits-, Sozial- und Umweltmed 30, 276 (1995).
Wüthrich, B.: Gibt es Nahrungsmittelallergien vom Typ III? Allergologie 13, 371 (1990).
Wüthrich, B.: Nahrungsmittelallergie. Orale Provokationstests mit Nahrungsmitteln und / oder Nahrungsmittelzusatzstoffen – Kreuzreaktionen bei Milcheiweißallergie. internist prax 38, 21 (1997).

Zöller, B.: Akupunktur. In: Zöller, B., Zöller, J.: Komplementäre Schmerztherapie in der Zahnheilkunde. Hippokrates, Stuttgart 1995.

Zuck, R.: Der Standort der besonderen Therapierichtungen im deutschen Gesundheitswesen. Rechtsgutachten für den Europäischen Verbraucherverband für Naturmedizin. Neue jur Wschr 44, 2933 (1991).

13.2 Fragebogen

WHO ORAL HEALTH ASSESSMENT FORM (1986)

COUNTRY ....

Leave Blank	Year	Month Day	Identification Number	Original/ Duplicate	Examiner
(1) ☐☐☐☐ (4)	(5) ☐☐ (6)	☐☐☐☐	(7) ☐☐☐☐ (10)	☐ (11)	☐ (12)

GENERAL INFORMATION Name ....

Age in years (13) ☐☐ (14)

Sex (M = 1, F = 2) ☐ (15)

Ethnic Group ☐ (16)

Occupation ☐ (17)

Geographic Location (18) ☐☐ (19)

Location type:

1 = urban
2 = periurban
3 = rural

☐ (20)

OTHER DATA (specify and provide codes)

☐ (21)
☐ (22)
☐ (23)

MALOCCLUSION

0 = none
1 = slight
2 = moderate or severe

☐ (24)

PERIODONTAL STATUS (CPITN)

	17/16	11	26/27	
(25)	☐	☐	☐	(27)
(28)	☐	☐	☐	(30)
	47/46	31	36/37	

0 = healthy
1 = bleeding
2 = calculus
3 = pocket 4-5 mm (black band of probe partially visible)
4 = pocket 6 mm or more (black band of probe not visible)
x = excluded sextant

DENTITION STATUS AND TREATMENT NEED

	18	17	16	15 (55)	14 (54)	13 (53)	12 (52)	11 (51)	21 (61)	22 (62)	23 (63)	24 (64)	25 (65)	26	27	28	
status (31)	☐	☐	☐	☐	☐	☐	☐	☐	☐	☐	☐	☐	☐	☐	☐	☐	(46)
treatment (47)	☐	☐	☐	☐	☐	☐	☐	☐	☐	☐	☐	☐	☐	☐	☐	☐	(62)

	48	47	46	45 (85)	44 (84)	43 (83)	42 (82)	41 (81)	31 (71)	32 (72)	33 (73)	34 (74)	35 (75)	36	37	38	
status (63)	☐	☐	☐	☐	☐	☐	☐	☐	☐	☐	☐	☐	☐	☐	☐	☐	(78)
treatment (79)	☐	☐	☐	☐	☐	☐	☐	☐	☐	☐	☐	☐	☐	☐	☐	☐	(94)

STATUS

Permanent Teeth		Primary Teeth
0	= sound	A
1	= decayed	B
2	= filled & decayed	C
3	= filled, no decay	D
4	= missing due caries	E
5	= missing any other reason	-
6	= sealant, varnish	F
7	= bridge abutment or special crown	G
8	unerupted tooth	-
9	= excluded tooth	-

TREATMENT

0 = none
1 = caries arresting or sealant care
2 = one surface filling
3 = two or more surface fillings
4 = crown or bridge abutment
5 = bridge element
6 = pulp care
7 = extraction
8 = need for other care
9 = (specify)

FLUOROSIS

☐ (95)

0 = normal
1 = questionable
2 = very mild
3 = mild
4 = moderate
5 = severe

OPACITIES AND OTHER ENAMEL DISORDERS

☐ (96) (97) ☐☐ (98)

0 = none
1 = opacities
2 = hypoplasia
3 = tetracycline
4 = mutilation
5 = attrition
6 = more than one condition, specify

number of teeth affected

DENTURE WEARING

upper lower

(99) ☐☐ (100)

0 = no denture
1 = partial denture
2 = full denture

NEED FOR DENTURES

upper lower

(101) ☐☐ (102)

0 = no denture needed
1 = need to repair denture
2 = need for partial denture
3 = need for full denture

ORAL MUCOSA & BONE LESIONS

(103) ☐☐☐☐☐ (107)
(108) ☐☐☐☐☐ (112)

ICD-DA Codes

unidentified lesion ☐ (113)

TEMPORO-MANDIBULAR JOINT ASSESSMENT

☐ (114)

0 = TMJ normal
1 = TMJ clicking
2 = self-correcting blocking
3 = dislocation of TMJ
4 = pain related to TMJ

NEED FOR IMMEDIATE CARE

life-threatening condition ☐ (115)

jaw/s fracture ☐ (116)

pain or infection ☐ (117)

referral to care ☐ (118)

0 = absent
1 = present/referral

OTHER CONDITIONS

(specify and provide codes)

☐ (119)
☐ (120)

WHO 5433 ORH (4 86) 12000

Wuppertal
GESUNDHEITSAMT
ZAHNÄRZTLICHER DIENST
BUNDESALLEE 243-247
42103 WUPPERTAL

FernUniversität
Gesamthochschule in Hagen

Sehr geehrte Patientin,
sehr geehrter Patient,

viele Menschen haben manchmal Schwierigkeiten oder Probleme mit ihren Zähnen, mit ihrem Zahnfleisch oder auch mit ihren Prothesen. Welche der folgenden Aussagen könnte auf Sie zutreffen?

Wenn Sie der Meinung sind, die Aussage trifft überhaupt nicht auf Sie und Ihre Situation zu, dann kreuzen Sie bitte **0** an. Wenn Sie dagegen der Meinung sind, die Aussage trifft genau auf Sie und Ihre Situation zu, kreuzen Sie bitte **4** an. Bitte kreuzen **1, 2** oder **3** an, wenn Sie die beschriebene Situation so oder ähnlich erleben.

Bitte füllen Sie den Bogen aufgrund Ihrer eigenen Erfahrungen aus. Da es uns auf Ihre persönliche Erfahrungen ankommt, gibt es hier keine richtigen oder falschen Antworten.

Alle Ihre Antworten unterliegen selbstverständlich der ärztlichen Schweigepflicht.

Wir freuen uns über Ihre Mitarbeit!

Mit herzlichem Dank für Ihre Mühe,

Ihr

Med.-Dir. Dr. Manfred Wolf
Gesundheitsamt Wuppertal

Telefax (0202) 563-8053

Bankverbindung:
Stadtsparkasse Wuppertal
100 719 (BLZ 330 500 00)

Sie erreichen uns mit
der Schwebebahn
(Haltestelle Döppersberg)

		trifft **nicht** zu				trifft **genau** zu
1.	Irgend etwas stimmt nicht mit meinen Zähnen, mit dem Kiefer oder mit meiner Prothese.	0	1	2	3	4
2.	Ich habe Schwierigkeiten beim Abbeißen oder Kauen.	0	1	2	3	4
3.	Nach dem Essen bleiben Speisenreste zwischen meinen Zähnen, an den Füllungen oder Kronen oder an meiner Prothese hängen.	0	1	2	3	4
4.	Ich habe einen schlechten Atem.	0	1	2	3	4
5.	Wegen der Probleme im Mund habe ich Verdauungsschwierigkeiten und Magenprobleme.	0	1	2	3	4
6.	Meine Allgemeingesundheit leidet unter meinen Zahn-, Mund- und Kieferproblemen.	0	1	2	3	4
7.	Ich bin im Mund sehr empfindlich, besonders beim Verzehr heißer oder kalter Speisen oder Getränke.	0	1	2	3	4
8.	Irgend etwas an meinen Zähnen, am Kiefer oder an meinen Prothesen stört mich ganz einfach.	0	1	2	3	4
9.	Ich habe Zahnschmerzen.	0	1	2	3	4
10.	Mir tut der ganze Mund weh.	0	1	2	3	4
11.	Die Schmerzen strahlen vom Mund und vom Kiefer weiter aus und verursachen mir Kopfschmerzen.	0	1	2	3	4
12.	Ich habe wegen der Beschwerden Schwierigkeiten beim Essen.	0	1	2	3	4
13.	Ich kann nachts wegen der Beschwerden im Mund nicht schlafen, oder ich wache dann auf.	0	1	2	3	4
14.	Die Beschwerden mit meinen Zähnen machen mich nervös.	0	1	2	3	4
15.	Wegen dieser Beschwerden bin ich gereizt und ärgerlich.	0	1	2	3	4

		trifft **nicht** zu				trifft **genau** zu
16.	Ich fühle mich wegen der Beschwerden bedrückt und unsicher.	0	1	2	3	4
17.	Mein Geschmacksempfinden ist beeinträchtigt.	0	1	2	3	4
18.	Auf bestimmte Speisen oder Getränke verzichte ich lieber.	0	1	2	3	4
19.	Meine Ernährung ist wegen der Probleme beim Essen nicht ausgewogen und vollwertig.	0	1	2	3	4
20.	Aufgrund meiner Probleme beim Essen speise ich nur ungern in Gesellschaft.	0	1	2	3	4
21.	Die Leute schauen besonders auf meinen Mund.	0	1	2	3	4
22.	Ich fürchte mich, den Mund aufzumachen.	0	1	2	3	4
23.	Mein Aussehen ist beeinträchtigt.	0	1	2	3	4
24.	Ich habe Schwierigkeiten, manche Wörter korrekt auszusprechen oder bestimmte Laute zu bilden.	0	1	2	3	4
25.	Mein Gesprächspartner kann mich manchmal nicht richtig verstehen.	0	1	2	3	4
26.	Wegen meiner Probleme mit meinen Zähnen fühle ich mich in Gesellschaft nicht wohl.	0	1	2	3	4
27.	Ich bin wegen der Zahn- und Mundprobleme gehemmt und befangen.	0	1	2	3	4
28.	Durch die Probleme bin ich im Umgang mit anderen Menschen ungeduldig und ungehalten.	0	1	2	3	4
29.	Ich kann mich kaum noch auf etwas anderes als auf die Probleme im Mund konzentrieren.	0	1	2	3	3
30.	Ich habe Angst, nie wieder normal essen und ohne Beschwerden im Mund leben zu können.	0	1	2	3	3
31.	Diese Probleme nehmen mich so in Beschlag, daß ich meine Arbeit nicht mehr richtig erledigen kann.	0	1	2	3	3

Wuppertal
GESUNDHEITSAMT
ZAHNÄRZTLICHER DIENST
BUNDESALLEE 243-247
42103 WUPPERTAL

FernUniversität
Gesamthochschule in Hagen

Sehr geehrte Patientin,
sehr geehrter Patient,

im folgenden werden Sie gebeten, zu einigen persönlichen Aussagen Stellung zu nehmen. Sie haben dabei die Möglichkeit, jeder Aussage stark, mittel oder schwach zuzustimmen oder sie stark, mittel oder schwach abzulehnen. Bitte markieren Sie jeweils das Antwortkästchen durch ein Kreuz, welches Ihrer persönlichen Meinung am besten entspricht.

Bitte denken Sie dabei auch an Ihre gesundheitliche Situation, an die aktuelle zahnärztliche Behandlung und berücksichtigen Sie insbesondere Ihre gegenwärtige Zahn-, Mund- oder Kiefererkrankung!

Hier ist ein Beispiel für die Beantwortung der Aussagen:

Ich bin ein lebhafter Mensch.	---	--	-	+	++	+++

Ist diese Aussage für Sie sehr falsch, kreuzen Sie bitte an: ---

Ist diese Aussage für Sie falsch, kreuzen Sie bitte an: --

Ist diese Aussage für Sie eher falsch, kreuzen Sie bitte an: -

Ist diese Aussage für Sie eher richtig, kreuzen Sie bitte an: +

Ist diese Aussage für Sie richtig, kreuzen Sie bitte an: ++

Ist diese Aussage für Sie sehr richtig, kreuzen Sie bitte an: +++

Bitte füllen Sie den Bogen aufgrund Ihrer eigenen Erfahrungen aus. Da es uns auf Ihre persönliche Erfahrungen ankommt, gibt es hier keine richtigen oder falschen Antworten.

Alle Ihre Antworten unterliegen selbstverständlich der ärztlichen Schweigepflicht.

Wir freuen uns über Ihre Mitarbeit!

Mit herzlichem Dank für Ihre Mühe,

Ihr

Med.-Dir. Dr. Manfred Wolf
Gesundheitsamt Wuppertal

Seite -2-

Im folgenden werden Sie gebeten, zu einigen Aussagen Stellung zu nehmen. Markieren Sie bitte jeweils das Antwortkästchen, das Ihrer persönlichen Meinung am besten entspricht.

	Diese Aussage ist:	sehr falsch					sehr richtig
01.	Es hängt hauptsächlich von mir ab, ob sich andere Menschen nach meinen Wünschen richten oder nicht.	- - -	- -	-	+	++	+++
02.	Zufällige Geschehnisse bestimmen einen großen Teil meines Lebens und Alltags.	- - -	- -	-	+	++	+++
03.	Ich habe das Gefühl, daß vieles von dem, was in meinem Leben passiert, von anderen Menschen abhängt.	- - -	- -	-	+	++	+++
04.	Ich komme mir manchmal taten- und ideenlos vor.	- - -	- -	-	+	++	+++
05.	Ob ich einen Unfall habe oder nicht, hängt alleine von mir und meinem Verhalten ab.	- - -	- -	-	+	++	+++
06.	Wenn ich Pläne schmiede, bin ich mir ganz sicher, daß das Geplante auch Wirklichkeit wird.	- - -	- -	-	+	++	+++
07.	Ich habe oft einfach keine Möglichkeiten, mich vor Pech zu schützen.	- - -	- -	-	+	++	+++
08.	Mehrdeutige Situationen mag ich nicht, da ich nicht weiß, wie ich mich verhalten soll.	- - -	- -	-	+	++	+++
09.	Wenn ich bekomme, was ich will, so spielt Glück meistens auch eine Rolle.	- - -	- -	-	+	++	+++
10.	Andere Menschen verhindern oft die Verwirklichung meiner Pläne.	- - -	- -	-	+	++	+++
11.	Ich kann mich am besten selbst durch mein Verhalten vor Krankheiten schützen.	- - -	- -	-	+	++	+++
12.	Ich weiß oft nicht, wie ich meine Wünsche verwirklichen soll.	- - -	- -	-	+	++	+++
13.	Vieles von dem, was in meinem Leben passiert, hängt vom Zufall ab.	- - -	- -	-	+	++	+++
14.	Mein Leben und Alltag werden in vielen Bereichen von anderen Menschen bestimmt.	- - -	- -	-	+	++	+++
15.	Ob ich einen Unfall habe oder nicht, ist vor allem Glückssache.	- - -	- -	-	+	++	+++
16.	Ich kenne viele Möglichkeiten, mich vor Erkrankungen zu schützen.	- - -	- -	-	+	++	+++

	Diese Aussage ist:	sehr falsch					sehr richtig
17.	Ich habe nur geringe Möglichkeiten, meine Interessen gegen andere Leute durchzusetzen.	- - -	- -	-	+	++	+++
18.	Es ist für mich nicht gut, weit im voraus zu planen, da häufig das Schicksal dazwischenkommt.	- - -	- -	-	+	++	+++
19.	Um das zu bekommen, was ich will, muß ich zu anderen Menschen freundlich und zuvorkommend sein.	- - -	- -	-	+	++	+++
20.	In unklaren oder gefährlichen Situationen weiß ich immer, was ich tun kann.	- - -	- -	-	+	++	+++
21.	Es ist reiner Zufall, wenn sich andere Menschen einmal nach meinen Wünschen richten.	- - -	- -	-	+	++	+++
22.	Mein Wohlbefinden hängt in starkem Maße vom Verhalten anderer Menschen ab.	- - -	- -	-	+	++	+++
23.	Ich kann sehr viel von dem, was in meinem Leben passiert, selbst bestimmen.	- - -	- -	-	+	++	+++
24.	Manchmal weiß ich überhaupt nicht, was ich in einer Situation machen soll.	- - -	- -	-	+	++	+++
25.	Gewöhnlich kann ich meine Interessen selbst vertreten und erreiche dabei das, was ich will.	- - -	- -	-	+	++	+++
26.	Ob ich einen Unfall habe oder nicht, hängt in starkem Maße von dem Verhalten anderer ab.	- - -	- -	-	+	++	+++
27.	Wenn ich bekomme, was ich will, so ist das immer eine Folge meiner Anstrengung und meines persönlichen Einsatzes.	- - -	- -	-	+	++	+++
28.	Auch in schwierigen Situationen fallen mir immer viele Handlungsalternativen ein.	- - -	- -	-	+	++	+++
29.	Damit meine Pläne eine Chance haben, richte ich mich beim Planen nach den Wünschen anderer Leute.	- - -	- -	-	+	++	+++
30.	Mein Lebenslauf und mein Alltag werden alleine durch mein Verhalten und meine Wünsche bestimmt.	- - -	- -	-	+	++	+++
31.	Es hängt vom Schicksal ab, ob ich krank werde oder nicht.	- - -	- -	-	+	++	+++
32.	Für die Lösung von Problemen fallen mir immer viele Möglichkeiten ein.	- - -	- -	-	+	++	+++

Überprüfen Sie bitte, ob Sie alle Fragen beantwortet haben.

Name: .... Vorname: .... geb.: .... Nr. ....
(Jahr, Monat, Tag)

Datum: .... ledig, verheiratet, verwitwet, geschieden Anzahl der Kinder: ....
(Fehlgeburten)

Beruf: .... Adresse: .... Telefon: ....

Fragebogen zur homöopathischen Behandlung

Dieser Fragebogen ist ein wichtiges Hilfsmittel bei unserer Behandlung. Die Ausführlichkeit der folgenden Fragestellungen ist notwendig, um ein genaues Bild von Ihrem Krankheitszustand in alle Feinheiten hinein zu bekommen.
Alle Fragen sollen daher zutreffend, unbefangen und uneingeschränkt beantwortet werden. Besonders wichtig sind erfahrungsgemäß die Hinweise auf seelische Erscheinungen, Gemütsreaktionen und Ausdrucksformen des Charakters, um der ganz individuellen Note Ihrer Krankheit nahe zu kommen. Es darf daher keine Frage übergangen oder nicht ehrlich beantwortet werden.
Der gewissenhafte Arzt berücksichtigt jede auch noch so unscheinbare Krankheitsäußerung. Deshalb wünscht er gerade solche, wie Gemütssymptome, Empfindungen oder äußere Umstände, die eine Krankheit begleiten, von Ihnen zu erfahren. Gerade die begleitenden Umstände einer Krankheit oder seltenen Krankheitszeichen, die sonderbar und eigen sind, sind die wichtigsten: „Kann im warmen Zimmer kaum atmen", oder „besser durch Hitze", oder „Gefühl eines Haares auf der Zunge" usw. Daher sind die folgenden drei Punkte besonders genau und ausführlich zu beschreiben (vielleicht gesondertes Blatt nehmen).

1. Gemüts- und geistige Symptome, abnormale:
Zum Beispiel „Gefühl, verfolgt zu werden" oder „Angst vor Unbestimmtem".

2. Modalitäten:
Das heißt, **jeder** Einfluß, der einen Zustand bessert oder verschlimmert (zum Beispiel: Besserung oder Verschlimmerung durch Hitze, Kälte, Ruhe, Bewegung, Lage, durch Essen, bei Tage, während der Regel, durch atmosphärische Störungen usw.).

3. Empfindungen:
(Zum Beispiel: pulsierender, stechender Splitterschmerz oder Schnürungsgefühl am Hals usw.). Benützen Sie keine wissenschaftlichen Ausdrücke. Erzählen Sie nicht, was Sie vorher von Ihrem Arzt erfahren haben. Sprechen Sie vielmehr unbefangen wie ein Kind. Versuchen Sie den möglichst genauen Ausdruck zu finden um zu beschreiben, was Sie empfunden und was Sie und Ihre Umgebung eindeutig beobachtet haben. Wenn es sich um ungewöhnliche Empfindungen handelt, dann benützen Sie Vergleiche wie zum Beispiel: „kalt zwischen den Schulterblättern, als ob Wasser darauf gespritzt wird", oder „Schmerzen am Herz, als ob eine Hand es packt". Bei lange bestehenden Krankheiten (chronischen) ist im allgemeinen von größter Wichtigkeit, selbst Begebenheiten aus der frühesten Kindheit genauestens zu kennen wie zum Beispiel: Nachtschweiße, Drüsenschwellungen, Appetitlosigkeit, Durst, Bauchschmerzen, Unverträglichkeit bestimmter Nahrungsmittel (Milch, Fett, Obst), abnorme Gelüste (Kreide essen, Salz lecken), sich wiederholende kleinere Krankheiten. Ausflüsse aus Nase, Ohren, Hals und Scheide sind zu erwähnen, ebenso Ausschläge und die Art ihrer Absonderungen genauestens zu beschreiben (Menge, Aussehen, Farbe, Geruch, ätzender Charakter usw.).

Beim Ausfüllen der Fragen gehen Sie so vor:
Zuerst suchen Sie unter **„Besondere Fragen"** das Organ oder die Organe, an welchen Sie die hauptsächlichsten Beschwerden haben, und antworten auf alle diesbezüglichen Fragen ausführlich. Benützen Sie dabei möglichst Maschinen- oder Druckschrift! **Antworten Sie in Stichworten!** Vergessen Sie bitte nicht, vor jede Antwort die Nummer der entsprechenden Frage zu setzen. (Falls der Raum für die Beantwortung nicht ausreichen sollte, benützen Sie bitte einen Extrabogen und vergessen Sie auch hier nicht die Nummer der Fragen anzugeben.) Wenn das geschehen ist, dann lesen Sie den Abschnitt der **Modalitäten** und tragen dort alle **äußeren** Faktoren ein, welche Ihre Beschwerden gebessert, verschlimmert oder zum Stillstand gebracht haben. Schließlich lesen Sie auch die anderen Abschnitte über die **Gemüts- und geistigen Symptome** und tragen dort Ihre bemerkenswerten Beobachtungen ein.

Fragen

Allgemeine Fragen:

1. Krankheiten und Eigenschaften der Eltern? Woran erkrankt, wann gestorben, wie alt?

2. Seit wann bestehen Ihre Krankheitsbeschwerden? Wann, wie und wo sind sie entstanden? Welches sind die äußeren und die inneren Umstände, die zur Auslösung Ihrer Krankheit geführt haben (Erkältung, Kälte, Wärme, Luftzug, Feuchtigkeit, Föhn, Nebel, Kummer, Wut, Ärger, Verletzungen, Unfall, unverträgliche Nahrung. Folgen besonderer Lebens- oder Arbeitsweisen usw.)?

3. Haben Sie sonstige Empfindungen an einem Teil des Körpers, seinen Organen oder am ganzen Körper? wie zum Beispiel: Kribbeln, Leerheitsgefühl, Schwächegefühl, Gefühl des Eingeschlafenseins, Ziehen, Beklemmungen, Gefühl des Zusammenschnürens oder Klopfens? Welches ist die genaue Stelle am Körper? Durch was werden sie hervorgerufen, verschlimmert oder gebessert?

4. Welches sind die Zeiten des Tages oder der Nacht oder die näheren Umstände, welche diese Empfindungen hervorrufen, verschlimmern, bessern oder zurückdrängen (Mahlzeiten, Kälte, Hitze, Erregungen, Beschäftigungen, Regel usw.)?

5. Müssen Sie sich warm anziehen oder gar gewisse Körperteile warm einhüllen, um sich wohl zu fühlen oder um gewisse Leiden zu verringern?

6. Welches ist der genaue Charakter Ihrer Beschwerden? Haben Sie Schmerzen oder eine Empfindungsstörung? (Art dieser Schmerzen: brennend, klopfend, drückend, zusammenziehend, stechend, spannend, anfallweise. Oder die Art der Empfindungsstörung: Vergrößerungsgefühl, Gefühl der Schwere, wie von einem Stein oder Klotz.)

7. Bestehen diese Beschwerden beständig oder werden sie durch störungsfreie Zeiträume unterbrochen?

8. In welchen zeitlichen Abständen treten diese Beschwerden auf? (Alle Tage, alle Wochen oder einmal im Jahr, oder zu einer bestimmten Stunde.)

9. Zu welcher Zeit des Tages oder der Nacht sind die Beschwerden am stärksten, bzw. am schwächsten ausgeprägt?

10. Welches sind die besonderen Umstände oder Einflüsse, welche Ihre Beschwerden verschlimmern oder bessern?

11. Wie ist der Zustand oder das Aussehen des befallenen Körperteiles bezüglich Umfang, Empfindlichkeit, Temperatur, Farbe, Trockenheit, Feuchtigkeit oder Ausfluß?

12. Wie sind Ihre anomalen Ausscheidungen beschaffen (aus Augen, Ohren, Nase, Scheide usw.)? Wie die Menge, Farbe, Geruch, Beschaffenheit (wässerig, milchig, schleimig, rahmig, fadenziehend, eiweißartig, klebrig); wie ihre Zusammensetzung (Blut, Krusten, Häute, Eiter usw.); sind sie ätzend, beißend, wird die Wäsche verfärbt oder gar beschädigt?

13. Welches sind die üblichen Beschwerden, denen Sie am meisten unterworfen sind (Verstopfung, Durchfall, Schlaflosigkeit, Kälte- oder Hitzeempfindlichkeit, krankmachende Wirkungen von Nahrungsmitteln)?

14. Welches sind die früheren Krankheiten, die Sie seit Ihrer Geburt durchgemacht haben, besonders solche, die sich wiederholen? (Stockschnupfen, Anginen, Drüsenschwellungen, Mittelohrentzündungen, häufige Bronchialkatarrhe, Magenverstimmungen usw.)?
Wie alt waren Sie beim ersten Gehen?
Wie alt waren Sie beim ersten Sprechen?

15. Welche Arzneimittel haben Sie bisher häufig oder regelmäßig eingenommen, und wie haben Sie Ihre Alltagsbeschwerden behandelt?

16. Welches sind die Beschäftigungen, die Sie am meisten ermüden (geistige oder körperliche Anstrengungen)?

17. Sind Sie nach dem Essen sehr müde und schläfrig und haben das Bedürfnis sich hinzulegen? Oder sind Sie im Gegenteil gezwungen, sich zu bewegen, herumzugehen? Fühlen Sie sich wohler bei der Bewegung?

18. Gibt es Beschwerden, die ausgesprochen in der Ruhe auftreten (Herzklopfen, Herzdruck, Kopfschmerzen usw.)? Wann? — kurz nach dem Einschlafen, um Mitternacht oder gegen Morgen?

Modalitäten (siehe Blatt 1): Der Kranke muß gut beobachten und nachdenken, um die fraglichen Umstände, welche gewisse Störungen des Befindens bessern, verschlimmern oder zum Verschwinden bringen, genauestens beschreiben zu können. **Die** Umstände, welche den Allgemeinzustand (Gesamtverfassung) und die **Mehrzahl** der Störungen beeinflussen, sollen in **diesem** Abschnitt eingetragen werden (denn gleiche Umstände können **unterschiedlich** auf einzelne Organstörungen wirken und nur **gewisse** Beschwerden charakteristisch beeinflussen, **ohne den Allgemeinzustand** zu beeinträchtigen).

19. Welchen Einfluß haben auf Sie: Wetterumschlag, Kälte, Wärme, Föhn, Gewitter, feuchte Luft, Regen, klares schönes Wetter, kaltes trockenes Wetter, feuchtes warmes Wetter, frische Luft, Nebel usw.? (Ihre Reaktion, vorher, während oder nachher.)

20. Welchen Einfluß beobachten Sie an sich bei den verschiedenen Mondphasen?

21. Welchen Einfluß haben auf Sie: Gerüche, Geräusche, Musik, das gesprochene Wort, tröstender Zuspruch, Sonnenlicht oder künstliches Licht, Dunkelheit, Dämmerung, Nacht, die Gesellschaft, Alleinsein, das Essen (während und nachher), Fasten oder Hungern, das Stehen, das Liegen (auf dem Rücken, auf der Seite, die schmerzt, auf der rechten, auf der linken Seite), das Gehen, das Bewegen einzelner Körperteile, Berührung, Druck, Reiben, das heiße oder kalte Bad, heiße oder kalte Umschläge, Aufenhalt in geschlossenen, warmen Räumen, in der Nähe von Wasser oder im Gebirge?

Besondere Fragen

Gemüts- und geistige Symptome:

22. Wie ist Ihr Temperament: sind Sie sanft, anhänglich, sentimental, zum Zorne geneigt, zum Weinen geneigt, schwermütig, unzugänglich, traurig, heftig, ungestüm, leidenschaftlich oder fanatisch?

23. Was trifft Ihre Empfindlichkeit am meisten (Vorwürfe, Ungerechtigkeiten, Unannehmlichkeiten, Kummer, Geringschätzung, Verleumdung oder Widerspruch)?

24. Wie reagieren Sie auf die unter Nr. 23 angeführten Einflüsse (Tränen, offene oder geheime Wut, nachtragend, schließen Sie sich in Ihr Zimmer ein usw.)?

25. Sind Sie standhaft, zuverlässig, leicht beeinflußbar, stur oder veränderlich, eigenwillig, tyrannisch oder anpassungsfähig?

26. Sind Sie gleichgültig und gegen was, schon immer oder erst seit Ihrer Krankheit (gegen Ihre Familie, Ehepartner, oder gar gegen früher liebgewordene Gewohnheiten oder Menschen)?

27. Sind Sie tapfer, schüchtern, ängstlich, beherzt oder verzagt?

28. Haben Sie Verständnis, Geduld, werden Sie in der Gesellschaft als angenehm empfunden, wollen Sie die Umwelt beherrschen und ertragen Sie keinen Widerspruch?

2

29. Waschen Sie sich gern oder sind Sie nachlässig damit? Wären Sie nachlässig, wenn man Sie nicht zur Sauberkeit anhalten würde? Wie waren Sie als Kind diesbezüglich?

30. Sind Sie Ihrer Art nach peinlich genau oder nachlässig in Ihren Geschäften, in Ihrer Sorge um Ordnung in Ihrem Zimmer, auf dem Schreibtisch und in Ihrer Kleidung? (Es gibt hier natürlich nur das ureigene Bedürfnis, es so oder so tun zu müssen, nicht die Vernunfthandlung, oder das, wozu Sie angehalten werden!)

31. Wie waren Sie in der Schule? Hatten Sie Selbstvertrauen oder Lampenfieber? Waren Sie sehr beeindruckt durch eine Rüge oder gleichgültig?

32. Wie verhalten Sie sich in Gesellschaft? Lieben Sie es, sich zu unterhalten, Vorträge zu halten oder sind Sie verlegen? Nehmen Sie Rücksicht auf das, was die anderen interessiert, oder drängen Sie andern Ihren Gesprächsstoff auf?

33. Sind Sie von ausgewogenem Wesen oder reagieren Sie plötzlich? Wenn Sie prompt reagieren, neigen Sie nur zu leichter Aufregung oder zu Wutausbrüchen, zu Entrüstung, zu anhaltender Begeisterung oder zu einem Strohfeuer?

34. Charakterliche Eigenschaften: Eifersucht, Geiz, Verschwendung, Starrsinn, Eigensinn, neigen Sie zu Widerspruch, sind Sie genießerisch, trotzig, nachtragend, gesellig?

35. Lieben Sie ein ruhiges und geordnetes Leben oder ziehen Sie Abwechslung und Veränderung vor?

36. Wie wirken auf Sie: Veränderungen, Reisen oder die Gleichförmigkeit des täglichen Lebens?

37. Wie ist Ihre gewöhnliche Gemütsstimmung (zufrieden, glücklich, freudig, optimistisch oder pessimistisch, zu trüben oder verneinenden Gedanken neigend)?

38. Sind Sie Stimmungswechsel unterworfen? Wann, durch was?

39. Wie reagieren Sie auf Widerwärtigkeiten des Lebens (ruhig, mit unverhohlenem Weinen, stillem Kummer, offensichtlicher Wut, mit Heftigkeit oder groben Worten, verdrängter Wut, Empörung, Niedergeschlagenheit oder stehen Sie gar in unaufhörlichem Streit mit Ihrer Umwelt)?

40. Haben sich Ihre Charakteranlagen im Laufe der Jahre verändert? Welche Veränderung glauben Sie feststellen zu können?

41. Glauben Sie unter einer zwiespältigen Veranlagung zu leiden und welches sind die beiden Pole Ihres Wesens, zwischen welchen Sie schwanken?

42. Wie steht es mit Ihren geistigen Fähigkeiten (geistige Energie, Gedächtnis, Konzentrationsfähigkeit, Arbeitsfähigkeit, Meditation)?

Kopf

Schwindel:

43. Empfinden Sie Schwindel, Betäubungsgefühl? (Beschreiben Sie die Art möglichst genau, zum Beispiel: „Der Schwindel zieht von vorn nach hinten", oder „von oder nach einer Seite", „Schwindel im Liegen, beim Gehen, beim Stehen, beim Augenschließen oder -öffnen, bei Drehung des Kopfes, beim Bücken, beim Aufrichten, beim Aufwärtssehen oder beim Abwärtssehen, nach dem Essen, beim Heben des Kopfes, im Bett usw.; Gefühl des Fallens nach vorne oder nach hinten".)

Kopfschmerzen:

44. Leiden Sie an Kopfschmerzen? Welches ist der genaue Ort dieser Kopfschmerzen? Seit wann bestehen diese Kopfschmerzen? Wann treten die Kopfschmerzen auf?

45. Zu welchen Tages- oder Nachtzeiten treten Ihre Kopfbeschwerden auf? Wann nehmen sie zu oder ab oder zu welchen Zeiten hören sie auf? Welchen Einfluß haben im Sinne der Verschlimmerung oder Verbesserung: Ruhe, Bewegung, Druck, Lage des Kopfes, Einbinden, Kälte, Wärme, frische Luft, Gefahrenwerden, voller oder leerer Magen, kalte Füße, die Zeit vor, während oder nach der Regel?

46. Welche Umstände begleiten, gehen voraus oder folgen Ihren Beschwerden (Sehstörungen, Brechreiz, Erbrechen, Hitzewallungen, Frost, Gereiztheit, Weinen)?

47. In welchem Zustande befindet sich Ihr Haar (Farbe, Wuchs, Dichtigkeit, glatt oder gewellt, Fettigkeit, Haarausfall, wo wann und wie)? In der Jugend — im Alter?

Auge:

48. In welchem Zustande befinden sich Ihre Augen (Tränenfluß, Entzündung der Augen oder der Lidränder, Gerstenkörner oder andere Leiden am Lidrand, trockene Schuppen, Krustenbildung, Nässen, Ausfall der Wimpern)? Wo, wann und wie treten diese Leiden auf, Empfindlichkeit gegen natürliche oder künstliche Beleuchtung?

49. Besteht Kurz- oder Weitsichtigkeit, Zwinkern, Schielen? Bestehen Augenschmerzen? (zum Beispiel „Schmerzen, als ob die Augen an Drähten in den **Kopf** hineingezogen werden", „als ob sie aus dem Kopf herausfallen wollten", „Gefühl, als ob Sand in den Augen wäre").

50. Beschreiben Sie genau Ihre Sehstörungen. Zu welcher Tages- oder Nachtzeit nehmen sie zu, ab oder hören auf? Welches sind die anderen Umstände, die sie beeinflussen oder hervorrufen (Jahreszeit, Temperatur, Lesen, Licht usw.)?

Ohren:

51. Haben Sie Ohrenschmerzen, Schwerhörigkeit oder Ohrgeräusche? Besteht die Schwerhörigkeit für sämtliche Töne oder nur für das gesprochene Wort? Besteht Sausen, Brummen, Pfeifen, Klopfen, Rauschen und wann? Durch was wird es verschlimmert und durch was wird es besser? Sind diese Beschwerden ständig oder zeitweise?

Nase:

52. In welchem Zustande befindet sich Ihre Nase? Bestehen abnorme Absonderungen, Krustenbildungen, Geschwüre, Neigung zu Furunkeln, Verstopfung, Blutungen, Eiterungen, Wundheit, Fließschnupfen, Stockschnupfen, Heuschnupfen, Druck oder Schmerz in der Nasenwurzel?

53. Ist die Nasenatmung gestört, ganz verlegt oder nur auf einer Seite, zeitweise oder immer? Bestehen Geruchsstörungen, Unfähigkeit Düfte wahrzunehmen, für alle Geruchsqualitäten? Oder bestehen Geruchstäuschungen (alles riecht faulig, nach Knoblauch usw.)?

Gesicht:

54. In welchem Zustande befindet sich die Haut Ihres Gesichtes, der Ohren, der Nase und des Kopfes?

55. Haben Sie Ausschläge dort, Warzen, Trockenheit der Haut, Risse (Lippen, Mund- und Augenwinkel, Nasenöffnungen)? Hautstellen mit erweiterten Gefäßen? Feuchte oder eitrige Absonderungen, Krustenbildungen? Stellenweise Schweißbildung oder Schweißbildung im ganzen Gesicht oder auf dem Kopfe? (Beschreiben Sie bitte die vorhandenen Erscheinungen genau.)

Mund, Hals, Zähne:

56. In welchem Zustand befinden sich Ihre Lippen, Zunge, Mandeln, Mundboden und Zahnfleisch? (Trockenheit, Speichelfluß, Mundgeruch, Schrunden, Wunden?) Bekommen Sie öfters Bläschen an den Lippen? an der Zunge?

57. Empfinden Sie einen besonderen Schmerz oder eine besondere Störung beim Kauen oder beim Schlucken? (Schlimmer beim Leerschlucken des Speichels oder beim Schlucken von Speisen und Getränken)?

58. Haben Sie Brennen auf der Zunge, an der Spitze oder am Rand? Können Sie die Zunge frei bewegen oder haben Sie Gefühlsstörungen in der Zunge (Taubheit, Unbeweglichkeit, Schwellungsgefühle, Gefühl des Eingeschlafenseins)?

59. Bestehen Geschmacksstörungen? Außerhalb der Mahlzeiten oder beim Essen wie: alles schmeckt bitter, metallisch, nach faulen Eiern, fade, salzig, süßlich?

60. Wie ist der Zustand Ihrer Zähne? Ist das Gebiß kräftig, gesund und vollständig, oder neigen Sie zu starkem Zahnverfall? Verfärben sich Ihre Zähne leicht (gelblich, bräunlich, schwärzlich)? Wo setzt der Zahnverfall am häufigsten an (Krone, Hals oder Wurzel)? Ist der Zahnverfall mit Schmerzen verbunden oder welche Empfindungen begleiten ihn (Vergrößerungsgefühl, Lockerungsgefühl, Gefühl, als ob die Zähne zu lang seien, Klopfen)? Geben Sie an, durch welche äußeren Umstände die Zahnbeschwerden hervorgerufen werden, sich verschlimmern, sich bessern oder zum Abklingen kommen. (Heiße oder kalte Flüssigkeiten, Wärme, Druck, Witterungswechsel, Ärger, Aufeinanderbeißen, Bewegung usw.).
Haben Sie Zähne, deren Nerven abgetötet wurden?

Magen:

61. Wie ist Ihr Appetit? Haben Sie Heißhungergefühl? Vor dem Essen oder auch außerhalb der gewohnten Mahlzeiten und wann? Sind Sie schnell satt, oder kommt der Appetit erst während des Essens? Haben Sie Hunger, sind gleich satt und trotzdem bald darauf wieder hungrig?

62. Haben Sie ausgesprochene Abneigung oder Ekel vor jedem Essen oder gewissen Nahrungsmitteln (Fett, Eier, Fleisch, süß, sauer; Getränke: Milch, Alkohol, Kaffee) oder gegen Kochdünste?

63. Haben Sie außerordentliches Verlangen nach gewissen Nahrungsmitteln (Zucker, Salz, Sauerkraut, geräuchertes Fleisch, Brot, Obst) oder nach gewissen Getränken (kaltes Wasser, heiße Milch, Bier, Wein, Schnaps)? Besteht in dieser Beziehung trotz Verlangen nach bestimmten Dingen Unverträglichkeit derselben nach ihrem Genuß? (Nur die instinktmäßigen Gelüste sind wichtig!)

64. Haben Sie Durst und nach welchen Getränken? (In großen oder kleinen Mengen, heiß oder kalt, tags oder nachts — Uhrzeit angeben —, nach dem Essen, im Fieber oder im Frost?)

65. Welche Beschwerden treten nach dem Essen oder Trinken auf und nach welchem Zeitraum? Fühlen Sie sich besser oder schlechter nach dem Trinken, nach der Nahrungsaufnahme oder wenn der Magen leer ist (Hunger- oder Nüchternschmerz)? Gefühl, ein hartgekochtes Ei oder ein Stein liege im Magen?

66. Nach welchen Nahrungsmitteln fühlen Sie sich schlechter (Milch, Brot, gewisse Fleischsorten, Säuren, Kartoffeln, Alkohol, Fette, Süßigkeiten, Eis oder Obst)?

4

67. Haben Sie Aufstoßen, Brennen (an Zunge, Schlund, Magen, After usw.)? Erbrechen, Brechreiz oder Magenschmerzen? Welches sind die Tageszeiten und Umstände, die sie hervorrufen, verschlimmern, bessern oder beenden?

68. Welche anderen Beschwerden gehen diesen voran oder folgen ihnen? Fühlen Sie sich besser oder schlechter nach Aufstoßen, Abgang von Blähungen oder Erbrechen?

69. Welches ist das Aussehen, der Geschmack, die Farbe und der Geruch des Erbrochenen?

Bauch und Stuhlgang:

70. Haben Sie Winde, Kollern, Blähungen und bei welchen Gelegenheiten? Zu welcher Tageszeit? Nach dem Essen? Was wurde vorher gegessen, welche Speisearten, Frischgemüse, trockene oder frische Früchte, gelagerte oder gekochte, heiß oder kalt?

71. Wie riechen Ihre Gase und fühlen Sie sich erleichtert nach Abgang derselben oder nicht?

72. Wo im Bauch befinden sich Ihre Schmerzen? Wie reagieren sie auf Druck oder Reibung? Heiße oder kalte Anwendungen?

73. Wie verhalten Sie sich, wenn Sie Leibschmerzen haben? Krümmen Sie sich zusammen oder strecken Sie sich mit hohlem Kreuz? Drücken Sie sich die Stuhllehne in den Bauch oder vertragen Sie keine Berührung?

74. Stören Sie Ihre Kleider, besonders Gürtel, Kragen, Strumpfhalter, Korsett usw.?

75. Wie oft täglich oder wöchentlich haben Sie Stuhlgang? Wie ist die Beschaffenheit Ihrer Stühle, (Dicke, Farbe, Geruch, Menge, Konsistenz, mit Schleim- oder Blutbeimengung)?

76. Besteht Neigung zu Durchfall? (Art des Durchfalles: Schleimbeimengung, ist er wie Wasser, erfolgt die Entleerung in einem Guß oder portionsweise, morgens früh, oder sofort nach dem Essen?)

77. Besteht Stuhlgang zu bestimmten Uhrzeiten, morgens oder nachts, aus dem Bett treibend oder nach der ersten Bewegung, vor, während oder nach der Regel? Besteht vergeblicher Drang nach Stuhlentleerung, oder das Gefühl-des-nicht-Fertigseins danach, oder krampfartige Schmerzen danach im After? Abgang vieler Blähungen und wenig Stuhl? Schleimabgang ohne Stuhl? Schneiden, Kollern und Rumpeln im Leibe, vor, während oder nach dem Stuhl? Gefühl einer Kugel im After? Splitterschmerz im After? Heraustreten des Afters oder eines Teiles der Darmschleimhaut bei oder nach dem Abgang des Stuhles?

78. Bestehen Jucken des Afters, Hämorrhoiden, örtliche Schweiße, Wundheit und Risse der Haut am After oder Damm? Fistelbildung? Ausschläge (naß oder trocken)? Feigwarzen?

Blase:

79. Haben Sie Schmerzen an der Blase, in dem Harnleiter? Fließt Ihr Urin gut, sofort und ohne Hindernis? Beschreiben Sie genau die Beschwerden, welche vor, während oder nach dem Harnlassen entstehen.

80. Wie oft und wieviel urinieren Sie? Wie ist die Farbe und der Geruch des Urins? Ist der Urin klar oder trüb, bildet sich ein Satz beim Stehen (weiß, milchig, ziegelrot oder dunkelbraun)? Wie ist die Stärke des Harnstrahles, ist er unterbrochen? Kann der Urin nur in bestimmten Stellungen gelassen werden und in welchen?

81. Besteht unwillkürlicher Harnabgang, beim Husten, Niesen, Lachen, Stehen, Gehen, Heben, Liegen, tags oder nachts?

82. Besteht häufiger Harndrang, besonders tags oder nachts? Mit oder ohne Schweißausbruch? Große oder kleine Portionen? Tropfenweise, mit oder ohne Brennen, Stechen, Krampfen? Besonders schlimm vor, während oder nach der Regel? (Witterungswechsel, Kälteeinwirkung, kalte Füße, nach dem Waschtag.)

83. Besteht Harndrang mit Entleerung großer Mengen wasserklaren Harns, vor oder nach Erregungen, Schreck, Schmerzanfällen?

84. Bestehen auffallende Gerüche des Urins (wie nach Veilchen, Katzenurin Pferdeurin, streng, stechend, aufdringlich oder übelriechend)?

85. Bestehen eigenartige Empfindungen in der Harnröhre (Drang zum Wasserlassen mit Frostschaudern. Kann den Urin trotz des großen Dranges nicht lassen. Drang zum Urinieren beim Anblick oder Hören von fließendem Wasser. Kann in Gegenwart anderer keinen Urin lassen Heißes Blei in der Harnröhre)?

Geschlechtsorgane:

86. Ist Ihr geschlechtliches Verlangen normal, gesteigert oder verringert? Besteht ein regelmäßiger Verkehr oder ist er durch irgendwelche Umstände beeinträchtigt?

87. Haben Sie Schmerzen oder andere störende Empfindungen in bzw an den Geschlechtsorganen?

88. Empfinden Sie eine normale Befriedigung während und nach dem Beischlaf? Empfinden Sie besondere Müdigkeit oder Verschlechterung nach dem Beischlaf (Herzklopfen, Kreuzschmerzen, Erschöpfung, Schwindel, Schweißausbruch, Brechreiz, wehenartiges Ziehen — wird dadurch die Regel beeinflußt)?

89. Bestehen abwegige Neigungen, Bedürfnisse oder Wünsche in erotischer Beziehung (Onanie-Neigung, Perversionen der Empfindungen, Kontaktschwäche zum Partner, denken Sie beim Akt nur an sich oder auch an Ihren Partner)?

90. Hatten Sie eine Geschlechtskrankheit und welche? Seit wann und wie behandelt?

Männlich:

91. Treten Erektionen und Samenerguß normal, vorzeitig, verzögert oder nur im Schlaf auf?

92. Haben Sie irgendwelche Beschwerden an den Hoden (Ziehen, Druckempfindlichkeit, Gefühl des Gequetschtseins, Venenerweiterung, Jucken am Hoden, nässender Ausschlag, Risse, Schwellungen, Verhärtungen, Geschwüre, stinkende Schweiße)?

Frauen:

93. In welchem Alter haben Sie Ihre erste Regel bekommen?

94. In welchem Alter ist Ihre Regel ausgeblieben?

95. War die Regel bisher normal, regelmäßig und in welchen Zeitabständen?

96. Wie lange dauert sie? Wie stark ist sie? (Wieviel Binden brauchen Sie pro Tag und wieviel insgesamt?) Wie ist die Farbe und der Geruch des Blutflusses?

97. Ist Ihr Fluß regelmäßig und beständig? Ist er stärker tagsüber oder in der Nacht? Stillstand in der Nacht oder bei Bewegung, oder verschlimmert die Bewegung?

98. Bestehen Unterbrechungen während der Regel? Fließt sie nur tagsüber oder nur nachts?

99. Welche Beschwerden haben Sie vor, während oder nach der Regel (Schmerzen oder Krämpfe im Rücken, im Leib oder in den Oberschenkeln, welche sich beim Eintritt der Regel bessern oder anhalten oder nach der Regel besonders stark werden)? Bestehen dabei Verdauungsstörungen, Erbrechen, sexuelle Lustempfindungen, Hitzegefühl oder so heftige Beschwerden, daß sie Sie zum Hinliegen zwingen (Ohnmacht mit kaltem Schweiß oder Schmerzen zum Erbrechen)?

100. Ist der Allgemeinzustand gestört oder das seelische Verhalten verändert (mißlaunisch, heftig, ungerecht, zornig, weinerlich, unwiderstehliches erotisches Verlangen)? Wie sind diese Beschwerden vor, während und nach der Regel?

101. Besteht Ausfluß (Weißfluß, Fluor)? Wie ist die Farbe, Menge und Beschaffenheit?

102. Kommt er stärker **vor** oder **nach** der Regel?

103. Riecht der Ausfluß stark und wonach? Verfärbt er die Wäsche und wie? Ist der Ausfluß milde, wundmachend oder ätzend (angegriffene Unterwäsche) trotz größter Sauberkeit? Fließt er beim Aufstehen morgens das Bein hinab, als käme das Regelblut? Besteht dabei Trockenheit oder Hitzegefühl der Scheide? Jucken der Schamlippen? Wundsein?

104. Kommt die Regel gerne verspätet, verzögert und zu schwach oder anstatt des Regelblutes Weißfluß, Blutungen aus der Nase oder den Brüsten?

105. Bestehen Schwellungen, Temperaturen, Ziehen, Stechen und Schmerz oder Berührungsempfindlichkeit der Brüste (am 14. Tag, vor, während oder nach der Regel)?

Atmungsorgane:

106. Haben Sie irgendwelche Atmungsbeschwerden? Sind Sie kurzatmig in Ruhe oder bei Bewegung? Haben Sie Beklemmungen und Schmerzen im Bereich des Brustkorbes bzw. der Luftröhre oder sogar Angstgefühle?

107. Wie ist der Zustand Ihrer Stimme? Sind Sie öfters heiser? Wann (nach kaltem Luftzug, bei Aufregung, nach längerem Reden, durch kalte Füße usw.)?

108. Haben Sie Auswurf (leicht lösbar, zäh, kleine Klumpen, große Massen, lange Fäden ziehend, schmeckt er salzig, süßlich, faulig oder ist er geschmacklos)?

109. Haben Sie Husten? Welcher Art ist Ihr Husten (Häufigkeit, Stärke der Anfälle, trocken oder feucht, bellend oder erstickend)?

110. Wann husten Sie (zu welcher Stunde des Tages und der Nacht, in Ruhe oder bei Bewegung, im warmen Zimmer oder im Freien, wenn Sie sich hinlegen oder wenn Sie auf sind, während des Essens oder während des Trinkens, beim Einatmen kalter Luft, nachts, beim Warmwerden im Bett, nachts aus dem ersten Schlaf aufwachend, um Mitternacht, nach Mitternacht oder bei anderen äußeren Umständen)?

111. Was beruhigt Ihren Husten? (Es wird dabei nicht nach den Medikamenten gefragt, sondern nach den äußeren Umständen, wie: Schlucken heißer Milch, Zudecken von Mund und Nase, Herumgehen usw.)

112. Welches sind die Nebenerscheinungen, die den Hustenanfällen vorangehen, sie begleiten oder ihnen folgen (Schmerzen auf der Brust, welche Seite, im Bauch, im Kopf, als wenn er platzen wollte, Brennen in der Luftröhre, ständiger Kitzel im Hals, Besserung nach Abhusten des Schleimes, kalter Schweiß am Körper, der Husten ist von Frost gefolgt, Wegspritzen von Urin usw.)?

Rumpf und Glieder:

113. Haben Sie Herzklopfen? Gefühl des Flatterns oder eines Stolperns am Herzen? Gefühl, als ob das Herz an einem Faden hinge? Druck auf der Brust mit dem Gefühl, als ob eine eiserne Hand das Herz zusammenpresse? Angst, das Herz bleibe stehen, wenn Sie nicht tief einatmen oder den Atem anhalten, wenn Sie sich nicht sofort bewegen oder sich ganz still verhalten? Stiche am Herzen? Plötzliches Wachwerden mit Druck am Herzen? (Schildern Sie die Umstände und Zeiten des Tages oder der Nacht, welche eine der obigen Beschwerden hervorrufen können, wie: Ruhe, Bewegung, Anstrengung, Aufregung, Regel, Witterungswechsel.)

114. Fühlen Sie sich unpäßlich durch den Druck der Kleider und haben Sie die Gewohnheit, Kleidungsstücke zu öffnen (Gürtel, Kragen usw.)? Zu welcher Tageszeit?

115. Haben Sie ab und zu Schmerzen im Rücken, zwischen den Schulterblättern, in der Nieren- oder Kreuzbeingegend? (Wann? Im Bett? Beim Stehen, Gehen, Bücken usw.?)

116. Haben Sie Schmerzen in den Muskeln, in den Knochen, in der Knochenhaut oder in den Gelenken?

117. Bestehen diese Schmerzen ständig, an einer bestimmten Stelle des Körpers oder ziehen sie herum? Welche Körperseite wird von Schmerzen vorwiegend oder häufiger befallen?

118. In welcher Richtung gehen diese Schmerzen? Von den Füßen und Beinen aufsteigend oder vom Kopf und den Armen absteigend? Kreuzen sie sich, bestehen sie nur auf einer Seite oder wechseln sie die Seite?

119. Welches sind die näheren Umstände und Zeiten, die die Schmerzen hervorrufen, verschlimmern, bessern oder zum Abklingen bringen (zu welchen Tages- oder Nachtstunden, Uhrzeit angeben, beim Stehen, Liegen, am Anfang des Bewegens oder erst nach lange fortgesetzter Bewegung oder am Ende einer Bewegung, durch Umhergehen, durch kalte oder warme, feuchte oder trockene Anwendungen, Witterungswechsel usw.)?

120. Ist die Haut heiß oder kalt, sind die betroffenen Gelenke geschwollen, die Haut darüber gerötet, heiß oder sonst verändert, besteht Berührungsempfindlichkeit oder Besserung durch Druck?

121. Besteht eine Neigung zu Bänderschwäche (häufiges Umknicken und schmerzloses abendliches Anschwellen der Fußgelenke)?

122. Leiden Sie an kalten Füßen und kalten Händen? Haben die Beine eine blaurote Farbe, oder besteht Hitzegefühl in den Fußsohlen (tagsüber oder besonders nachts im Bett)?

123. Schlafen nachts die Arme ein mit dem Gefühl des Ameisenkribbelns, mit dem Gefühl der Vergrößerung oder Anschwellung, besonders der Fingerglieder? Taubheitsgefühle und Bewegungseinschränkung? Werden Sie davon nachts wach und was führt zur Besserung dieser Beschwerden: Herabhängenlassen oder Hochheben der Gliedmaßen, kalte Anwendungen oder die Wärme unter der Bettdecke? Wann sind diese Erscheinungen schlimmer, vor oder nach Mitternacht? Witterungswechsel? Kälte?

124. Leiden Sie an Wadenkrämpfen, und wann treten diese auf? Nachts im Bett oder durch Herumgehen?

125. Haben Sie geschwollene Drüsen (oben am Hals, in den Achselhöhlen, in den Leisten oder in den Brüsten)? Welche Beschwerden machen diese Schwellungen?

126. Welcher Art sind diese Drüsenschwellungen (groß, klein, hart, weich, heiß, kalt, rot, schmerzhaft oder unempfindlich und seit wann)?

127. Haben Sie Krampfadern an den Beinen, an den Schamlippen, auf der Bauchdecke, oder sonstige Blutgefäßzeichnungen (an den Wangen, der Nase oder anderen Körperteilen)?

128. Haben Sie Organsenkungen oder Empfindungen, als ob gewisse Organe (Gebärmutter, Magen) sich senken wollten?

129. Bestehen alte Brüche oder Verrenkungen oder andere ähnliche Gebrechen? Welches sind Ihre Empfindungen dabei (Gefühl, etwas aus dem Unterleib zu verlieren usw.)?

130. Bestehen sonstige Gebrechen oder Beschwerden, die hier nicht angeführt wurden?

Schlaf:

131. Wie ist Ihr Schlaf, nachts und am Tage (tief, leicht, erregt, erholsam, oberflächlich, unterbrochen)?

132. Zu welcher Tages- oder Nachtzeit haben Sie Schlafbedürfnis oder werden Sie schläfrig? (Stunde angeben, nach Mahlzeiten, Liegen, Sitzen).

133. Schlafen Sie schwer ein, wird der Schlaf öfters unterbrochen, können Sie leicht wieder einschlafen oder bleiben Sie dann schlaflos?

134. Welches sind die Empfindungen oder gar Schmerzen, die Sie am Schlafen hindern, Sie aus dem Schlaf wecken oder Ihren Schlaf beunruhigen (Gedankenandrang und welche Art von Gedanken, Träume, Zuckungen, Magenschmerzen, Unruhe der Beine, Beine müssen dauernd in eine andere Lage gebracht werden, Alpdruck, Kopfschmerzen, Durstgefühl, körperliche oder geistige Überanstrengung)?

135. Welches ist für Sie die angenehmste Ruhelage, oder welche Lage nehmen Sie unwillkürlich im Bett ein und welche Lage ist etwa ausgesprochen störend (rechts, links, Rücken, Bauch, flach oder hoch)?

136. Welcher Art sind Ihre Träume, hauptsächlich jene, welche Sie aus dem Schlafe aufwecken, welche Sie aufregen und verfolgen oder inhaltlich kaum abgewandelt immer wiederkehren?

137. Machen Sie unwillkürlich Bewegungen oder etwas anderes im Schlaf (Zuckungen der Glieder, lautes Reden, Schreien, Zähneknirschen, unruhiges Umherwerfen)?

138. Sind Sie nach einem langen oder kurzen Schlaf besser erholt? Sind Sie nach dem Schlaf müder als zuvor?

Frost:

139. Leiden Sie unter leichter Erkältung? Häufigen Fieberfrösten oder gar Schüttelfrost?

140. Leiden Sie unter speziellen Kälteempfindungen und wo? Steigen diese im Körper an oder verteilen sie sich überall?

141. Sind Sie kälteempfindlich oder wird Ihnen schnell heiß, oder das eine und das andere abwechselnd? Wann und wie?

Fieber:

142. Zwingt Sie ihre Körperhitze sich aufzudecken, die Fenster zu öffnen, und haben Sie dieses Verlangen selbst dann noch, wenn Sie im Schüttelfrost liegen? Suchen Sie mit den Händen und Füßen kühle Stellen, besonders im Bett?

143. Neigen Sie leicht zu Fieberreaktionen? Sind Sie im Fieberstadium durstig oder durstlos? Wollen Sie sich trotz großer Fieberhitze fest zudekken und bekommen Sie bei der kleinsten Entblößung Frostschauer? Bleibt die Haut trocken im Fieber oder schwitzt sie leicht?

144. Haben Sie Hitzewallungen und in welchen Körperteilen, mit oder ohne Schweiße? Sind die Hitzewallungen begleitet mit Klopfen in allen Körperteilen?

145. Neigen diese Wallungen dazu, im Körper aufzusteigen oder abzufallen? Welche Umstände rufen sie hervor (Wechseljahre, vor der Regel, nach dem Essen, in einem warmen Zimmer, im Bett, vor Aufregung usw.)?

Schweiße:

146. Schwitzen Sie im allgemeinen leicht am Körper, oder nur wenig oder nicht? Wo? (An den entblößten oder an den bedeckten Stellen des Körpers, im Nacken, an der Kopfhaut, Oberlippe, Gesicht, unter den Armen, an Händen und Füßen, Geschlechtsteilen, nur auf einer Seite, wenn der Löffel in den Mund geführt wird, beim Essen?)

147. Wie ist die Menge des Schweißes, sein Geruch, seine Farbe, seine Beschaffenheit (wässrig, reichlich, klebrig, kalt oder warm, stinkend, sauer oder geruchlos, Geruch nach Knoblauch, färbt die Wäsche usw.)?

148. Mildert, verschlimmert oder beendet ein Schweißausbruch die übrigen Beschwerden und welche?

Haut:

149. Welches ist die Beschaffenheit Ihrer Haut (Trockenheit, Feuchtigkeit, Temperatur, Festigkeit, Farbe, Aussehen und Absonderungen, Fettigkeit oder Schuppenbildung)?

150. Auf welchen Teilen des Körpers befinden sich Ausschläge, Geschwüre, Auswüchse, Frostbeulen, Flecken, Hühneraugen, Warzen, Abszesse oder andere äußere Hauterscheinungen und seit wann?

151. Beschreiben Sie deren Beschaffenheit, Farbe, Form, Festigkeit, Empfindlichkeit, Aussehen und Ausdehnung.

152. Was empfinden Sie an den betroffenen Körperteilen und welches sind die Umstände und Zeitabschnitte des Tages, der Nacht oder des Jahres, die diese Empfindungen hervorrufen, verschlimmern, bessern oder zum Verschwinden bringen? (Jucken, Brennen, Hitze, Stechen, Klopfen, Kälte, Schmerzen, Spannung, Schwellung usw.)

153. Wie sind die Absonderungen der Hautausschläge beschaffen? Wie sehen sie aus (Farbe, Geruch, ätzende Wirkung, zähflüssig wie Honig, zu Krustenbildung neigend)?

154. Haben Sie früher ein Hautleiden gehabt? (Kindheit-Milchschorf, Entwicklungszeit-Eiterpusteln auf Rücken und im Gesicht (Akne), Flechten, Ekzeme, Nesselfieber, offene Frostschäden?)

155. Wie sehen Ihre Finger- und Fußnägel aus (Farbe, Dicke, Form, Fehlerhaftigkeit der Bildung, Schnelligkeit des Wachstums, sind sie brüchig, fleckig, streifig)?

156. Haben Sie Risse, Schrunden, Falzhäutchen an den Nägeln, Niednagelbildung?

157. Neigt die Haut zu Schwielenbildung, besonders an Stellen, die dauerndem Druck ausgesetzt sind? Neigen diese Schwielen zu Rißbildung und Entzündungen oder tieferliegenden Eiterbildungen unter den Druckstellen?

158. Sind die Unterschenkel, besonders in ihrem unteren Drittel, rotviolett, bräunlich oder gar blaubraun verfärbt? Bilden sich dort fest eingezogene, starre Hautpartien mit Neigung zu Geschwürsbildung, Schwellung, Wetterempfindlichkeit, stechender Hitze, klopfenden Schmerzen, Unverträglichkeit der Bettwärme? Haben Sie Hautverfärbungen der Zehenenden und welcher Art?

Fragebogen (übersetzt von Dr. A. Voegeli – Dr. H. Zulla – Dr. R. Stahl – A. Eble) zu VOEGELI, Das ABC der Gesundheit, Karl F. Haug V

SITUATIONEN

Sie finden im folgenden jeweils Alternativen für bestimmte Situationen. Bitte geben Sie durch Ankreuzen ⊠ an, ob die mehr rechts oder die mehr links stehende für Sie eher zutrifft. Sie haben fünf Abstufungen zur Auswahl!

ich bevorzuge Situationen, in denen ich

mit Sachen und Gegenständen zu tun habe ○ ○ ○ ○ ○ mit Menschen und Gefühlen zu tun habe

ich bevorzuge Aufgaben,

die anschaulich und leicht zu lösen sind ○ ○ ○ ○ ○ die unanschaulich und logisch zu lösen sind

hektische Situationen

versuche ich zu meiden ○ ○ ○ ○ ○ machen mir nichts aus

in umstrittenen Situationen versuche ich

eine Auseinandersetzung zu vermeiden ○ ○ ○ ○ ○ versuche ich mich durchzusetzen

ich bevorzuge Situationen,

die mir vertraut sind ○ ○ ○ ○ ○ in denen etwas passiert

Ordnung ist im Leben

nicht so wichtig, wie manche glauben ○ ○ ○ ○ ○ wichtiger, als manche glauben

im Trubel und unter vielen Leuten

halte ich es nur kurz aus ○ ○ ○ ○ ○ halte ich es lange aus

ich bevorzuge Situationen, in denen

festes Zupacken wichtig ist ○ ○ ○ ○ ○ Kunst und Phantasie wichtig sind

wenn mir jemand etwas Ungewöhnliches erzählt,

dann glaube ich es erst einmal ○ ○ ○ ○ ○ dann bin ich zuerst einmal skeptisch

alltägliche Probleme löse ich meistens

wie immer sonst ○ ○ ○ ○ ○ immer etwas anders

ich bevorzuge Situationen, in denen

es Überraschungen gibt ○ ○ ○ ○ ○ der Zufall keine Rolle spielt

Kritik von anderen

macht mir nicht allzuviel aus ○ ○ ○ ○ ○ entmutigt mich sehr

in neuen und ungewohnten Situationen

halte ich mich an das Bewährte ○ ○ ○ ○ ○ versuche ich stets etwas Neues

große Probleme löse ich

lieber mit anderen gemeinsam ○ ○ ○ ○ ○ lieber allein

in schwierigen Situationen

hoffe ich auf das Glück ○ ○ ○ ○ ○ suche ich nach einem Plan

wenn etwas nicht nach Wunsch weitergeht,

dann warte ich erst einmal ab ○ ○ ○ ○ ○ dann werde ich rasch ungeduldig

EIGENSCHAFTEN

Sie finden im folgenden jeweils mehrere Eigenschaften, mit denen man Menschen beschreiben kann. Bitte geben Sie durch Ankreuzen ⊗ an, ob die mehr rechts oder die mehr links stehenden Eigenschaften auf Sie zutreffen. Sie haben fünf Abstufungen zur Auswahl!

sachlich, kühl, nüchtern	○	○	○	○	○	kontaktfreudig, warmherzig, offen
langsam und ungeübt im Nachdenken	○	○	○	○	○	schnell und geübt im Nachdenken
irritierbar, ablenkbar, erregbar	○	○	○	○	○	stabil, belastbar, widerstandsfähig
nachgiebig, rücksichtsvoll, angepaßt	○	○	○	○	○	eigenwillig, hartnäckig, entschlossen
besonnen, verantwortungsvoll, nachdenklich	○	○	○	○	○	lebhaft, gesprächig, unternehmungslustig
ungezwungen, sorglos, flexibel	○	○	○	○	○	gewissenhaft, genau, pflichtbewußt
passiv, zurückhaltend, schüchtern	○	○	○	○	○	aktiv, selbstsicher, draufgängerisch
robust, widerstandsfähig, sportlich	○	○	○	○	○	feinfühlig, empfindsam, künstlerisch
gutgläubig, vertrauensvoll, tolerant	○	○	○	○	○	zweifelnd, skeptisch, mißtrauisch
realistisch, praktisch, zweckmäßig	○	○	○	○	○	erfinderisch, phantasievoll, einfallsreich
unkompliziert, unbefangen, offen	○	○	○	○	○	überlegt, vorausschauend, vorsichtig
selbstsicher, unbeschwert, optimistisch	○	○	○	○	○	unsicher, besorgt, pessimistisch
beständig, verläßlich, konservativ	○	○	○	○	○	experimentierfreudig, beweglich, risikofreudig
anlehnungsbedürftig, gesellig, solidarisch	○	○	○	○	○	selbständig, unabhängig, frei
spontan, wechselhaft, beeinflußbar	○	○	○	○	○	kontrolliert, selbstbeherrscht, diszipliniert
gelassen, ausgeglichen, ruhig	○	○	○	○	○	angespannt, reizbar, ungeduldig

VERHALTENSWEISEN

Sie finden im folgenden jeweils Paare von Verhaltensweisen, die typisch für Menschen sind. Bitte geben Sie durch Ankreuzen ⊗ an, ob die mehr rechts oder die mehr links stehenden Verhaltensweisen auf Sie zutreffen. Sie haben fünf Abstufungen zur Auswahl!

basteln, konstruieren	○	○	○	○	○	plaudern, diskutieren
probieren, veranschaulichen	○	○	○	○	○	nachdenken, kombinieren
abgelenkt werden, irritiert werden	○	○	○	○	○	konzentrieren, widerstehen
nachgeben, sich anpassen	○	○	○	○	○	sich durchsetzen, sich behaupten
zuhören, nachdenken	○	○	○	○	○	mitreden, aus sich herausgehen
durcheinanderbringen, verwirren	○	○	○	○	○	ordnen, zurechtrücken
sich zurückhalten, abwarten	○	○	○	○	○	herausfordern, unternehmen
zupacken, durchstehen	○	○	○	○	○	fühlen, phantasieren
vertrauen, sich verlassen	○	○	○	○	○	zweifeln, mißtrauen
handeln, praktizieren	○	○	○	○	○	erfinden, entdecken
ausprobieren, riskieren	○	○	○	○	○	überlegen, vorausschauen
sich selber vertrauen, bewältigen	○	○	○	○	○	sorgen, ängstigen
absichern, bewahren	○	○	○	○	○	experimentieren, verändern
mitarbeiten, anschließen	○	○	○	○	○	zurückziehen, abgrenzen
mitreißen lassen, mitgehen	○	○	○	○	○	kontrollieren, sich beherrschen
abwarten, entspannen	○	○	○	○	○	aufregen, anspannen

Auswertungsbogen (ESV)

ESV-PROFIL

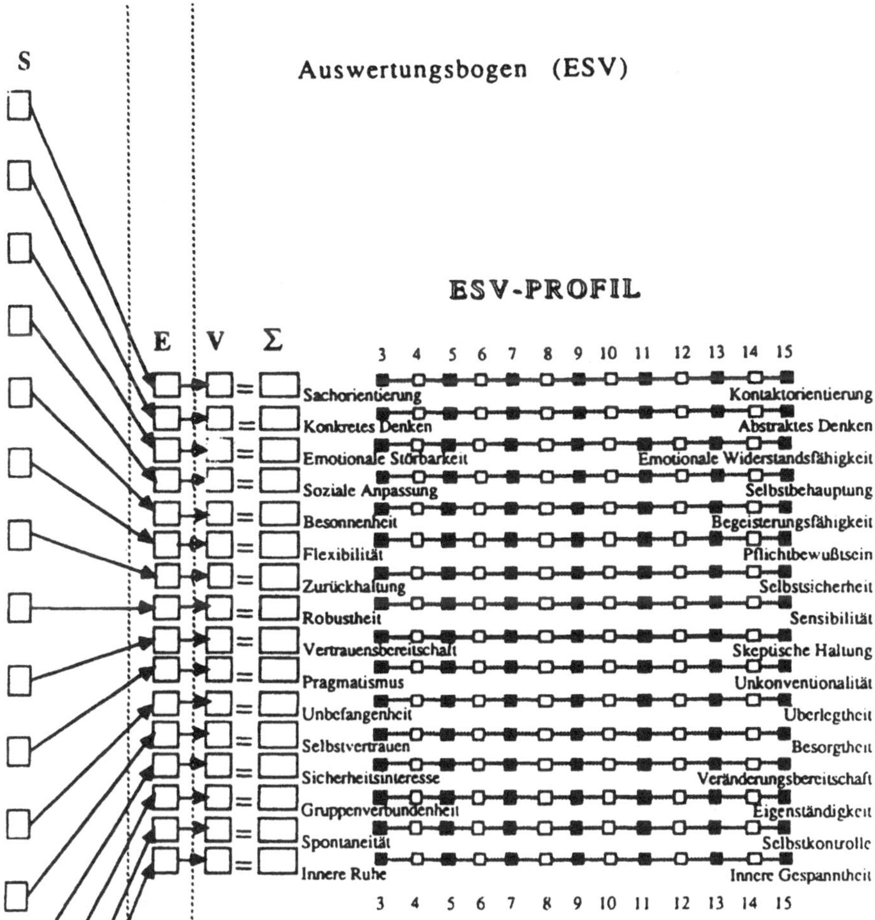

Auswertungshinweise:

- Übertragen der Ankreuzungen der Situationen in Zahlen

  ○ ○ ○ ○ ○
  1 2 3 4 5
- Auswertungsbogen an der 1. Linie falten
- Übertragen der Ankreuzungen der Eigenschaften
- Auswertungsbogen an der 2. Linie falten
- Übertragen der Ankreuzungen der Verhaltensweisen
- Rohwertsummen berechnen
- diese in Profil eintragen
- Profil zeichnen

Institut für Pädagogik und Psychologie
Johannes Kepler Universität Linz

13.3 Deskriptiv-statistische Darstellung der Daten

Anhang: Deskriptiv-statistische Darstellung der Daten Kontroll- und Versuchsgruppe

Stetige Variablen

GRUPPE = kontrollgruppe

Deskriptive Statistik[a]

	N	Minimum	Maximum	Mittelwert		Standardabweichun
	Statistik	Statistik	Statistik	Statistik	Standardfehler	Statistik
OHIP_01	152	0	4	2,05	7,88E-02	,97
OHIP_02	152	0	4	1,93	6,74E-02	,83
OHIP_03	152	0	4	1,78	7,69E-02	,95
OHIP_04	152	0	4	1,88	7,04E-02	,87
OHIP_05	152	0	4	1,51	6,99E-02	,86
OHIP_06	152	0	4	1,37	6,45E-02	,80
OHIP_07	152	0	4	1,93	7,39E-02	,91
OHIP_08	152	0	4	2,23	8,16E-02	1,01
OHIP_09	152	0	4	1,68	7,01E-02	,86
OHIP_10	152	0	4	1,85	7,16E-02	,88
OHIP_11	152	0	4	1,64	7,13E-02	,88
OHIP_12	152	0	4	1,99	5,64E-02	,70
OHIP_13	152	0	4	1,24	7,21E-02	,89
OHIP_14	152	0	4	2,14	7,49E-02	,92
OHIP_15	152	0	4	1,91	8,77E-02	1,08
OHIP_16	152	0	4	1,69	8,57E-02	1,06
OHIP_17	152	0	4	1,82	7,12E-02	,88
OHIP_18	152	0	4	1,84	7,24E-02	,89
OHIP_19	152	0	4	1,55	6,97E-02	,86
OHIP_20	152	0	4	1,89	8,27E-02	1,02
OHIP_21	152	0	4	1,55	8,34E-02	1,03
OHIP_22	152	0	4	1,64	8,47E-02	1,04
OHIP_23	152	0	4	1,64	8,58E-02	1,06
OHIP_24	152	0	4	1,35	7,25E-02	,89
OHIP_25	152	0	4	1,43	,10	1,27
OHIP_26	152	0	4	1,43	8,79E-02	1,08
OHIP_27	152	0	4	1,43	9,23E-02	1,14
OHIP_28	152	0	4	1,33	9,37E-02	1,16
OHIP_29	152	0	4	1,54	7,97E-02	,98
OHIP_30	152	0	4	1,38	9,09E-02	1,12
OHIP_31	152	0	4	1,14	9,10E-02	1,12
Funktionelle Einschränkung	152	0	14	7,11	,24	2,90
Physische Schmerzen	152	0	16	7,11	,23	2,81
Physische Beeinträchtigung	152	1	23	13,21	,35	4,38
Psychische Beeinträchtigung	152	0	33	15,61	,65	8,01
Soziale Beeinträchtigung	152	0	22	8,78	,46	5,67
FKK_01	152	1	6	3,98	8,63E-02	1,06
FKK_02	152	1	6	3,38	8,90E-02	1,10
FKK_03	152	1	6	3,28	8,82E-02	1,09
FKK_04	152	1	6	4,30	8,13E-02	1,00
FKK_05	152	1	6	3,40	7,71E-02	,95

Deskriptive Statistik[a]

	N	Minimum	Maximum	Mittelwert		Standardabweichung
	Statistik	Statistik	Statistik	Statistik	Standardfehler	Statistik
FKK_06	152	1	6	3,92	,10	1,25
FKK_07	152	1	6	3,13	8,54E-02	1,05
FKK_08	152	1	6	3,67	8,13E-02	1,00
FKK_09	152	1	6	3,92	9,77E-02	1,20
FKK_10	152	1	6	3,12	8,45E-02	1,04
FKK_11	152	1	6	4,04	9,14E-02	1,13
FKK_12	152	1	6	4,03	9,43E-02	1,16
FKK_13	152	1	6	3,48	9,10E-02	1,12
FKK_14	152	1	6	3,36	9,12E-02	1,12
FKK_15	152	1	6	3,43	9,64E-02	1,19
FKK_16	152	1	6	3,93	9,37E-02	1,15
FKK_17	152	1	6	3,13	9,16E-02	1,13
FKK_18	152	1	6	3,26	9,40E-02	1,16
FKK_19	152	1	6	3,61	9,97E-02	1,23
FKK_20	152	1	6	3,95	,10	1,26
FKK_21	152	1	6	3,16	9,94E-02	1,23
FKK_22	152	1	6	3,09	9,83E-02	1,21
FKK_23	152	1	6	4,14	9,40E-02	1,16
FKK_24	152	1	6	3,84	9,45E-02	1,16
FKK_25	152	1	6	4,17	9,04E-02	1,11
FKK_26	152	1	6	3,54	,10	1,25
FKK_27	152	1	6	4,22	9,53E-02	1,17
FKK_28	152	1	6	3,97	9,56E-02	1,18
FKK_29	152	1	6	3,49	9,75E-02	1,20
FKK_30	152	1	6	3,72	9,81E-02	1,21
FKK_31	152	1	6	3,63	,11	1,36
FKK_32	152	1	6	4,13	9,26E-02	1,14
Kompetenzerwartung	152	24	43	31,81	,26	3,17
Kontrollerwartung; Internalität	152	21	40	31,60	,25	3,09
Kontrollerwartung; soziale Externalität	152	20	34	26,61	,24	2,95
Kontrollerwartung; fatalistische Externalität	152	19	37	27,40	,26	3,26
Selbstwirksamkeit	152	49	74	63,41	,38	4,67
Externalität	152	44	66	54,01	,35	4,36
Internalität versus Externalität	152	-6	23	9,40	,47	5,83
ESV_E1	152	1	5	3,21	7,56E-02	,93
ESV_E2	152	1	5	3,06	8,96E-02	1,11
ESV_E3	152	1	5	3,03	7,97E-02	,98
ESV_E4	152	1	5	2,94	8,04E-02	,99
ESV_E5	152	1	5	3,22	8,55E-02	1,05
ESV_E6	152	1	5	3,26	8,32E-02	1,03
ESV_E7	152	1	5	3,29	8,64E-02	1,06
ESV_E8	152	1	5	3,21	7,68E-02	,95
ESV_E9	152	1	5	3,16	7,55E-02	,93
ESV_E10	152	1	5	3,03	7,55E-02	,93
ESV_E11	152	1	5	2,98	9,22E-02	1,14
ESV_E12	152	1	5	3,07	8,59E-02	1,06
ESV_E13	152	1	5	3,26	8,69E-02	1,07

Deskriptive Statistik[a]

	N	Minimum	Maximum	Mittelwert		Standardabweichung
	Statistik	Statistik	Statistik	Statistik	Standardfehler	Statistik
ESV_E14	152	1	5	3,15	8,84E-02	1,09
ESV_E15	152	1	5	3,35	9,35E-02	1,15
ESV_E16	152	1	5	3,18	8,05E-02	,99
ESV_V1	152	1	5	3,20	7,92E-02	,98
ESV_V2	152	1	5	3,12	8,60E-02	1,06
ESV_V3	152	1	5	2,88	8,75E-02	1,08
ESV_V4	152	1	5	3,19	8,69E-02	1,07
ESV_V5	152	1	5	3,11	8,81E-02	1,09
ESV_V6	152	1	5	2,88	8,45E-02	1,04
ESV_V7	152	1	5	3,14	8,37E-02	1,03
ESV_V8	152	1	5	3,12	8,57E-02	1,06
ESV_V9	152	1	5	3,21	8,84E-02	1,09
ESV_V10	152	1	5	3,18	8,37E-02	1,03
ESV_V11	152	1	5	2,93	7,85E-02	,97
ESV_V12	152	1	5	3,30	8,44E-02	1,04
ESV_V13	152	1	5	3,22	8,77E-02	1,08
ESV_V14	152	1	5	3,07	8,56E-02	1,06
ESV_V15	152	1	5	3,22	9,00E-02	1,11
ESV_V16	152	1	5	3,01	8,66E-02	1,07
ESV_S1	152	1	5	3,20	8,26E-02	1,02
ESV_S2	152	1	5	3,08	7,89E-02	,97
ESV_S3	152	1	5	3,08	8,98E-02	1,11
ESV_S4	152	1	5	2,95	8,82E-02	1,09
ESV_S5	152	1	5	2,96	8,45E-02	1,04
ESV_S6	152	1	5	3,17	7,85E-02	,97
ESV_S7	152	1	5	3,00	7,98E-02	,98
ESV_S8	152	1	5	3,08	9,12E-02	1,12
ESV_S9	152	1	5	3,04	8,08E-02	1,00
ESV_S10	152	1	5	3,11	9,31E-02	1,15
ESV_S11	152	1	5	3,20	8,31E-02	1,03
ESV_S12	152	1	5	3,13	8,21E-02	1,01
ESV_S13	152	1	5	3,02	8,27E-02	1,02
ESV_S14	152	1	5	3,08	8,78E-02	1,08
ESV_S15	152	1	5	3,07	8,89E-02	1,10
ESV_S16	152	1	5	3,18	9,62E-02	1,19
ESV_SU01	152	6	13	9,61	,13	1,61
ESV_SU02	152	5	14	9,26	,14	1,78
ESV_SU03	152	5	13	8,99	,16	1,92
ESV_SU04	152	5	15	9,09	,16	2,02
ESV_SU05	152	4	15	9,28	,15	1,89
ESV_SU06	152	4	13	9,31	,15	1,86
ESV_SU07	152	5	13	9,43	,14	1,77
ESV_SU08	152	4	14	9,41	,15	1,90
ESV_SU09	152	5	14	9,41	,15	1,83
ESV_SU10	152	5	13	9,33	,14	1,71
ESV_SU11	152	5	13	9,12	,15	1,79
ESV_SU12	152	5	15	9,49	,14	1,75
ESV_SU13	152	5	15	9,51	,15	1,86
ESV_SU14	152	4	14	9,30	,14	1,75
ESV_SU15	152	4	14	9,63	,16	1,95
ESV_SU16	152	3	13	9,38	,15	1,87

Deskriptive Statistik[a]

	N	Minimum	Maximum	Mittelwert		Standardabweichung
	Statistik	Statistik	Statistik	Statistik	Standardfehler	Statistik
ESV_TYPA	152	20	37	28,03	,29	3,56
ESV_TYPB	152	12	25	18,91	,18	2,25
ESV_TYPC	152	16	37	27,89	,28	3,46
Kognitive Unterstützung durch Familie	152	1	4	2,39	5,83E-02	,72
Kognitive Unterstützung durch Freunde	152	1	4	2,43	6,02E-02	,74
Kognitive Unterstützung durch Arbeitskollegen	152	1	4	2,21	6,37E-02	,79
Emotionale Unterstützung durch Familie	152	1	4	2,09	6,33E-02	,78
Emotionale Unterstützung durch Freunde	152	1	4	2,53	6,85E-02	,85
Emotionale Unterstützung durch Arbeitskollegen	152	1	4	2,16	6,20E-02	,76
Praktische Unterstützung durch Familie	152	1	4	2,20	6,69E-02	,82
Praktische Unterstützung durch Freunde	152	1	4	2,16	6,27E-02	,77
Praktische Unterstützung durch Arbeitskollegen	152	1	4	2,15	6,25E-02	,77
Kognitive Unterstützung	152	5	10	7,03	9,29E-02	1,14
Emotionale Unterstützung	152	4	11	6,78	,11	1,34
Praktische Unterstützung	152	3	10	6,51	,11	1,33
Gültige Werte (Listenweise)	152					

a. GRUPPE = kontrollgruppe

GRUPPE = versuchsgruppe

Deskriptive Statistik[a]

	N	Minimum	Maximum	Mittelwert		Standardabweichung
	Statistik	Statistik	Statistik	Statistik	Standardfehler	Statistik
OHIP_01	131	0	4	2,21	8,98E-02	1,03
OHIP_02	131	0	4	2,03	6,59E-02	,75
OHIP_03	131	0	4	1,92	8,33E-02	,95
OHIP_04	131	0	4	1,80	7,54E-02	,86
OHIP_05	131	0	4	1,79	6,57E-02	,75
OHIP_06	131	0	4	1,82	9,12E-02	1,04
OHIP_07	131	0	4	1,79	7,74E-02	,89
OHIP_08	131	0	4	2,76	7,52E-02	,86
OHIP_09	131	0	4	1,65	8,73E-02	1,00
OHIP_10	131	0	4	2,18	7,85E-02	,90
OHIP_11	131	0	4	2,05	8,66E-02	,99
OHIP_12	131	0	4	1,80	7,92E-02	,91
OHIP_13	131	0	4	1,22	7,98E-02	,91
OHIP_14	131	1	4	2,76	7,73E-02	,88
OHIP_15	131	1	4	2,95	6,93E-02	,79
OHIP_16	131	0	4	2,00	,10	1,19
OHIP_17	131	0	4	1,80	8,21E-02	,94
OHIP_18	131	0	4	1,95	9,02E-02	1,03

Deskriptive Statistik[a]

	N	Minimum	Maximum	Mittelwert		Standarda bweichun
	Statistik	Statistik	Statistik	Statistik	Standardfehler	Statistik
OHIP_19	131	0	4	2,21	8,37E-02	,96
OHIP_20	131	1	4	2,49	8,42E-02	,96
OHIP_21	131	0	4	2,20	8,49E-02	,97
OHIP_22	131	0	4	2,10	8,79E-02	1,01
OHIP_23	131	0	4	2,15	9,46E-02	1,08
OHIP_24	131	0	4	2,15	8,07E-02	,92
OHIP_25	131	0	4	1,77	,11	1,30
OHIP_26	131	0	4	1,99	9,23E-02	1,06
OHIP_27	131	1	4	2,27	7,49E-02	,86
OHIP_28	131	1	4	2,22	7,69E-02	,88
OHIP_29	131	1	4	2,23	7,39E-02	,85
OHIP_30	131	1	4	2,32	8,13E-02	,93
OHIP_31	131	1	4	2,32	8,20E-02	,94
Funktionelle Einschränkung	131	4	13	8,31	,15	1,73
Physische Schmerzen	131	3	14	7,66	,17	1,90
Physische Beeinträchtigung	131	9	23	14,39	,22	2,47
Psychische Beeinträchtigung	131	14	30	21,53	,27	3,05
Soziale Beeinträchtigung	131	6	20	12,99	,24	2,70
FKK_01	131	3	6	4,73	6,66E-02	,76
FKK_02	131	1	4	2,31	6,58E-02	,75
FKK_03	131	1	4	2,66	6,47E-02	,74
FKK_04	131	3	6	4,91	6,63E-02	,76
FKK_05	131	1	6	3,76	7,57E-02	,87
FKK_06	131	3	6	4,66	6,99E-02	,80
FKK_07	131	1	4	2,31	6,42E-02	,73
FKK_08	131	2	5	3,79	6,77E-02	,77
FKK_09	131	1	5	2,96	6,45E-02	,74
FKK_10	131	1	4	2,19	6,24E-02	,71
FKK_11	131	2	6	4,76	6,86E-02	,79
FKK_12	131	3	6	4,79	7,33E-02	,84
FKK_13	131	1	5	2,31	7,28E-02	,83
FKK_14	131	1	5	2,50	7,14E-02	,82
FKK_15	131	1	5	2,37	7,21E-02	,82
FKK_16	131	3	6	4,73	6,94E-02	,79
FKK_17	131	1	4	2,06	6,83E-02	,78
FKK_18	131	1	4	2,28	6,53E-02	,75
FKK_19	131	1	5	2,73	6,86E-02	,78
FKK_20	131	3	6	4,70	6,83E-02	,78
FKK_21	131	1	4	2,17	6,61E-02	,76
FKK_22	131	1	4	2,29	6,64E-02	,76
FKK_23	131	3	6	4,85	7,36E-02	,84
FKK_24	131	3	6	4,90	7,34E-02	,84
FKK_25	131	3	6	4,87	7,38E-02	,84
FKK_26	131	1	5	2,92	6,91E-02	,79
FKK_27	131	3	6	4,95	6,93E-02	,79
FKK_28	131	3	6	4,88	7,51E-02	,86
FKK_29	131	1	4	2,29	6,64E-02	,76
FKK_30	131	3	6	4,71	6,90E-02	,79

Deskriptive Statistik[a]

	N	Minimum	Maximum	Mittelwert		Standardabweichung
	Statistik	Statistik	Statistik	Statistik	Standardfehler	Statistik
FKK_31	131	1	5	2,51	7,99E-02	,91
FKK_32	131	3	6	4,81	6,78E-02	,78
Kompetenzerwartung	131	25	45	37,50	,35	4,03
Kontrollerwartung; Internalität	131	23	43	37,31	,37	4,19
Kontrollerwartung; soziale Externalität	131	14	35	19,64	,31	3,51
Kontrollerwartung; fatalistische Externalität	131	14	36	19,22	,33	3,74
Selbstwirksamkeit	131	48	85	74,81	,67	7,72
Externalität	131	29	71	38,86	,58	6,67
Internalität versus Externalität	131	-23	53	35,95	1,20	13,69
ESV_E1	131	1	5	3,73	7,82E-02	,89
ESV_E2	131	1	5	3,63	8,62E-02	,99
ESV_E3	131	1	5	3,92	8,23E-02	,94
ESV_E4	131	1	5	3,54	8,27E-02	,95
ESV_E5	131	1	5	3,55	8,68E-02	,99
ESV_E6	131	1	5	2,27	9,01E-02	1,03
ESV_E7	131	1	5	3,56	9,27E-02	1,06
ESV_E8	131	1	5	3,59	8,52E-02	,98
ESV_E9	131	1	5	3,72	7,45E-02	,85
ESV_E10	131	1	5	3,63	8,21E-02	,94
ESV_E11	131	1	5	3,47	8,48E-02	,97
ESV_E12	131	1	5	2,55	9,21E-02	1,05
ESV_E13	131	1	5	3,69	9,25E-02	1,06
ESV_E14	131	1	5	3,60	9,92E-02	1,14
ESV_E15	131	1	5	3,60	8,59E-02	,98
ESV_E16	131	1	5	2,63	9,27E-02	1,06
ESV_V1	131	1	5	3,62	9,35E-02	1,07
ESV_V2	131	1	5	3,62	9,54E-02	1,09
ESV_V3	131	1	5	3,71	9,29E-02	1,06
ESV_V4	131	1	5	3,63	9,15E-02	1,05
ESV_V5	131	1	5	3,53	9,71E-02	1,11
ESV_V6	131	1	5	3,71	9,66E-02	1,11
ESV_V7	131	1	5	3,33	9,66E-02	1,11
ESV_V8	131	1	5	2,80	9,90E-02	1,13
ESV_V9	131	1	5	3,70	,10	1,15
ESV_V10	131	1	5	3,80	8,49E-02	,97
ESV_V11	131	1	5	3,74	8,78E-02	1,00
ESV_V12	131	1	5	2,81	9,58E-02	1,10
ESV_V13	131	1	5	3,60	9,37E-02	1,07
ESV_V14	131	1	5	3,28	8,62E-02	,99
ESV_V15	131	1	5	3,91	9,22E-02	1,06
ESV_V16	131	1	5	3,46	9,28E-02	1,06
ESV_S1	131	1	5	3,66	9,42E-02	1,08
ESV_S2	131	1	5	2,73	8,54E-02	,98
ESV_S3	131	1	5	2,68	8,34E-02	,95
ESV_S4	131	1	5	3,73	9,13E-02	1,05
ESV_S5	131	1	5	2,66	8,15E-02	,93
ESV_S6	131	1	5	2,52	8,96E-02	1,03

Deskriptive Statistik[a]

	N	Minimum	Maximum	Mittelwert		Standarda bweichun
	Statistik	Statistik	Statistik	Statistik	Standardfehler	Statistik
ESV_S7	131	1	5	3,69	9,94E-02	1,14
ESV_S8	131	1	5	3,58	9,26E-02	1,06
ESV_S9	131	1	5	3,56	8,94E-02	1,02
ESV_S10	131	1	5	3,55	,10	1,18
ESV_S11	131	1	5	3,91	9,66E-02	1,11
ESV_S12	131	1	5	3,21	7,59E-02	,87
ESV_S13	131	1	5	3,08	9,45E-02	1,08
ESV_S14	131	1	5	3,61	9,04E-02	1,03
ESV_S15	131	1	5	3,66	9,67E-02	1,11
ESV_S16	131	1	5	3,40	8,78E-02	1,01
ESV_SU01	131	6	15	11,01	,16	1,80
ESV_SU02	131	6	13	9,97	,16	1,81
ESV_SU03	131	4	15	10,31	,16	1,88
ESV_SU04	131	6	14	10,89	,16	1,78
ESV_SU05	131	3	14	9,75	,17	1,90
ESV_SU06	131	5	15	8,50	,17	1,90
ESV_SU07	131	6	15	10,57	,18	2,09
ESV_SU08	131	5	15	9,97	,17	1,93
ESV_SU09	131	7	15	10,98	,15	1,67
ESV_SU10	131	6	15	10,98	,16	1,82
ESV_SU11	131	6	15	11,11	,16	1,89
ESV_SU12	131	5	14	8,57	,16	1,78
ESV_SU13	131	6	14	10,38	,15	1,75
ESV_SU14	131	6	14	10,49	,15	1,69
ESV_SU15	131	6	15	11,17	,16	1,80
ESV_SU16	131	4	14	9,49	,16	1,85
ESV_TYPA	131	17	37	28,82	,30	3,39
ESV_TYPB	131	15	27	21,50	,22	2,46
ESV_TYPC	131	20	41	28,85	,29	3,33
Kognitive Unterstützung durch Familie	131	1	4	2,81	6,04E-02	,69
Kognitive Unterstützung durch Freunde	131	1	4	2,57	7,27E-02	,83
Kognitive Unterstützung durch Arbeitskollegen	131	1	4	2,95	6,35E-02	,73
Emotionale Unterstützung durch Familie	131	1	4	3,18	5,78E-02	,66
Emotionale Unterstützung durch Freunde	131	1	4	2,54	6,79E-02	,78
Emotionale Unterstützung durch Arbeitskollegen	131	1	4	2,99	6,18E-02	,71
Praktische Unterstützung durch Familie	131	1	4	2,84	5,92E-02	,68
Praktische Unterstützung durch Freunde	131	1	4	2,68	6,16E-02	,70
Praktische Unterstützung durch Arbeitskollegen	131	1	4	3,29	6,36E-02	,73
Kognitive Unterstützung	131	5	11	8,33	,11	1,30
Emotionale Unterstützung	131	5	12	8,71	,11	1,31
Praktische Unterstützung	131	5	12	8,81	,11	1,24
Gültige Werte (Listenweise)	131					

a. GRUPPE = versuchsgruppe

Anhang: Deskriptiv-statistische Darstellung der Daten Kontroll- und Versuchsgruppe

Häufigkeitstabellen

Diskrete Variablen

Geschlecht

GRUPPE			Häufigkeit	Prozent	Gültige Prozente	Kumulierte Prozente
kontrollgruppe	Gültig	männlich	66	43,4	43,4	43,4
		weiblich	86	56,6	56,6	100,0
		Gesamt	152	100,0	100,0	
versuchsgruppe	Gültig	männlich	37	28,2	28,2	28,2
		weiblich	94	71,8	71,8	100,0
		Gesamt	131	100,0	100,0	

Alter

GRUPPE			Häufigkeit	Prozent	Gültige Prozente	Kumulierte Prozente
kontrollgruppe	Gültig	jünger als 20 Jahre	4	2,6	2,6	2,6
		20 bis 30 Jahre	7	4,6	4,6	7,2
		31 bis 40 Jahre	43	28,3	28,3	35,5
		41 bis 50 Jahre	61	40,1	40,1	75,7
		51 bis 60 Jahre	32	21,1	21,1	96,7
		älter als 60 Jahre	5	3,3	3,3	100,0
		Gesamt	152	100,0	100,0	
versuchsgruppe	Gültig	jünger als 20 Jahre	3	2,3	2,3	2,3
		20 bis 30 Jahre	11	8,4	8,4	10,7
		31 bis 40 Jahre	46	35,1	35,1	45,8
		41 bis 50 Jahre	47	35,9	35,9	81,7
		51 bis 60 Jahre	19	14,5	14,5	96,2
		älter als 60 Jahre	5	3,8	3,8	100,0
		Gesamt	131	100,0	100,0	

Familienstand

GRUPPE			Häufigkeit	Prozent	Gültige Prozente	Kumulierte Prozente
kontrollgruppe	Gültig	ledig, allein lebend	8	5,3	5,3	5,3
		ledig, in fester Lebensgemeinschaft	6	3,9	3,9	9,2
		verheiratet	130	85,5	85,5	94,7
		geschieden, jetzt allein lebend	3	2,0	2,0	96,7
		geschieden, jetzt in neuer Lebensgemeinschaft	4	2,6	2,6	99,3
		verwitwet, jetzt allein lebend	1	,7	,7	100,0
		Gesamt	152	100,0	100,0	
versuchsgruppe	Gültig	ledig, allein lebend	5	3,8	3,8	3,8
		ledig, in fester Lebensgemeinschaft	5	3,8	3,8	7,6
		verheiratet	110	84,0	84,0	91,6
		geschieden, jetzt allein lebend	3	2,3	2,3	93,9
		geschieden, jetzt in neuer Lebensgemeinschaft	4	3,1	3,1	96,9
		verwitwet, jetzt allein lebend	1	,8	,8	97,7
		verwitwet, jetzt in neuer Lebensgemeinschaft	3	2,3	2,3	100,0
		Gesamt	131	100,0	100,0	

Anzahl der Kinder

GRUPPE			Häufigkeit	Prozent	Gültige Prozente	Kumulierte Prozente
kontrollgruppe	Gültig	keine Kinder	17	11,2	11,2	11,2
		ein Kind	67	44,1	44,1	55,3
		mehr als ein Kind	68	44,7	44,7	100,0
		Gesamt	152	100,0	100,0	
versuchsgruppe	Gültig	keine Kinder	12	9,2	9,2	9,2
		ein Kind	81	61,8	61,8	71,0
		mehr als ein Kind	38	29,0	29,0	100,0
		Gesamt	131	100,0	100,0	

Schulabschluß

GRUPPE			Häufigkeit	Prozent	Gültige Prozente	Kumulierte Prozente
kontrollgruppe	Gültig	Hauptschulabschluß	39	25,7	25,7	25,7
		Realschulabschluß	62	40,8	40,8	66,4
		Abitur	32	21,1	21,1	87,5
		Fachhochschulabschluß	10	6,6	6,6	94,1
		Hochschulabschluß	9	5,9	5,9	100,0
		Gesamt	152	100,0	100,0	
versuchsgruppe	Gültig	Hauptschulabschluß	7	5,3	5,3	5,3
		Realschulabschluß	31	23,7	23,7	29,0
		Abitur	54	41,2	41,2	70,2
		Fachhochschulabschluß	16	12,2	12,2	82,4
		Hochschulabschluß	23	17,6	17,6	100,0
		Gesamt	131	100,0	100,0	

Berufsausbildung

GRUPPE			Häufigkeit	Prozent	Gültige Prozente	Kumulierte Prozente
kontrollgruppe	Gültig	(Fach-) Arbeiter	11	7,2	7,2	7,2
		Angestellter	93	61,2	61,2	68,4
		Beamter	48	31,6	31,6	100,0
		Gesamt	152	100,0	100,0	
versuchsgruppe	Gültig	(Fach-) Arbeiter	2	1,5	1,5	1,5
		Angestellter	45	34,4	34,4	35,9
		Beamter	84	64,1	64,1	100,0
		Gesamt	131	100,0	100,0	

Berufsausübung

GRUPPE			Häufigkeit	Prozent	Gültige Prozente	Kumulierte Prozente
kontrollgruppe	Gültig	in aktiver Berufsausübung	145	95,4	95,4	95,4
		ohne Berufsausübung	7	4,6	4,6	100,0
		Gesamt	152	100,0	100,0	
versuchsgruppe	Gültig	in aktiver Berufsausübung	116	88,5	88,5	88,5
		ohne Berufsausübung	15	11,5	11,5	100,0
		Gesamt	131	100,0	100,0	

Prothetische Versorgung

GRUPPE			Häufigkeit	Prozent	Gültige Prozente	Kumulierte Prozente
kontrollgruppe	Gültig	keine prothetische Versorgung	25	16,4	16,4	16,4
		festsitzende Prothese	53	34,9	34,9	51,3
		herausnehmbare Prothese	46	30,3	30,3	81,6
		kombiniert festsitzend-herausnehmbare Prothese	28	18,4	18,4	100,0
		Gesamt	152	100,0	100,0	
versuchsgruppe	Gültig	keine prothetische Versorgung	17	13,0	13,0	13,0
		festsitzende Prothese	50	38,2	38,2	51,1
		herausnehmbare Prothese	43	32,8	32,8	84,0
		kombiniert festsitzend-herausnehmbare Prothese	21	16,0	16,0	100,0
		Gesamt	131	100,0	100,0	

Konservierender Befund

GRUPPE			Häufigkeit	Prozent	Gültige Prozente	Kumulierte Prozente
kontrollgruppe	Gültig	ohne besonderen Befund	36	23,7	23,7	23,7
		Behandlungsnotwendigkeit	116	76,3	76,3	100,0
		Gesamt	152	100,0	100,0	
versuchsgruppe	Gültig	ohne besonderen Befund	29	22,1	22,1	22,1
		Behandlungsnotwendigkeit	102	77,9	77,9	100,0
		Gesamt	131	100,0	100,0	

Chirurgischer Befund

GRUPPE			Häufigkeit	Prozent	Gültige Prozente	Kumulierte Prozente
kontrollgruppe	Gültig	ohne besonderen Befund	68	44,7	44,7	44,7
		Behandlungsnotwendigkeit	84	55,3	55,3	100,0
		Gesamt	152	100,0	100,0	
versuchsgruppe	Gültig	ohne besonderen Befund	53	40,5	40,5	40,5
		Behandlungsnotwendigkeit	78	59,5	59,5	100,0
		Gesamt	131	100,0	100,0	

Parodontologischer Befund

GRUPPE			Häufigkeit	Prozent	Gültige Prozente	Kumulierte Prozente
kontrollgruppe	Gültig	ohne besonderen Befund	61	40,1	40,1	40,1
		Behandlungsnotwendigkeit	91	59,9	59,9	100,0
		Gesamt	152	100,0	100,0	
versuchsgruppe	Gültig	ohne besonderen Befund	63	48,1	48,1	48,1
		Behandlungsnotwendigkeit	68	51,9	51,9	100,0
		Gesamt	131	100,0	100,0	

Mundschleimhauterkrankung

GRUPPE			Häufigkeit	Prozent	Gültige Prozente	Kumulierte Prozente
kontrollgruppe	Gültig	ohne besonderen Befund	64	42,1	42,1	42,1
		Behandlungsnotwendigkeit	88	57,9	57,9	100,0
		Gesamt	152	100,0	100,0	
versuchsgruppe	Gültig	ohne besonderen Befund	43	32,8	32,8	32,8
		Behandlungsnotwendigkeit	88	67,2	67,2	100,0
		Gesamt	131	100,0	100,0	

Prothetischer Befund

GRUPPE			Häufigkeit	Prozent	Gültige Prozente	Kumulierte Prozente
kontrollgruppe	Gültig	ohne besonderen Befund	69	45,4	45,4	45,4
		Behandlungsnotwendigkeit	83	54,6	54,6	100,0
		Gesamt	152	100,0	100,0	
versuchsgruppe	Gültig	ohne besonderen Befund	52	39,7	39,7	39,7
		Behandlungsnotwendigkeit	79	60,3	60,3	100,0
		Gesamt	131	100,0	100,0	

Kieferorthopädischer Befund

GRUPPE			Häufigkeit	Prozent	Gültige Prozente	Kumulierte Prozente
kontrollgruppe	Gültig	ohne besonderen Befund	149	98,0	98,0	98,0
		Behandlungsnotwendigkeit	3	2,0	2,0	100,0
		Gesamt	152	100,0	100,0	
versuchsgruppe	Gültig	ohne besonderen Befund	127	96,9	96,9	96,9
		Behandlungsnotwendigkeit	4	3,1	3,1	100,0
		Gesamt	131	100,0	100,0	

Funktionsanalytischer Befund

GRUPPE			Häufigkeit	Prozent	Gültige Prozente	Kumulierte Prozente
kontrollgruppe	Gültig	ohne besonderen Befund	137	90,1	90,1	90,1
		Behandlungsnotwendigkeit	15	9,9	9,9	100,0
		Gesamt	152	100,0	100,0	
versuchsgruppe	Gültig	ohne besonderen Befund	106	80,9	80,9	80,9
		Behandlungsnotwendigkeit	25	19,1	19,1	100,0
		Gesamt	131	100,0	100,0	

Logopädischer Befund

GRUPPE			Häufigkeit	Prozent	Gültige Prozente	Kumulierte Prozente
kontrollgruppe	Gültig	ohne besonderen Befund	147	96,7	96,7	96,7
		Behandlungsnotwendigkeit	5	3,3	3,3	100,0
		Gesamt	152	100,0	100,0	
versuchsgruppe	Gültig	ohne besonderen Befund	126	96,2	96,2	96,2
		Behandlungsnotwendigkeit	5	3,8	3,8	100,0
		Gesamt	131	100,0	100,0	

Vital-lebensbedrohende Erkrankung

GRUPPE			Häufigkeit	Prozent	Gültige Prozente	Kumulierte Prozente
kontrollgruppe	Gültig	Erkrankung liegt vor	2	1,3	1,3	1,3
		Erkrankung liegt nicht vor	150	98,7	98,7	100,0
		Gesamt	152	100,0	100,0	
versuchsgruppe	Gültig	Erkrankung liegt vor	1	,8	,8	,8
		Erkrankung liegt nicht vor	130	99,2	99,2	100,0
		Gesamt	131	100,0	100,0	

Medizinische Anamnese

GRUPPE			Häufigkeit	Prozent	Gültige Prozente	Kumulierte Prozente
kontrollgruppe	Gültig	ohne Besonderheiten	99	65,1	65,1	65,1
		internistische Erkrankung	14	9,2	9,2	74,3
		chirurgische Erkrankung	6	3,9	3,9	78,3
		orthopädische Erkrankung	8	5,3	5,3	83,6
		neurologisch-psychiatrische Erkrankung	3	2,0	2,0	85,5
		gynäkologische Erkrankung	7	4,6	4,6	90,1
		allergische Erkrankung	13	8,6	8,6	98,7
		chronische Schmerzerkrankung	2	1,3	1,3	100,0
		Gesamt	152	100,0	100,0	
versuchsgruppe	Gültig	ohne Besonderheiten	55	42,0	42,0	42,0
		internistische Erkrankung	23	17,6	17,6	59,5
		chirurgische Erkrankung	5	3,8	3,8	63,4
		orthopädische Erkrankung	9	6,9	6,9	70,2
		neurologisch-psychiatrische Erkrankung	7	5,3	5,3	75,6
		gynäkologische Erkrankung	8	6,1	6,1	81,7
		allergische Erkrankung	16	12,2	12,2	93,9
		chronische Schmerzerkrankung	8	6,1	6,1	100,0
		Gesamt	131	100,0	100,0	

aktuelle Medikamenteneinnahme

GRUPPE			Häufigkeit	Prozent	Gültige Prozente	Kumulierte Prozente
kontrollgruppe	Gültig	ja	53	34,9	34,9	34,9
		nein	99	65,1	65,1	100,0
		Gesamt	152	100,0	100,0	
versuchsgruppe	Gültig	ja	74	56,5	56,5	56,5
		nein	57	43,5	43,5	100,0
		Gesamt	131	100,0	100,0	

Dauernde Medikamenteneinnahme

GRUPPE			Häufigkeit	Prozent	Gültige Prozente	Kumulierte Prozente
kontrollgruppe	Gültig	internistisch wirksame Medikamente	6	3,9	3,9	3,9
		neurologisch-psychiatrisch wirksame Med.	1	,7	,7	4,6
		Analgetica	2	1,3	1,3	5,9
		Homöopathica	5	3,3	3,3	9,2
		keine dauernde Medikamenteneinnahme	138	90,8	90,8	100,0
		Gesamt	152	100,0	100,0	
versuchsgruppe	Gültig	internistisch wirksame Medikamente	15	11,5	11,5	11,5
		neurologisch-psychiatrisch wirksame Med.	2	1,5	1,5	13,0
		Analgetica	8	6,1	6,1	19,1
		Homöopathica	10	7,6	7,6	26,7
		keine dauernde Medikamenteneinnahme	96	73,3	73,3	100,0
		Gesamt	131	100,0	100,0	

gesunde Ernährung

GRUPPE			Häufigkeit	Prozent	Gültige Prozente	Kumulierte Prozente
kontrollgruppe	Gültig	eher ja	63	41,4	41,4	41,4
		eher nein	89	58,6	58,6	100,0
		Gesamt	152	100,0	100,0	
versuchsgruppe	Gültig	eher ja	52	39,7	39,7	39,7
		eher nein	79	60,3	60,3	100,0
		Gesamt	131	100,0	100,0	

Allgemeine Lebensweise

GRUPPE			Häufigkeit	Prozent	Gültige Prozente	Kumulierte Prozente
kontrollgruppe	Gültig	eher gesunde Lebensweise	53	34,9	34,9	34,9
		eher weniger gesunde Lebensweise	99	65,1	65,1	100,0
		Gesamt	152	100,0	100,0	
versuchsgruppe	Gültig	eher gesunde Lebensweise	55	42,0	42,0	42,0
		eher weniger gesunde Lebensweise	76	58,0	58,0	100,0
		Gesamt	131	100,0	100,0	

Raucher

GRUPPE			Häufigkeit	Prozent	Gültige Prozente	Kumulierte Prozente
kontrollgruppe	Gültig	ja	64	42,1	42,1	42,1
		nein	88	57,9	57,9	100,0
		Gesamt	152	100,0	100,0	
versuchsgruppe	Gültig	ja	75	57,3	57,3	57,3
		nein	56	42,7	42,7	100,0
		Gesamt	131	100,0	100,0	

Alkoholkonsum

GRUPPE			Häufigkeit	Prozent	Gültige Prozente	Kumulierte Prozente
kontrollgruppe	Gültig	kein Alkohol	13	8,6	8,6	8,6
		gelegentlich geringe Mengen	67	44,1	44,1	52,6
		regelmäßig geringe Mengen	64	42,1	42,1	94,7
		häufiger	8	5,3	5,3	100,0
		Gesamt	152	100,0	100,0	
versuchsgruppe	Gültig	kein Alkohol	20	15,3	15,3	15,3
		gelegentlich geringe Mengen	56	42,7	42,7	58,0
		regelmäßig geringe Mengen	48	36,6	36,6	94,7
		häufiger	7	5,3	5,3	100,0
		Gesamt	131	100,0	100,0	

Indikation des alternativmedizinischen Verfahrens

GRUPPE			Häufigkeit	Prozent	Gültige Prozente	Kumulierte Prozente
kontrollgruppe	Fehlend	System	152	100,0		
versuchsgruppe	Gültig	zur Diagnose	30	22,9	22,9	22,9
		zur Therapie	65	49,6	49,6	72,5
		weiß nicht genau	36	27,5	27,5	100,0
		Gesamt	131	100,0	100,0	

Alternativ-medizinische Heilmethode

GRUPPE			Häufigkeit	Prozent	Gültige Prozente	Kumulierte Prozente
kontrollgruppe	Fehlend	System	152	100,0		
versuchsgruppe	Gültig	Homöopathie	14	10,7	10,7	10,7
		Bach-Blüten-Therapie	13	9,9	9,9	20,6
		Akupunktur	16	12,2	12,2	32,8
		Elektro-Akupunktur nach Voll	25	19,1	19,1	51,9
		Bioresonanztherapie	16	12,2	12,2	64,1
		Kinesiologie	13	9,9	9,9	74,0
		Kirlian-Photographie	12	9,2	9,2	83,2
		Irisdiagnostik	12	9,2	9,2	92,4
		Pendeln	5	3,8	3,8	96,2
		Dental-Psychogramm	5	3,8	3,8	100,0
		Gesamt	131	100,0	100,0	

konkrete Methodenkenntnis nach eigener Einschätzung

GRUPPE			Häufigkeit	Prozent	Gültige Prozente	Kumulierte Prozente
kontrollgruppe	Fehlend	System	152	100,0		
versuchsgruppe	Gültig	mäßig	26	19,8	19,8	19,8
		mittel	72	55,0	55,0	74,8
		gut	33	25,2	25,2	100,0
		Gesamt	131	100,0	100,0	

Auswahl der alternativen Heilmethode

GRUPPE			Häufigkeit	Prozent	Gültige Prozente	Kumulierte Prozente
kontrollgruppe	Fehlend	System	152	100,0		
versuchsgruppe	Gültig	durch den Patienten	83	63,4	63,4	63,4
		durch den Zahnarzt	48	36,6	36,6	100,0
		Gesamt	131	100,0	100,0	

Einschätzung der medizinischen Kompetenz des Zahnarztes

GRUPPE			Häufigkeit	Prozent	Gültige Prozente	Kumulierte Prozente
kontrollgruppe	Gültig	normal	35	23,0	23,0	23,0
		hoch	94	61,8	61,8	84,9
		hervorragend	23	15,1	15,1	100,0
		Gesamt	152	100,0	100,0	
versuchsgruppe	Gültig	normal	14	10,7	10,7	10,7
		hoch	47	35,9	35,9	46,6
		hervorragend	70	53,4	53,4	100,0
		Gesamt	131	100,0	100,0	

Patienteninformation

GRUPPE			Häufigkeit	Prozent	Gültige Prozente	Kumulierte Prozente
kontrollgruppe	Fehlend	System	152	100,0		
versuchsgruppe	Gültig	Zeitschriften	47	35,9	35,9	35,9
		Bücher	23	17,6	17,6	53,4
		Radio und Fernsehen	44	33,6	33,6	87,0
		Internet	8	6,1	6,1	93,1
		Empfehlungen von Freunden/Bekannten	9	6,9	6,9	100,0
		Gesamt	131	100,0	100,0	

AMH auch bei ärztlicher Behandlung

GRUPPE			Häufigkeit	Prozent	Gültige Prozente	Kumulierte Prozente
kontrollgruppe	Gültig	ja	16	10,5	10,5	10,5
		nein	104	68,4	68,4	78,9
		vielleicht	32	21,1	21,1	100,0
		Gesamt	152	100,0	100,0	
versuchsgruppe	Gültig	ja	73	55,7	55,7	55,7
		nein	11	8,4	8,4	64,1
		vielleicht	47	35,9	35,9	100,0
		Gesamt	131	100,0	100,0	

Behandlung durch Heilpraktiker

GRUPPE			Häufigkeit	Prozent	Gültige Prozente	Kumulierte Prozente
kontrollgruppe	Gültig	ja	27	17,8	17,8	17,8
		nein	75	49,3	49,3	67,1
		vielleicht	50	32,9	32,9	100,0
		Gesamt	152	100,0	100,0	
versuchsgruppe	Gültig	ja	24	18,3	18,3	18,3
		nein	67	51,1	51,1	69,5
		vielleicht	40	30,5	30,5	100,0
		Gesamt	131	100,0	100,0	

Gesamtkosten des alternativmedizinischen Verfahrens

GRUPPE			Häufigkeit	Prozent	Gültige Prozente	Kumulierte Prozente
kontrollgruppe	Fehlend	System	152	100,0		
versuchsgruppe	Gültig	unter DM 100,-	6	4,6	4,6	4,6
		DM 100,- bis DM 200,-	13	9,9	9,9	14,5
		DM 201,- bis DM 400,-	25	19,1	19,1	33,6
		DM 401,- bis DM 600,-	45	34,4	34,4	67,9
		DM 601,- bis DM 800,-	26	19,8	19,8	87,8
		DM 801,- bis DM 1000,-	8	6,1	6,1	93,9
		über DM 1000,-	8	6,1	6,1	100,0
		Gesamt	131	100,0	100,0	

AMH auch bei Ablehnung der Kostenübernahme

GRUPPE			Häufigkeit	Prozent	Gültige Prozente	Kumulierte Prozente
kontrollgruppe	Fehlend	System	152	100,0		
versuchsgruppe	Gültig	ja	24	18,3	18,3	18,3
		nein	57	43,5	43,5	61,8
		unsicher	50	38,2	38,2	100,0
		Gesamt	131	100,0	100,0	

AMH bei zahnärztlicher Behandlung

GRUPPE			Häufigkeit	Prozent	Gültige Prozente	Kumulierte Prozente
kontrollgruppe	Gültig	ja	17	11,2	11,2	11,2
		nein	109	71,7	71,7	82,9
		vielleicht	26	17,1	17,1	100,0
		Gesamt	152	100,0	100,0	
versuchsgruppe	Fehlend	System	131	100,0		

Angst vor zahnärztlicher Behandlung

GRUPPE			Häufigkeit	Prozent	Gültige Prozente	Kumulierte Prozente
kontrollgruppe	Gültig	keine Angst	5	3,3	3,3	3,3
		2	13	8,6	8,6	11,8
		3	34	22,4	22,4	34,2
		Anker- und Zentralwert	52	34,2	34,2	68,4
		5	31	20,4	20,4	88,8
		6	14	9,2	9,2	98,0
		extreme Angst	3	2,0	2,0	100,0
		Gesamt	152	100,0	100,0	
versuchsgruppe	Gültig	keine Angst	1	,8	,8	,8
		2	4	3,1	3,1	3,8
		3	27	20,6	20,6	24,4
		Anker- und Zentralwert	35	26,7	26,7	51,1
		5	34	26,0	26,0	77,1
		6	25	19,1	19,1	96,2
		extreme Angst	5	3,8	3,8	100,0
		Gesamt	131	100,0	100,0	

Gesundung

GRUPPE			Häufigkeit	Prozent	Gültige Prozente	Kumulierte Prozente
kontrollgruppe	Fehlend	System	152	100,0		
versuchsgruppe	Gültig	benannt	54	41,2	41,2	41,2
		nicht benannt	77	58,8	58,8	100,0
		Gesamt	131	100,0	100,0	

Heilung

GRUPPE			Häufigkeit	Prozent	Gültige Prozente	Kumulierte Prozente
kontrollgruppe	Fehlend	System	152	100,0		
versuchsgruppe	Gültig	benannt	74	56,5	56,5	56,5
		nicht benannt	57	43,5	43,5	100,0
		Gesamt	131	100,0	100,0	

Kraft

GRUPPE			Häufigkeit	Prozent	Gültige Prozente	Kumulierte Prozente
kontrollgruppe	Fehlend	System	152	100,0		
versuchsgruppe	Gültig	benannt	77	58,8	58,8	58,8
		nicht benannt	54	41,2	41,2	100,0
		Gesamt	131	100,0	100,0	

Methodik, Systematik

GRUPPE			Häufigkeit	Prozent	Gültige Prozente	Kumulierte Prozente
kontrollgruppe	Fehlend	System	152	100,0		
versuchsgruppe	Gültig	benannt	46	35,1	35,1	35,1
		nicht benannt	85	64,9	64,9	100,0
		Gesamt	131	100,0	100,0	

Natur

GRUPPE			Häufigkeit	Prozent	Gültige Prozente	Kumulierte Prozente
kontrollgruppe	Fehlend	System	152	100,0		
versuchsgruppe	Gültig	benannt	78	59,5	59,5	59,5
		nicht benannt	53	40,5	40,5	100,0
		Gesamt	131	100,0	100,0	

Nebenwirkungen

GRUPPE			Häufigkeit	Prozent	Gültige Prozente	Kumulierte Prozente
kontrollgruppe	Fehlend	System	152	100,0		
versuchsgruppe	Gültig	benannt	68	51,9	51,9	51,9
		nicht benannt	63	48,1	48,1	100,0
		Gesamt	131	100,0	100,0	

alternativ

GRUPPE			Häufigkeit	Prozent	Gültige Prozente	Kumulierte Prozente
kontrollgruppe	Fehlend	System	152	100,0		
versuchsgruppe	Gültig	benannt	58	44,3	44,3	44,3
		nicht benannt	73	55,7	55,7	100,0
		Gesamt	131	100,0	100,0	

(schulmedizinisch) austherapiert

GRUPPE			Häufigkeit	Prozent	Gültige Prozente	Kumulierte Prozente
kontrollgruppe	Fehlend	System	152	100,0		
versuchsgruppe	Gültig	benannt	52	39,7	39,7	39,7
		nicht benannt	79	60,3	60,3	100,0
		Gesamt	131	100,0	100,0	

biologisch (nicht im naturwiss. Sinne)

GRUPPE			Häufigkeit	Prozent	Gültige Prozente	Kumulierte Prozente
kontrollgruppe	Fehlend	System	152	100,0		
versuchsgruppe	Gültig	benannt	63	48,1	48,1	48,1
		nicht benannt	68	51,9	51,9	100,0
		Gesamt	131	100,0	100,0	

individuell, rein Einzelfall bezogen

GRUPPE			Häufigkeit	Prozent	Gültige Prozente	Kumulierte Prozente
kontrollgruppe	Fehlend	System	152	100,0		
versuchsgruppe	Gültig	benannt	60	45,8	45,8	45,8
		nicht benannt	71	54,2	54,2	100,0
		Gesamt	131	100,0	100,0	

messbar

GRUPPE			Häufigkeit	Prozent	Gültige Prozente	Kumulierte Prozente
kontrollgruppe	Fehlend	System	152	100,0		
versuchsgruppe	Gültig	benannt	45	34,4	34,4	34,4
		nicht benannt	86	65,6	65,6	100,0
		Gesamt	131	100,0	100,0	

nachgewiesen

GRUPPE			Häufigkeit	Prozent	Gültige Prozente	Kumulierte Prozente
kontrollgruppe	Fehlend	System	152	100,0		
versuchsgruppe	Gültig	benannt	53	40,5	40,5	40,5
		nicht benannt	78	59,5	59,5	100,0
		Gesamt	131	100,0	100,0	

(Praefix) selbst-

GRUPPE			Häufigkeit	Prozent	Gültige Prozente	Kumulierte Prozente
kontrollgruppe	Fehlend	System	152	100,0		
versuchsgruppe	Gültig	benannt	83	63,4	63,4	63,4
		nicht benannt	48	36,6	36,6	100,0
		Gesamt	131	100,0	100,0	

(pos. Kontext) wissenschaftlich

GRUPPE			Häufigkeit	Prozent	Gültige Prozente	Kumulierte Prozente
kontrollgruppe	Fehlend	System	152	100,0		
versuchsgruppe	Gültig	benannt	84	64,1	64,1	64,1
		nicht benannt	47	35,9	35,9	100,0
		Gesamt	131	100,0	100,0	

Kontext: Kosten & Zeit

GRUPPE			Häufigkeit	Prozent	Gültige Prozente	Kumulierte Prozente
kontrollgruppe	Fehlend	System	152	100,0		
versuchsgruppe	Gültig	benannt	22	16,8	16,8	16,8
		nicht benannt	109	83,2	83,2	100,0
		Gesamt	131	100,0	100,0	

Kontext: Kosten & Zuwendung

GRUPPE			Häufigkeit	Prozent	Gültige Prozente	Kumulierte Prozente
kontrollgruppe	Fehlend	System	152	100,0		
versuchsgruppe	Gültig	benannt	45	34,4	34,4	34,4
		nicht benannt	86	65,6	65,6	100,0
		Gesamt	131	100,0	100,0	

Erfahrung

GRUPPE			Häufigkeit	Prozent	Gültige Prozente	Kumulierte Prozente
kontrollgruppe	Fehlend	System	152	100,0		
versuchsgruppe	Gültig	benannt	58	44,3	44,3	44,3
		nicht benannt	73	55,7	55,7	100,0
		Gesamt	131	100,0	100,0	

Gesundung

GRUPPE			Häufigkeit	Prozent	Gültige Prozente	Kumulierte Prozente
kontrollgruppe	Fehlend	System	152	100,0		
versuchsgruppe	Gültig	benannt	77	58,8	58,8	58,8
		nicht benannt	54	41,2	41,2	100,0
		Gesamt	131	100,0	100,0	

Heilung

GRUPPE			Häufigkeit	Prozent	Gültige Prozente	Kumulierte Prozente
kontrollgruppe	Fehlend	System	152	100,0		
versuchsgruppe	Gültig	benannt	44	33,6	33,6	33,6
		nicht benannt	87	66,4	66,4	100,0
		Gesamt	131	100,0	100,0	

Kraft

GRUPPE			Häufigkeit	Prozent	Gültige Prozente	Kumulierte Prozente
kontrollgruppe	Fehlend	System	152	100,0		
versuchsgruppe	Gültig	benannt	66	50,4	50,4	50,4
		nicht benannt	65	49,6	49,6	100,0
		Gesamt	131	100,0	100,0	

Methodik, Systematik

GRUPPE			Häufigkeit	Prozent	Gültige Prozente	Kumulierte Prozente
kontrollgruppe	Fehlend	System	152	100,0		
versuchsgruppe	Gültig	benannt	78	59,5	59,5	59,5
		nicht benannt	53	40,5	40,5	100,0
		Gesamt	131	100,0	100,0	

Natur

GRUPPE			Häufigkeit	Prozent	Gültige Prozente	Kumulierte Prozente
kontrollgruppe	Fehlend	System	152	100,0		
versuchsgruppe	Gültig	benannt	61	46,6	46,6	46,6
		nicht benannt	70	53,4	53,4	100,0
		Gesamt	131	100,0	100,0	

Nebenwirkungen

GRUPPE			Häufigkeit	Prozent	Gültige Prozente	Kumulierte Prozente
kontrollgruppe	Fehlend	System	152	100,0		
versuchsgruppe	Gültig	benannt	99	75,6	75,6	75,6
		nicht benannt	32	24,4	24,4	100,0
		Gesamt	131	100,0	100,0	

alternativ

GRUPPE			Häufigkeit	Prozent	Gültige Prozente	Kumulierte Prozente
kontrollgruppe	Fehlend	System	152	100,0		
versuchsgruppe	Gültig	benannt	62	47,3	47,3	47,3
		nicht benannt	69	52,7	52,7	100,0
		Gesamt	131	100,0	100,0	

(schulmedizinisch) austherapiert

GRUPPE			Häufigkeit	Prozent	Gültige Prozente	Kumulierte Prozente
kontrollgruppe	Fehlend	System	152	100,0		
versuchsgruppe	Gültig	benannt	60	45,8	45,8	45,8
		nicht benannt	71	54,2	54,2	100,0
		Gesamt	131	100,0	100,0	

biologisch (nicht im naturwiss. Sinne)

GRUPPE			Häufigkeit	Prozent	Gültige Prozente	Kumulierte Prozente
kontrollgruppe	Fehlend	System	152	100,0		
versuchsgruppe	Gültig	benannt	68	51,9	51,9	51,9
		nicht benannt	63	48,1	48,1	100,0
		Gesamt	131	100,0	100,0	

individuell, rein Einzelfall bezogen

GRUPPE			Häufigkeit	Prozent	Gültige Prozente	Kumulierte Prozente
kontrollgruppe	Fehlend	System	152	100,0		
versuchsgruppe	Gültig	benannt	59	45,0	45,0	45,0
		nicht benannt	72	55,0	55,0	100,0
		Gesamt	131	100,0	100,0	

messbar

GRUPPE			Häufigkeit	Prozent	Gültige Prozente	Kumulierte Prozente
kontrollgruppe	Fehlend	System	152	100,0		
versuchsgruppe	Gültig	benannt	75	57,3	57,3	57,3
		nicht benannt	56	42,7	42,7	100,0
		Gesamt	131	100,0	100,0	

nachgewiesen

GRUPPE			Häufigkeit	Prozent	Gültige Prozente	Kumulierte Prozente
kontrollgruppe	Fehlend	System	152	100,0		
versuchsgruppe	Gültig	benannt	87	66,4	66,4	66,4
		nicht benannt	44	33,6	33,6	100,0
		Gesamt	131	100,0	100,0	

(Praefix) selbst-

GRUPPE			Häufigkeit	Prozent	Gültige Prozente	Kumulierte Prozente
kontrollgruppe	Fehlend	System	152	100,0		
versuchsgruppe	Gültig	benannt	63	48,1	48,1	48,1
		nicht benannt	68	51,9	51,9	100,0
		Gesamt	131	100,0	100,0	

(pos. Kontext) wissenschaftlich

GRUPPE			Häufigkeit	Prozent	Gültige Prozente	Kumulierte Prozente
kontrollgruppe	Fehlend	System	152	100,0		
versuchsgruppe	Gültig	benannt	45	34,4	34,4	34,4
		nicht benannt	86	65,6	65,6	100,0
		Gesamt	131	100,0	100,0	

Kontext: Kosten & Zeit

GRUPPE			Häufigkeit	Prozent	Gültige Prozente	Kumulierte Prozente
kontrollgruppe	Fehlend	System	152	100,0		
versuchsgruppe	Gültig	benannt	51	38,9	38,9	38,9
		nicht benannt	80	61,1	61,1	100,0
		Gesamt	131	100,0	100,0	

Kontext: Kosten & Zuwendung

GRUPPE			Häufigkeit	Prozent	Gültige Prozente	Kumulierte Prozente
kontrollgruppe	Fehlend	System	152	100,0		
versuchsgruppe	Gültig	benannt	13	9,9	9,9	9,9
		nicht benannt	118	90,1	90,1	100,0
		Gesamt	131	100,0	100,0	

Schulmedizin (im negativen Sinne)

GRUPPE			Häufigkeit	Prozent	Gültige Prozente	Kumulierte Prozente
kontrollgruppe	Fehlend	System	152	100,0		
versuchsgruppe	Gültig	benannt	83	63,4	63,4	63,4
		nicht benannt	48	36,6	36,6	100,0
		Gesamt	131	100,0	100,0	

Erfahrung

GRUPPE			Häufigkeit	Prozent	Gültige Prozente	Kumulierte Prozente
kontrollgruppe	Fehlend	System	152	100,0		
versuchsgruppe	Gültig	benannt	77	58,8	58,8	58,8
		nicht benannt	54	41,2	41,2	100,0
		Gesamt	131	100,0	100,0	

13.4 Tabellen

Anhang: ESV-Summenscores

T-Test

Gruppenstatistiken

	GRUPPE	N	Mittelwert	Standardabweichung	Standardfehler des Mittelwertes
ESV_SU01	kontrollgruppe	152	9,61	1,61	,13
	versuchsgruppe	131	11,01	1,80	,16
ESV_SU02	kontrollgruppe	152	9,26	1,78	,14
	versuchsgruppe	131	9,97	1,81	,16
ESV_SU03	kontrollgruppe	152	8,99	1,92	,16
	versuchsgruppe	131	10,31	1,88	,16
ESV_SU04	kontrollgruppe	152	9,09	2,02	,16
	versuchsgruppe	131	10,89	1,78	,16
ESV_SU05	kontrollgruppe	152	9,28	1,89	,15
	versuchsgruppe	131	9,75	1,90	,17
ESV_SU06	kontrollgruppe	152	9,31	1,86	,15
	versuchsgruppe	131	8,50	1,90	,17
ESV_SU07	kontrollgruppe	152	9,43	1,77	,14
	versuchsgruppe	131	10,57	2,09	,18
ESV_SU08	kontrollgruppe	152	9,41	1,90	,15
	versuchsgruppe	131	9,97	1,93	,17
ESV_SU09	kontrollgruppe	152	9,41	1,83	,15
	versuchsgruppe	131	10,98	1,67	,15
ESV_SU10	kontrollgruppe	152	9,33	1,71	,14
	versuchsgruppe	131	10,98	1,82	,16
ESV_SU11	kontrollgruppe	152	9,12	1,79	,15
	versuchsgruppe	131	11,11	1,89	,16
ESV_SU12	kontrollgruppe	152	9,49	1,75	,14
	versuchsgruppe	131	8,57	1,78	,16
ESV_SU13	kontrollgruppe	152	9,51	1,86	,15
	versuchsgruppe	131	10,38	1,75	,15
ESV_SU14	kontrollgruppe	152	9,30	1,75	,14
	versuchsgruppe	131	10,49	1,69	,15
ESV_SU15	kontrollgruppe	152	9,63	1,95	,16
	versuchsgruppe	131	11,17	1,80	,16
ESV_SU16	kontrollgruppe	152	9,38	1,87	,15
	versuchsgruppe	131	9,49	1,85	,16

Test bei unabhängigen Stichproben

		Levene-Test der Varianzgleichheit		T-Test für die Mittelwertgleichheit						
									5% Konfidenzintervall der Differenz	
		F	Signifikanz	T	df	Sig. (2-seitig)	Mittlere Differenz	Standardfehler der Differenz	Untere	Obere
ESV_SU01	Varianzen sind gleich	1,081	,299	-6,883	281	,000	-1,40	,20	-1,79	-1,00
	Varianzen sind nicht gleich			-6,824	262,832	,000	-1,40	,20	-1,80	-,99
ESV_SU02	Varianzen sind gleich	,052	,820	-3,336	281	,001	-,71	,21	-1,13	-,29
	Varianzen sind nicht gleich			-3,333	273,723	,001	-,71	,21	-1,13	-,29
ESV_SU03	Varianzen sind gleich	,140	,708	-5,855	281	,000	-1,33	,23	-1,77	-,88
	Varianzen sind nicht gleich			-5,863	276,224	,000	-1,33	,23	-1,77	-,88
ESV_SU04	Varianzen sind gleich	2,661	,104	-7,926	281	,000	-1,81	,23	-2,26	-1,36
	Varianzen sind nicht gleich			-8,002	280,892	,000	-1,81	,23	-2,25	-1,36
ESV_SU05	Varianzen sind gleich	,034	,853	-2,057	281	,041	-,47	,23	-,91	-2,00E-02
	Varianzen sind nicht gleich			-2,056	274,428	,041	-,47	,23	-,91	-1,97E-02
ESV_SU06	Varianzen sind gleich	,103	,749	3,590	281	,000	,81	,22	,36	1,25
	Varianzen sind nicht gleich			3,584	273,098	,000	,81	,22	,36	1,25
ESV_SU07	Varianzen sind gleich	4,655	,032	-4,960	281	,000	-1,14	,23	-1,59	-,69
	Varianzen sind nicht gleich			-4,899	256,146	,000	-1,14	,23	-1,60	-,68
ESV_SU08	Varianzen sind gleich	,025	,874	-2,435	281	,015	-,55	,23	-1,00	-,11
	Varianzen sind nicht gleich			-2,432	273,409	,016	-,55	,23	-1,00	-,11
ESV_SU09	Varianzen sind gleich	1,384	,240	-7,491	281	,000	-1,57	,21	-1,98	-1,16
	Varianzen sind nicht gleich			-7,543	280,130	,000	-1,57	,21	-1,98	-1,16
ESV_SU10	Varianzen sind gleich	,051	,821	-7,846	281	,000	-1,65	,21	-2,06	-1,23
	Varianzen sind nicht gleich			-7,809	268,967	,000	-1,65	,21	-2,06	-1,23
ESV_SU11	Varianzen sind gleich	1,221	,270	-9,110	281	,000	-2,00	,22	-2,43	-1,56
	Varianzen sind nicht gleich			-9,076	270,187	,000	-2,00	,22	-2,43	-1,56
ESV_SU12	Varianzen sind gleich	,735	,392	4,349	281	,000	,91	,21	,50	1,33
	Varianzen sind nicht gleich			4,343	273,377	,000	,91	,21	,50	1,33
ESV_SU13	Varianzen sind gleich	,046	,830	-4,055	281	,000	-,88	,22	-1,30	-,45
	Varianzen sind nicht gleich			-4,073	278,755	,000	-,88	,21	-1,30	-,45
ESV_SU14	Varianzen sind gleich	,018	,895	-5,771	281	,000	-1,19	,21	-1,59	-,78
	Varianzen sind nicht gleich			-5,785	277,217	,000	-1,19	,20	-1,59	-,78
ESV_SU15	Varianzen sind gleich	,260	,610	-6,853	281	,000	-1,54	,22	-1,98	-1,10
	Varianzen sind nicht gleich			-6,894	279,674	,000	-1,54	,22	-1,98	-1,10
ESV_SU16	Varianzen sind gleich	,008	,927	-,512	281	,609	-,11	,22	-,55	,32
	Varianzen sind nicht gleich			-,512	275,374	,609	-,11	,22	-,55	,32

Anhang: ESV-Subgruppen
Eigenschaften

T-Test

Gruppenstatistiken

	GRUPPE	N	Mittelwert	Standardabweichung	Standardfehler des Mittelwertes
ESV_E1	kontrollgruppe	152	3,21	,93	7,56E-02
	versuchsgruppe	131	3,73	,89	7,82E-02
ESV_E2	kontrollgruppe	152	3,06	1,11	8,96E-02
	versuchsgruppe	131	3,63	,99	8,62E-02
ESV_E3	kontrollgruppe	152	3,03	,98	7,97E-02
	versuchsgruppe	131	3,92	,94	8,23E-02
ESV_E4	kontrollgruppe	152	2,94	,99	8,04E-02
	versuchsgruppe	131	3,54	,95	8,27E-02
ESV_E5	kontrollgruppe	152	3,22	1,05	8,55E-02
	versuchsgruppe	131	3,55	,99	8,68E-02
ESV_E6	kontrollgruppe	152	3,26	1,03	8,32E-02
	versuchsgruppe	131	2,27	1,03	9,01E-02
ESV_E7	kontrollgruppe	152	3,29	1,06	8,64E-02
	versuchsgruppe	131	3,56	1,06	9,27E-02
ESV_E8	kontrollgruppe	152	3,21	,95	7,68E-02
	versuchsgruppe	131	3,59	,98	8,52E-02
ESV_E9	kontrollgruppe	152	3,16	,93	7,55E-02
	versuchsgruppe	131	3,72	,85	7,45E-02
ESV_E10	kontrollgruppe	152	3,03	,93	7,55E-02
	versuchsgruppe	131	3,63	,94	8,21E-02
ESV_E11	kontrollgruppe	152	2,98	1,14	9,22E-02
	versuchsgruppe	131	3,47	,97	8,48E-02
ESV_E12	kontrollgruppe	152	3,07	1,06	8,59E-02
	versuchsgruppe	131	2,55	1,05	9,21E-02
ESV_E13	kontrollgruppe	152	3,26	1,07	8,69E-02
	versuchsgruppe	131	3,69	1,06	9,25E-02
ESV_E14	kontrollgruppe	152	3,15	1,09	8,84E-02
	versuchsgruppe	131	3,60	1,14	9,92E-02
ESV_E15	kontrollgruppe	152	3,35	1,15	9,35E-02
	versuchsgruppe	131	3,60	,98	8,59E-02
ESV_E16	kontrollgruppe	152	3,18	,99	8,05E-02
	versuchsgruppe	131	2,63	1,06	9,27E-02

Test bei unabhängigen Stichproben

		Levene-Test der Varianzgleichheit	
		F	Signifikanz
ESV_E1	Varianzen sind gleich	,007	,934
	Varianzen sind nicht gleich		
ESV_E2	Varianzen sind gleich	,236	,627
	Varianzen sind nicht gleich		
ESV_E3	Varianzen sind gleich	,052	,820
	Varianzen sind nicht gleich		
ESV_E4	Varianzen sind gleich	,012	,911
	Varianzen sind nicht gleich		
ESV_E5	Varianzen sind gleich	,038	,846
	Varianzen sind nicht gleich		
ESV_E6	Varianzen sind gleich	,040	,842
	Varianzen sind nicht gleich		
ESV_E7	Varianzen sind gleich	,050	,822
	Varianzen sind nicht gleich		
ESV_E8	Varianzen sind gleich	1,042	,308
	Varianzen sind nicht gleich		
ESV_E9	Varianzen sind gleich	,535	,465
	Varianzen sind nicht gleich		
ESV_E10	Varianzen sind gleich	2,424	,121
	Varianzen sind nicht gleich		
ESV_E11	Varianzen sind gleich	1,032	,311
	Varianzen sind nicht gleich		
ESV_E12	Varianzen sind gleich	,296	,587
	Varianzen sind nicht gleich		
ESV_E13	Varianzen sind gleich	,019	,891
	Varianzen sind nicht gleich		
ESV_E14	Varianzen sind gleich	1,331	,250
	Varianzen sind nicht gleich		
ESV_E15	Varianzen sind gleich	5,369	,021
	Varianzen sind nicht gleich		
ESV_E16	Varianzen sind gleich	2,066	,152
	Varianzen sind nicht gleich		

Test bei unabhängigen Stichproben

		T-Test für die Mittelwertgleichheit			
		T	df	Sig. (2-seitig)	Mittlere Differenz
ESV_E1	Varianzen sind gleich	-4,717	281	,000	-,51
	Varianzen sind nicht gleich	-4,731	277,740	,000	-,51
ESV_E2	Varianzen sind gleich	-4,518	281	,000	-,57
	Varianzen sind nicht gleich	-4,556	280,634	,000	-,57
ESV_E3	Varianzen sind gleich	-7,808	281	,000	-,90
	Varianzen sind nicht gleich	-7,833	277,861	,000	-,90
ESV_E4	Varianzen sind gleich	-5,193	281	,000	-,60
	Varianzen sind nicht gleich	-5,211	278,046	,000	-,60
ESV_E5	Varianzen sind gleich	-2,716	281	,007	-,33
	Varianzen sind nicht gleich	-2,728	278,723	,007	-,33
ESV_E6	Varianzen sind gleich	8,009	281	,000	,98
	Varianzen sind nicht gleich	8,006	274,507	,000	,98
ESV_E7	Varianzen sind gleich	-2,113	281	,035	-,27
	Varianzen sind nicht gleich	-2,113	275,172	,035	-,27
ESV_E8	Varianzen sind gleich	-3,296	281	,001	-,38
	Varianzen sind nicht gleich	-3,289	272,224	,001	-,38
ESV_E9	Varianzen sind gleich	-5,180	281	,000	-,55
	Varianzen sind nicht gleich	-5,213	279,941	,000	-,55
ESV_E10	Varianzen sind gleich	-5,322	281	,000	-,59
	Varianzen sind nicht gleich	-5,319	274,134	,000	-,59
ESV_E11	Varianzen sind gleich	-3,830	281	,000	-,49
	Varianzen sind nicht gleich	-3,875	280,983	,000	-,49
ESV_E12	Varianzen sind gleich	4,097	281	,000	,52
	Varianzen sind nicht gleich	4,099	275,240	,000	,52
ESV_E13	Varianzen sind gleich	-3,396	281	,001	-,43
	Varianzen sind nicht gleich	-3,399	275,800	,001	-,43
ESV_E14	Varianzen sind gleich	-3,352	281	,001	-,44
	Varianzen sind nicht gleich	-3,342	271,259	,001	-,44
ESV_E15	Varianzen sind gleich	-1,921	281	,056	-,25
	Varianzen sind nicht gleich	-1,944	280,972	,053	-,25
ESV_E16	Varianzen sind gleich	4,506	281	,000	,55
	Varianzen sind nicht gleich	4,484	268,541	,000	,55

Test bei unabhängigen Stichproben

		T-Test für die Mittelwertgleichheit		
		Standardfehler der Differenz	95% Konfidenzintervall der Differenz	
			Untere	Obere
ESV_E1	Varianzen sind gleich	,11	-,73	-,30
	Varianzen sind nicht gleich	,11	-,73	-,30
ESV_E2	Varianzen sind gleich	,13	-,81	-,32
	Varianzen sind nicht gleich	,12	-,81	-,32
ESV_E3	Varianzen sind gleich	,11	-1,12	-,67
	Varianzen sind nicht gleich	,11	-1,12	-,67
ESV_E4	Varianzen sind gleich	,12	-,83	-,37
	Varianzen sind nicht gleich	,12	-,83	-,37
ESV_E5	Varianzen sind gleich	,12	-,57	-9,16E-02
	Varianzen sind nicht gleich	,12	-,57	-9,26E-02
ESV_E6	Varianzen sind gleich	,12	,74	1,22
	Varianzen sind nicht gleich	,12	,74	1,22
ESV_E7	Varianzen sind gleich	,13	-,52	-1,83E-02
	Varianzen sind nicht gleich	,13	-,52	-1,83E-02
ESV_E8	Varianzen sind gleich	,11	-,60	-,15
	Varianzen sind nicht gleich	,11	-,60	-,15
ESV_E9	Varianzen sind gleich	,11	-,76	-,34
	Varianzen sind nicht gleich	,11	-,76	-,34
ESV_E10	Varianzen sind gleich	,11	-,81	-,37
	Varianzen sind nicht gleich	,11	-,81	-,37
ESV_E11	Varianzen sind gleich	,13	-,73	-,24
	Varianzen sind nicht gleich	,13	-,73	-,24
ESV_E12	Varianzen sind gleich	,13	,27	,76
	Varianzen sind nicht gleich	,13	,27	,76
ESV_E13	Varianzen sind gleich	,13	-,68	-,18
	Varianzen sind nicht gleich	,13	-,68	-,18
ESV_E14	Varianzen sind gleich	,13	-,70	-,18
	Varianzen sind nicht gleich	,13	-,71	-,18
ESV_E15	Varianzen sind gleich	,13	-,50	6,06E-03
	Varianzen sind nicht gleich	,13	-,50	3,10E-03
ESV_E16	Varianzen sind gleich	,12	,31	,79
	Varianzen sind nicht gleich	,12	,31	,79

Anhang: ESV-Subgruppen
Situationen

T-Test

Gruppenstatistiken

	GRUPPE	N	Mittelwert	Standardabweichung	Standardfehler des Mittelwertes
ESV_S1	kontrollgruppe	152	3,20	1,02	8,26E-02
	versuchsgruppe	131	3,66	1,08	9,42E-02
ESV_S2	kontrollgruppe	152	3,08	,97	7,89E-02
	versuchsgruppe	131	2,73	,98	8,54E-02
ESV_S3	kontrollgruppe	152	3,08	1,11	8,98E-02
	versuchsgruppe	131	2,68	,95	8,34E-02
ESV_S4	kontrollgruppe	152	2,95	1,09	8,82E-02
	versuchsgruppe	131	3,73	1,05	9,13E-02
ESV_S5	kontrollgruppe	152	2,96	1,04	8,45E-02
	versuchsgruppe	131	2,66	,93	8,15E-02
ESV_S6	kontrollgruppe	152	3,17	,97	7,85E-02
	versuchsgruppe	131	2,52	1,03	8,96E-02
ESV_S7	kontrollgruppe	152	3,00	,98	7,98E-02
	versuchsgruppe	131	3,69	1,14	9,94E-02
ESV_S8	kontrollgruppe	152	3,08	1,12	9,12E-02
	versuchsgruppe	131	3,58	1,06	9,26E-02
ESV_S9	kontrollgruppe	152	3,04	1,00	8,08E-02
	versuchsgruppe	131	3,56	1,02	8,94E-02
ESV_S10	kontrollgruppe	152	3,11	1,15	9,31E-02
	versuchsgruppe	131	3,55	1,18	,10
ESV_S11	kontrollgruppe	152	3,20	1,03	8,31E-02
	versuchsgruppe	131	3,91	1,11	9,66E-02
ESV_S12	kontrollgruppe	152	3,13	1,01	8,21E-02
	versuchsgruppe	131	3,21	,87	7,59E-02
ESV_S13	kontrollgruppe	152	3,02	1,02	8,27E-02
	versuchsgruppe	131	3,08	1,08	9,45E-02
ESV_S14	kontrollgruppe	152	3,08	1,08	8,78E-02
	versuchsgruppe	131	3,61	1,03	9,04E-02
ESV_S15	kontrollgruppe	152	3,07	1,10	8,89E-02
	versuchsgruppe	131	3,66	1,11	9,67E-02
ESV_S16	kontrollgruppe	152	3,18	1,19	9,62E-02
	versuchsgruppe	131	3,40	1,01	8,78E-02

Test bei unabhängigen Stichproben

		Levene-Test der Varianzgleichheit	
		F	Signifikanz
ESV_S1	Varianzen sind gleich	,606	,437
	Varianzen sind nicht gleich		
ESV_S2	Varianzen sind gleich	,754	,386
	Varianzen sind nicht gleich		
ESV_S3	Varianzen sind gleich	2,644	,105
	Varianzen sind nicht gleich		
ESV_S4	Varianzen sind gleich	,019	,890
	Varianzen sind nicht gleich		
ESV_S5	Varianzen sind gleich	,000	,985
	Varianzen sind nicht gleich		
ESV_S6	Varianzen sind gleich	2,171	,142
	Varianzen sind nicht gleich		
ESV_S7	Varianzen sind gleich	8,170	,005
	Varianzen sind nicht gleich		
ESV_S8	Varianzen sind gleich	,005	,945
	Varianzen sind nicht gleich		
ESV_S9	Varianzen sind gleich	2,374	,125
	Varianzen sind nicht gleich		
ESV_S10	Varianzen sind gleich	,705	,402
	Varianzen sind nicht gleich		
ESV_S11	Varianzen sind gleich	,120	,729
	Varianzen sind nicht gleich		
ESV_S12	Varianzen sind gleich	4,061	,045
	Varianzen sind nicht gleich		
ESV_S13	Varianzen sind gleich	1,206	,273
	Varianzen sind nicht gleich		
ESV_S14	Varianzen sind gleich	,025	,876
	Varianzen sind nicht gleich		
ESV_S15	Varianzen sind gleich	1,234	,268
	Varianzen sind nicht gleich		
ESV_S16	Varianzen sind gleich	4,321	,039
	Varianzen sind nicht gleich		

Test bei unabhängigen Stichproben

		T-Test für die Mittelwertgleichheit			
		T	df	Sig. (2-seitig)	Mittlere Differenz
ESV_S1	Varianzen sind gleich	-3,688	281	,000	-,46
	Varianzen sind nicht gleich	-3,672	269,556	,000	-,46
ESV_S2	Varianzen sind gleich	3,043	281	,003	,35
	Varianzen sind nicht gleich	3,042	274,558	,003	,35
ESV_S3	Varianzen sind gleich	3,224	281	,001	,40
	Varianzen sind nicht gleich	3,260	280,999	,001	,40
ESV_S4	Varianzen sind gleich	-6,055	281	,000	-,77
	Varianzen sind nicht gleich	-6,073	277,656	,000	-,77
ESV_S5	Varianzen sind gleich	2,504	281	,013	,30
	Varianzen sind nicht gleich	2,525	280,561	,012	,30
ESV_S6	Varianzen sind gleich	5,496	281	,000	,65
	Varianzen sind nicht gleich	5,472	269,525	,000	,65
ESV_S7	Varianzen sind gleich	-5,450	281	,000	-,69
	Varianzen sind nicht gleich	-5,392	258,928	,000	-,69
ESV_S8	Varianzen sind gleich	-3,839	281	,000	-,50
	Varianzen sind nicht gleich	-3,856	278,771	,000	-,50
ESV_S9	Varianzen sind gleich	-4,369	281	,000	-,53
	Varianzen sind nicht gleich	-4,360	272,499	,000	-,53
ESV_S10	Varianzen sind gleich	-3,151	281	,002	-,44
	Varianzen sind nicht gleich	-3,144	272,149	,002	-,44
ESV_S11	Varianzen sind gleich	-5,558	281	,000	-,70
	Varianzen sind nicht gleich	-5,527	267,556	,000	-,70
ESV_S12	Varianzen sind gleich	-,785	281	,433	-8,87E-02
	Varianzen sind nicht gleich	-,794	280,996	,428	-8,87E-02
ESV_S13	Varianzen sind gleich	-,514	281	,608	-6,42E-02
	Varianzen sind nicht gleich	-,512	269,347	,609	-6,42E-02
ESV_S14	Varianzen sind gleich	-4,205	281	,000	-,53
	Varianzen sind nicht gleich	-4,219	278,007	,000	-,53
ESV_S15	Varianzen sind gleich	-4,559	281	,000	-,60
	Varianzen sind nicht gleich	-4,556	274,059	,000	-,60
ESV_S16	Varianzen sind gleich	-1,664	281	,097	-,22
	Varianzen sind nicht gleich	-1,684	280,931	,093	-,22

Test bei unabhängigen Stichproben

		T-Test für die Mittelwertgleichheit		
		Standardfehler der Differenz	95% Konfidenzintervall der Differenz	
			Untere	Obere
ESV_S1	Varianzen sind gleich	,12	-,71	-,21
	Varianzen sind nicht gleich	,13	-,71	-,21
ESV_S2	Varianzen sind gleich	,12	,12	,58
	Varianzen sind nicht gleich	,12	,12	,58
ESV_S3	Varianzen sind gleich	,12	,16	,64
	Varianzen sind nicht gleich	,12	,16	,64
ESV_S4	Varianzen sind gleich	,13	-1,02	-,52
	Varianzen sind nicht gleich	,13	-1,02	-,52
ESV_S5	Varianzen sind gleich	,12	6,34E-02	,53
	Varianzen sind nicht gleich	,12	6,53E-02	,53
ESV_S6	Varianzen sind gleich	,12	,42	,89
	Varianzen sind nicht gleich	,12	,42	,89
ESV_S7	Varianzen sind gleich	,13	-,94	-,44
	Varianzen sind nicht gleich	,13	-,94	-,44
ESV_S8	Varianzen sind gleich	,13	-,76	-,24
	Varianzen sind nicht gleich	,13	-,76	-,25
ESV_S9	Varianzen sind gleich	,12	-,76	-,29
	Varianzen sind nicht gleich	,12	-,76	-,29
ESV_S10	Varianzen sind gleich	,14	-,71	-,16
	Varianzen sind nicht gleich	,14	-,71	-,16
ESV_S11	Varianzen sind gleich	,13	-,95	-,45
	Varianzen sind nicht gleich	,13	-,96	-,45
ESV_S12	Varianzen sind gleich	,11	-,31	,13
	Varianzen sind nicht gleich	,11	-,31	,13
ESV_S13	Varianzen sind gleich	,13	-,31	,18
	Varianzen sind nicht gleich	,13	-,31	,18
ESV_S14	Varianzen sind gleich	,13	-,78	-,28
	Varianzen sind nicht gleich	,13	-,78	-,28
ESV_S15	Varianzen sind gleich	,13	-,86	-,34
	Varianzen sind nicht gleich	,13	-,86	-,34
ESV_S16	Varianzen sind gleich	,13	-,48	4,02E-02
	Varianzen sind nicht gleich	,13	-,48	3,70E-02

Anhang: ESV-Subgruppen
Verhaltensweisen

T-Test

Gruppenstatistiken

	GRUPPE	N	Mittelwert	Standardabweichung	Standardfehler des Mittelwertes
ESV_V1	kontrollgruppe	152	3,20	,98	7,92E-02
	versuchsgruppe	131	3,62	1,07	9,35E-02
ESV_V2	kontrollgruppe	152	3,12	1,06	8,60E-02
	versuchsgruppe	131	3,62	1,09	9,54E-02
ESV_V3	kontrollgruppe	152	2,88	1,08	8,75E-02
	versuchsgruppe	131	3,71	1,06	9,29E-02
ESV_V4	kontrollgruppe	152	3,19	1,07	8,69E-02
	versuchsgruppe	131	3,63	1,05	9,15E-02
ESV_V5	kontrollgruppe	152	3,11	1,09	8,81E-02
	versuchsgruppe	131	3,53	1,11	9,71E-02
ESV_V6	kontrollgruppe	152	2,88	1,04	8,45E-02
	versuchsgruppe	131	3,71	1,11	9,66E-02
ESV_V7	kontrollgruppe	152	3,14	1,03	8,37E-02
	versuchsgruppe	131	3,33	1,11	9,66E-02
ESV_V8	kontrollgruppe	152	3,13	1,06	8,57E-02
	versuchsgruppe	131	2,80	1,13	9,90E-02
ESV_V9	kontrollgruppe	152	3,21	1,09	8,84E-02
	versuchsgruppe	131	3,70	1,15	,10
ESV_V10	kontrollgruppe	152	3,18	1,03	8,37E-02
	versuchsgruppe	131	3,80	,97	8,49E-02
ESV_V11	kontrollgruppe	152	2,93	,97	7,85E-02
	versuchsgruppe	131	3,74	1,00	8,78E-02
ESV_V12	kontrollgruppe	152	3,30	1,04	8,44E-02
	versuchsgruppe	131	2,81	1,10	9,58E-02
ESV_V13	kontrollgruppe	152	3,22	1,08	8,77E-02
	versuchsgruppe	131	3,60	1,07	9,37E-02
ESV_V14	kontrollgruppe	152	3,07	1,06	8,56E-02
	versuchsgruppe	131	3,28	,99	8,62E-02
ESV_V15	kontrollgruppe	152	3,22	1,11	9,00E-02
	versuchsgruppe	131	3,91	1,06	9,22E-02
ESV_V16	kontrollgruppe	152	3,01	1,07	8,66E-02
	versuchsgruppe	131	3,46	1,06	9,28E-02

Test bei unabhängigen Stichproben

		Levene-Test der Varianzgleichheit	
		F	Signifikanz
ESV_V1	Varianzen sind gleich	1,430	,233
	Varianzen sind nicht gleich		
ESV_V2	Varianzen sind gleich	,849	,358
	Varianzen sind nicht gleich		
ESV_V3	Varianzen sind gleich	,015	,902
	Varianzen sind nicht gleich		
ESV_V4	Varianzen sind gleich	,126	,723
	Varianzen sind nicht gleich		
ESV_V5	Varianzen sind gleich	,991	,320
	Varianzen sind nicht gleich		
ESV_V6	Varianzen sind gleich	2,270	,133
	Varianzen sind nicht gleich		
ESV_V7	Varianzen sind gleich	2,911	,089
	Varianzen sind nicht gleich		
ESV_V8	Varianzen sind gleich	1,765	,185
	Varianzen sind nicht gleich		
ESV_V9	Varianzen sind gleich	,768	,381
	Varianzen sind nicht gleich		
ESV_V10	Varianzen sind gleich	2,453	,118
	Varianzen sind nicht gleich		
ESV_V11	Varianzen sind gleich	,586	,445
	Varianzen sind nicht gleich		
ESV_V12	Varianzen sind gleich	,595	,441
	Varianzen sind nicht gleich		
ESV_V13	Varianzen sind gleich	,083	,774
	Varianzen sind nicht gleich		
ESV_V14	Varianzen sind gleich	,249	,618
	Varianzen sind nicht gleich		
ESV_V15	Varianzen sind gleich	1,312	,253
	Varianzen sind nicht gleich		
ESV_V16	Varianzen sind gleich	1,309	,254
	Varianzen sind nicht gleich		

Test bei unabhängigen Stichproben

		T-Test für die Mittelwertgleichheit			
		T	df	Sig. (2-seitig)	Mittlere Differenz
ESV_V1	Varianzen sind gleich	-3,458	281	,001	-,42
	Varianzen sind nicht gleich	-3,435	265,741	,001	-,42
ESV_V2	Varianzen sind gleich	-3,900	281	,000	-,50
	Varianzen sind nicht gleich	-3,892	272,369	,000	-,50
ESV_V3	Varianzen sind gleich	-6,482	281	,000	-,83
	Varianzen sind nicht gleich	-6,490	276,005	,000	-,83
ESV_V4	Varianzen sind gleich	-3,441	281	,001	-,44
	Varianzen sind nicht gleich	-3,447	276,572	,001	-,44
ESV_V5	Varianzen sind gleich	-3,277	281	,001	-,43
	Varianzen sind nicht gleich	-3,272	272,945	,001	-,43
ESV_V6	Varianzen sind gleich	-6,482	281	,000	-,83
	Varianzen sind nicht gleich	-6,454	269,284	,000	-,83
ESV_V7	Varianzen sind gleich	-1,443	281	,150	-,18
	Varianzen sind nicht gleich	-1,436	268,302	,152	-,18
ESV_V8	Varianzen sind gleich	2,483	281	,014	,32
	Varianzen sind nicht gleich	2,471	268,224	,014	,32
ESV_V9	Varianzen sind gleich	-3,693	281	,000	-,49
	Varianzen sind nicht gleich	-3,678	270,049	,000	-,49
ESV_V10	Varianzen sind gleich	-5,154	281	,000	-,62
	Varianzen sind nicht gleich	-5,177	278,771	,000	-,62
ESV_V11	Varianzen sind gleich	-6,867	281	,000	-,81
	Varianzen sind nicht gleich	-6,848	271,537	,000	-,81
ESV_V12	Varianzen sind gleich	3,828	281	,000	,49
	Varianzen sind nicht gleich	3,813	270,134	,000	,49
ESV_V13	Varianzen sind gleich	-2,956	281	,003	-,38
	Varianzen sind nicht gleich	-2,957	275,518	,003	-,38
ESV_V14	Varianzen sind gleich	-1,721	281	,086	-,21
	Varianzen sind nicht gleich	-1,729	279,127	,085	-,21
ESV_V15	Varianzen sind gleich	-5,345	281	,000	-,69
	Varianzen sind nicht gleich	-5,365	278,228	,000	-,69
ESV_V16	Varianzen sind gleich	-3,505	281	,001	-,44
	Varianzen sind nicht gleich	-3,506	275,280	,001	-,44

Test bei unabhängigen Stichproben

		T-Test für die Mittelwertgleichheit		
		Standardfehler der Differenz	95% Konfidenzintervall der Differenz	
			Untere	Obere
ESV_V1	Varianzen sind gleich	,12	-,66	-,18
	Varianzen sind nicht gleich	,12	-,66	-,18
ESV_V2	Varianzen sind gleich	,13	-,75	-,25
	Varianzen sind nicht gleich	,13	-,75	-,25
ESV_V3	Varianzen sind gleich	,13	-1,08	-,58
	Varianzen sind nicht gleich	,13	-1,08	-,58
ESV_V4	Varianzen sind gleich	,13	-,68	-,19
	Varianzen sind nicht gleich	,13	-,68	-,19
ESV_V5	Varianzen sind gleich	,13	-,69	-,17
	Varianzen sind nicht gleich	,13	-,69	-,17
ESV_V6	Varianzen sind gleich	,13	-1,08	-,58
	Varianzen sind nicht gleich	,13	-1,08	-,58
ESV_V7	Varianzen sind gleich	,13	-,43	6,68E-02
	Varianzen sind nicht gleich	,13	-,44	6,81E-02
ESV_V8	Varianzen sind gleich	,13	6,71E-02	,58
	Varianzen sind nicht gleich	,13	6,57E-02	,58
ESV_V9	Varianzen sind gleich	,13	-,75	-,23
	Varianzen sind nicht gleich	,13	-,75	-,23
ESV_V10	Varianzen sind gleich	,12	-,85	-,38
	Varianzen sind nicht gleich	,12	-,85	-,38
ESV_V11	Varianzen sind gleich	,12	-1,04	-,58
	Varianzen sind nicht gleich	,12	-1,04	-,57
ESV_V12	Varianzen sind gleich	,13	,24	,74
	Varianzen sind nicht gleich	,13	,24	,74
ESV_V13	Varianzen sind gleich	,13	-,63	-,13
	Varianzen sind nicht gleich	,13	-,63	-,13
ESV_V14	Varianzen sind gleich	,12	-,45	3,03E-02
	Varianzen sind nicht gleich	,12	-,45	2,91E-02
ESV_V15	Varianzen sind gleich	,13	-,95	-,44
	Varianzen sind nicht gleich	,13	-,94	-,44
ESV_V16	Varianzen sind gleich	,13	-,69	-,20
	Varianzen sind nicht gleich	,13	-,69	-,20

Anhang: ESV-Summenscores

Mann-Whitney-Test

Ränge

	GRUPPE	N	Mittlerer Rang	Rangsumme
ESV_SU01	kontrollgruppe	152	113,83	17302,00
	versuchsgruppe	131	174,69	22884,00
	Gesamt	283		
ESV_SU02	kontrollgruppe	152	126,63	19247,50
	versuchsgruppe	131	159,84	20938,50
	Gesamt	283		
ESV_SU03	kontrollgruppe	152	117,25	17821,50
	versuchsgruppe	131	170,72	22364,50
	Gesamt	283		
ESV_SU04	kontrollgruppe	152	109,35	16620,50
	versuchsgruppe	131	179,89	23565,50
	Gesamt	283		
ESV_SU05	kontrollgruppe	152	133,27	20256,50
	versuchsgruppe	131	152,13	19929,50
	Gesamt	283		
ESV_SU06	kontrollgruppe	152	157,73	23975,50
	versuchsgruppe	131	123,74	16210,50
	Gesamt	283		
ESV_SU07	kontrollgruppe	152	122,19	18573,50
	versuchsgruppe	131	164,98	21612,50
	Gesamt	283		
ESV_SU08	kontrollgruppe	152	131,31	19959,00
	versuchsgruppe	131	154,40	20227,00
	Gesamt	283		
ESV_SU09	kontrollgruppe	152	110,62	16813,50
	versuchsgruppe	131	178,42	23372,50
	Gesamt	283		
ESV_SU10	kontrollgruppe	152	109,83	16694,00
	versuchsgruppe	131	179,33	23492,00
	Gesamt	283		
ESV_SU11	kontrollgruppe	152	106,05	16119,50
	versuchsgruppe	131	183,71	24066,50
	Gesamt	283		
ESV_SU12	kontrollgruppe	152	161,68	24576,00
	versuchsgruppe	131	119,16	15610,00
	Gesamt	283		
ESV_SU13	kontrollgruppe	152	124,81	18970,50
	versuchsgruppe	131	161,95	21215,50
	Gesamt	283		
ESV_SU14	kontrollgruppe	152	118,10	17950,50
	versuchsgruppe	131	169,74	22235,50
	Gesamt	283		
ESV_SU15	kontrollgruppe	152	113,45	17244,00
	versuchsgruppe	131	175,13	22942,00
	Gesamt	283		
ESV_SU16	kontrollgruppe	152	138,96	21121,50
	versuchsgruppe	131	145,53	19064,50
	Gesamt	283		

Statistik für Test[a]

	ESV_SU01	ESV_SU02	ESV_SU03	ESV_SU04	ESV_SU05	ESV_SU06
Mann-Whitney-U	5674,000	7619,500	6193,500	4992,500	8628,500	7564,500
Wilcoxon-W	17302,000	19247,500	17821,500	16620,500	20256,500	16210,500
Z	-6,318	-3,451	-5,548	-7,302	-1,962	-3,524
Asymptotische Signifikanz (2-seitig)	,000	,001	,000	,000	,050	,000

a. Gruppenvariable: GRUPPE

Statistik für Test[a]

	ESV_SU07	ESV_SU08	ESV_SU09	ESV_SU10	ESV_SU11	ESV_SU12
Mann-Whitney-U	6945,500	8331,000	5185,500	5066,000	4491,500	6964,000
Wilcoxon-W	18573,500	19959,000	16813,500	16694,000	16119,500	15610,000
Z	-4,435	-2,397	-7,035	-7,207	-8,041	-4,426
Asymptotische Signifikanz (2-seitig)	,000	,017	,000	,000	,000	,000

a. Gruppenvariable: GRUPPE

Statistik für Test[a]

	ESV_SU13	ESV_SU14	ESV_SU15	ESV_SU16
Mann-Whitney-U	7342,500	6322,500	5616,000	9493,500
Wilcoxon-W	18970,500	17950,500	17244,000	21121,500
Z	-3,857	-5,368	-6,393	-,684
Asymptotische Signifikanz (2-seitig)	,000	,000	,000	,494

a. Gruppenvariable: GRUPPE

Anhang: ESV-Subgruppen
Eigenschaften

Mann-Whitney-Test

Ränge

	GRUPPE	N	Mittlerer Rang	Rangsumme
ESV_E1	kontrollgruppe	152	121,32	18440,00
	versuchsgruppe	131	166,00	21746,00
	Gesamt	283		
ESV_E2	kontrollgruppe	152	122,70	18650,00
	versuchsgruppe	131	164,40	21536,00
	Gesamt	283		
ESV_E3	kontrollgruppe	152	109,73	16678,50
	versuchsgruppe	131	179,45	23507,50
	Gesamt	283		
ESV_E4	kontrollgruppe	152	120,19	18269,00
	versuchsgruppe	131	167,31	21917,00
	Gesamt	283		
ESV_E5	kontrollgruppe	152	130,06	19769,00
	versuchsgruppe	131	155,85	20417,00
	Gesamt	283		
ESV_E6	kontrollgruppe	152	174,32	26496,50
	versuchsgruppe	131	104,50	13689,50
	Gesamt	283		
ESV_E7	kontrollgruppe	152	132,36	20118,00
	versuchsgruppe	131	153,19	20068,00
	Gesamt	283		
ESV_E8	kontrollgruppe	152	127,35	19357,00
	versuchsgruppe	131	159,00	20829,00
	Gesamt	283		
ESV_E9	kontrollgruppe	152	120,43	18305,00
	versuchsgruppe	131	167,03	21881,00
	Gesamt	283		
ESV_E10	kontrollgruppe	152	119,37	18143,50
	versuchsgruppe	131	168,26	22042,50
	Gesamt	283		
ESV_E11	kontrollgruppe	152	126,55	19236,00
	versuchsgruppe	131	159,92	20950,00
	Gesamt	283		
ESV_E12	kontrollgruppe	152	160,74	24433,00
	versuchsgruppe	131	120,25	15753,00
	Gesamt	283		
ESV_E13	kontrollgruppe	152	127,27	19345,00
	versuchsgruppe	131	159,09	20841,00
	Gesamt	283		
ESV_E14	kontrollgruppe	152	127,33	19353,50
	versuchsgruppe	131	159,03	20832,50
	Gesamt	283		
ESV_E15	kontrollgruppe	152	133,80	20338,00
	versuchsgruppe	131	151,51	19848,00
	Gesamt	283		
ESV_E16	kontrollgruppe	152	162,06	24633,50
	versuchsgruppe	131	118,72	15552,50
	Gesamt	283		

Statistik für Test[a]

	ESV_E1	ESV_E2	ESV_E3	ESV_E4	ESV_E5
Mann-Whitney-U	6812,000	7022,000	5050,500	6641,000	8141,000
Wilcoxon-W	18440,000	18650,000	16678,500	18269,000	19769,000
Z	-4,827	-4,435	-7,427	-5,034	-2,759
Asymptotische Signifikanz (2-seitig)	,000	,000	,000	,000	,006

Statistik für Test[a]

	ESV_E6	ESV_E7	ESV_E8	ESV_E9	ESV_E10
Mann-Whitney-U	5043,500	8490,000	7729,000	6677,000	6515,500
Wilcoxon-W	13689,500	20118,000	19357,000	18305,000	18143,500
Z	-7,384	-2,231	-3,414	-5,043	-5,268
Asymptotische Signifikanz (2-seitig)	,000	,026	,001	,000	,000

Statistik für Test[a]

	ESV_E11	ESV_E12	ESV_E13	ESV_E14
Mann-Whitney-U	7608,000	7107,000	7717,000	7725,500
Wilcoxon-W	19236,000	15753,000	19345,000	19353,500
Z	-3,551	-4,311	-3,386	-3,355
Asymptotische Signifikanz (2-seitig)	,000	,000	,001	,001

Statistik für Test[a]

	ESV_E15	ESV_E16
Mann-Whitney-U	8710,000	6906,500
Wilcoxon-W	20338,000	15552,500
Z	-1,885	-4,618
Asymptotische Signifikanz (2-seitig)	,059	,000

a. Gruppenvariable: GRUPPE

Anhang: ESV-Subgruppen
Situationen

Mann-Whitney-Test

Ränge

	GRUPPE	N	Mittlerer Rang	Rangsumme
ESV_S1	kontrollgruppe	152	125,46	19070,00
	versuchsgruppe	131	161,19	21116,00
	Gesamt	283		
ESV_S2	kontrollgruppe	152	155,28	23603,00
	versuchsgruppe	131	126,59	16583,00
	Gesamt	283		
ESV_S3	kontrollgruppe	152	155,72	23669,50
	versuchsgruppe	131	126,08	16516,50
	Gesamt	283		
ESV_S4	kontrollgruppe	152	116,89	17768,00
	versuchsgruppe	131	171,13	22418,00
	Gesamt	283		
ESV_S5	kontrollgruppe	152	153,15	23278,50
	versuchsgruppe	131	129,06	16907,50
	Gesamt	283		
ESV_S6	kontrollgruppe	152	165,56	25164,50
	versuchsgruppe	131	114,67	15021,50
	Gesamt	283		
ESV_S7	kontrollgruppe	152	118,06	17944,50
	versuchsgruppe	131	169,78	22241,50
	Gesamt	283		
ESV_S8	kontrollgruppe	152	125,67	19102,00
	versuchsgruppe	131	160,95	21084,00
	Gesamt	283		
ESV_S9	kontrollgruppe	152	122,68	18647,00
	versuchsgruppe	131	164,42	21539,00
	Gesamt	283		
ESV_S10	kontrollgruppe	152	127,53	19384,00
	versuchsgruppe	131	158,79	20802,00
	Gesamt	283		
ESV_S11	kontrollgruppe	152	117,26	17823,00
	versuchsgruppe	131	170,71	22363,00
	Gesamt	283		
ESV_S12	kontrollgruppe	152	138,31	21023,50
	versuchsgruppe	131	146,28	19162,50
	Gesamt	283		
ESV_S13	kontrollgruppe	152	139,24	21164,50
	versuchsgruppe	131	145,20	19021,50
	Gesamt	283		
ESV_S14	kontrollgruppe	152	123,26	18735,50
	versuchsgruppe	131	163,74	21450,50
	Gesamt	283		
ESV_S15	kontrollgruppe	152	122,59	18633,50
	versuchsgruppe	131	164,52	21552,50
	Gesamt	283		
ESV_S16	kontrollgruppe	152	134,11	20385,00
	versuchsgruppe	131	151,15	19801,00
	Gesamt	283		

Statistik für Test[a]

	ESV_S1	ESV_S2	ESV_S3	ESV_S4	ESV_S5
Mann-Whitney-U	7442,000	7937,000	7870,500	6140,000	8261,500
Wilcoxon-W	19070,000	16583,000	16516,500	17768,000	16907,500
Z	-3,806	-3,076	-3,158	-5,738	-2,586
Asymptotische Signifikanz (2-seitig)	,000	,002	,002	,000	,010

Statistik für Test[a]

	ESV_S6	ESV_S7	ESV_S8	ESV_S9	ESV_S10
Mann-Whitney-U	6375,500	6316,500	7474,000	7019,000	7756,000
Wilcoxon-W	15021,500	17944,500	19102,000	18647,000	19384,000
Z	-5,428	-5,481	-3,738	-4,461	-3,297
Asymptotische Signifikanz (2-seitig)	,000	,000	,000	,000	,001

Statistik für Test[a]

	ESV_S11	ESV_S12	ESV_S13	ESV_S14
Mann-Whitney-U	6195,000	9395,500	9536,500	7107,500
Wilcoxon-W	17823,000	21023,500	21164,500	18735,500
Z	-5,675	-,863	-,637	-4,299
Asymptotische Signifikanz (2-seitig)	,000	,388	,524	,000

Statistik für Test[a]

	ESV_S15	ESV_S16
Mann-Whitney-U	7005,500	8757,000
Wilcoxon-W	18633,500	20385,000
Z	-4,442	-1,808
Asymptotische Signifikanz (2-seitig)	,000	,071

a. Gruppenvariable: GRUPPE

Anhang: ESV-Subgruppen
Verhaltensweisen

Mann-Whitney-Test

Ränge

	GRUPPE	N	Mittlerer Rang	Rangsumme
ESV_V1	kontrollgruppe	152	125,55	19083,00
	versuchsgruppe	131	161,09	21103,00
	Gesamt	283		
ESV_V2	kontrollgruppe	152	124,14	18869,50
	versuchsgruppe	131	162,72	21316,50
	Gesamt	283		
ESV_V3	kontrollgruppe	152	114,41	17391,00
	versuchsgruppe	131	174,01	22795,00
	Gesamt	283		
ESV_V4	kontrollgruppe	152	127,00	19304,50
	versuchsgruppe	131	159,40	20881,50
	Gesamt	283		
ESV_V5	kontrollgruppe	152	127,57	19390,00
	versuchsgruppe	131	158,75	20796,00
	Gesamt	283		
ESV_V6	kontrollgruppe	152	115,13	17500,00
	versuchsgruppe	131	173,18	22686,00
	Gesamt	283		
ESV_V7	kontrollgruppe	152	135,43	20585,00
	versuchsgruppe	131	149,63	19601,00
	Gesamt	283		
ESV_V8	kontrollgruppe	152	152,90	23241,00
	versuchsgruppe	131	129,35	16945,00
	Gesamt	283		
ESV_V9	kontrollgruppe	152	125,44	19066,50
	versuchsgruppe	131	161,22	21119,50
	Gesamt	283		
ESV_V10	kontrollgruppe	152	119,66	18189,00
	versuchsgruppe	131	167,92	21997,00
	Gesamt	283		
ESV_V11	kontrollgruppe	152	113,16	17201,00
	versuchsgruppe	131	175,46	22985,00
	Gesamt	283		
ESV_V12	kontrollgruppe	152	159,01	24169,00
	versuchsgruppe	131	122,27	16017,00
	Gesamt	283		
ESV_V13	kontrollgruppe	152	128,23	19491,00
	versuchsgruppe	131	157,98	20695,00
	Gesamt	283		
ESV_V14	kontrollgruppe	152	134,31	20415,50
	versuchsgruppe	131	150,92	19770,50
	Gesamt	283		
ESV_V15	kontrollgruppe	152	119,03	18092,00
	versuchsgruppe	131	168,66	22094,00
	Gesamt	283		
ESV_V16	kontrollgruppe	152	126,50	19228,50
	versuchsgruppe	131	159,98	20957,50
	Gesamt	283		

Statistik für Test[a]

	ESV_V1	ESV_V2	ESV_V3	ESV_V4	ESV_V5
Mann-Whitney-U	7455,000	7241,500	5763,000	7676,500	7762,000
Wilcoxon-W	19083,000	18869,500	17391,000	19304,500	19390,000
Z	-3,803	-4,098	-6,316	-3,443	-3,309
Asymptotische Signifikanz (2-seitig)	,000	,000	,000	,001	,001

Statistik für Test[a]

	ESV_V6	ESV_V7	ESV_V8	ESV_V9	ESV_V10
Mann-Whitney-U	5872,000	8957,000	8299,000	7438,500	6561,000
Wilcoxon-W	17500,000	20585,000	16945,000	19066,500	18189,000
Z	-6,136	-1,512	-2,498	-3,786	-5,169
Asymptotische Signifikanz (2-seitig)	,000	,130	,013	,000	,000

Statistik für Test[a]

	ESV_V11	ESV_V12	ESV_V13	ESV_V14
Mann-Whitney-U	5573,000	7371,000	7863,000	8787,500
Wilcoxon-W	17201,000	16017,000	19491,000	20415,500
Z	-6,643	-3,898	-3,163	-1,777
Asymptotische Signifikanz (2-seitig)	,000	,000	,002	,076

Statistik für Test[a]

	ESV_V15	ESV_V16
Mann-Whitney-U	6464,000	7600,500
Wilcoxon-W	18092,000	19228,500
Z	-5,257	-3,565
Asymptotische Signifikanz (2-seitig)	,000	,000

a. Gruppenvariable: GRUPPE

OHIP-Validierungsgruppe

Deskriptive Statistik

	N	Minimum	Maximum	Mittelwert	Standardabweichung
OHIP_V01	123	0	4	2,19	,83
OHIP_V02	123	0	4	2,02	,77
OHIP_V03	123	0	4	1,89	,89
OHIP_V04	123	0	4	1,98	,79
OHIP_V05	123	0	4	1,54	,83
OHIP_V06	123	0	4	1,48	,76
OHIP_V07	123	0	4	2,04	,81
OHIP_V08	123	0	4	2,33	,90
OHIP_V09	123	0	4	1,64	,75
OHIP_V10	123	0	4	1,93	,83
OHIP_V11	123	0	4	1,77	,76
OHIP_V12	123	0	4	2,11	,58
OHIP_V13	123	0	4	1,33	,86
OHIP_V14	123	0	4	2,23	,82
OHIP_V15	123	0	4	1,98	1,02
OHIP_V16	123	0	4	1,76	,97
OHIP_V17	123	0	4	1,88	,84
OHIP_V18	123	0	4	1,96	,81
OHIP_V19	123	0	4	1,64	,85
OHIP_V20	123	0	4	1,97	,96
OHIP_V21	123	0	4	1,61	,95
OHIP_V22	123	0	4	1,73	,99
OHIP_V23	123	0	4	1,69	1,03
OHIP_V24	123	0	4	1,43	,85
OHIP_V25	123	0	4	1,42	1,25
OHIP_V26	123	0	4	1,49	1,07
OHIP_V27	123	0	4	1,49	1,09
OHIP_V28	123	0	4	1,41	1,12
OHIP_V29	123	1	4	3,25	,79
OHIP_V30	123	0	4	1,61	,96
OHIP_V31	123	0	3	,72	,84
OHIP_V32	123	0	4	1,39	1,12
OHIP_V33	123	0	4	1,19	1,08
Funktionelle Einschränkung	123	2	14	7,53	2,46
Physische Schmerzen	123	1	16	7,39	2,39
Physische Beeinträchtigung	123	1	23	13,91	3,68
Psychische Beeinträchtigung	123	3	37	19,46	7,42
Soziale Beeinträchtigung	123	0	22	9,80	5,36
Gültige Werte (Listenweise)	123				

OHIP-Kontrollgruppe

(gleichzeitig OHIP-Eichgruppe)

Deskriptive Statistik

	N	Minimum	Maximum	Mittelwert	Standardabweichung
OHIP_01	152	0	4	2,05	,97
OHIP_02	152	0	4	1,93	,83
OHIP_03	152	0	4	1,78	,95
OHIP_04	152	0	4	1,88	,87
OHIP_05	152	0	4	1,51	,86
OHIP_06	152	0	4	1,37	,80
OHIP_07	152	0	4	1,93	,91
OHIP_08	152	0	4	2,23	1,01
OHIP_09	152	0	4	1,68	,86
OHIP_10	152	0	4	1,85	,88
OHIP_11	152	0	4	1,64	,88
OHIP_12	152	0	4	1,99	,70
OHIP_13	152	0	4	1,24	,89
OHIP_14	152	0	4	2,14	,92
OHIP_15	152	0	4	1,91	1,08
OHIP_16	152	0	4	1,69	1,06
OHIP_17	152	0	4	1,82	,88
OHIP_18	152	0	4	1,84	,89
OHIP_19	152	0	4	1,55	,86
OHIP_20	152	0	4	1,89	1,02
OHIP_21	152	0	4	1,55	1,03
OHIP_22	152	0	4	1,64	1,04
OHIP_23	152	0	4	1,64	1,06
OHIP_24	152	0	4	1,35	,89
OHIP_25	152	0	4	1,43	1,27
OHIP_26	152	0	4	1,43	1,08
OHIP_27	152	0	4	1,43	1,14
OHIP_28	152	0	4	1,33	1,16
OHIP_29	152	0	4	1,54	,98
OHIP_30	152	0	4	1,38	1,12
OHIP_31	152	0	4	1,14	1,12
Gültige Werte (Listenweise)	152				

OHIP - Reliabilitätsanalyse
Funktionelle Einschränkung

****** Method 2 (covariance matrix) will be used for this analysis ******

R E L I A B I L I T Y   A N A L Y S I S   -   S C A L E   (A L P H A)

		Mean	Std Dev	Cases
1.	OHIP_V01	2,1870	,8332	123,0
2.	OHIP_V02	2,0163	,7680	123,0
3.	OHIP_V03	1,8943	,8853	123,0
4.	OHIP_V24	1,4309	,8501	123,0

Correlation Matrix

	OHIP_V01	OHIP_V02	OHIP_V03	OHIP_V24
OHIP_V01	1,0000			
OHIP_V02	,5972	1,0000		
OHIP_V03	,4604	,5570	1,0000	
OHIP_V24	,1283	,3407	,2897	1,0000

N of Cases = 123,0

Statistics for	Mean	Variance	Std Dev	N of Variables
Scale	7,5285	6,0545	2,4606	4

Item-total Statistics

	Scale Mean if Item Deleted	Scale Variance if Item Deleted	Corrected Item-Total Correlation	Squared Multiple Correlation	Alpha if Item Deleted
OHIP_V01	5,3415	3,7349	,5047	,3904	,6581
OHIP_V02	5,5122	3,4978	,6846	,4936	,5562
OHIP_V03	5,6341	3,3978	,5738	,3507	,6141
OHIP_V24	6,0976	4,2691	,3025	,1447	,7734

Reliability Coefficients   4 items

Alpha = ,7188   Standardized item alpha = ,7236

OHIP - Reliabilitätsanalyse
Physische Schmerzen

****** Method 2 (covariance matrix) will be used for this analysis ******

R E L I A B I L I T Y   A N A L Y S I S   -   S C A L E   (A L P H A)

		Mean	Std Dev	Cases
1.	OHIP_V07	2,0407	,8138	123,0
2.	OHIP_V09	1,6423	,7480	123,0
3.	OHIP_V10	1,9350	,8272	123,0
4.	OHIP_V11	1,7724	,7555	123,0

Correlation Matrix

	OHIP_V07	OHIP_V09	OHIP_V10	OHIP_V11
OHIP_V07	1,0000			
OHIP_V09	,4954	1,0000		
OHIP_V10	,3936	,4787	1,0000	
OHIP_V11	,3085	,4639	,4745	1,0000

N of Cases = 123,0

Statistics for	Mean	Variance	Std Dev	N of Variables
Scale	7,3902	5,6989	2,3872	4

Item-total Statistics

	Scale Mean if Item Deleted	Scale Variance if Item Deleted	Corrected Item-Total Correlation	Squared Multiple Correlation	Alpha if Item Deleted
OHIP_V07	5,3496	3,5243	,4949	,2782	,7277
OHIP_V09	5,7480	3,4196	,6217	,3896	,6590
OHIP_V10	5,4553	3,2992	,5709	,3334	,6850
OHIP_V11	5,6179	3,6315	,5198	,2990	,7127

Reliability Coefficients   4 items

Alpha = ,7539   Standardized item alpha = ,7555

OHIP - Reliabilitätsanalyse
Physische Beeinträchtigung

****** Method 2 (covariance matrix) will be used for this analysis ******

R E L I A B I L I T Y   A N A L Y S I S   -   S C A L E   (A L P H A)

		Mean	Std Dev	Cases
1.	OHIP_V04	1,9756	,7941	123,0
2.	OHIP_V05	1,5447	,8323	123,0
3.	OHIP_V06	1,4797	,7612	123,0
4.	OHIP_V12	2,1057	,5841	123,0
5.	OHIP_V13	1,3252	,8636	123,0
6.	OHIP_V17	1,8780	,8355	123,0
7.	OHIP_V18	1,9593	,8138	123,0
8.	OHIP_V19	1,6423	,8506	123,0

Correlation Matrix

	OHIP_V04	OHIP_V05	OHIP_V06	OHIP_V12	OHIP_V13
OHIP_V04	1,0000				
OHIP_V05	,3924	1,0000			
OHIP_V06	,2094	,2699	1,0000		
OHIP_V12	,2353	,2010	,1063	1,0000	
OHIP_V13	,2029	,1849	,0475	,4188	1,0000
OHIP_V17	,2920	,1552	,1958	,2618	,2826
OHIP_V18	,0872	,1782	,1244	,1643	,2872
OHIP_V19	,1447	,0112	-,0240	,3407	,3494

	OHIP_V17	OHIP_V18	OHIP_V19
OHIP_V17	1,0000		
OHIP_V18	,5592	1,0000	
OHIP_V19	,4571	,5591	1,0000

N of Cases = 123,0

Statistics for	Mean	Variance	Std Dev	N of Variables
Scale	13,9106	13,5247	3,6776	8

R E L I A B I L I T Y   A N A L Y S I S   -   S C A L E   (A L P H A)

Item-total Statistics

	Scale Mean if Item Deleted	Scale Variance if Item Deleted	Corrected Item-Total Correlation	Squared Multiple Correlation	Alpha if Item Deleted
OHIP_V04	11,9350	10,9302	,3741	,2518	,6924
OHIP_V05	12,3659	11,0372	,3246	,2464	,7036
OHIP_V06	12,4309	11,8210	,2148	,1230	,7231
OHIP_V12	11,8049	11,5026	,4242	,2631	,6867
OHIP_V13	12,5854	10,4250	,4221	,2531	,6823
OHIP_V17	12,0325	9,9006	,5565	,4127	,6511
OHIP_V18	11,9512	10,2599	,4992	,4747	,6651
OHIP_V19	12,2683	10,3455	,4488	,4372	,6761

Reliability Coefficients   8 items

Alpha = ,7141   Standardized item alpha = ,7154

OHIP - Reliabilitätsanalyse
Psychische Beeinträchtigung

****** Method 2 (covariance matrix) will be used for this analysis ******

R E L I A B I L I T Y   A N A L Y S I S   -   S C A L E   (A L P H A)

		Mean	Std Dev	Cases
1.	OHIP_V08	2,3361	,9055	122,0
2.	OHIP_V14	2,2295	,8211	122,0
3.	OHIP_V15	1,9836	1,0203	122,0
4.	OHIP_V16	1,7623	,9711	122,0
5.	OHIP_V22	1,7377	,9942	122,0
6.	OHIP_V23	1,6967	1,0356	122,0
7.	OHIP_V27	1,5000	1,0852	122,0
8.	OHIP_V29	3,2623	,7799	122,0
9.	OHIP_V30	1,6148	,9573	122,0
10.	OHIP_V32	1,4016	1,1183	122,0

Correlation Matrix

	OHIP_V08	OHIP_V14	OHIP_V15	OHIP_V16	OHIP_V22
OHIP_V08	1,0000				
OHIP_V14	,5179	1,0000			
OHIP_V15	,4264	,6753	1,0000		
OHIP_V16	,4957	,6287	,6717	1,0000	
OHIP_V22	,5852	,6818	,6964	,5940	1,0000
OHIP_V23	,5061	,6462	,7070	,6920	,8050
OHIP_V27	,6265	,5658	,6941	,6548	,6817
OHIP_V29	-,0556	-,1206	-,0153	-,0261	-,0704
OHIP_V30	,5414	,5865	,5434	,5496	,7439
OHIP_V32	,6246	,5738	,6432	,6746	,7645

	OHIP_V23	OHIP_V27	OHIP_V29	OHIP_V30	OHIP_V32
OHIP_V23	1,0000				
OHIP_V27	,6949	1,0000			
OHIP_V29	-,0133	-,0488	1,0000		
OHIP_V30	,6981	,6881	-,0406	1,0000	
OHIP_V32	,7840	,8547	,0014	,7015	1,0000

R E L I A B I L I T Y   A N A L Y S I S   -   S C A L E   (A L P H A)

N of Cases = 122,0

Statistics for	Mean	Variance	Std Dev	N of Variables
Scale	19,5246	54,8465	7,4058	10

Item-total Statistics

	Scale Mean if Item Deleted	Scale Variance if Item Deleted	Corrected Item-Total Correlation	Squared Multiple Correlation	Alpha if Item Deleted
OHIP_V08	17,1885	46,2369	,6325	,4891	,9140
OHIP_V14	17,2951	46,2263	,7117	,6044	,9104
OHIP_V15	17,5410	43,6057	,7569	,6898	,9070
OHIP_V16	17,7623	44,3315	,7402	,6086	,9080
OHIP_V22	17,7869	42,9955	,8331	,7795	,9025
OHIP_V23	17,8279	42,4412	,8399	,7637	,9018
OHIP_V27	18,0246	42,0572	,8249	,7990	,9026
OHIP_V29	16,2623	54,8067	-,0492	,0424	,9426
OHIP_V30	17,9098	44,3141	,7544	,6398	,9073
OHIP_V32	18,1230	41,2492	,8595	,8261	,9002

Reliability Coefficients   10 items

Alpha = ,9188   Standardized item alpha = ,9115

OHIP - Reliabilitätsanalyse
Soziale Beeinträchtigung

****** Method 2 (covariance matrix) will be used for this analysis ******

R E L I A B I L I T Y   A N A L Y S I S   -   S C A L E   (A L P H A)

		Mean	Std Dev	Cases
1.	OHIP_V20	1,9675	,9576	123,0
2.	OHIP_V21	1,6098	,9464	123,0
3.	OHIP_V25	1,4228	1,2546	123,0
4.	OHIP_V26	1,4878	1,0740	123,0
5.	OHIP_V28	1,4065	1,1223	123,0
6.	OHIP_V31	,7236	,8425	123,0
7.	OHIP_V33	1,1870	1,0815	123,0

Correlation Matrix

	OHIP_V20	OHIP_V21	OHIP_V25	OHIP_V26	OHIP_V28
OHIP_V20	1,0000				
OHIP_V21	,6009	1,0000			
OHIP_V25	,5301	,5612	1,0000		
OHIP_V26	,6770	,6404	,6304	1,0000	
OHIP_V28	,6531	,5904	,5988	,7589	1,0000
OHIP_V31	,0192	-,0850	-,0979	-,1306	-,0882
OHIP_V33	,6391	,6325	,6179	,7112	,7405

	OHIP_V31	OHIP_V33
OHIP_V31	1,0000	
OHIP_V33	-,1137	1,0000

N of Cases = 123,0

Statistics for	Mean	Variance	Std Dev	N of Variables
Scale	9,8049	28,7649	5,3633	7

R E L I A B I L I T Y   A N A L Y S I S   -   S C A L E   (A L P H A)

Item-total Statistics

	Scale Mean if Item Deleted	Scale Variance if Item Deleted	Corrected Item-Total Correlation	Squared Multiple Correlation	Alpha if Item Deleted
OHIP_V20	7,8374	21,3340	,7364	,5587	,8196
OHIP_V21	8,1951	21,7321	,6955	,5127	,8254
OHIP_V25	8,3821	19,7298	,6695	,4806	,8287
OHIP_V26	8,3171	19,9724	,7957	,6889	,8079
OHIP_V28	8,3984	19,7007	,7834	,6728	,8090
OHIP_V31	9,0813	28,9769	-,1016	,0459	,9114
OHIP_V33	8,6179	20,0577	,7781	,6508	,8106

Reliability Coefficients   7 items

Alpha = ,8552   Standardized item alpha = ,8422

Anhang: OHIP-Items
Mittelwertvergleich Versuchs- und Kontrollgruppe

T-Test

Gruppenstatistiken

	GRUPPE	N	Mittelwert	Standardabweichung	Standardfehler des Mittelwertes
OHIP_01	kontrollgruppe	152	2,05	,97	7,88E-02
	versuchsgruppe	131	2,21	1,03	8,98E-02
OHIP_02	kontrollgruppe	152	1,93	,83	6,74E-02
	versuchsgruppe	131	2,03	,75	6,59E-02
OHIP_03	kontrollgruppe	152	1,78	,95	7,69E-02
	versuchsgruppe	131	1,92	,95	8,33E-02
OHIP_04	kontrollgruppe	152	1,88	,87	7,04E-02
	versuchsgruppe	131	1,80	,86	7,54E-02
OHIP_05	kontrollgruppe	152	1,51	,86	6,99E-02
	versuchsgruppe	131	1,79	,75	6,57E-02
OHIP_06	kontrollgruppe	152	1,38	,80	6,45E-02
	versuchsgruppe	131	1,82	1,04	9,12E-02
OHIP_07	kontrollgruppe	152	1,93	,91	7,39E-02
	versuchsgruppe	131	1,79	,89	7,74E-02
OHIP_08	kontrollgruppe	152	2,23	1,01	8,16E-02
	versuchsgruppe	131	2,76	,86	7,52E-02
OHIP_09	kontrollgruppe	152	1,68	,86	7,01E-02
	versuchsgruppe	131	1,65	1,00	8,73E-02
OHIP_10	kontrollgruppe	152	1,85	,88	7,16E-02
	versuchsgruppe	131	2,18	,90	7,85E-02
OHIP_11	kontrollgruppe	152	1,64	,88	7,13E-02
	versuchsgruppe	131	2,05	,99	8,66E-02
OHIP_12	kontrollgruppe	152	1,99	,70	5,64E-02
	versuchsgruppe	131	1,80	,91	7,92E-02
OHIP_13	kontrollgruppe	152	1,24	,89	7,21E-02
	versuchsgruppe	131	1,22	,91	7,98E-02
OHIP_14	kontrollgruppe	152	2,14	,92	7,49E-02
	versuchsgruppe	131	2,76	,88	7,73E-02
OHIP_15	kontrollgruppe	152	1,91	1,08	8,77E-02
	versuchsgruppe	131	2,95	,79	6,93E-02
OHIP_16	kontrollgruppe	152	1,69	1,06	8,57E-02
	versuchsgruppe	131	2,00	1,19	,10
OHIP_17	kontrollgruppe	152	1,82	,88	7,12E-02
	versuchsgruppe	131	1,80	,94	8,21E-02
OHIP_18	kontrollgruppe	152	1,84	,89	7,24E-02
	versuchsgruppe	131	1,95	1,03	9,02E-02
OHIP_19	kontrollgruppe	152	1,55	,86	6,97E-02
	versuchsgruppe	131	2,21	,96	8,37E-02
OHIP_20	kontrollgruppe	152	1,89	1,02	8,27E-02
	versuchsgruppe	131	2,49	,96	8,42E-02
OHIP_21	kontrollgruppe	152	1,55	1,03	8,34E-02
	versuchsgruppe	131	2,20	,97	8,49E-02
OHIP_22	kontrollgruppe	152	1,64	1,04	8,47E-02
	versuchsgruppe	131	2,10	1,01	8,79E-02

Gruppenstatistiken

	GRUPPE	N	Mittelwert	Standardabweichung	Standardfehler des Mittelwertes
OHIP_23	kontrollgruppe	152	1,64	1,06	8,58E-02
	versuchsgruppe	131	2,15	1,08	9,46E-02
OHIP_24	kontrollgruppe	152	1,35	,89	7,25E-02
	versuchsgruppe	131	2,15	,92	8,07E-02
OHIP_25	kontrollgruppe	152	1,43	1,27	,10
	versuchsgruppe	131	1,77	1,30	,11
OHIP_26	kontrollgruppe	152	1,43	1,08	8,79E-02
	versuchsgruppe	131	1,99	1,06	9,23E-02
OHIP_27	kontrollgruppe	152	1,43	1,14	9,23E-02
	versuchsgruppe	131	2,27	,86	7,49E-02
OHIP_28	kontrollgruppe	152	1,33	1,16	9,37E-02
	versuchsgruppe	131	2,22	,88	7,69E-02
OHIP_29	kontrollgruppe	152	1,54	,98	7,97E-02
	versuchsgruppe	131	2,23	,85	7,39E-02
OHIP_30	kontrollgruppe	152	1,38	1,12	9,09E-02
	versuchsgruppe	131	2,32	,93	8,13E-02
OHIP_31	kontrollgruppe	152	1,14	1,12	9,10E-02
	versuchsgruppe	131	2,32	,94	8,20E-02

Test bei unabhängigen Stichproben

		Levene-Test der Varianzgleichheit	
		F	Signifikanz
OHIP_01	Varianzen sind gleich	3,161	,076
	Varianzen sind nicht gleich		
OHIP_02	Varianzen sind gleich	1,609	,206
	Varianzen sind nicht gleich		
OHIP_03	Varianzen sind gleich	,320	,572
	Varianzen sind nicht gleich		
OHIP_04	Varianzen sind gleich	,287	,593
	Varianzen sind nicht gleich		
OHIP_05	Varianzen sind gleich	5,637	,018
	Varianzen sind nicht gleich		
OHIP_06	Varianzen sind gleich	7,620	,006
	Varianzen sind nicht gleich		
OHIP_07	Varianzen sind gleich	,763	,383
	Varianzen sind nicht gleich		
OHIP_08	Varianzen sind gleich	2,786	,096
	Varianzen sind nicht gleich		
OHIP_09	Varianzen sind gleich	4,306	,039
	Varianzen sind nicht gleich		
OHIP_10	Varianzen sind gleich	,381	,537
	Varianzen sind nicht gleich		
OHIP_11	Varianzen sind gleich	,087	,768
	Varianzen sind nicht gleich		
OHIP_12	Varianzen sind gleich	16,393	,000
	Varianzen sind nicht gleich		
OHIP_13	Varianzen sind gleich	,023	,880
	Varianzen sind nicht gleich		
OHIP_14	Varianzen sind gleich	1,027	,312
	Varianzen sind nicht gleich		
OHIP_15	Varianzen sind gleich	17,866	,000
	Varianzen sind nicht gleich		
OHIP_16	Varianzen sind gleich	,677	,411
	Varianzen sind nicht gleich		
OHIP_17	Varianzen sind gleich	,648	,422
	Varianzen sind nicht gleich		

Test bei unabhängigen Stichproben

		Levene-Test der Varianzgleichheit	
		F	Signifikanz
OHIP_18	Varianzen sind gleich	2,639	,105
	Varianzen sind nicht gleich		
OHIP_19	Varianzen sind gleich	,803	,371
	Varianzen sind nicht gleich		
OHIP_20	Varianzen sind gleich	1,352	,246
	Varianzen sind nicht gleich		
OHIP_21	Varianzen sind gleich	,971	,325
	Varianzen sind nicht gleich		
OHIP_22	Varianzen sind gleich	2,933	,088
	Varianzen sind nicht gleich		
OHIP_23	Varianzen sind gleich	,108	,743
	Varianzen sind nicht gleich		
OHIP_24	Varianzen sind gleich	,064	,801
	Varianzen sind nicht gleich		
OHIP_25	Varianzen sind gleich	,196	,658
	Varianzen sind nicht gleich		
OHIP_26	Varianzen sind gleich	2,208	,138
	Varianzen sind nicht gleich		
OHIP_27	Varianzen sind gleich	14,024	,000
	Varianzen sind nicht gleich		
OHIP_28	Varianzen sind gleich	10,071	,002
	Varianzen sind nicht gleich		
OHIP_29	Varianzen sind gleich	4,601	,033
	Varianzen sind nicht gleich		
OHIP_30	Varianzen sind gleich	3,077	,080
	Varianzen sind nicht gleich		
OHIP_31	Varianzen sind gleich	1,292	,257
	Varianzen sind nicht gleich		

Test bei unabhängigen Stichproben

		T-Test für die Mittelwertgleichheit			
		T	df	Sig. (2-seitig)	Mittlere Differenz
OHIP_01	Varianzen sind gleich	-1,345	281	,180	-,16
	Varianzen sind nicht gleich	-1,339	269,660	,182	-,16
OHIP_02	Varianzen sind gleich	-1,084	281	,279	-,10
	Varianzen sind nicht gleich	-1,092	280,238	,276	-,10
OHIP_03	Varianzen sind gleich	-1,175	281	,241	-,13
	Varianzen sind nicht gleich	-1,174	274,477	,241	-,13
OHIP_04	Varianzen sind gleich	,775	281	,439	8,01E-02
	Varianzen sind nicht gleich	,776	275,350	,439	8,01E-02
OHIP_05	Varianzen sind gleich	-2,967	281	,003	-,29
	Varianzen sind nicht gleich	-2,997	280,952	,003	-,29
OHIP_06	Varianzen sind gleich	-4,033	281	,000	-,44
	Varianzen sind nicht gleich	-3,954	240,855	,000	-,44
OHIP_07	Varianzen sind gleich	1,380	281	,169	,15
	Varianzen sind nicht gleich	1,383	276,926	,168	,15
OHIP_08	Varianzen sind gleich	-4,681	281	,000	-,53
	Varianzen sind nicht gleich	-4,736	280,983	,000	-,53
OHIP_09	Varianzen sind gleich	,319	281	,750	3,54E-02
	Varianzen sind nicht gleich	,316	258,994	,752	3,54E-02
OHIP_10	Varianzen sind gleich	-3,082	281	,002	-,33
	Varianzen sind nicht gleich	-3,077	273,318	,002	-,33
OHIP_11	Varianzen sind gleich	-3,606	281	,000	-,40
	Varianzen sind nicht gleich	-3,574	262,308	,000	-,40
OHIP_12	Varianzen sind gleich	2,012	281	,045	,19
	Varianzen sind nicht gleich	1,974	241,728	,050	,19
OHIP_13	Varianzen sind gleich	,144	281	,886	1,55E-02
	Varianzen sind nicht gleich	,144	272,530	,886	1,55E-02
OHIP_14	Varianzen sind gleich	-5,730	281	,000	-,62
	Varianzen sind nicht gleich	-5,748	277,885	,000	-,62
OHIP_15	Varianzen sind gleich	-9,152	281	,000	-1,05
	Varianzen sind nicht gleich	-9,359	274,176	,000	-1,05
OHIP_16	Varianzen sind gleich	-2,316	281	,021	-,31
	Varianzen sind nicht gleich	-2,296	262,377	,022	-,31
OHIP_17	Varianzen sind gleich	,193	281	,847	2,08E-02
	Varianzen sind nicht gleich	,192	268,288	,848	2,08E-02

Test bei unabhängigen Stichproben

		T-Test für die Mittelwertgleichheit			
		T	df	Sig. (2-seitig)	Mittlere Differenz
OHIP_18	Varianzen sind gleich	-,913	281	,362	-,10
	Varianzen sind nicht gleich	-,903	258,850	,367	-,10
OHIP_19	Varianzen sind gleich	-6,045	281	,000	-,65
	Varianzen sind nicht gleich	-5,997	263,633	,000	-,65
OHIP_20	Varianzen sind gleich	-5,065	281	,000	-,60
	Varianzen sind nicht gleich	-5,086	278,613	,000	-,60
OHIP_21	Varianzen sind gleich	-5,404	281	,000	-,65
	Varianzen sind nicht gleich	-5,426	278,571	,000	-,65
OHIP_22	Varianzen sind gleich	-3,711	281	,000	-,45
	Varianzen sind nicht gleich	-3,722	277,511	,000	-,45
OHIP_23	Varianzen sind gleich	-3,926	281	,000	-,50
	Varianzen sind nicht gleich	-3,919	272,884	,000	-,50
OHIP_24	Varianzen sind gleich	-7,431	281	,000	-,80
	Varianzen sind nicht gleich	-7,412	271,927	,000	-,80
OHIP_25	Varianzen sind gleich	-2,197	281	,029	-,34
	Varianzen sind nicht gleich	-2,193	272,535	,029	-,34
OHIP_26	Varianzen sind gleich	-4,371	281	,000	-,56
	Varianzen sind nicht gleich	-4,380	276,775	,000	-,56
OHIP_27	Varianzen sind gleich	-6,866	281	,000	-,83
	Varianzen sind nicht gleich	-7,008	276,294	,000	-,83
OHIP_28	Varianzen sind gleich	-7,219	281	,000	-,89
	Varianzen sind nicht gleich	-7,364	276,920	,000	-,89
OHIP_29	Varianzen sind gleich	-6,273	281	,000	-,69
	Varianzen sind nicht gleich	-6,342	281,000	,000	-,69
OHIP_30	Varianzen sind gleich	-7,649	281	,000	-,95
	Varianzen sind nicht gleich	-7,755	280,624	,000	-,95
OHIP_31	Varianzen sind gleich	-9,526	281	,000	-1,18
	Varianzen sind nicht gleich	-9,652	280,762	,000	-1,18

Test bei unabhängigen Stichproben

		T-Test für die Mittelwertgleichheit		
		Standardfehler der Differenz	95% Konfidenzintervall der Differenz	
			Untere	Obere
OHIP_01	Varianzen sind gleich	,12	-,39	7,42E-02
	Varianzen sind nicht gleich	,12	-,40	7,53E-02
OHIP_02	Varianzen sind gleich	9,49E-02	-,29	8,39E-02
	Varianzen sind nicht gleich	9,42E-02	-,29	8,26E-02
OHIP_03	Varianzen sind gleich	,11	-,36	8,99E-02
	Varianzen sind nicht gleich	,11	-,36	9,00E-02
OHIP_04	Varianzen sind gleich	,10	-,12	,28
	Varianzen sind nicht gleich	,10	-,12	,28
OHIP_05	Varianzen sind gleich	9,68E-02	-,48	-9,67E-02
	Varianzen sind nicht gleich	9,59E-02	-,48	-9,86E-02
OHIP_06	Varianzen sind gleich	,11	-,66	-,23
	Varianzen sind nicht gleich	,11	-,66	-,22
OHIP_07	Varianzen sind gleich	,11	-6,31E-02	,36
	Varianzen sind nicht gleich	,11	-6,27E-02	,36
OHIP_08	Varianzen sind gleich	,11	-,75	-,30
	Varianzen sind nicht gleich	,11	-,74	-,31
OHIP_09	Varianzen sind gleich	,11	-,18	,25
	Varianzen sind nicht gleich	,11	-,19	,26
OHIP_10	Varianzen sind gleich	,11	-,54	-,12
	Varianzen sind nicht gleich	,11	-,54	-,12
OHIP_11	Varianzen sind gleich	,11	-,62	-,18
	Varianzen sind nicht gleich	,11	-,62	-,18
OHIP_12	Varianzen sind gleich	9,54E-02	4,16E-03	,38
	Varianzen sind nicht gleich	9,72E-02	3,66E-04	,38
OHIP_13	Varianzen sind gleich	,11	-,20	,23
	Varianzen sind nicht gleich	,11	-,20	,23
OHIP_14	Varianzen sind gleich	,11	-,83	-,41
	Varianzen sind nicht gleich	,11	-,83	-,41
OHIP_15	Varianzen sind gleich	,11	-1,27	-,82
	Varianzen sind nicht gleich	,11	-1,27	-,83
OHIP_16	Varianzen sind gleich	,13	-,57	-4,64E-02
	Varianzen sind nicht gleich	,13	-,57	-4,40E-02
OHIP_17	Varianzen sind gleich	,11	-,19	,23
	Varianzen sind nicht gleich	,11	-,19	,23

Test bei unabhängigen Stichproben

		T-Test für die Mittelwertgleichheit		
		Standardfehler der Differenz	95% Konfidenzintervall der Differenz	
			Untere	Obere
OHIP_18	Varianzen sind gleich	,11	-,33	,12
	Varianzen sind nicht gleich	,12	-,33	,12
OHIP_19	Varianzen sind gleich	,11	-,87	-,44
	Varianzen sind nicht gleich	,11	-,87	-,44
OHIP_20	Varianzen sind gleich	,12	-,83	-,37
	Varianzen sind nicht gleich	,12	-,83	-,37
OHIP_21	Varianzen sind gleich	,12	-,88	-,41
	Varianzen sind nicht gleich	,12	-,88	-,41
OHIP_22	Varianzen sind gleich	,12	-,70	-,21
	Varianzen sind nicht gleich	,12	-,69	-,21
OHIP_23	Varianzen sind gleich	,13	-,75	-,25
	Varianzen sind nicht gleich	,13	-,75	-,25
OHIP_24	Varianzen sind gleich	,11	-1,02	-,59
	Varianzen sind nicht gleich	,11	-1,02	-,59
OHIP_25	Varianzen sind gleich	,15	-,64	-3,51E-02
	Varianzen sind nicht gleich	,15	-,64	-3,44E-02
OHIP_26	Varianzen sind gleich	,13	-,81	-,31
	Varianzen sind nicht gleich	,13	-,81	-,31
OHIP_27	Varianzen sind gleich	,12	-1,07	-,59
	Varianzen sind nicht gleich	,12	-1,07	-,60
OHIP_28	Varianzen sind gleich	,12	-1,14	-,65
	Varianzen sind nicht gleich	,12	-1,13	-,65
OHIP_29	Varianzen sind gleich	,11	-,91	-,47
	Varianzen sind nicht gleich	,11	-,90	-,48
OHIP_30	Varianzen sind gleich	,12	-1,19	-,70
	Varianzen sind nicht gleich	,12	-1,19	-,71
OHIP_31	Varianzen sind gleich	,12	-1,43	-,94
	Varianzen sind nicht gleich	,12	-1,42	-,94

Anhang: OHIP Validierung
Mittelwertvergleich Validierungs- und Kontrollgruppe

T-Test

Gruppenstatistiken

	GRUPPE	N	Mittelwert	Standardabweichung	Standardfehler des Mittelwertes
OHIP_01	kontrollgruppe	152	2,05	,97	7,88E-02
	validierungsgruppe	123	2,19	,83	7,51E-02
OHIP_02	kontrollgruppe	152	1,93	,83	6,74E-02
	validierungsgruppe	123	2,02	,77	6,93E-02
OHIP_03	kontrollgruppe	152	1,78	,95	7,69E-02
	validierungsgruppe	123	1,89	,89	7,98E-02
OHIP_04	kontrollgruppe	152	1,88	,87	7,04E-02
	validierungsgruppe	123	1,98	,79	7,16E-02
OHIP_05	kontrollgruppe	152	1,51	,86	6,99E-02
	validierungsgruppe	123	1,54	,83	7,50E-02
OHIP_06	kontrollgruppe	152	1,38	,80	6,45E-02
	validierungsgruppe	123	1,48	,76	6,86E-02
OHIP_07	kontrollgruppe	152	1,93	,91	7,39E-02
	validierungsgruppe	123	2,04	,81	7,34E-02
OHIP_08	kontrollgruppe	152	2,23	1,01	8,16E-02
	validierungsgruppe	123	2,33	,90	8,14E-02
OHIP_09	kontrollgruppe	152	1,68	,86	7,01E-02
	validierungsgruppe	123	1,64	,75	6,74E-02
OHIP_10	kontrollgruppe	152	1,85	,88	7,16E-02
	validierungsgruppe	123	1,93	,83	7,46E-02
OHIP_11	kontrollgruppe	152	1,64	,88	7,13E-02
	validierungsgruppe	123	1,77	,76	6,81E-02
OHIP_12	kontrollgruppe	152	1,99	,70	5,64E-02
	validierungsgruppe	123	2,11	,58	5,27E-02
OHIP_13	kontrollgruppe	152	1,24	,89	7,21E-02
	validierungsgruppe	123	1,33	,86	7,79E-02
OHIP_14	kontrollgruppe	152	2,14	,92	7,49E-02
	validierungsgruppe	123	2,23	,82	7,38E-02
OHIP_15	kontrollgruppe	152	1,91	1,08	8,77E-02
	validierungsgruppe	123	1,98	1,02	9,20E-02
OHIP_16	kontrollgruppe	152	1,69	1,06	8,57E-02
	validierungsgruppe	123	1,76	,97	8,74E-02
OHIP_17	kontrollgruppe	152	1,82	,88	7,12E-02
	validierungsgruppe	123	1,88	,84	7,53E-02
OHIP_18	kontrollgruppe	152	1,84	,89	7,24E-02
	validierungsgruppe	123	1,96	,81	7,34E-02
OHIP_19	kontrollgruppe	152	1,55	,86	6,97E-02
	validierungsgruppe	123	1,64	,85	7,67E-02
OHIP_20	kontrollgruppe	152	1,89	1,02	8,27E-02
	validierungsgruppe	123	1,97	,96	8,63E-02
OHIP_21	kontrollgruppe	152	1,55	1,03	8,34E-02
	validierungsgruppe	123	1,61	,95	8,53E-02
OHIP_22	kontrollgruppe	152	1,64	1,04	8,47E-02
	validierungsgruppe	123	1,73	,99	8,95E-02

Gruppenstatistiken

	GRUPPE	N	Mittelwert	Standardabweichung	Standardfehler des Mittelwertes
OHIP_23	kontrollgruppe	152	1,64	1,06	8,58E-02
	validierungsgruppe	123	1,69	1,03	9,32E-02
OHIP_24	kontrollgruppe	152	1,35	,89	7,25E-02
	validierungsgruppe	123	1,43	,85	7,66E-02
OHIP_25	kontrollgruppe	152	1,43	1,27	,10
	validierungsgruppe	123	1,42	1,25	,11
OHIP_26	kontrollgruppe	152	1,43	1,08	8,79E-02
	validierungsgruppe	123	1,49	1,07	9,68E-02
OHIP_27	kontrollgruppe	152	1,43	1,14	9,23E-02
	validierungsgruppe	123	1,49	1,09	9,82E-02
OHIP_28	kontrollgruppe	152	1,33	1,16	9,37E-02
	validierungsgruppe	123	1,41	1,12	,10
OHIP_29	kontrollgruppe	152	1,54	,98	7,97E-02
	validierungsgruppe	123	1,61	,96	8,61E-02
OHIP_30	kontrollgruppe	152	1,38	1,12	9,09E-02
	validierungsgruppe	123	1,39	1,12	,10
OHIP_31	kontrollgruppe	152	1,14	1,12	9,10E-02
	validierungsgruppe	123	1,19	1,08	9,75E-02

Test bei unabhängigen Stichproben

		Levene-Test der Varianzgleichheit	
		F	Signifikanz
OHIP_01	Varianzen sind gleich	,617	,433
	Varianzen sind nicht gleich		
OHIP_02	Varianzen sind gleich	1,693	,194
	Varianzen sind nicht gleich		
OHIP_03	Varianzen sind gleich	1,684	,196
	Varianzen sind nicht gleich		
OHIP_04	Varianzen sind gleich	2,395	,123
	Varianzen sind nicht gleich		
OHIP_05	Varianzen sind gleich	,119	,730
	Varianzen sind nicht gleich		
OHIP_06	Varianzen sind gleich	,331	,566
	Varianzen sind nicht gleich		
OHIP_07	Varianzen sind gleich	1,292	,257
	Varianzen sind nicht gleich		
OHIP_08	Varianzen sind gleich	,593	,442
	Varianzen sind nicht gleich		
OHIP_09	Varianzen sind gleich	1,798	,181
	Varianzen sind nicht gleich		
OHIP_10	Varianzen sind gleich	1,592	,208
	Varianzen sind nicht gleich		
OHIP_11	Varianzen sind gleich	5,337	,022
	Varianzen sind nicht gleich		
OHIP_12	Varianzen sind gleich	,163	,687
	Varianzen sind nicht gleich		
OHIP_13	Varianzen sind gleich	,001	,975
	Varianzen sind nicht gleich		
OHIP_14	Varianzen sind gleich	,510	,476
	Varianzen sind nicht gleich		
OHIP_15	Varianzen sind gleich	1,010	,316
	Varianzen sind nicht gleich		
OHIP_16	Varianzen sind gleich	1,146	,285
	Varianzen sind nicht gleich		

Test bei unabhängigen Stichproben

		Levene-Test der Varianzgleichheit	
		F	Signifikanz
OHIP_17	Varianzen sind gleich	,836	,361
	Varianzen sind nicht gleich		
OHIP_18	Varianzen sind gleich	2,651	,105
	Varianzen sind nicht gleich		
OHIP_19	Varianzen sind gleich	,078	,781
	Varianzen sind nicht gleich		
OHIP_20	Varianzen sind gleich	1,156	,283
	Varianzen sind nicht gleich		
OHIP_21	Varianzen sind gleich	,902	,343
	Varianzen sind nicht gleich		
OHIP_22	Varianzen sind gleich	,518	,472
	Varianzen sind nicht gleich		
OHIP_23	Varianzen sind gleich	,056	,813
	Varianzen sind nicht gleich		
OHIP_24	Varianzen sind gleich	,070	,792
	Varianzen sind nicht gleich		
OHIP_25	Varianzen sind gleich	,028	,866
	Varianzen sind nicht gleich		
OHIP_26	Varianzen sind gleich	,000	,995
	Varianzen sind nicht gleich		
OHIP_27	Varianzen sind gleich	,323	,570
	Varianzen sind nicht gleich		
OHIP_28	Varianzen sind gleich	,072	,788
	Varianzen sind nicht gleich		
OHIP_29	Varianzen sind gleich	,078	,781
	Varianzen sind nicht gleich		
OHIP_30	Varianzen sind gleich	,015	,901
	Varianzen sind nicht gleich		
OHIP_31	Varianzen sind gleich	,158	,691
	Varianzen sind nicht gleich		

Test bei unabhängigen Stichproben

		T-Test für die Mittelwertgleichheit			
		T	df	Sig. (2-seitig)	Mittlere Differenz
OHIP_01	Varianzen sind gleich	-1,273	273	,204	-,14
	Varianzen sind nicht gleich	-1,294	272,074	,197	-,14
OHIP_02	Varianzen sind gleich	-,910	273	,364	-8,86E-02
	Varianzen sind nicht gleich	-,917	268,157	,360	-8,86E-02
OHIP_03	Varianzen sind gleich	-,998	273	,319	-,11
	Varianzen sind nicht gleich	-1,005	267,454	,316	-,11
OHIP_04	Varianzen sind gleich	-,927	273	,355	-9,40E-02
	Varianzen sind nicht gleich	-,936	268,911	,350	-9,40E-02
OHIP_05	Varianzen sind gleich	-,371	273	,711	-3,81E-02
	Varianzen sind nicht gleich	-,372	264,545	,710	-3,81E-02
OHIP_06	Varianzen sind gleich	-1,106	273	,270	-,10
	Varianzen sind nicht gleich	-1,111	265,456	,268	-,10
OHIP_07	Varianzen sind gleich	-1,010	273	,313	-,11
	Varianzen sind nicht gleich	-1,022	270,312	,308	-,11
OHIP_08	Varianzen sind gleich	-,884	273	,377	-,10
	Varianzen sind nicht gleich	-,894	270,106	,372	-,10
OHIP_09	Varianzen sind gleich	,425	273	,672	4,19E-02
	Varianzen sind nicht gleich	,431	271,752	,667	4,19E-02
OHIP_10	Varianzen sind gleich	-,829	273	,408	-8,63E-02
	Varianzen sind nicht gleich	-,835	267,108	,405	-8,63E-02
OHIP_11	Varianzen sind gleich	-1,273	273	,204	-,13
	Varianzen sind nicht gleich	-1,294	272,009	,197	-,13
OHIP_12	Varianzen sind gleich	-1,429	273	,154	-,11
	Varianzen sind nicht gleich	-1,455	272,602	,147	-,11
OHIP_13	Varianzen sind gleich	-,830	273	,407	-8,84E-02
	Varianzen sind nicht gleich	-,832	264,113	,406	-8,84E-02
OHIP_14	Varianzen sind gleich	-,779	273	,437	-8,29E-02
	Varianzen sind nicht gleich	-,789	270,753	,431	-8,29E-02
OHIP_15	Varianzen sind gleich	-,529	273	,597	-6,77E-02
	Varianzen sind nicht gleich	-,533	266,668	,595	-6,77E-02
OHIP_16	Varianzen sind gleich	-,529	273	,597	-6,53E-02
	Varianzen sind nicht gleich	-,534	268,658	,594	-6,53E-02

Test bei unabhängigen Stichproben

		T-Test für die Mittelwertgleichheit			
		T	df	Sig. (2-seitig)	Mittlere Differenz
OHIP_17	Varianzen sind gleich	-,535	273	,593	-5,57E-02
	Varianzen sind nicht gleich	-,537	265,830	,592	-5,57E-02
OHIP_18	Varianzen sind gleich	-1,127	273	,261	-,12
	Varianzen sind nicht gleich	-1,138	269,078	,256	-,12
OHIP_19	Varianzen sind gleich	-,864	273	,388	-8,96E-02
	Varianzen sind nicht gleich	-,865	262,263	,388	-8,96E-02
OHIP_20	Varianzen sind gleich	-,659	273	,511	-7,93E-02
	Varianzen sind nicht gleich	-,663	267,012	,508	-7,93E-02
OHIP_21	Varianzen sind gleich	-,475	273	,635	-5,71E-02
	Varianzen sind nicht gleich	-,479	268,458	,632	-5,71E-02
OHIP_22	Varianzen sind gleich	-,702	273	,483	-8,70E-02
	Varianzen sind nicht gleich	-,706	266,060	,481	-8,70E-02
OHIP_23	Varianzen sind gleich	-,365	273	,715	-4,63E-02
	Varianzen sind nicht gleich	-,366	263,493	,715	-4,63E-02
OHIP_24	Varianzen sind gleich	-,775	273	,439	-8,22E-02
	Varianzen sind nicht gleich	-,779	265,913	,436	-8,22E-02
OHIP_25	Varianzen sind gleich	,075	273	,940	1,14E-02
	Varianzen sind nicht gleich	,075	262,386	,940	1,14E-02
OHIP_26	Varianzen sind gleich	-,409	273	,683	-5,36E-02
	Varianzen sind nicht gleich	-,410	262,098	,682	-5,36E-02
OHIP_27	Varianzen sind gleich	-,396	273	,692	-5,36E-02
	Varianzen sind nicht gleich	-,398	265,363	,691	-5,36E-02
OHIP_28	Varianzen sind gleich	-,561	273	,576	-7,76E-02
	Varianzen sind nicht gleich	-,562	264,061	,574	-7,76E-02
OHIP_29	Varianzen sind gleich	-,597	273	,551	-7,03E-02
	Varianzen sind nicht gleich	-,599	264,006	,550	-7,03E-02
OHIP_30	Varianzen sind gleich	-,112	273	,911	-1,52E-02
	Varianzen sind nicht gleich	-,112	261,143	,911	-1,52E-02
OHIP_31	Varianzen sind gleich	-,365	273	,716	-4,88E-02
	Varianzen sind nicht gleich	-,366	264,780	,715	-4,88E-02

Test bei unabhängigen Stichproben

		T-Test für die Mittelwertgleichheit		
		Standardfehler der Differenz	95% Konfidenzintervall der Differenz	
			Untere	Obere
OHIP_01	Varianzen sind gleich	,11	-,36	7,70E-02
	Varianzen sind nicht gleich	,11	-,36	7,35E-02
OHIP_02	Varianzen sind gleich	9,74E-02	-,28	,10
	Varianzen sind nicht gleich	9,66E-02	-,28	,10
OHIP_03	Varianzen sind gleich	,11	-,33	,11
	Varianzen sind nicht gleich	,11	-,33	,11
OHIP_04	Varianzen sind gleich	,10	-,29	,11
	Varianzen sind nicht gleich	,10	-,29	,10
OHIP_05	Varianzen sind gleich	,10	-,24	,16
	Varianzen sind nicht gleich	,10	-,24	,16
OHIP_06	Varianzen sind gleich	9,47E-02	-,29	8,17E-02
	Varianzen sind nicht gleich	9,42E-02	-,29	8,08E-02
OHIP_07	Varianzen sind gleich	,11	-,31	,10
	Varianzen sind nicht gleich	,10	-,31	9,86E-02
OHIP_08	Varianzen sind gleich	,12	-,33	,13
	Varianzen sind nicht gleich	,12	-,33	,12
OHIP_09	Varianzen sind gleich	9,88E-02	-,15	,24
	Varianzen sind nicht gleich	9,73E-02	-,15	,23
OHIP_10	Varianzen sind gleich	,10	-,29	,12
	Varianzen sind nicht gleich	,10	-,29	,12
OHIP_11	Varianzen sind gleich	,10	-,32	6,97E-02
	Varianzen sind nicht gleich	9,86E-02	-,32	6,66E-02
OHIP_12	Varianzen sind gleich	7,86E-02	-,27	4,24E-02
	Varianzen sind nicht gleich	7,72E-02	-,26	3,96E-02
OHIP_13	Varianzen sind gleich	,11	-,30	,12
	Varianzen sind nicht gleich	,11	-,30	,12
OHIP_14	Varianzen sind gleich	,11	-,29	,13
	Varianzen sind nicht gleich	,11	-,29	,12
OHIP_15	Varianzen sind gleich	,13	-,32	,18
	Varianzen sind nicht gleich	,13	-,32	,18
OHIP_16	Varianzen sind gleich	,12	-,31	,18
	Varianzen sind nicht gleich	,12	-,31	,18

Test bei unabhängigen Stichproben

		T-Test für die Mittelwertgleichheit		
		Standardfehler der Differenz	95% Konfidenzintervall der Differenz	
			Untere	Obere
OHIP_17	Varianzen sind gleich	,10	-,26	,15
	Varianzen sind nicht gleich	,10	-,26	,15
OHIP_18	Varianzen sind gleich	,10	-,32	8,76E-02
	Varianzen sind nicht gleich	,10	-,32	8,57E-02
OHIP_19	Varianzen sind gleich	,10	-,29	,11
	Varianzen sind nicht gleich	,10	-,29	,11
OHIP_20	Varianzen sind gleich	,12	-,32	,16
	Varianzen sind nicht gleich	,12	-,31	,16
OHIP_21	Varianzen sind gleich	,12	-,29	,18
	Varianzen sind nicht gleich	,12	-,29	,18
OHIP_22	Varianzen sind gleich	,12	-,33	,16
	Varianzen sind nicht gleich	,12	-,33	,16
OHIP_23	Varianzen sind gleich	,13	-,30	,20
	Varianzen sind nicht gleich	,13	-,30	,20
OHIP_24	Varianzen sind gleich	,11	-,29	,13
	Varianzen sind nicht gleich	,11	-,29	,13
OHIP_25	Varianzen sind gleich	,15	-,29	,31
	Varianzen sind nicht gleich	,15	-,29	,31
OHIP_26	Varianzen sind gleich	,13	-,31	,20
	Varianzen sind nicht gleich	,13	-,31	,20
OHIP_27	Varianzen sind gleich	,14	-,32	,21
	Varianzen sind nicht gleich	,13	-,32	,21
OHIP_28	Varianzen sind gleich	,14	-,35	,19
	Varianzen sind nicht gleich	,14	-,35	,19
OHIP_29	Varianzen sind gleich	,12	-,30	,16
	Varianzen sind nicht gleich	,12	-,30	,16
OHIP_30	Varianzen sind gleich	,14	-,28	,25
	Varianzen sind nicht gleich	,14	-,28	,25
OHIP_31	Varianzen sind gleich	,13	-,31	,21
	Varianzen sind nicht gleich	,13	-,31	,21

Anhang: OHIP-Summenscores

T-Test

Gruppenstatistiken

	GRUPPE	N	Mittelwert	Standardabweichung	Standardfehler des Mittelwertes
Funktionelle Einschränkung	kontrollgruppe	152	7,11	2,90	,24
	versuchsgruppe	131	8,31	1,73	,15
Physische Schmerzen	kontrollgruppe	152	7,11	2,81	,23
	versuchsgruppe	131	7,66	1,90	,17
Physische Beeinträchtigung	kontrollgruppe	152	13,21	4,38	,35
	versuchsgruppe	131	14,39	2,47	,22
Psychische Beeinträchtigung	kontrollgruppe	152	15,61	8,01	,65
	versuchsgruppe	131	21,53	3,05	,27
Soziale Beeinträchtigung	kontrollgruppe	152	8,78	5,67	,46
	versuchsgruppe	131	12,99	2,70	,24

Test bei unabhängigen Stichproben

		Levene-Test der Varianzgleichheit		T-Test für die Mittelwertgleichheit						
									95% Konfidenzintervall der Differenz	
		F	Signifikanz	T	df	Sig. (2-seitig)	Mittlere Differenz	Standardfehler der Differenz	Untere	Obere
Funktionelle Einschränkung	Varianzen sind gleich	26,326	,000	-4,139	281	,000	-1,20	,29	-1,77	-,63
	Varianzen sind nicht gleich			-4,288	251,612	,000	-1,20	,28	-1,75	-,65
Physische Schmerzen	Varianzen sind gleich	7,935	,005	-1,877	281	,062	-,54	,29	-1,12	2,65E-02
	Varianzen sind nicht gleich			-1,930	266,785	,055	-,54	,28	-1,10	1,11E-02
Physische Beeinträchtigung	Varianzen sind gleich	25,373	,000	-2,730	281	,007	-1,18	,43	-2,03	-,33
	Varianzen sind nicht gleich			-2,837	244,642	,005	-1,18	,42	-2,00	-,36
Psychische Beeinträchtigung	Varianzen sind gleich	120,904	,000	-7,975	281	,000	-5,92	,74	-7,38	-4,46
	Varianzen sind nicht gleich			-8,432	199,633	,000	-5,92	,70	-7,31	-4,54
Soziale Beeinträchtigung	Varianzen sind gleich	66,963	,000	-7,779	281	,000	-4,22	,54	-5,28	-3,15
	Varianzen sind nicht gleich			-8,154	222,865	,000	-4,22	,52	-5,24	-3,20

Anhang: OHIP-Items
Mittelwertvergleich Versuchs- und Kotrollgruppe

Mann-Whitney-Test

Ränge

	GRUPPE	N	Mittlerer Rang	Rangsumme
OHIP_01	kontrollgruppe	152	136,75	20786,50
	versuchsgruppe	131	148,09	19399,50
	Gesamt	283		
OHIP_02	kontrollgruppe	152	138,14	20998,00
	versuchsgruppe	131	146,47	19188,00
	Gesamt	283		
OHIP_03	kontrollgruppe	152	136,92	20812,00
	versuchsgruppe	131	147,89	19374,00
	Gesamt	283		
OHIP_04	kontrollgruppe	152	145,38	22098,00
	versuchsgruppe	131	138,08	18088,00
	Gesamt	283		
OHIP_05	kontrollgruppe	152	127,60	19395,50
	versuchsgruppe	131	158,71	20790,50
	Gesamt	283		
OHIP_06	kontrollgruppe	152	125,49	19075,00
	versuchsgruppe	131	161,15	21111,00
	Gesamt	283		
OHIP_07	kontrollgruppe	152	146,91	22330,00
	versuchsgruppe	131	136,31	17856,00
	Gesamt	283		
OHIP_08	kontrollgruppe	152	121,72	18501,50
	versuchsgruppe	131	165,53	21684,50
	Gesamt	283		
OHIP_09	kontrollgruppe	152	142,68	21688,00
	versuchsgruppe	131	141,21	18498,00
	Gesamt	283		
OHIP_10	kontrollgruppe	152	128,51	19534,00
	versuchsgruppe	131	157,65	20652,00
	Gesamt	283		
OHIP_11	kontrollgruppe	152	127,64	19401,50
	versuchsgruppe	131	158,66	20784,50
	Gesamt	283		
OHIP_12	kontrollgruppe	152	147,72	22454,00
	versuchsgruppe	131	135,36	17732,00
	Gesamt	283		
OHIP_13	kontrollgruppe	152	142,87	21715,50
	versuchsgruppe	131	141,00	18470,50
	Gesamt	283		
OHIP_14	kontrollgruppe	152	118,44	18003,50
	versuchsgruppe	131	169,33	22182,50
	Gesamt	283		
OHIP_15	kontrollgruppe	152	106,83	16238,00
	versuchsgruppe	131	182,81	23948,00
	Gesamt	283		

Ränge

	GRUPPE	N	Mittlerer Rang	Rangsumme
OHIP_16	kontrollgruppe	152	131,90	20048,50
	versuchsgruppe	131	153,72	20137,50
	Gesamt	283		
OHIP_17	kontrollgruppe	152	142,72	21694,00
	versuchsgruppe	131	141,16	18492,00
	Gesamt	283		
OHIP_18	kontrollgruppe	152	139,54	21209,50
	versuchsgruppe	131	144,86	18976,50
	Gesamt	283		
OHIP_19	kontrollgruppe	152	116,89	17767,50
	versuchsgruppe	131	171,13	22418,50
	Gesamt	283		
OHIP_20	kontrollgruppe	152	120,95	18384,50
	versuchsgruppe	131	166,42	21801,50
	Gesamt	283		
OHIP_21	kontrollgruppe	152	117,72	17893,00
	versuchsgruppe	131	170,18	22293,00
	Gesamt	283		
OHIP_22	kontrollgruppe	152	125,27	19041,50
	versuchsgruppe	131	161,41	21144,50
	Gesamt	283		
OHIP_23	kontrollgruppe	152	124,39	18907,50
	versuchsgruppe	131	162,43	21278,50
	Gesamt	283		
OHIP_24	kontrollgruppe	152	110,28	16762,50
	versuchsgruppe	131	178,81	23423,50
	Gesamt	283		
OHIP_25	kontrollgruppe	152	132,07	20074,00
	versuchsgruppe	131	153,53	20112,00
	Gesamt	283		
OHIP_26	kontrollgruppe	152	121,43	18457,00
	versuchsgruppe	131	165,87	21729,00
	Gesamt	283		
OHIP_27	kontrollgruppe	152	113,29	17219,50
	versuchsgruppe	131	175,32	22966,50
	Gesamt	283		
OHIP_28	kontrollgruppe	152	111,49	16946,50
	versuchsgruppe	131	177,40	23239,50
	Gesamt	283		
OHIP_29	kontrollgruppe	152	114,92	17467,50
	versuchsgruppe	131	173,42	22718,50
	Gesamt	283		
OHIP_30	kontrollgruppe	152	110,35	16772,50
	versuchsgruppe	131	178,73	23413,50
	Gesamt	283		
OHIP_31	kontrollgruppe	152	104,19	15837,50
	versuchsgruppe	131	185,87	24348,50
	Gesamt	283		

Statistik für Test[a]

	OHIP_01	OHIP_02	OHIP_03	OHIP_04	OHIP_05
Mann-Whitney-U	9158,500	9370,000	9184,000	9442,000	7767,500
Wilcoxon-W	20786,500	20998,000	20812,000	18088,000	19395,500
Z	-1,217	-,921	-1,183	-,817	-3,486
Asymptotische Signifikanz (2-seitig)	,224	,357	,237	,414	,000

Statistik für Test[a]

	OHIP_06	OHIP_07	OHIP_08	OHIP_09	OHIP_10
Mann-Whitney-U	7447,000	9210,000	6873,500	9852,000	7906,000
Wilcoxon-W	19075,000	17856,000	18501,500	18498,000	19534,000
Z	-3,869	-1,178	-4,727	-,161	-3,216
Asymptotische Signifikanz (2-seitig)	,000	,239	,000	,872	,001

Statistik für Test[a]

	OHIP_11	OHIP_12	OHIP_13	OHIP_14	OHIP_15
Mann-Whitney-U	7773,500	9086,000	9824,500	6375,500	4610,000
Wilcoxon-W	19401,500	17732,000	18470,500	18003,500	16238,000
Z	-3,428	-1,450	-,213	-5,516	-8,067
Asymptotische Signifikanz (2-seitig)	,001	,147	,831	,000	,000

Statistik für Test[a]

	OHIP_16	OHIP_17	OHIP_18	OHIP_19	OHIP_20
Mann-Whitney-U	8420,500	9846,000	9581,500	6139,500	6756,500
Wilcoxon-W	20048,500	18492,000	21209,500	17767,500	18384,500
Z	-2,324	-,174	-,578	-5,847	-4,885
Asymptotische Signifikanz (2-seitig)	,020	,862	,563	,000	,000

Statistik für Test[a]

	OHIP_21	OHIP_22	OHIP_23	OHIP_24	OHIP_25
Mann-Whitney-U	6265,000	7413,500	7279,500	5134,500	8446,000
Wilcoxon-W	17893,000	19041,500	18907,500	16762,500	20074,000
Z	-5,627	-3,855	-4,069	-7,404	-2,265
Asymptotische Signifikanz (2-seitig)	,000	,000	,000	,000	,024

Statistik für Test[a]

	OHIP_26	OHIP_27	OHIP_28	OHIP_29
Mann-Whitney-U	6829,000	5591,500	5318,500	5839,500
Wilcoxon-W	18457,000	17219,500	16946,500	17467,500
Z	-4,733	-6,584	-6,982	-6,296
Asymptotische Signifikanz (2-seitig)	,000	,000	,000	,000

Statistik für Test[a]

	OHIP_30	OHIP_31
Mann-Whitney-U	5144,500	4209,500
Wilcoxon-W	16772,500	15837,500
Z	-7,257	-8,615
Asymptotische Signifikanz (2-seitig)	,000	,000

a. Gruppenvariable: GRUPPE

Anhang: OHIP-Validierung
Mittelwertvergleich Validierungs- und Kontrollgruppe

Mann-Whitney-Test

Ränge

	GRUPPE	N	Mittlerer Rang	Rangsumme
OHIP_01	kontrollgruppe	152	134,07	20378,00
	validierungsgruppe	123	142,86	17572,00
	Gesamt	275		
OHIP_02	kontrollgruppe	152	134,80	20490,00
	validierungsgruppe	123	141,95	17460,00
	Gesamt	275		
OHIP_03	kontrollgruppe	152	133,91	20355,00
	validierungsgruppe	123	143,05	17595,00
	Gesamt	275		
OHIP_04	kontrollgruppe	152	135,02	20523,00
	validierungsgruppe	123	141,68	17427,00
	Gesamt	275		
OHIP_05	kontrollgruppe	152	135,88	20654,50
	validierungsgruppe	123	140,61	17295,50
	Gesamt	275		
OHIP_06	kontrollgruppe	152	133,90	20353,00
	validierungsgruppe	123	143,07	17597,00
	Gesamt	275		
OHIP_07	kontrollgruppe	152	134,82	20493,00
	validierungsgruppe	123	141,93	17457,00
	Gesamt	275		
OHIP_08	kontrollgruppe	152	135,12	20537,50
	validierungsgruppe	123	141,57	17412,50
	Gesamt	275		
OHIP_09	kontrollgruppe	152	138,45	21045,00
	validierungsgruppe	123	137,44	16905,00
	Gesamt	275		
OHIP_10	kontrollgruppe	152	134,79	20487,50
	validierungsgruppe	123	141,97	17462,50
	Gesamt	275		
OHIP_11	kontrollgruppe	152	133,57	20302,00
	validierungsgruppe	123	143,48	17648,00
	Gesamt	275		
OHIP_12	kontrollgruppe	152	133,60	20307,00
	validierungsgruppe	123	143,44	17643,00
	Gesamt	275		
OHIP_13	kontrollgruppe	152	134,27	20409,00
	validierungsgruppe	123	142,61	17541,00
	Gesamt	275		
OHIP_14	kontrollgruppe	152	135,38	20578,00
	validierungsgruppe	123	141,24	17372,00
	Gesamt	275		
OHIP_15	kontrollgruppe	152	135,77	20637,00
	validierungsgruppe	123	140,76	17313,00
	Gesamt	275		

Ränge

	GRUPPE	N	Mittlerer Rang	Rangsumme
OHIP_16	kontrollgruppe	152	135,72	20629,50
	validierungsgruppe	123	140,82	17320,50
	Gesamt	275		
OHIP_17	kontrollgruppe	152	135,45	20588,50
	validierungsgruppe	123	141,15	17361,50
	Gesamt	275		
OHIP_18	kontrollgruppe	152	134,27	20409,00
	validierungsgruppe	123	142,61	17541,00
	Gesamt	275		
OHIP_19	kontrollgruppe	152	134,48	20440,50
	validierungsgruppe	123	142,35	17509,50
	Gesamt	275		
OHIP_20	kontrollgruppe	152	135,60	20611,00
	validierungsgruppe	123	140,97	17339,00
	Gesamt	275		
OHIP_21	kontrollgruppe	152	135,62	20613,50
	validierungsgruppe	123	140,95	17336,50
	Gesamt	275		
OHIP_22	kontrollgruppe	152	135,01	20521,50
	validierungsgruppe	123	141,70	17428,50
	Gesamt	275		
OHIP_23	kontrollgruppe	152	136,31	20719,00
	validierungsgruppe	123	140,09	17231,00
	Gesamt	275		
OHIP_24	kontrollgruppe	152	134,62	20462,00
	validierungsgruppe	123	142,18	17488,00
	Gesamt	275		
OHIP_25	kontrollgruppe	152	138,18	21003,00
	validierungsgruppe	123	137,78	16947,00
	Gesamt	275		
OHIP_26	kontrollgruppe	152	136,13	20691,00
	validierungsgruppe	123	140,32	17259,00
	Gesamt	275		
OHIP_27	kontrollgruppe	152	135,91	20658,00
	validierungsgruppe	123	140,59	17292,00
	Gesamt	275		
OHIP_28	kontrollgruppe	152	135,14	20541,50
	validierungsgruppe	123	141,53	17408,50
	Gesamt	275		
OHIP_29	kontrollgruppe	152	135,41	20583,00
	validierungsgruppe	123	141,20	17367,00
	Gesamt	275		
OHIP_30	kontrollgruppe	152	137,43	20889,00
	validierungsgruppe	123	138,71	17061,00
	Gesamt	275		
OHIP_31	kontrollgruppe	152	135,74	20633,00
	validierungsgruppe	123	140,79	17317,00
	Gesamt	275		

Statistik für Test[a]

	OHIP_01	OHIP_02	OHIP_03	OHIP_04	OHIP_05
Mann-Whitney-U	8750,000	8862,000	8727,000	8895,000	9026,500
Wilcoxon-W	20378,000	20490,000	20355,000	20523,000	20654,500
Z	-,968	-,800	-1,000	-,762	-,532
Asymptotische Signifikanz (2-seitig)	,333	,424	,317	,446	,595

Statistik für Test[a]

	OHIP_06	OHIP_07	OHIP_08	OHIP_09	OHIP_10
Mann-Whitney-U	8725,000	8865,000	8909,500	9279,000	8859,500
Wilcoxon-W	20353,000	20493,000	20537,500	16905,000	20487,500
Z	-1,038	-,809	-,710	-,114	-,818
Asymptotische Signifikanz (2-seitig)	,299	,418	,478	,909	,413

Statistik für Test[a]

	OHIP_11	OHIP_12	OHIP_13	OHIP_14	OHIP_15
Mann-Whitney-U	8674,000	8679,000	8781,000	8950,000	9009,000
Wilcoxon-W	20302,000	20307,000	20409,000	20578,000	20637,000
Z	-1,162	-1,247	-,972	-,669	-,539
Asymptotische Signifikanz (2-seitig)	,245	,212	,331	,503	,590

Statistik für Test[a]

	OHIP_16	OHIP_17	OHIP_18	OHIP_19	OHIP_20
Mann-Whitney-U	9001,500	8960,500	8781,000	8812,500	8983,000
Wilcoxon-W	20629,500	20588,500	20409,000	20440,500	20611,000
Z	-,560	-,650	-,941	-,880	-,594
Asymptotische Signifikanz (2-seitig)	,576	,516	,347	,379	,553

Statistik für Test[a]

	OHIP_21	OHIP_22	OHIP_23	OHIP_24	OHIP_25
Mann-Whitney-U	8985,500	8893,500	9091,000	8834,000	9321,000
Wilcoxon-W	20613,500	20521,500	20719,000	20462,000	16947,000
Z	-,592	-,736	-,423	-,879	-,043
Asymptotische Signifikanz (2-seitig)	,554	,462	,673	,379	,966

Statistik für Test[a]

	OHIP_26	OHIP_27	OHIP_28	OHIP_29
Mann-Whitney-U	9063,000	9030,000	8913,500	8955,000
Wilcoxon-W	20691,000	20658,000	20541,500	20583,000
Z	-,460	-,506	-,692	-,647
Asymptotische Signifikanz (2-seitig)	,645	,613	,489	,518

Statistik für Test[a]

	OHIP_30	OHIP_31
Mann-Whitney-U	9261,000	9005,000
Wilcoxon-W	20889,000	20633,000
Z	-,140	-,549
Asymptotische Signifikanz (2-seitig)	,889	,583

a. Gruppenvariable: GRUPPE

Anhang: OHIP-Validierung
Mittelwertvergleich Validierungs-, Kontroll- und Versuchsgruppe

Kruskal-Wallis-Test

Ränge

	GRUPPE	N	Mittlerer Rang
OHIP_01	kontrollgruppe	152	194,32
	versuchsgruppe	131	210,79
	validierungsgruppe	123	207,08
	Gesamt	406	
OHIP_02	kontrollgruppe	152	196,45
	versuchsgruppe	131	208,39
	validierungsgruppe	123	207,01
	Gesamt	406	
OHIP_03	kontrollgruppe	152	194,34
	versuchsgruppe	131	210,26
	validierungsgruppe	123	207,62
	Gesamt	406	
OHIP_04	kontrollgruppe	152	203,90
	versuchsgruppe	131	193,29
	validierungsgruppe	123	213,87
	Gesamt	406	
OHIP_05	kontrollgruppe	152	186,99
	versuchsgruppe	131	231,77
	validierungsgruppe	123	193,80
	Gesamt	406	
OHIP_06	kontrollgruppe	152	182,89
	versuchsgruppe	131	235,02
	validierungsgruppe	123	195,39
	Gesamt	406	
OHIP_07	kontrollgruppe	152	205,23
	versuchsgruppe	131	189,86
	validierungsgruppe	123	215,89
	Gesamt	406	
OHIP_08	kontrollgruppe	152	180,34
	versuchsgruppe	131	244,19
	validierungsgruppe	123	188,78
	Gesamt	406	
OHIP_09	kontrollgruppe	152	204,64
	versuchsgruppe	131	202,72
	validierungsgruppe	123	202,93
	Gesamt	406	
OHIP_10	kontrollgruppe	152	186,80
	versuchsgruppe	131	229,14
	validierungsgruppe	123	196,83
	Gesamt	406	
OHIP_11	kontrollgruppe	152	184,71
	versuchsgruppe	131	230,14
	validierungsgruppe	123	198,35
	Gesamt	406	

Ränge

	GRUPPE	N	Mittlerer Rang
OHIP_12	kontrollgruppe	152	204,82
	versuchsgruppe	131	187,46
	validierungsgruppe	123	218,95
	Gesamt	406	
OHIP_13	kontrollgruppe	152	200,63
	versuchsgruppe	131	197,97
	validierungsgruppe	123	212,93
	Gesamt	406	
OHIP_14	kontrollgruppe	152	177,33
	versuchsgruppe	131	251,56
	validierungsgruppe	123	184,66
	Gesamt	406	
OHIP_15	kontrollgruppe	152	166,10
	versuchsgruppe	131	276,69
	validierungsgruppe	123	171,76
	Gesamt	406	
OHIP_16	kontrollgruppe	152	191,12
	versuchsgruppe	131	223,06
	validierungsgruppe	123	197,96
	Gesamt	406	
OHIP_17	kontrollgruppe	152	201,67
	versuchsgruppe	131	199,53
	validierungsgruppe	123	209,98
	Gesamt	406	
OHIP_18	kontrollgruppe	152	197,31
	versuchsgruppe	131	205,07
	validierungsgruppe	123	209,48
	Gesamt	406	
OHIP_19	kontrollgruppe	152	174,87
	versuchsgruppe	131	253,50
	validierungsgruppe	123	185,63
	Gesamt	406	
OHIP_20	kontrollgruppe	152	180,05
	versuchsgruppe	131	246,03
	validierungsgruppe	123	187,19
	Gesamt	406	
OHIP_21	kontrollgruppe	152	176,83
	versuchsgruppe	131	253,53
	validierungsgruppe	123	183,17
	Gesamt	406	
OHIP_22	kontrollgruppe	152	183,78
	versuchsgruppe	131	236,43
	validierungsgruppe	123	192,79
	Gesamt	406	
OHIP_23	kontrollgruppe	152	184,20
	versuchsgruppe	131	239,18
	validierungsgruppe	123	189,35
	Gesamt	406	

Ränge

	GRUPPE	N	Mittlerer Rang
OHIP_24	kontrollgruppe	152	168,40
	versuchsgruppe	131	268,27
	validierungsgruppe	123	177,90
	Gesamt	406	
OHIP_25	kontrollgruppe	152	193,74
	versuchsgruppe	131	224,60
	validierungsgruppe	123	193,09
	Gesamt	406	
OHIP_26	kontrollgruppe	152	181,05
	versuchsgruppe	131	245,13
	validierungsgruppe	123	186,91
	Gesamt	406	
OHIP_27	kontrollgruppe	152	172,69
	versuchsgruppe	131	262,92
	validierungsgruppe	123	178,28
	Gesamt	406	
OHIP_28	kontrollgruppe	152	170,13
	versuchsgruppe	131	265,77
	validierungsgruppe	123	178,42
	Gesamt	406	
OHIP_29	kontrollgruppe	152	173,83
	versuchsgruppe	131	258,54
	validierungsgruppe	123	181,54
	Gesamt	406	
OHIP_30	kontrollgruppe	152	171,27
	versuchsgruppe	131	269,33
	validierungsgruppe	123	173,21
	Gesamt	406	
OHIP_31	kontrollgruppe	152	163,44
	versuchsgruppe	131	282,20
	validierungsgruppe	123	169,19
	Gesamt	406	

Statistik für Test[a,b]

	OHIP_01	OHIP_02	OHIP_03	OHIP_04	OHIP_05
Chi-Quadrat	1,721	1,037	1,683	2,355	13,653
df	2	2	2	2	2
Asymptotische Signifikanz	,423	,595	,431	,308	,001

Statistik für Test[a,b]

	OHIP_06	OHIP_07	OHIP_08	OHIP_09	OHIP_10
Chi-Quadrat	16,837	3,780	26,276	,026	11,465
df	2	2	2	2	2
Asymptotische Signifikanz	,000	,151	,000	,987	,003

Statistik für Test[a,b]

	OHIP_11	OHIP_12	OHIP_13	OHIP_14	OHIP_15
Chi-Quadrat	13,110	6,345	1,468	37,463	80,729
df	2	2	2	2	2
Asymptotische Signifikanz	,001	,042	,480	,000	,000

Statistik für Test[a,b]

	OHIP_16	OHIP_17	OHIP_18	OHIP_19	OHIP_20
Chi-Quadrat	6,137	,671	,877	39,932	28,517
df	2	2	2	2	2
Asymptotische Signifikanz	,046	,715	,645	,000	,000

Statistik für Test[a,b]

	OHIP_21	OHIP_22	OHIP_23	OHIP_24	OHIP_25
Chi-Quadrat	39,200	17,100	19,914	67,732	6,645
df	2	2	2	2	2
Asymptotische Signifikanz	,000	,000	,000	,000	,036

Statistik für Test[a,b]

	OHIP_26	OHIP_27	OHIP_28	OHIP_29
Chi-Quadrat	26,628	53,408	58,672	47,694
df	2	2	2	2
Asymptotische Signifikanz	,000	,000	,000	,000

Statistik für Test[a,b]

	OHIP_30	OHIP_31
Chi-Quadrat	65,577	92,844
df	2	2
Asymptotische Signifikanz	,000	,000

a. Kruskal-Wallis-Test

b. Gruppenvariable: GRUPPE

Anhang: FKK-Items
Versuchs- und Kontrollgruppe

T-Test

Gruppenstatistiken

	GRUPPE	N	Mittelwert	Standardabweichung	Standardfehler des Mittelwertes
FKK_01	kontrollgruppe	152	3,98	1,06	8,63E-02
	versuchsgruppe	131	4,73	,76	6,66E-02
FKK_02	kontrollgruppe	152	3,38	1,10	8,90E-02
	versuchsgruppe	131	2,31	,75	6,58E-02
FKK_03	kontrollgruppe	152	3,28	1,09	8,82E-02
	versuchsgruppe	131	2,66	,74	6,47E-02
FKK_04	kontrollgruppe	152	4,30	1,00	8,13E-02
	versuchsgruppe	131	4,91	,76	6,63E-02
FKK_05	kontrollgruppe	152	3,40	,95	7,71E-02
	versuchsgruppe	131	3,76	,87	7,57E-02
FKK_06	kontrollgruppe	152	3,92	1,25	,10
	versuchsgruppe	131	4,66	,80	6,99E-02
FKK_07	kontrollgruppe	152	3,13	1,05	8,54E-02
	versuchsgruppe	131	2,31	,73	6,42E-02
FKK_08	kontrollgruppe	152	3,67	1,00	8,13E-02
	versuchsgruppe	131	3,79	,77	6,77E-02
FKK_09	kontrollgruppe	152	3,92	1,20	9,77E-02
	versuchsgruppe	131	2,96	,74	6,45E-02
FKK_10	kontrollgruppe	152	3,12	1,04	8,45E-02
	versuchsgruppe	131	2,19	,71	6,24E-02
FKK_11	kontrollgruppe	152	4,04	1,13	9,14E-02
	versuchsgruppe	131	4,76	,79	6,86E-02
FKK_12	kontrollgruppe	152	4,03	1,16	9,43E-02
	versuchsgruppe	131	4,79	,84	7,33E-02
FKK_13	kontrollgruppe	152	3,48	1,12	9,10E-02
	versuchsgruppe	131	2,31	,83	7,28E-02
FKK_14	kontrollgruppe	152	3,36	1,12	9,12E-02
	versuchsgruppe	131	2,50	,82	7,14E-02
FKK_15	kontrollgruppe	152	3,43	1,19	9,64E-02
	versuchsgruppe	131	2,37	,82	7,21E-02
FKK_16	kontrollgruppe	152	3,93	1,15	9,37E-02
	versuchsgruppe	131	4,73	,79	6,94E-02
FKK_17	kontrollgruppe	152	3,13	1,13	9,16E-02
	versuchsgruppe	131	2,06	,78	6,83E-02
FKK_18	kontrollgruppe	152	3,26	1,16	9,40E-02
	versuchsgruppe	131	2,28	,75	6,53E-02
FKK_19	kontrollgruppe	152	3,61	1,23	9,97E-02
	versuchsgruppe	131	2,73	,78	6,86E-02
FKK_20	kontrollgruppe	152	3,95	1,26	,10
	versuchsgruppe	131	4,70	,78	6,83E-02
FKK_21	kontrollgruppe	152	3,16	1,23	9,94E-02
	versuchsgruppe	131	2,17	,76	6,61E-02
FKK_22	kontrollgruppe	152	3,09	1,21	9,83E-02
	versuchsgruppe	131	2,29	,76	6,64E-02

Gruppenstatistiken

	GRUPPE	N	Mittelwert	Standardabweichung	Standardfehler des Mittelwertes
FKK_23	kontrollgruppe	152	4,14	1,16	9,40E-02
	versuchsgruppe	131	4,85	,84	7,36E-02
FKK_24	kontrollgruppe	152	3,84	1,16	9,45E-02
	versuchsgruppe	131	4,90	,84	7,34E-02
FKK_25	kontrollgruppe	152	4,17	1,11	9,04E-02
	versuchsgruppe	131	4,87	,84	7,38E-02
FKK_26	kontrollgruppe	152	3,54	1,25	,10
	versuchsgruppe	131	2,92	,79	6,91E-02
FKK_27	kontrollgruppe	152	4,22	1,17	9,53E-02
	versuchsgruppe	131	4,95	,79	6,93E-02
FKK_28	kontrollgruppe	152	3,97	1,18	9,56E-02
	versuchsgruppe	131	4,88	,86	7,51E-02
FKK_29	kontrollgruppe	152	3,49	1,20	9,75E-02
	versuchsgruppe	131	2,29	,76	6,64E-02
FKK_30	kontrollgruppe	152	3,72	1,21	9,81E-02
	versuchsgruppe	131	4,71	,79	6,90E-02
FKK_31	kontrollgruppe	152	3,63	1,36	,11
	versuchsgruppe	131	2,51	,91	7,99E-02
FKK_32	kontrollgruppe	152	4,13	1,14	9,26E-02
	versuchsgruppe	131	4,81	,78	6,78E-02
Kompetenzerwartung	kontrollgruppe	152	31,81	3,17	,26
	versuchsgruppe	131	37,50	4,03	,35
Kontrollerwartung; Internalität	kontrollgruppe	152	31,60	3,09	,25
	versuchsgruppe	131	37,31	4,19	,37
Kontrollerwartung; soziale Externalität	kontrollgruppe	152	26,61	2,95	,24
	versuchsgruppe	131	19,64	3,51	,31
Kontrollerwartung; fatalistische Externalität	kontrollgruppe	152	27,40	3,26	,26
	versuchsgruppe	131	19,22	3,74	,33
Selbstwirksamkeit	kontrollgruppe	152	63,41	4,67	,38
	versuchsgruppe	131	74,81	7,72	,67
Externalität	kontrollgruppe	152	54,01	4,36	,35
	versuchsgruppe	131	38,86	6,67	,58
Internalität versus Externalität	kontrollgruppe	152	9,40	5,83	,47
	versuchsgruppe	131	35,95	13,69	1,20

Test bei unabhängigen Stichproben

		Levene-Test der Varianzgleichheit	
		F	Signifikanz
FKK_01	Varianzen sind gleich	1,429	,233
	Varianzen sind nicht gleich		
FKK_02	Varianzen sind gleich	14,329	,000
	Varianzen sind nicht gleich		
FKK_03	Varianzen sind gleich	11,238	,001
	Varianzen sind nicht gleich		
FKK_04	Varianzen sind gleich	12,369	,001
	Varianzen sind nicht gleich		
FKK_05	Varianzen sind gleich	4,934	,027
	Varianzen sind nicht gleich		
FKK_06	Varianzen sind gleich	11,312	,001
	Varianzen sind nicht gleich		
FKK_07	Varianzen sind gleich	6,375	,012
	Varianzen sind nicht gleich		
FKK_08	Varianzen sind gleich	9,769	,002
	Varianzen sind nicht gleich		
FKK_09	Varianzen sind gleich	27,954	,000
	Varianzen sind nicht gleich		
FKK_10	Varianzen sind gleich	15,696	,000
	Varianzen sind nicht gleich		
FKK_11	Varianzen sind gleich	6,417	,012
	Varianzen sind nicht gleich		
FKK_12	Varianzen sind gleich	8,689	,003
	Varianzen sind nicht gleich		
FKK_13	Varianzen sind gleich	14,125	,000
	Varianzen sind nicht gleich		
FKK_14	Varianzen sind gleich	10,069	,002
	Varianzen sind nicht gleich		
FKK_15	Varianzen sind gleich	21,097	,000
	Varianzen sind nicht gleich		
FKK_16	Varianzen sind gleich	9,003	,003
	Varianzen sind nicht gleich		

Test bei unabhängigen Stichproben

		Levene-Test der Varianzgleichheit	
		F	Signifikanz
FKK_17	Varianzen sind gleich	15,413	,000
	Varianzen sind nicht gleich		
FKK_18	Varianzen sind gleich	18,613	,000
	Varianzen sind nicht gleich		
FKK_19	Varianzen sind gleich	28,944	,000
	Varianzen sind nicht gleich		
FKK_20	Varianzen sind gleich	14,165	,000
	Varianzen sind nicht gleich		
FKK_21	Varianzen sind gleich	29,962	,000
	Varianzen sind nicht gleich		
FKK_22	Varianzen sind gleich	9,093	,003
	Varianzen sind nicht gleich		
FKK_23	Varianzen sind gleich	9,978	,002
	Varianzen sind nicht gleich		
FKK_24	Varianzen sind gleich	7,281	,007
	Varianzen sind nicht gleich		
FKK_25	Varianzen sind gleich	10,778	,001
	Varianzen sind nicht gleich		
FKK_26	Varianzen sind gleich	42,253	,000
	Varianzen sind nicht gleich		
FKK_27	Varianzen sind gleich	26,695	,000
	Varianzen sind nicht gleich		
FKK_28	Varianzen sind gleich	4,784	,030
	Varianzen sind nicht gleich		
FKK_29	Varianzen sind gleich	27,278	,000
	Varianzen sind nicht gleich		
FKK_30	Varianzen sind gleich	19,788	,000
	Varianzen sind nicht gleich		
FKK_31	Varianzen sind gleich	25,826	,000
	Varianzen sind nicht gleich		
FKK_32	Varianzen sind gleich	22,743	,000
	Varianzen sind nicht gleich		

Test bei unabhängigen Stichproben

		Levene-Test der Varianzgleichheit	
		F	Signifikanz
Kompetenzerwartung	Varianzen sind gleich	1,216	,271
	Varianzen sind nicht gleich		
Kontrollerwartung; Internalität	Varianzen sind gleich	2,255	,134
	Varianzen sind nicht gleich		
Kontrollerwartung; soziale Externalität	Varianzen sind gleich	,116	,734
	Varianzen sind nicht gleich		
Kontrollerwartung; fatalistische Externalität	Varianzen sind gleich	,045	,833
	Varianzen sind nicht gleich		
Selbstwirksamkeit	Varianzen sind gleich	5,780	,017
	Varianzen sind nicht gleich		
Externalität	Varianzen sind gleich	2,622	,107
	Varianzen sind nicht gleich		
Internalität versus Externalität	Varianzen sind gleich	16,173	,000
	Varianzen sind nicht gleich		

Test bei unabhängigen Stichproben

		T-Test für die Mittelwertgleichheit			
		T	df	Sig. (2-seitig)	Mittlere Differenz
FKK_01	Varianzen sind gleich	-6,739	281	,000	-,75
	Varianzen sind nicht gleich	-6,902	272,318	,000	-,75
FKK_02	Varianzen sind gleich	9,465	281	,000	1,08
	Varianzen sind nicht gleich	9,721	268,154	,000	1,08
FKK_03	Varianzen sind gleich	5,448	281	,000	,61
	Varianzen sind nicht gleich	5,599	267,318	,000	,61
FKK_04	Varianzen sind gleich	-5,720	281	,000	-,61
	Varianzen sind nicht gleich	-5,837	276,579	,000	-,61
FKK_05	Varianzen sind gleich	-3,327	281	,001	-,36
	Varianzen sind nicht gleich	-3,350	280,101	,001	-,36
FKK_06	Varianzen sind gleich	-5,857	281	,000	-,74
	Varianzen sind nicht gleich	-6,041	260,573	,000	-,74
FKK_07	Varianzen sind gleich	7,468	281	,000	,82
	Varianzen sind nicht gleich	7,663	269,798	,000	,82
FKK_08	Varianzen sind gleich	-1,069	281	,286	-,12
	Varianzen sind nicht gleich	-1,089	277,857	,277	-,12
FKK_09	Varianzen sind gleich	7,922	281	,000	,96
	Varianzen sind nicht gleich	8,195	255,010	,000	,96
FKK_10	Varianzen sind gleich	8,598	281	,000	,93
	Varianzen sind nicht gleich	8,833	267,956	,000	,93
FKK_11	Varianzen sind gleich	-6,107	281	,000	-,72
	Varianzen sind nicht gleich	-6,267	269,668	,000	-,72
FKK_12	Varianzen sind gleich	-6,280	281	,000	-,77
	Varianzen sind nicht gleich	-6,429	272,895	,000	-,77
FKK_13	Varianzen sind gleich	9,807	281	,000	1,17
	Varianzen sind nicht gleich	10,020	275,187	,000	1,17
FKK_14	Varianzen sind gleich	7,302	281	,000	,87
	Varianzen sind nicht gleich	7,473	273,413	,000	,87
FKK_15	Varianzen sind gleich	8,643	281	,000	1,07
	Varianzen sind nicht gleich	8,872	269,227	,000	1,07
FKK_16	Varianzen sind gleich	-6,606	281	,000	-,79
	Varianzen sind nicht gleich	-6,784	268,416	,000	-,79

Test bei unabhängigen Stichproben

		T-Test für die Mittelwertgleichheit			
		T	df	Sig. (2-seitig)	Mittlere Differenz
FKK_17	Varianzen sind gleich	9,069	281	,000	1,06
	Varianzen sind nicht gleich	9,309	269,029	,000	1,06
FKK_18	Varianzen sind gleich	8,252	281	,000	,97
	Varianzen sind nicht gleich	8,510	261,129	,000	,97
FKK_19	Varianzen sind gleich	7,101	281	,000	,89
	Varianzen sind nicht gleich	7,327	260,090	,000	,89
FKK_20	Varianzen sind gleich	-5,944	281	,000	-,75
	Varianzen sind nicht gleich	-6,143	256,554	,000	-,75
FKK_21	Varianzen sind gleich	8,074	281	,000	1,00
	Varianzen sind nicht gleich	8,348	255,825	,000	1,00
FKK_22	Varianzen sind gleich	6,492	281	,000	,80
	Varianzen sind nicht gleich	6,706	257,757	,000	,80
FKK_23	Varianzen sind gleich	-5,814	281	,000	-,71
	Varianzen sind nicht gleich	-5,949	273,493	,000	-,71
FKK_24	Varianzen sind gleich	-8,697	281	,000	-1,07
	Varianzen sind nicht gleich	-8,904	272,815	,000	-1,07
FKK_25	Varianzen sind gleich	-5,872	281	,000	-,70
	Varianzen sind nicht gleich	-5,991	276,642	,000	-,70
FKK_26	Varianzen sind gleich	4,863	281	,000	,62
	Varianzen sind nicht gleich	5,021	258,945	,000	,62
FKK_27	Varianzen sind gleich	-6,031	281	,000	-,73
	Varianzen sind nicht gleich	-6,201	266,369	,000	-,73
FKK_28	Varianzen sind gleich	-7,269	281	,000	-,90
	Varianzen sind nicht gleich	-7,436	273,745	,000	-,90
FKK_29	Varianzen sind gleich	9,832	281	,000	1,20
	Varianzen sind nicht gleich	10,151	258,841	,000	1,20
FKK_30	Varianzen sind gleich	-8,036	281	,000	-,99
	Varianzen sind nicht gleich	-8,280	262,624	,000	-,99
FKK_31	Varianzen sind gleich	8,016	281	,000	1,12
	Varianzen sind nicht gleich	8,242	266,349	,000	1,12
FKK_32	Varianzen sind gleich	-5,803	281	,000	-,68
	Varianzen sind nicht gleich	-5,964	267,136	,000	-,68

Test bei unabhängigen Stichproben

		T-Test für die Mittelwertgleichheit			
		T	df	Sig. (2-seitig)	Mittlere Differenz
Kompetenzerwartung	Varianzen sind gleich	-13,304	281	,000	-5,69
	Varianzen sind nicht gleich	-13,073	245,576	,000	-5,69
Kontrollerwartung; Internalität	Varianzen sind gleich	-13,156	281	,000	-5,71
	Varianzen sind nicht gleich	-12,870	236,013	,000	-5,71
Kontrollerwartung; soziale Externalität	Varianzen sind gleich	18,120	281	,000	6,96
	Varianzen sind nicht gleich	17,887	254,891	,000	6,96
Kontrollerwartung; fatalistische Externalität	Varianzen sind gleich	19,647	281	,000	8,18
	Varianzen sind nicht gleich	19,450	260,157	,000	8,18
Selbstwirksamkeit	Varianzen sind gleich	-15,253	281	,000	-11,40
	Varianzen sind nicht gleich	-14,735	207,295	,000	-11,40
Externalität	Varianzen sind gleich	22,887	281	,000	15,14
	Varianzen sind nicht gleich	22,213	217,921	,000	15,14
Internalität versus Externalität	Varianzen sind gleich	-21,734	281	,000	-26,55
	Varianzen sind nicht gleich	-20,639	170,167	,000	-26,55

Test bei unabhängigen Stichproben

		T-Test für die Mittelwertgleichheit		
		Standardfehler der Differenz	95% Konfidenzintervall der Differenz	
			Untere	Obere
FKK_01	Varianzen sind gleich	,11	-,97	-,53
	Varianzen sind nicht gleich	,11	-,97	-,54
FKK_02	Varianzen sind gleich	,11	,85	1,30
	Varianzen sind nicht gleich	,11	,86	1,29
FKK_03	Varianzen sind gleich	,11	,39	,83
	Varianzen sind nicht gleich	,11	,40	,83
FKK_04	Varianzen sind gleich	,11	-,82	-,40
	Varianzen sind nicht gleich	,10	-,82	-,41
FKK_05	Varianzen sind gleich	,11	-,58	-,15
	Varianzen sind nicht gleich	,11	-,57	-,15
FKK_06	Varianzen sind gleich	,13	-,99	-,49
	Varianzen sind nicht gleich	,12	-,99	-,50
FKK_07	Varianzen sind gleich	,11	,60	1,03
	Varianzen sind nicht gleich	,11	,61	1,03
FKK_08	Varianzen sind gleich	,11	-,33	9,69E-02
	Varianzen sind nicht gleich	,11	-,32	9,30E-02
FKK_09	Varianzen sind gleich	,12	,72	1,20
	Varianzen sind nicht gleich	,12	,73	1,19
FKK_10	Varianzen sind gleich	,11	,72	1,14
	Varianzen sind nicht gleich	,11	,72	1,13
FKK_11	Varianzen sind gleich	,12	-,95	-,49
	Varianzen sind nicht gleich	,11	-,94	-,49
FKK_12	Varianzen sind gleich	,12	-1,01	-,53
	Varianzen sind nicht gleich	,12	-1,00	-,53
FKK_13	Varianzen sind gleich	,12	,93	1,40
	Varianzen sind nicht gleich	,12	,94	1,40
FKK_14	Varianzen sind gleich	,12	,63	1,10
	Varianzen sind nicht gleich	,12	,64	1,09
FKK_15	Varianzen sind gleich	,12	,82	1,31
	Varianzen sind nicht gleich	,12	,83	1,30
FKK_16	Varianzen sind gleich	,12	-1,03	-,56
	Varianzen sind nicht gleich	,12	-1,02	-,56

Test bei unabhängigen Stichproben

		T-Test für die Mittelwertgleichheit		
		Standardfehler der Differenz	95% Konfidenzintervall der Differenz	
			Untere	Obere
FKK_17	Varianzen sind gleich	,12	,83	1,29
	Varianzen sind nicht gleich	,11	,84	1,29
FKK_18	Varianzen sind gleich	,12	,74	1,21
	Varianzen sind nicht gleich	,11	,75	1,20
FKK_19	Varianzen sind gleich	,12	,64	1,13
	Varianzen sind nicht gleich	,12	,65	1,12
FKK_20	Varianzen sind gleich	,13	-1,00	-,50
	Varianzen sind nicht gleich	,12	-1,00	-,51
FKK_21	Varianzen sind gleich	,12	,75	1,24
	Varianzen sind nicht gleich	,12	,76	1,23
FKK_22	Varianzen sind gleich	,12	,55	1,04
	Varianzen sind nicht gleich	,12	,56	1,03
FKK_23	Varianzen sind gleich	,12	-,95	-,47
	Varianzen sind nicht gleich	,12	-,95	-,48
FKK_24	Varianzen sind gleich	,12	-1,31	-,82
	Varianzen sind nicht gleich	,12	-1,30	-,83
FKK_25	Varianzen sind gleich	,12	-,93	-,46
	Varianzen sind nicht gleich	,12	-,93	-,47
FKK_26	Varianzen sind gleich	,13	,37	,87
	Varianzen sind nicht gleich	,12	,37	,86
FKK_27	Varianzen sind gleich	,12	-,97	-,49
	Varianzen sind nicht gleich	,12	-,96	-,50
FKK_28	Varianzen sind gleich	,12	-1,15	-,66
	Varianzen sind nicht gleich	,12	-1,14	-,66
FKK_29	Varianzen sind gleich	,12	,96	1,44
	Varianzen sind nicht gleich	,12	,96	1,43
FKK_30	Varianzen sind gleich	,12	-1,24	-,75
	Varianzen sind nicht gleich	,12	-1,23	-,76
FKK_31	Varianzen sind gleich	,14	,85	1,40
	Varianzen sind nicht gleich	,14	,85	1,39
FKK_32	Varianzen sind gleich	,12	-,92	-,45
	Varianzen sind nicht gleich	,11	-,91	-,46

Test bei unabhängigen Stichproben

		T-Test für die Mittelwertgleichheit		
		Standardfehler der Differenz	95% Konfidenzintervall der Differenz	
			Untere	Obere
Kompetenzerwartung	Varianzen sind gleich	,43	-6,54	-4,85
	Varianzen sind nicht gleich	,44	-6,55	-4,84
Kontrollerwartung; Internalität	Varianzen sind gleich	,43	-6,56	-4,85
	Varianzen sind nicht gleich	,44	-6,58	-4,83
Kontrollerwartung; soziale Externalität	Varianzen sind gleich	,38	6,21	7,72
	Varianzen sind nicht gleich	,39	6,20	7,73
Kontrollerwartung; fatalistische Externalität	Varianzen sind gleich	,42	7,36	9,00
	Varianzen sind nicht gleich	,42	7,35	9,01
Selbstwirksamkeit	Varianzen sind gleich	,75	-12,87	-9,93
	Varianzen sind nicht gleich	,77	-12,93	-9,88
Externalität	Varianzen sind gleich	,66	13,84	16,45
	Varianzen sind nicht gleich	,68	13,80	16,49
Internalität versus Externalität	Varianzen sind gleich	1,22	-28,95	-24,14
	Varianzen sind nicht gleich	1,29	-29,08	-24,01

Anhang: FKK-Items
Validierungs- (Krampen, 1991), Versuchs- und Kontrollgruppe

T-Test

Statistik bei einer Stichprobe

GRUPPE		N	Mittelwert	Standardabweichung	Standardfehler des Mittelwertes
kontrollgruppe	FKK_01	152	3,98	1,06	8,63E-02
versuchsgruppe	FKK_01	131	4,73	,76	6,66E-02

Test bei einer Sichprobe

GRUPPE		Testwert = 4.0					
		T	df	Sig. (2-seitig)	Mittlere Differenz	95% Konfidenzintervall der Differenz Untere	95% Konfidenzintervall der Differenz Obere
kontrollgruppe	FKK_01	-,229	151	,819	-1,97E-02	-,19	,15
versuchsgruppe	FKK_01	10,995	130	,000	,73	,60	,86

Statistik bei einer Stichprobe

GRUPPE		N	Mittelwert	Standardabweichung	Standardfehler des Mittelwertes
kontrollgruppe	FKK_02	152	3,38	1,10	8,90E-02
versuchsgruppe	FKK_02	131	2,31	,75	6,58E-02

Test bei einer Sichprobe

GRUPPE		Testwert = 3.3					
		T	df	Sig. (2-seitig)	Mittlere Differenz	95% Konfidenzintervall der Differenz Untere	95% Konfidenzintervall der Differenz Obere
kontrollgruppe	FKK_02	,916	151	,361	8,16E-02	-9,43E-02	,26
versuchsgruppe	FKK_02	-15,111	130	,000	-,99	-1,12	-,86

Statistik bei einer Stichprobe

GRUPPE		N	Mittelwert	Standardabweichung	Standardfehler des Mittelwertes
kontrollgruppe	FKK_03	152	3,28	1,09	8,82E-02
versuchsgruppe	FKK_03	131	2,66	,74	6,47E-02

Test bei einer Sichprobe

GRUPPE		Testwert = 3.3					
		T	df	Sig. (2-seitig)	Mittlere Differenz	95% Konfidenzintervall der Differenz Untere	Obere
kontrollgruppe	FKK_03	-,269	151	,789	-2,37E-02	-,20	,15
versuchsgruppe	FKK_03	-9,833	130	,000	-,64	-,76	-,51

Statistik bei einer Stichprobe

GRUPPE		N	Mittelwert	Standardabweichung	Standardfehler des Mittelwertes
kontrollgruppe	FKK_04	152	4,30	1,00	8,13E-02
versuchsgruppe	FKK_04	131	4,91	,76	6,63E-02

Test bei einer Sichprobe

GRUPPE		Testwert = 4.5					
		T	df	Sig. (2-seitig)	Mittlere Differenz	95% Konfidenzintervall der Differenz Untere	Obere
kontrollgruppe	FKK_04	-2,509	151	,013	-,20	-,36	-4,33E-02
versuchsgruppe	FKK_04	6,158	130	,000	,41	,28	,54

Statistik bei einer Stichprobe

GRUPPE		N	Mittelwert	Standardabweichung	Standardfehler des Mittelwertes
kontrollgruppe	FKK_05	152	3,40	,95	7,71E-02
versuchsgruppe	FKK_05	131	3,76	,87	7,57E-02

Test bei einer Sichprobe

GRUPPE		Testwert = 3.3					
		T	df	Sig. (2-seitig)	Mittlere Differenz	95% Konfidenzintervall der Differenz Untere	Obere
kontrollgruppe	FKK_05	1,314	151	,191	,10	-5,11E-02	,25
versuchsgruppe	FKK_05	6,119	130	,000	,46	,31	,61

Statistik bei einer Stichprobe

GRUPPE		N	Mittelwert	Standardabweichung	Standardfehler des Mittelwertes
kontrollgruppe	FKK_06	152	3,92	1,25	,10
versuchsgruppe	FKK_06	131	4,66	,80	6,99E-02

Test bei einer Sichprobe

GRUPPE		Testwert = 3.9 T	df	Sig. (2-seitig)	Mittlere Differenz	95% Konfidenzintervall der Differenz Untere	Obere
kontrollgruppe	FKK_06	,208	151	,835	2,11E-02	-,18	,22
versuchsgruppe	FKK_06	10,931	130	,000	,76	,63	,90

Statistik bei einer Stichprobe

GRUPPE		N	Mittelwert	Standardabweichung	Standardfehler des Mittelwertes
kontrollgruppe	FKK_07	152	3,13	1,05	8,54E-02
versuchsgruppe	FKK_07	131	2,31	,73	6,42E-02

Test bei einer Sichprobe

GRUPPE		Testwert = 3.2 T	df	Sig. (2-seitig)	Mittlere Differenz	95% Konfidenzintervall der Differenz Untere	Obere
kontrollgruppe	FKK_07	-,801	151	,424	-6,84E-02	-,24	,10
versuchsgruppe	FKK_07	-13,819	130	,000	-,89	-1,01	-,76

Statistik bei einer Stichprobe

GRUPPE		N	Mittelwert	Standardabweichung	Standardfehler des Mittelwertes
kontrollgruppe	FKK_08	152	3,67	1,00	8,13E-02
versuchsgruppe	FKK_08	131	3,79	,77	6,77E-02

Test bei einer Sichprobe

GRUPPE		Testwert = 3.4 T	df	Sig. (2-seitig)	Mittlere Differenz	95% Konfidenzintervall der Differenz Untere	Obere
kontrollgruppe	FKK_08	3,336	151	,001	,27	,11	,43
versuchsgruppe	FKK_08	5,707	130	,000	,39	,25	,52

Statistik bei einer Stichprobe

GRUPPE		N	Mittelwert	Standardabweichung	Standardfehler des Mittelwertes
kontrollgruppe	FKK_09	152	3,92	1,20	9,77E-02
versuchsgruppe	FKK_09	131	2,96	,74	6,45E-02

Test bei einer Sichprobe

GRUPPE		Testwert = 3.8					
		T	df	Sig. (2-seitig)	Mittlere Differenz	95% Konfidenzintervall der Differenz	
						Untere	Obere
kontrollgruppe	FKK_09	1,239	151	,217	,12	-7,20E-02	,31
versuchsgruppe	FKK_09	-12,999	130	,000	-,84	-,97	-,71

Statistik bei einer Stichprobe

GRUPPE		N	Mittelwert	Standardabweichung	Standardfehler des Mittelwertes
kontrollgruppe	FKK_10	152	3,12	1,04	8,45E-02
versuchsgruppe	FKK_10	131	2,19	,71	6,24E-02

Test bei einer Sichprobe

GRUPPE		Testwert = 2.9					
		T	df	Sig. (2-seitig)	Mittlere Differenz	95% Konfidenzintervall der Differenz	
						Untere	Obere
kontrollgruppe	FKK_10	2,585	151	,011	,22	5,15E-02	,39
versuchsgruppe	FKK_10	-11,372	130	,000	-,71	-,83	-,59

Statistik bei einer Stichprobe

GRUPPE		N	Mittelwert	Standardabweichung	Standardfehler des Mittelwertes
kontrollgruppe	FKK_11	152	4,04	1,13	9,14E-02
versuchsgruppe	FKK_11	131	4,76	,79	6,86E-02

Test bei einer Sichprobe

GRUPPE		Testwert = 4.1					
		T	df	Sig. (2-seitig)	Mittlere Differenz	95% Konfidenzintervall der Differenz	
						Untere	Obere
kontrollgruppe	FKK_11	-,662	151	,509	-6,05E-02	-,24	,12
versuchsgruppe	FKK_11	9,556	130	,000	,66	,52	,79

Statistik bei einer Stichprobe

GRUPPE		N	Mittelwert	Standardabweichung	Standardfehler des Mittelwertes
kontrollgruppe	FKK_12	152	4,03	1,16	9,43E-02
versuchsgruppe	FKK_12	131	4,79	,84	7,33E-02

Test bei einer Sichprobe

GRUPPE		Testwert = 4.0 T	df	Sig. (2-seitig)	Mittlere Differenz	95% Konfidenzintervall der Differenz Untere	Obere
kontrollgruppe	FKK_12	,279	151	,780	2,63E-02	-,16	,21
versuchsgruppe	FKK_12	10,835	130	,000	,79	,65	,94

Statistik bei einer Stichprobe

GRUPPE		N	Mittelwert	Standardabweichung	Standardfehler des Mittelwertes
kontrollgruppe	FKK_13	152	3,48	1,12	9,10E-02
versuchsgruppe	FKK_13	131	2,31	,83	7,28E-02

Test bei einer Sichprobe

GRUPPE		Testwert = 3.4 T	df	Sig. (2-seitig)	Mittlere Differenz	95% Konfidenzintervall der Differenz Untere	Obere
kontrollgruppe	FKK_13	,882	151	,379	8,03E-02	-9,95E-02	,26
versuchsgruppe	FKK_13	-14,939	130	,000	-1,09	-1,23	-,94

Statistik bei einer Stichprobe

GRUPPE		N	Mittelwert	Standardabweichung	Standardfehler des Mittelwertes
kontrollgruppe	FKK_14	152	3,36	1,12	9,12E-02
versuchsgruppe	FKK_14	131	2,50	,82	7,14E-02

Test bei einer Sichprobe

GRUPPE		Testwert = 3.4 T	df	Sig. (2-seitig)	Mittlere Differenz	95% Konfidenzintervall der Differenz Untere	Obere
kontrollgruppe	FKK_14	-,418	151	,676	-3,82E-02	-,22	,14
versuchsgruppe	FKK_14	-12,664	130	,000	-,90	-1,05	-,76

Statistik bei einer Stichprobe

GRUPPE		N	Mittelwert	Standardabweichung	Standardfehler des Mittelwertes
kontrollgruppe	FKK_15	152	3,43	1,19	9,64E-02
versuchsgruppe	FKK_15	131	2,37	,82	7,21E-02

Test bei einer Sichprobe

GRUPPE		Testwert = 3.4					
		T	df	Sig. (2-seitig)	Mittlere Differenz	95% Konfidenzintervall der Differenz Untere	Obere
kontrollgruppe	FKK_15	,355	151	,723	3,42E-02	-,16	,22
versuchsgruppe	FKK_15	-14,345	130	,000	-1,03	-1,18	-,89

Statistik bei einer Stichprobe

GRUPPE		N	Mittelwert	Standardabweichung	Standardfehler des Mittelwertes
kontrollgruppe	FKK_16	152	3,93	1,15	9,37E-02
versuchsgruppe	FKK_16	131	4,73	,79	6,94E-02

Test bei einer Sichprobe

GRUPPE		Testwert = 4.1					
		T	df	Sig. (2-seitig)	Mittlere Differenz	95% Konfidenzintervall der Differenz Untere	Obere
kontrollgruppe	FKK_16	-1,770	151	,079	-,17	-,35	1,93E-02
versuchsgruppe	FKK_16	9,004	130	,000	,63	,49	,76

Statistik bei einer Stichprobe

GRUPPE		N	Mittelwert	Standardabweichung	Standardfehler des Mittelwertes
kontrollgruppe	FKK_17	152	3,13	1,13	9,16E-02
versuchsgruppe	FKK_17	131	2,06	,78	6,83E-02

Test bei einer Sichprobe

GRUPPE		Testwert = 2.9					
		T	df	Sig. (2-seitig)	Mittlere Differenz	95% Konfidenzintervall der Differenz Untere	Obere
kontrollgruppe	FKK_17	2,456	151	,015	,23	4,40E-02	,41
versuchsgruppe	FKK_17	-12,278	130	,000	-,84	-,97	-,70

Statistik bei einer Stichprobe

GRUPPE		N	Mittelwert	Standardabweichung	Standardfehler des Mittelwertes
kontrollgruppe	FKK_18	152	3,26	1,16	9,40E-02
versuchsgruppe	FKK_18	131	2,28	,75	6,53E-02

Test bei einer Sichprobe

GRUPPE		Testwert = 3.2 T	df	Sig. (2-seitig)	Mittlere Differenz	95% Konfidenzintervall der Differenz Untere	Obere
kontrollgruppe	FKK_18	,602	151	,548	5,66E-02	-,13	,24
versuchsgruppe	FKK_18	-14,058	130	,000	-,92	-1,05	-,79

Statistik bei einer Stichprobe

GRUPPE		N	Mittelwert	Standardabweichung	Standardfehler des Mittelwertes
kontrollgruppe	FKK_19	152	3,61	1,23	9,97E-02
versuchsgruppe	FKK_19	131	2,73	,78	6,86E-02

Test bei einer Sichprobe

GRUPPE		Testwert = 3.6 T	df	Sig. (2-seitig)	Mittlere Differenz	95% Konfidenzintervall der Differenz Untere	Obere
kontrollgruppe	FKK_19	,119	151	,906	1,18E-02	-,19	,21
versuchsgruppe	FKK_19	-12,755	130	,000	-,87	-1,01	-,74

Statistik bei einer Stichprobe

GRUPPE		N	Mittelwert	Standardabweichung	Standardfehler des Mittelwertes
kontrollgruppe	FKK_20	152	3,95	1,26	,10
versuchsgruppe	FKK_20	131	4,70	,78	6,83E-02

Test bei einer Sichprobe

GRUPPE		Testwert = 3.8 T	df	Sig. (2-seitig)	Mittlere Differenz	95% Konfidenzintervall der Differenz Untere	Obere
kontrollgruppe	FKK_20	1,442	151	,151	,15	-5,45E-02	,35
versuchsgruppe	FKK_20	13,215	130	,000	,90	,77	1,04

Statistik bei einer Stichprobe

GRUPPE		N	Mittelwert	Standardabweichung	Standardfehler des Mittelwertes
kontrollgruppe	FKK_21	152	3,16	1,23	9,94E-02
versuchsgruppe	FKK_21	131	2,17	,76	6,61E-02

Test bei einer Sichprobe

GRUPPE		Testwert = 2.8 T	df	Sig. (2-seitig)	Mittlere Differenz	95% Konfidenzintervall der Differenz Untere	Obere
kontrollgruppe	FKK_21	3,666	151	,000	,36	,17	,56
versuchsgruppe	FKK_21	-9,569	130	,000	-,63	-,76	-,50

Statistik bei einer Stichprobe

GRUPPE		N	Mittelwert	Standardabweichung	Standardfehler des Mittelwertes
kontrollgruppe	FKK_22	152	3,09	1,21	9,83E-02
versuchsgruppe	FKK_22	131	2,29	,76	6,64E-02

Test bei einer Sichprobe

GRUPPE		Testwert = 3.2 T	df	Sig. (2-seitig)	Mittlere Differenz	95% Konfidenzintervall der Differenz Untere	Obere
kontrollgruppe	FKK_22	-1,164	151	,246	-,11	-,31	7,98E-02
versuchsgruppe	FKK_22	-13,713	130	,000	-,91	-1,04	-,78

Statistik bei einer Stichprobe

GRUPPE		N	Mittelwert	Standardabweichung	Standardfehler des Mittelwertes
kontrollgruppe	FKK_23	152	4,14	1,16	9,40E-02
versuchsgruppe	FKK_23	131	4,85	,84	7,36E-02

Test bei einer Sichprobe

GRUPPE		Testwert = 4.4 T	df	Sig. (2-seitig)	Mittlere Differenz	95% Konfidenzintervall der Differenz Untere	Obere
kontrollgruppe	FKK_23	-2,715	151	,007	-,26	-,44	-6,95E-02
versuchsgruppe	FKK_23	6,182	130	,000	,45	,31	,60

Statistik bei einer Stichprobe

GRUPPE		N	Mittelwert	Standardabweichung	Standardfehler des Mittelwertes
kontrollgruppe	FKK_24	152	3,84	1,16	9,45E-02
versuchsgruppe	FKK_24	131	4,90	,84	7,34E-02

Test bei einer Sichprobe

	Testwert = 4.0					
					95% Konfidenzintervall der Differenz	
GRUPPE	T	df	Sig. (2-seitig)	Mittlere Differenz	Untere	Obere
kontrollgruppe FKK_24	-1,741	151	,084	-,16	-,35	2,22E-02
versuchsgruppe FKK_24	12,275	130	,000	,90	,76	1,05

Statistik bei einer Stichprobe

GRUPPE	N	Mittelwert	Standardabweichung	Standardfehler des Mittelwertes
kontrollgruppe FKK_25	152	4,17	1,11	9,04E-02
versuchsgruppe FKK_25	131	4,87	,84	7,38E-02

Test bei einer Sichprobe

	Testwert = 4.4					
					95% Konfidenzintervall der Differenz	
GRUPPE	T	df	Sig. (2-seitig)	Mittlere Differenz	Untere	Obere
kontrollgruppe FKK_25	-2,533	151	,012	-,23	-,41	-5,03E-02
versuchsgruppe FKK_25	6,370	130	,000	,47	,32	,62

Statistik bei einer Stichprobe

GRUPPE	N	Mittelwert	Standardabweichung	Standardfehler des Mittelwertes
kontrollgruppe FKK_26	152	3,54	1,25	,10
versuchsgruppe FKK_26	131	2,92	,79	6,91E-02

Test bei einer Sichprobe

	Testwert = 3.5					
					95% Konfidenzintervall der Differenz	
GRUPPE	T	df	Sig. (2-seitig)	Mittlere Differenz	Untere	Obere
kontrollgruppe FKK_26	,389	151	,697	3,95E-02	-,16	,24
versuchsgruppe FKK_26	-8,345	130	,000	-,58	-,71	-,44

Statistik bei einer Stichprobe

GRUPPE	N	Mittelwert	Standardabweichung	Standardfehler des Mittelwertes
kontrollgruppe FKK_27	152	4,22	1,17	9,53E-02
versuchsgruppe FKK_27	131	4,95	,79	6,93E-02

Test bei einer Sichprobe

GRUPPE		Testwert = 4.4					
		T	df	Sig. (2-seitig)	Mittlere Differenz	95% Konfidenzintervall der Differenz Untere	Obere
kontrollgruppe	FKK_27	-1,850	151	,066	-,18	-,36	1,20E-02
versuchsgruppe	FKK_27	8,000	130	,000	,55	,42	,69

Statistik bei einer Stichprobe

GRUPPE		N	Mittelwert	Standardabweichung	Standardfehler des Mittelwertes
kontrollgruppe	FKK_28	152	3,97	1,18	9,56E-02
versuchsgruppe	FKK_28	131	4,88	,86	7,51E-02

Test bei einer Sichprobe

GRUPPE		Testwert = 4.1					
		T	df	Sig. (2-seitig)	Mittlere Differenz	95% Konfidenzintervall der Differenz Untere	Obere
kontrollgruppe	FKK_28	-1,321	151	,189	-,13	-,32	6,26E-02
versuchsgruppe	FKK_28	10,358	130	,000	,78	,63	,93

Statistik bei einer Stichprobe

GRUPPE		N	Mittelwert	Standardabweichung	Standardfehler des Mittelwertes
kontrollgruppe	FKK_29	152	3,49	1,20	9,75E-02
versuchsgruppe	FKK_29	131	2,29	,76	6,64E-02

Test bei einer Sichprobe

GRUPPE		Testwert = 3.3					
		T	df	Sig. (2-seitig)	Mittlere Differenz	95% Konfidenzintervall der Differenz Untere	Obere
kontrollgruppe	FKK_29	1,917	151	,057	,19	-5,70E-03	,38
versuchsgruppe	FKK_29	-15,221	130	,000	-1,01	-1,14	-,88

Statistik bei einer Stichprobe

GRUPPE		N	Mittelwert	Standardabweichung	Standardfehler des Mittelwertes
kontrollgruppe	FKK_30	152	3,72	1,21	9,81E-02
versuchsgruppe	FKK_30	131	4,71	,79	6,90E-02

Test bei einer Sichprobe

GRUPPE		Testwert = 3.8 T	df	Sig. (2-seitig)	Mittlere Differenz	95% Konfidenzintervall der Differenz Untere	Obere
kontrollgruppe	FKK_30	-,845	151	,399	-8,29E-02	-,28	,11
versuchsgruppe	FKK_30	13,196	130	,000	,91	,77	1,05

Statistik bei einer Stichprobe

GRUPPE		N	Mittelwert	Standardabweichung	Standardfehler des Mittelwertes
kontrollgruppe	FKK_31	152	3,63	1,36	,11
versuchsgruppe	FKK_31	131	2,51	,91	7,99E-02

Test bei einer Sichprobe

GRUPPE		Testwert = 3.7 T	df	Sig. (2-seitig)	Mittlere Differenz	95% Konfidenzintervall der Differenz Untere	Obere
kontrollgruppe	FKK_31	-,622	151	,535	-6,84E-02	-,29	,15
versuchsgruppe	FKK_31	-14,875	130	,000	-1,19	-1,35	-1,03

Statistik bei einer Stichprobe

GRUPPE		N	Mittelwert	Standardabweichung	Standardfehler des Mittelwertes
kontrollgruppe	FKK_32	152	4,13	1,14	9,26E-02
versuchsgruppe	FKK_32	131	4,81	,78	6,78E-02

Test bei einer Sichprobe

GRUPPE		Testwert = 4.1 T	df	Sig. (2-seitig)	Mittlere Differenz	95% Konfidenzintervall der Differenz Untere	Obere
kontrollgruppe	FKK_32	,270	151	,787	2,50E-02	-,16	,21
versuchsgruppe	FKK_32	10,463	130	,000	,71	,58	,84

Anhang: FKK-Sekundär- und Tertiärskalen Validierungs- (Krampen, 1991), Versuchs- und Kontrollgruppe

T-Test

Statistik bei einer Stichprobe

GRUPPE		N	Mittelwert	Standardabweichung	Standardfehler des Mittelwertes
kontrollgruppe	Kompetenzerwartung	152	31,81	3,17	,25
versuchsgruppe	Kompetenzerwartung	131	37,50	4,03	,35

Test bei einer Sichprobe

		Testwert = 31.9					
						95% Konfidenzintervall der Differenz	
GRUPPE		T	df	Sig. (2-seitig)	Mittlere Differenz	Untere	Obere
kontrollgruppe	Kompetenzerwartung	-,353	151	,724	-9,08E-02	-,60	,42
versuchsgruppe	Kompetenzerwartung	15,933	130	,000	5,60	4,91	6,30

Statistik bei einer Stichprobe

GRUPPE		N	Mittelwert	Standardabweichung	Standardfehler des Mittelwertes
kontrollgruppe	Kontrollerwartung; Internalität	152	31,60	3,09	,25
versuchsgruppe	Kontrollerwartung; Internalität	131	37,31	4,19	,37

Test bei einer Sichprobe

		Testwert = 32.4					
						95% Konfidenzintervall der Differenz	
GRUPPE		T	df	Sig. (2-seitig)	Mittlere Differenz	Untere	Obere
kontrollgruppe	Kontrollerwartung; Internalität	-3,196	151	,002	-,80	-1,30	-,31
versuchsgruppe	Kontrollerwartung; Internalität	13,413	130	,000	4,91	4,18	5,63

Statistik bei einer Stichprobe

GRUPPE		N	Mittelwert	Standardabweichung	Standardfehler des Mittelwertes
kontrollgruppe	Kontrollerwartung; soziale Externalität	152	26,61	2,95	,24
versuchsgruppe	Kontrollerwartung; soziale Externalität	131	19,64	3,51	,31

Test bei einer Sichprobe

		Testwert = 26.1					
						95% Konfidenzintervall der Differenz	
GRUPPE		T	df	Sig. (2-seitig)	Mittlere Differenz	Untere	Obere
kontrollgruppe	Kontrollerwartung; soziale Externalität	2,111	151	,036	,51	3,25E-02	,98
versuchsgruppe	Kontrollerwartung; soziale Externalität	-21,031	130	,000	-6,46	-7,07	-5,85

Statistik bei einer Stichprobe

GRUPPE		N	Mittelwert	Standardabweichung	Standardfehler des Mittelwertes
kontrollgruppe	Kontrollerwartung; fatalistische Externalität	152	27,40	3,26	,26
versuchsgruppe	Kontrollerwartung; fatalistische Externalität	131	19,22	3,74	,33

Test bei einer Sichprobe

GRUPPE		Testwert = 26.8					
		T	df	Sig. (2-seitig)	Mittlere Differenz	95% Konfidenzintervall der Differenz Untere	Obere
kontrollgruppe	Kontrollerwartung; fatalistische Externalität	2,271	151	,025	,60	7,83E-02	1,12
versuchsgruppe	Kontrollerwartung; fatalistische Externalität	-23,192	130	,000	-7,58	-8,23	-6,93

Statistik bei einer Stichprobe

GRUPPE		N	Mittelwert	Standardabweichung	Standardfehler des Mittelwertes
kontrollgruppe	Selbstwirksamkeit	152	63,41	4,67	,38
versuchsgruppe	Selbstwirksamkeit	131	74,81	7,72	,67

Test bei einer Sichprobe

GRUPPE		Testwert = 64.2					
		T	df	Sig. (2-seitig)	Mittlere Differenz	95% Konfidenzintervall der Differenz Untere	Obere
kontrollgruppe	Selbstwirksamkeit	-2,089	151	,038	-,79	-1,54	-4,31E-02
versuchsgruppe	Selbstwirksamkeit	15,728	130	,000	10,61	9,27	11,94

Statistik bei einer Stichprobe

GRUPPE		N	Mittelwert	Standardabweichung	Standardfehler des Mittelwertes
kontrollgruppe	Externalität	152	54,01	4,36	,35
versuchsgruppe	Externalität	131	38,86	6,67	,58

Test bei einer Sichprobe

GRUPPE		Testwert = 53.0					
		T	df	Sig. (2-seitig)	Mittlere Differenz	95% Konfidenzintervall der Differenz Untere	Obere
kontrollgruppe	Externalität	2,846	151	,005	1,01	,31	1,71
versuchsgruppe	Externalität	-24,255	130	,000	-14,14	-15,29	-12,93

Statistik bei einer Stichprobe

GRUPPE		N	Mittelwert	Standardabweichung	Standardfehler des Mittelwertes
kontrollgruppe	Internalität versus Externalität	152	9,40	5,83	,47
versuchsgruppe	Internalität versus Externalität	131	35,95	13,69	1,20

Test bei einer Sichprobe

GRUPPE		Testwert = 11.3					
		T	df	Sig. (2-seitig)	Mittlere Differenz	95% Konfidenzintervall der Differenz Untere	Obere
kontrollgruppe	Internalität versus Externalität	-4,018	151	,000	-1,90	-2,83	-,97
versuchsgruppe	Internalität versus Externalität	20,604	130	,000	24,65	22,28	27,01

Anhang: FKK-Items
Versuchs- und Kontrollgruppe

Mann-Whitney-Test

Ränge

	GRUPPE	N	Mittlerer Rang	Rangsumme
FKK_01	kontrollgruppe	152	114,52	17407,00
	versuchsgruppe	131	173,89	22779,00
	Gesamt	283		
FKK_02	kontrollgruppe	152	178,83	27182,50
	versuchsgruppe	131	99,26	13003,50
	Gesamt	283		
FKK_03	kontrollgruppe	152	164,34	24979,00
	versuchsgruppe	131	116,08	15207,00
	Gesamt	283		
FKK_04	kontrollgruppe	152	118,39	17996,00
	versuchsgruppe	131	169,39	22190,00
	Gesamt	283		
FKK_05	kontrollgruppe	152	127,23	19338,50
	versuchsgruppe	131	159,14	20847,50
	Gesamt	283		
FKK_06	kontrollgruppe	152	118,98	18085,50
	versuchsgruppe	131	168,71	22100,50
	Gesamt	283		
FKK_07	kontrollgruppe	152	171,85	26121,00
	versuchsgruppe	131	107,37	14065,00
	Gesamt	283		
FKK_08	kontrollgruppe	152	136,88	20805,50
	versuchsgruppe	131	147,94	19380,50
	Gesamt	283		
FKK_09	kontrollgruppe	152	175,66	26700,50
	versuchsgruppe	131	102,94	13485,50
	Gesamt	283		
FKK_10	kontrollgruppe	152	175,26	26640,00
	versuchsgruppe	131	103,40	13546,00
	Gesamt	283		
FKK_11	kontrollgruppe	152	116,94	17775,00
	versuchsgruppe	131	171,08	22411,00
	Gesamt	283		
FKK_12	kontrollgruppe	152	117,64	17881,00
	versuchsgruppe	131	170,27	22305,00
	Gesamt	283		
FKK_13	kontrollgruppe	152	180,67	27462,50
	versuchsgruppe	131	97,13	12723,50
	Gesamt	283		
FKK_14	kontrollgruppe	152	172,30	26189,00
	versuchsgruppe	131	106,85	13997,00
	Gesamt	283		

Ränge

	GRUPPE	N	Mittlerer Rang	Rangsumme
FKK_15	kontrollgruppe	152	175,92	26739,50
	versuchsgruppe	131	102,65	13446,50
	Gesamt	283		
FKK_16	kontrollgruppe	152	115,63	17576,00
	versuchsgruppe	131	172,60	22610,00
	Gesamt	283		
FKK_17	kontrollgruppe	152	177,11	26921,00
	versuchsgruppe	131	101,26	13265,00
	Gesamt	283		
FKK_18	kontrollgruppe	152	174,50	26524,00
	versuchsgruppe	131	104,29	13662,00
	Gesamt	283		
FKK_19	kontrollgruppe	152	170,83	25965,50
	versuchsgruppe	131	108,55	14220,50
	Gesamt	283		
FKK_20	kontrollgruppe	152	118,67	18037,50
	versuchsgruppe	131	169,07	22148,50
	Gesamt	283		
FKK_21	kontrollgruppe	152	173,33	26345,50
	versuchsgruppe	131	105,65	13840,50
	Gesamt	283		
FKK_22	kontrollgruppe	152	168,51	25613,00
	versuchsgruppe	131	111,24	14573,00
	Gesamt	283		
FKK_23	kontrollgruppe	152	118,89	18072,00
	versuchsgruppe	131	168,81	22114,00
	Gesamt	283		
FKK_24	kontrollgruppe	152	107,97	16412,00
	versuchsgruppe	131	181,48	23774,00
	Gesamt	283		
FKK_25	kontrollgruppe	152	118,49	18011,00
	versuchsgruppe	131	169,27	22175,00
	Gesamt	283		
FKK_26	kontrollgruppe	152	162,30	24670,00
	versuchsgruppe	131	118,44	15516,00
	Gesamt	283		
FKK_27	kontrollgruppe	152	118,61	18029,00
	versuchsgruppe	131	169,14	22157,00
	Gesamt	283		
FKK_28	kontrollgruppe	152	112,97	17172,00
	versuchsgruppe	131	175,68	23014,00
	Gesamt	283		
FKK_29	kontrollgruppe	152	179,46	27278,50
	versuchsgruppe	131	98,53	12907,50
	Gesamt	283		
FKK_30	kontrollgruppe	152	110,30	16765,00
	versuchsgruppe	131	178,79	23421,00
	Gesamt	283		

Ränge

	GRUPPE	N	Mittlerer Rang	Rangsumme
FKK_31	kontrollgruppe	152	173,50	26371,50
	versuchsgruppe	131	105,45	13814,50
	Gesamt	283		
FKK_32	kontrollgruppe	152	120,08	18252,50
	versuchsgruppe	131	167,43	21933,50
	Gesamt	283		
Kompetenzerwartung	kontrollgruppe	152	92,38	14042,00
	versuchsgruppe	131	199,57	26144,00
	Gesamt	283		
Kontrollerwartung; Internalität	kontrollgruppe	152	92,00	13984,00
	versuchsgruppe	131	200,02	26202,00
	Gesamt	283		
Kontrollerwartung; soziale Externalität	kontrollgruppe	152	198,45	30164,50
	versuchsgruppe	131	76,50	10021,50
	Gesamt	283		
Kontrollerwartung; fatalistische Externalität	kontrollgruppe	152	200,19	30429,00
	versuchsgruppe	131	74,48	9757,00
	Gesamt	283		
Selbstwirksamkeit	kontrollgruppe	152	89,81	13651,50
	versuchsgruppe	131	202,55	26534,50
	Gesamt	283		
Externalität	kontrollgruppe	152	200,92	30540,50
	versuchsgruppe	131	73,63	9645,50
	Gesamt	283		
Internalität versus Externalität	kontrollgruppe	152	87,18	13251,00
	versuchsgruppe	131	205,61	26935,00
	Gesamt	283		

Statistik für Test[a]

	FKK_01	FKK_02	FKK_03	FKK_04	FKK_05	FKK_06
Mann-Whitney-U	5779,000	4357,500	6561,000	6368,000	7710,500	6457,500
Wilcoxon-W	17407,000	13003,500	15207,000	17996,000	19338,500	18085,500
Z	-6,439	-8,528	-5,233	-5,533	-3,479	-5,333
Asymptotische Signifikanz (2-seitig)	,000	,000	,000	,000	,001	,000

Statistik für Test[a]

	FKK_07	FKK_08	FKK_09	FKK_10	FKK_11	FKK_12
Mann-Whitney-U	5419,000	9177,500	4839,500	4900,000	6147,000	6253,000
Wilcoxon-W	14065,000	20805,500	13485,500	13546,000	17775,000	17881,000
Z	-6,956	-1,210	-7,756	-7,759	-5,834	-5,630
Asymptotische Signifikanz (2-seitig)	,000	,226	,000	,000	,000	,000

Statistik für Test[a]

	FKK_13	FKK_14	FKK_15	FKK_16	FKK_17	FKK_18
Mann-Whitney-U	4077,500	5351,000	4800,500	5948,000	4619,000	5016,000
Wilcoxon-W	12723,500	13997,000	13446,500	17576,000	13265,000	13662,000
Z	-8,878	-7,023	-7,794	-6,096	-8,087	-7,537
Asymptotische Signifikanz (2-seitig)	,000	,000	,000	,000	,000	,000

Statistik für Test[a]

	FKK_19	FKK_20	FKK_21	FKK_22	FKK_23	FKK_24
Mann-Whitney-U	5574,500	6409,500	5194,500	5927,000	6444,000	4784,000
Wilcoxon-W	14220,500	18037,500	13840,500	14573,000	18072,000	16412,000
Z	-6,694	-5,393	-7,242	-6,161	-5,343	-7,835
Asymptotische Signifikanz (2-seitig)	,000	,000	,000	,000	,000	,000

Statistik für Test[a]

	FKK_25	FKK_26	FKK_27	FKK_28	FKK_29	FKK_30
Mann-Whitney-U	6383,000	6870,000	6401,000	5544,000	4261,500	5137,000
Wilcoxon-W	18011,000	15516,000	18029,000	17172,000	12907,500	16765,000
Z	-5,428	-4,700	-5,429	-6,684	-8,641	-7,291
Asymptotische Signifikanz (2-seitig)	,000	,000	,000	,000	,000	,000

Statistik für Test[a]

	FKK_31	FKK_32	Kompetenzerwartung	Kontrollerwartung; Internalität	Kontrollerwartung; soziale Externalität	Kontrollerwartung; fatalistische Externalität
Mann-Whitney-U	5168,500	6624,500	2414,000	2356,000	1375,500	1111,000
Wilcoxon-W	13814,500	18252,500	14042,000	13984,000	10021,500	9757,000
Z	-7,179	-5,081	-11,011	-11,097	-12,525	-12,908
Asymptotische Signifikanz (2-seitig)	,000	,000	,000	,000	,000	,000

Statistik für Test[a]

	Selbstwirksamkeit	Externalität	Internalität versus Externalität
Mann-Whitney-U	2023,500	999,500	1623,000
Wilcoxon-W	13651,500	9645,500	13251,000
Z	-11,565	-13,060	-12,145
Asymptotische Signifikanz (2-seitig)	,000	,000	,000

a. Gruppenvariable: GRUPPE

Anhang: Soziale Unterstützung
Mittelwertvergleich Versuchs- und Kontrollgruppe

T-Test

Gruppenstatistiken

	GRUPPE	N	Mittelwert	Standardabweichung	Standardfehler des Mittelwertes
Kognitive Unterstützung durch Familie	kontrollgruppe	152	2,39	,72	5,83E-02
	versuchsgruppe	131	2,81	,69	6,04E-02
Kognitive Unterstützung durch Freunde	kontrollgruppe	152	2,43	,74	6,02E-02
	versuchsgruppe	131	2,57	,83	7,27E-02
Kognitive Unterstützung durch Arbeitskollegen	kontrollgruppe	152	2,21	,79	6,37E-02
	versuchsgruppe	131	2,95	,73	6,35E-02
Emotionale Unterstützung durch Familie	kontrollgruppe	152	2,09	,78	6,33E-02
	versuchsgruppe	131	3,18	,66	5,78E-02
Emotionale Unterstützung durch Freunde	kontrollgruppe	152	2,53	,85	6,85E-02
	versuchsgruppe	131	2,54	,78	6,79E-02
Emotionale Unterstützung durch Arbeitskollegen	kontrollgruppe	152	2,16	,76	6,20E-02
	versuchsgruppe	131	2,99	,71	6,18E-02
Praktische Unterstützung durch Familie	kontrollgruppe	152	2,20	,82	6,69E-02
	versuchsgruppe	131	2,84	,68	5,92E-02
Praktische Unterstützung durch Freunde	kontrollgruppe	152	2,16	,77	6,27E-02
	versuchsgruppe	131	2,68	,70	6,16E-02
Praktische Unterstützung durch Arbeitskollegen	kontrollgruppe	152	2,15	,77	6,25E-02
	versuchsgruppe	131	3,29	,73	6,36E-02
Kognitive Unterstützung	kontrollgruppe	152	7,03	1,14	9,29E-02
	versuchsgruppe	131	8,33	1,30	,11
Emotionale Unterstützung	kontrollgruppe	152	6,78	1,34	,11
	versuchsgruppe	131	8,71	1,31	,11
Praktische Unterstützung	kontrollgruppe	152	6,51	1,33	,11
	versuchsgruppe	131	8,81	1,24	,11

Test bei unabhängigen Stichproben

		Levene-Test der Varianzgleichheit		T-Test für die Mittelwertgleichheit						
									5% Konfidenzintervall der Differenz	
		F	Signifikanz	T	df	Sig. (2-seitig)	Mittlere Differenz	Standardfehler der Differenz	Untere	Obere
Kognitive Unterstützun durch Familie	Varianzen sind glei	3,201	,075	-4,997	281	,000	-,42	8,42E-02	-,59	-,26
	Varianzen sind nic gleich			-5,012	277,600	,000	-,42	8,40E-02	-,59	-,26
Kognitive Unterstützun durch Freunde	Varianzen sind glei	1,896	,170	-1,548	281	,123	-,14	9,36E-02	-,33	3,94E-02
	Varianzen sind nic gleich			-1,535	262,942	,126	-,14	9,44E-02	-,33	4,10E-02
Kognitive Unterstützun durch Arbeitskollegen	Varianzen sind glei	3,334	,069	-8,134	281	,000	-,74	9,05E-02	-,91	-,56
	Varianzen sind nic gleich			-8,182	279,600	,000	-,74	9,00E-02	-,91	-,56
Emotionale Unterstütz durch Familie	Varianzen sind glei	,974	,325	-12,563	281	,000	-1,09	8,68E-02	-1,26	-,92
	Varianzen sind nic gleich			-12,716	280,937	,000	-1,09	8,57E-02	-1,26	-,92
Emotionale Unterstütz durch Freunde	Varianzen sind glei	1,214	,272	-,094	281	,925	9,09E-03	9,71E-02	-,20	,18
	Varianzen sind nic gleich			-,094	279,800	,925	9,09E-03	9,65E-02	-,20	,18
Emotionale Unterstütz durch Arbeitskollegen	Varianzen sind glei	3,459	,064	-9,480	281	,000	-,83	8,80E-02	-1,01	-,66
	Varianzen sind nic gleich			-9,535	279,574	,000	-,83	8,75E-02	-1,01	-,66
Praktische Unterstützu durch Familie	Varianzen sind glei	7,768	,006	-7,017	281	,000	-,64	9,06E-02	-,81	-,46
	Varianzen sind nic gleich			-7,119	280,374	,000	-,64	8,93E-02	-,81	-,46
Praktische Unterstützu durch Freunde	Varianzen sind glei	,006	,936	-5,895	281	,000	-,52	8,85E-02	-,70	-,35
	Varianzen sind nic gleich			-5,935	280,102	,000	-,52	8,79E-02	-,69	-,35
Praktische Unterstützu durch Arbeitskollegen	Varianzen sind glei	,010	,922	-12,719	281	,000	-1,14	8,95E-02	-1,32	-,96
	Varianzen sind nic gleich			-12,771	278,546	,000	-1,14	8,92E-02	-1,31	-,96
Kognitive Unterstützun	Varianzen sind glei	7,036	,008	-8,946	281	,000	-1,30	,15	-1,59	-1,02
	Varianzen sind nic gleich			-8,860	260,991	,000	-1,30	,15	-1,59	-1,01
Emotionale Unterstütz	Varianzen sind glei	,011	,918	-12,240	281	,000	-1,93	,16	-2,24	-1,62
	Varianzen sind nic gleich			-12,260	276,481	,000	-1,93	,16	-2,24	-1,62
Praktische Unterstützu	Varianzen sind glei	2,233	,136	-14,952	281	,000	-2,30	,15	-2,60	-1,99
	Varianzen sind nic gleich			-15,027	279,114	,000	-2,30	,15	-2,60	-2,00

Anhang: Mittelwertvergleich Soziale Unterstützung

Mann-Whitney-Test

Ränge

	GRUPPE	N	Mittlerer Rang	Rangsumme
Kognitive Unterstützung durch Familie	kontrollgruppe	152	122,13	18564,50
	versuchsgruppe	131	165,05	21621,50
	Gesamt	283		
Kognitive Unterstützung durch Freunde	kontrollgruppe	152	133,88	20349,00
	versuchsgruppe	131	151,43	19837,00
	Gesamt	283		
Kognitive Unterstützung durch Arbeitskollegen	kontrollgruppe	152	110,09	16733,50
	versuchsgruppe	131	179,03	23452,50
	Gesamt	283		
Emotionale Unterstützung durch Familie	kontrollgruppe	152	97,85	14873,50
	versuchsgruppe	131	193,23	25312,50
	Gesamt	283		
Emotionale Unterstützung durch Freunde	kontrollgruppe	152	142,18	21612,00
	versuchsgruppe	131	141,79	18574,00
	Gesamt	283		
Emotionale Unterstützung durch Arbeitskollegen	kontrollgruppe	152	105,61	16052,00
	versuchsgruppe	131	184,23	24134,00
	Gesamt	283		
Praktische Unterstützung durch Familie	kontrollgruppe	152	114,08	17339,50
	versuchsgruppe	131	174,40	22846,50
	Gesamt	283		
Praktische Unterstützung durch Freunde	kontrollgruppe	152	117,99	17934,00
	versuchsgruppe	131	169,86	22252,00
	Gesamt	283		
Praktische Unterstützung durch Arbeitskollegen	kontrollgruppe	152	97,30	14789,00
	versuchsgruppe	131	193,87	25397,00
	Gesamt	283		

Statistik für Test[a]

	Kognitive Unterstützung durch Familie	Kognitive Unterstützung durch Freunde	Kognitive Unterstützung durch Arbeitskollegen	Emotionale Unterstützung durch Familie
Mann-Whitney-U	6936,500	8721,000	5105,500	3245,500
Wilcoxon-W	18564,500	20349,000	16733,500	14873,500
Z	-4,798	-1,938	-7,521	-10,290
Asymptotische Signifikanz (2-seitig)	,000	,053	,000	,000

Statistik für Test[a]

	Emotionale Unterstützung durch Freunde	Emotionale Unterstützung durch Arbeitskollegen	Praktische Unterstützung durch Familie
Mann-Whitney-U	9928,000	4424,000	5711,500
Wilcoxon-W	18574,000	16052,000	17339,500
Z	-,044	-8,571	-6,617
Asymptotische Signifikanz (2-seitig)	,965	,000	,000

Statistik für Test[a]

	Praktische Unterstützung durch Freunde	Praktische Unterstützung durch Arbeitskollegen
Mann-Whitney-U	6306,000	3161,000
Wilcoxon-W	17934,000	14789,000
Z	-5,729	-10,364
Asymptotische Signifikanz (2-seitig)	,000	,000

a. Gruppenvariable: GRUPPE

Anhang: Diskriminanzanalyse
ESV-16 PF Typologie

Analyse der verarbeiteten Fälle.

Ungewichtete Fälle		N	Prozent
Gültig		283	100,0
Ausgeschlossen	Gruppencodes fehlend oder außerhalb des Bereichs	0	,0
	Mindestens eine fehlende Diskriminanz-Variable	0	,0
	Beide fehlenden oder außerhalb des Bereichs liegenden Gruppencodes und mindestens eine fehlende Diskriminanz-Variable	0	,0
	Gesamtzahl der ausgeschlossenen	0	,0
Gesamtzahl der Fälle		283	100,0

Gruppenstatistik

GRUPPE		Gültige Werte (listenweise) Ungewichtet	Gültige Werte (listenweise) Gewichtet
kontrollgruppe	ESV_TYPA	152	152,000
	ESV_TYPB	152	152,000
	ESV_TYPC	152	152,000
versuchsgruppe	ESV_TYPA	131	131,000
	ESV_TYPB	131	131,000
	ESV_TYPC	131	131,000
Gesamt	ESV_TYPA	283	283,000
	ESV_TYPB	283	283,000
	ESV_TYPC	283	283,000

Analyse 1
Zusammenfassung der kanonischen Diskriminanzfunktionen

Eigenwerte

Funktion	Eigenwert	% der Varianz	Kumulierte %	Kanonische Korrelation
1	,335[a]	100,0	100,0	,501

a. Die ersten 1 kanonischen Diskriminanzfunktionen werden in dieser Analyse verwendet.

Wilks' Lambda

Test der Funktion(en)	Wilks-Lambda	Chi-Quadrat	df	Signifikanz
1	,749	80,766	3	,000

Standardisierte kanonische Diskriminanzfunktionskoeffizienten

	Funktion
	1
ESV_TYPA	,121
ESV_TYPB	,954
ESV_TYPC	,285

Struktur-Matrix

	Funktion
	1
ESV_TYPB	,949
ESV_TYPC	,246
ESV_TYPA	,198

Gemeinsame Korrelationen innerhalb der Gruppen zwischen Diskriminanzvariablen und standardisierten kanonischen Diskriminanzfunktionen
Variablen sind nach ihrer absoluten Korrelationsgröße innerhalb der Funktion geordnet.

unktionen bei den Gruppen-Zentroiden

	Funktion
GRUPPE	1
kontrollgruppe	-,535
versuchsgruppe	,621

Nicht-standardisierte kanonische Diskriminanzfunktionen, die bezüglich des Gruppen-Mittelwertes bewertet werden

Klassifizierungsstatistiken

A-priori-Wahrscheinlichkeiten der Gruppen

		In der Analyse verwendete Fälle	
GRUPPE	A-priori	Ungewichtet	Gewichtet
kontrollgruppe	,500	152	152,000
versuchsgruppe	,500	131	131,000
Gesamt	1,000	283	283,000

Analyse 1
Klassifizierungsstatistiken

Klassifizierungsergebnisse[a]

		GRUPPE	Vorhergesagte Gruppenzugehörigkeit: kontrollgruppe	Vorhergesagte Gruppenzugehörigkeit: versuchsgruppe	Gesamt
Original	Anzahl	kontrollgruppe	108	44	152
		versuchsgruppe	39	92	131
	%	kontrollgruppe	71,1	28,9	100,0
		versuchsgruppe	29,8	70,2	100,0

a. 70,7% der ursprünglich gruppierten Fälle wurden korrekt klassifiziert.

Zusammenfassung der Verarbeitung von Klassifizierungen

Verarbeitet		283
Ausgeschlossen	Fehlende oder außerhalb des Bereichs liegende Gruppencodes	0
	Wenigstens eine Diskriminanzvariable fehlt	0
In der Ausgabe verwendet		283

Anhang: Diskriminanzanalyse
Bedrohungsanalyse OHIP

Analyse der verarbeiteten Fälle.

Ungewichtete Fälle		N	Prozent
Gültig		283	100,0
Ausgeschlossen	Gruppencodes fehlend oder außerhalb des Bereichs	0	,0
	Mindestens eine fehlende Diskriminanz-Variable	0	,0
	Beide fehlenden oder außerhalb des Bereichs liegenden Gruppencodes und mindestens eine fehlende Diskriminanz-Variable	0	,0
	Gesamtzahl der ausgeschlossenen	0	,0
Gesamtzahl der Fälle		283	100,0

Gruppenstatistik

GRUPPE		Gültige Werte (listenweise) Ungewichtet	Gewichtet
kontrollgruppe	Funktionelle Einschränkung	152	152,000
	Physische Schmerzen	152	152,000
	Physische Beeinträchtigung	152	152,000
	Psychische Beeinträchtigung	152	152,000
	Soziale Beeinträchtigung	152	152,000
versuchsgruppe	Funktionelle Einschränkung	131	131,000
	Physische Schmerzen	131	131,000
	Physische Beeinträchtigung	131	131,000
	Psychische Beeinträchtigung	131	131,000
	Soziale Beeinträchtigung	131	131,000
Gesamt	Funktionelle Einschränkung	283	283,000
	Physische Schmerzen	283	283,000
	Physische Beeinträchtigung	283	283,000
	Psychische Beeinträchtigung	283	283,000
	Soziale Beeinträchtigung	283	283,000

Analyse 1
Zusammenfassung der kanonischen Diskriminanzfunktionen

Eigenwerte

Funktion	Eigenwert	% der Varianz	Kumulierte %	Kanonische Korrelation
1	,268[a]	100,0	100,0	,460

a. Die ersten 1 kanonischen Diskriminanzfunktionen werden in dieser Analyse verwendet.

Wilks' Lambda

Test der Funktion(en)	Wilks-Lambda	Chi-Quadrat	df	Signifikanz
1	,788	66,190	5	,000

Standardisierte kanonische Diskriminanzfunktionskoeffizienten

	Funktion
	1
Funktionelle Einschränkung	,316
Physische Schmerzen	-,028
Physische Beeinträchtigung	,022
Psychische Beeinträchtigung	,468
Soziale Beeinträchtigung	,467

Struktur-Matrix

	Funktion
	1
Psychische Beeinträchtigung	,919
Soziale Beeinträchtigung	,896
Funktionelle Einschränkung	,477
Physische Beeinträchtigung	,314
Physische Schmerzen	,216

Gemeinsame Korrelationen innerhalb der Gruppen zwischen Diskriminanzvariablen und standardisierten kanonischen Diskriminanzfunktionen
Variablen sind nach ihrer absoluten Korrelationsgröße innerhalb der Funktion geordnet.

unktionen bei den Gruppen-Zentroiden

GRUPPE	Funktion 1
kontrollgruppe	-,479
versuchsgruppe	,556

Nicht-standardisierte kanonische Diskriminanzfunktionen, die bezüglich des Gruppen-Mittelwertes bewertet werden

Klassifizierungsstatistiken

A-priori-Wahrscheinlichkeiten der Gruppen

GRUPPE	A-priori	In der Analyse verwendete Fälle	
		Ungewichtet	Gewichtet
kontrollgruppe	,500	152	152,000
versuchsgruppe	,500	131	131,000
Gesamt	1,000	283	283,000

Analyse 1
Klassifizierungsstatistiken

Klassifizierungsergebnisse[a]

		GRUPPE	Vorhergesagte Gruppenzugehörigkeit		Gesamt
			kontrollgruppe	versuchsgruppe	
Original	Anzahl	kontrollgruppe	102	50	152
		versuchsgruppe	13	118	131
	%	kontrollgruppe	67,1	32,9	100,0
		versuchsgruppe	9,9	90,1	100,0

a. 77,7% der ursprünglich gruppierten Fälle wurden korrekt klassifiziert.

Zusammenfassung der Verarbeitung von Klassifizierungen

Verarbeitet		283
Ausgeschlossen	Fehlende oder außerhalb des Bereichs liegende Gruppencodes	0
	Wenigstens eine Diskriminanzvariable fehlt	0
In der Ausgabe verwendet		283

Anhang: Diskriminanzanalyse Kompetenzerwartung

Analyse der verarbeiteten Fälle.

Ungewichtete Fälle		N	Prozent
Gültig		283	100,0
Ausgeschlossen	Gruppencodes fehlend oder außerhalb des Bereichs	0	,0
	Mindestens eine fehlende Diskriminanz-Variable	0	,0
	Beide fehlenden oder außerhalb des Bereichs liegenden Gruppencodes und mindestens eine fehlende Diskriminanz-Variable	0	,0
	Gesamtzahl der ausgeschlossenen	0	,0
Gesamtzahl der Fälle		283	100,0

Gruppenstatistik

GRUPPE		Gültige Werte (listenweise) Ungewichtet	Gültige Werte (listenweise) Gewichtet
kontrollgruppe	Kompetenzerwartung	152	152,000
versuchsgruppe	Kompetenzerwartung	131	131,000
Gesamt	Kompetenzerwartung	283	283,000

Analyse 1
Zusammenfassung der kanonischen Diskriminanzfunktionen

Eigenwerte

Funktion	Eigenwert	% der Varianz	Kumulierte %	Kanonische Korrelation
1	,630[a]	100,0	100,0	,622

a. Die ersten 1 kanonischen Diskriminanzfunktionen werden in dieser Analyse verwendet.

Wilks' Lambda

Test der Funktion(en)	Wilks-Lambda	Chi-Quadrat	df	Signifikanz
1	,614	137,032	1	,000

Standardisierte kanonische Diskriminanzfunktionskoeffizienten

	Funktion
	1
Kompetenzerwartung	1,000

Struktur-Matrix

	Funktion
	1
Kompetenzerwartung	1,000

Gemeinsame Korrelationen innerhalb der Gruppen zwischen Diskriminanzvariablen und standardisierten kanonischen Diskriminanzfunktionen
Variablen sind nach ihrer absoluten Korrelationsgröße innerhalb der Funktion geordnet.

unktionen bei den Gruppen-Zentroiden

	Funktion
GRUPPE	1
kontrollgruppe	-,734
versuchsgruppe	,852

Nicht-standardisierte kanonische Diskriminanzfunktionen, die bezüglich des Gruppen-Mittelwertes bewertet werden

Klassifizierungsstatistiken

A-priori-Wahrscheinlichkeiten der Gruppen

		In der Analyse verwendete Fälle	
GRUPPE	A-priori	Ungewichtet	Gewichtet
kontrollgruppe	,500	152	152,000
versuchsgruppe	,500	131	131,000
Gesamt	1,000	283	283,000

Analyse 1
Klassifizierungsstatistiken

Klassifizierungsergebnisse[a]

		GRUPPE	Vorhergesagte Gruppenzugehörigkeit: kontrollgruppe	Vorhergesagte Gruppenzugehörigkeit: versuchsgruppe	Gesamt
Original	Anzahl	kontrollgruppe	127	25	152
		versuchsgruppe	17	114	131
	%	kontrollgruppe	83,6	16,4	100,0
		versuchsgruppe	13,0	87,0	100,0

a. 85,2% der ursprünglich gruppierten Fälle wurden korrekt klassifiziert.

Zusammenfassung der Verarbeitung von Klassifizierungen

Verarbeitet		283
Ausgeschlossen	Fehlende oder außerhalb des Bereichs liegende Gruppencodes	0
	Wenigstens eine Diskriminanzvariable fehlt	0
In der Ausgabe verwendet		283

Anhang: Diskriminanzanalyse
Soziale Unterstützung

Analyse der verarbeiteten Fälle.

Ungewichtete Fälle		N	Prozent
Gültig		283	100,0
Ausgeschlossen	Gruppencodes fehlend oder außerhalb des Bereichs	0	,0
	Mindestens eine fehlende Diskriminanz-Variable	0	,0
	Beide fehlenden oder außerhalb des Bereichs liegenden Gruppencodes und mindestens eine fehlende Diskriminanz-Variable	0	,0
	Gesamtzahl der ausgeschlossenen	0	,0
Gesamtzahl der Fälle		283	100,0

Gruppenstatistik

		Gültige Werte (listenweise)	
GRUPPE		Ungewichtet	Gewichtet
kontrollgruppe	Kognitive Unterstützung	152	152,000
	Emotionale Unterstützung	152	152,000
	Praktische Unterstützung	152	152,000
versuchsgruppe	Kognitive Unterstützung	131	131,000
	Emotionale Unterstützung	131	131,000
	Praktische Unterstützung	131	131,000
Gesamt	Kognitive Unterstützung	283	283,000
	Emotionale Unterstützung	283	283,000
	Praktische Unterstützung	283	283,000

Analyse 1
Zusammenfassung der kanonischen Diskriminanzfunktionen

Eigenwerte

Funktion	Eigenwert	% der Varianz	Kumulierte %	Kanonische Korrelation
1	1,359[a]	100,0	100,0	,759

a. Die ersten 1 kanonischen Diskriminanzfunktionen werden in dieser Analyse verwendet.

Wilks' Lambda

Test der Funktion(en)	Wilks-Lambda	Chi-Quadrat	df	Signifikanz
1	,424	239,916	3	,000

Standardisierte kanonische Diskriminanzfunktionskoeffizienten

	Funktion
	1
Kognitive Unterstützung	,309
Emotionale Unterstützung	,539
Praktische Unterstützung	,681

Struktur-Matrix

	Funktion
	1
Praktische Unterstützung	,765
Emotionale Unterstützung	,626
Kognitive Unterstützung	,458

Gemeinsame Korrelationen innerhalb der Gruppen zwischen Diskriminanzvariablen und standardisierten kanonischen Diskriminanzfunktionen
Variablen sind nach ihrer absoluten Korrelationsgröße innerhalb der Funktion geordnet.

unktionen bei den Gruppen-Zentroiden

	Funktion
GRUPPE	1
kontrollgruppe	-1,079
versuchsgruppe	1,251

Nicht-standardisierte kanonische Diskriminanzfunktionen, die bezüglich des Gruppen-Mittelwertes bewertet werden

Klassifizierungsstatistiken

A-priori-Wahrscheinlichkeiten der Gruppen

		In der Analyse verwendete Fälle	
GRUPPE	A-priori	Ungewichtet	Gewichtet
kontrollgruppe	,500	152	152,000
versuchsgruppe	,500	131	131,000
Gesamt	1,000	283	283,000

Analyse 1
Klassifizierungsstatistiken

Klassifizierungsergebnisse[a]

			Vorhergesagte Gruppenzugehörigkeit		
		GRUPPE	kontrollgruppe	versuchsgruppe	Gesamt
Original	Anzahl	kontrollgruppe	136	16	152
		versuchsgruppe	19	112	131
	%	kontrollgruppe	89,5	10,5	100,0
		versuchsgruppe	14,5	85,5	100,0

a. 87,6% der ursprünglich gruppierten Fälle wurden korrekt klassifiziert.

Zusammenfassung der Verarbeitung von Klassifizierungen

Verarbeitet		283
Ausgeschlossen	Fehlende oder außerhalb des Bereichs liegende Gruppencodes	0
	Wenigstens eine Diskriminanzvariable fehlt	0
In der Ausgabe verwendet		283

Anhang: Diskriminanzanalyse
Kompetenz- und Kontrollerwartung

Analyse der verarbeiteten Fälle.

Ungewichtete Fälle		N	Prozent
Gültig		283	100,0
Ausgeschlossen	Gruppencodes fehlend oder außerhalb des Bereichs	0	,0
	Mindestens eine fehlende Diskriminanz-Variable	0	,0
	Beide fehlenden oder außerhalb des Bereichs liegenden Gruppencodes und mindestens eine fehlende Diskriminanz-Variable	0	,0
	Gesamtzahl der ausgeschlossenen	0	,0
Gesamtzahl der Fälle		283	100,0

Gruppenstatistik

		Gültige Werte (listenweise)	
GRUPPE		Ungewichtet	Gewichtet
kontrollgruppe	Kompetenzerwartung	152	152,000
	Kontrollerwartung; Internalität	152	152,000
	Kontrollerwartung; soziale Externalität	152	152,000
	Kontrollerwartung; fatalistische Externalität	152	152,000
versuchsgruppe	Kompetenzerwartung	131	131,000
	Kontrollerwartung; Internalität	131	131,000
	Kontrollerwartung; soziale Externalität	131	131,000
	Kontrollerwartung; fatalistische Externalität	131	131,000
Gesamt	Kompetenzerwartung	283	283,000
	Kontrollerwartung; Internalität	283	283,000
	Kontrollerwartung; soziale Externalität	283	283,000
	Kontrollerwartung; fatalistische Externalität	283	283,000

Analyse 1
Zusammenfassung der kanonischen Diskriminanzfunktionen

Eigenwerte

Funktion	Eigenwert	% der Varianz	Kumulierte %	Kanonische Korrelation
1	1,921[a]	100,0	100,0	,811

a. Die ersten 1 kanonischen Diskriminanzfunktionen werden in dieser Analyse verwendet.

Wilks' Lambda

Test der Funktion(en)	Wilks-Lambda	Chi-Quadrat	df	Signifikanz
1	,342	299,581	3	,000

Standardisierte kanonische Diskriminanzfunktionskoeffizienten

	Funktion
	1
Kontrollerwartung; Internalität	-,187
Kontrollerwartung; soziale Externalität	,486
Kontrollerwartung; fatalistische Externalität	,609

Struktur-Matrix

	Funktion
	1
Kontrollerwartung; fatalistische Externalität	,846
Kontrollerwartung; soziale Externalität	,780
Kontrollerwartung; Internalität	-,566

Gemeinsame Korrelationen innerhalb der Gruppen zwischen Diskriminanzvariablen und standardisierten kanonischen Diskriminanzfunktionen
Variablen sind nach ihrer absoluten Korrelationsgröße innerhalb der Funktion geordnet.

unktionen bei den Gruppen-Zentroiden

	Funktion
GRUPPE	1
kontrollgruppe	1,282
versuchsgruppe	-1,488

Nicht-standardisierte kanonische Diskriminanzfunktionen, die bezüglich des Gruppen-Mittelwertes bewertet werden

Klassifizierungsstatistiken

A-priori-Wahrscheinlichkeiten der Gruppen

		In der Analyse verwendete Fälle	
GRUPPE	A-priori	Ungewichtet	Gewichtet
kontrollgruppe	,500	152	152,000
versuchsgruppe	,500	131	131,000
Gesamt	1,000	283	283,000

Analyse 1
Klassifizierungsstatistiken

Klassifizierungsergebnisse[a]

			Vorhergesagte Gruppenzugehörigkeit		
		GRUPPE	kontrollgruppe	versuchsgruppe	Gesamt
Original	Anzahl	kontrollgruppe	147	5	152
		versuchsgruppe	15	116	131
	%	kontrollgruppe	96,7	3,3	100,0
		versuchsgruppe	11,5	88,5	100,0

a. 92,9% der ursprünglich gruppierten Fälle wurden korrekt klassifiziert.

Zusammenfassung der Verarbeitung von Klassifizierungen

Verarbeitet		283
Ausgeschlossen	Fehlende oder außerhalb des Bereichs liegende Gruppencodes	0
	Wenigstens eine Diskriminanzvariable fehlt	0
In der Ausgabe verwendet		283

Anhang: Diskriminanzanalyse
Kontrollerwartung

Analyse der verarbeiteten Fälle.

Ungewichtete Fälle		N	Prozent
Gültig		283	100,0
Ausgeschlossen	Gruppencodes fehlend oder außerhalb des Bereichs	0	,0
	Mindestens eine fehlende Diskriminanz-Variable	0	,0
	Beide fehlenden oder außerhalb des Bereichs liegenden Gruppencodes und mindestens eine fehlende Diskriminanz-Variable	0	,0
	Gesamtzahl der ausgeschlossenen	0	,0
Gesamtzahl der Fälle		283	100,0

Gruppenstatistik

		Gültige Werte (listenweise)	
GRUPPE		Ungewichtet	Gewichtet
kontrollgruppe	Kontrollerwartung; Internalität	152	152,000
	Kontrollerwartung; soziale Externalität	152	152,000
	Kontrollerwartung; fatalistische Externalität	152	152,000
versuchsgruppe	Kontrollerwartung; Internalität	131	131,000
	Kontrollerwartung; soziale Externalität	131	131,000
	Kontrollerwartung; fatalistische Externalität	131	131,000
Gesamt	Kontrollerwartung; Internalität	283	283,000
	Kontrollerwartung; soziale Externalität	283	283,000
	Kontrollerwartung; fatalistische Externalität	283	283,000

Analyse 1
Zusammenfassung der kanonischen Diskriminanzfunktionen

Eigenwerte

Funktion	Eigenwert	% der Varianz	Kumulierte %	Kanonische Korrelation
1	1,940[a]	100,0	100,0	,812

a. Die ersten 1 kanonischen Diskriminanzfunktionen werden in dieser Analyse verwendet.

Wilks' Lambda

Test der Funktion(en)	Wilks-Lambda	Chi-Quadrat	df	Signifikanz
1	,340	300,833	4	,000

Standardisierte kanonische Diskriminanzfunktionskoeffizienten

	Funktion
	1
Kompetenzerwartung	-,121
Kontrollerwartung; Internalität	-,141
Kontrollerwartung; soziale Externalität	,450
Kontrollerwartung; fatalistische Externalität	,597

Struktur-Matrix

	Funktion
	1
Kontrollerwartung; fatalistische Externalität	,842
Kontrollerwartung; soziale Externalität	,776
Kompetenzerwartung	-,570
Kontrollerwartung; Internalität	-,564

Gemeinsame Korrelationen innerhalb der Gruppen zwischen Diskriminanzvariablen und standardisierten kanonischen Diskriminanzfunktionen
Variablen sind nach ihrer absoluten Korrelationsgröße innerhalb der Funktion geordnet.

unktionen bei den Gruppen-Zentroiden

GRUPPE	Funktion 1
kontrollgruppe	1,288
versuchsgruppe	-1,495

Nicht-standardisierte kanonische Diskriminanzfunktionen, die bezüglich des Gruppen-Mittelwertes bewertet werden

Klassifizierungsstatistiken

A-priori-Wahrscheinlichkeiten der Gruppen

GRUPPE	A-priori	In der Analyse verwendete Fälle	
		Ungewichtet	Gewichtet
kontrollgruppe	,500	152	152,000
versuchsgruppe	,500	131	131,000
Gesamt	1,000	283	283,000

Analyse 1
Klassifizierungsstatistiken

Klassifizierungsergebnisse[a]

		GRUPPE	Vorhergesagte Gruppenzugehörigkeit		Gesamt
			kontrollgruppe	versuchsgruppe	
Original	Anzahl	kontrollgruppe	149	3	152
		versuchsgruppe	15	116	131
	%	kontrollgruppe	98,0	2,0	100,0
		versuchsgruppe	11,5	88,5	100,0

a. 93,6% der ursprünglich gruppierten Fälle wurden korrekt klassifiziert.

Zusammenfassung der Verarbeitung von Klassifizierungen

Verarbeitet		283
Ausgeschlossen	Fehlende oder außerhalb des Bereichs liegende Gruppencodes	0
	Wenigstens eine Diskriminanzvariable fehlt	0
In der Ausgabe verwendet		283

Beiträge zur Sozialpsychologie

Herausgegeben von Helmut E. Lück und Rudolf Miller

Diese Schriftenreihe veröffentlicht Originalbeiträge (Monographien und Aufsatzsammlungen) zu aktuellen Themen der Sozialpsychologie. Gemeinsam ist den Beiträgen das Interesse an einem besseren Verständnis der dynamischen Prozesse menschlichen Handelns unter Berücksichtigung gesellschaftlicher, sozialgeschichtlicher bzw. methodenkritischer Aspekte.

Anschrift der Herausgeber: Prof. Dr. Helmut E. Lück und Prof. Dr. Rudolf Miller, FernUniversität, Institut für Psychologie, Postfach 940, D-58084 Hagen.

Band 1 Birgit Lambertz: Stimmungsverläufe in Freundschaften unter Erwachsenen. Zusammenhänge und Veränderungen im Erleben von freundschaftsbezogenen Stimmungen bei erwachsenen Freundespaaren. 1999.

Band 2 Jochen Maurer: Freundschaftskonzepte und kognitive Differenziertheit. 1999.

Band 3 Manfred Wolf: Oral Health Locus of Control. Eine sozialpsychologisch-epidemiologische Untersuchung gesundheitlichen Handelns unter besonderer Berücksichtigung alternativmedizinischer Heilmethoden. 2002.

Band 4 Johannes Schaub: Freundschaftsnetzwerke in den neuen Bundesländern. Eine vergleichende empirische Untersuchung. 2002.

FSC
www.fsc.org
MIX
Papier | Fördert gute Waldnutzung
FSC® C083411

Kolibri 360 GmbH
Ferdinand-Jühlke-Straße 7
99095 Erfurt, Deutschland
produktsicherheit@kolibri360.de

Druck:
CPI Druckdienstleistungen GmbH
im Auftrag der
Kolibri 360 GmbH
Ferdinand-Jühlke-Str. 7
99095 Erfurt

Die Gestaltung der Geschäftsführervergütung
bei einer personalistischen GmbH

Europäische Hochschulschriften

Publications Universitaires Européennes
European University Studies

Reihe V
Volks- und Betriebswirtschaft

Série V Series V
Sciences économiques, gestion d'entreprise
Economics and Management

Bd./Vol. 2823

PETER LANG
Frankfurt am Main · Berlin · Bern · Bruxelles · New York · Oxford · Wien

Martin Koch

Die Gestaltung der Geschäftsführervergütung bei einer personalistischen GmbH

PETER LANG
Europäischer Verlag der Wissenschaften

Die Deutsche Bibliothek - CIP-Einheitsaufnahme

Koch, Martin:

Die Gestaltung der Geschäftsführervergütung bei einer personalistischen GmbH / Martin Koch. - Frankfurt am Main ; Berlin ; Bern ; Bruxelles ; New York ; Oxford ; Wien : Lang, 2001
(Europäische Hochschulschriften : Reihe 5, Volks- und Betriebswirtschaft ; Bd. 2823)
Zugl.: Erlangen, Nürnberg, Univ., Diss., 2001
ISBN 3-631-38758-X

n 2
ISSN 0531-7339
ISBN 3-631-38758-X

www.peterlang.de

Inhaltsübersicht

Inhaltsverzeichnis

Tabellen- und Abbildungsverzeichnis

Abkürzungsverzeichnis

A.A.	Anderer Ansicht
Abs.	Absatz
Abschn.	Abschnitt
ALB	Allgemeine Versicherungsbedingungen für die Lebensversicherung
Anm.	Anmerkung
AO	Abgabenordnung
ART	Allgemeiner rechtlicher Teil
Aufl.	Auflage
Az.	Aktenzeichen
BB	Betriebs-Berater (Zeitschrift)
BetrAV	Betriebliche Altersversorgung (Zeitschrift)
BetrAVG	Gesetz zur Verbesserung der betrieblichen Altersversorgung
BFH	Bundesfinanzhof
BFH/NV	Sammlung amtlich nicht veröffentlichter Entscheidungen des Bundesfinanzhofs (Zeitschrift)
BGB	Bürgerliches Gesetzbuch
BGBl	Bundesgesetzblatt
BGH	Bundesgerichtshof
BMF	Bundesministerium der Finanzen
BSG	Bundessozialgericht
BSGE	Entscheidungen des Bundessozialgerichts (Zeitschrift)
BStBl	Bundessteuerblatt
BVerfG	Bundesverfassungsgericht
bzw.	beziehungsweise
DB	Der Betrieb (Zeitschrift)
DeckRV	Verordnung über Rechnungsgrundlagen für die Deckungsrückstellungen

DM	Deutsche Mark
Dr.	Doktor
DStR	Deutsches Steuerrecht (Zeitschrift)
DStZ	Deutsche Steuer-Zeitung (Zeitschrift)
DSWR	Datenverarbeitung, Steuer, Wirtschaft, Recht (Zeitschrift)
e.V.	eingetragener Verein
EDV	elektronische Datenverarbeitung
EFG	Entscheidungen der Finanzgerichte (Zeitschrift)
EStDV	Einkommensteuer-Durchführungsverordnung
EStG	Einkommensteuergesetz
EStR	Einkommensteuer-Richtlinien
FG	Finanzgericht
FR	Finanz-Rundschau (Zeitschrift)
GewStG	Gewerbesteuergesetz
Gl.A.	Gleicher Ansicht
GmbH	Gesellschaft mit beschränkter Haftung
GmbH & Co. KG	Gesellschaft mit beschränkter Haftung & Co Kommanditgesellschaft
GmbH-StB	Der GmbH-Steuerberater (Zeitschrift)
GmbHG	Gesetz betreffend die Gesellschaften mit beschränkter Haftung
GmbHR	GmbH-Rundschau (Zeitschrift)
GuV	Gewinn- und Verlustrechnung
H	Hinweis
HFA	Hauptfachausschuß des Instituts der Wirtschaftsprüfer
HFR	Höchstrichterliche Finanzrechtsprechung (Zeitschrift)
HGB	Handelsgesetzbuch
Hrsg.	Herausgeber
i.V.m.	in Verbindung mit

IAS	International Accounting Standards
IDW	Institut der Wirtschaftsprüfer
Inf	Die Information über Steuer und Wirtschaft (Zeitschrift)
InsO	Insolvenzordnung
KÖSDI	Kölner Steuerdialog (Zeitschrift)
KPMG	Klynfeld Peat Marwick Goerdeler
KStDV	Körperschaftsteuer-Durchführungsverordnung
KStG	Körperschaftsteuergesetz
KStR	Körperschaftsteuer-Richtlinien
LStDV	Lohnsteuer-Durchführungsverordnung
LStR	Lohnsteuer-Richtlinien
Mio.	Million
n.v.	nicht veröffentlicht
Nr.	Nummer
NWB	Neue Wirtschafts-Briefe (Zeitschrift)
o.J.	ohne Jahresangabe
o.V.	ohne Verfasser
OFD	Oberfinanzdirektion
OLG	Oberlandesgericht
PWC	Price Waterhouse Coopers
R	Richtlinie
Rdn., Rdnr., RdNr., Rn.	Randnummer
rkr	rechtskräftig
Rz.	Randziffer
S.	Seite
SGB	Sozialgesetzbuch
SolZG	Solidaritätszuschlaggesetz
StB	Der Steuerberater (Zeitschrift)
Stbg	Die Steuerberatung (Zeitschrift)
StbJb	Steuerberater-Jahrbuch

StBp	Die steuerliche Betriebsprüfung (Zeitschrift)
SteuerStud	Steuer & Studium (Zeitschrift)
StGB	Strafgesetzbuch
StRK	Steuerrechtsprechnung in Karteiform (Zeitschrift)
StuB	Steuern und Bilanzen (Zeitschrift)
TDM	Tausend Deutsche Mark
Tz.	Textziffer
UmwStG	Umwandlungssteuergesetz
US-GAAP	United States - Generally Accepted Accounting Principles
VAG	Versicherungsaufsichtsgesetz
vGA	verdeckte Gewinnausschüttung
Vgl.	Vergleiche
VK	Versicherungskaufmann (Zeitschrift)
VVG	Versicherungsvertragsgesetz
VW	Versicherungswirtschaft (Zeitschrift)
WISU	Das Wirtschaftsstudium (Zeitschrift)
WPg	Die Wirtschaftsprüfung (Zeitschrift)
ZfB	Zeitschrift für Betriebswirtschaft (Zeitschrift)
ZfV	Zeitschrift für Versicherungswesen (Zeitschrift)

Symbolverzeichnis

α	Verhältnis der Zahlungsmittelabflüsse zu den Zahlungsmittelabflüssen einer Periode auf Ebene der GmbH
AGV	angemessene Gesamtvergütung
${}_{m}BarPrämie_{x}$	Barwert der Versicherungsprämien m Jahre nach Versicherungsabschluß
${}_{m}BarRente_{x}$	Barwert der Versicherungsleistungen m Jahre nach Versicherungsabschluß
C_0	Kapitalwert
$C_{0,DV}$	Kapitalwert für die Direktversicherung
$C_{0,DZ}$	Kapitalwert für die Direktzusage
$C_{0,T}$	Kapitalwert für einen Betrachtungszeitraum von T Jahren
δ	Prozentsatz einer unerwarteten Gewinnänderung
$\Delta C_{0,T}$	Veränderung des Kapitalwerts durch die Verlängerung des Betrachtungszeitraums um eine Periode
$\Delta Ford_{RDV,t}$	Veränderung des Buchwerts der Rückdeckungsversicherung in Periode t
ΔK_t	Veränderung des Zahlungsmittelbestands der GmbH in Periode t
ΔRSt_t	Veränderung des Buchwerts der Pensionsrückstellung in Periode t
Δs	Steuersatzdifferenz
$Differenz_{Rente}$	Differenz von Rente aus Rückdeckungsversicherung und Rente aus Direktzusage
$Differenz_{Steuern}$	Differenz von Steuern auf die Veränderung des Buchwerts der Rückdeckungsversicherung und Steuern auf die Veränderung des Buchwerts der Pensionsrückstellung
d_x	Anzahl der Todesfälle für das Alter x $= l_x - l_{x+1}$
D_x	abgezinste Lebende des Alters x $= l_x * v^x$
$D_{x,y}$	abgezinste lebende Paare der Alterskombination x, y $= l_x * l_y * v^x$

${}_{m}DK_{x}$	Deckungskapital für einen x-Jährigen m Jahre nach Versicherungsabschluß
DV	Direktversicherung
DZ	Direktzusage
∅	Durchschnittsvergütung
E_x	Lebenserwartung eines x-Jährigen
E_y	Lebenserwartung einer y-Jährigen
$Eink_{vorSt,t}$	zu versteuerndes Einkommen auf Ebene des Geschäftsführers in Periode t
Ent_{Aktiv}	Entnahme in der Aktivzeit
Ent_{Alter}	Entnahme in der Ruhestandsphase
Ent_{Witwe}	Entnahme für die Witwenversorgung
ESt	Einkommensteuer
$G_{nachSt,t}$	Gewinn nach Steuern in Periode t
$G_{vorSt,t}$	Gewinn vor Steuern in Periode t
$Gehalt_{DV}$	laufendes Gehalt in der Aktivzeit bei Vereinbarung einer Direktversicherung
$Gehalt_{DZ}$	laufendes Gehalt in der Aktivzeit bei Vereinbarung einer Direktzusage
$Gehalt_{Spar}$	laufendes Gehalt in der Aktivzeit bei betrieblicher Ersparnisbildung
$Gewinn_{erw}$	erwarteter Gewinn
$Gewinn_{tat}$	tatsächlicher Gewinn
GewSt	Gewerbesteuer
i	Wiederanlagezinssatz vor Steuern, Rechnungszinssatz in der Versicherungsmathematik
$i_{s,ggf}$	Wiederanlagezinssatz nach Steuern auf Ebene des Geschäftsführers
$i_{s,ggf,t}$	Wiederanlagezinssatz nach Steuern auf Ebene des Geschäftsführers in Periode t
$i_{s,gmbh}$	Wiederanlagezinssatz nach Steuern auf Ebene der GmbH
$i_{s,t}$	Wiederanlagezinssatz nach Steuern in Periode t
JÜ	Jahresüberschuß

K_0	Zahlungsmittelbestand der GmbH zu Beginn des Betrachtungszeitraums der Kapitalwertfunktion, das heißt zehn Jahre vor Erreichen des erwarteten Todesalters des zuletzt versterbenden Ehegatten $= ZM_{gmbh,T}$ für $T = \max(E_x - x, E_y - y) - 10$
K_t	Zahlungsmittelbestand der GmbH am Ende der Periode t des Betrachtungszeitraums der Kapitalwertfunktion
Ko_t	Kosten des Versicherers in Periode t
KiSt	Kirchensteuer
KSt	Körperschaftsteuer
l_x	Bestand Lebender des Alters x
m	vergangener Zeitraum seit Versicherungsabschluß in Jahren
M^-	Menge der ertragschwachen Unternehmen
M^+	Menge der ertragstarken Unternehmen
max	Maximum
n	Zeitraum zwischen Versicherungsabschluß und Erreichen des Pensionierungsalters in Jahren
N_x	Summe der abgezinsten Lebenden des Alters x $= D_x + \ldots + D_w$
$N_{x,y}$	Summe der abgezinsten lebenden Paare der Alterskombination x, y $= D_{x,y} + \ldots + D_{wx+z,y+z}$
P	Versicherungsprämie
p_x	einjährige Überlebenswahrscheinlichkeit für einen x-Jährigen $= l_{x+1}/l_x$
${}_np_x$	n-jährige Überlebenswahrscheinlichkeit eines x-Jährigen $= l_{x+n}/l_x$
$Prämie_{DV}$	Prämie für die Direktversicherung
$Prämie_{RDV}$	Prämie für die Rückdeckungsversicherung
q_x	einjährige Sterbewahrscheinlichkeit für einen x-Jährigen $= (l_x - l_{x+1})/l_x$
${}_nq_x$	n-jährige Sterbewahrscheinlichkeit eines x-Jährigen $= (l_x - l_{x+n})/l_x$

R	Versicherungsleistung
R_E	Erlebensfalleistung
R_T	Todesfalleistung
$Rente_{Alter,DV}$	Altersrente aus der Direktversicherung
$Rente_{Alter,DZ}$	Altersrente aus der Direktzusage
$Rente_{Alter,RDV}$	Altersrente aus der Rückdeckungsversicherung
$Rente_{Witwe,DV}$	Witwenrente aus der Direktversicherung
$Rente_{Witwe,DZ}$	Witwenrente aus der Direktzusage
$Rente_{Witwe,RDV}$	Witwenrente aus der Rückdeckungsversicherung
RDV	Rückdeckungsversicherung
s	Steuersatz
$s_{ausschüttung}$	Teilsteuersatz für Gewinnausschüttungen
s_{est}	Einkommensteuersatz
s_{gehalt}	Teilsteuersatz für Gehaltszahlungen
s_{gewst}	Gewerbesteuersatz
s_{gmbh}	Teilsteuersatz für thesaurierte Gewinne
s_{kst}	Körperschaftsteuersatz
s_{solz}	Solidaritätszuschlagsatz
s_t	Steuersatz in Periode t
$S_{ggf,t}$	Steuerbelastung auf Ebene des Geschäftsführers in Periode t
$S_{gmbh,t}$	Steuerbelastung auf Ebene der GmbH in Periode t
SolZ	Solidaritätszuschlag
$Steuern_{Ford,RDV}$	auf die Veränderung des Buchwerts der Rückdeckungsversicherung entfallende Steuern der GmbH
$Steuern_{RSt,DZ}$	auf die Veränderung des Buchwerts der Pensionsrückstellung entfallende Steuern der GmbH
t	Periodenindex in Jahren
T	Zeitraum zwischen Diensteintritt und Tod des zuletzt versterbenden Ehegatten $= \max (T_x, T_y)$

T_x	Zeitraum zwischen Diensteintritt und Tod des Geschäftsführers $= E_x - x + t$, mit $t = -10, -5, 0, 5, 10$
T_y	Zeitraum zwischen Diensteintritt und Tod der Ehefrau des Geschäftsführers $= E_y - y + t$, mit $t = -10, -5, 0, 5, 10$
v	Abzinsungsfaktor für ein Jahr $= 1/(1+i)$
w	maximale versicherungsmathematische Lebensdauer in Jahren
x	Alter des Geschäftsführers bei Diensteintritt in Jahren, in der Versicherungsmathematik Alter des Versicherungsnehmers bei Versicherungsabschluß
y	Alter der Ehefrau des Geschäftsführers bei Diensteintritt in Jahren, in der Versicherungsmathematik Alter der Ehefrau des Versicherungsnehmers bei Versicherungsabschluß
z	Differenz zwischen dem höchsten Todesalter w nach der Sterbetafel und dem Alter des jüngeren Ehegatten $= \max(w-x, w-y)$
ZM_t	Zahlungsmittelbestand zum Ende der Periode t
$ZM_{ggf,t}$	Zahlungsmittelbestand auf Ebene des Geschäftsführers zum Ende der Periode t
$ZM_{gmbh,t}$	Zahlungsmittelbestand auf Ebene der GmbH zum Ende der Periode t

1. Einleitung

1.1. Problemstellung

Eine personalistische GmbH zeichnet sich zum einen durch einen kleinen Gesellschafterkreis und zum anderem dadurch aus, daß die Gesellschafter auch die Geschäftsführung der GmbH übernehmen.[1] Die Geschäftsführung einer GmbH kann grundsätzlich sowohl den Gesellschaftern als auch gesellschaftsfremden Dritten übertragen werden, § 6 Abs. 3 GmbHG.[2] Wird die Geschäftsführung einem Fremd-Geschäftsführer übertragen, so „ergeben sich .. kaum steuerrechtliche Probleme“[3]. Der Fremd-Geschäftsführer wird regelmäßig gegen Bezahlung tätig.[4] Aufgrund ihres natürlichen Interessengegensatzes einigen sich der Geschäftsführer und die für die Bestellung des Geschäftsführers zuständigen Gesellschafter stets auf eine Vergütungsform und -höhe, die notwendigerweise den Gegebenheiten des Marktes entspricht. Der Fiskus erkennt die vereinbarten Vergütungsgestaltungen an, weil keine Manipulationen seitens der Vertragspartner zu befürchten sind. Erfolgreiche Fremd-Geschäftsführer werden jedoch häufig durch eine Beteiligung in das Unternehmen einbezogen, oder sie machen sich mit einem eigenen Unternehmen selbständig.[5] Darüber hinaus werden viele der hinter einem kleinen oder mittelständischen Unternehmen stehenden Gesellschafter von vornherein selbst als Geschäftsführer tätig. Insoweit ist die personalistische Struktur nicht als Ausnahme, sondern vielmehr als Regelfall der kleinen oder mittelständischen GmbH anzusehen.[6] Im Rahmen dieser Arbeit wird deshalb ausschließlich die Gruppe der Gesellschafter-Geschäftsführer betrachtet, das heißt derjenigen Geschäftsführer, die gleichzeitig Gesellschafter der GmbH sind. Eine Einschränkung erfolgt jedoch insoweit, als ausschließlich beherrschende Gesellschafter-Geschäftsführer einbezogen werden. Ein Gesellschafter-Geschäftsführer beherrscht die GmbH, wenn er mehr als 50 % der Stimmrechte besitzt, was in der Regel gleichbedeutend mit der Mehrheit der Kapitalanteile an der GmbH ist.[7]

---

1 Vgl. Centrale für GmbH Dr. Otto Schmidt, GmbH-Handbuch, 1998, Teil I, Rz. 37; Limbach, J., Wirklichkeit, 1966, S. 87-90; Scholz, F., GmbH-Gesetz, 1993, Einleitung, Anm. 22.

2 Vgl. Daumke, M./Keßler, J., GmbH-Geschäftsführer, 1999, S. 70.

3 Schuhmann, H., StBp 1988, S. 197. Siehe auch Brandmüller, G., GmbH-Geschäftsführer, 1997, Rz. 509.

4 Vgl. Muders, J., StBp 1996, S. 148.

5 Vgl. Fasselt, T., Familienunternehmen, 1992, S. 22; Niehues, K., DB 1996, S. 2450; Niehues, K., DStR 1995, S. 12.

6 Vgl. Niehues, K., BB 1997, S. 1508; Rischar, A., BB 1997, S. 2305.

7 Vgl. Abschn. 31 Abs. 6 Satz 4 KStR; Ahrend, P./Förster, W./Rößler, N., Steuerrecht, 1995, 6. Teil, Rdnr. 25, 44; Brandmüller, G., GmbH-Geschäftsführer, 1997,

Gesellschafter-Geschäftsführer können die Gewinne der GmbH sowohl in Form von Gewinnausschüttungen als auch in Form von Gehaltszahlungen auf die Gesellschafterebene verlagern, denn das Trennungsprinzip und schuldrechtliche Verträge zwischen der GmbH und dem Gesellschafter-Geschäftsführer werden, auch wenn es sich um einen Allein-Gesellschafter-Geschäftsführer handelt, zivil- und steuerrechtlich grundsätzlich anerkannt.[8] Voraussetzung ist lediglich ein zivilrechtlich gültiger Anstellungsvertrag.[9] Gegenüber einer Gewinnausschüttung bietet die Gehaltszahlung verschiedene Vorteile: Da kurzfristige Einkommensschwankungen durch Gehaltszahlungen sicherer vermieden werden können als durch offene Gewinnausschüttungen, sind Gehaltszahlungen besser zur Absicherung der Versorgung des Geschäftsführers in der Aktivzeit geeignet. Gleiches gilt für die ebenfalls einen Vergütungsbestandteil darstellende betriebliche Altersversorgung während der Ruhestandszeit. Gemessen an der Alternative der offenen Gewinnausschüttung führt ein Gehalt darüber hinaus in der Regel zu einer deutlich niedrigeren Steuerbelastung. Ferner können die steuerlichen Vorteile, die sich aus der betrieblichen Altersversorgung ergeben, nur für Vergütungen auf schuldrechtlicher Basis genutzt werden. Insgesamt ist es deshalb sinnvoll, eine Geschäftsführervergütung auf schuldrechtlicher Basis zu vereinbaren.

Ist der Geschäftsführer jedoch gleichzeitig Gesellschafter der GmbH, so ist der zwischen fremden Dritten bestehende natürliche Interessengegensatz eingeschränkt bzw. nicht mehr vorhanden.[10] Der rechtlich bestehenden Trennung von Gesellschaft und Gesellschafter steht wirtschaftlich eine Einheit gegenüber. In der steuerlichen Behandlung eindeutig sind diejenigen Fälle, in denen der Geschäftsführer seine Tätigkeit von vornherein unentgeltlich oder teilweise unentgeltlich ausübt; sie ziehen keine staatlichen Eingriffe nach sich, sondern werden ebenfalls anerkannt.[11]

Rz. 520; Heubeck, K./Schmauck, U., Geschäftsführer, 1998, Rz. 141; Höfer, R., BetrAVG, Band II, 1997, Rdnr. 1938; Schwedhelm, R., BB 2000, S. 694.

8 Vgl. BFH vom 5.5.1959, I 11/58 S, BStBl 1959 III, S. 369; BFH vom 31.7.1956, I 4 - 5/55 U, BStBl 1956 III, S. 288; BFH vom 11.10.1955, I 47/55 U, BStBl 1955 III, S. 397.

9 Vgl. Spitaler, A./Niemann, U., Angemessenheit, 1999, S. 11-12.

10 Vgl. Weber-Grellet, H., DStZ 1998, S. 358, 362. Dies gilt nur bei beherrschenden Gesellschafter-Geschäftsführern. Nicht beherrschende Gesellschafter sehen sich den Interessen der übrigen Gesellschafter ausgesetzt, was ebenfalls zu einem dem Fremdvergleich entsprechenden Interessenausgleich führt, vgl. Gail, W., StbJb 1996/1997, S. 116; Wassermeyer, F., DStR 1996, S. 734. Siehe auch Streck, M., DStR 1991, S. 1645.

11 Vgl. BFH vom 2.3.1988, I R 63/82, BStBl 1988 II, S. 590; Streck, M., 1997, § 8 KStG, Anm. 120.a, 120.d; Wassermeyer, F., DStR 1996, S. 734.

Wird die Tätigkeit jedoch gegen Entgelt auf der Basis eines schuldrechtlichen Dienstvertrags ausgeführt, so ist nicht sichergestellt, daß der Markt die Form und Höhe der Vergütung diktiert. Die hinter den zivil- und steuerrechtlich zu trennenden Rechtsträgern GmbH einerseits und Geschäftsführer andererseits stehende wirtschaftliche Einheit könnte die Vergütung auch nach anderen Kriterien, insbesondere zur Ausnutzung von Steuervorteilen oder mit dem Ziel der Umgehung gesellschaftsrechtliche und sozialversicherungsrechtlicher Restriktionen[12], gestalten. Vergütungsgestaltungen, die nicht dem Maßstab des unter fremden Dritten Üblichen entsprechen, werden von staatlicher Seite deshalb nicht anerkannt und in verdeckte Gewinnausschüttungen umqualifiziert. Die Entstehung verdeckter Gewinnausschüttungen sollte aus Sicht des Steuerpflichtigen jedoch vermieden werden.

1.2. Zielsetzung der Arbeit

Die Vorteile der Geschäftsführervergütung im Vergleich zur offenen Gewinnausschüttung bestehen zum einen in der geringeren Steuerbelastung und zum anderen in der besonderen Eignung zur Absicherung der Grundversorgung, das heißt eines sicheren Mindesteinkommens des Geschäftsführers und seiner Angehörigen. Zielsetzung der Arbeit ist die Ableitung von Gestaltungsempfehlungen zur Ausnutzung dieser Vorteile. Zur Umsetzung dieser Zielsetzung muß zum einen ein Maßstab zur Bestimmung der angemessenen Gesamtvergütung entwickelt werden. Zwar sollte die Vergütung zur bestmöglichen Ausnutzung der Steuervorteile möglichst hoch sein, ohne die Regelungen zur verdeckten Gewinnausschüttung zu verletzen.[13] Die Zielsetzung der Arbeit in diesem Bereich besteht jedoch nicht in der vergleichsweise risikobehafteten größtmöglichen Ausnutzung von Ermessensspielräumen. Vielmehr geht es darum, ein Vergütungsniveau festzulegen, bei dessen Einhaltung der Geschäftsführer mit größtmöglicher Sicherheit von der Einhaltung der staatlichen Anerkennungsgrenzen ausgehen kann. Zum anderen ist zu untersuchen, welche Zusammensetzung zur bestmöglichen Ausnutzung der Vorteile der Geschäftsführervergütung führt, das heißt aus welchen Komponenten die Geschäftsführervergütung bestehen sollte. Im Rahmen dieser Frage geht es wiederum nicht darum, Aussagen zu sinnvollen Relationen für die

---

[12] Die Gestaltungsfreiheit eröffnet ferner die Möglichkeit, die Tätigkeit eines nicht beherrschenden Gesellschafters für die GmbH als selbständige Beratungstätigkeit zu gestalten, wodurch die Sozialversicherungspflicht vermieden werden kann, vgl. Richter, H., GmbHR 1981, S. 167.

[13] Vgl. auch Muders, J., StBp 1996, S. 148; Tänzer, A., GmbHR 1989, S. 324; Tänzer, A., GmbHR 1986, S. 255; Wimmer, R., DStR 1997, S. 248.

Verteilung der Geschäftsführervergütung auf Aktivbezüge (Festgehalt, Tantieme) und Versorgungsbezüge abzuleiten. Diesbezügliche Empfehlungen können der Literatur entnommen werden. Im Mittelpunkt dieser Arbeit steht vielmehr die Frage, inwieweit die steuerlichen Vorteile der Geschäftsführervergütung durch die Berücksichtigung einer Tantieme sowie der betrieblichen Altersversorgung noch erhöht werden können und welcher Form der betrieblichen Altersversorgung in wirtschaftlicher Hinsicht der Vorzug zu geben ist. In die Untersuchung einbezogen werden alternativ die Direktversicherung, die Direktzusage ohne Rückdeckungsversicherung und die Direktzusage mit Rückdeckungsversicherung. Der Beurteilung liegt grundsätzlich der Rechtsstand des Jahres 2000 zugrunde. Aufgrund der insbesondere im Rahmen der Altersversorgung erforderlichen langfristigen Orientierung werden darüber hinaus jedoch das ab dem Veranlagungszeitraum 2001 anzuwendende Halbeinkünfteverfahren nach dem Steuersenkungsgesetz[14] und ausnahmslos für den gesamten Betrachtungszeitraum der Einkommensteuertarif 2005 in der Fassung des Steuersenkungsergänzungsgesetzes[15] berücksichtigt.

1.3. Gang der Untersuchung

Ausgangspunkt der Arbeit sind die Feststellungen, daß die Vereinbarung einer Geschäftsführervergütung auf schuldrechtlicher Basis einer Vergütung in Form von offenen Gewinnausschüttungen vorzuziehen ist, die Entstehung verdeckter Gewinnausschüttungen jedoch vermieden werden sollte, und daß die Geschäftsführervergütung auf schuldrechtlicher Basis in besonderem Maße zur Absicherung der Grundversorgung geeignet ist. Diese Aussagen werden zunächst in Abschnitt 2. für ein Festgehalt belegt. Darüber hinaus werden Konsequenzen für den Modellaufbau zur Beurteilung der Durchführungswege der betrieblichen Altersversorgung aus ihnen abgeleitet. Abschnitt 3. dient der Vorstellung der zur Vermeidung verdeckter Gewinnausschüttungen zu berücksichtigenden Restriktionen, soweit sie sich nicht auf einzelne Vergütungsbestandteile beziehen, sondern von allgemeiner Bedeutung sind. Darüber hinaus wird ein Schema zur Bemessung der angemessenen Gesamtvergütung entwickelt. Die daran anschließenden Abschnitte dienen der Ableitung von Empfehlungen zur Zusammensetzung der angemessenen Gesamtvergütung: In Abschnitt 4. wird untersucht, inwieweit sich aus der Ergänzung des Festgehalts um eine Tantieme Vorteile für den Geschäftsführer ergeben können. Ab-

---

[14] Vgl. Gesetz zur Senkung der Steuersätze und zur Reform der Unternehmensbesteuerung vom 23.10.2000, BStBl 2000 I, S. 1428.

[15] Vgl. Gesetz zur Ergänzung des Steuersenkungsgesetzes vom 19.12.2000, BStBl 2001 I, S. 25.

schnitt 5., Abschnitt 6. und Abschnitt 7. beziehen sich auf die entsprechende Beurteilung zur Ergänzung des Festgehalts um eine Form der betrieblichen Altersversorgung. In Abschnitt 5. werden zunächst die in die Untersuchung einbezogenen Handlungsalternativen abgegrenzt und die versicherungsmathematischen Grundlagen sowie die Grundlagen für die Besteuerung der betrieblichen Altersversorgung vorgestellt. Nach der Darstellung des Berechnungsmodells zur Beurteilung der Vorteilhaftigkeit der einzelnen Durchführungswege der betrieblichen Altersversorgung in Abschnitt 6. werden in Abschnitt 7. die Berechnungsergebnisse vorgestellt und Empfehlungen zur Wahl des Durchführungswegs der betrieblichen Altersversorgung abgeleitet. Abschnitt 8. enthält schließlich eine Zusammenfassung.

2. Beurteilung des Geschäftsführergehalts in Form eines Festgehalts

2.1. Vorteile gegenüber der offenen Gewinnausschüttung

2.1.1. Steuerbelastung beurteilt nach Teilsteuersätzen

Gehaltszahlungen unterliegen als Einkünfte aus nichtselbständiger Arbeit der Einkommensteuer, § 19 Abs. 1 Satz 1 Nr. 1 EStG. Sofern der Steuerpflichtige einer steuererhebungsberechtigten Religionsgemeinschaft angehört, ist darüber hinaus Kirchensteuer in Höhe von 8 % bis 9 % der Einkommensteuer zu zahlen.[16] Dabei ist zu berücksichtigen, daß die Kirchensteuer als Sonderausgabe vom zu versteuernden Einkommen abgezogen werden kann, so daß die Kirchensteuer sowohl die Bemessungsgrundlage der Einkommensteuer als auch ihre eigene Bemessungsgrundlage mindert, § 10 Abs. 1 Nr. 4 EStG. Schließlich wird der Solidaritätszuschlag in Höhe von 5,5 % der auf das Gehalt zu zahlenden Einkommensteuer einbehalten, § 3 Abs. 1, § 4 SolZG. Es ergibt sich der folgende Teilsteuersatz[17]:

$$s_{gehalt} = \frac{s_{est} * (1 + s_{kist} + s_{solz})}{1 + s_{est} * s_{kist}}$$

Verzichtet der Geschäftsführer auf ein Gehalt, so weist die GmbH einen entsprechend höheren Gewinn aus. Der Gewinn unterliegt der Gewerbesteuer, § 11 Abs. 2 Nr. 2, § 16 Abs. 1 GewStG. Die Gewerbesteuer ist eine im Rahmen der Gewinnermittlung der GmbH abziehbare Betriebsausgabe, § 4 Abs. 4 EStG. Sie mindert folglich den Gewerbeertrag, § 7 GewStG, und damit ihre eigene Bemessungsgrundlage. Ferner werden die Definitivkörperschaftsteuerbelastung in Höhe von 25 % des Gewinns, § 23 Abs. 1 KStG, und der Solidaritätszuschlag in Höhe von 5,5 % der Körperschaftsteuer einbehalten, § 3 Abs. 1, § 4 SolZG. Im Thesaurierungsfall ergibt sich die folgende Steuerbelastung:

$$s_{gmbh} = s_{gewst} + s_{kst} * (1 - s_{gewst}) * (1 + s_{solz})$$

Die Thesaurierungsbelastung bleibt auch im Ausschüttungsfall bestehen. Auf den verbleibenden Gewinn nach Steuern wird auf Geschäftsführerebene wie bei der Gehaltszahlung Einkommen- und Kirchensteuer und

---

[16] Zur Höhe der Kirchensteuersätze siehe auch Strack, C., DStR 1989, S. 3, Fußnote 1.

[17] Zu den Grundlagen der Teilsteuerrechnung siehe Rose, G., Steuerlehre, 1992, S. 38-48.

zusätzlich der Solidaritätszuschlag erhoben. Aufgrund des Halbeinkünfteverfahrens ist jedoch nur die Hälfte der Gewinnausschüttung als Einkünfte aus Kapitalvermögen steuerpflichtig, § 20 Abs. 1 Nr. 1 EStG. Die andere Hälfte ist von der Besteuerung befreit, § 3 Nr. 40 EStG:

$$s_{ausschüttung} = s_{gewst} + s_{kst} * (1 - s_{gewst}) * (1 + s_{solz}) + [1 - (s_{gewst} + s_{kst} * (1 - s_{gewst}) * (1 + s_{solz}))] * 0{,}5 * \frac{s_{est} * (1 + s_{kist} + s_{solz})}{1 + s_{est} * s_{kist}}$$

Bei Zugrundelegung des Einkommensteuerspitzensatzes und eines Kirchensteuersatzes von 8 %, sowie unter der Annahme eines Gewerbesteuerhebesatzes von 400 % beträgt die Gesamtsteuerbelastung einer Gehaltszahlung 46,12 %. Auf thesaurierte Gewinne wird eine Steuer von 38,65 % erhoben, und Gewinnausschüttungen unterliegen einem Steuersatz von 52,79 %. Für die Gehaltszahlung ergibt sich gegenüber der Ausschüttung somit ein Steuersatzvorteil von 6,67 %.[18] Zwar ist in diesen Fällen die Thesaurierung die steuerlich günstigste Alternative. Dieser Vorteil kann jedoch nur genutzt werden, wenn eine langfristige Thesaurierung möglich ist.[19]

Unter der Annahme, daß unverändert der Einkommensteuerspitzensatz zur Anwendung kommt, hängt die Höhe des Steuersatzvorteils der Gehaltszahlung entscheidend von der Höhe des Gewerbesteuerhebesatzes ab. Der Vorteil reduziert sich mit sinkenden Hebesätzen. Jedoch bleibt die Gehaltszahlung vorteilhaft, solange der Gewerbesteuerhebesatz den Wert von 102,7 % nicht unterschreitet. Dies wird nur in Ausnahmefällen der Fall sein. Darüber hinaus nimmt der Vorteil der Gehaltszahlung mit sinkendem Einkommensteuersatz zu.

---

18 Das bis zum Jahr 2000 geltende Anrechnungsverfahren führte bei Thesaurierung zu einem Grenzsteuersatz von 51,83 %, für ein Gehalt zu einem Steuersatz von 55,61 % und für die offene sowie verdeckte Gewinnausschüttung zu einer Steuerbelastung von 62,87 %. Durch das Halbeinkünfteverfahren hat sich die Vorteilhaftigkeit der Gehaltszahlung gegenüber der Ausschüttung nur unwesentlich um 0,59 % reduziert. Die Thesaurierung hat dagegen mit einem Steuersatzvorteil von 7,47 % statt der bisherigen 3,78 % deutlich an Attraktivität gewonnen. Siehe hierzu auch Hey, J., GmbHR 2001, S. 1-2.

19 Zu vergleichbaren Ergebnissen siehe auch Bischof, S./Börner, J., StuB 2000, S. 1183; Dötsch, E./Pung, A., DB 2000, Beilage 10, S. 4-5; Hey, J., GmbHR 2001, S. 1-2; Krawitz, N., DB 2000, S. 1722, 1725; Ott, H., StuB 2001, S. 12-13; Rödder, T./Schumacher, A., DStR 2000, S. 361; Schiffers, J., GmbH-StB 2000, S. 242-243; Schiffers, J., GmbHR 2000, S. 901, 905.

Die Berechnungen zeigen somit, daß die Gehaltszahlung der offenen Gewinnausschüttung in der weit überwiegenden Zahl der Fälle vorzuziehen ist, sofern die Vergütung zur Finanzierung der Konsumausgaben des Geschäftsführers benötigt wird. Ein Gehaltsverzicht kann nur sinnvoll sein, sofern und soweit eine langfristige Ersparnisbildung geplant ist. Der Frage, ob in diesem Fall die Ersparnisbildung auf Ebene der GmbH, das heißt ein Gehaltsverzicht, oder die Ersparnisbildung auf Ebene des Geschäftsführers vorteilhafter ist, wird an späterer Stelle im Rahmen der Erläuterung des Modellaufbaus zur Beurteilung der Durchführungswege der betrieblichen Altersversorgung nachgegangen. Die Beantwortung dieser Frage ist bedeutsam, weil ein Ziel der Arbeit in der Beurteilung der Frage besteht, inwieweit sich die Steuersatzvorteile der Gehaltszahlung durch die betriebliche Altersversorgung noch erhöhen lassen. Für den diesbezüglich anzustellenden Vergleich ist zu entscheiden, welche Form der Ersparnisbildung als Vergleichsalternative heranzuziehen ist.

2.1.2. Steuerbelastung beurteilt anhand einer Veranlagungssimulation

Der Verwendung von Teilsteuersätzen haftet der Mangel an, daß der Einfluß der Einkommensteuerprogression nicht richtig erfaßt werden kann: Gewinnausschüttungen gehen nur zur Hälfte in die einkommensteuerliche Bemessungsgrundlage ein. Daraus resultiert der Effekt, daß durch Ausschüttungen finanzierte Einkünfte des Geschäftsführers erst ab einem Ausschüttungsbetrag von 208.378 DM mit dem Spitzensteuersatz belastet werden.[20] Gehaltszahlungen werden dagegen bereits ab einem Ausschüttungsbetrag von 104.189 DM mit dem einkommensteuerlichen Spitzensatz von 42 % belastet. Insoweit ergibt sich aus der Berücksichtigung der Einkommensteuerprogression ein Vorteil für die Ausschüttung, der am größten ist, wenn die Ausschüttung dem doppelten Grundfreibetrag entspricht, und die erst mit einem Ausschüttungsbetrag von 208.378 DM wieder vollständig ausgeglichen ist. Dieser Effekt muß zu einer Verbesserung der Ausschüttungsalternative gegenüber der Gehaltszahlung führen.
Gleichzeitig ist jedoch zu berücksichtigen, daß eine Ausschüttung nur aus dem mit Gewerbe- und Körperschaftsteuer sowie Solidaritätszuschlag belasteten Gewinn der GmbH finanziert werden kann. Dieser Effekt wirkt dem oben beschriebenen Effekt entgegen, denn er führt gerade für geringere Geschäftsführerbezüge zu Vorteilen der Gehaltszahlung gegenüber

---

[20] Dieser Betrag ergibt sich für einen unverheirateten Steuerpflichtigen bei Zugrundelegung eines Kirchensteuersatzes von 8 %. Die Kirchensteuer beträgt in diesem Punkt 2.189 DM, so daß sich ein zu versteuerndes Einkommen von 102.000 DM ergibt. Dies ist der Eingangsbetrag der vierten Tarifzone.

der Ausschüttung. Am größten ist der Effekt für Geschäftsführerbezüge unterhalb des Grundfreibetrags; während ein Gehalt in dieser Zone nicht mit Steuern belastet wird, fallen auf Ausschüttungen mindestens 26,4 % Definitivkörperschaftsteuer und Solidaritätszuschlag an.

Wie beide Effekte in der Zusammenfassung wirken, kann nur mittels einer Veranlagungssimulation ermittelt werden.[21] Aufgrund der Betrachtung des Gesellschaft-Gesellschafterkreises ist stets der Gewinn der GmbH der Ausgangspunkt der Betrachtung. Die Ergebnisse werden anhand der folgenden Abbildungen verdeutlicht:

Abbildung 2.1: Grenzsteuersatzentwicklung für Ausschüttung und Gehalt, Gewerbesteuerhebesatz 400 %

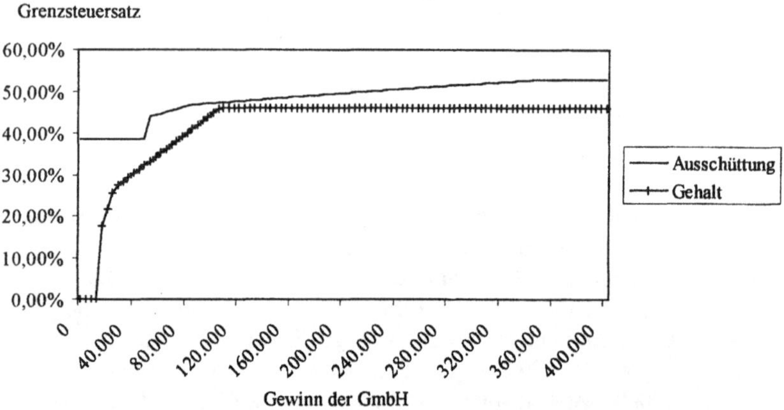

Die Betrachtung der Grenzsteuersätze zeigt, daß der Progressionsvorteil der Ausschüttung aufgrund der hohen Definitivsteuerbelastung von 38,65 % auf Ebene der GmbH zu keinem Zeitpunkt seine Wirkung entfalten kann. Der anzuwendende Grenzsteuersatz ist stets höher als bei Verlagerung des Unternehmensgewinns auf den Geschäftsführer mittels eines Gehalts. Folglich wird auch der absolute Steuervorteil der Gehaltszahlung mit steigendem Gewinn der GmbH zunehmend größer. Der Durchschnittsteuersatz liegt bei der Ausschüttungsalternative stets höher als derjenige bei der Gehaltszahlung.

Andere Ergebnisse ergeben sich grundsätzlich erst, wenn der Gewerbesteuerhebesatz auf 102,7 % reduziert wird. In diesem Fall liegt der zum

---

[21] Zu den Grundzügen der Veranlagungssimulation siehe Rose, G., Steuerlehre, 1992, S. 32-38.

Tragen kommende Grenzsteuersatz bei der Gehaltszahlung ab einem Gewinn von 77.525 DM über demjenigen bei der Ausschüttung. Der Vorteil der Ausschüttung wächst bis zu einem Gewinn von 105.426 DM stetig an und nimmt dann mit zunehmendem Gewinn wieder ab, bis die Grenzsteuersätze ab einem Gewinn von etwa 301.451 DM identisch sind:

Abbildung 2.2: Grenzsteuersatzentwicklung für Ausschüttung und Gehalt, Gewerbesteuerhebesatz 102,7 %

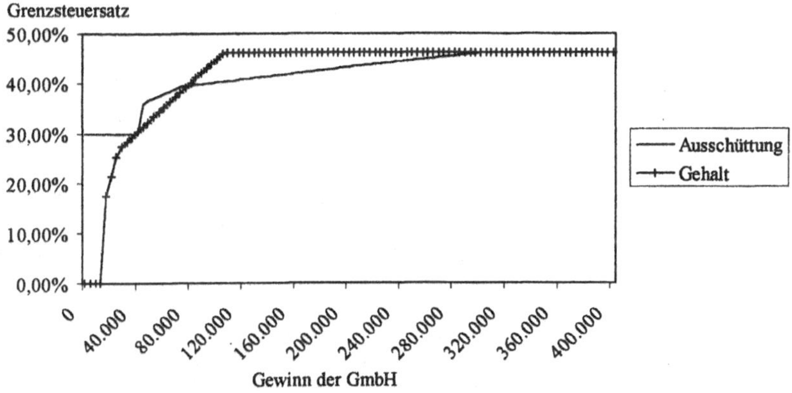

Die Entwicklung der Grenzsteuersätze bewirkt, daß der absolute Steuervorteil der Gehaltszahlung bei 77.525 DM Unternehmensgewinn sein Maximum erreicht und sich danach ständig reduziert, bis er sich ab einem Gewinn von 301.451 DM auf Null DM reduziert:

Abbildung 2.3: Absoluter Steuervorteil Gehalt, Gewerbesteuerhebesatz 102,7 %

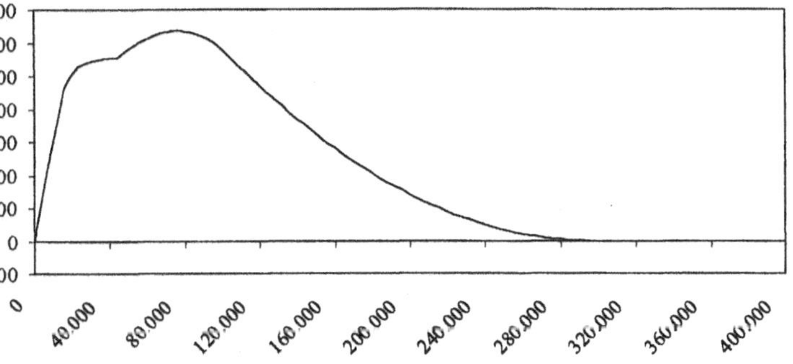

Entsprechend nähern sich die Durchschnittsteuersätze aneinander an:

Abbildung 2.4: Durchschnittsteuersatzentwicklung für Ausschüttung und Gehalt, Gewerbesteuerhebesatz 102,7 %

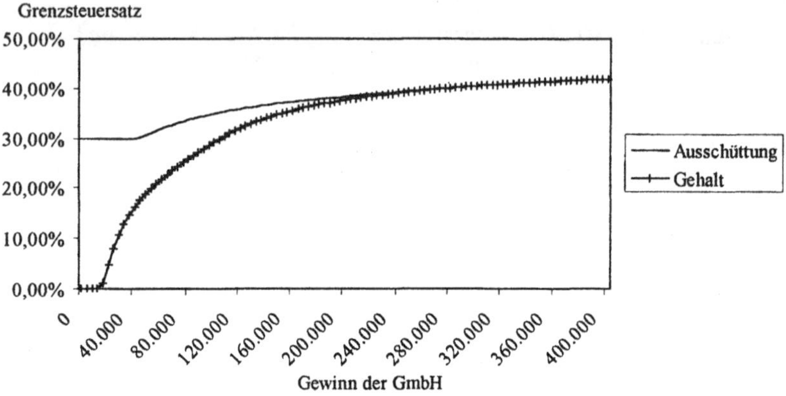

Wird der Gewerbesteuerhebesatz weiter reduziert, so ergibt sich gegenüber den bisher betrachteten Fällen insbesondere dadurch ein Unterschied, daß der Spitzensteuersatz der Gehaltszahlung nun oberhalb desjenigen Steuersatzes liegt, der für Ausschüttungen zur Anwendung kommt. Darüber hinaus nimmt der Steuersatzvorteil der Gehaltszahlung auch in den niedrigen Gewinnzonen ab. Dies äußert sich darin, daß der absolute Steuervorteil der Gehaltszahlung nur noch maximal etwa 4.400 DM beträgt - bei einem Hebesatz von 102,7 % sind es dagegen bis zu knapp 6.400 DM - und daß sich die Vorteilhaftigkeit bereits ab einem Gewinn von etwa 133.272 DM umkehrt. Ab diesem Betrag nimmt der absolute Steuervorteil der Ausschüttung ständig zu. Der relative Vorteil der Ausschüttung wächst auf bis zu 46,12 % - 43,35 % = 2,77 % an.
Auch bei Berücksichtigung des Progressionseffekts zeigt sich also, daß die Vereinbarung von Geschäftsführergehältern der Alternative offener Gewinnausschüttungen vorzuziehen ist, sofern der Gewerbesteuerhebesatz über 102,7 % liegt. Ausschüttungen stellen nur dann die bessere Alternative dar, wenn der Gewerbesteuerhebesatz äußerst niedrig ist und das Niveau der an den Geschäftsführer weiterzuleitenden Unternehmensgewinne gleichzeitig über 133.000 DM liegt.

2.1.3. Schwankungsanfälligkeit der Geschäftsführervergütung

Gehaltszahlungen sind besser zur Sicherung einer Grundversorgung des Geschäftsführers geeignet als Gewinnausschüttungen: Zum Ersten sind

Gehälter, soweit sie nicht in Erfolgsbeteiligungen bestehen, nicht in dem Maße kurzfristigen Schwankungen ausgesetzt, wie dies bei Unternehmensgewinnen der Fall ist, denn Gehälter werden auch in Verlustjahren gezahlt. Zum Zweiten unterliegen Gehälter auch bei langfristiger Betrachtung kleineren Anpassungen als dies bei den sie auslösenden Veränderungen des Gewinniveaus des Unternehmens der Fall ist. Dies gilt auch bei einer Verschlechterung der Ertragslage des Unternehmens. So zeigt die Untersuchung der Bundessteuerberaterkammer zum Jahr 1996[22], daß Geschäftsführer von GmbH's mit zum Beispiel einem Jahresüberschuß von bis zu 1 Mio. DM (500.000 DM) im Durchschnitt eine Gesamtvergütung von 510.000 DM (302.000 DM) erhalten, während Geschäftsführer von GmbH's mit einem Jahresüberschuß von bis zu 100.000 DM (50.000 DM) immerhin noch eine Gesamtvergütung von durchschnittlich 183.000 DM (128.000 DM) beziehen. Ein Rückgang des Jahresüberschusses um 90 % ist also mit einem Rückgang der Vergütung um nur 64 % (57 %) verbunden. Zum Dritten können die verschiedenen Formen der betrieblichen Altersversorgung nur in Form von Vergütungsbestandteilen gewährt werden. Die betriebliche Altersversorgung ist in besonderem Maße zur Absicherung der Grundversorgung nach Abschluß der Erwerbstätigkeit geeignet, denn die Leistung aus der Versorgungszusage kann in Form von Leibrenten gestaltet werden.

2.2. Nachteile der verdeckten Gewinnausschüttung

Eine über den Maßstab der Angemessenheit hinausgehende Geschäftsführervergütung wird vom Fiskus nicht anerkannt. Anderenfalls könnte sich der Geschäftsführer zu Lasten des Staates Vorteile verschaffen, die nicht durch steuerrechtliche Prinzipien oder sozialpolitische Erwägungen gerechtfertigt sind. Im Steuerrecht und im Steuerstrafrecht (zum Schutz der Steueransprüche des Staates) sowie im Gesellschaftsrecht und im Strafrecht (zum Schutz der Gesellschaft) sind deshalb mit dem Institut der verdeckten Gewinnausschüttung besondere Anforderungen an die Vergütungsgestaltung entwickelt worden, die die übermäßige bzw. mißbräuchliche Inanspruchnahme steuerlicher Begünstigungen verhindern sollen. Sie besitzen für Fremd-Geschäftsführer keine Relevanz und sind insbesondere für beherrschende Gesellschafter-Geschäftsführer zu beachten. Der Gesellschafter-Geschäftsführer einer GmbH ist deshalb „hinsichtlich der Bemessung seiner Bezüge ständig einer .. 'Angemessenheitsprüfung' durch die Finanzverwaltung ausgesetzt. Das sich dahinter versteckende Damoklesschwert der 'verdeckten Gewinnausschüttung' erfordert bei der insoweit maßgeblichen Gestaltung des Geschäftsführer-Anstellungsver-

---

22 Vgl. Bundessteuerberaterkammer, Untersuchung, 1998, Tabelle 30, S. 57.

trags erhebliches Geschick, um sich nicht in einem der vielfältigen Fallstricke der Finanzverwaltung und Rechtsprechung zu verstricken."[23]

Eine verdeckte Gewinnausschüttung ist eine Vermögensminderung oder eine verhinderte Vermögensmehrung, die durch das Gesellschaftsverhältnis veranlaßt ist, sich auf die Höhe des Einkommens auswirkt und nicht im Zusammenhang mit einer offenen Gewinnausschüttung steht.[24]
Die Rechtsfolge einer verdeckten Gewinnausschüttung besteht in der Umqualifizierung des nicht anerkannten Teils der Vergütung in eine Gewinnausschüttung. Hieraus ergibt sich grundsätzlich keine Mehrbelastung verdeckter Gewinnausschüttungen. Die verdeckte Ausschüttung wird vielmehr genauso besteuert wie eine offene Ausschüttung. Gleichwohl ist die verdeckte Gewinnausschüttung im Vergleich zur Gehaltszahlung, aber auch zur offenen Gewinnausschüttung, mit verschiedenen Nachteilen[25] verbunden:[26]
Wird eine Gehaltszahlung als verdeckte Gewinnausschüttung qualifiziert, so ist das zu versteuernde Einkommen der GmbH um die verdeckte Gewinnausschüttung zu erhöhen, § 8 Abs. 3 Satz 2 KStG. Es fallen Gewerbesteuer, Körperschaftsteuer und Solidaritätszuschlag an. Für eine verdeckte Gewinnauschüttung von beispielsweise 100.000 DM ergeben sich bei einem Gewerbesteuerhebesatz von 400 % eine Gewerbesteuernachzahlung von 16.667 DM, eine Körperschaftsteuernachzahlung von 20.833 DM und eine Erhöhung des Solidaritätszuschlags um 1.146 DM.[27]
Diese Steuernachzahlungen belasten die Liquidität des Unternehmens.

---

[23] Langohr-Plato, U., GmbHR 1992, S. 742.

[24] Vgl. BFH vom 17.12.1997, I R 70/97, BStBl 1998 II, S. 545; BFH vom 10.7.1996, I R 108-109/95, BStBl 1997 II, S. 230; BFH vom 1.2.1989, I R 73/85, BStBl 1989 II, S. 522.

[25] Schwedhelm, R., Stbg 1995, S. 542, bezeichnet die verdeckte Gewinnausschüttung als das primäre Steuerproblem der kleinen und mittelständischen GmbH's.

[26] Nicht eingegangen wird auf die Besonderheiten der fünfzehnjährigen Übergangszeit vom Anrechnungs- auf das Halbeinkünfteverfahren, die sich aus der Auflösung des verwendbaren Eigenkapitals ergeben, § 36 - § 40 KStG. Zu dieser Thematik siehe Bischof, S./Börner, J., StuB 2000, S. 1126-1129, 1180-1181; Dörner, B.M., Inf 2000, S. 549-553; Dötsch, E./Pung, A., DB 2000, Beilage 10, S. 16-22; Hey, J., GmbHR 2001, S. 4; Kulemann, G./Harle, G., GmbHR 2001, S. 69; Schiffers, J., GmbH-StB 2000, S. 244-245; Schiffers, J., GmbHR 2000, S. 902-905.

[27] Vgl. Dörner, B.M., Inf 2001, S. 77; Rödder, T./Schumacher, A., DStR 2000, S. 361; Schiffers, J., GmbH-StB 2000, S. 244; Seeger, S.F., StuB 2000, S. 668. Siehe auch allgemein zu den Auswirkungen des Halbeinkünfteverfahrens auf die Behandlung verdeckter Gewinnausschüttungen PWC, Unternehmenssteuerreform 2001, 2000, S. 48.

Befindet sich das Unternehmen in einer Verlustphase, so kann sich hieraus eine ernsthafte Bedrohung für die Unternehmensexistenz ergeben.[28] Dies gilt um so mehr, als die Aufdeckung der verdeckten Gewinnausschüttung in der Regel zu Steuernachzahlungen für mehrere Jahre führt[29] und der Zeitpunkt der Aufdeckung der verdeckten Gewinnausschüttung nicht vorhersehbar ist.
Gemessen an den Alternativen Thesaurierung (38,65 %) und Gehalt (46,12 %) führt die verdeckte - ebenso wie die offene - Ausschüttung zu einer Spitzensteuerbelastung von 52,79 % (siehe Spalte zwei und drei der unten stehenden Tabelle). Die Umqualifizierung von Gehalt ist also mit 6,67 % nachteilig.[30] Hierin liegt allerdings nur ein Nachteil, wenn nicht ohnehin eine offene Ausschüttung geplant ist, auf die zum Zeitpunkt der Aufdeckung der verdeckten Gewinnausschüttung noch verzichtet werden kann.

Tabelle 2.1: Vergleich der Steuerbelastung von Gehaltszahlung, offener und verdeckter Gewinnausschüttung

	Gehalt	offene Ausschüttung	verdeckte Ausschüttung
Betriebseinnahme	100.000	100.000	100.000
- Betriebsausgabe	- 100.000	-	-
= Gewinn	= 0	= 100.000	= 100.000
- GewSt (400 %)	- 0	- 16.667	- 16.667
- KSt (25 %)	- 0	- 20.833	- 20.833
- SolZ (5,5 %)	- 0	- 1.146	- 1.146
= Gewinn vor Ausschüttung	= 0	= 61.354	= 61.354
+ Entnahme aus verst. Rücklagen	+ 0	+ 0	+ 38.646
= Ausschüttung	= 0	= 61.354	= 100.000
Grenzsteuersatz	0,00 %	38,65 %	38,65 %
Einnahme des Geschäftsführers	100.000	61.354	**100.000**
davon steuerpflichtig	100.000	30.677	50.000
- ESt (42 %)	- 40.635	- 12.466	- 20.317
- KiSt (8 %)	- 3.251	- 997	- 1.625
- SolZ	- 2.235	- 686	- 1.117
= Nettozufluß	= 53.879	= 47.206	= 76.940
Grenzsteuersatz	46,12 %	52,79 %	52,79 %

28 Vgl. Meyer-Arndt, L., GmbHR 1993, S. 470; Meyer-Arndt, L., FR 1992, S. 122; Niehues, K., DB 1992, S. 497; Spitaler, A./Niemann, U., Angemessenheit, 1999, S. 212.

29 Vgl. Natschke, T., StB 1996, S. 178; Niehues, K., BB 1996, S. 151.

30 Vgl. auch Bischof, S./Börner, J., StuB 2000, S. 1183; Dörner, B.M., Inf 2001, S. 77; Schiffers, J., GmbH-StB 2000, S. 243.

Der Vorteil, den der begünstigte Geschäftsführer aus einer in Frage stehenden Gehaltszuwendung erzielt, ist deutlich höher, wenn die Zuwendung als verdeckte Gewinnausschüttung qualifiziert wird, denn aufgrund des Halbeinkünfteverfahrens ist die Zuwendung nur zur Hälfte zu versteuern (siehe Spalte zwei und vier in der oben stehenden Tabelle; der Nettozufluß erhöht sich um 23.061 DM). Gleichzeitig wird jedoch zu Lasten der anderen Gesellschafter in die Gewinnverwendung der GmbH eingegriffen: Das zu versteuernde Einkommen der GmbH wird außerbilanziell um die verdeckte Gewinnausschüttung erhöht. Die auf die verdeckte Gewinnausschüttung entfallenden Steuern von 38.646 DM mindern jedoch das Eigenkapital der GmbH.[31] Die versteuerten Rücklagen, die grundsätzlich allen Gesellschaftern zustehen, sind um die zusätzliche Steuerbelastung zu reduzieren.[32] Dies ergibt sich in der Bilanz aus der Buchung

per	Steueraufwand	38.646 DM	an	Verbindlichkeiten	38.646 DM

Der Saldo des GuV-Kontos, das heißt der Gewinn nach Steuern bzw. der Jahresüberschuß, verringert sich um den Steueraufwand. In der Folge reduzieren sich die Gewinnrücklagen, in die der Jahresüberschuß eingeht.

per	Gewinnrücklage	38.646 DM	an	GuV-Saldo	38.646 DM

Die Verbindlichkeit wird im Zahlungszeitpunkt ausgebucht.

per	Verbindlichkeiten	38.646 DM	an	Bank	38.646 DM

Insgesamt ergibt sich eine Bilanzverkürzung zu Lasten der versteuerten Rücklagen. Die verdeckte Gewinnausschüttung ist für die nicht begünstigten Gesellschafter insoweit mit einem zusätzlichen Verzicht verbunden. Die Korrektur führt zu demselben Ergebnis, das sich ergeben hätte, wenn der Geschäftsführer von vornherein eine (offene) Gewinnausschüttung von 100.000 DM erhalten hätte. Wird ein Allein-Gesellschafter-Ge-

---

[31] Vgl. Dörner, B.M., Inf 2001, S. 77; Hey, J., GmbHR 2001, S. 5; Schiffers, J., GmbH-StB 2000, S. 245-246; Schiffers, J., GmbHR 2000, S. 910.

[32] Sind keine versteuerten Rücklagen vorhanden, so ist der die verdeckte Gewinnausschüttung übersteigende Teil der Vermögensminderung einkommensneutral als Einlagenrückgewähr zu behandeln. Das steuerliche Einlagekonto ist entsprechend zu kürzen, § 27 Abs. 1 Satz 3 KStG. Vgl. auch Eisgruber, T., DStR 2000, S. 1495; Rödder, T./Schumacher, A., DStR 2000, S. 361; Schiffers, J., GmbH-StB 2000, S. 245.

schäftsführer betrachtet, kann dieser Umstand allerdings vernachlässigt werden.

Weitere Nachteile ergeben sich im gesellschafts-, straf- und steuerstrafrechtlichen Bereich:
Auf gesellschaftsrechtlicher Ebene stellt jede außerhalb der förmlichen Gewinnverwendung vorgenommene Leistung der GmbH aus ihrem Vermögen eine verdeckte Gewinnausschüttung dar, wenn ihr keine gleichwertige Gegenleistung des Gesellschafters gegenübersteht. Der Gesellschafter ist grundsätzlich zur Rückgewähr der unangemessenen Geschäftsführervergütung verpflichtet, was sich aus einer Satzungsklausel, § 30 GmbHG, oder durch einen Rückzahlungsanspruch, § 31 GmbHG, ergeben kann.[33]
Da die steuerstrafrechtliche Definition der verdeckten Gewinnausschüttung der steuerrechtlichen Definition entspricht, kann grundsätzlich jede steuerrechtliche verdeckte Gewinnausschüttung den Tatbestand der Steuerhinterziehung erfüllen.[34] Jedoch stellt nicht jede verdeckte Gewinnausschüttung automatisch eine Steuerhinterziehung dar.[35] Steuerstrafrechtlich relevant ist eine verdeckte Gewinnausschüttung dann, wenn gegenüber den Finanzbehörden unrichtige, unvollständige Angaben gemacht werden bzw. Angaben pflichtwidrig unterlassen werden, § 370 Abs. 1 AO, und der Täter den angegriffenen Steueranspruch dem Grunde und der Höhe nach kennt bzw. zumindest die Höhe des verkürzten Anspruchs für möglich hält.[36]
Schließlich kann jede rechtswidrige, das heißt willkürlich ohne entsprechenden Anspruch des Gesellschafters, erfolgende Verschiebung von Vermögen der GmbH auf die Gesellschafterebene den strafrechtlichen Tatbestand der Untreue erfüllen, § 266 StGB.[37] Rechtswidrig kann eine Vermögensverschiebung schon dann sein, „wenn das Gesamtverhalten von der Tendenz geprägt ist, die Kapitalgesellschaft 'auszuhöhlen'“[38].

---

[33] Vgl. Hey, J., GmbHR 2001, S. 5-6.
[34] Vgl. Frotscher, G./Maas, E., 1978, Anhang vGA zu § 8 KStG, Rz. 32.
[35] Vgl. Weyand, R., Inf 1997, S. 458.
[36] Vgl. Wagner, K.-R./Hermann, N.A., BB 1999, S. 609.
[37] Vgl. Frotscher, G./Maas, E., 1978, Anhang vGA zu § 8 KStG, Rz.32; Wagner, K.-R./Hermann, N.A., BB 1999, S. 609.
[38] Wagner, K.-R./Hermann, N.A., BB 1999, S. 609.

2.3. Konsequenzen für die Beurteilung der Durchführungswege der betrieblichen Altersversorgung

Die Steuersatzvorteile der Gehaltszahlung gegenüber der Gewinnausschüttung und die mit der Aufdeckung verdeckter Gewinnausschüttungen verbundenen Nachteile sprechen für die Vereinbarung einer angemessenen Geschäftsführervergütung auf schuldrechtlicher Basis. Insoweit bedarf nur die Vorgehensweise zur Bemessung der angemessenen Gesamtvergütung einer weiteren Erläuterung.

Aus der besonderen Eignung der Geschäftsführervergütung zur Sicherung der Grundversorgung des Geschäftsführers ergibt sich hingegen eine herausragende Bedeutung für die Beantwortung der Frage, auf welche Komponenten die Geschäftsführervergütung aufgeteilt werden sollte: Bei der diesbezüglichen Beurteilung darf nicht allein die Nutzung steuerlicher Effekte im Vordergrund stehen[39], sondern vielmehr sollte die Geschäftsführervergütung vorrangig zur Absicherung der Grundversorgung in der Aktiv- und Versorgungsphase verwendet werden.[40] Aus dieser Prämisse ergeben sich verschiedene Konsequenzen für die Modellkonstruktion zur Beurteilung der alternativen Durchführungswege der betrieblichen Altersversorgung:

- Die Höhe der zur Bewältigung der Konsumausgaben erforderlichen Entnahmen aus dem Gesellschaft-Gesellschafterkreis ist an den Möglichkeiten auszurichten, die sich allein aus der angemessenen Gesamtvergütung ergeben. Die Relation der Entnahmen in der Aktiv- und Versorgungsphase ist an den üblichen Empfehlungen zur Gestaltung der Altersvorsorge zu orientieren.
- Die Verteilung der Gesamtvergütung auf die Aktiv- und Versorgungsphase muß so vorgenommen werden, daß die geplanten Entnahmen ohne Zuhilfenahme anderer Einkunftsquellen, insbesondere offener Ausschüttungen, gedeckt werden können.
- Hinsichtlich der Versorgungsbezüge sind ausschließlich Versorgungszusagen mit Rentenleistung zu betrachten, weil nur Leibrenten dem Gedanken der Grundversorgung konsequent gerecht werden. Leibrenten werden unabhängig von der tatsächlichen Lebensdauer gezahlt und sind deshalb besser zur Absicherung der Versorgung geeignet als einmalige Kapitalleistungen.

---

39 Zu dieser Vermutung in bezug auf Tantiemen siehe Natschke, T., StB 1996, S. 181.

40 Ebenso zur Bedeutung der Aktivbezüge, insbesondere des Festgehalts, zur Absicherung der Grundversorgung Niehues, K., DB 1996, S. 2451, sowie zur Bedeutung der betrieblichen Altersversorgung zur Absicherung der Grundversorgung Langohr-Plato, U., StuB 2000, S. 1026; Langohr-Plato, U., Stbg 1992, S. 258.

- Ferner wird davon ausgegangen, daß die Geschäftsführervergütung die einzige Einnahmequelle des Geschäftsführers ist. Diese Annahme ist bedeutsam für die Höhe des Steuersatzes, dem die Einkünfte auf Geschäftsführerebene unterliegen. Zwar stehen dem Geschäftsführer - abgesehen von weiteren möglichen Einnahmequellen außerhalb des Unternehmens - auch die laufenden Gewinne der GmbH und die Erlöse aus einem möglichen Unternehmensverkauf bzw. einer möglichen Unternehmensaufgabe zur Verfügung. Diese Einnahmen tragen ebenso wie die Geschäftsführervergütung zur Existenzsicherung bei. Auch die Geschäftsführervergütung selbst basiert auf den laufenden Einnahmen der GmbH. Die Umsatzerlöse des Unternehmens können jedoch nicht Ergebnis steuerlicher Planung sein. Sie richten sich vielmehr nach der Unternehmensentwicklung. Eine Gesamtunternehmensplanung ist jedoch nicht Gegenstand dieser Arbeit. Eine Ausnahme von dieser Regel wird lediglich im Zusammenhang mit der Bewältigung der Unsicherheit im Modellaufbau zugelassen: Zur Aufrechterhaltung der Entnahmereihe wird in Fällen ungünstiger Umweltentwicklung auf offene Gewinnausschüttungen zurückgegriffen.
- Schließlich wird die Gestaltung der alternativen Durchführungswege der betrieblichen Altersversorgung unter der Prämisse verfolgt, verdeckte Gewinnausschüttungen zu vermeiden.

3. Allgemeine steuerliche Anerkennungsvoraussetzungen für die Gestaltung einer Geschäftsführervergütung

3.1. Überblick

Im Rahmen dieser Untersuchung wird davon ausgegangen, daß die Gestaltung der Geschäftsführervergütung unter der Prämisse erfolgt, die Entstehung verdeckter Gewinnausschüttungen zu vermeiden. Die Einhaltung dieser Prämisse setzt die Kenntnis der Grenzen des Gestaltungsfreiraums voraus, innerhalb dessen eine Vergütungsvereinbarung von staatlicher Seite anerkannt wird. Zu beachten sind in diesem Zusammenhang die einzuhaltenden formellen Anforderungen, die Anerkennungsgrenzen hinsichtlich der Höhe der Gesamtvergütung bei statischer Betrachtung sowie im Zeitablauf und die Einschränkungen bezüglich der Zusammensetzung der Vergütungskomponenten. Die folgenden Ausführungen dienen der Darstellung dieser Anerkennungsvoraussetzungen.[41] Soweit die entsprechenden Regelungen sich auf einzelne Vergütungskomponenten beziehen, das heißt soweit die Zusammensetzung der Gesamtvergütung betroffen ist, werden sie an späterer Stelle im Rahmen der Vorstellung der einzelnen Vergütungskomponenten erläutert.

Entscheidend für die steuerliche Anerkennung einer Gestaltungsvariante für die Geschäftsführervergütung ist deren Ernstlichkeit. Die Ernstlichkeit wird anhand des Fremdvergleichs beurteilt.[42] Über den Fremdvergleich soll die private oder gesellschaftliche von der betrieblichen Veranlassung getrennt werden. Dazu wird der „Blick auf das vorgeblich Normale, eben die Handlungsweise fremder dritter Personen“[43] herangezogen. Ein entscheidendes Indiz für die Ernstlichkeit einer Gestaltung ist damit deren Üblichkeit. Insgesamt gliedert sich der Fremdvergleich in den formellen Fremdvergleich und den materiellen Fremdvergleich. Der materielle Fremdvergleich umfaßt wiederum die Üblichkeit dem Grunde nach und die Üblichkeit der Höhe nach, welche auch als Angemessenheit bezeichnet wird.

Unter den formellen Fremdvergleich werden die Voraussetzung der klaren und eindeutigen sowie im voraus getroffenen Vereinbarung, der zivil-

---

41 Zu einem Überblick über diese Thematik siehe Schwedhelm, R., GmbH-StB 1997, S. 144-148.

42 Vgl. Gosch, D., DStZ 1997, S. 2; Wassermeyer, F., DStR 1996, S. 733-734. Weber-Grellet, H., StB 2000, S. 123, sowie DStZ 1998, S. 357-358, 362-363, betrachtet die Ernstlichkeit dagegen als ein eigenständiges Kriterium des Fremdvergleichs, das die Frage beinhaltet, ob die Beteiligten des Vereinbarte tatsächlich vollziehen.

43 Gosch, D., DStZ 1997, S. 2.

rechtlichen Wirksamkeit und der tatsächlichen Durchführung der Vereinbarung gefaßt.
Die Angemessenheit einer Vergütung wird mittels des ordentlichen und gewissenhaften Geschäftsleiters beurteilt: Eine verdeckte Gewinnausschüttung liegt vor, wenn die Kapitalgesellschaft einem Gesellschafter einen Vermögensvorteil zuwendet, den sie bei Anwendung der Sorgfalt eines ordentlichen und gewissenhaften Geschäftsleiters einem Nichtgesellschafter unter sonst gleichen Umständen nicht gewähren würde.[44] Soweit sich die Angemessenheitsprüfung nicht auf die Höhe der Gesamtvergütung, sondern auf deren Struktur[45], das heißt die Kombination der einzelnen Vergütungskomponenten bezieht, wird in Abschnitt 4. und Abschnitt 5. darauf eingegangen.

Abbildung 3.1: Übersicht der steuerlichen Anerkennungsvoraussetzungen für Vereinbarungen beherrschender Gesellschafter-Geschäftsführer mit der GmbH

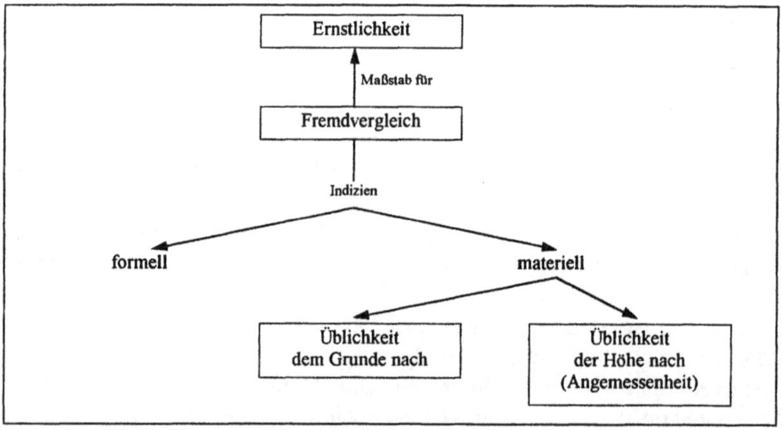

Die Vorgehensweise bei der Beurteilung der Üblichkeit dem Grunde nach unterscheidet sich von der Vorgehensweise zur Beurteilung der Angemessenheit dadurch, daß nicht allein das Verhalten des ordentlichen und gewissenhaften Geschäftsleiters der GmbH betrachtet wird, sondern zusätz-

44 Vgl. BFH vom 17.12.1997, I R 70/97, BStBl 1998 II, S. 545; BFH vom 28.6.1989, I R 89/85, BStBl 1989 II, S. 854; BFH vom 22.4.1971, I R 114/70, BStBl 1971 II, S. 600; BFH vom 16.3.1967, I 261/63, BStBl 1967 III, S. 626. Zum Begriff des ordentlichen und gewissenhaften Geschäftsleiters siehe Frotscher, G./Maas, E., 1978, Anhang vGA zu § 8 KStG, Rz. 174-181.

45 Vgl. Schwedhelm, R., GmbH-StB 1997, S. 146; Seitrich, P., BB 1987, S. 879.

lich noch die Sichtweise eines objektiven Dritten als Vertragspartner berücksichtigt wird.[46] Da die Beurteilung der Üblichkeit sich stets auf einzelne Vergütungskomponenten bezieht, werden auch die diesbezüglich zu beachtenden Einschränkungen für die steuerliche Anerkennung in den Abschnitten 4. und 5. erläutert.

3.2. Formeller Fremdvergleich

Vereinbarungen mit dem beherrschenden Gesellschafter-Geschäftsführer über Vergütungen sind im voraus, das heißt vor Erbringen der damit abzugeltenden Leistung und nicht erst vor Zahlung der Vergütung abzuschließen.[47] Des weiteren müssen die Verträge klar und eindeutig sein, das heißt eine Entgeltvereinbarung enthalten, die es ermöglicht, die Höhe der von der Kapitalgesellschaft zu entrichtenden Vergütung allein durch Rechenvorgänge zu ermitteln.[48] Für die Klarheit einer Vereinbarung reicht es aus, wenn ein fremder Dritter zweifelsfrei erkennen kann, daß die Leistung der Gesellschaft aufgrund einer entgeltlichen Vereinbarung mit dem Gesellschafter erbracht wurde. Die tatsächliche Durchführung kann die Klarheit einer Vereinbarung belegen.[49] Die steuerliche Anerkennung einer Geschäftsführervergütung setzt ferner die zivilrechtliche Wirksamkeit des ihr zugrunde liegenden Vertrages voraus.[50] Verträge, die ein Allein-Gesellschafter-Geschäftsführer mit sich selbst schließt, sind zivilrechtlich nur wirksam, wenn der Geschäftsführer vom Selbstkontrahierungsverbot nach § 181 BGB befreit ist.[51] Eine zum Zeitpunkt des Vertragsabschlusses fehlende Befreiung kann nachgeholt und der Verstoß gegen § 181 BGB damit steuerlich geheilt werden.[52] Schließlich müssen die getroffenen Vereinbarungen auch tatsächlich durchführt werden. Die erfolgswirksame Verbuchung allein genügt nicht; es muß auch eine zeitnahe Auszahlung erfolgen. Liquiditätsschwierigkeiten der Gesellschaft können eine

---

46 Vgl. Gosch, D., DStZ 1997, S. 2.

47 Vgl. BFH vom 11.12.1991, I R 49/90, BStBl 1992 II, S. 434; BFH vom 20.7.1988, I R 136/84, BFH/NV 1990, S. 64; BFH vom 5.5.1959, I 11/58 S, BStBl 1959 III, S. 369.

48 Vgl. BFH vom 17.12.1997, I R 70/97, BStBl 1998 II, S. 545; BFH vom 11.12.1991, I R 49/90, BStBl 1992 II, S. 434; BFH vom 20.7.1988, I R 136/84, BFH/NV 1990, S. 64.

49 Vgl. BFH vom 24.1.1990, I R 157/86, BStBl 1990 II, S. 645.

50 Vgl. BFH vom 11.12.1991, I R 49/90, BStBl 1992 II, S. 434.

51 Vgl. BFH vom 13.3.1991, I R 1/90, BStBl 1991 II, S. 597.

52 Vgl. BFH vom 11.2.1997, I R 58/96, BFH/NV 1997, S. 803; BFH vom 23.10.1996, I R 71/95, BStBl 1999 II, S. 35.

zeitliche Verzögerung der Auszahlung rechtfertigen, wenn eine Verzinsung vereinbart wird.[53]

Diese allgemeinen formellen Grundsätze gelten sowohl für Festgehaltszahlungen als auch für einmalige Sondervergütungen wie Tantiemen[54] und darüber hinaus auch für Vereinbarungen über Direktversicherungen[55] und Direktzusagen. Die Schriftform ist zur Erfüllung der formellen Voraussetzungen grundsätzlich nicht erforderlich.[56] Schriftformklauseln im Geschäftsführervertrag, das heißt Klauseln die bestimmen, daß zur Änderung des Vertrags die Schriftform erforderlich ist, können allerdings bewirken, daß mündliche Vereinbarungen zivilrechtlich unwirksam sind, so daß vom schriftlich Fixierten abweichende Vergütungen als verdeckte Gewinnausschüttungen angesehen werden.[57] Wird gegen die formellen Erfordernisse verstoßen, so liegt eine verdeckte Gewinnausschüttung dem Grunde nach vor, das heißt der Vergütung wird die steuerliche Anerkennung als Betriebsausgabe insgesamt versagt.

3.3. Üblichkeit der Höhe nach - Angemessenheit der Gesamtvergütung

3.3.1. Grundlagen der Beurteilung

Die Höhe der Gesamtvergütung insgesamt als Zusammenfassung aller Einzelkomponenten muß angemessen sein.[58] Ziel jeder Angemessenheitsprüfung ist es, den Betrag zu ermitteln, den eine Kapitalgesellschaft ihrem Geschäftsführer als Vergütung zubilligen würde, wenn er nicht an der Gesellschaft beteiligt wäre.[59] Die Beurteilung muß unter Berücksichtigung aller Umstände des Betriebs sowie der Person und der Leistungen des Gesellschafter-Geschäftsführers erfolgen.[60]

---

[53] Vgl. BFH vom 13.11.1996, I R 53/95, HFR 1997, S. 835; BFH vom 28.7.1993, I B 54/93, BFH/NV 1994, S. 345; BFH vom 20.7.1988, I R 136/84, BFH/NV 1990, S. 64; BFH vom 5.10.1977, I R 230/75, BStBl 1978 II, S. 234.

[54] Vgl. BFH vom 11.12.1991, I R 49/90, BStBl 1992 II, S. 434; Böth, H., StBp 1998, S. 265; Natschke, T., StB 1996, S. 178-180.

[55] Vgl. Reuter, H.-P., GmbHR 1997, S. 1084.

[56] Vgl. BFH vom 24.1.1990, I R 157/86, BStBl 1990 II, S. 645.

[57] Vgl. BFH vom 24.7.1997, I R 115/95, BStBl 1997 II, S. 138; BFH vom 9.4.1997, I R 52/96, BFH/NV 1997, S. 808, sowie mit Kommentierung GmbH-StB 1997, S. 233. Siehe auch Schwedhelm, R., GmbH-StB 1997, S. 145.

[58] Vgl. BFH vom 5.5.1959, I 11/58 S, BStBl 1959 III, S. 369; BFH vom 27.9.1955, I 174/55 S, BStBl 1955 III, S. 366.

[59] Vgl. BFH vom 25.2.1958, I 337/56 U, BStBl 1958 III, S. 229.

[60] Vgl. Langohr-Plato, U., Stbg 1992, S. 262; Spitaler, A./Niemann, U., Angemessenheit, 1999, S. 23.

Wann die Höhe der Gesamtvergütung angemessen ist, kann nicht anhand einer Formel oder der kritiklosen Anwendung eines Rechenschemas beurteilt werden.[61] Gleichwohl bestehen in der Wirtschaft „zumeist durchaus angemessene Vorstellungen darüber .., was verständigerweise gebilligt werden kann und was überspannt wäre“[62], und „mindestens für die meisten konkreten Fälle“[63] läßt sich ein Rahmen für die Bezüge denken, der nicht nur für die geschäftsführenden Gesellschafter, sondern auch für die Finanzverwaltung die Vertretbarkeit und Tragbarkeit kennzeichnet. Das Ziel der folgenden Ausführungen besteht darin, eine Vorgehensweise zur Bestimmung einer Gesamtvergütung zu entwickeln, die eben dieser Anforderung genügt.

Daß es in den meisten Fällen möglich erscheint, eine für alle Beteiligten vertretbare Gesamtvergütung zu bestimmen, kann insoweit nicht überraschen, als die Kriterien, die die Rechtsprechung zur Beurteilung der Angemessenheit aufgestellt hat und die damit auch die Grundlage der Angemessenheitsprüfung durch die Finanzverwaltung bilden, den Zweck haben, die Vergütungsverhandlung zwischen dem Geschäftsführer und der GmbH als zwei unabhängigen Vertragsparteien nachzustellen. Auch der einen Geschäftsführer suchenden GmbH bzw. dem mit ihr in Verhandlung stehenden Geschäftsführer stehen keine anderen Orientierungsmaßstäbe zur Verfügung als diejenigen inner- und außerbetrieblichen Merkmale, die die Rechtsprechung als Anhaltspunkte für die erforderliche Schätzung der angemessenen Vergütung benannt hat:

innerbetriebliche Merkmale:

- innerbetriebliche Unternehmensdaten
  - Art und Umfang der Tätigkeit
  - Verhältnis der Gesamtvergütung zur Verzinsung des Eigenkapitals
  - Verhältnis der Gesamtvergütung zum Gesamtgewinn des Unternehmens
  - Ertragsaussichten des Unternehmens

---

61 Beispiele hierfür sind die Formel von Zintzen/Voßloh, welche zum Teil von Sachverständigen in deren Gutachten verwendet wird, vgl. dazu Brandmüller, G., GmbH-Geschäftsführer, 1997, Rz. 668, sowie die Seifenformel nach Spitaler/ Niemann. Zum Wert der Spitaler'schen Formeln vgl. BFH vom 25.2.1958, I 337/ 56 U, BStBl 1958 III, S. 229. Danach können Formeln in einzelnen Fällen Anhaltspunkte bieten, vgl. auch Centrale für GmbH Dr. Otto Schmidt, GmbH-Handbuch, 1998, Teil III, Rz. 529. Sie basieren auf dem Schrifttum, nicht auf breiten empirischen Untersuchungen. Die Ergebnisse rechnerischer Formeln sind insoweit lediglich nicht verbindlich, vgl. Blümich, W., 1995, § 6a EStG, Rz. 561; Tillmann, B., Geschäftsführervertrag, 1989, Rz. 100.

62 Spitaler, A./Niemann, U., Angemessenheit, 1999, S. 211.

63 Spitaler, A./Niemann, U., Angemessenheit, 1988, S. 4, 84 (nicht in die 7. Auflage übernommen).

- innerbetrieblicher Fremdvergleich
  - Verhältnis der Gesamtvergütung zum Gehalt von leitenden Angestellten desselben Unternehmens

außerbetriebliche Merkmale:
- außerbetrieblicher Fremdvergleich

Diese Merkmale sind für die praktische Anwendung zu abstrakt. Welche Vergütung als angemessen angesehen wird, hängt insoweit zum einen davon ab, welche Konkretisierung des Bedeutungsinhalts diese Merkmale erfahren.
Darüber hinaus kommt der Gewichtung der Merkmale im Einzelfall entscheidende Bedeutung zu. Zwar muß das Finanzamt alle Beurteilungskriterien prüfen. Stellt es nur auf ein Kriterium ab, so liegt ein Fehler in der Rechtsanwendung vor.[64] Jedoch obliegt es der Beurteilung des Finanzamts, welchen Kriterien im Einzelfall der Vorrang zu geben ist.[65] Gleiches gilt im Rahmen der Gerichtsbarkeit für die Finanzgerichte.[66] Der Bundesfinanzhof kann die Kriterienauswahl der Finanzgerichte und Finanzämter nur auf Rechtsfehler nachprüfen[67], das heißt daraufhin, „ob der Rechtsbegriff Schätzung richtig angewendet wurde und ob alle nach den Denkgesetzen und nach den Erfahrungssätzen für die Schätzung wesentlichen Tatsachen in die Würdigung einbezogen wurden“[68].
In den folgenden Abschnitten ist darzulegen, welche Konkretisierung die Merkmale durch die Rechtsprechung, die Finanzverwaltung und in der Literatur erfahren haben. Darüber hinaus ist zu beurteilen, welche Bedeutung ihnen in der konkreten Anwendung beigemessen wird. Aus diesen Ausführungen können anschließend Konsequenzen für die Anforderungen an die Angemessenheitsprüfung gezogen werden.

---

64 Vgl. Brandmüller, G., GmbH-Geschäftsführer, 1997, Rz. 667.

65 Vgl. Wassermeyer, F., DStR 1991, S. 1067.

66 Vgl. BFH vom 24.10.1995, I B 14/95, BFH/NV 1996, S. 339; BFH vom 5.10.1994, I R 50/94, BStBl 1995 II, S. 549; BFH vom 28.6.1989, I R 89/85, BStBl 1989 II, S. 854.

67 Vgl. Wassermeyer, F., DStR 1991, S. 1067.

68 BFH vom 28.6.1989, I R 89/85, BStBl 1989 II, S. 854. Nach diesem Urteil wendet ein Finanzgericht die Schätzung dem Grunde nach richtig an, wenn es sich an die Kriterien des Urteils BFH vom 5.10.1977, I R 230/75, BStBl 1978 II, S. 234, hält und wenn es sich am Handeln eines ordentlichen und gewissenhaften Geschäftsleiters orientiert, das heißt daran, was dieser einem Dritten zahlen würde. Siehe auch BFH vom 25.2.1958, I 337/56 U, BStBl 1958 III, S. 229.

3.3.2. Innerbetriebliche Merkmale

3.3.2.1. Art und Umfang der Tätigkeit

3.3.2.1.1. Definition

Die Höhe der Bezüge muß den Leistungen des Geschäftsführers entsprechen.[69] Die Leistung des Geschäftsführers ist immer nach ihrem Gesamtbild zu beurteilen, das heißt nach dem Gesamtumfang und der Art der Tätigkeit sowie nach der Bedeutung dieser Tätigkeit für das Unternehmen, wobei auch die zu tragende Verantwortung zum Gesamtbild gehört.[70] Zum Gesamtumfang und der Art der Tätigkeit sowie deren Wert für die Unternehmung gehören wiederum der Aufgabenbereich, der Komplexitätsgrad der Aufgaben und persönliche Merkmale des Geschäftsführers.[71]

Der Aufgabenbereich umfaßt grundsätzlich die gerichtliche und außergerichtliche Vertretung sowie die Geschäftsleitung der GmbH. Wird der Aufgabenbereich auf mehrere Geschäftsführer verteilt, so ermäßigt sich das angemessene Gehalt des einzelnen entsprechend der internen Aufgabenverteilung.[72] Darüber hinaus verringert sich das angemessene Gehalt, wenn ein Geschäftsführer für mehrere Gesellschaften tätig ist[73] oder wenn die Tätigkeit nicht die volle Arbeitskraft des Geschäftsführers erfordert[74].

Die hierarchische Stellung des einzelnen Geschäftsführers muß ebenfalls berücksichtigt werden: Vorsitzende Geschäftsführer müssen eine höhere Vergütung erhalten als die übrigen Geschäftsführer, ordentliche Geschäftsführer mehr als stellvertretende Geschäftsführer. Dies gilt allerdings nur, soweit in der hierarchischen Stellung auch die tatsächlich ausgeübte Arbeitsleistung zum Ausdruck kommt. Die formalrechtliche Stellung des Geschäftsführers allein, das heißt seine formalen Befugnisse und Pflichten, sind nicht entscheidend.[75] Wird die Arbeit im internen Ablauf

---

69 Vgl. Langohr-Plato, U., Stbg 1992, S. 263.

70 Vgl. Muders, J., StBp 1996, S. 178; Spitaler, A./Niemann, U., Angemessenheit, 1999, S. 23.

71 Vgl. Seitrich, P., BB 1987, S. 878.

72 Vgl. FG Saarland vom 14.2.1995, 1 K 113/94, EFG 1995, S. 538, rkr; FG Saarland vom 4.11.1994, 1 K 267/93, EFG 1995, S. 171, rkr; FG Saarland vom 8.2.1994, 1 K 135/93, EFG 1994, S. 676, rkr; FG Düsseldorf vom 8.6.1993, 6 K 452/89, EFG 1994, S. 117, bestätigt duch BFH vom 1.12.1993, I B 158/93, BFH/NV 1994, S. 740. Siehe auch Spitaler, A./Niemann, U., Angemessenheit, 1999, S. 24.

73 Vgl. Lange, J., Gewinnausschüttungen, 1998, Rdnr. 960; o.V., StuB 2000, S. 46. Siehe auch das Formulierungsbeispiel für den Geschäftsführervertrag bei Schwedhelm, R., GmbH-StB 1997, S. 145.

74 Vgl. Spitaler, A./Niemann, U., Angemessenheit, 1999, S. 24.

75 Vgl. Spitaler, A./Niemann, U., Angemessenheit, 1999, S. 16.

zum Beispiel von Prokuristen geleistet, kann nicht von einem echten Arbeitsentgelt gesprochen werden. Treten die Geschäftsführungsaufgaben hinter die im Mittelpunkt stehende handwerkliche Leistung zurück, so ist als Vergleichsperson weniger ein Geschäftsführer als vielmehr ein Facharbeiter mit Führungsaufgaben heranzuziehen.[76] Liegt das Schwergewicht der Tätigkeit eines Geschäftsführers auf der steuerberatenden Tätigkeit, so ist Vergleichsperson für die Bemessung der angemessenen Vergütung ein angestellter Steuerberater mit Geschäftsleiteraufgaben.[77] Eine reine An- und Verkaufstätigkeit ist qualitativ geringer einzustufen als die ausschließliche Wahrnehmung von Aufgaben der Unternehmensführung.[78] Der Komplexitätsgrad der Tätigkeit bestimmt sich insbesondere nach der Unternehmensgröße.[79] Hinter diesen Indikatoren verbirgt sich die Vermutung, daß der Komplexitätsgrad der vom Geschäftsführer zu bewältigenden Aufgaben mit wachsender Unternehmensgröße steigt, weil die Anforderungen an die Fähigkeiten und das Engagement mit der Unternehmensgröße steigen und die Verantwortung sowie der Organisationsaufwand größer werden. Sofern als Indikatoren für die Unternehmensgröße die Höhe des Umsatzes und die Beschäftigtenzahl herangezogen werden, muß die zum Teil erheblich unterschiedliche Struktur verschiedener Branchen berücksichtigt werden. Zum einen können sich die Branchen hinsichtlich ihrer Personalintensität und Umsatzträchtigkeit unterscheiden. Zum anderen kann der Komplexitätsgrad der Geschäftsführeraufgaben im Vergleich zweier Branchen auch bei übereinstimmender Unternehmensgröße unterschiedlich sein.[80] Die angemessene Gesamtvergütung muß um so höher sein, je komplexer die Tätigkeit des Geschäftsführers ist.

---

[76] Vgl. FG Saarland vom 9.12.1987, 1 K 16/86, EFG 1988, S. 204, rkr. Siehe auch FG Hamburg vom 13.10.2000, II 457/99, EFG 2001, S. 160, rkr.

[77] Vgl. FG Saarland vom 15.12.1992, 1 K 50/92, EFG 1993, S. 407, die Revision BFH vom 2.2.1994, I R 18/93, BFH/NV 1995, S. 440, berührt diese Aussage nicht.

[78] Vgl. FG Saarland vom 4.11.1994, 1 K 267/93, EFG 1995, S. 171, rkr; FG Saarland vom 8.2.1994, 1 K 163/93, EFG 1994, S. 677, rkr. Gleiches gilt bei Mitarbeit in einem zahntechnischen Labor, vgl. FG Saarland vom 14.2.1995, 1 K 113/94, EFG 1995, S. 538, rkr.

[79] Vgl. auch Richter, H., GmbHR 1981, S. 168; Schuhmann, H., StBp 1988, S. 199.

[80] Vgl. Spitaler, A./Niemann, U., Angemessenheit, 1999, S. 17.

Abbildung 3.2: Bestimmungsfaktoren der Art und des Umfangs der Tätigkeit

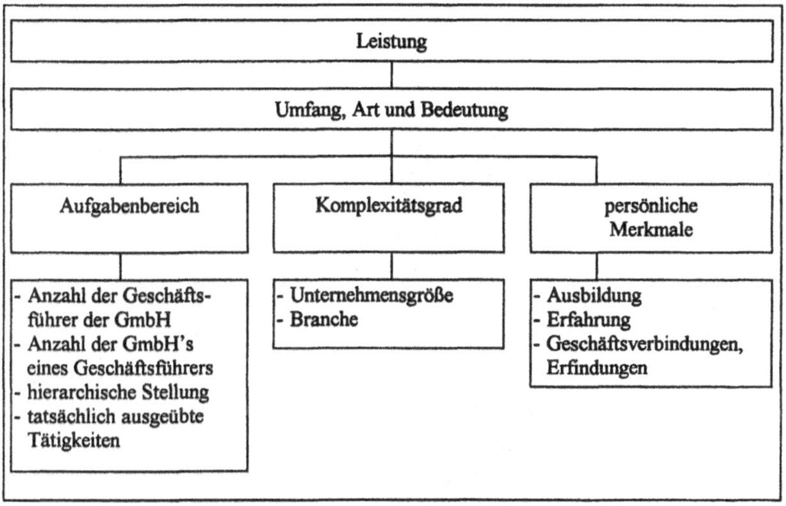

Im Rahmen der persönlichen Merkmale werden zahlreiche Faktoren genannt, die sich in fachbezogene, in persönlichkeitsbezogene und in personenbezogene Merkmale gliedern lassen.[81] Im fachbezogenen Bereich werden insbesondere die folgenden Merkmale genannt:

- Ausbildung. Die akademische Ausbildung (Hochschulabschluß, Promotion) wird teilweise als unbeachtlich[82], teilweise als einflußnehmendes Kriterium angesehen.[83] Teilweise wird die Bedeutung einer akademischen Ausbildung auch darin gesehen, daß sie zwar den Einstieg in fremde Unternehmen bzw. den Aufstieg in die höheren Hierarchiestufen erleichtert, Differenzen im Vergütungsniveau dann aber auf Unterschieden in der Hierarchiestufe und nicht im Ausbildungsstand beruhen.[84]

---

81 Vgl. Langohr-Plato, U., Stbg 1992, S. 263; Langohr-Plato, U., GmbHR 1992, S. 742; Muders, J., StBp 1996, S. 178; Schuhmann, H., StBp 1988, S. 199.

82 Vgl. Spitaler, A./Niemann, U., Angemessenheit, 1999, S. 20-21.

83 Vgl. FG Berlin vom 26.5.1998, 8 K 8652/97, EFG 1998, S. 1664, die Revision BFH vom 29.3.2000, I R 85/98, BFH/NV 2000, S. 1247, berührt diese Aussage nicht. Ebenso FG Saarland vom 4.11.1994, 1 K 267/93, EFG 1995, S. 171, rkr; Borst, G., BB 1989, S. 39; Brandmüller, G., GmbH-Geschäftsführer, 1997, Rz. 657; Muders, J., StBp 1996, S. 178.

84 Vgl. Tänzer, A., GmbHR 1997, S. 1086; Tänzer, A., GmbHR 1993, S. 729; Tänzer, A., GmbHR 1989, S. 325.

- Erfahrung (langjährige Tätigkeit im eigenen oder in fremden Unternehmen)[85] bzw. Referenzen (erfolgreiche Tätigkeit in fremden Unternehmen), alternativ wird auch das Lebensalter herangezogen[86].
- Fachwissen. Auch das Fachwissen wird als Einflußfaktor auf die angemessene Gesamtvergütung genannt. Da Fachwissen jedoch das Ergebnis von Ausbildung und Erfahrung ist, ist es in den oben genannten Kriterien bereits erfaßt.

Im Bereich der persönlichkeitsbezogenen Merkmale werden insbesondere die folgenden Kriterien als mitbestimmend für die Angemessenheit der Gesamtvergütung angeführt:

- individuelle Leistungsstärke. Unter den Begriff der individuellen Leistungsstärke fallen Eigenschaften wie Tüchtigkeit, Geschäftssinn und Geschick. Diese Eigenschaften werden indirekt jedoch bereits über die Faktoren Unternehmensgröße und Ertragslage erfaßt. Es ist die Aufgabe eines Geschäftsführers, das Unternehmen möglichst effizient zu gestalten. Seine Leistungsstärke drückt sich insbesondere über die Größe und Ertragslage des Unternehmens aus. Überdurchschnittliche Leistungen schlagen sich gerade bei Geschäftsführern kleinerer Unternehmen, die die Entwicklung des Unternehmens entscheidend (mit-)bestimmen können, in der Größe und Ertragskraft des Unternehmens nieder. Die individuelle Leistungsstärke darf aus diesem Grund keine besondere Berücksichtigung finden.[87]
- Fähigkeit zur Menschenführung. Ob die Fähigkeit zur Menschenführung eine Erhöhung der Geschäftsführervergütung rechtfertigt, ist davon abhängig, welcher Wert sozialen Aspekten im Unternehmen beigemessen wird. Alle Argumente, die die Fähigkeit zur Menschenführung mit dem Unternehmenserfolg verbinden, zum Beispiel verbesserte Arbeitsleistung durch verbesserte Motivation oder Anwerbung und Bindung leistungsfähiger Mitarbeiter durch gutes Betriebsklima, werden bereits über die Ertragskraft abgedeckt.
- Risikobereitschaft. Risikobereitschaft an sich ist kein gesondert zu honorierendes Merkmal eines Führungsstils.[88] Einen Wert erhält die Risi-

---

85 Vgl. BFH vom 20.3.1974, I R 197/72, BStBl 1974 II, S. 430; FG Berlin vom 26.5.1998, 8 K 8652/97, EFG 1998, S. 1664, die Revision BFH vom 29.3.2000, I R 85/98, BFH/NV 2000, S. 1247, berührt diese Aussage nicht.

86 Vgl. Brandmüller, G., GmbH-Geschäftsführer, 1997, Rz. 657; Evers, H./Grätz, F./Näser, C., Gehaltsfestsetzung, 1997, Rz. 60-61.

87 A.A. Evers, H./Grätz, F./Näser, C., Gehaltsfestsetzung, 1997, Rz. 64; Richter, H., GmbHR 1981, S. 168; Schuhmann, H., StBp 1988, S. 199.

88 A.A. Richter, H., GmbHR 1981, S. 168; Schuhmann, H., StBp 1988, S. 199; Spitaler, A./Niemann, U., Angemessenheit, 1999, S. 18.

kobereitschaft nur dann, wenn sie sich in Erfolg niederschlägt. Die Ertragskraft wird jedoch bereits gesondert erfaßt.

Die dritte Gruppe bilden die personenbezogenen Merkmale:
- Erfindungen, Geschäftsverbindungen.[89] Untrennbar mit der Person des Geschäftsführers verbundene Merkmale wie Erfindungen oder Geschäftsverbindungen können für den Geschäftserfolg der GmbH von herausragender Bedeutung sein. In diesen Fällen besitzt der Geschäftsführer eine gestärkte Verhandlungsposition, was eine Erhöhung der Geschäftsführervergütung rechtfertigt.

Weiterhin wird zum Teil die Verantwortung als einflußnehmendes Kriterium angesprochen. Die Übernahme besonderer Verantwortung ist jedoch charakteristisch für Geschäftsführer. Sie wird deshalb bereits über die oben genannten Kriterien erfaßt. Keine Bedeutung hat ferner die Herkunft des Geschäftsführers.[90]
Aus dem Bereich der persönlichen Merkmale lassen sich die folgenden Regeln ableiten: Je besser die Ausbildung und je größer die Erfahrung bzw. in Grenzen je höher das Alter ist, desto höher muß die Gesamtvergütung sein. Herausragende personenbezogene Merkmale erlauben einen Zuschlag.

3.3.2.1.2. Bedeutung

Dem Kriterium Art und Umfang der Tätigkeit wird größte Bedeutung zugesprochen.[91] Jedoch ergeben sich lediglich in dem Fall, daß die Geschäftsführungsaufgaben in den Hintergrund treten und deshalb als Vergleichsperson eine entsprechende Fachkraft mit Führungsaufgaben heranzuziehen ist, unmittelbar Ansatzpunkte für die Bemessung der Vergütung. In allen anderen Fällen liegt der Wert der genannten Merkmale und Regeln insbesondere darin, daß sie die Relationen darstellen, die zwischen verschiedenen Vergütungen gelten müssen, damit ihr Verhältnis zueinander angemessen ist. Ihnen kommt insoweit nur relative Aussagekraft zu. Für die Bestimmung eines angemessenen absoluten Betrages stellen die genannten Maßstäbe - für sich gesehen - dagegen keine Hilfe dar. Erst wenn bekannt ist, welche Geschäftsführervergütung für eine bestimmte Unternehmensgröße in einer bestimmten Branche für ein bestimmtes Alter und für eine bestimmte Qualifikation angemessen ist, kann hieraus auf die angemessene Geschäftsführervergütung für ein Unternehmen anderer

---

89 Vgl. Glade, A., DB 1998, S. 695.
90 Vgl. Tänzer, A., GmbHR 1993, S. 729; Tänzer, A., GmbHR 1989, S. 325.
91 Vgl. Spitaler, A./Niemann, U., Angemessenheit, 1999, S. 16, 23.

Größe oder in einer anderen Branche geschlossen bzw. die angemessene Gesamtvergütung für mehrere Geschäftsführer oder für einen Geschäftsführer anderen Alters bestimmt werden. Die Ausgangsvergütung muß auf andere Art und Weise, das heißt über die anderen Kriterien festgestellt werden. Soll der Schluß des weiteren nicht auf eine ordinale Qualität beschränkt bleiben, so reicht auch die Kenntnis einer punktuell für eine bestimmte Unternehmensgröße und Ertragskraft angemessenen Ausgangsvergütung nicht mehr aus. Für die Bestimmung der im Einzelfall angemessenen Vergütung ist dann eine in einer kardinalen Skala gefaßte konkrete Zuordnungsvorschrift erforderlich.
Die persönlichkeitsbezogenen Merkmale wie die individuelle Leistungsstärke sind darüber hinaus nicht objektiv meßbar. Bereits deshalb wird ihnen bei der Beurteilung des Einzelfalls durch Rechtsprechung und Finanzverwaltung keine hohe Bedeutung beigemessen.[92]

Von erheblicher Bedeutung für die Bestimmung absoluter Beträge nach anderen Kriterien sind allerdings die Rückwirkungen, die sich aus den Maßstäben ergeben, die für die Bemessung der angemessenen Gesamtvergütung für den Fall aufgestellt worden sind, daß mehrere Geschäftsführer ein Unternehmen leiten bzw. daß ein Geschäftsführer mehrere Unternehmen leitet:
Im ersten Fall bestimmt sich zumindest in kleineren Unternehmen die Angemessenheit der insgesamt gezahlten Bezüge an der Summe der für einen Geschäftsführer sowie für einen leitenden Angestellten angemessen Vergütung.[93]
Im zweiten Fall ist die Branchenzugehörigkeit der einzelnen Teilunternehmen für die Bemessung der angemessenen Gesamtvergütung bedeutsam: Leitet ein Geschäftsführer Unternehmen verschiedener Branchen, so wird eine entsprechende Vervielfachung der Arbeitsleistung des Geschäftsführers nicht dadurch in Frage gestellt, daß der Geschäftsführer seine Arbeitskraft auf mehrere Unternehmen verteilt. Leitet ein Geschäftsführer hingegen mehrere artverwandte Unternehmen derselben Branche, so kann bezüglich der Bemessung der angemessenen Gesamtvergütung für die Tätigkeit in einem einzelnen dieser Unternehmen nicht unberücksichtigt bleiben, daß die Arbeitsleistung des Geschäftsführers für das einzelne Unternehmen hinter derjenigen Leistung zurückbleiben muß, die er erbringen könnte, wenn er seine gesamte Arbeitskraft allein diesem Un-

---

92 Vgl. FG Nürnberg vom 20.7.1999, I 202/97, EFG 1999, S. 1152, rkr; Schneider, U./Altmüller, R., DB 1996, S. 1003.

93 Vgl. FG Hessen vom 18.1.2000, 4 K 3248/99, EFG 2000, S. 1032, Nichtzulassungsbeschwerde eingelegt unter Az. des BFH I B 68/00.

ternehmen widmen würde.[94] Dies ergibt sich auch vor dem Hintergrund, daß es nicht möglich sein darf, eine bestimmte Vergütung dadurch in den Rahmen des Angemessenen zu rücken, daß sie auf mehrere Gesellschaften verteilt wird.[95]
Berücksichtigt werden kann dieser Umstand zum einen, indem die bei isolierter Betrachtung des einzelnen Unternehmens angemessene Gesamtvergütung um einen Abschlag gekürzt wird (Alternative eins). Zum anderen können die zur selben Branche gehörenden Unternehmen fiktiv zusammengerechnet, für jede der Teilgruppen die angemessene Gesamtvergütung bestimmt und diese dann addiert werden (Alternative zwei).[96]
Bei der Bewertung dieser Alternativen bietet die Überlegung Anhaltspunkte, daß die Gesamtleistung des Geschäftsführers für sein Unternehmen sich nicht dadurch verringern kann, daß er sein Unternehmen teilt. Aus diesem Grund kann auch die angemessene Gesamtvergütung für die Gesamttätigkeit nicht niedriger ausfallen als die angemessene Gesamtvergütung bei fiktiver Zusammenrechnung der Unternehmen. Alternative zwei bildet insoweit die Untergrenze der angemessenen Gesamtvergütung. Aus der Überlegung ergibt sich darüber hinaus, daß die Bemessung des Abschlags nach Alternative eins nicht konsequent nach Zeitanteilen erfolgen darf.[97] Anderenfalls würde die Bedeutung der Unternehmensgröße für die Höhe der angemessenen Gesamtvergütung nicht erfaßt, wofür es aber gerade aufgrund der Artverwandtschaft der einzelnen Unternehmen keinen Anlaß gibt. Die Summe der angemessenen Gesamtvergütungen für die einzelnen Unternehmen würde in der Regel deutlich niedriger ausfallen als die angemessene Gesamtvergütung bei fiktiver Zusammen-

---

94 Vgl. FG Nürnberg vom 20.7.1999, I 202/97, EFG 1999, S. 1152, rkr; FG Baden-Württemberg vom 9.12.1993, 3 K 209/89, LEXinform-Nr. 0109470, rkr. Allerdings darf aus der Tätigkeit des Geschäftsführers für ein weiteres, bislang nicht berücksichtigtes Unternehmen nicht ohne weiteres der Schluß gezogen werden, daß sich die Arbeitsleistung für die ursprünglichen Unternehmen dadurch verringert, vgl. BFH vom 18.8.1999, I R 10/99, BFH/NV 2000, S. 225; Gail, W./Düll, A./ Fuhrmann, G./Grupp, S., DB 1999, Beilage 14, S. 4-5.

95 Indizien für derartige Motivationen können die Artverwandtschaft, dieselbe Adresse und derselbe Gesellschafterkreis sein, vgl. dazu FG Saarland vom 4.11.1994, 1 K 267/93, EFG 1995, S. 171, rkr; kritisch Niehues, K., DB 1996, S. 2452.

96 Vgl. FG Nürnberg vom 20.7.1999, I 202/97, EFG 1999, S. 1152, rkr.

97 Kritisch zur Arbeitszeit als Beurteilungsmaßstab der Arbeitsleistung ebenfalls FG Hessen vom 18.1.2000, 4 K 3248/99, EFG 2000, S. 1032, Nichtzulassungsbeschwerde eingelegt unter Az. des BFH I B 68/00; Niehues, K., DB 1996, S. 2451; Spitaler, A./Niemann, U., Angemessenheit, 1999, S. 24. Kritisch allgemein zur Bedeutung des Arbeitseinsatzes FG Niedersachsen vom 18.2.1997, VI 119/94, EFG 1997, S. 1050, Nichtzulassungsbeschwerde unbegründet durch BFH vom 21.1.1998, I B 66/97, BFH/NV 1998, S. 883, sowie in bezug auf Überstundenvergütungen BFH vom 19.3.1997, I R 75/96, BStBl 1997 II, S. 577.

rechnung, weil die Höhe der angemessenen Gesamtvergütung im Verhältnis zur Unternehmensgröße geringere Veränderungen erfährt.[98] Ist beispielsweise für ein Unternehmen mit 10 Mio. DM Umsatz eine Gesamtvergütung von 300.000 DM und für ein Unternehmen mit 5 Mio. DM Umsatz eine Gesamtvergütung von 200.000 DM angemessen, so führt die Spaltung eines 10 Mio. DM Umsatz erzielenden Unternehmens in zwei 5 Mio. DM erwirtschaftende Unternehmen bei nach Zeitanteilen bemessenen Abschlägen von den beiden Einzelvergütungen von jeweils 200.000 DM stets zu einer Reduzierung der Gesamtvergütung von 300.000 DM auf 200.000 DM. Überdies muß bei der Bemessung des Abschlags berücksichtigt werden, daß sich die Arbeitsleistung, die der Geschäftsführer für jedes Teilunternehmen erbringen muß, nicht entsprechend den Zeitanteilen reduzieren wird, weil zum Beispiel diverse mit der Organfunktion des Geschäftsführers verbundene Aufgaben mehrfach anfallen. Insgesamt erscheint deshalb die Vorgehensweise der Rechtsprechung, im Fall der Alternative zwei einen Abschlag von 25 %[99] bzw. 10 %[100] vorzunehmen, sinnvoll.[101] Zwar erfordert dieses Vorgehen im Grundsatz einen mit zunehmender Anzahl der Teilunternehmen ebenfalls zunehmenden prozentualen Abschlagsatz, um Umgehungen der Angemessenheitsgrenzen zu verhindern. Aufgrund des mit steigender Unternehmenszahl zunehmenden Verwaltungsaufwandes sind derartigen Gestaltungen jedoch Grenzen gesetzt.

Grundsätzlich sind also sowohl Alternative eins als auch Alternative zwei zur Bestimmung der angemessenen Gesamtvergütung geeignet. Der Vorrang sollte jeweils derjenigen Alternative gegeben werden, die zu einem höheren Wert führt. Alternative zwei weist allerdings den Vorteil auf, daß jedes einzelne Teilunternehmen des Geschäftsführers für sich beurteilt werden kann. Es sind keine Informationen über die anderen Unternehmen erforderlich.

---

98 Zur Begründung dieser Aussage siehe die späteren Ausführungen zur Bestimmung der angemessenen Gesamtvergütung.

99 Vgl. FG Nürnberg vom 20.7.1999, I 202/97, EFG 1999, S. 1152, rkr.

100 Vgl. FG Baden-Württemberg vom 9.12.1993, 3 K 209/89, LEXinform-Nr. 0109470, rkr. Das Gericht hat ausgehend von einer angemessenen Gesamtvergütung zwischen 140.000 DM und 240.000 DM, im Mittel also 190.000 DM, für den Fall ungeteilter Arbeitszeit eine Vergütung von 170.000 DM im Fall einer Halbierung der Arbeitszeit als angemessen angesehen.

101 Vgl. auch o.V., StuB 2000, S. 46; Streck, M., 1997, § 8 KStG, Anm. 150 „Dienstverhältnis" Nr. 5.

3.3.2.2. Verhältnis der Gesamtvergütung zur Verzinsung des Eigenkapitals

3.3.2.2.1. Definition

Der Gesellschaft muß nach Abzug der Geschäftsführerbezüge auf Dauer eine angemessene Rendite verbleiben.[102] Die angemessene Verzinsung des eingezahlten Kapitals und im gegebenen Fall die angemessene Vergütung für das auf dem ausstehenden Stammkapital lastende Risiko bildet das Mindestmaß des Gewinns, der der Gesellschaft verbleiben muß.[103] Ist das Eigenkapital höher als das Stammkapital, so ist das höhere Eigenkapital anzusetzen.[104]

Da die Betrachtung nicht auf ein einzelnes Jahr beschränkt werden darf, sondern sich auf einen längeren Zeitraum beziehen muß[105], der mit mindestens fünf Jahren benannt wird[106], kommt der Frage nach der Definition der Gewinngröße keine entscheidende Bedeutung zu. Wichtig ist insbesondere die Verrechnung von Gewinnen und Verlusten. Diese Bedingung erfüllt die in der Literatur genannte Definition des Gewinns als Jahresüberschuß nach Steuern im Sinne des § 29 Abs. 1 GmbHG ohne Gewinn- oder Verlustvorträge.[107]

In der Rechtsprechung wird eine Verzinsung von mindestens 10 % als angemessen angesehen.[108] Ausstehende Einlagen müssen mindestens mit 3 % verzinst werden.[109] Die Finanzverwaltung geht hinsichtlich der Mindestverzinsung grundsätzlich von einem Zinssatz in Höhe von 10 %

---

102 Vgl. BFH vom 25.2.1958, I 337/56 U, BStBl 1958 III, S. 229.

103 Vgl. BFH vom 5.10.1977, I R 230/75, BStBl 1978 II, S. 234; BFH vom 4.5.1977, I R 11/75, BStBl 1977 II, S. 679.

104 Vgl. BFH vom 4.5.1977, I R 11/75, BStBl 1977 II, S. 679; Wochinger, P., Gewinnausschüttungen, 1995, Rz. 238. A.A. Spitaler, A./Niemann, U., Angemessenheit, 1999, S. 80.

105 Vgl. FG Saarland vom 13.10.1997, 1 K 188/95, EFG 1998, S. 399, rkr, sowie ausführlicher GmbHR 1998, S. 102; FG Niedersachsen vom 24.11.1994, VI 658/91, EFG 1995, S. 537, rkr.

106 Vgl. Böth, H., StBp 1998, S. 289.

107 Vgl. Böth, H., StBp 1998, S. 289.

108 Vgl. BFH vom 5.10.1977, I R 230/75, BStBl 1978 II, S. 234; FG Saarland vom 13.10.1997, 1 K 188/95, EFG 1998, S. 399, rkr; FG Saarland vom 14.2.1995, 1 K 113/94, EFG 1995, S. 538, rkr; FG Saarland vom 22.6.1994, 1 K 53/93, EFG 1994, S. 937, rkr.

109 Vgl. BFH vom 4.5.1977, I R 11/75, BStBl 1977 II, S. 679; Böth, H., StBp 1998, S. 289, mit einem Berechnungsbeispiel.

aus.[110] Eine Verzinsung von 10 % bis 15 % wird somit einheitlich als angemessen angesehen.[111]

3.3.2.2.2. Bedeutung

Zwar hat die Rechtsprechung der angemessenen Verzinsung des Stammkapitals stets besondere Bedeutung beigemessen.[112] Liegt jedoch eine angemessene Verzinsung vor, so kann daraus nicht geschlossen werden, daß die Vergütung angemessen ist. Vielmehr ist ein ordentlicher und gewissenhafter Geschäftsleiter zudem bestrebt, den Gewinn der GmbH nachhaltig über dieses Mindestmaß hinaus zu steigern.[113] „Jede andere Handhabung erschütterte .. das von der Rechtsprechung postulierte angemessene Verhältnis von Geschäftsführervergütung einerseits und Gesamtgewinn andererseits."[114] Von Bedeutung ist die angemessene Verzinsung des Eigenkapitals nur insoweit, als sich die Gesellschaft mit dieser Verzinsung begnügen würde, wenn für den Geschäftsführer anderenfalls keine angemessene Vergütung verbliebe.[115] Die angemessene Vergütung des Geschäftsführers hat Vorrang vor den über die Mindestverzinsung hinausgehenden Gewinninteressen der GmbH. Aus diesem Grundsatz kann wiederum nicht geschlossen werden, daß eine Geschäftsführervergütung unangemessen ist, wenn die Mindestverzinsung nicht erreicht wird. Der Rechtsprechung ist nicht zu entnehmen, daß ein Geschäftsführer zur Ein-

---

[110] Vgl. OFD Saarbrücken vom 4.3.1992, S 2742-6-51211, Stbg 1992, S. 327. Für sogenannte Freiberufler-GmbH's soll die Mindestverzinsung 15 % betragen, vgl. OFD Stuttgart, BB 1997, S. 244.

[111] Vgl. auch Böth, H., StBp 1998, S. 289; Centrale für GmbH Dr. Otto Schmidt, GmbH-Handbuch, 1998, Teil III, Rz. 526, Fußnote 2; Rischar, A., BB 1997, S. 2306. Dieser Maßstab darf allerdings nicht auf die Anlaufphase eines neugegründeten Unternehmens übertragen werden, denn in dieser Zeit ist regelmäßig ein Mißverhältnis zwischen Geschäftsführerbezügen und Unternehmensgewinn festzustellen. Als Anlaufphase kann nur ein Zeitraum von weniger als zehn Jahren angesehen werden, vgl. FG Saarland vom 15.12.1992, 1 K 50/92, EFG 1993, S. 407, die Revision BFH vom 2.2.1994, I R 18/93, BFH/NV 1995, S. 440, berührt diese Aussage nicht.

[112] Vgl. BFH vom 23.5.1984, I R 294/81, BStBl 1984 II, S. 673; BFH vom 5.10.1977, I R 230/75, BStBl 1978 II, S. 234; BFH vom 4.5.1977, I R 11/75, BStBl 1977 II, S. 679; FG Saarland vom 4.11.1994, 1 K 267/93, EFG 1995, S. 171, rkr. So auch Schneider, U./Altmüller, R., DB 1996, S. 1004; Wochinger, P., Gewinnausschüttungen, 1995, Rz. 237.

[113] Vgl. BFH vom 28.6.1989, I R 89/85, BStBl 1989 II, S. 854; BFH vom 10.6.1987, I R 149/83, BStBl 1988 II, S. 25; BFH vom 23.5.1984, I R 294/81, BStBl 1984 II, S. 673; BFH vom 5.10.1977, I R 230/75, BStBl 1978 II, S. 234; BFH vom 4.5.1977, I R 11/75, BStBl 1977 II, S. 679.

[114] Seitrich, P., BB 1987, S. 878.

[115] Vgl. BFH vom 4.5.1977, I R 11/75, BStBl 1977 II, S. 679.

haltung der Mindestverzinsung auf eine angemessene Vergütung verzichten muß. Vielmehr gibt es „keinen Grundsatz, daß in Verlustjahren die Bezüge der Gesellschafter-Geschäftsführer auszusetzen oder zu reduzieren sind, um der Kapitalgesellschaft einen 'Mindestgewinn' zu ermöglichen“[116]. Auch bei Nichterreichen der Mindestverzinsung wird ein Fremdgeschäftsführer kaum freiwillig eine Vergütung akzeptieren, die untertariflich[117] ist, die also insbesondere unter dem Fremdvergleichswert (für ertragschwache Unternehmen) liegt.[118] Zwar muß die Gesellschaft die Vergütung des Geschäftsführers reduzieren, wenn sie anderenfalls ihre Existenz gefährden würde.[119] Dem wird jedoch dadurch eine Grenze gesetzt, daß die Gesellschaft ihre Existenz gerade dann gefährdet, wenn sie keinen Geschäftsführer mehr findet, der fähig und bereit ist, für die verringerte Vergütung zu arbeiten.[120] Die Geschäftsführervergütung ist zwar auch am Gewinn auszurichten, primär richtet sich die Angemessenheit der Bezüge aber nach der Arbeitsleistung des Geschäftsführers. Nicht entscheidend ist, was für den Betrieb tragbar ist. Verschlechtert sich die wirtschaftliche Lage der Gesellschaft allerdings so stark, daß zur Auszahlung der Geschäftsführerbezüge das Stammkapital angegriffen werden muß, so kann der Geschäftsführer aufgrund seiner Treuepflicht der Gesellschaft gegenüber verpflichtet sein, einer Herabsetzung seiner Bezüge zuzustimmen.[121]

Im Ergebnis kann damit weder aus einem Überschreiten noch aus einem Unterschreiten der Mindestverzinsung ohne weiteres auf die Angemessenheit oder Unangemessenheit einer Geschäftsführervergütung geschlossen werden. Ihre Bedeutung erhält die Kapitalverzinsung jedoch in Verbindung mit den anderen Kriterien der Angemessenheitsbeurteilung. Kann aus diesen Kriterien die Höhe einer unter Umständen angemessenen Vergütung abgeleitet werden, so wird es schwierig sein, eine diese Höhe

---

[116] Wochinger, P., Gewinnausschüttungen, 1995, Rz. 237; ebenso FG Niedersachsen vom 24.11.1994, VI 658/91, EFG 1995, S. 537, rkr; siehe auch Richter, H., GmbHR 1981, S. 169.

[117] Vgl. Seitrich, P., BB 1987, S. 878; Spitaler, A./Niemann, U., Angemessenheit, 1999, S. 79. Nach o.V., GmbHR 1976, S. 76, wird das Gehalt von Fremdgeschäftsführern in ertragschwachen Phasen nicht an die Ertragslage angepaßt.

[118] Vgl. Schneider, U./Altmüller, R., DB 1996, S. 1004.

[119] Vgl. FG Saarland vom 13.10.1997, 1 K 188/95, EFG 1998, S. 399, rkr, sowie ausführlicher GmbHR 1998, S. 102.

[120] Vgl. FG Niedersachsen vom 24.11.1994, VI 658/91, EFG 1995, S. 537, rkr.

[121] Vgl. BGH vom 15.6.1992, II ZR 88/91, DStR 1992, S. 1443; Bauder, W., BB 1993, S. 369; Brandmüller, G., GmbH-Geschäftsführer, 1997, Rz. 669; Wochinger, P., Gewinnausschüttungen, 1995, Rz. 237.

übersteigende Vergütung zu begründen, wenn dabei die Mindestverzinsung nicht erreicht wird.

Hinzu kommt, daß die Eigenkapitalverzinsung nicht gut zur Beurteilung der Angemessenheit der Gesamtvergütung geeignet ist: Würde die Höhe der angemessenen Vergütung an der Eigenkapitalrendite gemessen, so wäre eine bestimmte Vergütung um so eher angemessen, je geringer sich die Eigenkapitalausstattung darstellt.[122] Ein Geschäftsführer müßte nur Eigen- durch Fremdkapital ersetzen, um eine höhere Eigenkapitalrendite zu erzielen. Die angemessene Kapitalverzinsung ist als alleiniger Maßstab zur Angemessenheitsprüfung weder geeignet noch vorgesehen.[123]
Diese Sichtweise findet in der Literatur keine ungeteilte Zustimmung. Es wird die Ansicht vertreten, daß es bei der Bemessung der angemessenen Gesamtvergütung um die ausgewogene Verteilung des Gesamtgewinns auf die Faktoren Arbeit und Kapital gehen muß, weshalb jede Geschäftsführervergütung angemessen ist, solange der Kapitalgesellschaft eine Mindestverzinsung des Stammkapitals[124] bzw. des tatsächlichen Werts des Unternehmens[125] verbleibt: Die GmbH nichts tut, außer das Stammkapital zur Verfügung zu stellen und dieses Kapital sowie die eigene Existenz zu riskieren, während der Geschäftsführer viel Zeit investiert, seine Gesundheit riskiert, Fachwissen einbringt und unangenehme Tätigkeiten erbringen muß. Ein Fremdgeschäftsführer würde seine Gehaltsforderung an ähnlichen Überlegungen ausrichten, weil es für ihn anderenfalls naheliegend wäre, ein eigenes Unternehmen zu gründen.
Diese Überlegung ist jedoch insoweit unvollständig, als sie zum einen voraussetzt, daß seitens des Geschäftsführers auch die Bereitschaft zur Übernahme des ungeminderten Verlustrisikos besteht.[126] Zum anderen sind nicht alle die Mindestverzinsung übersteigenden Erfolge zwingend

---

[122] Vgl. o.V., GmbHR 1976, S. 76.

[123] Vgl. auch FG Saarland vom 13.10.1997, 1 K 188/95, EFG 1998, S. 399, rkr, sowie ausführlicher GmbHR 1998, S. 102. Der Ansicht des FG Köln vom 16.10.1981, VI 293/81 A (K), n.v., Nachweis in Stbg 1992, S. 264, daß eine Verzinsung des Stammkapitals von mindestens 60 % ein Indiz für die Angemessenheit darstellt, ist nicht zu folgen. Das FG Hessen vom 27.3.1998, 4 K 3409/96, EFG 1998, S. 1538, bestätigt durch BFH vom 14.7.1999, I B 91/98, BFH/NV 1999, S. 1645, hat eine Gesamtvergütung als unangemessen angesehen, die dem Unternehmen eine Verzinsung des Stammkapitals zwischen 581 % und 708 % belassen hat.

[124] Vgl. Rischar, A., BB 1997, S. 2306; Thielefeld, P., Stbg 1995, S. 323.

[125] Vgl. Glade, A., DB 1998, S. 695.

[126] Siehe dazu Wochinger, P., Gewinnausschüttungen, 1995, Rz. 237.

auf den Geschäftsführer zurückzuführen. Sie können auch in den spezifischen Gegebenheiten des Marktes begründet sein.[127]

3.3.2.3. Verhältnis der Gesamtvergütung zum Gesamtgewinn des Unternehmens

Die Geschäftsführervergütung und der der Gesellschaft verbleibende Gewinn müssen in einem ausgewogenen Verhältnis[128] stehen, das heißt sie müssen tragbar erscheinen und dürfen nicht zu einer Aushöhlung oder Absaugung des körperschaftsteuerpflichtigen Gewinns führen. Ziel eines ordentlichen und gewissenhaften Geschäftsleiters muß es sein, den Unternehmenserfolg zu steigern. Mit dieser Aufgabenstellung verträgt sich keine Vereinbarung, die der Gesellschaft von vornherein die an sich vorhandene Möglichkeit der Gewinnsteigerung nimmt und die Gewinnerwartung auf eine angemessene Verzinsung des Stammkapitals beschränkt. Der ordentliche und gewissenhafte Geschäftsleiter würde eine Schmälerung der Gewinnteilhabe nur in dem Umfang hinnehmen, in dem für den Geschäftsführer anderenfalls keine angemessene Vergütung verbliebe.[129]

Da es sich bei der Geschäftsführervergütung um eine Bruttogröße handelt, muß der Geschäftsführervergütung zur Beurteilung der Frage, wann das Verhältnis der Geschäftsführervergütung zum Gewinn der Gesellschaft ausgewogen ist, auch der der Gesellschaft verbleibende Gewinnanteil vor Steuern gegenüber gestellt werden. Bezüglich des Aufteilungsverhältnisses des Gewinns wird seitens der Finanzverwaltung ein Verhältnis von zwei Dritteln Geschäftsführerbezüge zu einem Drittel Gewinnanteil der GmbH vielfach nicht beanstandet.[130] Die Rechtsprechung hat einen der Gesellschaft nach Abzug der Gesamtvergütung verbleibenden Gewinnanteil von 60 % als mindestens ausreichend angesehen[131], einen Anteil von

---

[127] Vgl. FG Hessen vom 18.11.1999, 4 K 4573/97, EFG 2000, S. 287, rkr, Rücknahme der Revision. Ablehnend ebenso Gail, W., StbJb 1996/1997, S. 126.

[128] Vgl. Schuhmann, H., StBp 1988, S. 199.

[129] Vgl. BFH vom 28.6.1989, I R 89/85, BStBl 1989 II, S. 854; BFH vom 23.5.1984, I R 294/81, BStBl 1984 II, S. 673; BFH vom 5.10.1977, I R 230/75, BStBl 1978 II, S. 234; Böth, H., StBp 1998, S. 289.

[130] Vgl. Centrale für GmbH Dr. Otto Schmidt, GmbH-Handbuch, 1998, Teil III, Rz. 528. Auch FG Saarland vom 27.8.1991, 1 K 180/90, EFG 1992, S. 34, rkr, hat diese Aufteilung ausnahmeweise anerkannt. Die OFD Stuttgart, BB 1997, S. 244, betrachtet einen der Gesellschaft verbleibenden Gewinnanteil von 50 % noch als angemessen.

[131] Vgl. FG Niedersachsen vom 16.9.1994, VI-583/92, LEXinform-Nr. 0109796, rkr.

29,71 % nicht in Frage gestellt[132] bzw. einen Mindestanteil von 25 % als ausreichend benannt[133]. Ein krasses Mißverhältnis liegt vor, wenn der Gewinnanteil der GmbH unter 7 % liegt.[134] Insgesamt erscheint es damit vertretbar, ein Gewinnanteil der GmbH von 30 % als noch ausreichend anzusehen.[135]

In den Betriebsprüfungen bei kleineren Unternehmen spielt die Gewinnaufteilung eine große Rolle.[136] Auch dieses Kriterium darf jedoch nicht isoliert verwendet werden, da es grundsätzlich nicht möglich ist, die Angemessenheit eines Gehalts pauschal nur nach einem bestimmten Prozentsatz des Gewinns der Gesellschaft zu beurteilen.[137] Seine Einhaltung stellt lediglich ein Indiz für die Angemessenheit einer Vergütung dar. Da die angemessene Vergütung des Geschäftsführers Vorrang vor den über die Mindestverzinsung hinausgehenden Gewinninteressen der GmbH hat, kann aus einem Unterschreiten des angemessenen Gewinnanteils der GmbH nicht ohne weiteres auf die Unangemessenheit der Vergütung geschlossen werden. Wie auch das Kriterium der Mindestverzinsung erhält das Verhältnis von Geschäftsführervergütung und Gewinnanteil der GmbH seine Bedeutung in Verbindung mit den anderen Kriterien der Angemessenheitsbeurteilung. Kann aus diesen Kriterien die Höhe einer unter Umständen angemessenen Vergütung abgeleitet werden, so wird es schwierig sein, eine diese Höhe übersteigende Vergütung zu begründen, wenn die GmbH dadurch nicht in angemessener Weise am Gewinn beteiligt wird.

---

132 Vgl. BFH vom 28.6.1989, I R 89/85, BStBl 1989 II, S. 854. Allerdings handelte es sich um ein Unternehmen in der Anlaufphase, bei dem das Verhältnis zwischen Umsatz und Gewinn noch nicht abzusehen war.

133 Vgl. FG Hamburg vom 13.10.2000, II 457/99, EFG 2001, S. 160, rkr; Niedersachsen vom 21.9.1999, 6 K 166/97, EFG 2000, S. 647, rkr.

134 Vgl. BFH vom 1.12.1993, I B 158/93, BFH/NV 1994, S. 740. Auch in den Urteilen BFH vom 23.5.1984, I R 294/81, BStBl 1984 II, S. 673, und FG Saarland vom 22.6.1994, 1 K 53/93, EFG 1994, S. 937, rkr, wurden mit ca. 1 % bzw. unter 2 % unangemessen niedrige Gewinnanteile der GmbH festgestellt.

135 In der Literatur wird ein Gewinnanteil von bis zu 50 % als betriebswirtschaftlich begründbar angesehen, vgl. Niehues, K., DB 1996, S. 2453; Niehues, K., DStR 1995, S. 12.

136 Vgl. Centrale für GmbH Dr. Otto Schmidt, GmbH-Handbuch, 1998, Teil III, Rz. 528. Auch FG Saarland vom 27.8.1991, 1 K 180/90, EFG 1992, S. 34, rkr, hat diese Aufteilung ausnahmeweise anerkannt.

137 Vgl. BFH vom 11.12.1991, I R 152/90, BStBl 1992 II, S. 690; BFH vom 25.2.1958, I 337/56 U, BStBl 1958 III, S. 229; FG Niedersachsen vom 16.9.1994, VI-583/92, LEXinform-Nr. 0109796, rkr; FG Saarland vom 15.12.1992, 1 K 50/92, EFG 1993, S. 407, die Revision BFH vom 2.2.1994, I R 18/93, BFH/NV 1995, S. 440, berührt diese Aussage nicht.

3.3.2.4. Ertragsaussichten des Unternehmens

3.3.2.4.1. Definition

Auch die Ertragsaussichten des Unternehmens beeinflussen die Höhe der angemessenen Gesamtvergütung. Gemessen werden die Ertragsaussichten bzw. die Ertragskraft des Unternehmens in der Relation der Umsatzentwicklung zur Gewinnentwicklung, das heißt in der Umsatzrendite.[138] Zwar werden die Ertragsaussichten des Unternehmens vielfach eng mit der Eigenkapitalrendite verknüpft.[139] Zum einen ist jedoch die Umsatzrendite besser zur Beurteilung der Ertragskraft eines Unternehmens geeignet als die Eigenkapitalrendite, weil sie nicht so leicht manipulierbar ist.[140] Zum anderen kann eine Gleichsetzung der Ertragskraft mit der Eigenkapitalrendite nicht der Intention der Rechtsprechung entsprechen. Anderenfalls handelte es sich um eine Leerformel, die bereits durch das Kriterium Verhältnis der Gesamtvergütung zur Verzinsung des Eigenkapitals ausgefüllt wäre.
Die Ertragskraft wirkt sich grundsätzlich dergestalt auf die Höhe der angemessenen Gesamtvergütung aus, daß die angemessene Gesamtvergütung um so höher ausfallen muß, je größer die Ertragskraft des Unternehmens ist.[141] Umgekehrt muß die Gesamtvergütung in Unternehmen mit unterdurchschnittlicher Ertragslage auch unterdurchschnittlich sein.[142]

Wie die Mindestverzinsung des Kapitals und die Ausgewogenheit der Gewinnanteile von Geschäftsführer und Gesellschaft können auch die Ertragsaussichten nicht allein nach den zum Zeitpunkt des Abschlusses des Geschäftsführungsvertrags vorherrschenden Gegebenheiten beurteilt wer-

---

[138] Vgl. FG Berlin vom 26.5.1998, 8 K 8652/97, EFG 1998, S. 1664, die Revision BFH vom 29.3.2000, I R 85/98, BFH/NV 2000, S. 1247, berührt diese Aussage nicht; FG Saarland vom 17.10.1997, 1 K 33/95, EFG 1998, S. 395, bestätigt durch BFH vom 8.7.1998, I R 134/97, BFH/NV 1999, S. 370; FG Saarland vom 18.12.1996, I K 32/95, EFG 1997, S. 491, die Revision BFH vom 13.8.1997, I R 12/97, BFH/NV 1998, S. 498, berührt diese Aussage nicht; FG Saarland vom 4.11.1994, 1 K 267/93, EFG 1995, S. 171, rkr. Vgl. auch Schneider, U./Altmüller, R., DB 1996, S. 1005.

[139] Vgl. Muders, J., StBp 1996, S. 178; Schuhmann, H., StBp 1988, S. 199; Seitrich, P., BB 1987, S. 878.

[140] Siehe dazu die Argumentation zur Bedeutung der Kapitalverzinsung in Abschnitt 3.3.2.2.2.

[141] Vgl. Böth, H., StBp 1998, S. 288.

[142] Vgl. FG Saarland vom 18.12.1996, 1 K 32/95, EFG 1997, S. 491, die Revision BFH vom 13.8.1997, I R 12/97, BFH/NV 1998, S. 498, berührt diese Aussage nicht; FG Saarland vom 14.2.1995, 1 K 113/94, EFG 1995, S. 538, rkr; FG Saarland vom 4.11.1994, 1 K 267/93, EFG 1995, S. 171, rkr.

den. Vielmehr ist ein längerer Beurteilungszeitraum erforderlich.[143] Die Angemessenheit der Gesamtvergütung[144] und damit auch die Ertragsaussichten sind jeweils zu Beginn des Vergütungszeitraums, das heißt im voraus, zu beurteilen. Der Beurteilungszeitraum bezieht sich somit grundsätzlich auf die Zukunft. Gleichwohl kann im Rahmen der Beurteilung auch auf die Entwicklung der Ertragslage in der Vergangenheit zurückgegriffen werden.[145] Die möglichen künftigen Entwicklungstendenzen sind in die derart extrapolierten Ertragsaussichten zu integrieren, wobei der Blick in die Zukunft einen Zeitraum von mindestens drei Jahren umfassen sollte.[146] Bei Neugründungen muß allerdings auf betriebsorientierte Prognosen zurückgegriffen werden.

3.3.2.4.2. Bedeutung

Wie der Unternehmensgröße wird auch den Ertragsaussichten erhebliche Bedeutung bei der Bestimmung der angemessenen Gesamtvergütung beigemessen.[147] Die Leistung eines Geschäftsführers ist im Reingewinn zu messen.[148] Die Abhängigkeit der Vergütung von den Ertragsaussichten ist ebenso einsichtig und allgemein anerkannt wie diejenigen Abhängigkeiten, die aus der Unternehmensgröße abgeleitet werden. Wie bereits beim Kriterium Art und Umfang der Tätigkeit liegt der Wert der Regel jedoch darin, daß sie die Relationen darstellt, die zwischen den Vergütungen von Geschäftsführern unterschiedlich ertragstarker Unternehmen bestehen müssen, damit ihr Verhältnis zueinander angemessen ist. Die Regel erlaubt eine ordinale Aussage im Vergleich zu einer für eine bestimmte Ertragskraft gegebenen angemessenen Gesamtvergütung. Für die Bestimmung des im Einzelfall angemessenen Zu- oder Abschlags für die Er-

---

143 Vgl. Seitrich, P., BB 1987, S. 879.

144 Vgl. BFH vom 22.4.1971, I R 114/70, BStBl 1971 II, S. 600.

145 Vgl. FG Saarland vom 18.12.1996, 1 K 32/95, EFG 1997, S. 491, die Revision BFH vom 13.8.1997, BFH/NV 1998, S. 498, berührt diese Aussage nicht; o.V., Gestaltende Steuerberatung 1996, S. 19; Seitrich, P., BB 1987, S. 878; Spitaler, A./Niemann, U., Angemessenheit, 1999, S. 69. Dies kommt im übrigen auch in der Rechtsprechung zur Wartezeit der GmbH zum Ausdruck.

146 Zu diesem Zeitraum siehe die Rechtsprechung zur Angemessenheit von Tantiemevereinbarungen.

147 Vgl. Brandmüller, G., GmbH-Geschäftsführer, 1997, Rz. 664; Carlé, D./Herff, A., KÖSDI 1995, S. 10244; Centrale für GmbH Dr. Otto Schmidt, GmbH-Handbuch, 1998, Teil III, Rz. 526; Glade, A., DB 1998, S. 693; Langohr-Plato, U., Stbg 1992, S. 262; Muders, J., StBp 1996, S. 178; Streck, M., 1997, § 8 KStG, Anm. 150 „Dienstverhältnis" Nr. 6.

148 Vgl. FG Saarland vom 15.12.1992, 1 K 50/92, EFG 1993, S. 407, die Revision BFH vom 2.2.1994, I R 18/93, BFH/NV 1995, S. 440, berührt diese Aussage nicht.

tragskraft ist dagegen eine in einer kardinalen Skala gefaßte konkrete Zuordnungsvorschrift erforderlich.

3.3.2.5. Verhältnis des Gehalts zum Gehalt von leitenden Angestellten desselben Unternehmens

Sofern in demselben Unternehmen auch Nichtgesellschafter-Geschäftsführer als Angestellte tätig sind, können deren Vergütungen einen Anhaltspunkt für die Angemessenheitsbeurteilung des Gesellschafter-Geschäftsführers geben. Dieser interne Fremdvergleich geht dem externen Fremdvergleich vor.[149]

Werden keine weiteren Geschäftsführer beschäftigt, bietet sich als weiterer Maßstab für die Bestimmung der angemessenen Vergütung die Orientierung an der Vergütung von in demselben Unternehmen tätigen leitenden Angestellten an. Dabei ist allerdings zu beachten, daß die Verantwortung des Geschäftsführers höher ist als diejenige von leitenden Angestellten, da Geschäftsführer neben den eigentlichen Leitungsaufgaben auch die rechtliche Verantwortung als Organe der Gesellschaft tragen, während leitende Angestellte lediglich unternehmerische Teilfunktionen ausüben.[150] Diese Verantwortung rechtfertigt ebenfalls ein Entgelt.[151]

In der Literatur werden Faustregeln von 2:1[152] bzw. maximal 3:1[153] vertreten. Dem Verhältnis der Vergütung des Geschäftsführers zum Gehalt von leitenden Angestellten desselben Unternehmens wird in der Literatur eine gewisse Aussagekraft zugesprochen[154], weil es einen Anhaltspunkt zur Beurteilung der Ausgewogenheit der innerbetrieblichen Vergütungsstruktur liefert und die Einschätzung der Wertigkeit der Arbeitsleistung im

---

149 Vgl. FG Hessen vom 27.3.1998, 4 K 3409/96, EFG 1998, S. 1538, bestätigt duch BFH vom 14.7.1999, I B 91/98, BFH/NV 1999, S. 1645; FG Hessen vom 16.1.1997, 4 K 2355/94, EFG 1998, S. 593, rkr; Dötsch, E./Eversberg, H./Jost, W.F./Witt, G., 1992, Anhang zu § 8 KStG, „Dienstverhältnis"; Spitaler, A./Niemann, U., Angemessenheit, 1999, S. 98.

150 Vgl. Evers, H./Grätz, F./Näser, C., Gehaltsfestsetzung, 1997, Rz. 246; Wochinger, P., Gewinnausschüttungen, 1995, Rz. 239.

151 Vgl. BFH vom 10.5.1967, I 187/64, BStBl 1967 III, S. 498.

152 Vgl. Centrale für GmbH Dr. Otto Schmidt, GmbH-Handbuch, 1998, Teil III, Rz. 528.1; Tillmann, B., Geschäftsführervertrag, 1989, Rz. 99.

153 Vgl. Streck, M., 1997, § 8 KStG, Anm. 150 „Dienstverhältnis" Nr. 5.

154 Vgl. Seitrich, P., BB 1987, S. 878.

konkreten Unternehmen verdeutlicht wird.[155] Allenfalls eine starre Anwendung der Relationen wird kritisiert.[156]
Die Rechtsprechung hat den Vergleich mit leitenden Angestellten wiederholt angewendet[157] und zudem wiederholt festgestellt, daß ein Geschäftsführer sich regelmäßig in anderer Weise als ein normaler Angestellter mit dem Wohl und Wehe der Kapitalgesellschaft identifiziert, was eine deutliche Gehaltsabstufung rechtfertigt.[158] Die Rechtsprechung der Finanzgerichte hat diese Gehaltsabstufung gegenüber Angestellten ohne Geschäftsleiterfunktion mit einem Verhältnis von 2:1 konkretisiert.[159] Auch die Finanzverwaltung lehnt die Orientierung an der Vergütung von Angestellten nicht grundsätzlich ab.[160]

Das Verhältnis der Vergütung des Geschäftsführers zum Gehalt von leitenden Angestellten kann deshalb eine sinnvolle Argumentationshilfe sein, um das Niveau einer Geschäftsführervergütung zu begründen. Eine Deckelung der angemessenen Gesamtvergütung kann hingegen nur mit dem internen Fremdvergleich begründet werden, wenn die Überschreitung

---

155 Vgl. Carlé, D./Herff, A., KÖSDI 1995, S. 10243; Centrale für GmbH Dr. Otto Schmidt; GmbH-Handbuch, 1998, Teil III, Rz. 528.1; Evers, H./Grätz, F./Näser, C., Gehaltsfestsetzung, 1997, Rz. 246; Muders, J., StBp 1996, S. 179-180; Spitaler, A./Niemann, U., Angemessenheit, 1999, S. 99.

156 Vgl. Dötsch, E./Eversberg, H./Jost, W.F./Witt, G., 1992, Anhang zu § 8 KStG, „Dienstverhältnis"; Lange, J., Gewinnausschüttungen, 1998, Rdnr. 963.

157 Vgl. BFH vom 25.2.1958, I 337/56 U, BStBl 1958 III, S. 229. BFH vom 1.12.1993, I B 158/93, BFH/NV 1994, S. 740, sowie die erste Instanz FG Düsseldorf vom 8.6.1993, 6 K 452/89, EFG 1994, S. 117, haben ein Verhältnis von 3:1 als hinreichende Abstufung zu leitenden Angestellten angesehen. Auch FG Saarland vom 4.11.1994, 1 K 267/93, EFG 1995, S. 171, rkr, und FG Niedersachsen vom 16.9.1994, VI 583/92, LEXinform-Nr. 0109796, rkr, gehen auf das Verhältnis der Geschäftsführervergütung zum Gehalt von leitenden Angestellten ein. FG Saarland vom 8.2.1994, 1 K 135/93, EFG 1994, S. 676, rkr, hat die zeitliche Entwicklung der Angestelltenbezüge zur Beurteilung der angemessenen Entwicklung der Geschäftsführerbezüge herangezogen. Ablehnend hingegen BFH vom 27.3.1963, I 9/61, StRK, KStG § 6 Abs. 1 Satz 2 R. 133.

158 Vgl. BFH vom 19.3.1997, I R 75/96, BStBl 1997 II, S. 577; BFH vom 11.12.1991, I R 152/90, BStBl 1992 II, S. 690.

159 Vgl. FG Saarland vom 15.12.1992, 1 K 50/92, EFG 1993, S. 407, die Revision BFH vom 2.2.1994, I R 18/93, BFH/NV 1995, S. 440, berührt diese Aussage nicht. Auch FG Saarland vom 14.2.1995, 1 K 113/94, EFG 1995, S. 538, rkr, geht auf das Verhältnis der Geschäftsführervergütung zur Vergütung von Angestellten ohne Geschäftsführungsfunktion ein. FG Niedersachsen vom 16.9.1994, VI-583/92, LEXinform-Nr. 0109796, rkr, hat dagegen einen Vergleich mit Angestellten ohne Leitungsfunktion ausgeschlossen.

160 Siehe dazu die Haltung der Finanzverwaltung in FG Hessen vom 16.1.1997, 4 K 2355/94, EFG 1998, S. 593, rkr.

nicht durch besondere Umstände begründet ist. Der interne Fremdvergleich wird insoweit vorrangig zur Festlegung der Grenze der angemessenen Gesamtvergütung nach unten herangezogen.[161]

Unbeschadet seiner systematischen Beurteilung muß der innerbetriebliche Fremdvergleich in der Praxis häufig deshalb scheitern, weil in mittelständischen Unternehmen häufig keine weiteren Geschäftsführer oder vergleichbaren leitenden Angestellten vorhanden sind, so daß ein innerbetrieblicher Vergleich mit Fremdgeschäftsführern oder leitenden Angestellten ausscheidet.[162]

3.3.3. Außerbetrieblicher Fremdvergleich

3.3.3.1. Definition

Beim außerbetrieblichen oder externen Fremdvergleich wird die Höhe der angemessenen Geschäftsführervergütung durch den Betrag bestimmt, den vergleichbare Unternehmen ihren Geschäftsführern für gleichartige Leistungen zahlen. Eines der Probleme, die mit dieser Methode verbunden sind, besteht darin, daß die einzelnen Unternehmen bzw. Gesellschafter-Geschäftsführer keinen Einblick in andere Unternehmen haben.[163] Im Einzelfall können über Gutachten zum Beispiel der zuständigen Industrie- und Handelskammer oder kommerzieller Vergütungsberater brauchbare Vergleichszahlen ermittelt werden.[164] Eine Bindung des Gerichts an das gegebenenfalls eingeholte Gutachten besteht allerdings nicht.[165] Alternativ wird zur Durchführung des außerbetrieblichen Fremdvergleichs auf in der Literatur veröffentlichte Vergütungsstudien zurückgegriffen. Bei diesen Studien handelt es sich um statistische Erhebungen, in die möglichst viele Unternehmen einbezogen werden und in denen die gesammelten Daten nach den wichtigsten Einflußfaktoren untersucht und entsprechend aufbereitet werden. Überbetriebliche Vergütungsstudien unterscheiden sich von individuellen Gutachten dadurch, daß sie die Besonderheiten des einzelnen Unternehmens und der Person des Geschäftsführers nicht berücksichtigen können.

---

161 Vgl. dazu auch Lange, J., Gewinnausschüttungen, 1998, Rdnr. 963.

162 Vgl. Böth, H., StBp 1998, S. 290; Niehues, K., DStR 1995, S. 12; Schneider, U./Altmüller, R., DB 1996, S. 1003; Wochinger, P., Gewinnausschüttungen, 1995, Rz. 239.

163 Vgl. Brandmüller, G., GmbH-Geschäftsführer, 1997, Rz. 664.

164 Vgl. BFH vom 25.2.1958, I 337/56 U, BStBl 1958 III, S. 229; Schuhmann, H., StBp 1988, S. 197; Tänzer, A., GmbHR 1993, S. 730; Tänzer, A., GmbHR 1989, S. 327.

165 Vgl. FG Saarland vom 17.10.1997, 1 K 33/95, EFG 1998, S. 395, bestätigt durch BFH vom 8.7.1998, I R 134/97, BFH/NV 1999, S. 370.

3.3.3.2. Konkretisierung über Vergütungsstudien

Zur Konkretisierung der Ergebnisse der Vergütungsstudien wird im folgenden insbesondere auf die Untersuchung der Bundessteuerberaterkammer sowie die in der Literatur veröffentlichten Auszüge aus der von der Kienbaum Vergütungsberatung jährlich durchgeführten Vergütungsstudie für Unternehmen bis 10 Mio. DM Umsatz zurückgegriffen.[166]

3.3.3.2.1. Art und Umfang der Geschäftsführertätigkeit

Die Ergebnisse der Vergütungsstudien bestätigen im wesentlichen, daß den von der Rechtsprechung genannten Bestimmungsmerkmalen Art und Umfang der Geschäftsführertätigkeit sowie Ertragsaussichten des Unternehmens die entscheidende Bedeutung für die Höhe der einem Geschäftsführer gezahlten Vergütung zukommt:

Hinsichtlich des Aufgabenbereichs zeigt sich, daß die Größe des Geschäftsführergremiums keinen Einfluß hat. Alleingeschäftsführer erhalten dieselbe Vergütung wie Geschäftsführer, die zu einem mehrköpfigen Unternehmensführergremium gehören.[167] Innerhalb mehrköpfiger Gremien erhalten jedoch Vorsitzende oder Sprecher der Geschäftsführung nach Erfahrungswerten etwa 25 % mehr als die übrigen Geschäftsführer, stellvertretende etwa 25 % weniger als die ordentlichen Geschäftsführer.[168]

Der Komplexitätsgrad der Geschäftsführeraufgaben, gemessen an der Unternehmensgröße, welche wiederum an der Höhe des Umsatzes bzw. der Beschäftigtenzahl gemessen wird, ist der wichtigste Einflußfaktor.[169] Die starke Abhängigkeit zeigt sich auch in den Korrelationskoeffizienten,

---

[166] Vgl. Bundessteuerberaterkammer (Hrsg.), Vergütungen von GmbH-Geschäftsführern, Untersuchung der Bundessteuerberaterkammer, Stand 1996, Nürnberg/ Bonn 1998, sowie zu den Ergebnissen dieser Studie auch Senger, H.G./Schulz, K., DStR 1997, S. 1830. Zu den Ergebnissen der Vergütungsstudien der Kienbaum Vergütungsberatung siehe beispielsweise Tänzer, A., GmbHR 2000, S. 596; Feldkamp, T., Stbg 2000, S. 139, 188; Feldkamp, T., Stbg 1999, S. 136, 181; Richter, E., Stbg 1998, S. 131, 182. Zu weiteren Vergütungsstudien siehe auch die Studien der BBE-Unternehmensberatung: Diefenbach, R./Rath, P., Welche Vergütung GmbH-Geschäftsführer erhalten, Köln 1999.

[167] Vgl. Evers, H./Grätz, F./Näser, C., Gehaltsfestsetzung, 1997, Rz. 51.

[168] Vgl. Brandmüller, G., GmbH-Geschäftsführer, 1997, Rz. 664. Nach Tänzer, A., GmbHR 1997, S. 1086, erhalten Vorstände in kleinen Unternehmen 20 %, in großen Unternehmen 40 % bis 80 % mehr als ordentliche Geschäftsführer. Das Ressort ist dagegen weitgehend bedeutungslos, vgl. Evers, H./Grätz, F./Näser, C., Gehaltsfestsetzung, 1997, Rz. 49-50, 54-55; Tänzer, A., GmbHR 1989, S. 325.

[169] Vgl. Feldkamp, T., Stbg 1999, S. 137; Tänzer, A., GmbHR 2000, S. 597; Tänzer, A., GmbHR 1996, S. 41; Tänzer, A., GmbHR 1993, S. 728; Tänzer, A., GmbHR 1989, S. 324; Tänzer, A., GmbHR 1987, S. 343; Tänzer, A., GmbHR 1986, S. 255; Tänzer, A., GmbHR 1981, S. 155; Tänzer, A., StB 1980, S. 306.

die sich im Rahmen der Untersuchung der Bundessteuerberaterkammer ergeben haben: Der Koeffizient für die Entwicklung der Höhe der Geschäftsführerbezüge im Verhältnis zur Höhe des Umsatzes hat eine Korrelation von 0,92 für das Jahr 1995 und von 0,96 für das Jahr 1996 ergeben.[170] Beurteilt nach der Beschäftigtenzahl ist die Korrelation mit 0,74 für das Jahr 1995 und 0,79 für das Jahr 1996 geringer.[171] In der folgenden Abbildung 3.3 wird dargestellt, welche durchschnittliche Gesamtvergütung sich nach der Untersuchung der Bundessteuerberaterkammer von 1996 in Abhängigkeit von der Umsatzhöhe ergibt (durchgezogene Linie). Der schwarze Punkt stellt den Gesamtdurchschnitt dar.[172]

Abbildung 3.3: Einfluß der Umsatzhöhe auf die durchschnittliche Gesamtvergütung nach der Erhebung der Bundessteuerberaterkammer

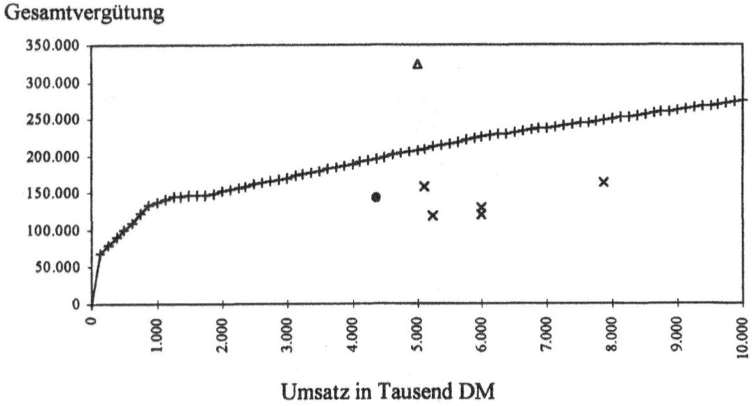

---

170 Vgl. Bundessteuerberaterkammer, Untersuchung, 1998, Tabelle 117, S. 138.

171 Vgl. Bundessteuerberaterkammer, Untersuchung, 1998, Tabelle 119, S. 139.

172 Die Geschäftsführervergütung nach dem Gesamtdurchschnitt liegt unter dem Funktionswert, weil der Anteil der unter 2 Mio. DM Umsatz erzielenden Unternehmen über 70 % beträgt. Der Umsatz nach dem Gesamtdurchschnitt liegt in der Abbildung unter den einzelnen Branchendurchschnittsumsätzen, weil die Informationen zum durchschnittlichen Branchenumsatz zu undifferenziert sind: In der überwiegenden Anzahl der Fälle ist lediglich bekannt, daß der Umsatz im Durchschnitt zwischen 2 Mio. DM und 10 Mio. DM liegt, weshalb den Berechnungen der Mittelwert von 6 Mio. DM zugrunde gelegt werden muß. Im Gesamtumsatz über alle Branchen konnte dagegen berücksichtigt werden, daß der durchschnittliche Umsatz der bis 2 Mio. DM Umsatz erzielenden Unternehmen bei etwa 850.000 DM liegt.

In Abhängigkeit von der Beschäftigtenzahl ergeben sich die in Abbildung 3.4. dargestellten Durchschnittswerte.
Der Branche kommt nur im Einzelfall eine größere Bedeutung zu.[173] Die Kreuze bzw. Dreiecke in den obigen Abbildungen zeigen die nach Branchen differenzierten Durchschnittsvergütungen für den jeweiligen durchschnittlichen Branchenumsatz bzw. die durchschnittliche Beschäftigtenzahl der Branche an.[174] Die Ergebnisse zeigen, daß insbesondere die Branche Steuerberatung/Wirtschaftsprüfung (Dreieck) deutliche Abweichungen aufzeigt.[175] Die Durchschnittsvergütung liegt hier in ihrer absoluten Höhe über derjenigen der anderen Branchen, obwohl der durchschnittliche Umsatz und die durchschnittliche Beschäftigtenzahl kleiner sind. Die Ursache hierfür liegt zum einen in der hohen Ertragskraft der Branche: Bei den in die Untersuchung der Bundessteuerberaterkammer einbezogenen Unternehmen ist die Umsatzrendite, ermittelt aus dem jeweils nach Branchen differenzierten durchschnittlichen Jahresüberschuß vor Steuern und Geschäftsführervergütung bezogen auf den durchschnittlichen Umsatz der Branche, im Bereich Steuerberatung/Wirtschaftsprüfung am höchsten.[176] Auch die Rechtsprechung hat auf die besondere Ertragskraft der Steuerberatungsbranche hingewiesen.[177] Zum anderen schlägt sich der oft entscheidende Einfluß des Geschäftsführers auf den Unternehmenserfolg in dieser Branche auf die Höhe der Vergütung nieder.

---

[173] Vgl. Tänzer, A., GmbHR 1981, S. 155; Tänzer, A., StB 1980, S. 306.

[174] Den Berechnungen liegen die Annahme der Gleichverteilung der Entwicklungsstandsverteilung über die Branchen (Tabelle 4, S. 24) - diese Annahme stützt Tabelle 13, S. 33 - sowie die Annahme der Gleichverteilung der Gesamtvergütungen über die Vergütungsklassen (Tabelle 112, S. 133), der Umsatzhöhen über die Umsatzklassen (Tabelle 21, S. 41) sowie der Beschäftigtenzahlen über die Beschäftigtenklassen (Tabelle 22, S. 42) zugrunde.

[175] Zu vergleichbaren Ergebnissen führt die Kienbaum-Studie für die Steuerberatung/Wirtschaftsprüfung, die Unternehmensberatung und für Werbeagenturen, vgl. Tänzer, A., GmbHR 2000, S. 597. In der Regel ist die Bedeutung der Branche jedoch nachrangig.

[176] Der durchschnittliche Jahresüberschuß ergibt sich nach Bundessteuerberaterkammer, Untersuchung, 1998, Tabelle 20, S. 40. Der Steuersatz wird pauschal mit 50 % angesetzt.

[177] Reingewinne von bis zu 50 % sind nach Ansicht des FG Saarland vom 15.12.1992, 1 K 50/92, EFG 1993, S. 407, keine Seltenheit. Die Revision BFH vom 2.2.1994, I R 18/93, BFH/NV 1995, S. 440, berührt diese Aussage nicht. Auch die Werbebranche wird als ertragstark bezeichnet, vgl. FG Hamburg vom 13.10.2000, II 457/99, EFG 2001, S. 160, rkr.

Abbildung 3.4: Einfluß der Beschäftigtenzahl auf die durchschnittliche Gesamtvergütung nach der Erhebung der Bundessteuerberaterkammer

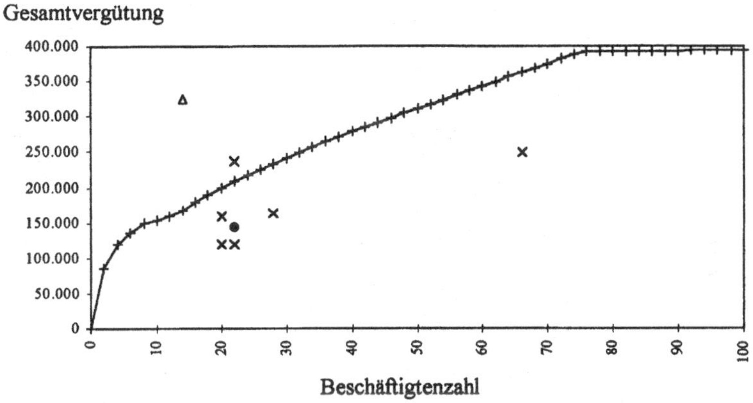

In bezug auf die persönlichen Merkmale bestätigt sich der Einfluß des Lebensalters als Indikator für die Erfahrung auf die Höhe der angemessenen Vergütung. So erhalten Geschäftsführer im Alter von vierzig bis fünfzig Jahren 121 % und Geschäftsführer im Alter zwischen fünfzig und sechzig Jahren 136 % der Vergütung, die Geschäftsführer vor Vollendung des vierzigsten Lebensjahrs erhalten.[178] Nach Überschreiten dieses Alters sinkt die Relation wieder geringfügig auf 130 % ab.

3.3.3.2.2. Ertragsaussichten des Unternehmens

Auch die Ertragsaussichten haben maßgeblichen Einfluß auf die Höhe der Geschäftsführervergütung.[179] In besonders gewinnträchtigen Unternehmen kann die Geschäftsführervergütung ohne weiteres um 30 % bis 50 % höher liegen als in ertragschwachen Unternehmen.[180] Die Kienbaum-Studie für Unternehmen bis 10 Mio. DM Umsatz für die Jahre 1995, 1997 und 1999 hat Zuschläge von 20 % bis 40 % für ertragstarke Unternehmen und

---

[178] Vgl. Evers, H./Grätz, F./Näser, C., Gehaltsfestsetzung, 1997, Rz. 60.

[179] Vgl. Evers, H./Grätz, F./Näser, C., Gehaltsfestsetzung, 1997, Rz. 36-38; Tänzer, A., GmbHR 2000, S. 597; Tänzer, A., GmbHR 1997, S. 1086; Tänzer, A., GmbHR 1996, S. 41; Tänzer, A., GmbHR 1993, S. 729; Tänzer, A., GmbHR 1989, S. 324; Tänzer, A., GmbHR 1987, S. 343; Tänzer, A., GmbHR 1986, S. 255; Tänzer, A., GmbHR 1981, S. 155; Tänzer, A., StB 1980, S. 306.

[180] Vgl. Carlé, D./Herff, A., KÖSDI 1995, S. 10244; Tänzer, A., GmbHR 1993, S. 729.

Abschläge von etwa 20 % für ertragschwache Unternehmen bezogen auf die Durchschnittsvergütung ergeben.[181]

Um diese Werte für die Verrechnung von Zu- oder Abschlägen für die Ertragskraft nutzen, das heißt um ein Unternehmen hinsichtlich seiner Ertragskraft beurteilen zu können, sind allerdings auch Einschätzungen dazu erforderlich, wann ein Unternehmen als ertragstark, ertragschwach oder durchschnittlich ertragbringend anzusehen ist. Entsprechende Ergebnisse können nicht auf theoretischer Grundlage hergeleitet werden, wie dies etwa hinsichtlich der erforderlichen Mindestverzinsung des Eigenkapitals möglich ist. Die Frage, ob ein Unternehmen ertragstark ist, kann nur über Erfahrungswerte aus dem Vergleich mit anderen Unternehmen beantwortet werden.
Hinweise auf entsprechende Erfahrungswerte können zum einen der Rechtsprechung entnommen werden. So wurden zwei Unternehmen als überdurchschnittlich ertragstark bezeichnet, die nach Abzug der angemessenen Geschäftsführervergütung und nach Steuern Umsatzrenditen von 11,2 % und 6,1 %[182] bzw. von 11,7 % bis 13,8 %[183] aufwiesen. Zum anderen kann auf die Erläuterungen zu den zugrunde liegenden Vergütungsstudien zurückgegriffen werden, soweit sie in der Literatur veröffentlicht sind. So kann die Verteilung der Umsatzrenditen der im Rahmen der Kienbaum-Studien erfaßten Unternehmen mit bis zu 10 Mio. DM Umsatz in den Jahren 1996 bis 1999 Anhaltspunkte liefern.[184] Zwar liegen keine Informationen zur Definition der in die Renditeberechnung eingegangenen Gewinngröße vor. In anderen Vergütungsstudien wird jedoch der Gewinn nach Abzug der Vergütung und der Gewerbesteuer und vor Abzug der Körperschaftsteuer herangezogen.[185] Hiervon wird deshalb auch für die Kienbaum-Studie ausgegangen:

---

181 Vgl. Tänzer, A., GmbHR 2000, S. 597; Tänzer, A., GmbHR 1997, S. 1086; Tänzer, A., GmbHR 1996, S. 41.

182 Vgl. FG Hessen vom 16.1.1997, 4 K 2355/94, EFG 1998, S. 593, rkr.

183 Vgl. FG Hessen vom 27.3.1998, 4 K 3409/96, EFG 1998, S. 1538, bestätigt durch BFH vom 14.7.1999, I B 91/98, BFH/NV 1999, S. 1645. Zur Berechnung des Jahresüberschusses wird ein Steuersatz von 50 % unterstellt.

184 Vgl. Feldkamp, T., Stbg 2000, S. 141; Feldkamp, T., Stbg 1999, S. 138; Richter, E., Stbg 1998, S. 133. Eine ähnliche Klassifizierung verwendet die BBE-Unternehmensberatung, Köln, in ihrem regelmäßig in der Zeitschrift Die Steuerberatung sowie im Internet unter http://www.vsrw.de/bbe/GmbH_Fragebogen.pdf erscheinenden Fragebogen.

185 Siehe dazu den Fragebogen zur Erhebung der BBE-Unternehmensberatung.

Tabelle 3.1: Verteilung der Umsatzrendite der in der Kienbaum-Studie erfaßten Unternehmen

Umsatzrendite in %	Anzahl Unternehmen in % 1996	1997	1998	1999
über 10 %	25 %	23 %	28 %	26 %
7 % - 10 %	17 %	18 %	19 %	20 %
5 % - 7 %	15 %	15 %	18 %	21 %
unter 5 %	43 %	42 %	35 %	33 %

Die Verteilung legt den Schluß nahe, daß ein Unternehmen dann ertragstark ist, wenn es eine Umsatzrendite erzielt, die mindestens 10 % beträgt. Als ertragschwach ist ein Unternehmen zu bezeichnen, wenn die Umsatzrendite deutlich unter 5 % liegt.[186] Unter der Voraussetzung, daß die in der Grundgesamtheit der Kienbaum-Studien erfaßten Unternehmen repräsentativ sind, können diese Werte zur Beurteilung der Ertragskraft verwendet werden.

Um die Ertragsaussichten des Unternehmens mit in der angemessenen Gesamtvergütung zu erfassen, die sich nach der Unternehmensgröße ergibt, kommen grundsätzlich zwei Vorgehensweisen in Betracht:
Zum einen kann die Grundgesamtheit der Unternehmen von vornherein in die überdurchschnittlich ertragstarken, die durchschnittlich ertragstarken und die unterdurchschnittlich ertragstarken Unternehmen geteilt und für diese jeweils getrennt ein Durchschnittswert für die bei einer bestimmten Unternehmensgröße angemessene Gesamtvergütung berechnet werden. Dieser Weg wird in den Kienbaum-Studien beschritten.
Zum anderen kann für die Gesamtheit aller betrachteten Unternehmen ein Gesamtdurchschnittswert für die bei einer bestimmten Unternehmensgröße angemessene Gesamtvergütung berechnet werden, der dann um einen Zu- oder Abschlag für die im Einzelfall vorliegende Ertragskraft korrigiert wird.[187] Ein solches Vorgehen ist bei Verwendung der Untersuchung der Bundessteuerberaterkammer erforderlich. In der Rechtsprechung wird ein Zuschlag von 20 % auf den Durchschnittswert für ertragstarke Unterneh-

---

[186] In den Kienbaum-Studien selbst erfolgt die Beurteilung der Ertragslage allerdings anhand der Ertragssituation der letzten drei Jahre im Vergleich zu den Unternehmen innerhalb der eigenen Branche, vgl. dazu Tänzer, A., GmbHR 1997, S. 1086.

[187] Vgl. zu dieser Vorgehensweise auch FG Saarland vom 17.10.1997, 1 K 33/95, EFG 1998, S. 395, bestätigt durch BFH vom 8.7.1998, I R 134/97, BFH/NV 1999, S. 370; FG Saarland vom 13.10.1997, 1 K 188/95, EFG 1998, S. 399, rkr, sowie ausführlicher GmbHR 1998, S. 102.

men als angemessen bezeichnet.[188] Die Finanzverwaltung hat einen Zuschlag von 30 % auf den Fremdvergleichswert vorgenommen.[189] Vor diesem Hintergrund erscheint es nicht unangemessen, die Durchschnittsvergütung für ertragstarke Unternehmen um 20 % zu erhöhen. Aufgrund der Ergebnisse der Kienbaum-Studien muß umgekehrt für ertragschwache Unternehmen ein Abschlag von bis zu 20 % berücksichtigt werden. Ein Zuschlag von bis zu 20 % für überdurchschnittliche Ertragskraft kommt also für eine Umsatzrendite über 10 %, ein Abschlag von bis zu 20 % für eine Umsatzrendite deutlich unter 5 % in Frage. Um größere Sprünge in der Bemessung der Gesamtvergütung zu vermeiden, empfiehlt sich eine Staffelung der Zuschläge.

3.3.3.3. Beurteilung - Grenzen der Aussagekraft von Vergütungsstudien

3.3.3.3.1. Große Ergebnisbandbreite

Die Vergütungsstudien führen zu einer großen Bandbreite der Ergebnisse. Hieraus wird zum Teil der Schluß gezogen, daß der externe Fremdvergleich nur eine völlig untergeordnete Bedeutung haben kann, weil die große Bandbreite nur beweist, daß es keine Vergleichszahlen gibt.[190] Dieser Ansicht ist jedoch nur zuzustimmen, wenn die Vergütungsstudien nach allen die angemessene Gesamtvergütung bestimmenden Einflußfaktoren differenziert sind und unter dieser Voraussetzung große Ergebnisbandbreiten aufweisen. Da die Vergütungsstudien diesem Differenzierungsgrad jedoch nicht entsprechen, zeigen die Ergebnisbandbreiten nur auf, daß die den Studien entnehmbaren Werte nicht ohne Korrekturen um die nicht erfaßten Einflußgrößen als Gesamtvergütung übernommen werden dürfen. Die große Bandbreite kann insoweit nur im Hinblick auf die Bestimmung des Ausgangswerts für die Bemessung der angemessenen Gesamtvergütung als Problem angesehen werden. Jedoch geht die Rechtsprechung davon aus, daß die Verwendung von Durchschnittswerten für den Ausgangswert zulässig[191] bzw. geboten[192] ist.

---

[188] Vgl. FG Hessen vom 27.3.1998, 4 K 3409/96, EFG 1998, S. 1538, bestätigt durch BFH vom 14.7.1999, I B 91/98, BFH/NV 1999, S. 1645; siehe auch Böth, H., StBp 1998, S. 290.

[189] Vgl. dazu FG Hessen vom 16.1.1997, 4 K 2355/94, EFG 1998, S. 593, rkr.

[190] Vgl. Glade, A., DB 1998, S. 694; Seitrich, P., BB 1987, S. 878; ähnlich Streck, M., 1997, § 8 KStG, Anm. 150 „Dienstverhältnis" Nr. 5, der argumentiert, daß sich über den Fremdvergleich fast jedes Gehalt begründen läßt.

[191] Vgl. FG Hessen vom 27.3.1998, 4 K 3409/96, EFG 1998, S. 1538, bestätigt durch BFH vom 14.7.1999, I B 91/98, BFH/NV 1999, S. 1645. Die Rechtsprechung hat eine Verdopplung der nach veröffentlichten Gehaltsstudien ergebenden angemessenen Vergütung zur Abdeckung aller Unsicherheiten, die mit der Verwendung

3.3.3.3.2. Repräsentativität

Da die innerbetrieblichen Merkmale das Ergebnis des Verhandlungsprozesses zwischen der GmbH und einem mit der GmbH nicht gesellschaftlich verbundenen Geschäftsführer nachstellen, sollten sich die Auswirkungen der innerbetrieblichen Merkmale in den Vergütungsstudien widerspiegeln. Dies ist in den wesentlichen Zügen auch der Fall. Gleichwohl können die Ergebnisse der Studien nicht unbesehen verwendet werden, denn ihre Repräsentativität wird in vielfacher Hinsicht bezweifelt. Im folgenden werden die den Vergütungsstudien entgegengebrachten Kritikpunkte besprochen.

3.3.3.3.2.1. Geringer Stichprobenumfang

Die Vergütungsstudien beschränken sich auf relativ kleine Stichproben. An der Kienbaum-Erhebung 1996 waren mit insgesamt etwa 700 Firmen lediglich 0,1 % aller Gesellschaften beteiligt.[193] Die Untersuchung der Bundessteuerberaterkammer umfaßte für 1996 einen Kreis von 1.403 und für 1995 von 3.096 Unternehmen.[194] Zwar kann der geringe Umfang einer Stichprobe nicht ohne weiteres mit fehlender Repräsentativität gleichgesetzt werden. Dieser Schluß[195] wird jedoch durch den Vergleich der Ergebnisse einzelner Vergütungsstudien, die zum Teil deutliche Unterschiede sowohl hinsichtlich der ermittelten Durchschnittsvergütungen als auch bezüglich der ermittelten Ergebnisbandbreiten aufweisen, belegt:
So ergibt ein Vergleich der Durchschnittsvergütungen, die im Jahr 1996 in Unternehmen bis 10 Mio. DM Umsatz gezahlt wurden, bei unterstellter Gleichverteilung innerhalb der Gehaltsklassen einen Wert von 143.000 DM in der Untersuchung der Bundessteuerberaterkammer[196] und einen Wert von 220.000 DM in der Kienbaum-Studie.[197] Dabei ist noch zu berücksichtigen, daß in der Kienbaum-Studie unter den Jahresgesamtbezügen ausschließlich die Festgehälter und Tantiemen verstanden wer-

---

von Durchschnittswerten verbunden sind, als ausreichend angesehen, vgl. BFH vom 1.12.1993, I B 158/93, BFH/NV 1994, S. 740.

192 Vgl. FG München vom 9.2.2000, 7 K 3746/98, EFG 2000, S. 700, rkr.

193 Vgl. Glade, A., DB 1998, S. 694.

194 Vgl. Bundessteuerberaterkammer, Untersuchung, 1998, Tabelle 1, S. 21.

195 Siehe dazu Carlé, D./Herff, A., KÖSDI 1995, S. 10244, mit konkreten Beispielen für nicht nachvollziehbare Ergebnisse; Glade, A., DB 1998, S. 693; Glade, A., GmbHR 1970, S. 169; Muders, J., StBp 1996, S. 179.

196 Vgl. Bundessteuerberaterkammer, Untersuchung, 1998, Tabelle 6, S. 26, i.V.m. Tabelle 34, S. 62.

197 Vgl. Richter, E., StB 1997, S. 9.

den.[198] Zur Ermittlung der angemessenen Gesamtvergütung im Sinne der steuerlichen Anerkennungsvoraussetzungen kann eine Versorgungszusage deshalb über einen Zuschlag in Höhe von 15 % und eine Unfallversicherung über einen Zuschlag von 5 % auf die Summe aus Festgehalt und Tantieme berücksichtigt werden.[199] Der Vergleichswert ist also auf 264.000 DM zu erhöhen. Die Differenz von 121.000 DM ist nur zum Teil über die Unternehmensgröße erklärbar.[200] Der durchschnittliche Umsatz der in der Erhebung der Bundessteuerberaterkammer berücksichtigten Unternehmen bis 10 Mio. DM Umsatz liegt bei 2,13 Mio. DM. Für Unternehmen mit exakt 2 Mio. DM Umsatz beträgt die Durchschnittsvergütung 152.000 DM.[201] Nach der Kienbaum-Untersuchung erhält der Geschäftsführer einer GmbH mit 2 Mio. DM Umsatz im Jahr 1997 dagegen durchschnittlich 190.000 DM ohne Berücksichtigung der Zusatzleistungen, insgesamt also 228.000 DM.[202] Damit verbleibt auch bei Berücksichtigung der Unternehmensgröße eine erhebliche Differenz von etwa 75.000 DM. Es ist zu vermuten, daß die Ursache für diese Differenz in Unterschieden hinsichtlich der erfaßten Grundgesamtheiten zu suchen ist, denn es erscheint unwahrscheinlich, daß sich in vergleichbaren Grundgesamtheiten bei vergleichbarer Unternehmensgröße Abweichungen hinsichtlich der gezahlten Geschäftsführervergütungen von im Durchschnitt etwa einem Drittel ergeben.

---

[198] Vgl. Böth, H., StBp 1998, S. 290; Evers, H./Grätz, F./Näser, C., Gehaltsfestsetzung, 1997, Rz. 25; Schwedhelm, R., BB 2000, S. 697; Schwedhelm, R., GmbH-StB 1997, S. 145.

[199] Vgl. FG Köln vom 22.2.1996, 13 K 4559/90, EFG 1996, S. 1006, rkr, mit einem Berechnungsbeispiel.

[200] Glade, A., DB 1998, S. 693, begründet seine Aussage, daß sich an der Untersuchung der Bundessteuerberaterkammer verstärkt vorwiegend kleine Unternehmen beteiligt hätten, mit der Höhe der Geschäftsführervergütung und nicht mit der üblicherweise herangezogenen Umsatzhöhe bzw. Beschäftigtenzahl. Die Aussage ist insoweit unsystematisch. Sie wird eher durch die Höhe des durchschnittlichen Umsatzes von nur 2,13 Mio. DM gestützt.

[201] Vgl. Bundessteuerberaterkammer, Untersuchung, 1998, Tabelle 34, S. 62. Der Berechnung liegt die Annahme von Gleichverteilung über die Umsatzklassen zugrunde.

[202] Vgl. Tänzer, A., GmbHR 1997, S. 1086. Die Abweichung des Erhebungszeitraums um ein Jahr erscheint vernachlässigbar, weil die Kienbaum-Studien eine im Zeitablauf relativ hohe Konstanz aufweisen. So haben sich 800 (1996), 826 (1997), 844 (1998) bzw. 867 (1999) Unternehmen an der Erhebnung beteiligt. Die Durchschnittsvergütung beträgt unter Annahme der Gleichverteilung über die Gehaltsklassen 220.000 DM (1996), 222.000 DM (1997), 225.000 DM (1998) bzw. 223.000 DM (1999), vgl. dazu Feldkamp, T., Stbg 2000, S. 140; Feldkamp, T., Stbg 1999, S. 137; Richter, E., Stbg 1998, S. 131; Richter, E., StB 1997, S. 9. Auch die Verteilung der Gesamtbezüge auf die Gehaltsklassen ist sehr ähnlich.

3.3.3.3.2.2. Geringer Anteil an Fremdgeschäftsführern

Es fehlt den Vergütungsstudien an Aussagekraft, weil der Anteil der einbezogenen Fremdgeschäftsführer sehr gering ist. In der Kienbaum-Studie 1995 liegt der Anteil bei 28 %[203], in der Untersuchung der Bundessteuerberaterkammer unter 10 %.[204] Die Ursache hierfür liegt darin, daß Fremdgeschäftsführer ohne gesellschaftsrechtliche oder verwandtschaftliche Verbindung zum Unternehmen kaum vorkommen[205], denn ein erfolgreicher Fremdgeschäftsführer wird entweder durch eine Beteiligung in das Unternehmen einbezogen oder sich mit einem eigenen Unternehmen selbständig machen.[206] Jedoch ist gerade der Fremdgeschäftsführer der gesuchte Maßstab.[207] Eine Gleichsetzung von Fremdgeschäftsführern mit Gesellschafter-Geschäftsführern darf nach Ansicht der Rechtsprechung deshalb nicht erfolgen, weil die Vergütungen der in den Studien vertretenen Gesellschafter-Geschäftsführer keiner Angemessenheitsprüfung unterlegen haben und deshalb überhöht sind. [208] Diese Einschätzung wird in den Vergütungsstudien nicht durchgehend bestätigt. In der Kienbaum-Studie für Unternehmen bis 10 Mio. DM Umsatz erhalten Fremdgeschäftsführer knapp 90 % der Bezüge der Gesellschafter-Geschäftsführer.[209] In der Untersuchung der Bundessteuerberaterkammer erhalten Fremdgeschäftsführer hingegen etwa 139 % der Bezüge der Gesellschafter-Geschäftsführer.[210] Dieses Ergebnis unterstreicht die unzureichende Repräsentativität der Vergütungsstudien.

Sofern die im Einzelfall betrachtete Vergütungsstudie für Fremdgeschäftsführer niedrigere Durchschnittswerte ausweist, kann diesem Umstand im Rahmen der Angemessenheitsprüfung entsprochen werden, indem insbesondere einzelne Spitzengehälter nicht ungeprüft zum Vergleich herange-

---

203 Vgl. Tänzer, A., GmbHR 1996, S. 41.

204 Vgl. Bundessteuerberaterkammer, Untersuchung, 1998, Tabelle 2, S. 22.

205 Vgl. Niehues, K., BB 1997, S. 1508; Rischar, A., BB 1997, S. 2305.

206 Vgl. Niehues, K., DB 1996, S. 2450; Niehues, K., DStR 1995, S. 12.

207 Vgl. Gail, W., StbJb 1996/1997, S. 115; Gail, W./Düll, A./Schubert, C./Heß-Emmerich, U., GmbHR 1996, S. 801.

208 Vgl. FG Hessen vom 18.11.1999, 4 K 4573/97, EFG 2000, S. 287, rkr, Rücknahme der Revision; FG Hessen vom 27.3.1998, 4 K 3409/96, EFG 1998, S. 1538, bestätigt durch BFH vom 14.7.1999, I B 91/98, BFH/NV 1999, S. 1645; ähnlich FG Saarland vom 18.12.1996, I K 32/95, EFG 1997, S. 491, die Revision BFH vom 13.8.1997, I R 12/97, BFH/NV 1998, S. 498, berührt diese Aussage nicht.

209 Vgl. Feldkamp, T., Stbg 2000, S. 139; Feldkamp, T., Stbg 1999, S. 136; Richter, E., Stbg 1998, S. 131; Richter, E., StB 1997, S. 8.

210 Vgl. Bundessteuerberaterkammer, Untersuchung, 1998, Tabelle 26a, S. 52, i.V.m. Tabelle 2, S. 22.

zogen werden.[211] Dieser Vorgehensweise wird durch die Orientierung des Ausgangswerts am Durchschnitt stets entsprochen. Liegen Informationen dazu vor, in welcher Relation die Vergütungen der Fremdgeschäftsführer zum Gesamtdurchschnitt aller Geschäftsführer stehen, kann alternativ ein entsprechender Korrekturfaktor berücksichtigt werden.[212]

3.3.3.3.2.3. Vernachlässigung persönlicher Merkmale

Die im externen Fremdvergleich ermittelten Vergleichszahlen beruhen ausschließlich auf quantitativ meßbaren Merkmalen. Persönliche Eigenschaften der Geschäftsführer werden völlig vernachlässigt.[213] Soweit die aus Vergütungsstudien ableitbaren Werte die einflußnehmenden persönlichen Merkmale Ausbildung und Erfahrung noch nicht enthalten, ist deshalb eine Korrektur erforderlich. Allerdings besitzen etwa zwei Drittel der in den Vergütungsstudien erfaßten Geschäftsführer von Unternehmen bis 10 Mio. DM Umsatz einen Hoch- oder Fachhochschulabschluß[214], so daß ein Zuschlag nur im Fall einer Promotion in Frage kommt. Liegt kein Hoch- oder Fachhochschulabschluß vor, ist bei konsequenter Vorgehensweise ein Abschlag erforderlich.

3.3.3.3.2.4. Geringer Anteil personenbezogener Unternehmen

Die Vergütungsstudien beziehen sich vorwiegend auf gewerbliche Unternehmen. Personenbezogene Unternehmen, das heißt Unternehmen, die eine der in § 18 EStG aufgeführten Tätigkeiten ausüben, sind dagegen relativ schwach vertreten. In diesen sogenannten Freiberufler-GmbH's stehen die persönliche Leistung und das persönliche Können des Geschäftsführers ganz besonders im Vordergrund. Die Bezüge eines Freiberuflers entsprechen unmittelbar seinem unternehmerischen Erfolg und schwanken damit fast grenzenlos zwischen Verlusten und hohen Gewinnen. Die durch die herausragende Bedeutung der Tätigkeit des Geschäfts-

---

211 Vgl. FG Hessen vom 18.11.1999, 4 K 4573/97, EFG 2000, S. 287, rkr, Rücknahme der Revision; FG Hessen vom 27.3.1998, 4 K 3409/96, EFG 1998, S. 1538, bestätigt durch BFH vom 14.7.1999, I B 91/98, BFH/NV 1999, S. 1645.

212 Vgl. FG Saarland vom 17.10.1997, 1 K 33/95, EFG 1998, S. 395, bestätigt durch BFH vom 8.7.1998, I R 134/97, BFH/NV 1999, S. 370; FG Saarland vom 13.10.1997, 1 K 188/95, EFG 1998, S. 399, rkr, sowie ausführlicher GmbHR 1998, S. 102.

213 Vgl. Centrale für GmbH Dr. Otto Schmidt, GmbH-Handbuch, 1998, Teil III, Rz. 527; ähnlich Seitrich, P., BB 1987, S. 878.

214 Vgl. Tänzer, A., GmbHR 2000, S. 597. Werden auch größere Unternehmen einbezogen, liegt der Anteil ebenfalls zwischen 60 % und 70 %, vgl. Evers, H./Grätz, F./Näser, C., Gehaltsfestsetzung, 1997, Rz. 62.

führers für den Erfolg des Unternehmens gestärkte Verhandlungsposition des Geschäftsführers berechtigt zu einer Erhöhung der Vergütung.
Die Finanzverwaltung beschränkt sich in diesen Fällen zum Teil auf die Verwendung innerbetrieblicher Daten: Neben einer Kapitalverzinsung von 15 % muß der Gesellschaft lediglich ein Gewinn in Höhe von 5 % der gezahlten Tantiemen verbleiben.[215] Die Rechtsprechung vertritt dagegen die Auffassung, daß auch in diesen Fällen der externe Fremdvergleich heranzuziehen ist.[216] Die Vorgehensweise der Rechtsprechung ist derjenigen der Finanzverwaltung vorzuziehen. Sie berücksichtigt, daß ein Freiberufler nicht nur uneingeschränkte Teilhabe an den Gewinnchancen seines Unternehmens hat, sondern auch dem Verlustrisiko ungemindert ausgesetzt ist. Dieses Risiko trägt bei Kapitalgesellschaften aber die Gesellschaft, nicht der Geschäftsführer.[217] Der Geschäftsführer erhält seine Vergütung auch dann, wenn das Unternehmen Verluste erwirtschaftet. Die Vergleichsperson für den Geschäftsführer ist deshalb nicht der freiberuflich, sondern der angestellt Tätige.[218] Die Voraussetzungen einer verdeckten Gewinnausschüttung unterscheiden sich bei Freiberufler-GmbH's somit nicht von denjenigen anderer Unternehmen, was eine unausweichliche Folge der gewählten Rechtsform ist.[219] Sofern der Angemessenheitsbeurteilung eine nach Branchen differenzierte Vergütungsstudie zugrunde gelegt wird, ist die Verrechnung eines Zuschlags jedoch nicht erforderlich, weil der Freiberuflerzuschlag in dem aus der Studie ableitbaren Wert bereits berücksichtigt ist.[220] Wird auf eine nicht nach Branchen differenzierte Vergütungsstudie zurückgegriffen, so kann ein Zuschlag von maximal 50 % zu dem aus der Vergütungsstudie ableitbaren Durchschnittswert zum Ausgleich für gegebenenfalls bestehende herausragende persönliche Merkmale eines Geschäftsführers, der sein Unternehmen alleinverantwortlich leitet und durch sein Wirken maßgeblichen Einfluß auf die Er-

---

215 Vgl. OFD Stuttgart, BB 1997, S. 244. Ablehnend jedoch OFD Frankfurt am Main vom 23.8.1999, S 2742 A - 19 - St II 10, BB 1999, S. 2015.

216 Vgl. BFH vom 8.7.1998, I R 134/97, BFH/NV 1999, S. 370; FG Hamburg vom 13.10.2000, II 457/99, EFG 2001, S. 160, rkr. Ablehnend jedoch FG Niedersachsen vom 21.9.1999, 6 K 166/97, EFG 2000, S. 647, rkr. Kritisch ebenfalls Borst, G., BB 1989, S. 39.

217 Vgl. FG Hessen vom 27.3.1998, 4 K 3409/96, EFG 1998, S. 1538, bestätigt durch BFH vom 14.7.1999, I B 91/98, BFH/NV 1999, S. 1645.

218 Vgl. zu einem Beispiel FG Saarland vom 15.12.1992, 1 K 50/92, EFG 1993, S. 407, die Revision BFH vom 2.2.1994, I R 18/93, BFH/NV 1995, S. 440, berührt diese Aussage nicht.

219 Vgl. FG Saarland vom 17.10.1997, 1 K 33/95, EFG 1998, S. 395, bestätigt durch BFH vom 8.7.1998, I R 134/97, BFH/NV 1999, S. 370.

220 Siehe dazu Tänzer, A., GmbHR 2000, S. 597.

tragskraft des Unternehmens hat, hinzugerechnet werden.[221] Da sich kleine gewerbliche Unternehmen insoweit nicht wesentlich von freiberuflich tätigen Unternehmen unterscheiden, als auch in ihnen die Tätigkeit des Geschäftsführers oft dominierend und entscheidend für den Erfolg ist[222] und es sich umgekehrt auch bei freiberuflich tätigen Unternehmen um Erwerbsunternehmen handelt, die einen über die Mindestverzinsung hinausgehenden Gewinn erzielen wollen,[223] ist der Zuschlag nicht nur auf freiberuflich tätige Unternehmen zu beschränken, sondern auch auf gewerbliche Unternehmen wie beispielsweise Werbeagenturen[224] zu übertragen.

Eine vergleichbare Problematik ergibt sich im Zusammenhang mit der Honorierung von Geschäftsverbindungen sowie Kenntnissen - insbesondere Erfindungen - des Geschäftsführers. Sind diese an die Person des Geschäftsführers geknüpften Merkmale für die Existenz der Gesellschaft unerläßlich bzw. gründet sich die Existenz der Gesellschaft überhaupt auf eine Erfindung des Geschäftsführers, so wird letztlich jede Vergütung, die die Existenz der Gesellschaft nicht gefährdet, einem Fremdvergleich standhalten und damit angemessen sein, da der Geschäftsführer aus Sicht der Gesellschaft eine Monopolstellung innehat. Auch im Fall eines sehr großen Geschäftserfolgs müßte sich die GmbH deshalb mit einem Gewinnanteil in Höhe der Mindestverzinsung zufrieden geben. Wie im Zusammenhang mit der Beurteilung der Freiberuflertätigkeit ist jedoch auch hier die Vorgehensweise der Rechtsprechung - wiederum mit der Begründung der nur eingeschränkten Teilhabe des Geschäftsführers am Verlustrisiko - vorzuziehen.

3.3.3.3.2.5. Geringer Anteil ertragstarker Unternehmen

Für ertragschwache oder mit Verlust arbeitende Unternehmen wird die ausreichende Repräsentativität veröffentlichter Vergütungsstudien in der Literatur durchaus anerkannt, so daß insoweit keine Einwände gegen den externen Fremdvergleich erhoben werden.[225] An der ausreichenden Ver-

---

[221] Vgl. FG Hessen vom 27.3.1998, 4 K 3409/96, EFG 1998, S. 1538, bestätigt durch BFH vom 14.7.1999, I B 91/98, BFH/NV 1999, S. 1645.

[222] Zu einem Beispiel siehe FG Niedersachsen vom 16.9.1994, VI 583/92, LEXinform-Nr. 0109796, rkr.

[223] Vgl. Wochinger, P., Gewinnausschüttungen, 1995, Rz. 267.

[224] Siehe dazu FG Hamburg vom 13.10.2000, II 457/99, EFG 2001, S. 160, rkr; FG Hessen vom 27.3.1998, 4 K 3409/96, EFG 1998, S. 1538, bestätigt durch BFH vom 14.7.1999, I B 91/98, BFH/NV 1999, S. 1645; Tänzer, A., GmbHR 2000, S. 597.

[225] Vgl. Schneider, U./Altmüller, R., DB 1996, S. 1004.

tretung ertragstarker Unternehmen in den veröffentlichten Vergütungsstudien wird dagegen gezweifelt.
In der Literatur wird zum Beleg dieses Urteils die Aussage herangezogen, daß die Durchschnittsvergütung für ertragschwache Unternehmen in der Kienbaum-Studie des Jahres 1995 10 % bis 20 % unter, diejenige für ertragstarke Unternehmen gut 40 % über der Vergütung für durchschnittlich ertragstarke Unternehmen liegt.[226] Wird die Menge der ertragstarken Unternehmen mit M^+, diejenige der ertragschwachen Unternehmen mit M^- bezeichnet, so läßt sich über die Gleichung

$$\begin{aligned} & 1{,}4 * \varnothing * M^+ + 0{,}85 * \varnothing * M^- = \varnothing * (M^+ + M^-) \\ \Leftrightarrow\ & 1{,}4 * M^+ + 0{,}85 * M^- = M^+ + M^- \\ \Leftrightarrow\ & 0{,}4 * M^+ = 0{,}15 * M^- \\ \Leftrightarrow\ & M^+ = 3/8 * M^- \end{aligned}$$

zeigen, daß von einhundert Unternehmen, das heißt für $M^+ + M^- = 100$, knapp 73 % ($M^- = 72{,}7$) ertragschwach und etwa 27 % ertragstark sind.[227] Diese Überlegung ist jedoch nicht tragfähig. Sie geht davon aus, daß die Durchschnittsvergütung insgesamt (∅) und die Durchschnittsvergütung für durchschnittlich ertragstarke Unternehmen identisch sind. Dieser Schluß kann zum einen nur richtig sein, wenn im Rahmen der Kienbaum-Studien alle Unternehmen als entweder ertragstark (M^+) oder ertragschwach (M^-) angesehen würden, wenn also die Klasse der durchschnittlich ertragstarken Unternehmen unbesetzt wäre. Der Wortlaut der zitierten Aussage selbst spricht allerdings gegen diese Möglichkeit. Insbesondere aber setzt die obige Überlegung ganz grundsätzlich voraus, daß der Aussage zur Kienbaum-Studie ein Gesamtdurchschnitt über alle Ertragsklassen (∅) als Maßstab zugrunde liegt, der dann zur Bemessung des Einflusses der Ertragskraft herangezogen wird. Tatsächlich wird die für über- oder unterdurchschnittlich ertragstarke Unternehmen gezahlte Durchschnittsvergütung im Rahmen der Studie aber direkt in nach der Ertragskraft differenzierten Teilgruppen ermittelt.[228] Die Zweifel werden durch einen Vergleich mit den absoluten Beträgen bestätigt, die für die Kienbaum-Studie des Jahres 1997 veröffentlicht wurden.[229] Danach liegt die Durchschnittsvergütung für ertragschwache Unternehmen bei 170.000 DM, diejenige für ertragstarke Unternehmen bei 280.000 DM. Nach der obigen Überlegung muß die Durchschnittsvergütung ∅ =

---

[226] Vgl. Tänzer, A., GmbHR 1996, S. 41.
[227] Vgl. zu diesem Beweis sowie ähnlichen Überlegungen für die Erhebung des Jahres 1997 Glade, A., DB 1998, S. 693, Fußnote 29.
[228] Vgl. Tänzer, A., GmbHR 1997, S. 1086; Tänzer, A., GmbHR 1989, S. 324.
[229] Vgl. Tänzer, A., GmbHR 1997, S. 1086.

280.000 * 0,273 + 170.000 * 0,727 = 200.000 DM betragen. Tatsächlich liegt sie aber bei 229.000 DM. Die unzureichende Vertretung ertragstarker Unternehmen wird insoweit nicht bestätigt. Im übrigen wäre selbst der Beweis, daß nur 27 % der Unternehmen ertragstark sind, kein Beleg dafür, daß Vergütungsstudien nicht repräsentativ sind.[230]
Ein weiteres Argument zum Beleg der unzureichenden Vertretung ertragstarker Unternehmen wird aus der absoluten Höhe der in den veröffentlichen Vergütungsstudien erfaßten Geschäftsführervergütungen abgeleitet. Die Vergütung liegt in nur etwa 2 % der Fälle über 500.000 DM. Diese Grenze wird in einer anderen Untersuchung von mindestens 16 % der Geschäftsführer überschritten.[231] Ob die Ursache für die Differenz allerdings die Ertragskraft ist, muß insoweit bezweifelt werden, als die Umsatzrendite in den betroffenen Unternehmen mit Werten zwischen 4 % und 42,53 % keine Abweichung von den Umsatzrenditen der in der Kienbaum-Studie erfaßten Unternehmen[232] erkennen läßt. Lediglich die allgemeine Repräsentativität der Vergütungsstudien wird in Frage gestellt.
Die Behauptung, daß ertragstarke Unternehmen kein Interesse daran haben, sich an Vergütungsstudien zu beteiligen, weil sie kein Interesse an der Bekanntmachung ihres Erfolgs haben,[233] ist kein Beleg für die unzureichende Vertretung ertragstarker Unternehmen, zumal die Unternehmensdaten in den Vergütungsstudien nur in anonymer und vergleichsweise allgemeiner Form veröffentlicht werden und darüber hinaus ein Interesse der ertragstarken Unternehmen an der Erfassung in den Studien doch offensichtlich gerade deshalb gegeben sein muß, weil anderenfalls mit Hindernissen im Rahmen der Angemessenheitsbeurteilung zu rechnen wäre.

Insgesamt kann also nicht ohne weiteres der Schluß gezogen werden, daß die aus Vergütungsstudien resultierende Durchschnittsvergütung für überdurchschnittlich ertragstarke Unternehmen oder der Gesamtdurchschnitt über alle Unternehmen zu niedrig ist. Für die Untersuchung der Bundessteuerberaterkammer legt ein Vergleich der Verteilungen für die Höhe des Jahresüberschusses und des Umsatzes allerdings den Schluß nahe, daß die im Rahmen dieser Untersuchung erfaßten Unternehmen im Durchschnitt ertragschwächer sind als diejenigen in der Kienbaum-Studie.

---

230 Vgl. FG Hessen vom 18.11.1999, 4 K 4573/97, EFG 2000, S. 287, rkr, Rücknahme der Revision.

231 Vgl. zu diesem Argument sowie der zugrunde liegenden Untersuchung Schneider, U./Altmüller, R., DB 1996, S. 1005-1006.

232 Siehe dazu Tabelle 3.1 auf Seite 87.

233 Vgl. Niehues, K., BB 1998, S. 1452; Niehues, K., BB 1997, S. 1508; Niehues, K., DB 1996, S. 2451; Niehues, K., DStR 1995, S. 11.

3.3.3.3.3. Ergebnis

Grenzen in der Aussagekraft von Vergütungsstudien ergeben sich insbesondere aus der durch den geringen Stichprobenumfang eingeschränkten Repräsentativität der ermittelbaren Werte. Aus diesem Grund sollte zur Bemessung der Gesamtvergütung nach Möglichkeit auf mehrere Vergütungsstudien zurückgegriffen werden. Darüber hinaus sollte der Spannweite der in den Vergütungsstudien erfaßten Werte keine einschränkende Aussagekraft für die Beurteilung der Angemessenheit der Vergütung seitens der Finanzverwaltung beigemessen werden.[234]
Allen anderen Mängeln der Vergütungsstudien, das heißt der geringen Vertretung von Fremdgeschäftsführern und der fehlenden Erfassung persönlicher Merkmale in bezug auf die fachliche Qualifikation und besondere personenbezogene Faktoren, kann durch die Verrechnung von Zu- oder Abschlägen zumindest näherungsweise begegnet werden.

3.3.3.4. Bedeutung

Die Rechtsprechung fordert für die Anwendung des externen Fremdvergleichs grundsätzlich eine individuelle Vergleichbarkeit.[235] Es ist zu berücksichtigen, „daß die Verhältnisse mehrerer Betriebe und die Leistungen der leitenden Angestellten in diesen Betrieben nicht ohne weiteres vergleichbar sind."[236] Neben der gleichen Unternehmensgröße, Ertragskraft und Branche setzt individuelle Vergleichbarkeit zum Beispiel auch identische Vergleichszeiträume und identische Aufgabengebiete voraus.[237] Diese Anforderungen können in vielen Fällen nicht erfüllt werden.[238] Tatsächlich sieht die Rechtsprechung in Einzelfällen von der Verwendung des externen Fremdvergleichs ab, wenn dem Geschäftsführer aufgrund der Art und des Umfangs seiner Tätigkeit ein wesentlicher Anteil am Unternehmenserfolg zukommt[239], wenn als Vergleichsperson nicht ein Ge-

---

[234] In diese Richtung argumentieren jedoch BFH vom 2.2.1994, I R 18/93, BFH/NV 1995, S. 440; Muders, J., StBp 1996, S. 179.

[235] Vgl. Brandmüller, G., GmbH-Geschäftsführer, 1997, Rz. 657.

[236] BFH vom 25.2.1958, I 337/56 U, BStBl 1958 III, S. 229. Siehe auch BFH vom 28.6.1989, I R 89/85, BStBl 1989 II, S. 854. Nach BFH vom 11.12.1991, I R 152/90, BStBl 1992 II, S. 690, muß sich das Finanzgericht einen persönlichen Eindruck von der Vergleichbarkeit der Zahlen verschaffen, wenn es in seinem Urteil auf den Fremdvergleich des Finanzamts zurückgreifen will.

[237] Vgl. FG Saarland vom 8.2.1994, 1 K 163/93, EFG 1994, S. 677, rkr.

[238] BFH vom 27.3.1963, I 9/61, StRK, KStG § 6 Abs. 1 Satz 2 R. 133; Carlé, D./Herff, A., KÖSDI 1995, S. 10244; Dötsch, E./Eversberg, H./Jost, W.F./Witt, G., 1992, § 8 KStG, Anhang 3 „Dienstverhältnis"; Lange, J., Gewinnausschüttungen, 1998, Rdnr. 964; Spitaler, A./Niemann, U., Angemessenheit, 1999, S. 96.

[239] Vgl. FG Niedersachsen vom 16.9.1994, VI 583/92, LEXinform-Nr. 0109796, rkr.

schäftsführer, sondern ein Facharbeiter heranzuziehen ist[240], oder wenn der Geschäftsführer sich in gleichem zeitlichen Umfang für ein anderes Unternehmen betätigt[241]. In diesen Fällen bleibt nur die ausschließliche Orientierung an innerbetrieblichen Merkmalen, also am Verhältnis der Gesamtvergütung zur Verzinsung des Eigenkapitals, am Verhältnis der Gesamtvergütung zum Gesamtgewinn des Unternehmens und am Verhältnis der Gesamtvergütung zum Gehalt von leitenden Angestellten desselben Unternehmens.[242]

Grundsätzlich geht die Rechtsprechung jedoch von der Anwendbarkeit der Vergütungsstudien aus[243], so daß sie in der Regel - auch in den Fällen, in denen ein grundsätzlicher Vorrang innerbetrieblicher Daten betont wird[244] - auch in die seitens der Gerichte vorzunehmenden Schätzungen Eingang finden.[245] Die Finanzverwaltung greift ebenfalls auf veröffentlichte Vergütungsstudien zurück und verwendet darüber hinaus amtsinterne Richtsatzsammlungen und Statistiken für die Angemessenheitsprüfung.[246] Da dieses Material den Steuerpflichtigen aufgrund des Steuergeheimnis-

---

240 Vgl. FG Saarland vom 9.12.1987, 1 K 16/86, EFG 1988, S. 204, rkr.

241 Vgl. FG Saarland vom 4.11.1994, 1 K 267/93, EFG 1995, S. 171, rkr.

242 Zustimmend zum Vorrang dieser Kriterien wegen fehlender Repräsentativität der Vergütungsstudien Brandmüller, G., GmbH-Geschäftsführer, 1997, Rz. 661; Niehues, K., DB 1996, S. 2452; Schneider, U./Altmüller, R., DB 1996, S. 1004.

243 Vgl. BFH vom 14.7.1999, I B 91/98, BFH/NV 1999, S. 1645; BFH vom 13.8.1997, I R 12/97, BFH/NV 1998, S. 498; BFH vom 24.10.1995, I B 14/95, BFH/NV 1996, S. 339; BFH vom 2.2.1994, I R 18/93, BFH/NV 1995, S. 440; BFH vom 1.12.1993, I B 158/93, BFH/NV 1994, S. 740.

244 Vgl. FG Saarland vom 17.10.1997, 1 K 33/95, EFG 1998, S. 395, bestätigt durch BFH vom 8.7.1998, I R 134/97, BFH/NV 1999, S. 370; FG Saarland vom 14.2.1995, 1 K 113/94, EFG 1995, S. 538, rkr; FG Saarland vom 22.6.1994, 1 K 259/93, EFG 1994, S. 940, rkr; FG Saarland vom 8.3.1985, I 209/83, n.v., insoweit bestätigt durch BFH vom 28.6.1989, I R 89/85, BStBl 1989 II, S. 854.

245 Zu weiteren Beispielen siehe FG Hamburg vom 13.10.2000, II 457/99, EFG 2001, S. 160, rkr; FG München vom 9.2.2000, 7 K 3746/98, EFG 2000, S. 700, rkr; FG Hessen vom 18.11.1999, 4 K 4573/97, EFG 2000, S. 287, rkr, Rücknahme der Revision; FG Nürnberg vom 20.7.1999, I 202/97, EFG 1999, S. 1152, rkr; FG Brandenburg vom 28.11.1996, 2 K 1453/95 K, EFG 1997, S. 303, rkr; FG Saarland vom 4.11.1994, 1 K 267/93, EFG 1995, S. 171, rkr; FG Niedersachsen vom 16.9.1994, VI 583/92, LEXinform-Nr. 0109796, rkr; FG Baden-Württemberg vom 9.12.1993, 3 K 209/89, LEXinform-Nr. 0109470, rkr.

246 Vgl. Brandmüller, G., GmbH-Geschäftsführer, 1997, Rz. 90, 657, 660; Muders, J., StBp 1996, S. 179; Schneider, U./Altmüller, R., DB 1996, S. 1003. Ein Beispiel für die Verwendung amtsinterner Statistiken findet sich in OFD Stuttgart, BB 1997, S. 243.

ses nicht offengelegt werden darf, § 30 AO,[247] kann es vor den Finanzgerichten jedoch nicht verwendet werden.[248] Schließlich wird die Verwendung von Vergütungsstudien trotz aller Kritik auch in der Literatur für möglich gehalten, um einen Anhaltspunkt für die Höhe der angemessenen Geschäftsführervergütung zu liefern.[249]

Ihre Bedeutung erhalten die Vergütungsstudien bereits dadurch, daß andere Möglichkeiten zur Bemessung der angemessenen Gesamtvergütung fehlen. Ohne die Konkretisierung der nach Art und Umfang der Tätigkeit sowie den Ertragsaussichten angemessenen Gesamtvergütung über den externen Fremdvergleich anhand von Vergütungsstudien müßte es bei der nur relativen Aussagekraft dieser Merkmale bleiben. Auch die Verzinsung des Eigenkapitals und das Verhältnis der Gewinnverteilung erhalten ihren Wert erst durch die Verknüpfung mit anderen Kriterien, und der interne Fremdvergleich ist häufig nicht anwendbar, weil weitere leitende Angestellte im Unternehmen fehlen.

Von Bedeutung ist der externe Fremdvergleich über Vergütungsstudien des weiteren deshalb, weil er in Vertragsverhandlungen sowohl von der Gesellschaft als auch vom Geschäftsführer genutzt wird. Ein Geschäftsführer wird seine Gehaltsforderung auch daran ausrichten, was andere Geschäftsführer verdienen[250], und dabei zur eigenen Orientierung alle Informationen heranziehen, die er erhalten kann, auch wenn er um die beschränkte Vergleichbarkeit im Einzelfall weiß. Umgekehrt wird auch die Gesellschaft nicht außer Acht lassen, in welchem Rahmen sich die Vergütung eines Geschäftsführers üblicherweise bewegt.

Die Operationalisierung der Bedeutung der Art und des Umfangs der Tätigkeit sowie der Ertragsaussichten über Vergütungsstudien ist damit trotz ihrer Mängel unverzichtbarer Bestandteil der Angemessenheitsbeurteilung.

---

[247] Vgl. Centrale für GmbH Dr. Otto Schmidt, GmbH-Handbuch, 1998, Teil III, Rz. 527; Muders, J., StBp 1996, S. 179; Spitaler, A./Niemann, U., Angemessenheit, 1999, S. 97.

[248] Vgl. Schneider, U./Altmüller, R., DB 1996, S. 1003.

[249] Vgl. Blümich, W., 1995, § 8 KStG, Rz. 655; Böth, H., StBp 1998, S. 290; Brandmüller, G., GmbH-Geschäftsführer, 1997, Rz. 657; Lange, J., Gewinnausschüttungen, 1998, Rdnr. 964; Langohr-Plato, U., Inf 1996, S. 142; Langohr-Plato, U., Stbg 1992, S. 262; Langohr-Plato, U., GmbHR 1992, S. 742; Muders, J., StBp 1996, S. 179; Schwedhelm, R., BB 2000, S. 696; Schwedhelm, R., GmbH-StB 1997, S. 145; Wochinger, P., Gewinnausschüttungen, 1995, Rz. 240. A.A. Dötsch, E./Eversberg, H./Jost, W.F./Witt, G., 1992, § 8 KStG, Anhang 3 „Dienstverhältnis".

[250] Vgl. Spitaler, A./Niemann, U., Angemessenheit, 1999, S. 70, 96; Tänzer, A., GmbHR 1989, S. 324.

Da es sich bei Vergütungsstudien um statistische Erhebungen zur Feststellung der Üblichkeit von Zuwendungen dem Grunde, insbesondere aber auch der Höhe nach, handelt, die Unüblichkeit einer Zuwendung aber weder ein gesetzliches Tatbestandsmerkmal der verdeckten Gewinnausschüttung noch ein Element der von der Rechtsprechung entwickelten Definition der verdeckten Gewinnausschüttung ist, kommt auch ihnen im Rahmen der Prüfung, ob eine Vereinbarung dem Fremdvergleich standhält, lediglich indizielle Bedeutung zu. Von den Vergütungsstudien abweichende Gesamtvergütungen lassen nicht den Schluß zu, ein ordentlicher und gewissenhafter Geschäftsleiter hätte die Vereinbarung mit einem Nichtgesellschafter nicht abgeschlossen, wenn im Einzelfall überzeugende betriebliche Gründe für die unübliche Vereinbarung sprechen und diese Gründe vom Steuerpflichtigen plausibel dargelegt werden.[251]

3.3.4. Vorgehensweise zur Bestimmung der angemessenen Gesamtvergütung

Nach der Untersuchung der Bedeutungsinhalte sowie der Bedeutung der einzelnen inner- und außerbetrieblichen Merkmale, die im Rahmen der Beurteilung der angemessenen Gesamtvergütung eine Rolle spielen, sind die Teilergebnisse in diesem Abschnitt zu einer Vorgehensweise zur Bestimmung der angemessenen Gesamtvergütung zusammenzufassen.
Ausgangspunkt der Ermittlung der angemessenen Gesamtvergütung ist die Frage, ob die tatsächlich ausgeübte Tätigkeit des Geschäftsführers im wesentlichen in der Erfüllung von Geschäftsführungsaufgaben besteht oder nicht.
Ist dies der Fall, sollte zur Bemessung der Gesamtvergütung vom externen Fremdvergleich ausgegangen werden. Der Ausgangswert wird durch die Durchschnittsvergütung bestimmt, die im betrachteten Einzelfall bei der vorliegenden Unternehmensgröße und, sofern möglich, in der entsprechenden Branche und bei der entsprechenden Ertragskraft gewährt wird. Liefert die Vergütungsstudie nach Umsatz und Beschäftigtenzahl differenzierte Ergebnisse für den Einfluß der Unternehmensgröße, so ist die höhere der sich nach diesen Kriterien ergebenden Durchschnittsvergütungen anzusetzen.[252] Um eine breitere Datenbasis zu erfassen, empfiehlt sich darüber hinaus die gleichzeitige Verwendung mehrerer Vergütungs-

---

[251] Vgl. BFH vom 19.3.1997, I R 75/96, BStBl 1997 II, S. 577; o.V., DStR 1997, S. 1163. Siehe auch FG Berlin vom 26.5.1998, 8 K 8652/97, EFG 1998, S. 1664, die Revision BFH vom 29.3.2000, I R 85/98, BFH/NV 2000, S. 1247, berührt die Aussage des Finanzgerichts zur Bedeutung von Vergütungsstudien nicht. Zu grundsätzlicher Kritik an der Orientierung an Üblichem siehe Niehues, K., DB 1996, S. 2449-2450; Rischar, A., BB 1997, S. 2305.

[252] Siehe zu dieser Vorgehensweise auch Böth, H., StBp 1998, S. 290.

studien.[253] Ist die herangezogene Vergütungsstudie nicht nach der Ertragskraft differenziert, so ist die nach der Unternehmensgröße bestimmte Durchschnittsvergütung im Anschluß über einen gestaffelten Zuschlag zum oder Abschlag vom Ausgangswert zu korrigieren. Der maximale Zuschlag beträgt 20 % und kann ab einer Umsatzrendite von 10 % verrechnet werden. Der maximale Abschlag beträgt ebenfalls 20 % und muß im Verlustfall, das heißt bei einer Umsatzrendite unter 0 %, berücksichtigt werden (Zwischenwert I).
Da die aus Vergütungsstudien ableitbaren Werte regelmäßig auf Erhebungen vergangener Jahre beruhen, ist der so ermittelte Ausgangswert an die aktuellen Verhältnisse anzupassen. Der Aufzinsung kann ein Zinssatz von 6 % zugrunde gelegt werden (Zwischenwert II).[254]

Der auf diese Weise ermittelte Zwischenwert II erfaßt noch keinerlei persönliche Eigenschaften des Geschäftsführers. Aussagen dazu, wie groß die Erfahrung der in den Vergütungsstudien erfaßten Geschäftsführer im Durchschnitt ist, sind nicht möglich. Jedoch beträgt das Durchschnittsalter neunundvierzig Jahre.[255] Wird darüber hinaus davon ausgegangen, daß sich die Geschäftsführer gleichmäßig auf die vier Altersklassen der unter vierzig Jahre alten, der über vierzig Jahre alten, der über fünfzig Jahre alten und der über sechzig Jahre alten Geschäftsführer verteilen - diese These wird durch das Durchschnittsalter unterstützt -, so kann aus der bekannten Relation zwischen den Altersklassen die Gesamtdurchschnittsvergütung und daraus der jeweils zu berücksichtigende Alterszu- oder -abschlag berechnet werden:

$$\begin{aligned} \text{Gesamtdurchschnitt} &= 0{,}25 * 100\,\% \\ &+ 0{,}25 * 121\,\% \\ &+ 0{,}25 * 136\,\% \\ &+ 0{,}25 * 130\,\% \\ &= 121{,}75\,\% \end{aligned}$$

Unter der weiteren Voraussetzung der Gleichverteilung der angenommenen Altersstruktur innerhalb der nach ihrer Ertragskraft gestaffelten Unternehmen berechtigt das Alter im betrachteten Einzelfall zu folgenden rechnerischen Zuschlägen zur bzw. Abschlägen von der Gesamtvergü-

---

253 Ebenso FG Nürnberg vom 20.7.1999, I 202/97, EFG 1999, S. 1152, rkr.

254 Vgl. zu diesem Zinssatz FG Saarland vom 17.10.1997, 1 K 33/95, EFG 1998, S. 395, bestätigt durch BFH vom 8.7.1998, I R 134/97, BFH/NV 1999, S. 370; FG Saarland vom 13.10.1997, 1 K 188/95, EFG 1998, S. 399, rkr, sowie ausführlicher GmbHR 1998, S. 102.

255 Dieses Alter hat sich nach der Kienbaum-Studie 1995 für Unternehmen jeder Größe ergeben, vgl. Evers, H./Grätz, F./Näser, C., Gehaltsfestsetzung, 1997, Rz. 27.

tung, die zur Berücksichtigung der mit dieser Rechnung verbundenen Ungenauigkeiten, geringfügig gekürzt werden:

Tabelle 3.2: Relativer Einfluß des Lebensalters auf die durchschnittliche Gesamtvergütung

	Lebensalter			
	≤ 39	40 - 49	50 - 59	≥ 60
Relation	100 %	121 %	136 %	130 %
rechnerischer Zuschlag /Abschlag	- 18 %	+ 0 %	+ 12 %	+ 7 %
vorsichtiger Zuschlag /Abschlag	- 15 %	0 %	+ 10 %	+ 5 %

Eine Promotion berechtigt zur Verrechnung eines Zuschlags. Da die Ausbildung und die Berufserfahrung als Bestimmungsfaktoren der Fachkompetenz gegeneinander austauschbar sind, kann die Höhe des Zuschlags an den für den Einfluß des Alters ermittelten Werten orientiert werden. Da einer fundierten Ausbildung insbesondere in jungen Jahren ein gewisses Gegengewicht für fehlende Erfahrung beigemessen wird, wird der Zuschlag ebenfalls altersabhängig angesetzt. Für Geschäftsführer unter vierzig Jahren beträgt er 10 %, sonst 5 %.

Der auf diese Weise errechnete Wert ist der aus den Vergütungsstudien ableitbare Wert (Zwischenwert III). Er ist noch um diejenigen Einflußgrößen zu modifizieren, die nicht in den Vergütungsstudien erfaßt sind. Da diese Korrekturen auch denjenigen Zwischenwert betreffen, der in dem Fall zugrunde zu legen ist, wenn die Tätigkeit des Geschäftsführers in wesentlichen Teilen nicht der Geschäftsführertätigkeit entspricht, wird im folgenden Absatz zunächst dessen Herleitung vorgestellt:
Besteht die tatsächlich ausgeübte Tätigkeit des Geschäftsführers im wesentlichen nicht in der Erfüllung von Geschäftsführungsaufgaben, ist als Vergleichsmaßstab die höchste Vergütung heranzuziehen, die ein Angestellter der entsprechenden Tätigkeitsgruppe erhält (Ausgangswert). Zur Berücksichtigung der Führungsverantwortung des Geschäftsführers ist diese Vergütung um 50 % zu erhöhen (Zwischenwert II).[256] Da die Qualität der Ausbildung von Angestellten in der Praxis honoriert wird, ist auch

[256] Vgl. zu diesem Zuschlagsatz FG München vom 9.2.2000, 7 K 3746/98, EFG 2000, S. 700, rkr; FG Niedersachsen vom 24.11.1994, VI 658/91, EFG 1995, S. 537, rkr. FG Saarland vom 15.12.1992, 1 K 50/92, EFG 1993, S. 407, hat einen Zuschlag von 100 % als angemessen angesehen. Die Revision BFH vom 2.2.1994, I R 18/93, BFH/NV 1995, S. 440, berührt diese Aussage nicht.

hier im gegebenen Fall der Zuschlag für eine Promotion zu berücksichtigen (Zwischenwert III).

Der Zwischenwert III ist von der GmbH in jedem Fall zu zahlen, unabhängig davon, ob ihr eine Mindestverzinsung in Höhe von 10 % des bilanziellen Eigenkapitals und ein mindestens 30 %iger Anteil am Gewinn vor Abzug der Geschäftsführervergütung verbleibt. Sofern diese innerbetrieblichen Bedingungen bei Zahlung der Mindestvergütung erfüllt sind, sofern der Gesellschaft also noch ein verteilungsfähiger Restgewinn verbleibt, ist die Geschäftsführervergütung im gegebenen Fall um einen Zuschlag für herausragende persönliche Merkmale oder zur Anpassung der Vergütung an das allgemeine Vergütungsniveau des Unternehmens zu erhöhen:
Wird der Ausgangswert einer nicht nach Branchen differenzierenden Vergütungsstudie entnommen, so ist ein Zuschlag von maximal 50 % zu verrechnen[257], wenn die persönliche Leistung und das persönliche Können des Geschäftsführers im betrachteten Fall ganz besonders im Vordergrund stehen, so daß die Tätigkeit des Geschäftsführers wesentlichen Einfluß auf den Geschäftserfolg hat. Hiervon kann insbesondere in kleinen Steuerberatungs- bzw. Wirtschaftsprüfungsunternehmen und in Werbeagenturen ausgegangen werden. Der Zuschlag ist ferner anzusetzen, wenn der Geschäftsführer über für die Existenz der Gesellschaft wesentliche Geschäftsverbindungen oder wesentliche - insbesondere durch eigene Erfindungen und Geschäftsideen erworbene - Fachkenntnisse verfügt (Zwischenwert IV).
Ein Zuschlag kann ferner gerechtfertigt sein, um die Geschäftsführervergütung an die Vergütungsstruktur des betrachteten Unternehmens anzupassen. Der interne Fremdvergleich kann die Beteiligung des Geschäftsführers am verbleibenden Restgewinn rechtfertigen. Voraussetzung ist, daß die Einhaltung der Mindestverzinsung für die Gesellschaft gewährleistet ist und der Gesellschaft ein Gewinnanteil von mindestens 30 % verbleibt. Von praktischer Bedeutung ist der Zuschlag für die Anpassung an die Vergütungsstruktur insbesondere in ertragschwachen Unternehmen und dann, wenn der Geschäftsführer keine herausragenden persönlichen Merkmale einbringen kann. Ein Zuschlag erfolgt dann, wenn der Zwischenwert IV weniger als das Doppelte der Vergütung der leitenden Angestellten beträgt. Seine Höhe entspricht dem Betrag, der zum Erreichen dieser Relation erforderlich ist (Zwischenwert V).

---

[257] Vgl. zu diesem Zuschlagsatz FG Hessen vom 27.3.1998, 4 K 3409/96, EFG 1998, S. 1538, bestätigt durch BFH vom 14.7.1999, I B 91/98, BFH/NV 1999, S. 1645.

Schließlich ist zu berücksichtigen, daß die angemessene Gesamtvergütung zu reduzieren ist, wenn die Geschäftsführung auf mehrere Geschäftsführer verteilt wird oder wenn der Geschäftsführer mehrere Gesellschaften derselben Branche leitet.
Ein Zuschlag für den Fall, daß ein Geschäftsführer das Unternehmen allein führt[258], ist bei Verwendung der Kienbaum-Studie nicht erforderlich, da etwa zwei Drittel aller in den Vergütungsstudien erfaßten Geschäftsführer Alleingeschäftsführer sind.[259] Nach der Untersuchung der Bundessteuerberaterkammer sind zwar nur knapp 55 % der Geschäftsführer Alleingeschäftsführer.[260] Ein Zuschlag scheidet hier jedoch aus, weil nicht ersichtlich ist, ob die feststellbaren geringfügigen Unterschiede in der Vergütung von Alleingeschäftsführern und Geschäftsführern, die zu einer mehrköpfigen Unternehmensführung gehören,[261] auf Unterschieden hinsichtlich der Arbeitsleistung beruhen, ob also insbesondere Alleingeschäftsführer verstärkt in kleineren Unternehmen und mehrköpfige Geschäftsführergremien vor allem in größeren Unternehmen vertreten sind, oder ob eher eine Gleichverteilung besteht.

Die Bemessung der angemessenen Gesamtvergütung nach dem oben beschriebenen und in der folgenden Abbildung 3.5 nochmals zusammengefaßten Vorgehen sollte zu einer Gesamtvergütung führen, die den Anforderungen der Finanzverwaltung und der Rechtsprechung an die steuerliche Anerkennung genügt, zumal die allgemeine Unsicherheit, die jeder Schätzung anhaftet, durch die Regelung aufgefangen wird, daß eine verdeckte Gewinnausschüttung nur dann angenommen werden darf, wenn die von der Finanzverwaltung bzw. von der Rechtsprechung ermittelte angemessene Gesamtvergütung die vom Steuerpflichtigen tatsächlich bezogene Geschäftsführervergütung um mehr als 20 % übersteigt.[262]

Ein abschließender Vergleich mit der Ergebnisbandbreite der Untersuchung der Bundessteuerberaterkammer unterbleibt zum einen aufgrund der eingeschränkten Repräsentativität der Vergütungsstudien und zum anderen aufgrund der eingeschränkten Bedeutung von Üblichkeiten, wenn im Einzelfall plausible Begründungen ein Abweichen rechtfertigen.

---

[258] Zu diesem Ansatz siehe Glade, A., GmbHR 1970, S. 169.

[259] Vgl. Feldkamp, T., Stbg 2000, S. 139. Ein Einfluß der Größe des Geschäftsführergremiums ist darüber hinaus ohnehin nicht feststellbar, vgl. Evers, H./Grätz, F./ Näser, C., Gehaltsfestsetzung, 1997, Rz. 51.

[260] Vgl. Bundessteuerberaterkammer, Untersuchung, 1998, Tabelle 2, S. 22.

[261] Vgl. Bundessteuerberaterkammer, Untersuchung, 1998, Tabelle 26, S. 51.

[262] Vgl. BFH vom 28.6.1989, I R 89/85, BStBl 1989 II, S. 854; FG Köln vom 22.2.1996, 13 K 4559/90, EFG 1996, S. 1006, rkr.

Abbildung 3.5: Schema zur Bestimmung der Gesamtvergütung

Tätigkeit der Geschäftsführung entsprechend ?	ja	nein
Durchschnittsvergütung nach Umsatzgröße Durchschnittsvergütung nach Beschäftigtenzahl Vergütung vergleichbarer Angestellter	☐ ☐	 ☐
Ausgangswert (Maximum)	☐	☐
± Zuschlag bzw. Abschlag für die Ertragskraft (sofern Ausgangswert nicht nach Ertragskraft differenziert) Umsatzrendite Abschlag Umsatzrendite Zuschlag < 0 % 20 % > 7 % 10 % < 2 % 10 % > 10 % 20 %	☐	
= Zwischenwert I	☐	
+ Zuschlag für Anpassung an akt. Verhältnisse 6 % pro Jahr + Zuschlag für Geschäftsleiterfunktion 50 %	☐	 ☐
= Zwischenwert II	☐	☐
± Zuschlag bzw. Abschlag für Fachwissen Zu- / Abschlag Alter ≤ 39 oder keine Erfahrung - 15 % 40 - 49 0 % 50 - 59 + 10 % ≥ 60 + 5 % + Zuschlag für Promotion Alter ≤ 39 oder keine Erfahrung + 10 % sonst + 5 %	☐ ☐	 ☐
= Aus Vergütungsstudien ableitbarer Wert = Zwischenwert III	■	
+ Zuschlag für herausragende persönliche Merkmale maximal 50 %, solange Mindestverzinsung ≥ 10 % und Gewinnanteil GmbH ≥ 30 % (für Freiberuflertätigkeit, sofern Ausgangswert nicht nach Branchen differenziert, für wesentliche Kundenkontakte, wesentliches Know-How)		☐
= Zwischenwert IV		☐
+ Zuschlag für internen Fremdvergleich mit leitenden Angestellten maximal 2:1, solange Mindestverzinsung ≥ 10 % und Gewinnanteil GmbH ≥ 30 %		☐
= Zwischenwert V		☐
- Abschlag für Tätigkeit in mehreren Unternehmen maximal 25 %		☐
- Abschlag für Aufgabenverteilung auf mehrere Geschäftsführer		☐
= angemessene Gesamtvergütung		■

3.4. Stetigkeit der Bezüge

Anders als die bisher genannten Beurteilungskriterien bezieht sich das Merkmal der Stetigkeit der Bezüge auf die dynamische Betrachtung der Geschäftsführervergütung, das heißt auf ihre Entwicklung über mehrere Perioden hinweg. Hinsichtlich der Anforderungen, die für die steuerliche Anerkennung an die Stetigkeit der Geschäftsführervergütung gestellt werden, sind zum einen die Stetigkeit der vertraglichen Vereinbarungen im allgemeinen und zum anderen die Stetigkeit der Höhe der Gesamtvergütung zu unterscheiden.

Die vertraglichen Vereinbarungen können durchaus dynamische Komponenten wie Tantiemeregelungen, gehaltsabhängige Altersversorgungszusagen oder Steigerungsraten für die Höhe der Gesamtvergütung beinhalten. Jedoch sollten diese Vereinbarungen im Zeitablauf keine willkürlichen Veränderungen erfahren, denn häufige Änderungen der Vergütungsregelungen weisen darauf hin, daß die Bezüge an der wirtschaftlichen Entwicklung des Unternehmens ausgerichtet werden und deshalb der Gewinnabsaugung dienen.[263] Zwei Gehaltserhöhungen innerhalb eines Jahres werden aus diesem Grund als verdeckte Gewinnausschüttung angesehen.[264] Die Grenze zur Überschreitung des Stetigkeitserfordernisses kann allerdings nicht eindeutig definiert werden. Die Geschäftsführervergütung betrifft ein über Jahrzehnte bestehendes Arbeitsverhältnis. Ihre Bemessung weist darüber hinaus einen engen Zusammenhang mit der Lage und der Entwicklung des Unternehmens auf. Aus diesem Grund bedarf die Vereinbarung der ständigen Überprüfung und gegebenenfalls entsprechender Anpassungen. Diese Dynamik wird zum Teil auch von der Rechtsprechung gefordert. So kann der Geschäftsführer aufgrund seiner Treuepflicht der Gesellschaft gegenüber im Fall wirtschaftlicher Schwierigkeiten verpflichtet sein, einer Herabsetzung seiner Bezüge zuzustimmen.[265] Umsatztantiemen können in der Anlaufphase eines Unternehmens zulässig sein[266], die Tantiemesätze für Gewinntantiemen müssen spätestens alle drei Jahre überprüft und angepaßt werden[267], Gewinnexplosionen können zu Änderungskündigungen verpflichten[268], und die steuerlich

---

[263] Vgl. FG Saarland vom 22.6.1994, 1 K 162/93, EFG 1994, S. 939, rkr. Siehe auch BFH vom 29.3.2000, I R 85/98, BFH/NV 2000, S. 1247.

[264] Vgl. FG Saarland vom 22.6.1994, 1 K 53/93, EFG 1994, S. 937, rkr; FG Saarland vom 8.2.1994, 1 K 157/93, EFG 1994, S. 678, rkr.

[265] Vgl. BGH vom 15.6.1992, II ZR 88/91, DStR 1992, S. 1443. Siehe auch Spitaler, A./Niemann, U., Angemessenheit, 1999, S. 73.

[266] Vgl. BFH vom 20.9.1995, I R 130/94, BFH/NV 1996, S. 508.

[267] Vgl. BFH vom 5.10.1994, I R 50/94, BStBl 1995 II, S. 549.

[268] Vgl. FG Rheinland-Pfalz vom 6.5.1991, 5 K 2467/90, EFG 1992, S. 36, rkr.

wirksame Erteilung von Direktzusagen setzt die Einhaltung von Probe- und Wartezeiten voraus.[269] Sofern jedoch keine aus den steuerlichen Anerkennungsregeln oder aus wirtschaftlichen Zwängen ersichtlichen Anlässe angeführt werden können, sollte auf Änderungen der vertraglichen Vereinbarungen verzichtet werden.

Es steht dem Geschäftsführer grundsätzlich frei, seine Tätigkeit zu einer unangemessen niedrigen Vergütung zu erbringen. Wird jedoch eine Vergütung auf schuldrechtlicher Basis vereinbart und verzichtet der Geschäftsführer auf dieses Gehalt, so kann auch hierin eine verdeckte Gewinnausschüttung liegen, weil die Ernstlichkeit der Vereinbarung in Zweifel steht.[270] Die Ernstlichkeit steht jedoch grundsätzlich nicht in Frage, wenn der Verzicht dauerhaft ist und sich auf einen im voraus betragsmäßig klar bestimmten Teilbetrag der Vergütung bezieht.[271] Wird die Gehaltsvereinbarung dem Grunde nach anerkannt, so führt der Gehaltsverzicht jedoch zu einer verdeckten Einlage, wenn der Geschäftsführer auf eine bereits entstandene Gehaltsforderung nachträglich verzichtet.[272] Eine verdeckte Einlage liegt vor, wenn der Geschäftsführer der GmbH einen einlagefähigen Vermögensvorteil zuwendet, der sich auf die Höhe des Einkommens der GmbH auswirkt, und die Zuwendung zwar durch das Gesellschaftsverhältnis veranlaßt ist, jedoch nicht im Zusammenhang mit einer offenen Kapitalerhöhung steht.[273] Diese Voraussetzung ist bei Verzicht auf eine bereits entstandene Forderung des Geschäftsführers erfüllt. Die Rechtsfolge der verdeckten Einlage besteht darin, daß das Einkommen der GmbH, das sich durch die Auflösung der Verbindlichkeit gegen den Geschäftsführer erhöht hat, entsprechend zu kürzen ist, § 4 Abs. 1 Satz 1 EStG, und sich das bilanzielle Eigenkapital der GmbH erhöht. Der Geschäftsführer muß auch den Teil der Gehaltsforderung, auf den verzichtet wird, versteuern.[274] Der Wert seiner Beteiligung erhöht sich durch die Einlage. Verzichtet der Geschäftsführer hingegen auf zukünftige Gehaltsansprüche, so liegt keine verdeckte Einlage vor, denn nur der Wegfall einer passivierungspflichtigen Verbindlichkeit kann eine verdeckte Einlage

---

[269] Vgl. BFH vom 30.9.1992, I R 75/91, BFH/NV 1993, S. 330.

[270] Vgl. BFH vom 30.3.1994, I B 185/93, BFH/NV 1995, S. 164; Rupp, T./Felder, B./Geiger, O./Lang, F., Gewinnausschüttung, 2000, B „Gehaltsverzicht". Siehe auch Tillmann, B./Schmidt, A., GmbHR 1995, S. 805.

[271] Vgl. Schlagheck, M., StBp 1998, S. 95.

[272] Vgl. BFH vom 9.6.1997, GrS 1/94, BStBl 1998 II, S. 307; BFH vom 19.7.1994, VIII R 58/92, BStBl 1995 II, S. 362.

[273] Vgl. BFH vom 26.10.1987, GrS 2/86, BStBl 1988 II, S. 348; Abschn. 36a Abs. 1 Satz 1 KStR; Rupp, T./Felder, B./Geiger, O./Lang, F., Gewinnausschüttung, 2000, C Rz. 54-56.

[274] Vgl. Dörner, B.M., Inf 1998, S. 3-4; Gebhardt, T., DStR 1998, S. 227.

bewirken. Zukünftige Gehaltsansprüche sind jedoch nicht zu bilanzieren. Sie stellen ein schwebendes Geschäft dar.[275]

Veränderte wirtschaftliche Verhältnisse der GmbH oder Änderungen in der Arbeitsleistung des Geschäftsführers beeinflussen stets auch die Höhe der angemessenen Gesamtvergütung des Geschäftsführers.[276] Problematisch ist deshalb insbesondere die Begründung von Gehaltserhöhungen bei unveränderter wirtschaftlicher Lage und die Beibehaltung eines Vergütungsniveaus bei verschlechterter wirtschaftlicher Lage der GmbH. Im ersten Fall erscheinen lediglich Steigerungsraten von bis zu 3 % zur Anpassung der Vergütung an die Entwicklung der Lebenshaltungskosten vertretbar.[277] Im zweiten Fall werden Kürzungen der Vergütung zumindest bei dauerhafter deutlicher Verschlechterung unvermeidbar sein.[278] Da nur die langfristige Entwicklung von Umsatz und Gewinn die Größenordnung des betrieblichen Geschehens bestimmt, können Veränderungen einzelner Jahre grundsätzlich keine Entsprechung in der Höhe der angemessenen Gesamtvergütung finden, zumal Verschlechterungen der wirtschaftlichen Lage in der Praxis deutlich langsamer in Form von Gehaltskürzungen an die Arbeitnehmer weitergegeben werden als auf Verbesserungen der wirtschaftlichen Lage beruhende Gehaltserhöhungen.[279]
Doch auch verbesserte wirtschaftliche Verhältnisse der GmbH erlauben nicht ohne weiteres erhebliche Erhöhungen der Geschäftsführervergütung. Eine Gehaltssteigerung um 60 % ist nur gerechtfertigt, wenn sich eine dauerhaft klar bemerkbar günstige Ertragsentwicklung wenigstens abzeichnet.[280]

---

275 Vgl. BFH vom 22.11.1983, VIII R 133/82, BB 1984, S. 513; Brandmüller, G., GmbH-Geschäftsführer, 1997, Rz. 559, 723.

276 Vgl. Carlé, D./Herff, A., KÖSDI 1995, S. 10250.

277 Vgl. BFH vom 11.12.1991, I R 152/90, BStBl 1992 II, S. 690; FG Hamburg vom 13.10.2000, II 457/99, EFG 2001, S. 160, rkr. Siehe auch Brandmüller, G., GmbH-Geschäftsführer, 1997, Rz. 553.

278 Vgl. FG Saarland vom 13.10.1997, 1 K 188/95, EFG 1998, S. 399, rkr, sowie ausführlicher GmbHR 1998, S. 102.

279 Vgl. Evers, H./Grätz, F./Näser, C., Gehaltsfestsetzung, 1997, Rz. 38.

280 Vgl. FG München vom 26.7.1990, 15 K 4596/89 und 2866/90, EFG 1991, S. 146, rkr. Auch eine Gehaltssteigerung von 42 % wurde anerkannt, vgl. FG Saarland vom 4.2.1998, 1 K 184/95, EFG 1998, S. 686.

4. Aktivbezüge - Ergänzung des Festgehalts durch eine Tantieme

Nach der Bestimmung der angemessenen Gesamtvergütung ist zu untersuchen, auf welche Komponenten diese Vergütung aufgeteilt werden soll. Die Geschäftsführervergütung kann grundsätzlich aus Aktiv- und aus Versorgungsbezügen zusammengesetzt werden. Beide Gruppen möglicher Vergütungsbestandteile sind bezüglich der mit ihnen verfolgten Zielsetzungen und hinsichtlich der zu ihnen bestehenden steuerlichen Anerkennungsvoraussetzungen unabhängig voneinander. Sie können deshalb getrennt voneinander betrachtet und beurteilt werden. Lediglich für die Kombination beider Vergütungsgruppen miteinander, das heißt für die Zusammensetzung der Geschäftsführervergütung aus Aktiv- und aus Versorgungsbezügen, sind im Hinblick auf die steuerliche Anerkennung Einschränkungen zu beachten.
Im folgenden wird deshalb zunächst untersucht, inwieweit sich durch die Ergänzung des Festgehalts um andere Barbezüge Vorteile für den Geschäftsführer erzielen lassen, bevor in den anschließenden Abschnitten 5., 6. und 7. auf Versorgungszusagen und die Kombination von Aktiv- und Versorgungsbezügen eingegangen wird.

4.1. Abgrenzung und Darstellung der Handlungsalternativen

4.1.1. Erfolgsunabhängige Vergütungsbestandteile

Eine auf schuldrechtlicher Basis vereinbarte Geschäftsführervergütung kann sich auch für die Aktivzeit aus verschiedenen Komponenten zusammensetzen, die sich zunächst in die Gruppe der Barvergütungen und in die Gruppe der Sachzuwendungen einteilen lassen. Zu den Sachbezügen gehören zum Beispiel die Nutzung eines Dienstwagens, die Zurverfügungstellung einer Mietwohnung, zinsgünstiger Darlehen oder von Arbeitskräften (Fahrer, Gärtner) sowie die Übernahme der privaten Telefonkosten. Zwar sind insbesondere Dienstwagen in der Praxis regelmäßig Bestandteil der Geschäftsführervergütung.[281] Gleichwohl wird im Rahmen dieser Arbeit auf die Erfassung von Sachzuwendungen verzichtet.

Zur Barvergütung zählen zunächst die regelmäßigen fixen Gehaltszahlungen, die als Grund- oder Festgehalt bezeichnet werden und dadurch gekennzeichnet sind, daß ihre absolute Höhe zum Zeitpunkt des Vertragsabschlusses bereits feststeht. Das Festgehalt stellt die übliche Grundform einer Vergütung dar. Sofern ein zivilrechtlich gültiger Anstellungsvertrag abgeschlossen ist, wird ein Festgehalt steuerlich grundsätzlich anerkannt.

[281] Vgl. Feldkamp, T., Stbg 2000, S. 191; Tänzer, A., GmbHR 2000, S. 598.

Die GmbH kann den mit der Gehaltszahlung verbundenen Aufwand als Betriebsausgabe abziehen, § 4 Abs. 4 EStG, so daß sich der Gewinn und der Gewerbeertrag mindern. Auf Ebene des Gesellschafters gehört das Festgehalt zu den Einkünften aus nichtselbständiger Arbeit, § 19 Abs. 1 Satz 1 Nr. 1 EStG. Sofern keine höheren Werbungskosten nachgewiesen werden, kann der Arbeitnehmer-Pauschbetrag von 2.000 DM in Anspruch genommen werden, § 9a Satz 1 Nr. 1 EStG.
Einschränkungen hinsichtlich der steuerlichen Anerkennung dem Grunde nach ergeben sich nur aus den allgemeinen formellen Anforderungen, die in Abschnitt 3.2. dieser Arbeit vorgestellt wurden. Insbesondere setzt die tatsächliche Durchführung voraus, daß eine monatlich vereinbarte Zahlungsweise auch zeitnah durchgeführt wird; die einmalige Zahlung am Jahresende ist in diesem Fall eine verdeckte Gewinnausschüttung.[282] Bezüglich der steuerlichen Anerkennung der Höhe nach ist eine Begrenzung lediglich insoweit zu beachten, als das Festgehalt - gegebenenfalls zusammen mit anderen Vergütungsbestandteilen - die angemessene Gesamtvergütung nicht übersteigen darf.

Weitere Formen der erfolgsunabhängigen Barvergütung sind das Urlaubsgeld und das Weihnachtsgeld. Sie stellen eine Vergütung für das gesamte Geschäftsjahr dar und sind deshalb vor Erbringen der damit abzugeltenden Leistungen und nicht erst vor Zahlung der Vergütung zu vereinbaren.[283] Ein erst im Laufe des Geschäftsjahrs vereinbartes Weihnachts- oder Urlaubsgeld wird steuerlich nur zeitanteilig anerkannt. Der nicht anerkannte Teil stellt eine verdeckte Gewinnausschüttung dar.[284] Kürzungen des Weihnachtsgelds während des laufenden Jahres stellen umgekehrt einen Verzicht auf bereits entstandene Ansprüche und somit eine verdeckte Einlage dar.[285] Ein vorgeschriebener, zum Beispiel monatlicher, Zahlungsmodus als Voraussetzung für die steuerliche Anerkennung besteht nicht.[286] Da Urlaubs- und Weihnachtsgeld grundsätzlich mit einem Festgehalt vergleichbar sind, sind alle im Rahmen dieser Arbeit abgeleiteten Aussagen zum Festgehalt auf das Urlaubs- und Weihnachtsgeld übertragbar. Eine explizite Erfassung ist nicht erforderlich.

---

[282] Vgl. BFH vom 13.11.1996, I R 53/95, HFR 1997, S. 835; BFH vom 28.7.1993, I B 54/93, BFH/NV 1994, S. 345; BFH vom 20.7.1988, I R 136/84, BFH/NV 1990, S. 64; Blümich, W., 1995, § 8 KStG, Rz. 640; Weber-Grellet, H., DStZ 1998, S. 360.

[283] Vgl. BFH vom 11.12.1991, I R 49/90, BStBl 1992 II, S. 434; Böth, H., StBp 1998, S. 265.

[284] Vgl. FG Hamburg vom 17.3.1997, II 147/95, EFG 1997, S. 1051, rkr; Schwedhelm, R., BB 2000, S. 697.

[285] Vgl. FG Saarland vom 27.8.1991, 1 K 130/91, EFG 1992, S. 44, rkr.

[286] Vgl. Muders, J., StBp 1996, S. 180.

Des weiteren kommen Überstundenvergütungen in Frage. Jedoch werden Überstundenvergütungen steuerlich nicht anerkannt.[287] Aus diesem Grund werden auch sie im Rahmen dieser Arbeit nicht weiter berücksichtigt.

4.1.2. Erfolgsabhängige Vergütungsbestandteile

4.1.2.1. Begriffsabgrenzung und Charakterisierung

Die Barvergütung kann auch in Form variabler Gehaltszahlungen vereinbart werden. In diesem Fall hängt die Höhe der Vergütung von der zum Zeitpunkt des Vertragsabschlusses noch unbekannten Ausprägung einer Basisgröße ab, die als Indikator für den Erfolg der Tätigkeit des Geschäftsführers verwendet wird. Verbreitete Basisgrößen für die Vereinbarung von Tantiemen sind insbesondere der Jahresumsatz und der Jahresgewinn; entsprechend wird zwischen Umsatz- und Gewinntantiemen unterschieden. Im Gegensatz zur Umsatztantieme kann die Bezugsgröße der Gewinntantieme sehr unterschiedlich definiert sein. So kommen sowohl der handelsrechtliche Jahresüberschuß als auch der steuerliche Gewinn, jeweils vor oder nach Abzug des Festgehalts, der Tantieme und bzw. oder der Steuern in Frage. In der Praxis übliche Bezugsgrößen sind der handelsrechtliche Jahresüberschuß vor Abzug von Körperschaftsteuer, Gewerbesteuer und Tantieme[288] und der steuerliche Gewinn vor Abzug von Körperschaftsteuer, Gewerbesteuer und Tantieme[289], was sich bereits aus Gründen der Praktikabilität ergibt, um vergleichsweise komplizierte In-sich-Rechnungen zu vermeiden.[290] Eine besondere Form der Gewinntantieme ist die Rohgewinntantieme. Sie ist zwischen der Gewinn- und der Umsatztantieme einzuordnen, da sie durch den Abzug einiger, jedoch nicht aller Aufwandspositionen von der Bemessungsgrundlage - dem Rohgewinn - charakterisiert ist.

---

287 Vgl. BFH vom 8.4.1997, I R 66/96, BFH/NV 1997, S. 804; BFH vom 19.3.1997, I R 75/96, BStBl 1997 II, S. 577; Bilsdorfer, P., SteuerStud 1998, S. 79; Böth, H., StBp 1998, S. 264; Deutscher Steuerberaterverband e.V. Bonn, BB 1998, S. 621; Dötsch, E./Eversberg, H./Jost, W.F./Witt, G., 1992, Anhang zu § 8 KStG, „Überstundenvergütung"; Schlagheck, M., StBp 1998, S. 92. Ebenfalls kritisch bereits FG Saarland vom 22.6.1994, 1 K 162/93, EFG 1994, S. 939, rkr; Hoffmann, W.-D., GmbH-StB 1997, S. 74. Vgl. auch BMF-Schreiben vom 28.9.1998, IV B 7 - S 2742 - 88/98, BStBl 1998 I, S. 1194. Zu möglichen Ausnahmefällen siehe BFH vom 8.3.2000, I B 33/98, BFH/NV 2000, S. 990.

288 Vgl. o.V., Gestaltende Steuerberatung 1996, S. 20.

289 Vgl. Fritsche, S./Köhl, A., GmbHR 1996, S. 678.

290 Vgl. Wimmer, R., DStR 1997, S. 248; Winters, K.-P./Tillmann, B./Schmidt, A./Driesen, W.G./Peters, B., GmbHR 1997, S. 3.

4.1.2.2. Steuerliche Behandlung

Soweit die Tantiemevereinbarung mit dem Geschäftsführer anerkannt wird, entspricht die steuerliche Behandlung der Tantieme grundsätzlich derjenigen des Festgehalts. Für die steuerliche Anerkennung sind die folgenden Beschränkungen zu beachten.

4.1.2.2.1. Formeller Fremdvergleich

Auch Tantiemeregelungen müssen den allgemeinen formellen Anforderungen genügen. Da sich Tantiemen auf jahresbezogene Bemessungsgrundlagen beziehen, ist die Tantieme bei einer erst im Laufe eines Geschäftsjahres erfolgenden Zusage auf Beteiligung am Unternehmenserfolg zur Vermeidung verdeckter Gewinnausschüttungen zeitanteilig zu kürzen. Insoweit ist die Tantieme nicht im voraus vereinbart.[291] Eine Reduzierung des Tantiemeanspruchs während des laufenden Jahres stellt einen Verzicht auf bereits entstandene Ansprüche dar und führt damit zu einer verdeckten Einlage.[292]
Auf die klare Definition der Bezugsgröße von Gewinntantiemen ist besondere Sorgfalt zu verwenden: Zum einen muß die Bemessungsgrundlage der Gewinntantieme genau definiert sein,[293] so daß die Höhe der Tantieme allein durch Rechenvorgänge genau ermittelt werden kann.[294] Im Rahmen dieser Definition muß zum anderen stets eine Verringerung der Bemessungsgrundlage um gegebenenfalls bestehende Verlustvorträge berücksichtigt werden. Erhält der Gesellschafter-Geschäftsführer einer GmbH eine Gewinntantieme, ohne daß dabei die in den Vorjahren erzielten Verluste der GmbH berücksichtigt werden, ist regelmäßig von einer verdeckten Gewinnausschüttung auszugehen.[295]

---

[291] Vgl. BFH vom 17.12.1997, I R 70/97, BStBl 1998 II, S. 545; Frotscher, G./Maas, E., 1978, Anhang vGA zu § 8 KStG, Rz. 302 „Tantiemen" 1. Allgemeine Voraussetzungen; Schwedhelm, R., BB 2000, S. 694. A.A. FG Rheinland-Pfalz vom 26.5.1998, 2 K 2045/97, EFG 1999, S. 919, rkr, Rücknahme der Revision.

[292] Vgl. FG Saarland vom 27.8.1991, 1 K 130/91, EFG 1992, S. 44, rkr; Tillmann, B./Schmidt, A., GmbHR 1995, S. 801.

[293] Vgl. BFH vom 24.5.1989, I R 90/85, BStBl 1989 II, S. 800. Siehe im einzelnen auch Böth, H., StBp 1998, S. 266; Neumann, R., GmbHR 1996, S. 741-742; Spitaler, A./Niemann, U., Angemessenheit, 1999, S. 50; Wimmer, R., DStR 1997, S. 248.

[294] Vgl. BFH vom 29.4.1992, I R 21/90, BStBl 1992 II, S. 851; Eder, U., DStR 1995, S. 668-669; Natschke, T., StB 1996, S. 178.

[295] Vgl. FG Hessen vom 16.5.2000, 4 K 4128/97, EFG 2000, S. 1147; FG Saarland vom 2.4.1998, 1 K 157/97, EFG 1998, S. 1284, rkr; Fritz, A./Bonenberger, S., StuB 2001, S. 198; Frotscher, G./Maas, E., 1978, Anhang vGA zu § 8 KStG, Rz. 302 „Tantiemen" 3. Höhe der Tantieme.

Die tatsächliche Durchführung einer Tantiemevereinbarung wird nicht dadurch verfehlt, daß eine Tantieme nicht am Fälligkeitstag, das heißt mit dem Tag der Feststellung des Jahresabschlusses, sondern bis zu einem Jahr verzögert ausbezahlt wird. Gleichwohl können ungewöhnliche Verzögerungen bei der Auszahlung ebenso wie die (gegebenenfalls teilweise) fehlende Passivierung der Tantiemeverpflichtung Indizien für mangelnde Ernsthaftigkeit der Vereinbarung sein.[296]

4.1.2.2.2. Üblichkeit dem Grunde nach

Gewinntantiemen werden ebenso wie das Festgehalt dem Grunde nach steuerlich anerkannt.[297] Das gilt auch für Rohgewinntantiemen, sofern keine Anhaltspunkte vorliegen, die die Ernsthaftigkeit der Tantiemevereinbarung dem Grunde nach in Zweifel ziehen.[298] Da das Anerkennungsrisiko jedoch höher ist als bei Gewinntantiemen, sind Gewinntantiemen in der Regel vorzuziehen.

Umsatztantiemen sind hingegen stets als verdeckte Gewinnausschüttung zu qualifizieren, wenn sie zeitlich und höhenmäßig unbegrenzt sind. Besteht eine Begrenzung, so kann eine Ausnahme dann gerechtfertigt sein, wenn die mit der Tantieme angestrebte Leistungssteigerung durch eine Gewinntantieme nicht zu erreichen wäre. So wird eine Umsatztantieme während der Anlaufphase des Unternehmens oder bei alleiniger Vertriebszuständigkeit anerkannt.[299] Liegen entsprechende Umstände nicht vor, so handelt es sich um eine verdeckte Gewinnausschüttung dem

---

[296] Vgl. BFH vom 28.7.1993, I B 54/93, BFH/NV 1994, S. 345; BFH vom 5.10.1977, I R 230/75, BStBl 1978 II, S. 234; Neumann, R., GmbHR 1996, S. 822-823.

[297] Vgl. Korn, K., KÖSDI 1996, S. 10611.

[298] Vgl. BFH vom 26.1.1999, I B 119/98, BStBl 1999 II, S. 241; BFH vom 25.10.1995, I R 9/95, BStBl 1997 II, S. 703; OFD Frankfurt am Main vom 25.7.2000, S 2742 A - 19 - St II 10, DB 2000, S. 1686. Das BMF-Schreiben vom 13.10.1997, IV B 7 - S 2742 - 74/97, BStBl 1997 I, S. 900, zur Begrenzung der Anwendung der Rechtsprechung auf den entschiedenen Streitfall ist insoweit überholt, vgl. auch o.V., DStR 1999, S. 416; Pezzer, H.-J., FR 1999, S. 383; Weber-Grellet, H., StB 2000, S. 124.

[299] Vgl. BFH vom 19.2.1999, I R 105-107/97, BStBl 1999 II, S. 321; BFH vom 20.9.1995, I R 130/94, BFH/NV 1996, S. 508; BFH vom 30.8.1995, I B 114/94, BFH/NV 1996, S. 265; BFH vom 19.5.1993, I R 83/92, BFH/NV 1994, S. 124; BFH vom 28.6.1989, I R 89/85, BStBl 1989 II, S. 854; BFH vom 5.10.1977, I R 230/75, BStBl 1978 II, S. 234; Blümich, W., 1995, § 8 KStG, Rz. 685; Carlé, D./Herff, A., KÖSDI 1995, S. 10246. Zu Beispielen für anzuerkennende Ausnahmen siehe auch Böth, H., StBp 1998, S. 265-266; Gosch, D., DStZ 1997, S. 4; Schuhmann, H., StBp 2000, S. 82.

Grunde nach. Von der Vereinbarung von Umsatztantiemen ist deshalb in der Regel abzuraten.

4.1.2.2.3. Üblichkeit der Höhe nach - Angemessenheit

Die Tantieme ist Bestandteil der Gesamtvergütung. Die steuerliche Anerkennung ist deshalb nur möglich, soweit die Gesamtvergütung nicht unangemessen hoch wird. Darüber hinaus sind die folgenden Relationen einzuhalten.

4.1.2.2.3.1. Verhältnis von Tantieme und Gewinn

Der Tantiemesatz muß in bezug auf den Gewinn der GmbH bei isolierter Betrachtung üblich sein. Soweit Tantiemeversprechen gegenüber mehreren Gesellschafter-Geschäftsführern insgesamt den Satz von 50 % des Jahresüberschusses übersteigen, spricht der Beweis des ersten Anscheins für die Annahme einer verdeckten Gewinnausschüttung (50 %-Regel).[300] Dieser Prozentsatz gilt auch, wenn nur ein Gesellschafter-Geschäftsführer eine Tantieme erhält.[301] Wird die Angemessenheitsgrenze überschritten, so liegt nur in Höhe des unangemessenen Teils eine verdeckte Gewinnausschüttung vor.[302]
Unklarheit besteht hinsichtlich der Frage, wie der von der Rechtsprechung verwendete Begriff des Jahresüberschusses zu interpretieren ist. Der Ausdruck ist dem Handelsrecht zugehörig und bezeichnet eine Erfolgsgröße nach Abzug von Steuern und Tantiemen. Jedoch bezieht sich die zugrunde liegende Rechtsprechung selbst auf den steuerlichen Gewinn[303] bzw.

---

[300] Vgl. BFH vom 27.4.2000, I R 88/99, BFH/NV 2001, S. 342; BFH vom 5.10.1994, I R 50/94, BStBl 1995 II, S. 549; BFH vom 1.12.1993, I B 158/93, BFH/NV 1994, S. 740. Eine Ausnahme ist bei zeitlicher Begrenzung auf die Anlaufphase möglich, vgl. BFH vom 15.3.2000, I R 73/99, BFH/NV 2000, S. 1245. Zu möglichen Ausnahmetatbeständen siehe auch Neyer, W., DStR 1998, S. 229-232; kritisch dagegen Natschke, T., StB 1996, S. 181.

[301] Vgl. BFH vom 15.3.2000, I R 73/99, BFH/NV 2000, S. 1245; Böth, H., StBp 1998, S. 266-267; Muders, J., StBp 1996, S. 207; Natschke, T., StB 1996, S. 181; Niehues, K., DB 1996, S. 2453; Schwedhelm, R., GmbH-StB 1997, S. 147. A.A. FG Brandenburg vom 8.10.1998, 2 K 2278/97 K, G, F, EFG 1999, S. 46, Revision eingelegt unter Az. des BFH I R 105/98, das Tantiemesätze von 50 % als unüblich angesehen hat. A.A. ebenso Eder, U., DStR 1995, S. 670, sowie Winters, K.-P./Tillmann, B./Schmidt, A./Driesen, W.G./Peters, B., GmbHR 1997, S. 4, nach deren Ansicht der Prozentsatz deutlich unter 50 % liegen muß.

[302] Vgl. BFH vom 5.10.1994, I R 50/94, BStBl 1995 II, S. 549; BMF-Schreiben vom 5.1.1998, IV B 7 - S 2742 - 1/98, BStBl 1998 I, S. 90; siehe auch Blümich, W., 1995, § 8 KStG, Rz. 700-701.

[303] Vgl. BFH vom 15.3.2000, I R 73/99, BFH/NV 2000, S. 1245; BFH vom 5.10.1994, I R 50/94, BStBl 1995 II, S. 549.

den handelsrechtlichen Jahresüberschuß[304] vor Abzug von Ertragsteuern und Tantieme. Darüber hinaus führt die wörtliche Anwendung bereits bei einem Tantiemeanteil von etwa 23,5 % des Jahresüberschusses vor Steuern und Tantieme zur Entstehung verdeckter Gewinnausschüttungen (siehe Fall eins in Tabelle 4.1).[305]

Tabelle 4.1: Zusammenhang von Tantiemebasis und zulässigem Tantiemesatz

	Tantiemebasis	
	JÜ nach Steuern und Tantieme (Fall 1)	JÜ vor Steuern und Tantieme (Fall 2)
JÜ vor Steuern und Tantieme	100,0	100,0
- Tantieme	**- 23,5**	**- 50,0**
= JÜ vor Steuern	76,5	50,0
- Gewerbesteuer (Hebesatz 400 %)	- 12,8	- 8,3
= JÜ vor KSt und SolZ	63,8	41,7
- Körperschaftsteuer (25 %)	- 15,9	- 10,4
- Solidaritätszuschlag	- 0,9	- 0,6
= JÜ nach Steuern und Tantieme	**47,0**	30,7

Die Rechtsprechung hat aber einen Tantiemeanteil von 49 % des Jahresüberschusses vor bzw. 60 % des Jahresüberschusses nach Steuern und Tantieme anerkannt, was nur den Schluß zuläßt, daß sich die 50 %-Grenze auf den Jahresüberschuß vor Steuern und Tantieme bezieht.[306] Auch die Finanzverwaltung[307] definiert den Jahresüberschuß als handelsrechtlichen Jahresüberschuß vor Abzug der Gewinntantieme und der ertragsabhängigen Steuern, wodurch der Tantiemesatz bis zu 50 % des Jahresüberschusses vor Steuern und Tantieme betragen kann (siehe Fall zwei in Tabelle 4.1).[308]

4.1.2.2.3.2. Verhältnis von Tantieme und Gesamtvergütung

Auch das Verhältnis von Tantieme und Gesamtvergütung muß angemessen sein. Nach Ansicht der Rechtsprechung und der Finanzverwaltung darf der Tantiemesatz höchstens dem Prozentsatz entsprechen, der dazu

---

304 Vgl. die erste Instanz FG München vom 24.8.1999, 7 K 4140/97, EFG 1999, S. 1248, zu BFH vom 27.4.2000, I R 88/99, BFH/NV 2001, S. 342.

305 Vgl. Fritsche, S./Köhl, A., GmbHR 1996, S. 678.

306 Vgl. BFH vom 29.3.2000, I R 85/98, BFH/NV 2000, S. 1247.

307 Vgl. BMF-Schreiben vom 5.1.1998, IV B 7 - S 2742 - 1/98, BStBl 1998 I, S. 90.

308 Kritisch zu dieser Definition Böth, H., StBp 1997, S. 178; Wassermeyer, F., Stbg 1996, S. 484.

führt, daß der Anteil der Tantieme am erwarteten Durchschnittsgewinn der nächsten drei Jahre maximal 25 % der angemessenen Gesamtvergütung entspricht (25 %-Regel).[309] Abweichungen von dieser Regel sind in begründeten Ausnahmefällen möglich.[310] Sofern tatsächlich eine niedrigere Gesamtvergütung vereinbart ist, ist der Berechnung des Prozentsatzes die niedrigere Gesamtvergütung zugrunde zu legen.[311] Wird der Prozentsatz überschritten, liegt nur hinsichtlich des unangemessenen Teils eine verdeckte Gewinnausschüttung vor.[312]

Die Begrenzung der Tantieme zielt auf das Verhältnis zur Gesamtvergütung. Bemessungsgrundlage einer Tantieme ist jedoch nicht die Vergütung des Geschäftsführers, sondern der Gewinn der GmbH. Der als angemessen angesehene Anteil der Tantieme an der Gesamtvergütung ist deshalb in einen auf den erwarteten Durchschnittsgewinn der nächsten drei Jahre bezogenen Prozentsatz umzurechnen, indem der Prozentsatz von 25 % mit dem Faktor angemessene Gesamtvergütung/erwarteter Durchschnittsgewinn multipliziert wird.

Hinsichtlich der Berechnung des Durchschnittsgewinns besteht Einigkeit darüber, daß unter dem Durchschnittsgewinn eine Erfolgsgröße vor Abzug der Ertragsteuern und der Gewinntantieme zu verstehen ist. Gegensätzliche Auffassungen bestehen jedoch hinsichtlich der Frage, ob dem Durchschnittsgewinn der handelsrechtliche Jahresüberschuß oder der steuerliche Gewinn zugrunde zu legen und ob der Durchschnittsgewinn vor oder nach Abzug des Festgehalts und weiterer nicht erfolgsabhängiger Vergütungsbestandteile[313] zu betrachten ist. Die Rechtsprechung geht vom steuerlichen Gewinn vor Abzug der Ertragsteuern und der Geschäftsführervergütung als Bezugsgröße aus. Die nicht erfolgsabhängigen Vergü-

---

309 Vgl. BFH vom 19.2.1999, I B 42/98, BFH/NV 1999, S. 974; BFH vom 5.10.1994, I R 50/94, BStBl 1995 II, S. 549. Die Finanzverwaltung hat diese Grundsätze übernommen, vgl. BMF-Schreiben vom 3.1.1996, IV B 7 - S 2742 - 71/95, BStBl 1996 I, S. 53. Kritisch zu dieser Rechtsprechung Gail, W./Düll, A./Schubert, C./Heß-Emmerich, U., GmbHR 1996, S. 801-802; Korn, K., KÖSDI 1996, S. 10612-10613; Niehues, K., BB 1998, S. 1452; Niehues, K., BB 1996, S. 151; Niehues, K., DB 1996, S. 2452-2453; Niehues, K., DStR 1995, S. 1576-1577.

310 Zu möglichen Ausnahmen siehe BMF-Schreiben vom 5.1.1998, IV B 7 - S 2742 - 1/98, BStBl 1998 I, S. 90; Brenner, D., DStZ 1996, S. 70; Gosch, D., DStZ 1997, S. 5; Korn, K., KÖSDI 1996, S. 10612; Neumann, R., GmbHR 1996, S. 748.

311 Vgl. BMF-Schreiben vom 5.1.1998, IV B 7 - S 2742 - 1/98, BStBl 1998 I, S. 90; Neumann, R., GmbHR 1996, S. 747.

312 Vgl. BFH vom 5.10.1994, I R 50/94, BStBl 1995 II, S. 549; Böth, H., StBp 1998, S. 267; Tillmann, B./Schmidt, A., GmbHR 1995, S. 800.

313 Siehe auch Tillmann, B./Schmidt, A., GmbHR 1995, S. 799.

tungsbestandteile werden somit nicht von der Bezugsgröße abgezogen.[314] Die Finanzverwaltung[315] definiert den Durchschnittsgewinn hingegen als den im Durchschnitt erzielbaren handelsrechtlichen Jahresüberschuß[316] vor Abzug der Gewinntantieme und der ertragsabhängigen Steuern. Die nicht erfolgsabhängigen Vergütungsbestandteile mindern also die Bezugsgröße. Eine Bereinigung des Durchschnittsgewinns um die nicht nachhaltigen Positionen[317] wird weder von der Rechtsprechung noch von der Finanzverwaltung gefordert.

Entscheidend für die Berechnung des Tantiemesatzes ist der Durchschnittsgewinn der nächsten drei Jahre. Unterliegt der Gewinn innerhalb dieses Zeitraums erheblichen Schwankungen, so ist es für die steuerliche Anerkennung unerheblich, daß die angemessene Gesamtvergütung in bezug auf ein einzelnes Jahr überschritten wird.[318]

Der Berechnung des angemessenen Tantiemesatzes liegt eine Prognose der Gewinnentwicklung zugrunde. Im Regelfall wird die tatsächliche Höhe der Tantieme von der erwarteten Höhe abweichen. Sofern der Schätzung realistische Erwartungen zugrunde gelegt wurden, werden jedoch auch die aus den zum Zeitpunkt der Schätzung nicht erwarteten Gewinnen resultierenden Tantiemen anerkannt. Der Anpassung der Tantiemeregelung an sich ändernde tatsächliche Verhältnisse wird grundsätzlich durch die spätestens nach drei Jahren vorgeschriebene Wiederholung der Schätzung in ausreichender Form Rechnung getragen.[319] Zeichnet sich jedoch innerhalb dieses Dreijahreszeitraums eine zum Zeitpunkt der Schätzung noch nicht absehbare erhebliche Gewinnsteigerung ab oder steigt der Gewinn unvorhersehbar explosionsartig an, so hat sich die Geschäftsgrundlage, die Ausgangspunkt für die Tantiemevereinbarung war, geän-

---

314 Zustimmend Wassermeyer, F., Stbg 1996, S. 485, da es letztlich um das steuerliche Ziel der Gewerbesteuerersparnis geht.

315 Vgl. BMF-Schreiben vom 5.1.1998, IV B 7 - S 2742 - 1/98, BStBl 1998 I, S. 90; ebenso Böth, H., StBp 1998, S. 267; Schwedhelm, R., GmbH-StB 1997, S. 147.

316 Siehe hierzu Brandmüller, G., GmbH-Geschäftsführer, 1997, Rz. 530; Fritsche, S./ Köhl, A., GmbHR 1996, S. 678.

317 Siehe zu diesen Vorschlägen Carlé, D./Herff, A., KÖSDI 1995, S. 10247; Glade, A., DB 1998, S. 691.

318 Vgl. BFH vom 19.2.1999, I B 42/98, BFH/NV 1999, S. 974. Siehe auch das Berechnungsbeispiel in BFH vom 5.10.1994, I R 50/94, BStBl 1995 II, S. 549. Die Rechtsprechung, daß bei Unangemessenheit der Gesamtvergütung auch dann eine verdeckte Gewinnausschüttung vorliegt, wenn die 25 %-Regel eingehalten wird, vgl. BFH vom 21.1.1998, I B 66/97, BFH/NV 1998, S. 883, kann deshalb keine Anwendung auf die alleinige Betrachtung einzelner Jahre finden.

319 Vgl. Schwedhelm, R., Stbg 1995, S. 545; Tillmann, B./Schmidt, A., GmbHR 1995, S. 800. Siehe auch das Berechnungsbeispiel in BFH vom 5.10.1994, I R 50/94, BStBl 1995 II, S. 549.

dert. Die durch die Tantieme steigenden Gesamtbezüge des Gesellschafter-Geschäftsführers müssen durch Änderungskündigung im Bereich des ursprünglich Angemessenen gehalten werden.[320] Ab welcher sich abzeichnenden bzw. unerwartet eintretenden Gewinnsteigerung von einer Gewinnexplosion auszugehen ist, ist weder durch die Rechtsprechung noch durch die Finanzverwaltung geregelt. Insoweit haftet jeder Tantiemevereinbarung ein Risiko an. Eine gegenüber der Erwartung eintretende nicht nachhaltige Verdoppelung des Gewinns eines Jahres erscheint jedoch nicht gefährdet: Eine Verdoppelung des Gewinns bewirkt eine Verdoppelung der Tantieme. Beträgt die erwartete Tantieme 25 % der Gesamtvergütung, so steigt diese um 20 % an, der Tantiemeanteil beträgt 40 % der Gesamtvergütung. Auch eine Verdreifachung des Gewinns, gleichbedeutend mit einem dem Festgehalt entsprechenden Anteil der Tantieme an der Gesamtvergütung, wird in der Literatur als noch angemessen angesehen.[321] Eine Vervierfachung des Gewinns zeigt hingegen eine Gewinnexplosion an.[322]
Um die regelmäßige Überprüfung des Tantiemesatzes und das Risiko verdeckter Gewinnausschüttungen bei Gewinnsteigerungen zu vermeiden, kann alternativ ein Tantiemesatz im Rahmen der 50 %-Regel festgelegt und gleichzeitig eine starre Obergrenze für die absolute Höhe der Tantieme vorgenommen werden. Die Begrenzung auf 25 % der Gesamtbezüge[323] erlaubt zwar keine die angemessene Gesamtvergütung übersteigende Geschäftsführervergütung, jedoch können in Verlustphasen Vorteile über die Tantiemeregelung genutzt werden.[324] Höhere Obergrenzen[325] oder eine degressive Staffelung der Tantiemesätze[326] bergen in erfolgreichen Jahren das Risiko verdeckter Gewinnausschüttungen.

Aufgrund der 25 %-Regel ergeben sich aus der 50 %-Regel nur dann Begrenzungen für die Höhe der maximal anerkannten Tantieme, wenn die

---

320 Vgl. FG Rheinland-Pfalz vom 6.5.1991, 5 K 2467/90, EFG 1992, S. 36, rkr; Böth, H., StBp 1998, S. 267; Neumann, R., GmbHR 1996, S. 747. Kritisch dazu Niehues, K., DStR 1995, S. 12.

321 Vgl. Schwedhelm, R., GmbH-StB 1997, S. 147.

322 Vgl. Neumann, R., GmbHR 1996, S. 747.

323 Siehe dazu Winters, K.-P./Tillmann, B./Schmidt, A./Driesen, W.G./Peters, B., GmbHR 1997, S. 4.

324 Siehe dazu Abschnitt 4.2.2.

325 Siehe dazu Schwedhelm, R., BB 2000, S. 698; Schwedhelm, R., GmbH-StB 1997, S. 147.

326 Vgl. FG Brandenburg vom 8.10.1998, 2 K 2278/97 K, G, F, EFG 1999, S. 46, Revision eingelegt unter Az. des BFH I R 105/98; Langohr-Plato, U., GmbHR 1992, S. 743; Muders, J., StBp 1996, S. 183.

angemessene Gesamtvergütung größer ist als 80 % des Jahresüberschusses vor Abzug von Steuern und Geschäftsführervergütung:

	maximale Tantieme nach 25 %-Regel	>	maximale Tantieme nach 50 %-Regel
⇔	0,25 * Gesamtvergütung	>	0,5 * JÜ vor St. und Tantieme
⇔	0,25 * Gesamtvergütung	>	0,5 * (JÜ vor St. und Gesamtvergütung - Festgehalt)
⇔	0,625 * Gesamtvergütung	>	0,5 * JÜ vor St. und Gesamtvergütung
⇔	Gesamtvergütung	>	0,8 * JÜ vor St. und Gesamtvergütung

Ist dagegen die angemessene Gesamtvergütung kleiner als 80 % des Jahresüberschusses vor Abzug von Steuern und Geschäftsführervergütung, so kommt die 25 %-Regel zum Tragen.

4.1.2.2.3.3. Nur-Gewinntantieme

Gesellschafter-Geschäftsführervergütungen, die ausschließlich in der Vereinbarung einer Gewinntantieme bestehen, werden dem Grunde nach anerkannt, das heißt nicht als in jedem Fall dem Grunde nach unüblich angesehen. Bestehen keine Anhaltspunkte, die die Ernsthaftigkeit der Tantiemevereinbarung dem Grunde nach in Zweifel ziehen, kann eine Entgeltkorrektur nur unter dem Gesichtspunkt der Angemessenheit der Höhe nach erfolgen. Zu berücksichtigen sind sowohl die Angemessenheit der Höhe der Gesamtvergütung insgesamt als auch die Angemessenheit der Zusammensetzung der Gesamtvergütung.[327] Der Anteil der Tantieme an der Gesamtvergütung darf also auch bei Nur-Tantiemen 25 % nicht übersteigen.[328]

Da die Anwendung der 25 %-Regel auf Nur-Tantiemen zu verdeckten Gewinnausschüttungen in Höhe von 100 % der Tantieme führt, entspricht die materielle Wirkung derjenigen bei verdeckten Gewinnausschüttungen dem Grunde nach. Dieses Ergebnis resultiert daraus, daß es neben der Tantieme keine fixen Gehaltsbestandteile gibt. Es stellt sich auch dann ein, wenn die Nur-Tantieme in ihrer Gesamthöhe und überdies auch als

---

[327] Vgl. BFH vom 26.1.1999, I B 119/98, BStBl 1999 II, S. 241; BFH vom 25.10.1995, I R 9/95, BStBl 1997 II, S. 703; OFD Frankfurt am Main vom 25.7.2000, S 2742 A - 19 - St II 10, DB 2000, S. 1686. Das BMF-Schreiben vom 13.10.1997, IV B 7 - S 2742 - 74/97, BStBl 1997 I, S. 900, zur Begrenzung der Anwendung der Rechtsprechung auf den entschiedenen Streitfall ist insoweit überholt, vgl. auch o.V., DStR 1999, S. 416; Pezzer, H.-J., FR 1999, S. 383. Auch in dem Urteil BFH vom 2.12.1992, I R 54/91, BStBl 1993 II, S. 311, wurde eine Nur-Tantieme lediglich aufgrund der Besonderheiten des Sachverhalts dem Grunde nach nicht anerkannt. A.A. hingegen FG Hamburg vom 18.11.1998, II 135/96, EFG 1999, S. 727, Revision eingelegt unter Az. des BFH I R 27/99, das Nur-Tantiemen als im Grundsatz unüblich ansieht.

[328] A.A. FG Hamburg vom 18.11.1998, II 135/96, EFG 1999, S. 727, Revision eingelegt unter Az. des BFH I R 27/99, das die 25 %-Regel nicht anwendet.

Teilmenge von 25 % einer gedachten Gesamtvergütung angemessen wäre.[329]

Aufgrund der Zielsetzungen dieser Arbeit, die Entstehung verdeckter Gewinnausschüttungen zu vermeiden, und die Geschäftsführervergütung darüber hinaus zur Absicherung der Grundversorgung in der Aktiv- und Versorgungszeit zu verwenden, scheidet die Vereinbarung einer - nur auf die Aktivzeit beschränkten - Nur-Tantieme als Gestaltungsalternative für die Geschäftsführervergütung im folgenden aus.

4.2. Beurteilung der Handlungsalternativen

Die wirtschaftliche Beurteilung der Tantiemeregelung ist insoweit grundsätzlich dieselbe wie diejenige zum Festgehalt, als die Tantieme mit demselben Steuersatzvorteil gegenüber einer offenen Gewinnausschüttung verbunden ist wie das Festgehalt. Da die Höhe der Tantieme bei Eintritt der erwarteten Gewinnentwicklung bei der GmbH exakt demselben Betrag entspricht, um den das Festgehalt bei Vereinbarung einer Tantieme gekürzt werden muß, können sich Vor- und Nachteile gegenüber dem Festgehalt nur bei Abweichungen von der erwarteten Gewinnentwicklung ergeben. Vor dem Hintergrund der Zielsetzung, die Grundversorgung des Geschäftsführers abzusichern, ist die Tantieme insoweit eher abzulehnen. Dennoch kann eine Beurteilung der Tantieme nicht ohne die Berücksichtigung der aus ihr resultierenden wirtschaftlichen Folgen vorgenommen werden. Die grundsätzliche Beurteilung der Tantieme erfolgt deshalb erst im Anschluß an die Abschätzung der entsprechenden Effekte im folgenden Abschnitt 4.2.1. Die Tantieme kann darüber hinaus unter Einschränkung dann zur Absicherung der Grundversorgung beitragen, wenn der Erfolg der GmbH zwischen der Gewinn- und der Verlustzone schwankt. Die Darstellung und Bewertung dieses Effekts erfolgt in Abschnitt 4.2.2.

4.2.1. GmbH in der Gewinnzone

Im folgenden wird der Vorteil, der sich aus der Tantieme ergeben kann, quantifiziert. Zum Vergleich wird das Festgehalt herangezogen. Für die Berechnungen ist es ausreichend, die steuerlichen Effekte über Teilsteuersätze zu erfassen, weil die Progressionseffekte bei der Einkommensteuer eine nur untergeordnete Bedeutung haben und bezüglich der Frei- und Pauschbeträge keine Unterschiede zwischen Festgehalt und Tantieme bestehen. Die Gesamtsteuerbelastung der Tantieme richtet sich ebenso die diejenige des Festgehalts nach der aus Abschnitt 2.1.1. bekannten Formel:

---

[329] Vgl. o.V., DStR 1999, S. 416.

$$s_{gehalt} = \frac{s_{est} * (1 + s_{kist} + s_{solz})}{1 + s_{est} * s_{kist}}$$

Maßgeblich für die Bewertung der Tantieme ist die Frage, inwieweit sich - im Vergleich zum Festgehalt - Gewinnausschüttungen durch Gehaltszahlungen ersetzen lassen. Gewinnausschüttungen unterliegen insgesamt dem Steuersatz:

$$s_{ausschüttung} = s_{gewst} + s_{kst} * (1 - s_{gewst}) * (1 + s_{solz}) + [1 - (s_{gewst} + s_{kst} * (1 - s_{gewst}) * (1 + s_{solz}))] * 0{,}5 * \frac{s_{est} * (1 + s_{kist} + s_{solz})}{1 + s_{est} * s_{kist}}$$

Der Steuersatzvorteil der Tantieme gegenüber der Ausschüttung entspricht unmittelbar der Differenz der beiden Steuersätze $\Delta s = s_{ausschüttung} - s_{gehalt}$.

$$\Delta s = s_{gewst} + s_{kst} * (1 - s_{gewst}) * (1 + s_{solz}) - [1 +(s_{gewst} + s_{kst} * (1 - s_{gewst}) * (1 + s_{solz}))] * 0{,}5 * \frac{s_{est} * (1 + s_{kist} + s_{solz})}{1 + s_{est} * s_{kist}}$$

Wird Übereinstimmung von handelsrechtlichem Jahresüberschuß vor Steuern und steuerlichem Gewinn vor Abzug der Gewerbesteuer und der maximale Tantiemeanteil in Höhe von 25 % der angemessenen Gesamtvergütung (AGV) unterstellt und der Prozentsatz, um den die tatsächliche von der erwarteten Gewinnentwicklung abweicht, mit δ bezeichnet, so entspricht der absolute Vor- oder Nachteil der Tantieme gegenüber dem Festgehalt dem Betrag:

$$\text{Vorteil Tantieme} = \Delta s * 0{,}25 * AGV * \delta$$

Für eine unerwartete Gewinnsteigerung von 10 % (δ = 10 %) und einen Gewerbesteuerhebesatz von 400 % ergibt sich bei Zugrundelegung des Einkommensteuerspitzensatzes von 42 % folglich ein Vorteil der Tantieme in Höhe von 0,167 % der angemessenen Gesamtvergütung (Vorteil Tantieme = 0,0167 * AGV). Mit zunehmender Höhe des Gewinnsteigerungssatzes nimmt der Vorteil entsprechend zu. Gleiches gilt für niedrigere Steuersätze: Beträgt der Einkommensteuersatz im Extremfall 0 %, so fallen auf die Tantieme keine Steuern an, auf der Gewinnausschüttung lastet aber die Definitivsteuerbelastung der GmbH. Der Vorteil der Tantieme kann bis auf 0,966 % der angemessenen Gesamtvergütung steigen.

Es zeigt sich, daß die Bedeutung der Tantieme in jedem Fall relativ gering ist. Um den aus einer Tantieme erzielbaren Effekt jedoch vollständig zu erfassen, wird der Vergleich im folgenden noch um verschiedene Gewinnänderungssätze und darüber hinaus um die Betrachtung eines Zeitraums von drei Jahren ergänzt. Dieser Zeitraum entspricht dem von der Rechtsprechung vorgeschriebenen maximalen Zeitraum bis zur Anpassung des Tantiemesatzes an gegebenenfalls veränderte Erwartungen. Bei den Berechnungen wird unterstellt, daß durch die Gewinnentwicklung verursachte Steigerungen und Kürzungen der Gesamtvergütung durch entsprechende Mehr- oder Mindergewinnausschüttungen in derselben Periode ausgeglichen werden. Die sich für die drei Jahre im Vergleich zum Festgehalt ergebenden Zahlungsmittelüberschüsse oder -fehlbeträge werden zu einem Kapitalwert zusammengefaßt, der Aufschluß über die Gesamtwirkung der Tantieme gibt.

Die Vorgehensweise wird im folgenden zunächst beispielhaft für einen Gewinnsteigerungssatz von 10 % und den einkommensteuerlichen Spitzensatz vorgestellt. Der erwartete Durchschnittsgewinn vor Abzug der Geschäftsführervergütung und der Steuern beträgt 200.000 DM, die angemessene Gesamtvergütung 100.000 DM. Der Tantiemesatz lautet folglich auf 20 %. Es ergeben sich die folgenden jährlichen Vorteile gegenüber dem Festgehalt:

Tabelle 4.2: Zahlenbeispiel zur Tantiemewirkung bei unerwartet positiver Gewinnentwicklung

	Festgehalt	Festgehalt und Tantieme		
	t = 0	t = 0	t = 1	t = 2
Betriebseinnahme	100.000	100.000	100.000	100.000
- Festgehalt	- 100.000	- 75.000	- 75.000	- 75.000
- Tantieme	- 0	- 27.500	- 30.250	- 33.275
= Gewinn	0	- 2.500	- 5.250	- 8.275
- GewSt (400 %)	- 0	+ 417	+ 875	+ 1.379
- KSt (25 %)	- 0	+ 521	+ 1.094	+ 1.724
- SolZ (5,5 %)	- 0	+ 29	+ 60	+ 95
= Gewinn vor Ausschüttung	0	- 1.534	- 3.221	- 5.077
= Ausschüttung	0	- 1.534	- 3.221	- 5.077
Festgehalt	100.000	75.000	75.000	75.000
+ Tantieme	+ 0	+ 27.500	+ 30.250	+ 33.275
+ Ausschüttung	+ 0	- 1.534	- 3.221	- 5.077
- davon steuerpflichtig	- 0	+ 767	+ 1.611	+ 2.539
= Einkünfte	100.000	101.377	103.639	105.736
- ESt (42 %)	- 40.635	- 41.339	- 42.114	- 42.966
- KiSt (8 %)	- 3.251	- 3.307	- 3.369	- 3.437
- SolZ	- 2.235	- 2.274	- 2.316	- 2.363
= Nettozufluß	53.880	54.047	54.230	54.432
Vorteil gegenüber Festgehalt		**167**	**350**	**552**

Die im Vergleich zum Festgehalt entstehenden Zahlungsmittelüberschüsse aus der Tantieme werden abschließend in einem Kapitalwert zusammengefaßt. Der Kapitalwert beträgt 1.049 DM für einen Wiederanlagezinssatz vor Steuern von 6 %, 1.042 DM bei einem Zinssatz von 8 % und 1.036 DM bei einem Zinssatz von 10 %. Der Einfluß des Zinssatzes ist äußerst gering. Er kann im folgenden vernachlässigt werden. Im Durchschnitt ergibt sich pro Jahr ein Vorteil von etwa 350 DM. Durch die Betrachtung des Drei- anstelle des Einjahreszeitraums erhöht sich die Wirkung der Tantieme also deutlich. Gleichwohl bleibt der Vorteil der Tantieme mit lediglich 0,4 % der angemessenen Gesamtvergütung vor Steuern bzw. 0,7 % des Nettoeinkommens aus dem Festgehalt bei Verzicht auf die Tantieme sehr gering.

In der folgenden Tabelle 4.3 werden die nach dieser Vorgehensweise berechneten Kapitalwerte für alternative positive und negative Gewinnänderungssätze und für unterschiedliche Einkommensteuersätze (s_{est}) bei einem Wiederanlagezinssatz vor Steuern in Höhe von 8 % dargestellt:

Tabelle 4.3: Einfluß unerwarteter Gewinnentwicklungen und unterschiedlicher Steuersätze auf die Bedeutung einer Gewinntantieme

Steuersatz	Gewinnänderungssatz δ						
s_{est}	- 30 %	- 20 %	- 10 %	0 %	10 %	20 %	30 %
0 %	- 13.338	- 9.518	- 5.090	0	5.806	12.381	19.779
10 %	- 10.750	- 7.673	- 4.104	0	4.684	9.990	15.962
20 %	- 8.145	- 5.815	- 3.111	0	3.552	7.577	12.109
30 %	- 5.530	- 3.949	- 2.113	0	2.413	5.149	8.229
42 %	- 2.388	- 1.705	- 913	0	1.042	2.225	3.556

Diese Ergebnisse sind unabhängig vom Verhältnis des erwarteten oder tatsächlichen Gewinns zur angemessenen Gesamtvergütung und damit von der Höhe des auf den Gewinn bezogenen Tantiemesatzes. Bestimmte prozentuale Abweichungen des tatsächlichen vom erwarteten Gewinn bewirken immer dieselben absoluten Vor- und Nachteile: Bei einem Anteil der Tantieme an der angemessenen Gesamtvergütung (AGV) von 25 % bestimmt sich der nach dem erwarteten Gewinn vor Abzug von Tantieme und Steuern ($Gewinn_{erw}$) zu berechnende angemessene Tantiemesatz nach der Formel:

$$\text{Tantiemesatz} = 0{,}25 * \frac{\text{AGV}}{\text{Gewinn}_{\text{erw}}}$$

Die Höhe der Tantieme entspricht dem Produkt aus Tantiemesatz und tatsächlichem Gewinn vor Abzug der Tantieme und Steuern (Tantieme = Tantiemesatz * $\text{Gewinn}_{\text{tat}}$). Durch Einsetzen ergibt sich:

$$\text{Tantieme} = 0{,}25 * \frac{\text{AGV}}{\text{Gewinn}_{\text{erw}}} * \text{Gewinn}_{\text{tat}}$$

Weicht nun die tatsächliche von der erwarteten Gewinnentwicklung um einen bestimmten Prozentsatz (δ) ab, das heißt $\text{Gewinn}_{\text{tat}} = \text{Gewinn}_{\text{erw}} * (1 + \delta)$, so verbleibt der Ausdruck:

$$\text{Tantieme} = 0{,}25 * \text{AGV} * (1 + \delta)$$

Dieser Ausdruck ist unabhängig vom Verhältnis des Gewinns zur angemessenen Gesamtvergütung.

Die Tabelle 4.3 zeigt, daß unerwartet hohe Gewinne zu Vorteilen und unerwartet niedrige Gewinne zu Nachteilen der Tantieme gegenüber einem Festgehalt führen. Die größten Vor- und Nachteile ergeben sich für niedrige Steuersätze. Jedoch beträgt die auf die erwartete Tantieme entfallende Differenzsteuerbelastung für einen ledigen Geschäftsführer bereits bei einer angemessenen Gesamtvergütung von 100.000 DM 38,6 % (bzw. 28,4 % im Fall der Verheiratung). Insoweit ergeben sich auch bei Betrachtung relativ breit gefächerter Gewinnänderungssätze nur relativ geringe Effekte. Wird darüber hinaus der Umstand berücksichtigt, daß der Möglichkeit, durch die Tantieme Vorteile zu erzielen, stets auch die Möglichkeit entsprechender Nachteile wegen nicht erfüllter Gewinnerwartungen gegenübersteht - zumal beide Möglichkeiten grundsätzlich gleich wahrscheinlich sind, weil der Tantiemesatz an der erwarteten Gewinnentwicklung ausgerichtet ist - stellt die Tantieme keine zu empfehlende Ergänzung zum Festgehalt dar. Dies gilt im Hinblick auf die Zielsetzung, die Geschäftsführervergütung zur Absicherung der Grundversorgung zu verwenden.

4.2.2. GmbH in der Gewinn- und Verlustzone

Schwankt der Erfolg der GmbH zwischen der Gewinn- und der Verlustzone, so kann die Vereinbarung einer Tantieme hingegen gerade mit dem Argument der Absicherung der Grundversorgung zu befürworten

sein. In diesem Fall bringt die Tantieme zwar keine steuerlichen Vorteile, es kommt aber zu Liquiditätsverbesserungen, wenn das im Verlustfall ausfallende Nettoeinkommen nicht durch offene Gewinnausschüttungen ausgeglichen wird.
Dieser Zusammenhang wird anhand des folgenden Beispiels verdeutlicht: Die GmbH weist wie im Beispiel zu Abschnitt 4.2.1. einen erwarteten Durchschnittsgewinn vor Abzug der Geschäftsführervergütung und vor Steuern in Höhe von 200.000 DM auf, die angemessene Gesamtvergütung beträgt 100.000 DM, der Tantiemesatz folglich wiederum 20 %. Jedoch verteilt sich der Durchschnittsgewinn nun auf einen Betrag von Null DM im ersten und 400.000 DM im zweiten Jahr. Es wird also ein Zweijahreszeitraum betrachtet. Die am Ende dieses Zeitraums entstandenen versteuerten Rücklagen werden jeweils an den Geschäftsführer ausgeschüttet.

Tabelle 4.4: Zahlenbeispiel zur Tantiemewirkung im Gewinn- und Verlustfall

	Festgehalt		Festgehalt und Tantieme	
	t = 0	t = 1	t = 0	t = 1
Betriebseinnahme	0	400.000	0	400.000
- Festgehalt	- 100.000	- 100.000	- 75.000	- 75.000
- Tantieme	- 0	- 0	- 0	- 50.000
= Gewinn	- 100.000	300.000	- 75.000	275.000
- GewSt (400 %)	+ 16.667	- 50.000	+ 12.500	- 45.833
- KSt (25 %)	+ 20.833	- 62.500	+ 15.625	- 57.292
- SolZ (5,5 %)	+ 1.146	- 3.438	+ 859	- 3.151
= Gewinn vor Ausschüttung	- 61.354	184.063	- 46.016	168.724
Vorteil gegenüber Festgehalt			**15.338**	- **15.338**
Ausschüttung	0	122.708	- 0	122.708
Festgehalt	100.000	100.000	75.000	75.000
+ Tantieme	+ 0	+ 0	+ 0	+ 50.000
+ Ausschüttung	+ 0	+ 122.708	+ 0	+ 122.708
- davon steuerpflichtig	- 0	- 61.354	- 0	- 61.354
= Einkünfte	100.000	161.354	75.000	186.354
- ESt (42 %)	- 40.635	- 65.566	- 30.476	- 75.724
- KiSt (8 %)	- 3.251	- 5.245	- 2.438	- 6.058
- SolZ	- 2.235	- 3.606	- 1.676	- 4.165
= Nettozufluß	53.880	148.292	40.410	161.761
Vorteil gegenüber Festgehalt			- **13.470**	**13.470**

Das Beispiel zeigt, daß die Tantieme über zwei Perioden betrachtet zu keinen steuerlichen Vorteilen führt. Ein Unterschied ergibt sich nur für die zeitliche Verteilung der Gesamtwirkung. In der Verlustperiode werden der Gewinn und die Liquidität der GmbH durch die Zahlung des Festgehalts stärker belastet, in der Gewinnperiode entsprechend stärker entlastet als bei Vereinbarung einer Tantieme. Der jeweilige Unterschiedsbetrag entspricht der um die Thesaurierungsbelastung gekürzten erwarteten Tantieme ((1 - s_{gmbh}) * 0,25 * AGV), im vorliegenden Beispiel 15.338 DM. Zwar kann der Geschäftsführer das höhere Festgehalt im Fall des Verzichts auf eine Tantiemeregelung wieder in die GmbH einlegen. Zuvor sind jedoch die Einkommen- und Kirchensteuer sowie der Solidaritätszuschlag auf das Festgehalt zu zahlen. Zur Wiedereinlage verbleibt deshalb nur der Teil des um die erwartete Tantieme höheren Festgehalts, der dem Geschäftsführer nach Abzug der persönlichen Steuern verbleibt ((1 - s_{gehalt}) * 0,25 * AGV). Im Beispiel entspricht dies einem Betrag von 13.470 DM. Der Gesamtvorteil im Fall der Wiedereinlage ergibt sich also nach der folgenden Formel:

$$\text{Vorteil Tantieme} = (1 - s_{gmbh}) * 0{,}25 * AGV - (1 - s_{gehalt}) * 0{,}25 * AGV$$

$$= (s_{gehalt} - s_{gmbh}) * 0{,}25 * AGV$$

Im vorliegenden Beispiel berechnet sich der Vorteil demnach als (46,12 % - 38,65 %) * 25.000 DM = 1.868 DM. Dieser Betrag ergibt sich auch aus der Differenz der für beide Alternativen berechneten Nettozahlungsmittel auf GmbH- und Geschäftsführerebene: (- 46.016 DM + 40.410 DM) - (- 61.354 + 53.880) = 1.868 DM.

Aus diesen Überlegungen wird deutlich, daß die Höhe der erzielbaren Liquiditätsvorteile von der Höhe des Thesaurierungssatzes der GmbH bzw. im Fall der Wiedereinlage vom Verhältnis des Thesaurierungssatzes zum persönlichen Steuersatz des Geschäftsführers abhängt.
Wird auf die Wiedereinlage verzichtet, so wird die Höhe des Vorteils der Tantiemeregelung von der Höhe des persönlichen Steuersatzes nicht berührt. Die Entlastung der GmbH im Verlustjahr kann eine hilfreiche Unterstützung sein, wenn eine wirtschaftlich kritische Lage zu bewältigen ist, was tendenziell gerade in Verlustphasen der Fall sein kann. Sofern die GmbH die einzige oder wesentliche Einkunftsquelle des Geschäftsführers ist, stellt diese Unterstützung der GmbH einen Beitrag zur Absicherung der Grundversorgung des Geschäftsführers dar. Jedoch ist zu bedenken, daß in entsprechenden Situationen die Wiedereinlage eines Teils der Bezüge durch den Geschäftsführer zu erwarten ist. In diesem Fall ergibt sich aus der Tantiemeregelung nur dann ein Vorteil, wenn der persönliche Steuersatz unter dem Thesaurierungssatz liegt. Bei persönlichen Steuersätzen unterhalb der Thesaurierungsbelastung kommt es hingegen zu einem Liquiditätsnachteil, der im Extremfall, das heißt bei einem persönlichen Steuersatz von 0 %, bis zu 9,7 % der angemessenen Gesamtvergütung, im Beispiel also 9.661 DM, betragen kann.

Für Geschäftsführer, deren persönlicher Grenzsteuersatz unter dem Spitzensteuersatz liegt, das heißt deren zu versteuerndes Einkommen 104.189 DM (bzw. 208.378 DM bei Verheiratung) nicht überschreitet, ist die Vereinbarung von Tantiemen deshalb auch zum Zweck der Liquiditätsverbesserung in Verlustphasen grundsätzlich nicht zu empfehlen. Für höher vergütete Geschäftsführer ist die Tantiemeregelung insgesamt jedoch positiv zu beurteilen. Zwar sind die erzielbaren Liquiditätsvorteile mit 1,9 % der angemessenen Gesamtvergütung bzw. mit 3,5 % des Nettoeinkommens aus dem Festgehalt nicht sehr hoch. In kritischen wirtschaftlichen Situationen für die GmbH sollte jedoch jeder Vorteil genutzt werden.

5. Ergänzung des Festgehalts um eine Versorgungszusage - Darstellung der Handlungsalternativen

Vor der Vorstellung eines Berechnungsmodells zur Beurteilung der alternativen Durchführungswege zur Absicherung der Altersversorgung in Abschnitt 6. sind in diesem Abschnitt zunächst die Gestaltungswege abzugrenzen und darzustellen, die im Rahmen dieser Untersuchung berücksichtigt werden.

5.1. Abgrenzung der betrachteten Versorgungsmöglichkeiten

Der Untersuchungsrahmen wird auf die betriebliche Altersversorgung in Form der Direktversicherung und der Direktzusage begrenzt. Zur Begründung dienen die Ausführungen dieses Abschnitts.

5.1.1. Gesetzliche Rentenversicherung

Mit der privaten, der gesetzlichen und der betrieblichen Vorsorge kann sich die Altersversorgung grundsätzlich auf drei Säulen stützen, die in einer Gesamtbetrachtung aufeinander abgestimmt werden müssen.[330] Versicherungspflicht in der gesetzlichen Sozialversicherung besteht jedoch nur, wenn ein abhängiges Beschäftigungsverhältnis gegeben ist, § 7 Abs. 1 SGB IV.[331] Entscheidend ist, „ob die Tätigkeit gegen Entgelt und in 'persönlicher Abhängigkeit' erbracht wird oder ob der Geschäftsführer in der Gesellschaft eine Unternehmerstellung inne- und damit einen bestimmenden Einfluß auf die Gesellschaft hat.“[332] Ob eine Unternehmerstellung gegeben ist, kann sich nach der Kapitalbeteiligung oder anderen Kriterien wie Branchenkenntnissen oder Erfahrungen richten. Jedoch wird zur Beurteilung der persönlichen Abhängigkeit maßgeblich auf den Umfang der Kapitalbeteiligung und das Ausmaß des sich daraus für den Geschäftsführer ergebenden Einflusses auf die Gesellschaft abgestellt, wobei es nur auf die Möglichkeit zur Einflußnahme ankommt, nicht darauf, ob der Gesellschafter die Rechte, die ihm aufgrund seiner Beteiligung zustehen, tatsächlich nutzt.[333] So ist ein Geschäftsführer, der 100 % des Stammkapitals der GmbH hält, niemals abhängig Beschäftigter der GmbH. Das gilt selbst dann, „wenn der Gesellschafter-Geschäftsführer tatsächlich nur weisungsgebunden untergeordnete Tätigkeiten ausführt und von den anderen Geschäftsführern selbst über für die Gesellschaft

---

330 Vgl. Heubeck, K./Schmauck, U., Geschäftsführer, 1998, Rz. 34; Kußmaul, H., Altersversorgung, 1995, S. 165; Schmeisser, W./Blömer, K., DStR 1999, S. 334.

331 Vgl. Reiserer, K., Geschäftsführer, 1995, S. 135; Straub, F., DB 1992, S. 1087; Wulfhorst, T., NWB 1993, Fach 27, S. 4178.

332 Reiserer, K., Geschäftsführer, 1995, S. 135.

333 Vgl. Bergmann, T., Inf 1996, S. 592.

existentielle Fragen nicht einmal informiert wird."[334] Die Rechtsprechung verneint regelmäßig das Vorliegen eines Beschäftigungsverhältnisses, wenn die Kapitalbeteiligung mindestens 50 % beträgt.[335] Für Gesellschafter-Geschäftsführer, die zu mindestens 50 % an der GmbH beteiligt sind, besteht deshalb in der Regel keine Sozialversicherungspflicht.[336]
Zwar können nicht versicherungspflichtige Gesellschafter-Geschäftsführer freiwillig in einzelnen Zweigen der Sozialversicherung eine Versicherung eingehen.[337] Als Gestaltungsalternative der betrieblichen Altersversorgung kommt der gesetzlichen Sozialversicherung jedoch nur untergeordnete Bedeutung zu.[338] Im Rahmen dieser Arbeit wird sie deshalb nicht weiter betrachtet.

5.1.2. Betriebliche Altersversorgung

Unter die betriebliche Altersversorgung sind alle Leistungen der Alters-, Invaliditäts- oder Hinterbliebenenversorgung zu subsumieren, die ein Unternehmen an Arbeitnehmer aus Anlaß des Arbeitsverhältnisses erbringt, § 1 Abs. 1 BetrAVG.[339] Der Ursprung der betrieblichen Altersversorgung liegt in dem Fürsorgegedanken des Arbeitgebers für seine Arbeitnehmer. Diese Sichtweise ist jedoch dem Verständnis der betrieblichen Altersversorgung als Entgeltbestandteil, das heißt als Gegenleistung des Unternehmens für die erbrachte Arbeitsleistung des Arbeitnehmers, zumindest zum Teil gewichen.[340] Der Begriff Altersversorgung umfaßt

---

[334] Bergmann, T., Inf 1996, S. 592; siehe auch BSG vom 9.11.1989, 11 RAr 39/89, BSGE 1990, Band 66, S. 69.

[335] Vgl. BSG vom 29.10.1986, 7 RAr 43/85, BB 1987, S. 406, sowie die Anmerkung zu diesem Urteil von Weber, H.-G., BB 1987, S. 409-410, mit Rechtsprechungsübersicht. Siehe auch FG Rheinland-Pfalz vom 26.2.1987, 5 K 105/87, EFG 1987, S. 496, rkr. Ausnahmen sind möglich, wenn der Geschäftsführer nur Treuhänder der Anteile ist oder wenn die Stimmrechte nicht an der Beteiligung am Gesellschaftsvermögen ausgerichtet sind, vgl. Bergmann, T., Inf 1996, S. 592; Straub, F., DB 1992, S. 1088-1089; Winkler, J., DStR 1997, S. 290.

[336] Vgl. Höfer, R., Besteuerung, 1996, Rdnr. 15; Reiserer, K., Geschäftsführer, 1995, S. 137.

[337] Vgl. Brandmüller, G., GmbH-Geschäftsführer, 1997, Rz. 837-854. Nicht möglich ist dies bei der Arbeitslosenversicherung; für die freiwillige Krankenversicherung muß der Versicherungsfreiheit eine Mitgliedschaft in der gesetzlichen Krankenversicherung vorangegangen sein.

[338] Vgl. Kußmaul, H., Altersversorgung, 1995, S. 6, sowie Matschke, M.J., WISU 1989, S. 97-98, zur freiwilligen Höherversicherung in den Fällen, in denen Versicherungspflicht besteht.

[339] Siehe auch Ahrend, P./Heger, H.-J., DStZ 1990, S. 287; Höfer, R., BetrAVG, Band I, 1999, ART, Rdnr. 11; Küting, K./Strickmann, M., BB 1997, Beilage 12, S. 4; Matschke, M.J., WISU 1989, S. 31.

[340] Vgl. Höfer, R./Küpper, P., BB 1990, S. 850; Matschke, M.J., WISU 1989, S. 32.

alle Maßnahmen, die zur wirtschaftlichen Absicherung des Arbeitnehmers nach regulärem Ablauf der Erwerbsphase beitragen sollen. Die Hinterbliebenenversorgung dient der wirtschaftlichen Absicherung der Angehörigen des Arbeitnehmers nach dessen Tod. Der Invaliditätsversorgung dienen alle Maßnahmen, die das Ziel haben, einen aktiven Arbeitnehmer wirtschaftlich für den Fall abzusichern, daß er vor Erreichen des planmäßigen Pensionierungsalters berufsunfähig wird, das heißt infolge Krankheit, Körperverletzung oder Kräfteverfalls voraussichtlich dauerhaft nicht mehr fähig sein wird, seinen Beruf oder eine andere Tätigkeit, die seiner bisherigen Lebensstellung entspricht, erfolgreich auszuüben.[341]
Als Durchführungswege der betrieblichen Altersversorgung kommen mit der Direktzusage, der Direktversicherung, der Pensionskasse und der Unterstützungskasse grundsätzlich vier Alternativen in Betracht.
Pensions- und Unterstützungskassen spielen für Gesellschafter-Geschäftsführer jedoch keine wesentliche Rolle.[342] Sie sind für die Belange kleiner und mittelständischer Unternehmen kaum geeignet, weil die Unterhaltung einer Unterstützungs- oder einer Pensionskasse die Gründung eines zivilrechtlich selbständigen Unternehmens voraussetzt, dessen alleinige Aufgabe die Abwicklung der betrieblichen Altersversorgung ist und die mindestens dreißig bis fünfzig (Unterstützungskassen) bzw. etwa zweihundertfünfzig (Pensionskasse) Versorgungsberechtigte verwaltet.[343] Derartige Anforderungen übersteigen die Bedürfnisse kleiner und mittelständischer Unternehmen.[344] Darüber hinaus scheiden die Pensionskasse und die Unterstützungskasse in der Regel aus, weil dem Betriebsrat ein Mitbestimmungsrecht zusteht bzw. die Befreiung von der Körperschaftsteuer die Beschränkung der Versorgungsansprüche auf bestimmte Höchstbeträge voraussetzt, § 5 Abs. 1 Nr. 3 KStG, § 2 KStDV.[345]
Die verbleibenden Alternativen Direktversicherung und Direktzusage sind zur Altersvorsorge von Gesellschafter-Geschäftsführern hingegen stark verbreitet.[346] Im Rahmen dieser Arbeit werden deshalb die Direktversicherung und die Direktzusage näher betrachtet.

---

341 Vgl. Isenbart, F./Münzner, H., Lebensversicherungsmathematik, 1987, S. 106.

342 Zur Definition dieser Begriffe siehe § 1 Abs. 3, 4 BetrAVG; Höfer, R., BetrAVG, Band I, 1999, ART, Rdnr. 153-182.

343 Vgl. Scheffler, W., Altersversorgung, 1990, S. 41.

344 Vgl. Herrmann, C./Heuer, G./Raupach, A., 1996, § 4b EStG, Anm. 6; Kußmaul, H., Altersversorgung, 1995, S. 39; Scheffler, W., Altersversorgung, 1990, S. 7.

345 Vgl. Höfer, R., BetrAVG, Band I, 1999, ART, Rdnr. 750, 825-826; Höfer, R./Abt, O., GmbHR 1983, S. 50.

346 Vgl. Feldkamp, T., Stbg 2000, S. 189; Flore, I., GmbH-StB 1997, S. 246. Allgemein zur Verbreitung der vier Durchführungswege der betrieblichen Altersversorgung siehe Ahrend, P./Förster, W./Rößler, N., Steuerrecht, 1995, 4. Teil, Rdnr. 5; Küting, K./Strickmann, M., BB 1997, Beilage 12, S. 2.

5.1.3. Private Altersvorsorge

Für die Eigenvorsorge kommen insbesondere private Lebensversicherungen in Frage. Die private Altersvorsorge ist insoweit mit der betrieblichen Altersversorgung über Direktversicherungen vergleichbar. Sie unterscheidet sich von der betrieblichen Altersversorgung insbesondere dadurch, daß nicht das Unternehmen die Versorgungsleistung direkt oder indirekt erbringt, sondern daß der Arbeitnehmer selbst Versicherungsnehmer ist. Hinsichtlich der Versicherungsrendite bestehen keine und hinsichtlich der Besteuerung nur geringfügige Unterschiede zur Direktversicherung.[347] Auf eine explizite Betrachtung wird deshalb im Rahmen dieser Arbeit verzichtet. Die Aussagen und Ergebnisse zur Direktversicherung sind im wesentlichen auf die private Altersvorsorge übertragbar, so daß beide Versorgungsformen näherungsweise gegeneinander austauschbar sind. In der praktischen Umsetzung ist die private Altersvorsorge zur Umsetzung der für die Direktversicherung ermittelten Ergebnisse dann unumgänglich, wenn aufgrund von Beschränkungen der steuerlichen Anerkennung der betrieblichen Altersversorgung der Höhe nach nicht der volle Versorgungsbedarf über die betriebliche Altersversorgung abgedeckt werden kann.

5.2. Direktversicherung

5.2.1. Begriffsabgrenzung und Charakterisierung

Eine Direktversicherung ist eine Lebensversicherung, die durch den Arbeitgeber auf das Leben des Arbeitnehmers abgeschlossen ist und bei der der Arbeitnehmer oder seine Hinterbliebenen ganz oder teilweise bezugsberechtigt sind, § 1 Abs. 2 BetrAVG.[348] Versicherungsnehmer ist der Arbeitgeber. Da der Arbeitnehmer einen unmittelbaren Rechtsanspruch gegen das Versicherungsunternehmen, nicht jedoch gegen den Arbeitgeber

---

[347] Vgl. Kußmaul, H., Altersversorgung, 1995, S. 49-50. Siehe auch Heubeck, K./Schmauck, U., Geschäftsführer, 1998, Rz. 385. Die einzige Ausnahme von der Gleichbehandlung besteht in der Pauschalbesteuerung der Direktversicherungsprämien bis 3.408 DM während der Aktivzeit. Ist der persönliche Steuersatz niedriger (höher) als der pauschale Steuersatz nach § 40b EStG, so ist die private gegenüber der betrieblichen Vorsorge im Vorteil (Nachteil). Barzuwendungen des Arbeitgebers an den Arbeitnehmer können nicht nach § 40b EStG besteuert werden, selbst wenn sie der Arbeitnehmer zu seiner Altersversorgung verwendet, vgl. Schmidt, L., 2000, § 40b EStG, Rz. 3.

[348] Vgl. Gesetz zur Verbesserung der betrieblichen Altersversorgung (BetrAVG) vom 19.12.1974, BGBl 1974 I, S. 3610.

erhält, handelt es sich bei der Direktversicherung um eine mittelbare Versorgungszusage.[349]
Eine Direktversicherung ist stets eine Lebensversicherung, das heißt es handelt sich um eine Versicherung, bei der die für jede Versicherung notwendige Zufälligkeit in der Ungewißheit eines biologischen Ereignisses begründet ist. Der Versicherer muß ein Todesfall-, Erlebensfall- oder Berufsunfähigkeitsrisiko tragen.[350] Ein Risiko liegt aus Sicht des Versicherers dann vor, wenn die Belastung aus dem Eintritt des Versicherungsfalls höher sein kann als die für die Übernahme dieses Risikos empfangene Prämie des Versicherungsnehmers. Eine Lebensversicherung liegt vor, wenn das die Leistungsverpflichtung bedingende Ereignis im Tod vor Erreichen eines bestimmten Alters, im Erleben eines bestimmten und gegebenenfalls hohen Alters oder im Eintritt der Berufsunfähigkeit des Versicherungsnehmers vor Erreichen eines bestimmten Alters besteht. Die Leistungsarten einer Direktversicherung können somit in der Alters-, Invaliditäts- oder Hinterbliebenenversorgung bestehen.[351] Im Rahmen dieser Arbeit werden ausschließlich die Alters- und die Hinterbliebenenversorgung berücksichtigt.[352] Im Gegensatz zur Hinterbliebenenversorgung, die in den überwiegenden Fällen erst nach Eintritt des Geschäftsführers in den Ruhestand und damit nach der geregelten Übergabe der Unternehmensführung an den Nachfolger zum Tragen kommt, betrifft die Invaliditätsversorgung gerade die Fälle, in denen nicht von einer geregelten Unternehmensfortführung ausgegangen werden kann. Aufgrund des sich hieraus ergebenden Existenzrisikos für die GmbH sollte das Invaliditätsrisiko in jedem Fall, also auch im Fall der Direktzusage, auf ein Versicherungsunternehmen ausgelagert werden. Insoweit bestehen zwischen Direktversicherung und Direktzusage also keine Unterschiede, weshalb im folgenden bei der Beurteilung der Durchführungswege Direktversicherung und Direktzusage zur Absicherung der Grundversorgung des Geschäftsführers

---

349 Vgl. Bieg, H., StB 1985, S. 170; Kußmaul, H., Altersversorgung, 1995, S. 5, 10; Reuter, H.-P., GmbHR 1992, S. 137.

350 Vgl. Hagelschuer, P.B., Lebensversicherung, 1987, S. 24; Höfer, R., BetrAVG, Band I, 1999, ART, Rdnr. 125-126, sowie Band II, 1997, Rdnr. 1318.

351 Vgl. R 26 Abs. 1 Satz 4 EStR; R 129 Abs. 1 Satz 4 LStR; Kußmaul, H., Altersversorgung, 1995, S. 10.

352 Zu einem Überblick über die Berufsunfähigkeitsversicherung siehe Ahrend, P./ Förster, W./Rößler, N., Steuerrecht, 1995, 4. Teil, Rdnr. 13; Blomeyer, W./Otto, K., BetrAVG, 1997, StR A RdNr. 2; Häffner-Schroeder, S., Lebensversicherung, 1995, S. 150-151; Hagelschuer, P.B., Lebensversicherung, 1987, S. 60; Heubeck, K./Schmauck, U., Geschäftsführer, 1998, Rz. 394; Höfer, R., BetrAVG, Band II, 1997, Rdnr. 1291, 1296; Isenbart, F./Münzner, H., Lebensversicherungsmathematik, 1987, S. 106-107; Kühlmann, K./Blumenstein, M./Dietrich, A., Altersvorsorge, 1992, S. 234.

und seiner Hinterbliebenen auf die Berücksichtigung der Invaliditätsversorgung verzichtet werden kann.[353]

Bei der Strukturierung möglicher Versicherungsgestaltungen nach der Leistungsform ist zwischen Kapital- und Rentenversicherungen zu unterscheiden. Renten können wiederum als Zeit- oder Leibrenten ausgestaltet sein: Zeitrenten sind periodische Zahlungen, die nur über einen bestimmten Zeitraum gezahlt werden, deren Anzahl also von vornherein feststeht.[354] Leibrenten sind periodische Zahlungen, die solange erbracht werden, wie der Versorgungsberechtigte lebt. Aufgrund der Zielsetzung dieser Arbeit, die Geschäftsführervergütung zur Absicherung der Grundversorgung zu verwenden, werden im folgenden ausschließlich Leibrentenversicherungen betrachtet.

Aus den obigen Einschränkungen bezüglich der Leistungsarten und der Leistungsformen ergibt sich, daß die im Rahmen dieser Arbeit betrachteten Versicherungsgestaltungen sich auf die Altersrentenversicherung und die Witwenrentenzusatzversicherung beschränken:
Die Altersrentenversicherung ist eine Leibrentenversicherung auf den Erlebensfall. Betrachtet wird eine Versicherung mit aufgeschobenem Rentenbeginn: Die Versicherungsleistung wird nur fällig, wenn der Arbeitnehmer das geplante Pensionierungsalter erlebt. In vielen Tarifen wird auch für den Nichterlebensfall eine Leistung garantiert, insbesondere die Beitragsrückgewähr für den Todesfall vor Rentenbeginn oder eine Rentengarantie, bei der im Fall des Todes kurz nach Rentenbeginn für einen bestimmten Zeitraum, üblicherweise fünf bis zehn Jahre[355], dennoch eine Rentenzahlung erfolgt. Im Rahmen dieser Arbeit wird jedoch auf entsprechende Ergänzungsformen verzichtet: Bei der Beitragsrückgewähr bzw. der garantierten Mindestrente handelt es sich um Reaktionen der Versicherungswirtschaft auf die Ansicht des Laien, bei Nichteintritt des bedingenden Ereignisses - hier des Erreichens der Altersgrenze - für die gegebenenfalls über Jahre hinweg gezahlten Prämien keine Gegenleistung zu erhalten. Tatsächlich wird der Verlust des Versicherungsnehmers durch die Zusatzvereinbarungen jedoch nicht kleiner.[356] Die Beitragsrückgewähr

---

[353] Es wird davon ausgegangen, daß die GmbH eine Berufsunfähigkeitsversicherung auf das Leben des Geschäftsführers abschließt, bei der sie selbst bezugsberechtigt ist, so daß keine Direktversicherung vorliegt. Zur Absicherung gegen das Insolvenzrisiko wird der Versicherungsanspruch an den Geschäftsführer verpfändet.

[354] Vgl. Isenbart, F./Münzner, H., Lebensversicherungsmathematik, 1987, S. 14; Matschke, M.J., WISU 1989, S. 33.

[355] Vgl. Kühlmann, K./Blumenstein, M./Dietrich, A., Altersvorsorge, 1992, S. 234.

[356] Vgl. Jörgensen, N.R., Lebensversicherung, 1913, S. 231.

ist eine zusätzliche Versicherung auf den Todesfall mit steigender Versicherungssumme.[357] Darüber hinaus ist eine Todesfalleistung nicht erforderlich, wenn ausschließlich die Altersversorgung abgesichert werden soll. Zur gegebenenfalls gewünschten Absicherung der Hinterbliebenen ist eine Zusatzversicherung auf Basis von Leibrenten besser geeignet, und es ist weder üblich[358] noch sinnvoll, eine Witwenrentenzusatzversicherung mit einer Beitragsrückgewähr oder einer Rentengarantie zu kombinieren: Wird die Altersrentenversicherung um eine Witwenrentenzusatzversicherung ergänzt,[359] so erhält die Witwe auch nach dem Tod ihres Ehemanns Renten, die in nahtlosem Übergang im Anschluß an die Altersrente gezahlt werden. Stirbt die Ehefrau vor dem versicherten Arbeitnehmer, so erlischt die Zusatzversicherung ohne Anspruch auf Rückvergütung der für die Zusatzversicherung aufgebrachten Versicherungsprämien oder andere Leistungen.[360] Würde die Witwenrentenzusatzversicherung mit der Beitragsrückgewähr oder Rentengarantie kombiniert, so würden sich im Todesfall des Arbeitnehmers zum einen zwei Todesfalleistungen ergeben. Zum anderen ist die Zusatzrente aufgrund versicherungsmathematischer Zusammenhänge, die aus der sogenannten Verbindungsrente resultieren, billiger als eine eigenständige Altersrentenversicherung für die Ehefrau, und die Witwenrente wird bei frühzeitigem Versterben des Arbeitnehmers entsprechend länger gezahlt. Diese Vorteile lassen sich ebenso gut als Gegenleistung für die Versicherungsprämien des Arbeitnehmers interpretieren wie die Beitragsrückgewähr oder die Rentengarantie.

Die Beschränkung der Betrachtung auf Rentenleistungen bedingt nicht, daß der zugrunde liegende Versicherungstarif die ebenfalls verbreitete Möglichkeit der Kapitalabfindung[361] ausschließen muß. Jedoch muß von der Ausübung dieses Kapitalwahlrechts abgesehen werden.[362]

---

[357] Vgl. Isenbart, F./Münzner, H., Lebensversicherungsmathematik, 1987, S. 53.

[358] So findet sich bei Ahrend, P./Förster, W./Rößler, N., Steuerrecht, 1995, 4. Teil, Rdnr. 13, die Formulierung Hinterbliebenenrente oder alternativ Beitragsrückgewähr.

[359] Vgl. Hagelschuer, P.B., Lebensversicherung, 1987, S. 57.

[360] Vgl. Hagelschuer, P.B., Lebensversicherung, 1987, S. 57.

[361] Vgl. Reichert, G., DStR 1997, S. 835.

[362] Die steuerliche Anerkennung einer Rentenversicherung ist ausgeschlossen, wenn das Kapitalwahlrecht bereits bei Vertragsabschluß ausgeübt wird, vgl. BFH vom 9.11.1990, VI R 164/86, BStBl 1991 II, S. 189; H 26 EStR; grundsätzlich zustimmend Höfer, R., BetrAVG, Band II, 1997, Rdnr. 1318. Siehe auch Ahrend, P./Förster, W./Rößler, N., Steuerrecht, 1995, 4. Teil, Rdnr. 11; Blomeyer, W./Otto, K., BetrAVG, 1997, StR A RdNr. 1; Hartmann, R., Inf 1996, S. 40; Heubeck, K./Schmauck, U., Geschäftsführer, 1998, Rz. 393; Littmann, E./Bitz, H./Hellwig, P., 1988, § 40b EStG, Rn. 29. Der Sonderausgabenabzug der Versicherungsprämien ist nur bei Einhaltung einer Frist von zwölf Jahren vor Ausübung

5.2.2. Grundlagen der Versicherungsmathematik

5.2.2.1. Rechnungsgrundlagen und Äquivalenzprinzip

Lebensversicherungsgesellschaften kalkulieren ihre Prämien und Leistungen grundsätzlich nach dem Äquivalenzprinzip: Die Summe aller Einnahmen soll der Summe aller Ausgaben entsprechen, wobei die Einnahmen im Grundsatz in den Versicherungsprämien der Versicherungsnehmer und die Ausgaben in den zu erbringenden Versicherungsleistungen bestehen. Das Prinzip wird auf den Kalkulationsansatz jedes einzelnen Vertrags angewendet. Wirksam wird es jedoch nur durch die Anwendung auf eine Vielzahl von Verträgen. Aufgrund des Gesetzes der großen Zahl gleichen sich die Einzelrisiken, die für den Versicherer mit dem einzelnen Versicherungsverhältnis verbunden sind, in der Summe aus, und machen sie dadurch kalkulierbar. Das versicherungsmathematische Äquivalenzprinzip wirkt also derart, daß im Einzelfall zwar in der Regel die Leistungen des Versicherungsnehmers gerade nicht den Versicherungsleistungen entsprechen, sich diese Über- und Unterdeckungen auf die Gesamtheit aller Versicherten bezogen aber ausgleichen.

Voraussetzung für die Anwendbarkeit des Äquivalenzprinzips ist, daß von den richtigen Rechnungsgrundlagen ausgegangen wird. Die Rechnungsgrundlagen gliedern sich in drei Einflußfaktoren: die biometrischen Berechnungsgrundlagen oder Wahrscheinlichkeiten, den Rechnungszinssatz und die Kosten des Versicherers.[363] Zur Berechnung der Einnahmen und Ausgaben des Versicherers werden sowohl die Prämien als auch die Versicherungsleistungen mit ihrer Eintrittswahrscheinlichkeit gewichtet über die Diskontierung mit dem Rechnungszinssatz zu einem Barwert zusammengefaßt.[364] Es ergibt sich der Ansatz:

Erwartungswert des Barwerts der Lebensversicherungsprämien	=	Erwartungswert des Barwerts der Gegenleistungen und Kosten des Versicherers

Die Betrachtungszeiträume der Lebensversicherungsmathematik umfassen regelmäßig mehrere Jahrzehnte. Während dieser Zeit unterliegt jede Gruppe von Versicherungsnehmern insoweit einer ständigen Veränderung, als sich die Zahl der Überlebenden mit der Ausweitung des Betrachtungszeitraums ständig reduziert. Die Folge ist, daß die Anzahl der Perso-

---

des Wahlrechts möglich, § 10 Abs. 1 Nr. 2 Buchstabe b Doppelbuchstabe cc EStG. Für die Pauschalbesteuerung der Prämien reichen fünf Jahre aus, R 129 Abs. 2 Satz 6 LStR.

363 Vgl. Scheffler, W., Altersversorgung, 1990, S. 63-64.

364 Vgl. Scheffler, W., Altersversorgung, 1990, S. 64.

nen, die Prämien an die Versicherungsgesellschaft zahlen, größer ist als die Anzahl derjenigen Personen, die Jahre später eine Leistung vom Versicherer erhalten. Dieser Effekt ist bei der Kalkulation zu berücksichtigen. Er führt dazu, daß eine bestimmte Versicherungsleistung für den einzelnen Versicherungsnehmer billiger wird. Aufgrund des Gesetzes der großen Zahl ist es für große Grundgesamtheiten möglich, Wahrscheinlichkeiten für die Entwicklung des Ausgangsbestands der Versicherungsnehmer zu berechnen. Diese Wahrscheinlichkeiten werden in Sterbetafeln zusammengefaßt: Den Ausgangspunkt bildet ein Bestand l_0 Nulljähriger, zu dem alle Personen gehören, die zwischen null und einem Jahr alt sind. Aus diesem Bestand werden jedes Jahr die Personen $d_x = l_x - l_{x+1}$, die während des Jahres x gestorben sind, ausgeschieden, bis das maximal erreichbare Lebensalter $x = w$ erreicht ist. Aus diesen Werten lassen sich die Sterbewahrscheinlichkeiten ${}_nq_x$ dafür, daß ein x-Jähriger innerhalb der nächsten n Jahre, also vor Erreichen des Alters x+n, stirbt, bzw. die Überlebenswahrscheinlichkeiten ${}_np_x$ dafür, daß ein x-Jähriger das Alter x+n noch erlebt, errechnen.[365]

Tabelle 5.1: Berechnungsformeln für die biometrischen Wahrscheinlichkeiten

einjährige Sterbewahrscheinlichkeit	$q_x = (l_x - l_{x+1})/l_x$ $= d_x/l_x$
einjährige Überlebenswahrscheinlichkeit	$p_x = l_{x+1}/l_x$ $= 1 - q_x$
n-jährige Überlebenswahrscheinlichkeit eines x-Jährigen (Wahrscheinlichkeit, daß ein x-Jähriger die nächsten n Jahre überlebt)	${}_np_x = l_{x+n}/l_x$ $= 1 - q_x$
n-jährige Sterbewahrscheinlichkeit eines x-Jährigen (Wahrscheinlichkeit, daß ein x-Jähriger innerhalb der nächsten n Jahre stirbt)	${}_nq_x = (l_x - l_{x+n})/l_x$ $= 1 - {}_np_x$

Sind die Wahrscheinlichkeiten richtig berechnet, so treten nur Zufallsfehler auf. Diese Fehler werden um so kleiner, je größer die Anzahl der Versicherten ist. Da die Sterbewahrscheinlichkeiten im Zeitablauf nicht stabil sind, müssen sie ständig angepaßt werden.

Da zwischen den Zahlungszeitpunkten der einzelnen Prämien und Versicherungsleistungen Zeiträume liegen, die regelmäßig mehrere Jahrzehnte

---

365 Vgl. Isenbart, F./Münzner, H., Lebensversicherungsmathematik, 1987, S. 17.

umfassen, kommt auch der Erfassung von Zinswirkungen erhebliche Bedeutung zu. Der Versicherer muß berücksichtigen, daß er mit großen Teilen der empfangenen Prämien lange Zeit Erträge erwirtschaften kann, ehe es zu den ersten Versicherungsleistungen kommt. Mathematisch wird dieser Effekt in der Kalkulation dadurch erfaßt, daß die einzelnen Zahlungen auf denselben Zeitpunkt abgezinst werden.
Dem Rechnungszinssatz i kommt entscheidende Bedeutung für die Höhe der für eine bestimmte Versicherungsleistung erforderlichen Prämie zu. Der anzusetzende Zins entspricht theoretisch der Rendite, die das Versicherungsunternehmen aus der Anlage der Mittel am Kapitalmarkt erwirtschaftet.[366] Diese Rendite bezieht sich auf die Zukunft; sie ist zum Zeitpunkt des Vertragsabschlusses noch nicht bekannt. Für die Kalkulation muß deshalb eine Rendite unterstellt werden. In der Wahl des Zinses ist der Versicherer jedoch nicht frei, vielmehr ist ein Garantiezins von 3,25 % gesetzlich vorgeschrieben, § 65 Abs. 1 VAG i.V.m. § 2 Abs. 1 DeckRV, geändert durch Artikel 1 der ersten Verordnung zur Änderung der Deckungsrückstellungsverordnung.[367] Die Prämien werden vom Versicherer zunächst mit diesem Zins berechnet. Tatsächlich werden in der Versicherungswirtschaft jedoch regelmäßig Überschüsse erwirtschaftet, das heißt die Einnahmen des Versicherers übersteigen dessen Ausgaben.[368] Die Prämien sind somit zu hoch kalkuliert. Die Überschüsse werden den Versicherungsnehmern zu etwa 98 %[369] als sogenannte Überschußbeteiligung gutgeschrieben. Sowohl Altersrenten- als auch Witwenrentenzusatzversicherungen partizipieren an den Überschüssen.

Die Kosten des Versicherers sind in der Kalkulation der Versicherungsprämien zu berücksichtigen, weil vom Versicherer nicht nur die versicherten Leistungen erbracht, sondern auch die eigenen Kosten gedeckt werden müssen. Zu ihnen gehören die Abschlußkosten, die Inkassokosten und die

---

366 Zu einem Überblick über die Anlagestruktur der deutschen Lebensversicherer für die Jahre 1994 und 1995 siehe Schlüter, R., VK 3/1997, S. 49-55, und 11/1997, S. 45-49.

367 Vgl. Verordnung über Rechnungsgrundlagen für die Deckungsrückstellungen (DeckRV) vom 6.5.1996, BGBl 1996 I, S. 670; Erste Verordnung zur Änderung der Deckungsrückstellungsverordnung vom 29.3.2000, BGBl 2000 I, S. 336.

368 Vgl. Hagelschuer, P.B., Lebensversicherung, 1987, S. 178; Isenbart, F./Münzner, H., Lebensversicherungsmathematik, 1987, S. 109; Scheffler, W., Altersversorgung, 1990, S. 67.

369 Vgl. Farny, D., VW 1975, S. 831; Goll, H.P./Gilbert, W./Steinhaus, H.-J., Lebensversicherung, 1992, S. 94; Greb, W., Lebensversicherung, o.J., S. 29; Hagelschuer, P.B., Lebensversicherung, 1987, S. 178; Kranz, E., VW 1984, S. 1033.

laufenden Verwaltungskosten.[370] Die Kosten werden den Prämien in der Regel als nach Kostenart differenzierte Zuschläge hinzugerechnet. Sie variieren in Abhängigkeit vom betrachteten Versicherer.

Die Zusammenhänge, die sich aus dem Äquivalenzprinzip, den Wahrscheinlichkeiten und dem Zinssatz für die Kalkulation von Lebensversicherungen ergeben, werden im folgenden durch ein einfaches Beispiel verdeutlicht. Dabei bleiben die Kosten des Versicherers unberücksichtigt: Aufgrund des Äquivalenzprinzips gilt zum Zeitpunkt des Vertragsabschlusses stets, daß der Barwert der Versicherungsprämien (${}_m\text{BarPrämie}_x$) genau so hoch ist wie der Barwert der Versicherungsleistungen (${}_m\text{BarRente}_x$). Schließen l_x Personen des Alters x gegen die vorschüssige[371] Einmalprämie P eine Versicherung ab, nach der alle l_{x+m} Überlebenden nach m Jahren die einmalige Versicherungsleistung R erhalten, so gilt für die Relation von Versicherungsprämie und Versicherungsleistung der folgende Zusammenhang:[372]

$${}_m\text{BarPrämie}_x = {}_m\text{BarRente}_x$$

$$l_x * P = l_{x+m} * v^m * R$$

mit
P = Prämie
R = Versicherungsleistung
v = 1/(1+i)
i = Zinssatz

Aus der Prämie P resultiert die Leistung $R = l_x/(l_{x+m} * v^m) * P$, bzw. für die Leistung R ist die Prämie $P = l_{x+m}/l_x * v^m * R$ erforderlich. Durch Aufsummieren von diesen nach dem Äquivalenzprinzip kalkulierten Einjahresversicherungen lassen sich in der Laufzeit und Prämienzahlungsdauer beliebig ausgestaltete Versicherungen kalkulieren. Sowohl die Prämienzahlung als auch die Rentenzahlung kann auf beliebig viele Jahre verteilt werden.

---

370 Vgl. Hagelschuer, P.B., Lebensversicherung, 1987, S. 141; Isenbart, F./Münzner, H., Lebensversicherungsmathematik, 1987, S. 24.

371 Üblicherweise werden Versicherungsprämien vorschüssig bezahlt. Eine nachschüssige Zahlung hat entweder keinen Sinn oder sie ist für den Versicherer gefährlich, vgl. Kracke, H., Lebensversicherungstechnik, 1955, S. 60.

372 Vgl. Isenbart, F./Münzner, H., Lebensversicherungsmathematik, 1987, S. 29-30.

5.2.2.2. Altersrentenversicherung

5.2.2.2.1. Deckungskapital

Die Versicherungsprämie für eine Altersrentenversicherung setzt sich zusammen aus dem Sparanteil und einem Kostenanteil. Aus dem Sparanteil baut der Versicherer das Deckungskapital auf, aus dem die Altersrente des Versicherungsnehmers ab Erreichen des Ruhestandsalters finanziert werden soll. Das Kapital besteht nicht nur aus der Summe der Sparanteile der Versicherungsprämien, sondern erhöht sich zusätzlich um die vom Versicherer auf das Kapital geleisteten Zinsen sowie um eine Risikokomponente.[373]

Das für m Jahre nach Versicherungsabschluß berechnete Deckungskapital wird im folgenden mit ${}_mDK_x$ bezeichnet. Die Variable x erfaßt das Alter des Versicherungsnehmers bei Versicherungsabschluß. Der Versicherungsnehmer gehört zur Gruppe der x-Jährigen, wenn er sich im x+1-ten Lebensjahr befindet. Die Variable m als Laufindex für die seit Versicherungsabschluß vergangenen Jahre kann die Werte 0 bis w - x annehmen, das heißt maximal die gesamte für einen x-Jährigen verbleibende Lebenszeit bis zum höchsten in der Sterbetafel berücksichtigten Alter w erfassen. Nach der prospektiven Methode[374] ist ${}_mDK_x$ definiert als:

$$
\begin{aligned}
{}_mDK_x &= \text{zukünftige Ausgaben des Versicherers} - \text{zukünftige Einnahmen des Versicherers} \\
&= {}_m\text{BarRente}_x - {}_m\text{BarPrämie}_x
\end{aligned}
$$

Resultieren aus einer Versicherung nur noch Auszahlungen für den Versicherer, liegt der Betrachtungszeitpunkt also bereits in der Versorgungsphase (das heißt $m \geq n$, n = Anwartschaftsphase oder Aufschubzeit), so entspricht das Deckungskapital dem Barwert einer sofort beginnenden Rente, die lebenslänglich an einen x+m-Jährigen zu zahlen ist. Es berechnet sich m Jahre nach Versicherungsabschluß und abgezinst auf das Alter x+m wie folgt:[375]

---

[373] Vgl. Scheffler, W., Altersversorgung, 1990, S. 70-71.

[374] Alternativ kann nach der sogenannten retrospektiven Methode vorgegangen werden. Sie basiert auf dem Ansatz ${}_mDK_x$ = vergangenheitsbezogene Einnahmen des Versicherers - vergangenheitsbezogene Ausgaben des Versicherers. Beide Methoden führen zum gleichen Ergebnis. Vgl. Isenbart, F./Münzner, H., Lebensversicherungsmathematik, 1987, S. 56.

[375] Vgl. Isenbart, F./Münzner, H., Lebensversicherungsmathematik, 1987, S. 57, 59.

$_m DK_x \quad = {}_m BarRente_x$

$= l_{x+m}/l_{x+m} * R + l_{x+m+1}/l_{x+m} * v^1 * R + ... + l_w/l_{x+m} * v^{w-x-m} * R$

$= (l_{x+m} + l_{x+m+1} * v^1 + ... + l_w * v^{w-x-m})/l_{x+m} * R$

Versicherungsmathematische Rechnungen können neben dem in dieser Darstellung gewählten Sterbetafelansatz auch auf dem versicherungsmathematischen Ansatz mit Kommutationswerten aufgebaut werden.[376] Der Sterbetafelansatz zeichnet sich durch seine hohe Nachvollziehbarkeit aus. Dagegen stellen Kommutationswerte reine Hilfsgrößen für die Berechnung dar; wirtschaftlich sind sie nicht sinnvoll interpretierbar. Die Verwendung von Kommutationswerten vereinfacht jedoch die Darstellung der Formeln: Für die Lebensversicherung sind insbesondere die Werte D_x und N_x von Bedeutung. Die Größe $D_x = l_x * v^x$ bezeichnet die abgezinsten Lebenden des Alters x. Die Größe N_x erfaßt die Summe $D_x + ... + D_w$. Über diese Kommutationswerte läßt sich die oben abgeleitete Formel vereinfachen:

$_m DK_x \quad = (l_{x+m} + l_{x+m+1} * v^1 + ... + l_w * v^{w-x-m})/l_{x+m} * R$

$= \{(l_{x+m} * v^{x+m} + l_{x+m+1} * v^{x+m+1} + ... + l_w * v^w)/(l_{x+m} * v^{x+m})\} * R$

$= (D_{x+m} + D_{x+m+1} + ... + D_w)/D_{x+m} * R$

$= N_{x+m} / D_{x+m} * R$

Ist das Versorgungsalter x+n noch nicht erreicht, liegt der Betrachtungszeitpunkt also noch in der Aufschubzeit oder Anwartschaftsphase (das heißt $0 \leq m < n$), so liegt zum einen keine sofort beginnende, sondern eine aufgeschobene Altersrente vor. Zum anderen sind zum Zeitpunkt m noch Prämien an den Versicherer zu zahlen. Um die Höhe des Deckungskapitals zu ermitteln, ist deshalb der Barwert der Versicherungsleistung $_m BarRente_x$ sowohl um die während der Aufschubzeit von n-m Jahren nicht zu zahlenden Renten als auch um den Barwert der noch ausstehenden zu erwartenden Jahresprämien zu kürzen. Auch dieser Barwert bezieht sich auf das Alter x+m.

Unter Berücksichtigung der Aufschubzeit von n-m Jahren ist die Größe $_m BarRente_x$ wie folgt zu berechnen:

---

[376] Vgl. Isenbart, F./Münzner, H., Lebensversicherungsmathematik, 1987, S. 29-30.

$$_{m}BarRente_{x} = l_{x+n}/l_{x+m} * v^{n-m} * R + l_{x+n+1}/l_{x+m} * v^{n-m+1} * R + \ldots + l_{w}/l_{x+m} * v^{w-x-m} * R$$

$$= (l_{x+n} * v^{n-m} + l_{x+n+1} * v^{n-m+1} + \ldots + l_{w} * v^{w-x-m})/l_{x+m} * R$$

$$= \{(l_{x+n} * v^{x+n-m} + l_{x+n+1} * v^{x+n-m+1} + \ldots + l_{w} * v^{w-m})/(l_{x+m} * v^{x})\} * R$$

$$= \{[(l_{x+n} * v^{x+n} + l_{x+n+1} * v^{x+n+1} + \ldots + l_{w} * v^{w}) * v^{-m}]/(l_{x+m} * v^{x})\} * R$$

$$= \{N_{x+n}/(l_{x+m} * v^{x+m})\} * R$$

$$= N_{x+n}/D_{x+m} * R$$

Die noch ausstehenden n-m Jahresprämien sind zu den Zeitpunkten m bis n-1 zu zahlen. Nach m Jahren beträgt ihr Barwert:[377]

$$_{m}BarPrämie_{x} = l_{x+m}/l_{x+m} * P + l_{x+m+1}/l_{x+m} * v^{1} * P + \ldots + l_{x+n-1}/l_{x+m} * v^{n-1-m} * P$$

$$= (l_{x+m} + l_{x+m+1} * v^{1} + \ldots + l_{x+n-1} * v^{n-1-m})/l_{x+m} * P$$

$$= \{(l_{x+m} * v^{x+m} + l_{x+m+1} * v^{x+m+1} + \ldots + l_{x+n-1} * v^{x+n-1})/(l_{x+m} * v^{x+m})\} * P$$

$$= (D_{x+m} + D_{x+m+1} + \ldots + D_{x+n-1})/D_{x+m} * P$$

$$= (N_{x+m} - N_{x+n})/D_{x+m} * P$$

In der Anwartschaftsphase ergibt sich das Deckungskapital bei Berechnung mit Kommutationswerten also nach der Formel:[378]

$$_{m}DK_{x} = {}_{m}BarRente_{x} - {}_{m}BarPrämie_{x}$$

$$= N_{x+n}/D_{x+m} * R - (N_{x+m} - N_{x+n})/D_{x+m} * P$$

5.2.2.2.2. Versicherungsprämie

Aufgrund des Äquivalenzprinzips gilt im Zeitpunkt des Vertragsabschlusses die Beziehung:

$$_{0}DK_{x} = N_{x+n}/D_{x} * R - (N_{x} - N_{x+n})/D_{x} * P = 0$$

Der Barwert der Versicherungsleistungen entspricht genau dem Barwert der Versicherungsprämien. Für die Höhe der Versicherungsprämie P, die für eine bestimmte Rente R erforderlich ist, die an einen heute x-Jährigen ab dem Alter x+n gezahlt werden soll, ergibt sich deshalb:

---

[377] Vgl. Isenbart, F./Münzner, H., Lebensversicherungsmathematik, 1987, S. 57.
[378] Vgl. Isenbart, F./Münzner, H., Lebensversicherungsmathematik, 1987, S. 58.

$\Leftrightarrow \quad P = N_{x+n}/D_x * D_x/(N_x - N_{x+n}) * R$

$\Leftrightarrow \quad P = N_{x+n}/(N_x - N_{x+n}) * R$

Dasselbe Ergebnis läßt sich auch ohne Verwendung der Formel für das Deckungskapital schrittweise herleiten: In Modifikation des Berechnungsansatzes für eine nach m Jahren zu zahlende Versicherung mit einmaliger Leistung gegen eine einmalige Prämie

$$l_x * P = l_{x+m} * v^m * R$$

ergibt sich für eine um n Jahre aufgeschobene lebenslängliche Altersrente gegen laufende Prämienzahlung während der n Jahre umfassenden Anwartschaftszeit der Ansatz:[379]

$$l_x * P + \ldots + l_{x+n-1} * P * v^{n-1} = l_{x+n} * v^n * R + l_{x+n+1} * v^{n+1} * R + \ldots + l_w * v^{w-x} * R$$

$$\Leftrightarrow \quad P * (l_x + \ldots + l_{x+n-1} * v^{n-1}) = (l_{x+n} * v^n + \ldots + l_w * v^{w-x}) * R$$

$$\Leftrightarrow \quad P = (l_{x+n} * v^n + \ldots + l_w * v^{w-x})/(l_x + \ldots + l_{x+n-1} * v^{n-1}) * R$$

$$\Leftrightarrow \quad P = (l_{x+n} * v^{x+n} + \ldots + l_w * v^w)/(l_x * v^x + \ldots + l_{x+n-1} * v^{x+n-1}) * R$$

$$\Leftrightarrow \quad P = (D_{x+n} + \ldots + D_w)/(D_x + \ldots + D_{x+n-1}) * R$$

$$\Leftrightarrow \quad P = N_{x+n}/(N_x - N_{x+n}) * R$$

5.2.2.3. Witwenrentenzusatzversicherung

5.2.2.3.1. Deckungskapital

Für die Kalkulation der Witwenrente ist auf eine Frauensterbetafel zurückzugreifen. Von besonderer Bedeutung ist des weiteren, ob der Familienstand des Versicherungsnehmers in der Kalkulation berücksichtigt wird oder nicht. Im Fall der Berücksichtigung kann der Kalkulation der tatsächliche Altersunterschied zwischen beiden Ehegatten zugrunde gelegt werden (Individualmethode). Anderenfalls erfolgt die Kalkulation auf Basis der Wahrscheinlichkeit, daß der Versicherungsnehmer verheiratet ist; außerdem wird der durchschnittliche Altersunterschied zwischen Ehegatten angesetzt (Kollektivmethode).[380] Im folgenden wird von der Individualmethode ausgegangen, weil der mit der Erfragung der für die Rück-

---

379 Vgl. Isenbart, F./Münzner, H., Lebensversicherungsmathematik, 1987, S. 43.

380 Vgl. Isenbart, F./Münzner, H., Lebensversicherungsmathematik, 1987, S. 101-103; Wolfsdorf, K., Versicherungsmathematik, 1986, S. 379.

stellungsberechnung erforderlichen Daten (Familienstand, Alter der Ehefrau) verbundene Verwaltungsaufwand nicht groß ist.[381]

Ist der Versorgungsfall eingetreten, das heißt ist der Versicherungsnehmer gestorben und seine Ehefrau noch am Leben, so bestimmt sich das Dekkungskapital der Witwenrente zum Zeitpunkt m nach derselben Formel wie dasjenige einer Altersrente. Lediglich die Variable x, die für männliche Versorgungsberechtigte verwendet wird, ist durch die Variable y zu ersetzen:

$$_{m}DK_{y} = {}_{m}BarRente_{y}$$

$$= N_{y+m}/D_{y+m} * R$$

Während der Anwartschaftsphase ist für die Ermittlung des Deckungskapitals von einem anderen Ansatz auszugehen:
Ist nach m Jahren ausgehend vom Bewertungsstichtag eine einmalige Rente R an die Witwe zu zahlen, so ist der Versicherungsnehmer mit der Wahrscheinlichkeit $(l_x - l_{x+m})/l_x$ vorher gestorben und seine Ehefrau mit der Wahrscheinlichkeit l_{y+m}/l_y noch am Leben. Der Barwert einer einmaligen Rentenzahlung an die Witwe nach Ablauf von m Jahren beträgt $(l_x - l_{x+m})/l_x * l_{y+m}/l_y * v^m * R$. Die Einmalprämie für eine Anwartschaft auf Witwenrente der Höhe R, die ab dem Todeszeitpunkt des Versicherungsnehmers zu zahlen ist, beträgt demnach zum Zeitpunkt m:[382]

$$_{m}BarRente_{y} =$$

$$(l_{x+m} - l_{x+m})/l_{x+m} * l_{y+m}/l_{y+m} * R$$
$$+ (l_{x+m} - l_{x+m+1})/l_{x+m} * l_{y+m+1}/l_{y+m} * v^1 * R$$
$$+ \dots$$
$$+ (l_{x+m} - l_{x+m+z})/l_{x+m} * l_{y+m+n}/l_{y+m} * v^z * R$$

$$= l_{x+m}/l_{x+m} * l_{y+m}/l_{y+m} * R + \dots + l_{x+m}/l_{x+m} * l_{y+m+z}/l_{y+m} * v^z * R$$
$$- (l_{x+m}/l_{x+m} * l_{y+m}/l_{y+m} * R + \dots + l_{x+m+z}/l_{x+m} * l_{y+m+z}/l_{y+m} * v^z * R)$$

$$= (l_{y+m} + l_{y+m+1} * v^1 + \dots + l_{y+m+z} * v^z)/l_{y+m} * R$$
$$- \{(l_{x+m} * l_{y+m} + l_{x+m+1} * l_{y+m+1} * v^1 + \dots + l_{x+m+z} * l_{y+m+z} * v^z)/(l_{x+m} * l_{y+m})\} * R$$

---

381 Vgl. KPMG Deutsche Treuhand-Gruppe, Altersversorgung, 1991, S. 243.

382 Vgl. Isenbart, F./Münzner, H., Lebensversicherungsmathematik, 1987, S. 88, 101; KPMG Deutsche Treuhand-Gruppe, Altersversorgung, 1991, S. 242-243.

$= \{(l_{y+m} * v^{y+m} + l_{y+m+1} * v^{y+m+1} + \ldots + l_{y+m+z} * v^{y+m+z})/(l_{y+m} * v^{y+m})\} * R$

$- \{(l_{x+m} * l_{y+m} * v^{x+m} + \ldots + l_{x+m+z,y+m+z} * v^{x+m+z})/(l_{x+m} * l_{y+m} * v^{x+m})\} * R$

$= (D_{y+m} + \ldots + D_{y+m+z})/D_{y+m} * R - (D_{x+m,y+m} + \ldots + D_{x+m+z,y+m+z})/D_{x+m,y+m} * R$

$= N_{y+m}/D_{y+m} * R - N_{x+m,y+m}/D_{x+m,y+m} * R$

Den längsten Zeitraum, bis zu dem die lebenslängliche Anwartschaft bestehen kann, bezeichnet die Variable z. Sie ist definiert als Differenz zwischen dem höchsten Todesalter w nach der Sterbetafel und dem Alter des jüngeren Ehegatten, das heißt $z = \max(w-x+m, w-y+m)$.
Die Formel bringt zum Ausdruck, daß eine Anwartschaft auf Witwenrente in einer sofort beginnenden lebenslänglichen Rente ($N_{y+m}/D_{y+m} * R$) für die Ehegattin besteht, die zurückgezahlt wird, solange der Versicherungsnehmer noch lebt ($N_{x+m,y+m}/D_{x+m,y+m} * R$). Die zurückgezahlte Rente wird auch als Verbindungsrente bezeichnet.[383] Durch sie wird berücksichtigt, daß die Zahlung der Witwenrente erst zum unsicheren Zeitpunkt des Todes des Ehemanns einsetzen soll.

Um das Deckungskapital der Anwartschaft auf Witwenrente zu bestimmen, sind von diesem Betrag die noch nicht erbrachten Leistungen des Versicherungsnehmers, das heißt der Barwert der Versicherungsprämien abzuziehen.
Die Prämienzahlung erfolgt meist abgekürzt und nur bis zu dem Zeitpunkt, zu dem das Paar aufgelöst ist, das heißt einer der beiden Ehegatten stirbt.[384] Nach m Jahren wird die Prämie also mit einer Wahrscheinlichkeit von $(l_{x+m} * l_{y+m})/(l_x * l_y)$ noch gezahlt. Wird die Prämienzahlung, wie im Rahmen dieser Arbeit, auf die Zeit bis zum Erreichen des Pensionierungsalters x+n verteilt, so ergibt sich der Barwert der noch ausstehenden Versicherungsprämien zum Zeitpunkt m wie folgt:

${}_{m}\text{BarPrämie}_{y} =$

$\{(l_{x+m} * l_{y+m})/(l_{x+m} * l_{y+m})\} * P$

$+ \ldots$

$+ \{(l_{x+n-1} * l_{y+n-1})/(l_x * l_y)\} * v^{n-1} * P$

$= \{(l_{x+m} * l_{y+m} * v^{x+m} + \ldots + l_{x+n-1} * l_{y+n-1} * v^{x+n-1})/(l_{x+m} * l_{y+m} * v^{x+m})\} * P$

$= (D_{x+m,y+m} + \ldots + D_{x+n-1,y+n-1})/D_{x+m,y+m} * P$

$= (N_{x+m,y+m} - N_{x+n,y+n})/D_{x+m,y+m} * P$

---

383 Vgl. Isenbart, F./Münzner, H., Lebensversicherungsmathematik, 1987, S. 87.
384 Vgl. Isenbart, F./Münzner, H., Lebensversicherungsmathematik, 1987, S. 102.

Das Deckungskapital in der Anwartschaftsphase ergibt sich schließlich nach der Formel:

$${}_{m}DK_{y} = {}_{m}BarRente_{y} - {}_{m}BarPrämie_{y}$$

$$= (N_{y+m}/D_{y+m} - N_{x+m,y+m}/D_{x+m,y+m}) * R - (N_{x+m,y+m} - N_{x+n,y+n})/D_{x+m,y+m} * P$$

5.2.2.3.2. Versicherungsprämie

Zur Berechnung der für eine Witwenrentenzusatzversicherung erforderlichen Jahresprämie kann wie bei der Altersrente auf den Zusammenhang zurückgegriffen werden, daß der Barwert der Versicherungsleistungen und der Barwert der Versicherungsprämien zum Zeitpunkt des Versicherungsabschlusses dieselbe Höhe aufweisen. Für die Höhe der Versicherungsprämie P, die für eine bestimmte Rente R erforderlich ist, ergibt sich:[385]

$${}_{0}DK_{y} = (N_{y}/D_{y} - N_{x,y}/D_{x,y}) * R - (N_{x,y} - N_{x+n,y+n})/D_{x,y} * P = 0$$

$$\Leftrightarrow \quad P = (N_{y}/D_{y} - N_{x,y}/D_{x,y}) * R * D_{x,y}/(N_{x,y} - N_{x+n,y+n})$$

5.2.2.4. Anpassungen in den Modellannahmen

5.2.2.4.1. Vereinfachte Bestimmung der Versicherungsrendite

Hinsichtlich der Sterbewahrscheinlichkeiten wird im Rahmen dieser Arbeit davon ausgegangen, daß sich der Gesamtbestand der Versicherten entsprechend den Richttafeln 1998 von Klaus Heubeck entwickelt.[386] Mögliche Veränderungen in der demographischen Entwicklung werden nicht berücksichtigt. Auch wird nicht berücksichtigt, daß für verschiedene Lebensversicherungsformen unterschiedliche Sterbetafeln existieren.[387]

Des weiteren wird von vornherein auf die separate Erfassung der Überschußbeteiligung und der Kosten verzichtet und statt dessen auf in der Literatur veröffentliche Renditen der Versicherungswirtschaft zurückgegriffen, in denen die Saldierung des Garantiezinssatzes und der Überschußbeteiligung mit den Kosten des Versicherers bereits berücksichtigt ist.[388] Dadurch entfallen auch die Erfassung des Garantiezinssatzes als separate Größe und die explizite Zurechnung von Kosten zu den Nettoprämien. Aufgrund der zeitnahen Gutschrift der Überschußbeteiligung er-

---

385 Vgl. Isenbart, F./Münzner, H., Lebensversicherungsmathematik, 1987, S. 102.
386 Vgl. Heubeck, K., Richttafeln 1998, S. 45, 47.
387 Vgl. dazu Grundmann, W., Versicherungsmathematik, 1996, S. 85.
388 Siehe zu dieser Vorgehensweise auch Scheffler, W., Altersversorgung, 1990, S. 67.

geben sich durch diese Vereinfachung nur geringfügige Verzerrungen hinsichtlich der versicherungsmathematischen Auswirkungen: Grundsätzlich werden die Überschußanteile jährlich gutgeschrieben; allerdings kürzen viele Versicherer die laufende Überschußbeteiligung und erhöhen dafür den Schlußüberschußanteil. Dieses Vorgehen macht vorzeitige Kündigungen unattraktiver.[389] Gleichwohl darf der Schlußüberschuß gemessen an den Leistungen aus der laufenden Überschußbeteiligung nur eine „begrenzte Höhe“[390] erreichen.

Hinsichtlich der Berechnung der Rendite kommen mit dem Effektivzins, der Gesamtrentabilität und der Erlebensfallrentabilität verschiedene Ansätze in Frage: Bei der Berechnung des Effektivzinses werden die gesamten Leistungen des Versicherers berücksichtigt. Der Effektivzins - auch als vollständige Rendite bezeichnet - entspricht dem Zinssatz, bei dem die vollständigen Versicherungsleistungen für den Versichertenbestand über die gesamte Laufzeit gesehen erfolgsneutral finanziert werden können.[391] Er entspricht insoweit der Versicherungsrendite aus Sicht des Versicherers.
Der Zusammenhang wird im folgenden vereinfacht anhand einmaliger Erlebens- und Todesfalleistungen, die bei Tod des Versicherungsnehmers, spätestens aber bei Erreichen des Alters n fällig werden, und nur einer zusammengefaßten Kostengröße dargestellt: Fallen die Prämien P und die Kosten Ko_t jeweils zu Beginn und die einmaligen Erlebens- sowie Todesfalleistungen (R_E, R_T) jeweils zum Ende eines Versicherungsjahres an, so ergibt sich unter Berücksichtigung der Gewichtung der Prämien und der Erlebensfalleistung mit der Erlebenswahrscheinlichkeit l_{x+t}/l_x sowie der Todesfalleistung mit ihrer Eintrittswahrscheinlichkeit $(l_x-l_{x+t})/l_x$ für den internen Zinsfuß i einer Lebensversicherung mit n Jahren Laufzeit der folgende Ansatz:

$$\sum_{t=1}^{n} P * l_{x+t-1} / l_x * (1+i)^{-(t-1)}$$

$$= \sum_{t=1}^{n} R_{T,t} * \left(l_x - l_{x+t}\right) / l_x * (1+i)^{-t} + R_E * l_{1+n} / l_x * (1+i)^{-n} + \sum_{t=1}^{n} Ko_t * l_{x+t-1} / l_x * (1+i)^{-(t-1)}$$

Aus Sicht des Versicherungsnehmers ist die Berücksichtigung von Kosten in der Berechnung der Versicherungsrenditen jedoch nicht sinnvoll, weil entsprechend dem Äquivalenzprinzip sowohl die Kosten des Versicherers

---

389 Vgl. Kürble, G., VW 1983, S. 964.

390 Hagelschuer, P.B., Lebensversicherung, 1987, S. 195.

391 Vgl. Blaesius, S., ZfB 1988, S. 712-713. Brommler, K.-H., Rentabilität, o.J., S. 21.

als auch die Auszahlungen an den Versicherungsnehmer als aus den Prämien finanzierte Versicherungsleistungen erfaßt werden, so daß die Rentabilität einer Versicherung unverändert bleibt, wenn eine Reduzierung der Auszahlungen an den Versicherungsnehmer mit entsprechenden Erhöhungen der Kosten einhergeht. Für den Versicherungsnehmer sind ausschließlich die ihm unmittelbar zugute kommenden Leistungen von Bedeutung. Der Effektivzins kommt zur Erfassung der Versicherungsrendite im Rahmen dieser Arbeit deshalb nicht in Frage.

Bei der Gesamtrentabilität gehen die Kosten nicht in die Berechnung des internen Zinsfußes ein.[392] Berücksichtigt werden nur die mit ihren jeweiligen Eintrittswahrscheinlichkeiten l_{x+t}/l_x und $(l_x - l_{x+t})/l_x$ gewichteten Erlebens- und Todesfalleistungen.

$$\sum_{t=1}^{n} P * l_{x+t-1} / l_x * (1+i)^{-(t-1)} = \sum_{t=1}^{n} R_{T,t} * \left(l_x - l_{x+t}\right) / l_x * (1+i)^{-t} + R_E * l_{l+n} / l_x * (1+i)^{-n}$$

Die Gesamtrendite entspricht der Versicherungsrendite aus Sicht des (risikoneutralen) Versicherungsnehmers.[393] Sie läßt sich aus konkreten Versicherungsangeboten errechnen, in deren Leistungsplan die Belastung mit Kosten bereits regelmäßig berücksichtigt ist[394], bei denen die Kostendeckung des Versicherers jedoch nicht als Teil der Versicherungsleistung erfaßt wird.

Ein weiterer Ansatz zur Berechnung der Versicherungsrendite ist die Erlebensfallrentabilität. Sie entspricht dem Zins, der auf einem Sparbuch auf jährliche Einzahlungen in Höhe der Versicherungsprämie hätte gewährt werden müssen, damit sich im Ablaufzeitpunkt der Versicherung ein der Versicherungsleistung entsprechendes Vermögen angesammelt hätte. Neben den Kosten des Versicherers[395] vernachlässigt die Erlebensfallrentabilität im Gegensatz zur Gesamtrendite auch das Risiko des vorzeitigen Todes, das heißt weder erfolgt eine Gewichtung der Erlebensfalleistung mit der Erlebenswahrscheinlichkeit noch werden mögliche Todesfalleistungen berücksichtigt.[396] Auf diese Weise wird im Gegensatz zur Ge-

---

[392] Vgl. Blaesius, S., ZfB 1988, S. 712. Brommler, K.-H., Rentabilität, o.J., S. 22-23, berücksichtigt dagegen auch Kostenbestandteile.

[393] Vgl. Kürble, G., VW 1983, S. 1036.

[394] Vgl. auch Farny, D., VW 1975, S. 831; Scheffler, W., Altersversorgung, 1990, S. 67.

[395] Vgl. Blaesius, S., ZfB 1988, S. 711; Brommler, K.-H., Rentabilität, o.J., S. 25.

[396] Für die Erlebensfallrentabilität werden in der Literatur Werte zwischen 6 % und 7,54 % genannt, siehe Häffner-Schroeder, S., Lebensversicherung, 1995, S. 126,

samtrentabilität der gegenüber einem reinen Sparvorgang bestehende Versicherungsschutz nicht berücksichtigt:

$$\sum_{t=1}^{n} P * (1+i)^{-(t-1)} = R_E * (1+i)^{-n}$$

Die Erlebensfallrentabilität ist deshalb nicht zur Verwendung im Rahmen dieser Arbeit geeignet.[397] Anderenfalls würde der Einfluß der demographischen Entwicklung zweimal erfaßt.
Das folgende Berechnungsbeispiel verdeutlicht nochmals den zwischen den drei Rentabilitäten bestehenden Unterschied:

Ausgangssituation: Fünf Personen zahlen die Prämie P in eine Versicherung ein. Nach einem Jahr soll im Erlebensfall die Auszahlung der Versicherungsleistung R_E erfolgen. Der Versicherer geht davon aus, daß nur vier Versicherungsnehmer diesen Zeitpunkt erleben, das heißt die Versicherungsleistung nur viermal ausgezahlt werden muß. Die Erlebenswahrscheinlichkeit beträgt also 4/5 = 80 %. Ohne Berücksichtigung von Zinsen sowie der Kosten des Versicherers würde sich eine Versicherungsleistung R_E von 1,25 * P ergeben, denn nach dem Äquivalenzprinzip gilt: 5 * P = 4 * R_E. Die Kosten Ko des Versicherers mögen sich auf 10 % der Versicherungsprämien belaufen. Bezieht der Versicherer die Kosten als Versicherungsleistung mit in die Betrachtung ein, so ist der Ansatz zu modifizieren: 5 * P = 4 * R_E + 5 * 0,1 * P. Zur Deckung der Kosten müßte der Versicherer die Versicherungsleistung reduzieren. Dies gilt jedoch nur, wenn sich das eingezahlte Kapital nicht bzw. nicht so hoch verzinst, daß die Kostenbelastung dadurch aufgefangen werden kann: 5 * P = 4 * R_E * $(1+i)^{-1}$ + 5 * 0,1 * P bzw. 4,5 * P * (1+i) = 4 * R_E. Der Versicherer geht davon aus, daß er eine Rendite i erzielt, die zu Zinsen exakt in Höhe der Kosten führt. Er sagt den Versicherungsnehmern deshalb eine Versicherungsleistung R_E von 1,25 * P zu.
Versicherungsrenditen: Der Effektivzins ist aus dem Ansatz P = 1,25 * P * 0,8 * $(1+i)^{-1}$ + 0,1 * P bzw. 0,9 = $(1+i)^{-1}$ zu berechnen. Er beträgt i = 11,11 % und berücksichtigt, daß nach Abzug der Kosten nur 90 % der Einnahmen zur Erwirtschaftung von Zinsen zur Finanzierung der Versicherungsleistung verbleiben und daß die im Vergleich zur eingezahlten Prämie P entstehende Steigerung der Versicherungsleistung von 0,25 * P auf die demographische Entwicklung zurückgeht: R_E = 1,25 * P = Sparanteil (0,9 * P) + Zinsanteil (0,9 * P * 11,11 % = 0,1 * P) + Finanzierung aus Sparanteil Verstorbener (0,25 * (0,9 * P + 0,1 * P) = 0,25 * P).
Die Gesamtrendite ergibt sich dagegen aus dem Ansatz P = 1,25 * P * 0,8 * $(1+i)^{-1}$. Es ergibt sich 1 = $(1+i)^{-1}$ und schließlich i = 0 %. Aus Sicht des Versicherungsnehmers

---

zu Rentenversicherungen mit Risikoversicherung sowie Sigloch, J./Haueisen, P., DB 1983, S. 350.

397 Die Erlebensfallrentabilität unterscheidet sich insoweit von den Nettorenditen der Versicherer, als sie von den Sterbewahrscheinlichkeiten beeinflußt wird. Bei isolierter Betrachtung des Jahres 1996 liegt die Nettorendite bei durchschnittlich 7,4 %, vgl. Schlüter, R., VK 11/1997, S. 48. Siehe auch Kellenbenz, P., VW 1997, S. 850. Der Spitzenwert liegt im Jahr 1996 bei 9,76 %, vgl. Schlüter, R., VK 11/1997, S. 46; o.V., VK 4/1998, S. 8.

ist allein diese Größe von Interesse, denn die Deckung der Kosten der Versicherung aus den Versicherungsprämien kommt dem Versicherungsnehmer nicht zugute.
Nach dem Berechnungsmodus der Erlebensfallrendite ergibt sich $P = 1,25 * P * (1+i)^{-1}$ bzw. $1/1,25 = (1+i)^{-1}$. Hieraus resultiert eine Rendite i = 25 %. Die Steigerung der Versicherungsleistung beruht jedoch ausschließlich auf der Entwicklung des Versichertenbestandes. Dieser Effekt wird im Rahmen dieser Arbeit separat erfaßt.

Es wird deshalb auf veröffentlichte Werte zur Gesamtrentabilität zurückgegriffen. Entsprechende Untersuchungen haben für die Jahre 1983 und 1984 Renditen zwischen 4,52 % und 6,77 % ergeben.[398] Im Rahmen dieser Arbeit wird vor diesem Hintergrund eine Nettorendite von 6 % als realistische Erwartung unterstellt.

5.2.2.4.2. Konsequenzen für den Leistungsplan der Rentenversicherung

Die Form der Gewinnbeteiligung ist für die Berechnung des internen Zinsfußes zwar unerheblich.[399] Da aus der Kalkulation der Versicherungsprämie und der daraus entstehenden Versicherungsleistung mit einem konstanten Zinssatz jedoch über den gesamten Betrachtungszeitraum konstante Prämien sowie eine konstante Alters- und im gegebenen Fall auch konstante Witwenrente resultieren, lassen sich aus der im Rahmen dieser Arbeit gewählten Vorgehensweise zur saldierten Erfassung von Garantiezins, Überschußbeteiligung und Kosten auch Schlüsse auf den die Verwendung der Überschußbeteiligung betreffenden Leistungsplan der betrachteten Versicherung ziehen: Die Vorgehensweise bedingt eine Verwendung der Überschußbeteiligung in der Weise, daß sowohl die Versicherungsprämien als auch die Alters- und Witwenrente über den gesamten Betrachtungszeitraum unverändert bleiben.
Die aus der Gewinnverwendung resultierenden Zusatzrenten sind in der folgenden Abbildung 5.1 durch die grau unterlegten Felder dargestellt. Sie sind in der vereinfachten Kalkulation mit der Gesamtrendite bereits enthalten. Im folgenden ist zu klären, welche Form der Überschußverwendung zu diesem Ergebnis führt.
In Frage kommen mit der Entlastung bei der Beitragszahlung, der Verwendung zur Erhöhung der vertraglich garantierten Versicherungsleistung und der Verwendung zur Abkürzung der vertraglich vereinbarten Versicherungsdauer drei Alternativen.[400]

---

[398] Vgl. Kranz, E., VW 1984, S. 1034; Kürble, G., VW 1983, S. 1036.
[399] Vgl. Farny, D., VW 1975, S. 828.
[400] Vgl. Goll, H.P./Gilbert, W./Steinhaus, H.-J., Lebensversicherung, 1992, S. 97; Greb, W., Lebensversicherung, o.J., S. 31-35; Hagelschuer, P.B., Lebensversicherung, 1987, S. 191-194; Kürble, G., VW 1983, S. 964.

Abbildung 5.1: Berechnungsbedingte Verwendung der Überschußbeteiligung

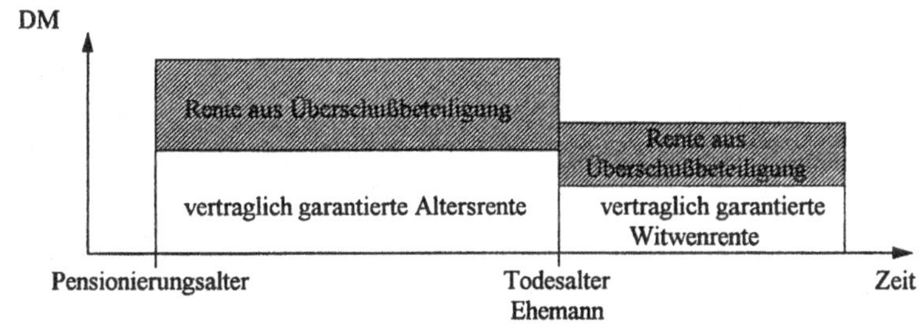

Werden die Überschüsse in der Aufschubzeit bar erstattet oder von der zu zahlenden Prämie abgezogen, so daß die effektiven Jahresprämien sinken, so läßt sich die vertraglich kalkulierte Prämie als oberste Grenze der vom Versicherungsnehmer zu erbringenden Leistungen begreifen.[401] Bei Rentenversicherungen wird diese Überschußverwendung auch als fallende Überschußrente bezeichnet.[402]

Alternativ kann die Überschußbeteiligung auch zur Erhöhung der Versicherungsleistung verwendet werden:

Zu unterscheiden ist hier in der Aufschubzeit zwischen der verzinslichen Ansammlung oder konstanten Überschußrente und dem Bonussystem, aus welchem die steigende Überschußrente oder auch Bonusrente resultiert. Während bei der verzinslichen Ansammlung ein reiner Sparvorgang entsprechend einer an der Rendite der Kapitalanlagen des Versicherers orientierten Verzinsung bis zum Versicherungsfall vorliegt, wird beim Bonussystem jeder jährliche Überschußanteil als Deckungskapital für eine zusätzliche Versicherung verwendet, die zum gleichen Zeitpunkt abläuft wie die Grundversicherung. Die Gesamtleistung der Versicherung erhöht sich bis zum Zeitpunkt des Versicherungsfalls ständig. Für die Verwendung der laufenden Überschußanteile bestehen zwei Möglichkeiten: Entweder werden die Überschußanteile für eine gleichartige Versicherung verwendet oder es wird zunächst ein Todesfallbonus aufgebaut und der Erlebensfallbonus erst nach und nach ergänzt.[403] Die verzinsliche Ansammlung führt im Vergleich zum Bonussystem zu einer höheren Versicherungsleistung im Erlebensfall und im Todesfall erst kurz vor Ende der Versicherungsdauer, wohingegen das Bonussystem zu einer relativ höhe-

401 Vgl. Ziegler, K.F., Prämienrückkauf, 1964, S. 95.
402 Vgl. Schmitz, R., FR 1998, S. 716.
403 Vgl. Greb, W., Lebensversicherung, o.J., S. 33.

ren Versicherungsleistung im Todesfall zu Beginn der Versicherungsdauer führt.

Rentenversicherungen partizipieren auch in der Versorgungsphase noch an den Überschußanteilen.[404] Zu unterscheiden ist hier zwischen der steigenden, der konstanten und der fallenden Gewinnrente.[405] Bei der steigenden Gewinnrente werden die jährlichen Überschußanteile der Versorgungsphase zur kontinuierlichen Erhöhung der Rente verwendet. Die Rente wird um so höher, je länger der Versicherte lebt. Bei der konstanten Gewinnrente wird die Rente dagegen zu Beginn der Versorgungsphase um einen deutlich über dem Überschußanteil eines Jahres liegenden Prozentsatz erhöht und bleibt dann während der gesamten Versorgungsphase unverändert. In der folgenden Abbildung 5.2 wird dieser Zusammenhang schematisch dargestellt:

Abbildung 5.2: Möglichkeiten der Überschußverwendung in der Versorgungsphase

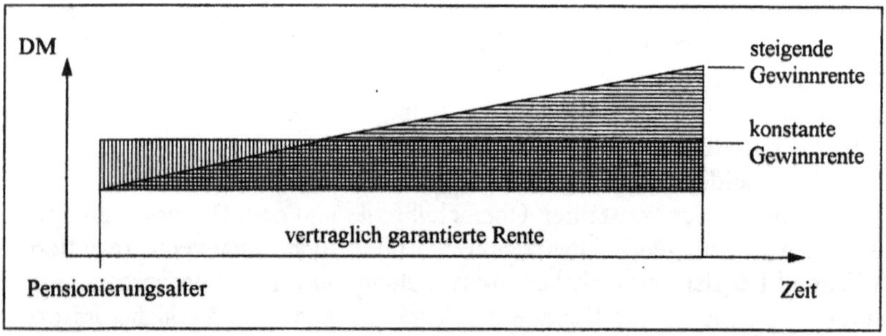

Bei der Verwendung zur Abkürzung der vertraglich vereinbarten Versicherungsdauer wirkt sich die Überschußbeteiligung nicht in einer Erhöhung der Ablaufleistung, sondern in einer Vorverlegung des Ablauftermins zur Auszahlung der Versicherungsleistung aus. Die Versicherungsleistung wird bereits fällig, wenn die Summe aus mit dem Garantiezinssatz verzinsten Sparanteilen und angesammelter Überschußbeteiligung die Versicherungssumme erreicht.

Die obigen Ausführungen zeigen, daß der im Rahmen dieser Arbeit gewählten Vorgehensweise ein Versicherungstarif mit Bonussystem in der

---

[404] Vgl. Greb, W., Lebensversicherung, o.J., S. 103; Vereinigung der Versicherungs-Betriebswirte e.V., VK 1979, S. 357.

[405] Vgl. Häffner-Schroeder, S., Lebensversicherung, 1995, S. 116-118, 128 mit Beispielen.

Aufschubzeit und konstanter Gewinnrente in der Versorgungsphase entspricht. Um für jeden Todeszeitpunkt des Geschäftsführers dieselbe Witwenrente zu gewährleisten, wird die Überschußbeteiligung in der Aufschubzeit zunächst zum Aufbau eines Todesfallbonus verwendet. Eine gegebenenfalls einbezogene Witwenrentenzusatzversicherung partizipiert in der Aufschubzeit somit zunächst verstärkt an den Überschußanteilen. Die konstante Gewinnrente wird in der Versorgungsphase sowohl für die Alters- als auch für die Witwenrente gewählt.[406]
Diese Gestaltung des Versicherungstarifs ermöglicht es, die Alters- und die Witwenrente sowohl in der Aufschub- als auch in der Versorgungszeit nach der Gesamtrendite zu kalkulieren.
Zwar könnte dasselbe Ergebnis grundsätzlich auch über die Entlastung bei der Beitragszahlung erreicht werden. In diesem Fall wäre nicht die tatsächliche Höhe der Versorgungsleistung, sondern die tatsächliche Höhe der Versicherungsprämie von der Renditeentwicklung des Versicherers abhängig. Direktversicherungen werden im Rahmen der Angemessenheitsprüfung der Gesamtvergütung jedoch mit der - in diesem Fall hinsichtlich der Höhe unsicheren - Versicherungsprämie erfaßt. Im Hinblick auf die Zielsetzung der Arbeit, die Entstehung verdeckter Gewinnausschüttungen zu vermeiden, ist die Verwendung der Überschußbeteiligung zur Entlastung bei der Beitragszahlung deshalb abzulehnen.

5.2.3. Steuerliche Behandlung

5.2.3.1. Unternehmensebene

Auf Ebene der GmbH bestehen für die steuerliche Behandlung von Altersrenten- und Witwenrentenzusatzversicherungen keine Unterschiede. Die von der GmbH gezahlten Versicherungsprämien sind abziehbare Betriebsausgaben, § 4 Abs. 4 EStG.[407]

---

[406] Für Altersrentenversicherungen werden in der Literatur entsprechende Tarife zitiert, vgl. Häffner-Schroeder, S., Lebensversicherung, 1995, S. 116-118. Konstante Gewinnrenten müssen jedoch auch für Witwenrenten möglich sein: In der Literatur werden zwar nur Beispiele für Risiko-Lebensversicherungen (Todesfallversicherung mit Kapitalleistung) mit konstantem Todesfallbonus vorgestellt, vgl. Vereinigung der Versicherungs-Betriebswirte e.V., VK 1979, S. 354. Da Kapital- und Rentenversicherungen versicherungsmathematisch ineinander überführt werden können - identische Prämien für eine Kapital- und eine Rentenversicherung führen zu gleich hohen Deckungskapitalwerten während der Aufschubzeit - muß das Prinzip der konstanten Gewinnrente auch auf Todesfallversicherungen mit Rentenleistung übertragbar sein.

[407] Vgl. R 26 Abs. 3 Satz 1 EStR; Reuter, H.-P., GmbHR 1997, S. 1081; Reuter, H.-P., GmbHR 1992, S. 138. Werden die Überschußanteile der Versicherung zur sofortigen Barauszahlung an den Versicherungsnehmer verwendet, so liegen in-

Hinsichtlich der Aktivierung des Versicherungsanspruchs ist danach zu unterscheiden, ob das Bezugsrecht des Geschäftsführers auf die Leistungen des Versicherers unwiderruflich oder widerruflich ist. Ein Bezugsrecht ist immer dann unwiderruflich, wenn es ausdrücklich als unwiderruflich vereinbart wurde. In jedem anderen Fall ist es widerruflich, § 166 Abs. 1 VVG. Ist das Bezugsrecht des Geschäftsführers unwiderruflich, so ist der Versicherungsanspruch bei der GmbH nicht aktivierungsfähig. In diesem Fall erfolgt die persönliche Zurechnung des Versicherungsanspruchs zum Geschäftsführer. § 4b EStG hat insoweit lediglich deklaratorischen Charakter.[408] Eine Aktivierung widerruflicher Bezugsrechte unterbleibt bis zum Widerruf der GmbH.[409] Ab diesem Zeitpunkt ist der Versicherungsanspruch mit dem Zeitwert nach § 176 Abs. 3 VVG zu aktivieren.[410] Die für bis zum 31.12.1994 abgeschlossene Versicherungsverträge vorgeschriebene Bewertung mit dem geschäftsplanmäßigen Deckungskapital ist durch den Zeitwert ersetzt worden.[411] Im Rahmen dieser Arbeit werden sowohl das unwiderrufliche als auch das widerrufliche Bezugsrecht betrachtet. Der Widerruf wird jedoch ausschließlich für den Fall des Konkurses in Erwägung gezogen. Da der Konkursfall aber nicht in den Wirtschaftlichkeitsvergleich für die Durchführungswege der betrieblichen Altersversorgung einbezogen wird, zu dessen Vorbereitung die Darstellung der steuerlichen Behandlung an dieser Stelle dient, kann im folgenden davon ausgegangen werden, daß der Versicherungsanspruch nicht zu aktivieren ist.

Die Versicherungsprämien dürfen mit einem Steuersatz von 20 % pauschal lohnversteuert werden, § 40b Abs. 1 EStG. Darüber hinaus wird

---

soweit Betriebseinnahmen vor, vgl. Hagelschuer, P.B., Lebensversicherung, 1987, S. 191.

408 Vgl. Ahrend, P./Förster, W./Rößler, N., Steuerrecht, 1995, 4. Teil, Rdnr. 63; Kußmaul, H., Altersversorgung, 1995, S. 28. Obwohl arbeitsrechtlich keine Arbeitnehmer, fallen beherrschende Gesellschafter-Geschäftsführer ebenfalls unter den Arbeitnehmerbegriff des § 4b EStG, vgl. Herrmann, C./Heuer, G./Raupach, A., 1996, § 4b EStG, Anm. 46.

409 Vgl. R 26 Abs. 3 Satz 2 EStR; Schmidt, L., 2000, § 4b EStG, Rz. 23.

410 Vgl. R 26 Abs. 3 Satz 3 EStR; Herrmann, C./Heuer, G./Raupach, A., 1996, § 4b EStG, Anm. 91, 120 „VAG-Novelle"; Höfer, R., BetrAVG, Band II, 1997, Rdnr. 1385. Zur Erläuterung des Zeitwertbegriffs siehe Abschnitt 5.2.5.

411 Zu genehmigende Geschäftspläne werden seit Umsetzung der Dritten EG-Richtlinie durch die VAG-Novelle vom 29.7.1994, BGBl 1994 I, S. 1630, nicht mehr erstellt. Mit ihnen ist die Berechnung des geschäftsplanmäßigen Deckungskapitals entfallen. Siehe dazu Claus, G., ZfV 1994, S. 114, 144; siehe auch Höfer, R., BetrAVG, Band II, 1997, Rdnr. 631. Zum geschäftsplanmäßigen Deckungskapital siehe Ahrend, P./Förster, W./Rößler, N., Steuerrecht, 1995, 4. Teil, Rdnr. 69; Herrmann, C./Heuer, G./Raupach, A., 1996, § 4b EStG, Anm. 91; Ziegler, K.F., Prämienrückkauf, 1964, S. 57, 72-73.

eine pauschale Kirchensteuer in Höhe von 5 %, 6 % oder 7 % der pauschalen Lohnsteuer erhoben, wenn der Versicherungsnehmer nachweislich einer steuererhebungsberechtigten Religionsgemeinschaft angehört.[412] Anderenfalls darf die pauschale Kirchensteuer nicht erhoben werden.[413] Ferner fällt Solidaritätszuschlag in Höhe von 5,5 % der Lohnsteuer an, § 3 Abs. 1 Nr. 3, § 4 SolZG.[414] Das gilt auch für Direktversicherungen aus Barlohnumwandlungen[415] und weiterhin auch für Gesellschafter-Geschäftsführer[416]. Bei Inanspruchnahme der Pauschalbesteuerung ist der Arbeitgeber Schuldner der pauschalen Lohnsteuer, § 40b Abs. 4 EStG i.V.m. § 40 Abs. 3 EStG, der Kirchensteuer[417] sowie des Solidaritätszuschlags. Er kann die Steuerzahlungen als Betriebsausgaben abziehen.
Der Höchstbetrag, der pauschal besteuert werden darf, beträgt 3.408 DM pro Jahr, § 40b Abs. 2 EStG. Die Pauschalsteuer ist nicht Bestandteil dieses Höchstbetrags; vielmehr beträgt die maximal aus einer pauschal besteuerten Direktversicherung resultierende Belastung für das Unternehmen 3.408 DM zuzüglich der Pauschalsteuern.[418] Gleichwohl kann die Versicherungszusage um die pauschale Steuerbelastung gekürzt werden, um so die Belastung aus der Zusage auf insgesamt 3.408 DM zu beschränken.[419] Wird die Pauschalierungsgrenze durch die Versicherungsprämie überschritten, so kann die Prämie bis zur Höhe von 3.408 DM pauschal besteuert werden[420], während der übersteigende Teil der Versicherungsprämie als Einnahme aus nichtselbständiger Arbeit des Arbeitnehmers den allgemeinen Besteuerungsvorschriften für Gehälter unterliegt.

---

412 Vgl. Ahrend, P./Förster, W./Rößler, N., Steuerrecht, 1995, 4. Teil, Rdnr. 134, 136; Herrmann, C./Heuer, G./Raupach, A., 1996, § 40b EStG, Anm. 64; Strack, C., DStR 1989, S. 8.

413 Vgl. BFH vom 30.11.1989, I R 14/87, BStBl 1990 II, S. 993; Becker, W./Bur, H., StBp 1996, S. 227; Brandmüller, G., Geschäftsführer, 1997, Rz. 645; Schmidt, L., 2000, § 40 EStG, Rz. 2.

414 Vgl. auch Herrmann, C./Heuer, G./Raupach, A., 1996, § 40b EStG, Anm. 14; Schmidt, L., 2000, § 51a EStG, Rz. 6.

415 Vgl. R 129 Abs. 5 LStR; Kirchhof, P./Söhn, H., 1986, § 40b EStG, Rdnr. B8; Reuter, H.-P., FR 1987, S. 161; Schmidt, L., 2000, § 40b EStG, Rz. 4.

416 Vgl. Becker, W./Bur, H., StBp 1996, S. 230; Reuter, H.-P., GmbHR 1997, S. 1082; Reuter, H.-P., GmbHR 1992, S. 139.

417 Vgl. Ahrend, P./Förster, W./Rößler, N., Steuerrecht, 1995, 4. Teil, Rdnr. 137. Siehe dazu auch Strack, C., DStR 1989, S. 8.

418 Vgl. Becker, W./Bur, H., StBp 1996, S. 228; Hartmann, R., Inf 1996, S. 40-41.

419 Vgl. Ahrend, P./Förster, W./Rößler, N., Steuerrecht, 1995, 4. Teil, Rdnr. 96; Becker, W./Bur, H., StBp 1996, S. 228.

420 Vgl. R 129 Abs. 8 Satz 2 LStR; Becker, W./Bur, H., StBp 1996, S. 227; Schmidt, L., 2000, § 40b EStG, Rz. 7.

Die Steuervergünstigung[421] kann nur unter der Voraussetzung genutzt werden, daß die Versicherung frühestens auf das sechzigste Lebensjahr abgeschlossen und die vorzeitige Kündigung des Vertrags durch den Arbeitnehmer ausgeschlossen ist, § 40b Abs. 1 EStG. Bei Rentenversicherungen mit Kapitalwahlrecht darf das Wahlrecht nicht innerhalb von fünf Jahren nach Vertragsabschluß wirksam werden.[422] Weiterhin setzt die Pauschalbesteuerung voraus, daß im Versicherungsvertrag vereinbart wird, daß die Abtretung oder Beleihung eines dem Arbeitnehmer eingeräumten unwiderruflichen Bezugsrechts (durch den Arbeitnehmer) ausgeschlossen ist.[423] Die Abtretung oder Beleihung (eines widerruflichen Bezugsrechts) durch den Arbeitgeber ist dagegen unschädlich.[424]
Da die Bemessungsgrundlage der Gewerbesteuer an den Einkünften aus Gewerbebetrieb nach dem Einkommensteuergesetz ansetzt, § 7 GewStG, und die gewerbesteuerlichen Korrekturvorschriften für Direktversicherungsprämien keine Hinzurechnung vorsehen, § 8 GewStG, mindern die Prämien sowie die pauschale Lohn- und Kirchensteuer zuzüglich Solidaritätszuschlag auch den Gewerbeertrag und damit die Gewerbesteuer.[425]

5.2.3.2. Gesellschafterebene

5.2.3.2.1. Anwartschaftsphase

Auch auf Ebene des Geschäftsführers bestehen in der Anwartschaftsphase keine Unterschiede für die steuerliche Behandlung von Alters- und Witwenrentenzusatzversicherungen.
Beim Geschäftsführer sind die durch die GmbH gezahlten Prämien als Arbeitslohn anzusehen, § 2 Abs. 2 Nr. 3 LStDV, so daß sie die Einkünfte aus nichtselbständiger Arbeit erhöhen, § 19 Abs. 1 Nr. 1 EStG. Die aus der Direktversicherung resultierenden Überschußanteile gehören nicht zum Arbeitslohn.[426]
Pauschal versteuerte Versicherungsprämien sind jedoch nicht Bestandteil des steuerpflichtigen Arbeitslohns des Geschäftsführers, § 40 Abs. 3

---

[421] Vgl. Goecke, O., DB 1997, S. 2568.
[422] Vgl. R 129 Abs. 2 Satz 6 LStR.
[423] Vgl. R 129 Abs. 6 Satz 1 Nr. 2 LStR; Herrmann, C./Heuer, G./Raupach, A., 1996, § 4b EStG, Anm. 103; Heubeck, K./Schmauck, U., Geschäftsführer, 1998, Rz. 396; Horlemann, H.-G., BB 1993, S. 2202; Kirchhof, P./Söhn, H., 1986, § 4b EStG, Rdnr. C16; Reuter, H.-P., NWB 1995, Fach 3, S. 9442.
[424] Vgl. Becker, W./Bur, H., StBp 1996, S. 226.
[425] Vgl. Ahrend, P./Förster, W./Rößler, N., Steuerrecht, 1995, 4. Teil, Rdnr. 77.
[426] Vgl. BMF-Schreiben vom 9.2.1993, IV B 6 - S 2333 1/93, BStBl 1993 I, S. 248; Brandmüller, G., Geschäftsführer, 1997, Rz. 638.

Satz 3 EStG.[427] Gleiches gilt für die pauschale Steuer, sofern sie vom Arbeitgeber getragen wird.[428] Letzteres kann bei Gehaltserhöhungen der Fall sein. Wird die pauschale Steuer dagegen auf den Arbeitnehmer abgewälzt - dies ist stets der Fall, wenn die pauschale Steuer durch Barlohnumwandlung finanziert wird -, so gehört sie zum steuerpflichtigen Arbeitslohn des Geschäftsführers, § 40 Abs. 3 Satz 2 EStG.[429] In der Folge kommt es zu einer Steuer auf die pauschale Steuer, was die Direktversicherung als Steuersparmodell nur noch für Spitzenverdiener interessant macht.[430]
Im Rahmen des Sonderausgabenabzugs können Vorsorgeaufwendungen alternativ nach der Höchstbetragsregelung gemäß § 10 Abs. 1 Nr. 2 Buchstabe b, Abs. 3 EStG oder als Vorsorgepauschale nach § 10c Abs. 2-4 EStG von den steuerpflichtigen Einkünften abgezogen werden. Das gilt auch für die Versicherungsprämien im Rahmen der Direktversicherung, soweit sie unter die in § 10 Abs. 1 Nr. 2 Buchstabe b EStG aufgezählten Versicherungen fallen.[431] Abzugsfähig sind deshalb Prämien für Rentenversicherungen ohne Kapitalwahlrecht grundsätzlich. Dabei kann es sich auch um reine Erlebensfallversicherungen handeln.[432] Prämien für Rentenversicherungen mit Kapitalwahlrecht sind nur abzugsfähig, wenn es sich um laufende Beiträge handelt und das Kapitalwahlrecht auf Dauer von mindestens zwölf Jahren ausgeschlossen ist.[433]
Pauschal besteuerte Direktversicherungsprämien dürfen nicht in den Sonderausgabenabzug einbezogen werden.[434] Dies wird daraus abgeleitet,

---

[427] Vgl. R 129 Abs. 5 LStR; Littmann, E./Bitz, H./Hellwig, P., 1988, § 40b EStG, Rn. 26-27.

[428] Vgl. H 129 LStR.

[429] Vgl. Hartmann, R., Inf 1999, S. 741-742; Langohr-Plato, U., Inf 1999, S. 266; Niermann, W., DB 1999, S. 818. A.A. Schmidt, L., 2000, § 40 EStG, Rz. 23.

[430] Vgl. o.V., Handelsblatt vom 1.3.1999, Nr. 41/9, S. 6; Langohr-Plato, U., Inf 1999, S. 266.

[431] Vgl. BMF-Schreiben vom 9.2.1993, IV B 6 - S 2333 1/93, BStBl 1993 I, S. 248; Kirchhof, P./Söhn, H., 1986, § 10 EStG, Rdnr. E165; Kußmaul, H., Altersversorgung, 1995, S. 48.

[432] Vgl. Blümich, W., 1995, § 10 EStG, Rz. 219; Kirchhof, P./Söhn, H., 1986, § 10 EStG, Rdnr. E59-E60. A.A. Schmidt, L., 2000, § 10 EStG, Rz. 75 „Lebensversicherungen".

[433] Ein Mindesttodesfallschutz, wie er für Kapitalversicherungen zu erfüllen ist, muß nicht eingehalten werden, vgl. BMF-Schreiben vom 6.12.1996, IV B 1 - S 2221 - 301/96, BStBl 1996 I, S. 1438, Tz. 6; ebenso Schmitz, R., FR 1998, S. 714.

[434] Vgl. BFH vom 28.3.1958, VI 104/56 U, BStBl 1958 III S. 267; H 86a EStR; BMF-Schreiben vom 9.2.1993, IV B 6 - S 2333 1/93, BStBl 1993 I, S. 248; Blümich, W., 1995, § 10 EStG, Rz. 240; Brandmüller, G., Geschäftsführer, 1997, Rz. 645; Höfer, R., BetrAVG, Band II, 1997, Rdnr.1426; Kirchhof, P./Söhn, H., 1986, § 10 EStG, Rdnr. E165; Kußmaul, H., Altersversorgung, 1995, S. 175; Wacker, R., DB 1993, Beilage 4, S. 14. A.A. Kirchhof, P./Söhn, H., 1986, § 4b

daß sich die Wirkung des § 40b Abs. 4 EStG i.V.m. § 40 Abs. 3 Satz 3 EStG, der den Ansatz der pauschal versteuerten Versicherungsprämien bei der Ermittlung der Einkünfte ausschließt, auch auf die Durchführung des Sonderausgabenabzugs bezieht.[435]
Der abziehbare Höchstbetrag für den Ansatz der tatsächlich aufgebrachten Vorsorgeaufwendungen ist in drei Schritten aus bis zu drei Teilbeträgen zu ermitteln: Sofern die Versicherungsprämien in entsprechender Höhe tatsächlich gezahlt worden sind, kann zunächst ein Vorwegabzug von 6.000 DM abgezogen werden, § 10 Abs. 3 Nr. 2 EStG.[436] Der Vorwegabzug ist jedoch um 16 % des Bruttoarbeitslohns ohne Versorgungsbezüge im Sinne des § 19 Abs. 2 EStG zu kürzen, wenn vom Arbeitgeber für die Zukunftssicherung des Steuerpflichtigen Leistungen im Sinne des § 3 Nr. 62 EStG erbracht werden oder der Steuerpflichtige zum Personenkreis des § 10c Abs. 3 Nr. 1 oder 2 EStG gehört. Als Leistungen im Sinne des § 3 Nr. 62 EStG kommen in diesem Zusammenhang insbesondere Zuschüsse des Arbeitgebers zu den Aufwendungen für eine Lebensversicherung des von der gesetzlichen Rentenversicherung befreiten Arbeitnehmers in Frage, § 3 Nr. 62 Satz 2 Buchstabe a EStG. Da beherrschende Gesellschafter-Geschäftsführer jedoch nicht von der gesetzlichen Rentenversicherung befreit, sondern grundsätzlich nicht sozialversicherungspflichtig sind, stellen die von der GmbH an den Versicherer gezahlten Direktversicherungsprämien keine Leistungen im Sinne des § 3 Nr. 62 EStG dar.[437] GmbH-Geschäftsführer gehören zum Personenkreis des § 10c Abs. 3 Nr. 2 EStG, wenn sie nicht der gesetzlichen Rentenversicherungspflicht unterliegen und im Zusammenhang mit ihrer Berufstätigkeit Anwartschaftsrechte auf eine Altersversorgung ganz oder teilweise ohne eigene Beitragsleistungen erworben haben. Bei Direktversicherungsprämien handelt es sich jedoch um eigene Beitragsleistungen des Geschäftsführers, weil die gesetzliche Regelung unterstellt, daß die Prämienzahlungen fiktiv dem Geschäftsführer zufließen und von ihm selbst gezahlt werden.[438] Ein abgekürzter Zahlungsweg hat keinen Einfluß auf den Sonderausgabencharakter von Vorsorgeaufwendungen im Sinne des § 10 Abs. 1

EStG, Rdnr. A16, sowie § 40b EStG, Rdnr. A4; Littmann, E./Bitz, H./Hellwig, P., 1988, § 10 EStG, Rn. 276d, 282.

435 Vgl. FG Niedersachsen vom 10.6.1982, II 298/80, GmbHR 1984, S. 27, rkr.

436 Der Vorwegabzug soll einen Ausgleich dafür bieten, daß bei Arbeitnehmern der Arbeitgeberanteil zur gesetzlichen Rentenversicherung steuerfrei bleibt, während der selbständig Tätige seine Beiträge in voller Höhe selbst aufbringen muß, vgl. BFH vom 25.3.1992, X R 121/90, BFH/NV 1992, S. 596.

437 Vgl. Blümich, W., 1995, § 3 EStG, Rz. 668; Herrmann, C./Heuer, G./Raupach, A., 1996, § 3 Nr. 62 EStG, Anm. 20-21.

438 Vgl. Kußmaul, H., Altersversorgung, 1995, S. 82.

Nr. 2 EStG hat.[439] Daß es sich lediglich um einen abgekürzten Zahlungsweg handelt, ergibt sich aus dem Sachverhalt, daß die Versicherungsprämien den steuerpflichtigen Einkünften aus nichtselbständiger Arbeit zugehörig sind. Weil die Beitragsleistungen beim Geschäftsführer zu versteuernder Arbeitslohn und damit Eigenaufwand sind, liegen mithin auch eigene Beiträge des Geschäftsführers vor, was eine Kürzung des Vorwegabzugs ausschließt.[440] Keine eigenen Beitragsleistungen des Geschäftsführers liegen nur vor, soweit die Versicherungsprämien pauschal besteuert sind. In diesem Fall handelt es sich um eigene Beiträge der GmbH.[441]

Damit kann im Rahmen der Höchstbetragsrechnung der ungekürzte Vorwegabzug berücksichtigt werden, sofern nicht pauschal besteuerte Direktversicherungsprämien in entsprechender Höhe vorliegen.[442] Bei Zusammenveranlagung verdoppelt sich der Vorwegabzug, auch wenn nur ein Ehegatte die Kürzungsvoraussetzungen erfüllt und der Kürzungsbetrag, der auf diesen Ehegatten entfällt, 6.000 DM übersteigt.[443] Soweit die Versicherungsprämien den Vorwegabzug übersteigen, kann darüber hinaus ein Grundhöchstbetrag von 2.610 DM für Ledige bzw. 5.220 DM für Verheiratete angesetzt werden, § 10 Abs. 3 Nr. 1 EStG. Übersteigen die Versicherungsprämien auch diesen Betrag, so können die noch nicht berücksichtigten Prämien zur Hälfte, höchstens jedoch mit 1.305 DM für Ledige bzw. 2.610 DM für Verheiratete als Sonderausgaben angesetzt werden, § 10 Abs. 3 Nr. 4 EStG.

Die alternativ ansetzbare Vorsorgepauschale beträgt grundsätzlich 20 % des Arbeitslohns. Arbeitslohn sind die Jahresbruttoeinnahmen[444] nach § 19 EStG, soweit sie nicht pauschal versteuert worden sind, gekürzt um den Versorgungs-Freibetrag nach § 19 Abs. 2 EStG und den Altersentlastungsbetrag nach § 24a EStG, § 10c Abs. 2 Satz 4 EStG. Trotz dieses Grundsatzes muß auch die Höhe der Vorsorgepauschale in bis zu drei Schritten aus drei Teilbeträgen ermittelt werden, § 10c Abs. 2 Satz 2, Abs. 4 Satz 1 Nr. 1 EStG:[445] Zunächst kann ein Betrag von 6.000 DM für Ledige bzw. 12.000 DM für Verheiratete angesetzt werden, allerdings nur, soweit nach Kürzung dieses Betrags um 16 % des Arbeitslohns ein positiver Betrag verbleibt. Dieser Betrag erhöht sich im zweiten Schritt um den Betrag, um den 20 % des Arbeitslohns den im ersten Schritt ermit-

---

439 Vgl. Kirchhof, P./Söhn, H., 1986, § 10 EStG, Rdnr. B137.
440 Vgl. Höfer, R., Besteuerung, 1996, Rdnr. 197.
441 Vgl. FG Niedersachsen vom 10.6.1982, II 298/80, GmbHR 1984, S. 27, rkr.
442 Vgl. Kirchhof, P./Söhn, H., 1986, § 10 EStG, Rdnr. P54.
443 Vgl. Blümich, W., 1995, § 10 EStG, Rz. 381.
444 Vgl. Schmidt, L., 2000, § 10c EStG, Rz. 10.
445 Vgl. Schmidt, L., 2000, § 10c EStG, Rz. 23-26, mit einem Zahlenbeispiel.

telten Pauschbetrag übersteigen, jedoch höchstens um 2.610 DM für Ledige bzw. 5.220 DM für Verheiratete. Im dritten Schritt wird der Pauschbetrag, der sich als Summe aus den ersten beiden Schritten ergibt, nochmals um die Hälfte desjenigen Betrags erhöht, um den 20 % des Arbeitslohns den sich aus Schritt eins und zwei ergebenden Pauschbetrag übersteigen, jedoch höchstens um 1.305 DM für Ledige bzw. 2.610 DM für Verheiratete.[446]

5.2.3.2.2. Versorgungsphase

5.2.3.2.2.1. Altersrentenversicherung

Leibrenten aus einer Altersrentenversicherung sind mit ihrem Ertragsanteil als sonstige Einkünfte zu versteuern, § 22 Nr. 1 Satz 3 Buchstabe a EStG.[447] Die Besteuerung nach dem Ertragsanteil erstreckt sich nicht nur auf die garantierte Rente, sondern auch auf den Überschußanteil; eine Aufteilung mit unterschiedlicher steuerlicher Behandlung - insbesondere Behandlung des Überschußanteils als wiederkehrender Bezug nach § 22 Nr. 1 Satz 1 EStG mit der Folge uneingeschränkter Steuerpflicht - kommt nicht in Betracht.[448] Unabhängig vom Familienstand wird ein Werbungskosten-Pauschbetrag in Höhe von 200 DM gewährt, § 9a Satz 1 Nr. 3 EStG.

Der Sonderausgabenabzug im Rahmen der Höchstbetragsrechnung, § 10 Abs. 1 Nr. 2, Abs. 3 EStG, setzt voraus, daß im Veranlagungszeitraum Versicherungsbeiträge gezahlt werden. Voraussetzung für den Abzug der Vorsorgepauschale, § 10c Abs. 2 EStG, ist der Bezug von Arbeitslohn. Da in der Versorgungsphase keine Versicherungsprämien gezahlt werden und die Versicherungsleistungen keinen Arbeitslohn darstellen, ist ein Sonderausgabenabzug in der Versorgungsphase nicht möglich.

5.2.3.2.2.2. Witwenrentenzusatzversicherung

Wird die Versicherungsleistung aus einer Direktversicherung in Form von Renten an die Hinterbliebenen erbracht, so sind diese mit ihrem Ertragsanteil zu versteuern.[449] Hinsichtlich der Besteuerung von einseitigen Über-

---

[446] Haben beide Ehegatten Arbeitslohn bezogen, so sind weitere Besonderheiten zu beachten. Siehe hierzu im einzelnen Schmidt, L., 2000, § 10c EStG, Rz. 12-15.

[447] Vgl. Ahrend, P./Förster, W./Rößler, N., Steuerrecht, 1995, 4. Teil, Rdnr. 88; Kußmaul, H., Altersversorgung, 1995, S. 50, 85. Zur Erläuterung des hinter dem Ertragsanteil stehenden Berechnungsverfahrens siehe BVerfG vom 26.3.1980, 1 BvR 121/76, 1 BvR 122/76, BStBl 1980 II, S. 545.

[448] Vgl. BMF-Schreiben vom 26.11.1998, IV C 3 - S 2255 - 35/98, BStBl 1998 I, S. 1508.

[449] Vgl. Kußmaul, H., Inf 1995, S. 217.

lebensrenten, das heißt von Leibrenten, die nach dem Tod eines Berechtigten an einen anderen Berechtigten zu zahlen sind, bestehen unterschiedliche Auffassungen:
Die Rechtsprechung sieht in einer einseitigen Überlebensrente eine einzige Rente, deren Dauer von der Lebenszeit mehrerer Personen abhängt.[450] Der Ertragsanteil sowohl der Alters- als auch der Witwenrente ist deshalb nach § 55 Abs. 1 Nr. 3 EStDV zu ermitteln, das heißt auf Grundlage der Tabelle in § 22 Nr. 1 Satz 3 Buchstabe a EStG, jedoch mit der Maßgabe, daß das bei Beginn der Rente vollendete Lebensjahr der jüngeren Person anzusetzen ist. Der Ertragsanteil bleibt bis zum Tod des zuletzt Versterbenden unverändert.[451] Soll die Höhe der Rente allerdings mit dem Tod des zuerst Versterbenden herabgesetzt werden, so ist für den Grundbetrag, das heißt den Betrag, der über den Tod des zuerst Versterbenden hinaus gezahlt wird, der Ertragsanteil nach dem Lebensalter der jüngeren Person bei Rentenbeginn zu bestimmen, und für den Herabsetzungsbetrag, also den Betrag, der - zusätzlich - bis zum Tod des zuerst Versterbenden gezahlt wird, das Lebensalter der älteren Person bei Rentenbeginn maßgebend.[452] Bis zum Tod des zuerst Versterbenden sind die auf diese Weise ermittelten Ertragsanteile zusammenzurechnen, der Ertragsanteil der Witwenrente entspricht dem für den Grundbetrag ermittelten Prozentsatz.
Die Finanzverwaltung sieht in einer einseitigen Überlebensrente dagegen zwei Renten, wobei die zweite aufschiebend bedingt und erst von dem Zeitpunkt an zu versteuern ist, in dem der Ehegatte gestorben ist.[453] Nach dieser Auffassung ist der Ertragsanteil „zu Lebzeiten des Erstberechtigten auf der Grundlage seines Alters und nach dessen Tode auf der Grundlage des Alters des Zweitberechtigten zum Zeitpunkt des Todes des Erstberechtigten zu ermitteln."[454] Das gilt auch, wenn die Höhe der Rente mit dem Tod des zuerst Versterbenden herabgesetzt werden soll.[455] Der Ertragsanteil ist somit sowohl für die Altersrente als auch für die Witwenrente nach § 22 Nr. 1 Satz 3 Buchstabe a EStG zu bestimmen.

---

450 Vgl. BFH vom 11.10.1963, VI 162/61 S, BStBl 1964 III, S. 8; FG Düsseldorf vom 23.7.1986, VIII 109/80 E, EFG 1986, S. 598, rkr.

451 Vgl. Herrmann, C./Heuer, G./Raupach, A., 1996, § 22 EStG, Anm. 308, 313, sowie kritisch hierzu Biergans, E., Renten, 1993, S. 64.

452 Vgl. Biergans, E., Renten, 1993, S. 65; Herrmann, C./Heuer, G./Raupach, A., 1996, § 22 EStG, Anm. 316; Plückebaum, R./Wendt, W./Niemeier, G./Schlierenkämper, K.-P., Einkommensteuer, 1999, S. 796-797.

453 Vgl. H 167 EStR „Ertragsanteil einer Leibrente".

454 Biergans, E., Renten, 1993, S. 65.

455 Vgl. dazu das Beispiel bei Biergans, E., Renten, 1993, S. 66.

Da sich die überwiegende Literaturmeinung[456] für die Regelung der Finanzverwaltung ausspricht, wird im folgenden die Vorgehensweise der Finanzverwaltung unterstellt.
Wie bei der Altersrente kann der Ertragsanteil um den Werbungskosten-Pauschbetrag in Höhe von 200 DM gekürzt werden, § 9a Satz 1 Nr. 3 EStG.

5.2.3.3. Anerkennungsvoraussetzungen

Grundsätzlich werden auch für beherrschende Gesellschafter-Geschäftsführer abgeschlossene Direktversicherungen steuerlich anerkannt.[457] Allerdings müssen auch für Direktversicherungen verschiedene Einschränkungen beachtet werden, die sich insbesondere auf die Angemessenheit und die Zusammensetzung der Gesamtvergütung beziehen. Die formellen Anerkennungsvoraussetzungen erfüllen Direktversicherungen aufgrund des Vertragsverhältnisses mit fremden Dritten, dem Versicherer, regelmäßig. Auch die Üblichkeit dem Grunde nach steht außer Frage.

5.2.3.3.1. Ansatz in der Angemessenheitsprüfung

Im Rahmen der Angemessenheitsprüfung der Gesamtvergütung wird die Direktversicherung mit der Jahresbruttoprämie angesetzt.[458] Auch die pauschale Lohn- und Kirchensteuer einschließlich des auf die Prämie entfallenden Solidaritätszuschlags ist in der Gesamtvergütung zu erfassen: Trägt der Arbeitgeber die Pauschalsteuer so ist sie ein zusätzlicher Vergütungsbestandteil.[459] Trägt der Arbeitnehmer die Pauschalsteuer, so kann die Steuer nur Bestandteil seiner Bruttovergütung sein.

---

456 Von zwei Renten gehen aus: Goll, H.P./Gilbert, W./Steinhaus, H.-J., Lebensversicherung, 1992, S. 248-249; Herrmann, C./Heuer, G./Raupach, A., 1996, § 22 EStG, Anm. 313; Jansen, R./Wrede, F., Renten, 1998, RdNr. 928-929; Kapp, R./ Grune, G., Renten, 1965, S. 41; Kussmann, M./Martin, K./Niedenführ, P./Rick, E., Einkommensteuer, 1997, Rdn. 1892; Lademann, F./Söffing, G., 1964, § 22 EStG, Anm. 61; Plückebaum, R./Wendt, W./Niemeier, G./Schlierenkämper, K.-P., Einkommensteuer, 1999, S. 796; Zenthöfer, W./Schulze zur Wiesche, D., Einkommensteuer, 1997, S. 986. Von einer Rente gehen aus: Sauerland, H./Wendt, W./Schmidt, A./Schulz, B., Rentenbesteuerung, 1983, S. 53; ebenfalls Biergans, E., Renten, 1993, S. 66-67, wenn die Rentenzahlungen auf einem einheitlichen Versicherungsvertrag beruhen.

457 Vgl. Reuter, H.-P., GmbHR 1997, S. 1082; Reuter, H.-P., FR 1987, S. 160; Schmidt, L., 2000, § 4b EStG, Rz. 8.

458 Vgl. Ahrend, P./Förster, W./Rößler, N., Steuerrecht, 1995, 6. Teil, Rdnr. 53; Herrmann, C./Heuer, G./Raupach, A., 1996, § 4b EStG, Anm. 74; Reuter, H.-P., GmbHR 1997, S. 1083.

459 Vgl. Höfer, R., Besteuerung, 1996, Rdnr. 143; Höfer, R., BetrAVG, Band II, 1997, Rdnr. 2057.

5.2.3.3.2. Verhältnis von Aktiv- und Versorgungsbezügen

5.2.3.3.2.1. Grundregel

Die betriebliche Altersversorgung wird steuerlich nur anerkannt, soweit es nicht zu einer Überversorgung kommt. Eine Überversorgung besteht, wenn die Sozialversicherungsrenten und die Leistungen der betrieblichen und privaten Altersversorgung zusammen insgesamt 75 % der letzten, das heißt aktuellen, Brutto-Aktivbezüge des Geschäftsführers übersteigen. Bei alleiniger Gestaltung der Altersversorgung über eine Direktversicherung darf somit die Rente aus dieser Versicherung die Grenze von 75 % nicht überschreiten.[460] Nach Ansicht der Rechtsprechung verstoßen höhere Zusagen gegen das Stichtagsprinzip, weil sie auf der Vorwegnahme künftiger Gehaltstrends beruhen.[461] Für die Höhe der anzusetzenden Aktivbezüge ist der Bilanzstichtag, für die Versorgungsbezüge die zum Bilanzstichtag zugesagte Höhe der Versorgung zum Zeitpunkt des Eintritts in den Ruhestand maßgebend.[462] Die Grundregel ist nicht allein auf die Altersrente, sondern auch auf die Witwenrente anzuwenden.[463]
Unter der Leistung aus einer Direktversicherung für die Zwecke der Grundregel ist nicht nur die vertraglich garantierte Leistung zu verstehen; vielmehr sind auch die vom Versicherer zugeteilten Überschußanteile[464] miteinzubeziehen.[465]

---

[460] Vgl. FG Baden-Württemberg vom 18.2.1998, 5 K 255/97, EFG 1998, S. 898, rkr. Siehe auch BFH vom 22.11.1995, I R 37/95, BFH/NV 1996, S. 596; BFH vom 16.5.1995, XI R 87/93, BStBl 1995 II, S. 873; BFH vom 8.10.1986, I R 220/82, BStBl 1987 II, S. 205; BFH vom 21.8.1984, VIII R 106/81, BStBl 1985 II, S. 124; zwar sind diese Urteile zu Ehegatten-Arbeitsverhältnissen ergangen, sie gelten jedoch auch für beherrschende Gesellschafter-Geschäftsführer, vgl. Blümich, W., 1995, § 8 KStG, Rz. 758; Gosch, D., BB 1996, S. 1691. Vgl. auch BMF-Schreiben vom 7.1.1998, IV B 2 - S 2176 - 178/97, DStR 1998, S. 531; Doetsch, P.A., Versorgungszusagen, 1997, S. 63. A.A. Höfer, R., BB 1996, S. 43; Höfer, R., Besteuerung, 1996, Rdnr. 145; Höfer, R., BetrAVG, Band II, 1997, Rdnr. 2059.

[461] Siehe dazu Höfer, R., BB 1996, S. 42; Pinkos, E., BetrAV 1997, S. 303-304.

[462] Vgl. BMF-Schreiben vom 7.1.1998, IV B 2 - S 2176 - 178/97, DStR 1998, S. 531; Cramer, K., DStR 1997, S. 190.

[463] Vgl. Cramer, K., DStR 1997, S. 191. Nach Ansicht von Böth, H., StBp 1998, S. 288, ist eine Witwenrente nur bis zu einer Höhe von 60 % der Altersrente anzuerkennen.

[464] Vgl. Doetsch, P.A., Versorgungszusagen, 1997, S. 63.

[465] Da die Überschußanteile jährlich zugewiesen werden, das heißt die Versicherungsleistung langsam erhöhen, steigt das Überversorgungsrisiko mit den Jahren an. Dieser Effekt muß jedoch bereits zum Zusagezeitpunkt berücksichtigt werden, wenn nicht damit gerechnet werden kann, daß auch die angemessene Gesamtvergütung über die Jahre steigt. Dieser Effekt wird durch die Berechnung der Versicherungsleistung mit der Nettorendite berücksichtigt.

Umstritten ist, welche Aktivbezüge bei der Durchführung des Vergleichs mit der betrieblichen Altersversorgung anzusetzen sind. Dies gilt zum einen bezüglich der Frage, ob die angemessenen oder die gegebenenfalls niedrigeren tatsächlichen Gesamtbezüge anzusetzen sind. Da im Rahmen dieser Arbeit stets von der vollständigen Ausschöpfung der angemessenen Gesamtvergütung ausgegangen wird, kann diese Frage hier jedoch offen bleiben.[466] Zum anderen ist der Umfang der in die Aktivbezüge einzubeziehenden Vergütungskomponenten umstritten. Bezüglich der betrachteten Vergütungskomponenten Festgehalt, Gewinntantieme, Direktversicherung und Direktzusage ist lediglich der Ansatz des Festgehalts in den Aktivbezügen unzweifelhaft.[467]

In der Literatur wird zum Teil die Ansicht vertreten, daß Tantiemen nicht in die Aktivbezüge einzubeziehen sind.[468] Begründet wird diese Ansicht offenbar damit, daß die in der Grundregel vorgegebene Relation den Versorgungsbedarf in der Aktiv- und Versorgungszeit wiedergeben soll und dementsprechend auch jeweils nur diejenigen Bezüge bei dieser Rechnung angesetzt werden sollten, die „als dauerhafte und den eigentlichen Lebensstandard bestimmende Einkünfte anzusehen sind, also in der Regel die erfolgsunabhängigen Bezüge“[469]. Es ist jedoch nicht mit der von der Rechtsprechung gewählten Formulierung, daß die Brutto-Aktivbezüge anzusetzen sind, vereinbar, die Tantieme aus den Aktivbezügen auszuklammern. Im Schrifttum wird darüber hinaus die Vermutung geäußert, daß die von der Rechtsprechung festgelegte Relation der zulässigen Versorgungsbezüge an die Beamtenversorgung angelehnt ist.[470] Beamten erhalten zwar keine Gewinntantiemen, dafür aber ein entsprechend höheres Festgehalt. Der Ausschluß des Tantiemeansatzes in den Aktivbezügen des Geschäftsführers würde deshalb eine Benachteiligung von Geschäftsführern gegen-

---

466 Für den Ansatz der angemessenen Gesamtvergütung sprechen sich Arthur Andersen, 1996, § 8 KStG, Rz. 1209, sowie Schmidt, L., 2000, § 6a EStG, Rz. 21, aus. A.A. Wochinger, P., Stbg 1999, S. 201.

467 Zustimmend zur Berücksichtigung von (im Rahmen dieser Arbeit nicht betrachteten) Naturalleistungen Blümich, W., 1995, § 8 KStG, Rz. 735; Förster, W./Heger, H.-J., DStR 1996, S. 413; Höfer, R., BB 1996, S. 43; Höfer, R., BetrAVG, Band II, 1997, Rdnr. 2039; Spitaler, A./Niemann, U., Angemessenheit, 1999, S. 66. A.A. FG Berlin vom 26.3.1997, VIII 236/93, EFG 1998, S. 28, rkr.

468 Vgl. Cramer, K., BB 1997, S. 2644; Flore, I., GmbH-StB 1997, S. 247; Müller, W., DStZ 1998, S. 600; Niehues, K., DB 1996, S. 2453; Schwedhelm, R., GmbH-StB 1997, S. 148.

469 Langohr-Plato, U., Stbg 1992, S. 258, 312; ebenso Langohr-Plato, U., Inf 1995, S. 172.

470 Vgl. Bode, C./Grabner, E., DB 1996, S. 546; Daumke, M./Keßler, J., GmbH-Geschäftsführer, 1999, S. 284; Höfer, R., BB 1996, S. 41. A.A. Widmann, S., BetrAV 1996, S. 158.

über Beamten bedeuten. Im übrigen ist kein Grund ersichtlich, warum Geschäftsführer, die zugunsten einer Tantieme auf einen Teil ihres Festgehalts verzichten, schlechter gestellt werden sollten als Geschäftsführer, die keine Tantieme, dafür aber ein entsprechend höheres Festgehalt vereinbart haben. Es wird deshalb davon ausgegangen, daß Tantiemen in den Aktivbezügen zu berücksichtigen sind.[471]
Geteilte Meinungen bestehen auch hinsichtlich des Betrages, mit dem die Tantiemen in die Aktivbezüge eingehen müssen. In Frage kommen die erwartete Tantieme oder die tatsächlich gezahlte Tantieme. Dem Ansatz der erwarteten Tantieme ist jedoch der Vorzug zu geben:[472] Der Ansatz der - im Rahmen der 25 %-Regel ohnehin zu berechnenden - erwarteten Tantieme ist die praktikablere und sicherere Lösung, denn unter der Voraussetzung, daß die nach der Grundregel mögliche Altersversorgung voll ausgeschöpft wird, besteht anderenfalls das Risiko einer verdeckten Gewinnausschüttung, wenn die Tantieme niedriger ausfällt als erwartet. Darüber hinaus gewährleistet nur der Ansatz der erwarteten Tantieme im Rahmen der Altersversorgung eine Gleichbehandlung gegenüber Geschäftsführern, die anstelle einer Tantieme ein entsprechend höheres Festgehalt vereinbart haben. Schließlich liegt es nahe, die für Tantiemeregelungen entwickelten Rechtsprechungsgrundsätze, welche ebenfalls primär auf die erwartete Tantieme abstellen, auch auf die Behandlung von Tantiemen im Rahmen der Altersversorgung zu übertragen.
Zwar ist der Einbezug von Direktversicherungsprämien in die Aktivbezüge abzunehmen. Zum einen führt der Einbezug der Direktversicherungsprämien bei Zusagen an ältere Geschäftsführer zu einer erheblichen Aufweichung der 75 %-Grenze: Eine Direktversicherung in Höhe von 75 % der Gesamtbezüge für einen Fünfundfünfzigjährigen, der mit fünfundsechzig Jahren in den Ruhestand treten will, führt zu einer Versicherungsprämie von 51 % der Gesamtvergütung, wenn ausschließlich eine Altersversorgung zugesagt wird. Kommt eine Witwenrente von 60 % der Altersrente für eine um zwei Jahre jüngere Ehefrau hinzu, so erhöht sich die Prämie auf insgesamt 66 %. Der Einbezug einer Berufsunfähigkeitszusatzversicherung würde zu einer weiteren Erhöhung führen. Durch den Einbezug der Versicherungsprämie kann die Grundregel deshalb zu einer Bedingung werden, die sich nahezu selbst erfüllt. Sofern zum anderen der Hintergrund der Grundregel die Beamtenversorgung ist, sollten Direktversicherungsprämien keinen Eingang in die anzusetzenden Aktivbezüge fin-

---

[471] Gl.A. FG Baden-Württemberg vom 18.2.1998, 5 K 255/97, EFG 1998, S. 898, rkr; Blümich, W., 1995, § 8 KStG, Rz. 735; Förster, W./Heger, H.-J., DStR 1996, S. 413; Otto, K., DStR 1996, S. 773; Schmidt, L., 2000, § 6a EStG, Rz. 21.

[472] Gl.A. Schmidt, L., 2000, § 6a EStG, Rz. 21. A.A. Förster, W./Heger, H.-J., DStR 1996, S. 413.

den, weil auch die Beamtenbezüge in der Aktivzeit Barbezügen entsprechen. Tatsächlich werden Direktversicherungsprämien jedoch in die Aktivbezüge einbezogen.[473] Das gilt auch für pauschal besteuerte Versicherungsprämien. Pauschal versteuerte Direktversicherungsprämien sind nicht Bestandteil des steuerpflichtigen Arbeitslohns des Arbeitnehmers. Jedoch hat die Rechtsprechung auch pauschal besteuerten laufenden Arbeitslohn in die Aktivbezüge einbezogen.[474]

Damit ergeben sich die Brutto-Aktivbezüge im Rahmen der Grundregel wie folgt:

	Festgehalt
+	erwartete Tantieme
+	tariflich besteuerte Bruttoprämie für die Alters- und Witwenrente
+	pauschal besteuerte Bruttoprämie für die Alters- und Witwenrente
+	pauschale Lohn- und Kirchensteuer, Solidaritätszuschlag
=	Brutto-Aktivbezüge

5.2.3.3.2.2. Vereinfachungsregel

Die Angemessenheit der Altersversorgung kann auch nach einer Vereinfachungsregel beurteilt werden: Der Gesamtaufwand der GmbH für die Altersversorgung des Gesellschafter-Geschäftsführers, das heißt die Summe aus Arbeitgeber- und Arbeitnehmeranteil zur gesetzlichen Sozialversicherung, Beiträgen zu einer Direktversicherung und Zuführungen zu einer Pensionsrückstellung darf 30 % des laufenden steuerpflichtigen Jahresarbeitslohns nicht überschreiten.[475] Bei alleiniger Gestaltung der Altersversorgung über eine Direktversicherung darf die Direktversicherungsprämie also die 30 %-Grenze nicht übersteigen.[476] Das gilt auch im Fall der Gehaltsumwandlung. Wird die Vereinfachungsregel eingehalten,

---

[473] Vgl. FG Baden-Württemberg vom 18.2.1998, 5 K 255/97, EFG 1998, S. 898, rkr; Förster, W./Heger, H.-J., DStR 1996, S. 413; Otto, K., DStR 1996, S. 773; Schmidt, L., 2000, § 6a EStG, Rz. 21; ebenso Ahrend, P./Förster, W./Rößler, N., Steuerrecht, 1995, 6. Teil, Rdnr. 83, in bezug auf Ehegatten-Arbeitsverhältnisse. A.A. Gschwendtner, H., DStZ 1996, S. 239; Niehues, K., DB 1996, S. 2453; Schwedhelm, R., GmbH-StB 1997, S. 148.

[474] Vgl. BFH vom 22.11.1995, I R 37/95, BFH/NV 1996, S. 596, zu Ehegatten-Arbeitsverhältnissen.

[475] Vgl. BFH vom 22.11.1995, I R 37/95, BFH/NV 1996, S. 596; BFH vom 16.5.1995, XI R 87/93, BStBl 1995 II, S. 873; BFH vom 8.10.1986, I R 220/82, BStBl 1987 II, S. 205. Diese Urteile sind zu Direktversicherungen bei Ehegatten ergangen, sie gelten jedoch für beherrschende Gesellschafter-Geschäftsführer gleichermaßen, vgl. Gosch, D., BB 1996, S. 1691. Vgl. auch BMF-Schreiben vom 7.1.1998, IV B 2 - S 2176 - 178/97, DStR 1998, S. 531; OFD Koblenz vom 16.4.1998, S 2176 A - St 43 1, WPg 1998, S. 518.

[476] Vgl. auch Blümich, W., 1995, § 8 KStG, Rz. 758; Gosch, D., BB 1996, S. 1691.

so kann von der Prüfung der Überversorgung nach der Grundregel abgesehen werden.
Der Gesamtaufwand für die Altersversorgung umfaßt die tariflich und pauschal besteuerte Direktversicherungsprämie und die auf sie entfallende pauschale Steuer. Dabei ist auch der auf die Witwenrente entfallende Anteil der Versicherungsprämie zu erfassen. Dies läßt sich aus den ausdrücklich auch zu erfassenden Arbeitgeber- und Arbeitnehmeranteilen zur gesetzlichen Sozialversicherung ableiten, die ebenfalls für die Alters- und Hinterbliebenenversorgung erbracht werden.

tariflich besteuerte Bruttoprämie für die Alters- und Witwenrente
\+ pauschal besteuerte Bruttoprämie für die Alters- und Witwenrente
\+ pauschale Lohn- und Kirchensteuer, Solidaritätszuschlag
= Gesamtaufwand

Der laufende steuerpflichtige Jahresarbeitslohn umfaßt neben dem Festgehalt auch die Gewinntantieme, die im Rahmen dieser Arbeit wie bei der Grundregel mit ihrem erwarteten Betrag angesetzt wird. Auch die Direktversicherungsprämien und die auf sie entfallenden pauschalen Steuern werden berücksichtigt:[477]

Festgehalt
\+ erwartete Tantieme
\+ tariflich besteuerte Bruttoprämie für die Alters- und Witwenrente
\+ pauschal besteuerte Bruttoprämie für die Alters- und Witwenrente
\+ pauschale Lohn- und Kirchensteuer, Solidaritätszuschlag
= laufender steuerpflichtiger Jahresarbeitslohn

Die Vereinfachungsregel kann im Ergebnis zu späteren Rentenansprüchen führen, „die weit über den tatsächlichen Aktivbezügen liegen“[478]. Entscheidend ist diesbezüglich das Alter des Versorgungsberechtigten: Je jünger der Versorgungsberechtigte ist, desto höher fallen die angemessenen Versorgungsbezüge aus.

5.2.4. Insolvenzschutz

Beherrschende Gesellschafter-Geschäftsführer sind nicht insolvenzversicherungspflichtig; ihre Versorgungsansprüche unterliegen deshalb auch

---

[477] Ebenso BFH vom 16.5.1995, XI R 87/93, BStBl 1995 II, S. 873. Keine Berücksichtigung jedoch nach BFH vom 8.10.1986, I R 220/82, BStBl 1987 II, S. 205, und BFH vom 21.8.1984, VIII R 106/81, BStBl 1985 II, S. 124; siehe auch Höfer, R., BetrAVG, Band II, 1997, Rdnr. 2039, 2259.

[478] Gosch, D., BB 1996, S. 1690; siehe auch Cramer, K., BB 1997, S. 2644.

nicht dem gesetzlichen Insolvenzschutz durch den Pensions-Sicherungs-Verein, § 7, § 17 BetrAVG.[479]
Bei Eröffnung eines Konkursverfahrens nach Eintritt des Versorgungsfalls, das heißt nach Erreichen des Pensionierungsalters bzw. nach Versterben des Geschäftsführers, hat der Geschäftsführer bzw. seine Ehefrau stets einen unmittelbaren und unwiderruflichen Anspruch gegen den Versicherer, so daß ein Insolvenzschutz nicht mehr erforderlich ist. Die Versorgungsansprüche sind stets insolvenzsicher.[480]
Für die Zeit vor Eintritt des Versorgungsfalls ist danach zu differenzieren, ob das Bezugsrecht des Geschäftsführers auf die Leistungen des Versicherers unwiderruflich oder widerruflich ist. „Ist das Bezugsrecht unwiderruflich gestaltet, so erwirbt der bezugsberechtigte Arbeitnehmer ein durch den Eintritt des vorgesehenen Versorgungsfalles zwar bedingtes, vom Arbeitgeber jedoch nicht mehr beeinflußbares Recht auf die vorgesehenen Leistungen“[481], § 13 Abs. 2 ALB. In diesem Fall werden die Bezugsrechte bei Insolvenzeintritt aus dem Vermögen des Arbeitgebers ausgesondert.[482] Direktversicherungen sind deshalb auch in der Anwartschaftsphase insolvenzsicher, wenn das Bezugsrecht unwiderruflich ist. Die Insolvenzsicherheit der vollen Höhe einer angestrebten Altersrente ist jedoch erst gewährleistet, wenn die GmbH alle zu entrichtenden Prämien an die Versicherungsgesellschaft gezahlt hat, was bei Verteilung der Prämienzahlung auf die gesamte Erwerbsphase erst mit Erreichen des Pensionierungsalters der Fall ist. Geht die GmbH noch während der Erwerbsphase in Konkurs, so entspricht die Versicherungsleistung nur dem aus den Prämienzahlungen bis zum Insolvenzeintritt finanzierten anteiligen Betrag. Die Gewinnanteile werden allerdings nicht garantiert.
Direktversicherungen mit widerruflichem Bezugsrecht gehen in die Konkursmasse ein. Der Konkursverwalter ist verpflichtet, sie zu verwerten.[483] Er kann die Versicherungsansprüche durch Widerruf in die Konkursmasse

---

[479] Vgl. Blomeyer, W./Otto, K., BetrAVG, 1997, § 17 BetrAVG, RdNr. 102, 108, 111; GPSV, Merkblatt 300/M1 - 7.95, GmbHR 1997, S. 122; Höfer, R., BetrAVG, Band I, 1999, § 17 BetrAVG, Rdnr. 3742-3743; Kußmaul, H., Altersversorgung, 1995, S. 14; Langohr-Plato, U., Stbg 1992, S. 309.

[480] Vgl. Reichert, G., DStR 1997, S. 835.

[481] Ahrend, P./Förster, W./Rößler, N., Steuerrecht, 1995, 1. Teil, Rdnr. 93.

[482] Vgl. App, M., BB 1990, S. 2409; Brandmüller, G., Geschäftsführer, 1997, Rz. 641; Höfer, R., BetrAVG, Band I, 1999, § 7 BetrAVG, Rdnr. 2829, 2982; Kußmaul, H., Altersversorgung, 1995, S. 209-210; Marsch-Barner, R., Die Bank 1983, S. 430; Scheffler, W., Altersversorgung, 1990, S. 58. Das gilt auch für eingeschränkt unwiderrufliche Bezugsrechte, wenn deren Vorbehalte zum Zeitpunkt der Konkurseröffnung nicht vorliegen, vgl. OLG Hamm vom 19.12.1997, 20 U 150/97, DStR 1998, S. 1106.

[483] Vgl. Höfer, R., BetrAVG, Band I, 1999, § 7 BetrAVG, Rdnr. 2827.

einbringen und zur Deckung der Unternehmensverbindlichkeiten verwenden.[484]

5.2.5. Beleihung

Soll sich der Vorteilhaftigkeitsvergleich von Direktversicherung und Direktzusage auf einen reinen Wirtschaftlichkeitsvergleich beschränken, so sind die einbezogenen Gestaltungsalternativen hinsichtlich aller weiteren Einfluß auf die Vorteilhaftigkeit nehmenden Faktoren vergleichbar zu machen. Dies gilt nicht nur für Art und Höhe der Versorgungsleistungen, sondern insbesondere auch bezüglich des Insolvenzrisikos, dem die Durchführungswege der betrieblichen Altersversorgung unterliegen.

Direktversicherungen sind in der Versorgungsphase stets und in der Anwartschaftsphase dann insolvenzsicher, wenn ein unwiderrufliches Bezugsrecht besteht. Direktzusagen ohne Rückdeckungsversicherung sind dagegen stets insolvenzgefährdet.[485] Um das Insolvenzrisikoprofil der Direktversicherung demjenigen der nicht rückgedeckten Direktzusage anzupassen, bietet sich die Beleihung der Direktversicherung an.[486]

Die Beleihung umfaßt alle Formen von Vorauszahlungen auf künftig fällig werdende Versicherungsleistungen oder von Darlehen, die der Versicherer vor Eintritt des Versicherungsfalls erbringt.[487] Für das Darlehen berechnet der Versicherer dem Versicherungsnehmer Vorauszahlungsprämien als Zins auf das Darlehen, die neben den in unveränderter Höhe weiterzuzahlenden ursprünglichen Versicherungsprämien zu entrichten sind.[488] Technisch ändert sich am Versicherungsvertrag durch die Beleihung nichts.[489]

Durch die Beleihung der Direktversicherung läßt sich insoweit Vergleichbarkeit mit der Direktzusage ohne Rückdeckungsversicherung herstellen, als der Versicherer seine Versicherungsleistungen auf widerrufliche und unwiderrufliche Bezugsrechte im Konkursfall gegen das Darlehen aus der Beleihung aufrechnen kann.[490]

Beliehen wird der Versicherungsanspruch grundsätzlich mit seinem aktuellen Wert. Dieser entspricht für Verträge, die ab dem 1.1.1995 abge-

---

[484] Vgl. Brandmüller, G., Geschäftsführer, 1997, Rz. 640; Herrmann, C./Heuer, G./ Raupach, A., 1996, § 4b EStG, Anm. 5.

[485] Siehe dazu Abschnitt 5.3.4.

[486] Vgl. App, M., BB 1990, S. 2409; Reichert, G., DStR 1997, S. 835.

[487] Vgl. Ahrend, P./Förster, W./Rößler, N., Steuerrecht, 1995, 4. Teil, Rdnr. 47.

[488] Vgl. Ahrend, P./Förster, W./Rößler, N., Steuerrecht, 1995, 4. Teil, Rdnr. 49; Goll, H.P./Gilbert, W./Steinhaus, H.-J., Lebensversicherung, 1992, S. 179.

[489] Vgl. Wolfsdorf, K., Versicherungsmathematik, 1986, S. 271.

[490] Vgl. Höfer, R., BetrAVG, Band I, 1999, § 7 BetrAVG, Rdnr. 2831; Reichert, G., DStR 1997, S. 835.

schlossen werden, dem um den sogenannten Stornoabzug[491] geminderten Zeitwert nach § 176 Abs. 3, Abs. 4 VVG.[492] Der Zeitwert ist gesetzlich nicht definiert. Er wird jedoch allgemein mit dem Deckungskapital einschließlich bereits gutgeschriebenem oder erdientem Überschuß gleichgesetzt.[493] Eine Beleihung kommt jedoch stets nur in Frage, soweit der Versicherungsfall mit Gewißheit eintreten wird.[494] Altersrentenversicherungen können deshalb nur beliehen werden, soweit eine garantierte Todesfalleistung in Form einer Beitragsrückgewähr oder einer Zeitrente mitversichert ist.[495] Dies ergibt sich aus der Befürchtung, daß Versicherungsnehmer, die während der Beitragszahlungsdauer erfahren, daß sie bald sterben, beliehene Versicherungsansprüche nicht zurückzahlen oder versuchen könnten, über die Beleihung in den Besitz des Deckungskapitals zu gelangen. Hieraus würde sich eine Gefahr für den Versicherer ergeben, weil bei der Kalkulation der Beiträge mit dem Ableben einiger Versicherungsnehmer gerechnet wurde.[496] Da auch die Zahlung von Witwenrenten nicht mit Sicherheit erfolgt, kann auch eine Altersrentenversicherung mit Witwenrentenzusatzversicherung nicht beliehen werden.[497]

---

[491] Der Versicherer unterstellt, daß bei gesunden Versicherten die Gefahr besteht, daß sie die Versicherung kündigen und sich für den Bedarfsfall später wieder neu versichern, während kranke Versicherte diesen Schritt kaum vornehmen werden, was zu erhöhter Sterblichkeit der zurückbleibenden Masse führt (negative Risikoauslese oder Antiselektion). Dem Ausgleich dieses Effekts soll der Stornoabzug dienen. Häufig beträgt der Stornoabzug 5 %. Vgl. Kracke, H., Lebensversicherungstechnik, 1955, S. 121; Ziegler, K.F., Prämienrückkauf, 1964, S. 87-88.

[492] Vgl. R 26 Abs. 3 Satz 3 Halbsatz 2 EStR; Herrmann, C./Heuer, G./Raupach, A., 1996, § 4b EStG, Anm. 101.

[493] Vgl. Claus, G., ZfV 1994, S. 661-662; Deutsche Aktuarvereinigung, Mitteilung Nr. 2/94 vom 27. Juni 1994; Herrmann, C./Heuer, G./Raupach, A., 1996, § 4b EStG, Anm. 91; Höfer, R., BetrAVG, Band II, 1997, Rdnr. 1160.

[494] Vgl. Kracke, H., Lebensversicherungstechnik, 1955, S. 121; Ziegler, K.F., Prämienrückkauf, 1964, S. 54-55.

[495] Vgl. Höfer, R., BetrAVG, Band I, 1999, § 1 BetrAVG, Rdnr. 1597; Reichert, G., DStR 1997, S. 835, Fußnote 4.

[496] Vgl. Hagelschuer, P.B., Lebensversicherung, 1987, S. 102; Isenberg, F./Münzner, H., Lebensversicherungsmathematik, 1987, S. 76; Wolfsdorf, K., Versicherungsmathematik, 1986, S. 258. Aus demselben Grund muß für Rentenversicherungen, die mit einem Kapitalwahlrecht verbunden sind, die Frist für das Kapitalwahlrecht bei reinen Altersrentenversicherungen mindestens drei Jahre betragen. Sofern eine Witwenrente in Höhe von mindestens 50 % der Altersrente mitversichert ist, kann die Frist bis auf drei Monate reduziert werden, vgl. Hagelschuer, P.B., Lebensversicherung, 1987, S. 56-57; Kühlmann, K./Blumenstein, M./Dietrich, A., Altersvorsorge, 1992, S. 234.

[497] Vgl. Höfer, R., Wirkungen, 1973, S. 46, Fußnote 4; Zimmermann, M., Altersversorgung, 1992, S. 47. A.A. Hagelschuer, P.B., Lebensversicherung, 1987, S. 102-103.

Eine Beleihung der Direktversicherung kommt im Rahmen dieser Arbeit somit nicht in Betracht. Gleichwohl ergeben sich hieraus keine Einschränkungen für die Aussagekraft des Wirtschaftlichkeitsvergleichs:
Soweit es bei der Beleihung der Direktversicherung um die Vergleichbarkeit der Insolvenzgefährdung gegenüber einer Direktzusage ohne Rückdeckungsversicherung geht, läßt sich die Insolvenzgefährdung auch dadurch verwirklichen, daß die Direktversicherung nur mit widerruflichem Bezugsrecht vereinbart wird. Auf eine insolvenzgefährdete Alternative der Direktversicherung muß somit nicht verzichtet werden. Hinzu kommt, daß auch eine Beleihung nur zu eingeschränkter Vergleichbarkeit führt, weil eine Beleihung nach Eintritt des Versorgungsfalls nicht mehr möglich ist.[498]
Die Beleihung der Direktversicherung wird darüber hinaus mit dem Argument begründet, daß sie - sofern der Insolvenzfall nicht eintritt - mit einem wirtschaftlichen Vorteil verbunden ist, weil der Zinssatz für das Darlehen des Versicherers in der Regel unter den üblichen Bankzinsen liegt.[499] Dem steht jedoch der Nachteil gegenüber, daß die Pauschalbesteuerung der Versicherungsprämien bei Beleihung von Versicherungen mit unwiderruflichem Bezugsrecht nicht möglich ist. Insoweit kann die Argumentation über den Zinsvorteil nur bei Vereinbarung eines widerruflichen Bezugsrechts eine Einschränkung der Aussagekraft des Wirtschaftlichkeitsvergleichs begründen.

5.3. Direktzusage

5.3.1. Begriffsabgrenzung und Charakterisierung

Bei der Direktzusage handelt es sich um eine unmittelbare Versorgungszusage des Arbeitgebers an den Arbeitnehmer. Der Arbeitnehmer erhält einen unmittelbaren Rechtsanspruch gegen den Arbeitgeber.[500] Ebenso wie die Direktversicherung kann auch die Direktzusage eine Altersversorgung, eine Invaliditätsversorgung oder eine Hinterbliebenenversorgung umfassen. Die Versorgungsformen können beliebig kombiniert werden.[501]

---

[498] Vgl. KPMG Deutsche Treuhand-Gruppe, Altersversorgung, 1991, S. 48; Reichert, G., DStR 1997, S. 835.

[499] Vgl. Krawitz, N., FR 1991, S. 549; Meyer-Scharenberg, D.E./Fleischmann, H.G., DStR 1992, S. 310. Reichert, G., DStR 1997, S. 837, geht von einem Zinsvorteil von 2 % aus. Auch werden im allgemeinen geringe oder gar keine Gebühren erhoben, vgl. auch Elbern, M., Capital 11/1987, S. 128.

[500] Vgl. Bieg, H., StB 1985, S. 168; Kußmaul, H., Altersversorgung, 1995, S. 9.

[501] Vgl. Ahrend, P./Förster, W./Rößler, N., Steuerrecht, 1995, 2. Teil, Rdnr. 5; Blümich, W., 1995, § 6a EStG, Rz. 51-52; Herrmann, C./Heuer, G./Raupach, A., 1996, § 6a EStG, Anm. 123. Zu verbreiteten Kombinationen siehe Höfer, R., Besteuerung, 1996, Rdnr. 5; Reiners, S./Wierling, B., BB 1995, S. 89; Stubben, H.-

Sofern eine Witwenrente zugesagt wird, beträgt sie üblicherweise 60 % der Altersrente.[502] Die Zusage kann sowohl eine Kapitalleistung als auch Rentenleistungen vorsehen.[503] Auch hinsichtlich der Höhe der Versorgungsleistungen kann der Leistungsplan vielfältige Formen annehmen. Zu unterscheiden ist insbesondere zwischen Direktzusagen mit Festbeträgen und dynamischen Zusagen. Direktzusagen mit Festbeträgen sehen in ihrer Grundform unabhängig von der Dauer des Arbeitsverhältnisses und von der Gehaltsentwicklung die Zahlung bereits im Zusagezeitpunkt bekannter absoluter Beträge im Versorgungsfall vor. Bei dynamischen Zusagen ist die Höhe der Versorgungsleistung an die Gehaltsentwicklung gekoppelt; sie bemißt sich nach einem bestimmten Prozentsatz des zuletzt bezogenen Gehalts.[504]

Die im Rahmen dieser Arbeit betrachtete Direktversicherung und Direktzusage sollen hinsichtlich ihres Leistungsplans vergleichbar sein. Aus diesem Grund wird auch für die Direktzusage von Versorgungsleistungen in Form von Altersrenten bzw. Alters- und Witwenrenten ausgegangen. Darüber hinaus sieht der Leistungsplan die Zahlung von Festbeträgen vor. Da auch die Überschußbeteiligung der Direktversicherung nicht als Inflationsausgleich betrachtet wird,[505] unterbleibt auch bei der Direktzusage eine inflationsbedingte Rentenanpassung.[506]

D., DSWR 1998, S. 179; Theurer, C., Pensionszusagen, 1996, S. 51; Wichmann, G., BB 1988, S. 521.

[502] Vgl. Evers, H./Grätz, F./Näser, C., Gehaltsfestsetzung, 1997, Rz. 138; Höfer, R., Besteuerung, 1996, Rdnr. 5; Stubben, H.-D., DSWR 1998, S. 179.

[503] Vgl. Ahrend, P./Förster, W./Rößler, N., Steuerrecht, 1995, 2. Teil, Rdnr. 6; Blümich, W., 1995, § 6a EStG, Rz. 137; Herrmann, C./Heuer, G./Raupach, A., 1996, § 6a EStG, Anm. 123; Schmidt, L., 2000, § 6a EStG, Rz. 7. Zum Verbreitungsgrad siehe Kühlmann, K./Blumenstein, M./Dietrich, A., Altersvorsorge, 1992, S. 138; Kußmaul, H., Altersversorgung, 1995, S. 79; Scheffler, W., Altersversorgung, S. 47-48; Theurer, C., Pensionszusagen, 1996, S. 53.

[504] Vgl. Heubeck, K./Schmauck, U., Geschäftsführer, 1998, Rz. 115, 119; Matschke, M.J., WISU 1989, S. 97.

[505] Zu dieser Sichtweise siehe Häffner-Schroeder, S., Lebensversicherung, 1995, S. 37; Hagelschuer, P.B., Lebensversicherung, 1987, S. 43; Höfer, R., Besteuerung, 1996, Rdnr. 131.

[506] Wird im Geschäftsführervertrag eine Spannungsklausel berücksichtigt, so kann das Rentenniveau im Fall der Geldentwertung entsprechend angepaßt werden, vgl. Evers, H./Näser, C./Grätz, F., Gehaltsfestsetzung, 1997, Rz. 143. Im Rahmen der steuerlichen Rückstellungsberechnung dürfen jedoch nur Steigerungsraten berücksichtigt werden, die am Bilanzstichtag bereits bekannt, vertraglich also fest zugesagt sind; zu laufenden Renten siehe BFH vom 17.5.1995, I R 105/94, BStBl 1996 II, S. 423; FG Baden-Württemberg vom 18.2.1998, 5 K 255/97, EFG 1998, S. 898, rkr; zu Rentenanwartschaften siehe BFH vom 25.10.1995, I R

5.3.2. Bilanzierung und Bewertung der Pensionsrückstellung

5.3.2.1. Bilanzierung - Ansatz dem Grunde nach

In der Handelsbilanz muß die GmbH für die Verpflichtung aus einer Direktzusage eine Rückstellung für ungewisse Verbindlichkeiten bilden, § 249 Abs. 1 Satz 1 HGB. Voraussetzung ist, daß die Verbindlichkeit am Abschlußstichtag rechtlich voll wirksam entstanden ist oder als wirtschaftlich verursacht gilt.[507] In der Steuerbilanz besteht grundsätzlich ein Ansatzwahlrecht für Pensionsrückstellungen, soweit die folgenden Voraussetzungen erfüllt sind:

- Der Pensionsberechtigte muß einen Rechtsanspruch auf die Pensionsleistung haben, die Zusage muß also bereits erteilt sein, § 6a Abs. 1 Nr. 1 EStG.
- Leistungen in Abhängigkeit von künftigen gewinnabhängigen Bezügen dürfen nicht berücksichtigt werden, und die Möglichkeit, die Pensionsanwartschaft oder Pensionsleistung zu mindern oder zu entziehen, muß ausgeschlossen sein, § 6a Abs. 1 Nr. 2 EStG.
- Die Zusage muß schriftlich erteilt sein, § 6a Abs. 1 Nr. 3 EStG.[508]
- Spätestens zur Mitte des Wirtschaftsjahrs muß der Pensionsberechtigte das dreißigste Lebensjahr vollendet haben, § 6a Abs. 2 Nr. 1 EStG.[509]

34/95, BStBl 1996 II, S. 403. Siehe auch H 41 Abs. 17 EStR; Bode, C./Grabner, E., DB 1996, S. 546; Brandmüller, G., GmbH-Geschäftsführer, 1997, Rz. 627-629, mit Formulierungsbeispielen; Carlé, D./Herff, A., KÖSDI 1995, S. 10250; Cramer, K., BB 1997, S. 2644; Cramer, K., DStR 1997, S. 191; Gosch, D., BB 1996, S. 1691; Höfer, R./Kisters-Kölkes, M., BB 1989, S. 1160-1161. Die Angemessenheit der Gesamtvergütung wird durch die Berücksichtigung eines Inflationsausgleichs in der Direktzusage nicht berührt, vgl. Abschn. 32 Abs. 3 Satz 4 KStR; Blümich, W., 1995, § 8 KStG, Rz. 747; Höfer, R., Besteuerung, 1996, Rdnr. 121. Zu den Problemen, die sich für Gesellschafter-Geschäftsführer aus der Inflationsanpassung im Rahmen der Regeln zur Überversorgung ergeben können, siehe OFD Koblenz vom 15.10.1996, S 1557/S 2176 A - St 43 1, DStR 1996, S. 1811; Blümich, W., 1995, § 6a EStG, Rz. 564; Brandmüller, G., GmbH-Geschäftsführer, 1997, Rz. 630; Cramer, K., DStR 1997, S. 190-191; Gosch, D., BB 1996, S. 1691; o.V., DStR 1996, S. 375.

[507] Vgl. Adler, H./Düring, W./Schmaltz, K., 1995, § 249 HGB, Tz. 93; Federmann, R., Bilanzierung, 2000, S. 261; Küting, K./Strickmann, M., BB 1997, Beilage 12, S. 5; Küting, K./Weber, C.-P., Rechnungslegung, 1995, § 249 HGB, Rn. 38; Schildbach, T., Jahresabschluß, 2000, S. 177-178.

[508] Siehe hierzu auch FG Köln vom 11.4.2000, 13 K 4287/99, EFG 2000, S. 1035, rkr.

[509] Siehe hierzu auch KPMG Deutsche Treuhand-Gruppe, Altersversorgung, 1991, S. 234; Küting, K./Strickmann, M., BB 1997, Beilage 12, S. 9; Kußmaul, H., Altersversorgung, 1995, S. 15; Otto, K., DStR 1996, S. 771.

Aufgrund der formellen Maßgeblichkeit der Handelsbilanz für die Steuerbilanz ergibt sich trotz des gesetzlich formulierten Wahlrechts auch in der Steuerbilanz eine Passivierungspflicht, sofern diese Voraussetzungen erfüllt sind, § 5 Abs. 1 EStG.[510] Sind die Voraussetzungen nicht erfüllt, so ist der Ansatz der Pensionsrückstellung in der Steuerbilanz nicht möglich.

5.3.2.2. Bewertung - Ansatz der Höhe nach

Für laufende Arbeitsverhältnisse, das heißt während der Anwartschaftszeit, richtet sich die Höhe des Ansatzes der Pensionsrückstellung in der Handelsbilanz nach dem allgemeinen Bewertungsmaßstab für Rückstellungen, dem nach vernünftiger kaufmännischer Beurteilung notwendigen Betrag, § 253 Abs. 1 Satz 2 HGB. Pensionsrückstellungen für laufende Renten, das heißt für Direktzusagen nach Eintritt des Versorgungsfalls, sind mit ihrem Barwert anzusetzen, § 253 Abs. 1 Satz 2 HGB.

Der Maßstab des nach vernünftiger kaufmännischer Beurteilung notwendigen Betrags erfordert zum einen eine ratierliche Ansammlung des Barwerts der zukünftigen Pensionsleistungen, da der Pensionsberechtigte seinen Leistungsanspruch im Verlauf seiner aktiven Tätigkeit kontinuierlich erdient.[511] Zum anderen ergibt sich aus ihm das Erfordernis, die Rückstellung nach versicherungsmathematischen Grundsätzen zu berechnen, das heißt durch Ansammlung gleichbleibender Jahresprämien unter Berücksichtigung eines Rechnungszinssatzes sowie biometrischer Wahrscheinlichkeiten.[512] Letzteres gilt auch für die Berechnung des Barwerts bereits laufender Renten.[513] Die Höhe des Rechnungszinssatzes ist für die Handelsbilanz nicht exakt vorgeschrieben. Der Zins muß lediglich auf langfristige Kapitalanlagen abstellen, was nach herrschender Meinung bei Werten zwischen 3 % und 6 % der Fall ist.[514] Die Sterbewahrscheinlich-

---

[510] Vgl. Adler, H./Düring, W./Schmaltz, K., 1995, § 249 HGB, Tz. 98; Federmann, R., Bilanzierung, 2000, S. 262; Kußmaul, H., Altersversorgung, 1995, S. 15; Richter, G., BB 1988, S. 242; Scheffler, W., Altersversorgung, 1990, S. 106; Schmidt, L., 2000, § 6a EStG, Rz. 4. A.A. Otto, K., DStR 1996, S. 770.

[511] Vgl. Federmann, R., Bilanzierung, 2000, S. 410; HFA des IDW, WPg 1988, S. 404; Küting, K./Strickmann, M., BB 1997, Beilage 12, S. 7.

[512] Vgl. Adler, H./Düring, W./Schmaltz, K., 1995, § 253 HGB, Tz. 301-302; HFA des IDW, WPg 1988, S. 404; Küting, K./Weber, C.-P., Rechnungslegung, 1995, § 249 HGB, Rn. 367.

[513] Vgl. Adler, H./Düring, W./Schmaltz, K., 1995, § 253 HGB, Tz. 302; Federmann, R., Bilanzierung, 2000, S. 408; Küting, K./Strickmann, M., BB 1997, Beilage 12, S. 7; Küting, K./Weber, C.-P., Rechnungslegung, 1995, § 249 HGB, Rn. 367.

[514] Vgl. Adler, H./Düring, W./Schmaltz, K., 1995, § 253 HGB, Tz. 310; Bieg, H., StB 1998, S. 227; HFA des IDW, WPg 1988, S. 404; KPMG Deutsche Treuhand-Gruppe, Altersversorgung, 1991, S. 231-232; Küting, K./Strickmann, M., BB

keiten für den Geschäftsführer und gegebenenfalls seine Ehefrau können den Richttafeln 1998 von Klaus Heubeck entnommen werden, jedoch ist auch der Rückgriff auf andere Sterbetafeln möglich.[515]
In der Steuerbilanz darf die Rückstellung höchstens mit dem Teilwert angesetzt werden, § 6a Abs. 3 Satz 1 EStG. Auch zur Ermittlung des Teilwerts ist auf die anerkannten Regeln der Versicherungsmathematik zurückzugreifen, § 6a Abs. 3 Satz 3 EStG.[516] Ebenso wie der Zeitwert einer Versicherung bzw. der Wertansatz in der Handelsbilanz ergibt sich der Teilwert für die Steuerbilanz in der Anwartschaftszeit aus der Differenz zwischen dem versicherungsmathematischen Barwert der künftigen Rentenleistungen und dem versicherungsmathematischen Barwert der bis zum Eintritt des Versorgungsfalls noch aufzubringenden gleichbleibenden Jahresbeträge, § 6a Abs. 2 Nr. 1 Satz 1-2 EStG, und in der Versorgungsphase aus dem versicherungsmathematischen Barwert der künftigen Rentenleistungen, § 6a Abs. 2 Nr. 2 EStG.[517] Bei Direktzusagen wird also von der Fiktion ausgegangen, daß das Unternehmen „gewissermaßen Versicherungsprämien an sich selbst 'zahlt'"[518]. Die Jahresbeträge im Sinne des § 6a Abs. 2 Nr. 1 Satz 1-2 EStG entsprechen der fiktiven Nettoprämie, die für eine vergleichbare Versicherung zu zahlen wäre.[519] Dabei dürfen Dienstzeiten vor dem versicherungstechnischen dreißigsten Lebensjahr allerdings nicht berücksichtigt werden, § 6a Abs. 3 Nr. 1 Satz 6 EStG.[520] Der Rechnungszinssatz ist mit 6 % anzusetzen, § 6a Abs. 3 Satz 3 EStG.[521] Die biometrischen Wahrscheinlichkeiten werden in der Regel - so auch im Rahmen dieser Arbeit[522] - den Richttafeln 1998 von Klaus Heubeck entnommen.[523]

1997, Beilage 12, S. 8; Küting, K./Weber, C.-P., Rechnungslegung, 1995, § 249 HGB, Rn. 369.

[515] Vgl. Adler, H./Düring, W./Schmaltz, K., 1995, § 253 HGB, Tz. 312, 317.

[516] Siehe auch Blümich, W., 1995, § 6a EStG, Rz. 300.

[517] Vgl. Blümich, W., 1995, § 6a EStG, Rz. 310, 345, 355; Federmann, R., Bilanzierung, 2000, S. 411.

[518] Ahrend, P./Förster, W./Rößler, N., Steuerrecht, 1995, 2. Teil, Rdnr. 208.

[519] Vgl. Blümich, W., 1995, § 6a EStG, Rz. 308.

[520] Siehe dazu auch KPMG Deutsche Treuhand-Gruppe, Altersversorgung, 1991, S. 234; Kußmaul, H., Altersversorgung, 1995, S. 15; Küting, K./Strickmann, M., BB 1997, Beilage 12, S. 9; Otto, K., DStR 1996, S. 771.

[521] Zur Kritik an diesem Zinssatz siehe Cramer, K., BB 1997, S. 2643.

[522] Säkulare Sterblichkeitsverbesserungen werden nicht in die Rückstellungsbildung einbezogen. Zur Erläuterung dieser grundsätzlich bestehenden Möglichkeit siehe Ahrend, P./Förster, W./Rößler, N., Steuerrecht, 1995, 2. Teil, Rdnr. 167.

[523] Vgl. Stuhrmann, G., BB 1984, S. 832. Die Richttafeln werden auch von der Finanzverwaltung anerkannt, vgl. BMF-Schreiben vom 31.12.1998, IV C 2 - S 2176 - 25/98, BStBl 1998 I, S. 1528. Ihre Verwendung ist jedoch nicht vorgeschrieben, vgl. KPMG Deutsche Treuhand-Gruppe, Altersversorgung, 1991, S. 70.

Den handelsrechtlichen Erfordernissen zur Berücksichtigung der kontinuierlichen Ansammlung der Prämien, der Zinsen und der Wahrscheinlichkeiten bei der Bewertung der Pensionsrückstellung genügen verschiedene Berechnungsverfahren, zwischen denen die GmbH wählen kann. In Frage kommen insbesondere das Teilwert- und das Gegenwartswertverfahren.[524] Für die Steuerbilanz ist hingegen die Bewertung nach dem Teilwertverfahren vorgeschrieben, § 6a Abs. 3 Nr. 1 Satz 3 EStG. Hinsichtlich der Berechnungsmethode unterscheiden sich beide Verfahren lediglich hinsichtlich des Alters, das der Berechnung als Eintrittsalter in die fiktive Versicherung zugrunde gelegt wird: Während nach dem Teilwertverfahren auf den Beginn des Dienstverhältnisses abgestellt wird, ist nach dem Gegenwartswertverfahren der Zeitpunkt der Zusageerteilung maßgeblich.[525] Zur Darstellung der Berechnungsmethode kann in beiden Fällen auf die Ausführungen zur Berechnung des Deckungskapitals von Direktversicherungen verwiesen werden.[526] Aufgrund des der Bewertung zugrunde zu legenden Mindestalters von dreißig Jahren und des vorgeschriebenen Kalkulationszinssatzes kann der steuerliche Teilwert niedriger ausfallen als der nach handelsrechtlichen Vorschriften ermittelte Wert. Da der steuerliche Teilwert jedoch als Wertuntergrenze für den Ansatz der Pensionsrückstellung in der Handelsbilanz angesehen wird[527], kommt es durch den Ansatz des Teilwerts in der Steuerbilanz nicht zu einer Durchbrechung, sondern lediglich zu einer Einschränkung des Maßgeblichkeitsprinzips.

5.3.2.3. Übertragung der Bilanzierungs- und Bewertungsgrundsätze auf Gesellschafter-Geschäftsführer

Die dargestellten Grundsätze für die Passivierung von Pensionsrückstellungen gelten auch für beherrschende Gesellschafter-Geschäftsführer.
Die Rechtsprechung hat die steuerliche Anerkennung von Pensionsrückstellungen für Zusagen auf Altersversorgung zunächst mit dem Argument abgelehnt, daß in der Regel keine ernsthaften Zusagen an Gesellschafter-

---

[524] Vgl. Adler, H./Düring, W./Schmaltz, K., 1995, § 253 HGB, Tz. 323, 327, 330-331; Bieg, H., StB 1998, S. 226; Federmann, R., Bilanzierung, 2000, S. 410; Küting, K./Strickmann, M., BB 1997, Beilage 12, S. 8-9; Schildbach, T., Jahresabschluß, 2000, S. 285. Kritisch zum Gegenwartswertverfahren Kußmaul, H./Kihm, A., Pensionsrückstellungen, 1999, S. 130.

[525] Vgl. Blümich, W., 1995, § 6a EStG, Rz. 351; Herrmann, C./Heuer, G./Raupach, A., 1996, § 6a EStG, Anm. 7; Schildbach, T., Jahresabschluß, 2000, S. 286.

[526] Ebenso Ahrend, P./Förster, W./Rößler, N., Steuerrecht, 1995, 2. Teil, Rdnr. 208; Blümich, W., 1995, § 6a EStG, Rz. 334. Zur Erläuterung der sich aus dem Gegenwartswert- und dem Teilwertverfahren ergebenden Unterschiede für die Höhe der Prämien und des Deckungskapitals siehe Abschnitt 5.3.2.4.3.

[527] Vgl. Küting, K./Strickmann, M., BB 1997, Beilage 12, S. 9.

Geschäftsführer gemacht werden. Zum einen werde dies durch die Erfahrungen im Wirtschaftsleben belegt, zum anderen ergebe es sich aus der existentiellen Abhängigkeit des Unternehmensfortbestands von der aktiven Tätigkeit des Geschäftsführers.[528] Diese Haltung wurde jedoch schrittweise aufgegeben. Nachdem für Zusagen auf Altersversorgung zunächst der Ansatz von Rückstellungen nur anerkannt wurde, sofern der Bewertung ein Pensionierungsalter von fünfundsiebzig Jahren zugrunde lag[529], werden Rückstellungen für Direktzusagen auf Altersversorgung nun auch für Pensionierungsalter von mindestens fünfundsechzig Jahren anerkannt, weil statistische Erhebungen den Erfahrungssatz, daß Pensionen an beherrschende Gesellschafter-Geschäftsführer tatsächlich fast nie gezahlt werden, nicht stützen.[530] Die Rückstellung kann deshalb auf ein Pensionierungsalter von fünfundsechzig Jahren berechnet werden.[531] Im übrigen kann die Bewertung der Pensionsrückstellung „nach den allgemeinen Grundsätzen“[532], das heißt ohne Einschränkung nach den üblichen Grundsätzen des § 6a EStG, erfolgen.[533] Für die Direktversicherung ist diese Altersgrenze mangels Manipulationsmöglichkeiten unerheblich.[534]

---

[528] Vgl. BFH vom 4.8.1959, I 4/59 S, BStBl 1959 III, S. 374; BFH vom 5.5.1959, I 11/58 S, BStBl 1959 III, S. 369.

[529] Vgl. BFH vom 15.12.1965, I 193/62 S, BStBl 1966 III, S. 202; Heitmann, H., BB 1982, S. 1357. Zu Besonderheiten der Rückstellungsbewertung im Fall von Zusagen auf Invaliditäts- oder Alters- und Invaliditätsversorgung siehe Finanzministerium Baden-Württemberg vom 11.1.1967, S 2741 A - 1/67, BStBl 1967 II, S. 63; Ahrend, P./Förster, W./Rößler, N., Steuerrecht, 1995, 6. Teil, Rdnr. 43; Ahrend, P./Förster, W./Rößler, N., DB 1982, S. 2414; Heissmann, E., DB 1967, S. 218.

[530] Vgl. BFH vom 28.4.1982, I R 51/76, BStBl 1982 II, S. 612.

[531] Siehe auch BFH vom 23.1.1991, I R 113/88, BStBl 1991 II, S. 379; FG Köln vom 9.3.1992, 7 K 3717/87, EFG 1993, S. 54, rkr. Auch die Finanzverwaltung legt dieses Mindestalter zugrunde, vgl. R 41 Abs. 9 Satz 1 EStR; Abschn. 32 Abs. 1 Satz 10 KStR. Siehe auch Brandmüller, G., GmbH-Geschäftsführer, 1997, Rz. 607; Heitmann, H., BB 1982, S. 1358; Mössner, J.M./Seeger, S.F., 1979, § 8 KStG, Rdnr. 88, 98; Otto, K., DStR 1996, S. 773; Rupp, T./Felder, B./Geiger, O./Lang, F., Gewinnausschüttung, 2000, A III, Rz. 323; Schmidt, L., 2000, § 6a EStG, Rz. 18; Widmann, S., BetrAV 1996, S. 160.

[532] BFH vom 28.4.1982, I R 51/76, BStBl 1982 II, S. 612. Ebenso BMF-Schreiben vom 15.12.1982, IV B 7 - S 2742 - 15/82, BStBl 1982 I, S. 988.

[533] Vgl. Ahrend, P./Förster, W./Rößler, N., DB 1982, S. 2415; Herrmann, C./Heuer, G./Raupach, A., 1996, § 6a EStG, Anm. 69. Zu Besonderheiten im Fall der Zusage einer Invaliditätsversorgung siehe allgemein Heitmann, H., BB 1982, S. 1358; Heubeck, K./Schmauck, U., Geschäftsführer, 1998, Rz. 230; Maier, W.L., DB 1982, S. 1895. Zum erforderlichen Grad der Invalidität, auf den die Versorgungszusage lauten muß, damit eine Berücksichtigung in der Pensionsrückstellung anerkannt wird, siehe Wichmann, G., BB 1988, S. 524. Zu Besonderheiten bei Zusagen auf Invaliditätsversorgung im Fall vertraglich festgelegter Altersgrenzen von mehr als fünfundsechzig Jahren siehe Ahrend, P./Förster, W./Rößler, N., Steuer-

Rückstellungen für Zusagen auf Zahlung einer Witwenrente werden dem Grunde nach stets anerkannt,[535] weil es in diesem Fall unmöglich ist, den Eintritt des Versorgungsfalls willkürlich zu beeinflussen. Zur Bemessung der Höhe der Rückstellung kann ebenfalls die Tätigkeit des Geschäftsführers bis zum fünfundsechzigsten Lebensjahr angesetzt werden.[536]
Wird für einen Gesellschafter-Geschäftsführer eine Rückstellung gebildet, obwohl die Voraussetzungen nach § 6a Abs. 1 Nr. 1-3, Abs. 2 EStG nicht erfüllt sind, liegt eine verdeckte Gewinnausschüttung vor.[537]

5.3.2.4. Rückstellungsverlauf

5.3.2.4.1. Altersrente

In der Anwartschaftszeit ergibt sich der Wertansatz der Pensionsrückstellung aus der verzinslichen Ansammlung gleichbleibender fiktiver Nettoprämien nach versicherungsmathematischen Grundsätzen. Die Höhe der Pensionsrückstellung nimmt im Zeitablauf progressiv zu:
Die Ansammlung der gleichbleibenden fiktiven Nettoprämien führt bei isolierter Betrachtung zu einer linear wachsenden Rückstellung. Die biometrischen Wahrscheinlichkeiten bewirken jedoch einen progressiven Anstieg. Im Verlauf eines jeden Jahres m stirbt ein Teil $d_{x+m} = l_{x+m} - l_{x+m+1}$ der im Gesamtbestand erfaßten - im Rahmen der Direktzusage fiktiven - Versicherungsnehmer. Die von diesen Versicherungsnehmern angesparten Mittel werden auf die verbleibenden Überlebenden des Jahres verteilt.[538] Der Anteil der Todesfälle für ein Jahr m errechnet sich als einjährige Sterbewahrscheinlichkeit $(l_{x+m} - l_{x+m+1})/l_{x+m+1}$. Da die Wahrscheinlichkeit,

---

recht, 1995, 6. Teil, Rdnr. 47. Auf den vor Vollendung des fünfundsechzigsten Lebensjahrs eintretenden Versorgungsfall zugesagte Invalidenrenten sind nicht rückstellungsfähig, vgl. BFH vom 15.12.1965, I 193/62 S, BStBl 1966 III, S. 202; Mössner, J.M./Seeger, S.F., 1979, § 8 KStG, Rdnr. 98; Streck, M., 1997, § 8 KStG, Anm. 150 „Pensionszusage" Nr. 11. A.A. FG Köln vom 9.3.1992, 7 K 3717/87, EFG 1993, S. 54, rkr.

[534] Vgl. Blümich, W., 1995, § 8 KStG, Rz. 758; Rupp, T./Felder, B./Geiger, O./Lang, F., Gewinnausschüttung, 2000, A III, Rz. 560.

[535] Vgl. BVerfG vom 11.11.1964, 1 BvR 488/62, 1 BvR 562/63, 1 BvR 216/64, HFR 1965, S. 92; BFH vom 15.12.1965, I 193/62 S, BStBl 1966 III, S. 202; BFH vom 13.12.1961, I 1 und 2/61 U, BStBl 1962 III, S. 138; Herrmann, C./Heuer, G./ Raupach, A., 1996, § 6a EStG, Anm. 69; Mössner, J.M./Seeger, S.F., 1979, § 8 KStG, Rdnr. 94; Wichmann, G., BB 1988, S. 524. Das gilt grundsätzlich auch für die nichteheliche Lebensgefährtin des Geschäftsführers, vgl. BFH vom 29.11.2000, I R 90/99, DStR 2001, S. 392.

[536] Vgl. Streck, M., 1997, § 8 KStG, Anm. 150 „Pensionszusage" Nr. 13.

[537] Vgl. Pfitzer, N./Schaum, W./Oser, P., BB 1996, S. 1373.

[538] Siehe auch Hagelschuer, P.B., Lebensversicherung, 1987, S. 170.

im folgenden Jahr zu sterben, mit jedem überlebten Jahr steigt, nimmt die Sterbewahrscheinlichkeit im Zeitablauf zu:

Abbildung 5.3: Entwicklung der einjährigen Sterbewahrscheinlichkeit bei Männern

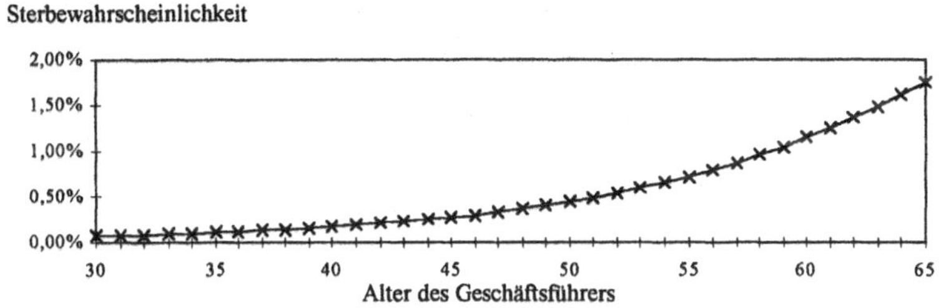

Da darüber hinaus die angesparten Mittel der Verstorbenen bis zu ihrem Todeszeitpunkt mit jedem überlebten Jahr gewachsen sind, nimmt der Einfluß der biometrischen Wahrscheinlichkeiten auf die Höhe der Pensionsrückstellung von Jahr zu Jahr eindeutig zu.
Die progressive Entwicklung der Rückstellung wird durch den Rechnungszinssatz verstärkt. Die sukzessiv wachsende Rückstellung ist jedes Jahr zu verzinsen. Die Zinsen gehen mit in die Rückstellung ein. Auch der auf diese Weise eingeleitete Zinseszinseffekt führt zu einem progressiven Rückstellungsaufbau. Die Jahreszuführung zur Rückstellung steigt allein durch diesen Effekt progressiv um einen dem Kalkulationszinssatz entsprechenden Prozentsatz.[539]
In der Versorgungsphase ergibt sich hingegen ein degressiv fallender Rückstellungsverlauf: Mit Erreichen des Pensionierungsalters ist die Pensionsrückstellung nicht mehr als Summe der fiktiven Versicherungsprämien, sondern als versicherungsmathematischer Barwert der Altersrenten zu verstehen. Die Rückstellung wird jedes Jahr um eine Jahresrente gekürzt. Sie verringert sich jedoch nicht linear, denn die Erlebenswahrscheinlichkeiten für die zukünftigen Rentenzahlungen erhöhen sich von Jahr zu Jahr, weil die Wahrscheinlichkeit sinkt, daß der Geschäftsführer noch vor Erreichen der jeweiligen Zahlungszeitpunkte stirbt.[540] Dieser Effekt führt zu einer ständigen Aufwertung der zukünftigen Renten und damit zu einem nur degressiv fallenden Rückstellungsverlauf. Der für jeweils ein Jahr entfallende Zinseszinseffekt wirkt dem zwar entgegen. Er bewirkt bei isolier-

539 Vgl. Ahrend, P./Förster, W./Rößler, N., Steuerrecht, 1995, 2. Teil, Rdnr. 209, sowie zu einem Zahlenbeispiel Kußmaul, H., DStR 1990, S. 468.
540 Vgl. dazu die Ausführungen zur Risikokomponente nach der individuellen Sichtweise bei Scheffler, W., Altersversorgung, 1990, S. 83-84.

ter Betrachtung, daß die Kürzungsbeträge der Rückstellung zunehmen, daß also die Rückstellung progressiv fällt. Insgesamt wird dieser Effekt durch den Einfluß der biometrischen Wahrscheinlichkeiten jedoch überkompensiert. Im Todeszeitpunkt ist die Rückstellung aufzulösen.

In der folgenden Abbildung 5.4 werden diese Zusammenhänge anhand einer schematischen Darstellung verdeutlicht. Der Entwicklung der Rückstellung entspricht die grau unterlegte Fläche:

Abbildung 5.4: Schematische Darstellung der Rückstellungsentwicklung für eine Altersrente

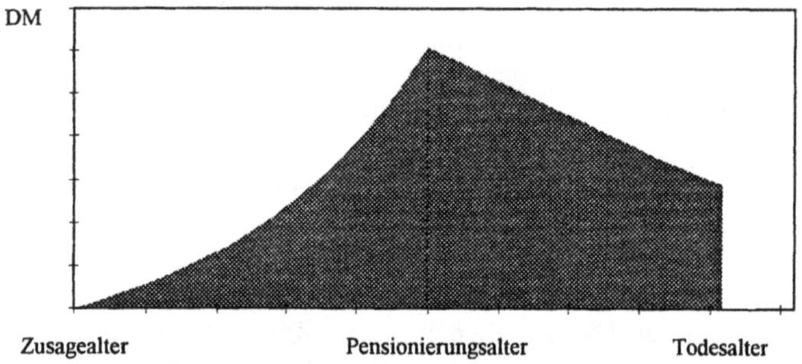

5.3.2.4.2. Witwenrente

Auch für eine Zusage auf Witwenrente ergibt sich bis zum Erreichen des Pensionierungsalters ein progressiv steigender Rückstellungsverlauf: Die fiktiven Versicherungsprämien erhöhen die Rückstellung bei isolierter Betrachtung Jahr für Jahr um den gleichen Betrag; insoweit ergibt sich auch hier ein linearer Rückstellungsverlauf.

Anders als bei der Altersrente ist bei einer Zusage auf Witwenrente jedoch nicht erst ab Erreichen des Pensionierungsalters, sondern vom ersten Zusagejahr an mit dem Eintritt von Versorgungsfällen zu rechnen. Eine Witwenrente wird nur gezahlt, wenn der Geschäftsführer gestorben ist und seine Ehefrau noch lebt. Die entsprechende Eintrittswahrscheinlichkeit errechnet sich für das Jahr m nach dem fiktiven Versicherungsvertragsabschluß gemäß dem Faktor $(l_{x+m} - l_{x+m+1})/l_{x+m} * l_{y+m+1}/l_{y+m}$. Zwar ist die Anzahl der eintretenden Versorgungsfälle bei jungen Ehepaaren sehr klein. Dennoch wirken sich diese Fälle von Beginn an stark auf die von den verbleibenden fiktiven Versicherungsnehmern erbrachten Prämienzahlungen aus: Der Barwert der aufzubringenden Witwenrenten ist zum einen aufgrund der hohen Lebenserwartung junger Witwen und zum anderen deshalb relativ groß, weil der Rentenbarwert mit Eintritt des Versorgungsfalls nicht mehr mit der geringen Sterbewahrscheinlichkeit für den Geschäftsführer, sondern nur noch mit der Erlebenswahrscheinlichkeit für die Ehefrau zu gewichten ist. Der Anteil am Rentenbarwert, der aus den vom verstorbenen fiktiven Versicherungsnehmer selbst aufgebrachten Versicherungsprämien gedeckt werden kann, ist auf der anderen Seite sehr klein, so daß zur Abdeckung der Verpflichtung im wesentlichen auf die von anderen fiktiven Versicherungsnehmern erbrachten Prämien zurückgegriffen werden muß.

Der Anteil der fiktiven Versicherungsprämie, der für andere fiktive Vertragsverhältnisse abgegeben werden muß, nimmt im Zeitablauf zu, denn die Anzahl der Versorgungsfälle steigt mit zunehmendem Alter an. Gleichzeitig nimmt der Anteil der fiktiven Versicherungsnehmer, die noch Prämien zahlen, das heißt die Anzahl der Versicherungsnehmer, auf die die Belastung durch die Versorgungsfälle verteilt werden kann, im Zeitablauf stetig ab. Prämien zahlen nur diejenigen Ehepaare, bei denen beide Ehegatten noch leben. Der entsprechende Anteil errechnet sich für das Jahr m als $(l_{x+m+1}/l_{x+m}) * (l_{y+m+1}/l_{y+m})$. Zwar nimmt der Barwert der Witwenrente wie bei der Altersrente im Zeitablauf degressiv ab. Dieser Effekt wird durch den progressiv steigenden Anteil des einzelnen Vertragsverhältnisses an der Belastung durch diese Barwerte jedoch überkompensiert.

Im Zeitablauf entstehen nicht nur neue Versorgungsfälle. Umgekehrt entfallen jedes Jahr die Versorgungsverpflichtungen für jene Witwen, die im Lauf des Jahres gestorben sind, und darüber hinaus die Anwartschaften jener Ehepaare, bei denen der Versorgungsfall nicht mehr eintreten kann, weil die Ehefrau vor ihrem Ehemann gestorben ist. Die frei werdenden Mittel werden denjenigen fiktiven Vertragsverhältnissen anteilig zugerechnet, bei denen noch beide Ehegatten leben. Die Bedeutung dieses Effekts nimmt mit jedem Jahr zu, weil die Anzahl der Sterbefälle sowohl der verheirateten als auch der verwitweten Ehefrauen mit zunehmendem Alter steigt. Dieser Effekt wirkt demjenigen aus dem Eintritt des Versorgungsfalls entgegen, das heißt er führt zu einer Entlastung der einzelnen Jahresprämien.

Die Gesamtwirkung der biometrischen Wahrscheinlichkeiten vor Erreichen des Pensionierungsalters wird in der folgenden Abbildung 5.5 für den Fall einer im Vergleich zum Geschäftsführer um zwei Jahre jüngeren Ehefrau graphisch dargestellt. Die waagerechte gepunktete Linie stellt die jährlich gleichbleibende fiktive Versicherungsprämie dar. Der Einfluß der biometrischen Wahrscheinlichkeiten wird auf diese Ausgangsgröße bezogen dargestellt: Die untere gestrichelte Linie zeigt den jährlich steigenden Anteil der Prämie auf, der für Versorgungsfälle abgegeben werden muß.

Die obere gestrichelte Linie stellt dar, welche Mittel der Prämie aus der Auflösung von Versorgungsverpflichtungen bzw. Anwartschaften für nicht eingetretene Versorgungsfälle zugeschlagen werden. Die durchgezogene Linie stellt den Saldo beider Effekte dar. Nur der unterhalb dieser Linie befindliche Teil der Prämie verbleibt für den Aufbau der eigenen Rückstellung. In späteren Jahren wird der verbleibende Teil der Prämie negativ, so daß zum Ausgleich der Versorgungsverpflichtungen auf die verbliebenen positiven Anteile der Prämien der Vorjahre zurückgegriffen werden muß.[541] Es wird deutlich, daß die biometrischen Wahrscheinlichkeiten sich mindernd auf den Ansatz der Pensionsrückstellung auswirken und daß dieser Effekt im Zeitablauf zunimmt.

Abbildung 5.5: Verwendung der Prämie für eine Witwenrente

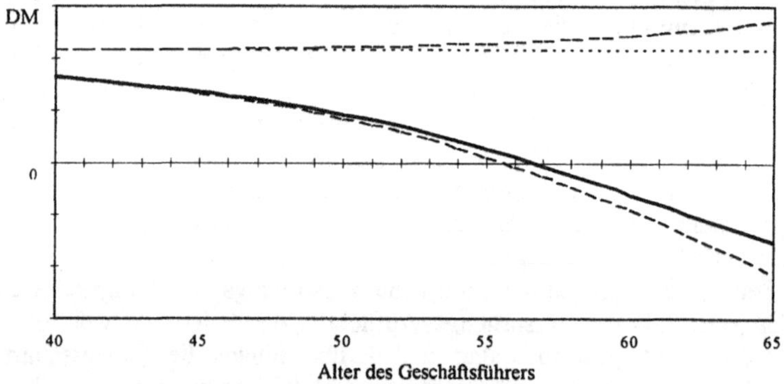

Zu berücksichtigen ist darüber hinaus der Zinseffekt. Er führt jedes Jahr zu einer Erhöhung der bis zu diesem Zeitpunkt gebildeten Pensionsrückstellung um 6 %, woraus sich in der Anwartschaftszeit vor Erreichen des Pensionierungsalters insgesamt ein progressiver Anstieg der Rückstellung ergibt.

Ab Erreichen des Pensionierungsalters werden der Rückstellung keine Prämien mehr zugeführt. Der Wert der in der Rückstellung angesammelten fiktiven Versicherungsprämien reicht nach versicherungsmathematischen Grundsätzen aus, um die Zusage auf Witwenrente zu erfüllen. Ab diesem Zeitpunkt entspricht die Rückstellung dem Anwartschaftsbarwert der Witwenrentenzusage. Dieser Barwert sinkt von Jahr zu Jahr, weil er

[541] Ebenso Hagelschuer, P.B., Lebensversicherung, 1987, S. 170, in bezug auf eine Risikolebensversicherung.

jeweils eine Jahresrente weniger enthält. Dieser Effekt allein würde eine lineare Reduzierung des Werts der Rückstellung bewirken.
Die Entwicklung der biometrischen Wahrscheinlichkeiten, mit denen die einzelnen Zahlungen gewichtet werden, führt jedoch zu einem progressiv fallenden Rückstellungsverlauf: Die Witwenrente wird gezahlt, wenn der Geschäftsführer gestorben, seine Ehefrau jedoch noch am Leben ist. Die entsprechende Wahrscheinlichkeit errechnet sich n Jahre nach dem Zusagezeitpunkt für eine im Jahr m zu zahlende Witwenrente als $(l_{x+n} - l_{x+m})/l_{x+n} * l_{y+m}/l_{y+n}$, wobei $n < m$. Die Wahrscheinlichkeit $(l_{x+n} - l_{x+m})/l_{x+n}$, daß der Geschäftsführer vor Erreichen der jeweiligen Zahlungszeitpunkte stirbt, sinkt von Jahr zu Jahr, diejenige, daß seine Ehefrau die jeweiligen Zahlungszeitpunkte noch erlebt, erhöht sich dagegen (l_{y+m}/l_{y+n}). Entscheidend für den Einfluß der biometrischen Wahrscheinlichkeiten ist, wie sich das Produkt beider Faktoren im Zeitablauf verändert. Ist die Ehefrau um zwei Jahre jünger als der Geschäftsführer, so sinken die Eintrittswahrscheinlichkeiten für Rentenzahlungen vor dem neunzigsten Lebensjahr im Zeitablauf deutlich ab, diejenigen für jenseits des neunzigsten Lebensjahrs liegende Zahlungen steigen dagegen geringfügig an. Die folgende Abbildung 5.6 zeigt diesen Zusammenhang beispielhaft für sechs verschiedene Bewertungszeitpunkte n auf:

Abbildung 5.6: Entwicklung der Zahlungswahrscheinlichkeit der Witwenrente in der Ruhestandsphase für eine um zwei Jahre jüngere Ehefrau

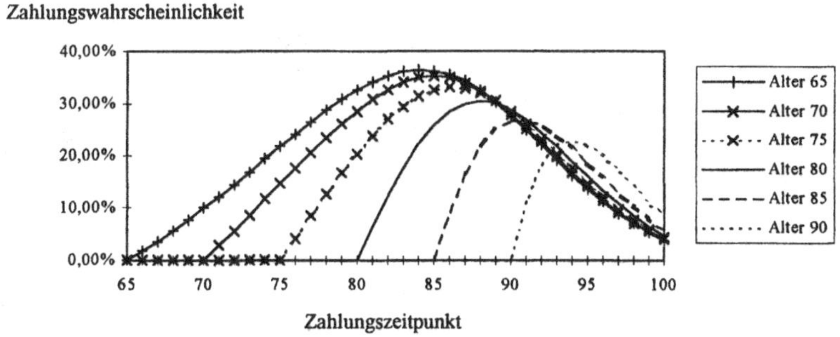

Beträgt zum Beispiel die Zahlungswahrscheinlichkeit für eine Witwenrente, die auf das potentiell nicht erreichte Alter des Geschäftsführers von achtzig Jahren zu zahlen ist, im Alter von fünfundsechzig Jahren noch 32,58 %, so reduziert sie sich über 28,65 % im Alter von siebzig Jahren und 20,43 % im Alter von fünfundsiebzig Jahren schließlich bis auf 0,00 % im Alter von achtzig Jahren.

Die durchschnittliche Zahlungswahrscheinlichkeit nimmt bis zum Erreichen des neunzigsten Lebensjahrs stetig ab, danach ist sie für einige Jahre stabil. Der Gesamteffekt der biometrischen Wahrscheinlichkeiten über die Summe aller möglichen Rentenzahlungen bewirkt also bis zum neunzigsten Lebensjahr einen progressiv fallenden Verlauf der Rückstellung. Nach Überschreiten dieses Alters fällt die Rückstellung linear.
Schließlich wird die Entwicklung der Rückstellung vom Zinseszinseffekt beeinflußt. Jede noch zu berücksichtigende Witwenrente ist im Zeitablauf zu verzinsen, wodurch sich der Wertansatz der Rückstellung erhöht. Da sich der zu verzinsende Rentenbarwert jedoch jedes Jahr um eine Rente und zusätzlich durch die sinkenden Gewichtungsfaktoren reduziert, schwächt sich dieser Effekt im Zeitablauf zunehmend ab.
In der Zusammenfassung bewirken die jährlich entfallenden Renten, die Wahrscheinlichkeiten und der Zinssatz in den ersten Jahren der Ruhestandsphase einen Anstieg, später eine Reduzierung des Wertansatzes der Pensionsrückstellung. Die Ursache für den zunächst zu beobachtenden Anstieg liegt im Zinseszinseffekt. Er wirkt sich in den ersten Jahren stärker aus als der Wegfall der Witwenrenten, die aufgrund der geringen Sterbewahrscheinlichkeit für junge Altersrentner nur mit einem geringen Betrag im Anwartschaftsbarwert enthalten sind. In späteren Jahren kehrt sich dieser Zusammenhang um.

Mit Eintritt des Versorgungsfalls ist in der Rückstellung nicht mehr der Anwartschaftsbarwert der Witwenrente, sondern der Barwert der Witwenrente auszuweisen. Da im Vergleich zum Anwartschaftsbarwert die Gewichtung der Witwenrenten mit der Sterbewahrscheinlichkeit für den Geschäftsführer entfällt, kommt es zu einem als Bilanzsprung bezeichneten deutlich höheren Wertansatz. Nach diesem Zeitpunkt weist die Rückstellung für eine Witwenrente grundsätzlich dieselbe Entwicklung auf wie die Rückstellung für eine Altersrente in der Versorgungsphase.

In der folgenden Abbildung 5.7 wird die Entwicklung der Rückstellung bei planmäßigem Verlauf, das heißt für den Fall eines in der Ruhestandsphase und vor seiner Ehefrau versterbenden Geschäftsführers, schematisch dargestellt. Sie entspricht der grau unterlegten Fläche.

Abbildung 5.7: Schematische Darstellung des Rückstellungsverlaufs für eine Witwenrente

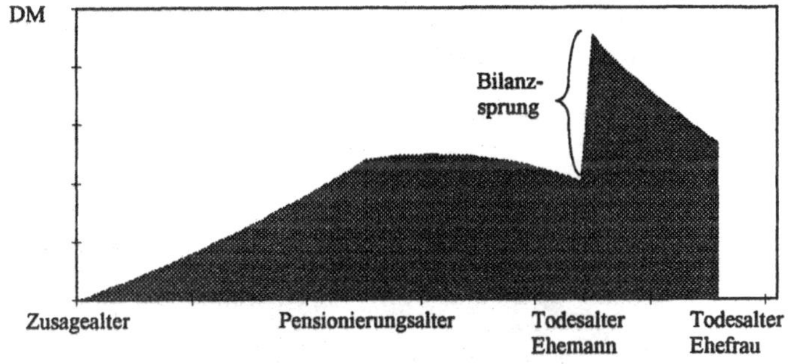

5.3.2.4.3. Gegenwartswert- und Teilwertverfahren

Das für die Steuerbilanz vorgeschriebene Teilwertverfahren und das in der Handelsbilanz alternativ anwendbare Gegenwartswertverfahren unterscheiden sich lediglich darin, daß der Zeitpunkt, ab dem rechnerisch mit der Ansammlung der fiktiven Versicherungsprämien begonnen wird, nach dem Teilwertverfahren auf den Beginn des Dienstverhältnisses und nach dem Gegenwartswertverfahren auf den Zeitpunkt der Zusageerteilung festgelegt wird.[542] Wird die Direktzusage bereits zu Beginn des Dienstverhältnisses erteilt, so führen beide Verfahren zu demselben Ergebnis. Fallen der Zeitpunkt des Diensteintritts und derjenige der Zusageerteilung jedoch auseinander, so unterscheidet sich der Rückstellungsverlauf in der Anwartschaftszeit deutlich. Nach dem Gegenwartswertverfahren weist die Rückstellung den oben beschriebenen progressiven Verlauf auf. Aus dem Teilwertverfahren ergibt sich dagegen für das Jahr der Zusage eine im Vergleich deutlich höhere Anfangsrückstellung.[543] In den Folgejahren wächst die Rückstellung progressiv, jedoch langsamer an als nach dem Gegenwartswertverfahren. Der Zusammenhang wird in der folgenden Abbildung 5.8 für eine Altersrente dargestellt. Die hellgrau unterlegte Fläche stellt den Rückstellungsverlauf nach dem Gegenwartswertverfahren

---

[542] Vgl. Adler, H./Düring, W./Schmaltz, K., 1995, § 253 HGB, Tz. 327, 330; Blümich, W., 1995, § 6a EStG, Rz. 351; Federmann, R., Bilanzierung, 2000, S. 410; Herrmann, C./Heuer, G./Raupach, A., 1996, § 6a EStG, Anm. 7; Schildbach, T., Jahresabschluß, 2000, S. 286.

[543] Aus diesem Grund ist das Gegenwartswertverfahren vom Gesetzgeber durch das Teilwertverfahren ersetzt worden. Der steuerliche Anreiz zur Erteilung von Pensionszusagen sollte erhöht werden, vgl. Otto, K., DStR 1996, S. 771.

dar. Die dunkelgrau unterlegte Fläche gibt im Vergleich dazu den Unterschied wieder, der sich nach dem Teilwertverfahren ergibt:

Abbildung 5.8: Schematische Darstellung des Rückstellungsaufbaus nach dem Teilwert- und dem Gegenwartswertverfahren

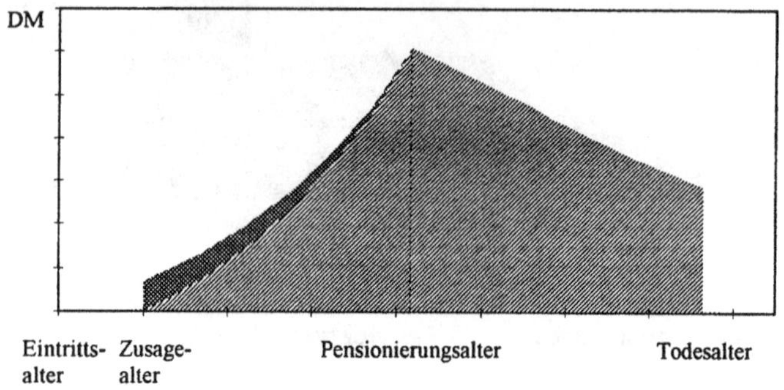

Aufgrund der Verteilung des Rückstellungsaufbaus über einen längeren Zeitraum ist die fiktive Versicherungsprämie nach dem Teilwertverfahren niedriger als nach dem Gegenwartswertverfahren.

5.3.2.5. Versicherungsmathematisches Gutachten

Der Teilwert einer Pensionsrückstellung ist grundsätzlich für jedes Jahr durch ein versicherungsmathematisches Gutachten nachzuweisen.[544] Von der jährlichen Erstellung kann jedoch abgesehen werden, wenn die Anzahl der Versorgungsberechtigten gering ist.[545] Von der Erfassung der mit der Erstellung entsprechender Gutachten verbundenen Belastungen wird deshalb im Rahmen dieser Arbeit abgesehen.

5.3.3. Steuerliche Behandlung

5.3.3.1. Unternehmensebene

Die in der Gewinn- und Verlustrechnung als Aufwand verbuchten Zuführungen zur Pensionsrückstellung sind steuerlich abzugsfähige Betriebsausgaben, § 4 Abs. 4 EStG,[546] die aus der sukzessiven Auflösung der Rückstellung in der Versorgungsphase resultierenden Erträge sind steuerpflichtige Betriebseinnahmen. Die in der Versorgungsphase an den Geschäfts-

---

[544] Vgl. OFD Karlsruhe vom 24.9.1953, S 2560, BB 1953, S. 941.
[545] Vgl. Blümich, W., 1995, § 6a EStG, Rz. 331.
[546] Vgl. Ahrend, P./Förster, W./Rößler, N., Steuerrecht, 1995, 2. Teil, Rdnr. 39, 434.

führer bzw. seine Witwe zu leistenden Rentenzahlungen stellen Betriebsausgaben dar.[547]
Die Betriebsausgaben (Betriebseinnahmen) mindern (erhöhen) den körperschaftsteuerlichen Gewinn, § 8 KStG i.V.m. § 5 EStG, und aufgrund fehlender Hinzurechnungsvorschriften, § 8 GewStG (Kürzungsvorschriften, § 9 GewStG), ebenfalls den Gewerbeertrag der GmbH, § 7 GewStG, so daß die Körperschaftsteuer- und die Gewerbesteuerbelastung sinken (steigen). Aufgrund der Anknüpfung des Solidaritätszuschlagsatzes an die Körperschaftsteuer, § 3 Abs. 1 SolZG, reduziert (erhöht) sich in der Folge ebenfalls der Solidaritätszuschlag.
Aus dem Ansatz der Pensionsrückstellung ergeben sich Erfolgs- und Liquiditätswirkungen. Zwar gleichen sich der über den gesamten Betrachtungszeitraum verbuchte Aufwand und Ertrag aus der Pensionsrückstellung in der Summe stets aus. Aufgrund der zeitlichen Vorverlagerung des Aufwands aus den Rentenzahlungen kommt es durch die Pensionsrückstellung jedoch zu vorgezogenen Verlust- bzw. Mindergewinnausweisen und in der Folge zu Liquiditätsverbesserungen aufgrund von Steuerstundungen.[548] Durch die Wiederanlage der gestundeten Steuerbeträge können Erfolgs-, Liquiditäts- und Vermögensvorteile erzielt werden.[549]
Dieser Zusammenhang wird im folgenden Beispiel in Tabelle 5.2. vereinfacht für einen jeweils einjährigen Anwartschafts- und Versorgungszeitraum unter Berücksichtigung einer einmaligen Versorgungsleistung von 100 DM, eines Ertragsteuersatzes von 38,65 %[550] und eines Zinssatzes von 10 % dargestellt.
Sofern keine Rückstellung gebildet wird, ergeben sich in der Anwartschaftsphase keine Erfolgs- und Liquiditätswirkungen (t = 1). In der Versorgungsphase kommt es durch die Rente zu einem erfolgswirksamen Zahlungsmittelabfluß, dem eine ebenfalls erfolgswirksame Mindersteuerzahlung gegenübersteht (t = 2). Wird eine Rückstellung gebildet, so stellt sich die beschriebene Erfolgswirkung bereits in der Anwartschaftsphase ein. Da der Rückstellungsaufwand nicht mit einer Auszahlung verbunden ist, ergibt sich jedoch ein Zahlungsmittelmehrbestand in Höhe der Mindersteuerzahlung. In der Versorgungsphase wird dieser Effekt wieder aufgehoben. Da dem durch die Rente verursachten Aufwand ein entsprechender Ertrag aus der Auflösung der Rückstellung gegenübersteht, ergibt sich im Saldo keine Erfolgswirkung. Der Liquiditätsbelastung durch die

---

547 Vgl. R 41 Abs. 23 Satz 1 EStR; Ahrend, P./Förster, W./Rößler, N., Steuerrecht, 1995, 2. Teil, Rdnr. 39, 306-308.
548 Vgl. Ahrend, P./Förster, W./Rößler, N., Steuerrecht, 1995, 2. Teil, Rdnr. 39, 382; Bieg, H., StB 1998, S. 227-228; Bieg, H., StB 1985, S. 174.
549 Vgl. Bieg, H., StB 1985, S. 175; Kußmaul, H., DStR 1990, S. 467-468.
550 Zu diesem Steuersatz siehe Abschnitt 2.1.1.

Rente steht jedoch keine Zahlungswirkung aus der Auflösung der Rückstellung gegenüber, so daß sich über beide Perioden insgesamt dieselbe Erfolgs- und Liquiditätsbelastung von 61,35 DM ergibt wie im Fall ohne Rückstellung.

Tabelle 5.2: Erfolgs- und Liquiditätswirkung einer Rückstellung

	ohne Rückstellung		mit Rückstellung	
	t = 1	t = 2	t = 1	t = 2
Erfolgswirkung				
Rückstellung	0,00	0,00	- 100,00	+ 100,00
Rente	0,00	- 100,00	0,00	- 100,00
Zinsen	0,00	0,00	0,00	+ 3,87
Gewinn vor Steuern	0,00	- 100,00	- 100,00	+ 3,87
Steuern	0,00	+ 38,65	+ 38,65	- 1,49
Gewinn nach Steuern	0,00	- 61,35	- 61,35	+ 2,37
Liquiditätswirkung				
Anfangsbestand	0,00	0,00	0,00	+ 38,65
Rente	0,00	- 100,00	0,00	- 100,00
Zinsen	0,00	0,00	0,00	+ 3,87
Steuern	0,00	+ 38,65	+ 38,65	- 1,49
Endbestand	0,00	- **61,35**	+ 38,65	- **58,98**

Insoweit führt die Rückstellungsbildung lediglich zu einer Verbesserung der Liquiditätslage des Unternehmens bis zur Auflösung der Verpflichtung. Den Zahlungsmittelmehrbestand kann das Unternehmen verzinslich anlegen. Im Vergleich zur Situation ohne Rückstellung führt dieser Vorteil am Ende der Versorgungsphase zu einer Verbesserung sowohl der Erfolgs- und Liquiditäts- als auch der Vermögenslage der GmbH in Höhe von 2,37 DM.

5.3.3.2. Gesellschafterebene

5.3.3.2.1. Anwartschaftsphase

In der Anwartschaftsphase liegen auf Ebene des Geschäftsführers keine steuerpflichtigen Einnahmen aus der Direktzusage vor.[551] Das gilt auch im Fall der Gehaltsumwandlung. Pensionszusagen, die aus dem Verzicht des Geschäftsführers auf künftigen Arbeitslohn aufgebaut werden, werden

---

[551] Vgl. Ahrend, P./Förster, W./Rößler, N., Steuerrecht, 1995, 2. Teil, Rdnr. 433-434.

von der Finanzverwaltung steuerlich anerkannt.[552] Die Gleichstellung von Gehaltsumwandlungen war über lange Zeit strittig, weil die arbeitnehmerfinanzierte betriebliche Altersversorgung in wirtschaftlicher Betrachtung auch als Eigenvorsorge des Arbeitnehmers ansehen werden kann.[553] Hieraus wurde die Forderung abgeleitet, die Direktzusage auf Ebene des Arbeitnehmers nicht nachgelagert, sondern vorgelagert zu versteuern. Die vorgelagerte Besteuerung setzt jedoch den Zufluß voraus, § 11 EStG, und der Verzicht auf künftigen Arbeitslohn stellt keinen Zufluß dar.[554]

Auch für Direktzusagen können auf Ebene des Geschäftsführers Sonderausgaben geltend gemacht werden. Ein Ansatz der fiktiven Versicherungsprämie im Rahmen der Höchstbetragsrechnung kommt allerdings nicht in Frage, weil nur tatsächlich aufgebrachte Versicherungsbeiträge Sonderausgaben im Sinne der Höchstbetragsrechnung sind, § 10 Abs. 1 Nr. 2, Abs. 3 EStG. Insoweit kommt nur der Ansatz der Vorsorgepauschale in Betracht.
Weil der Geschäftsführer - im Gegensatz zur Direktversicherung - eine Versorgungsanwartschaft ohne eigene Beitragsleistung erworben hat, kommt nur die gekürzte Vorsorgepauschale in Frage, § 10c Abs. 3 Nr. 2 EStG.[555] Das gilt auch im Fall der Gehaltsumwandlung.[556] Zum Ansatz kommen 20 % des um den Versorgungs-Freibetrag und den Altersentlastungsbetrag verminderten Bruttoarbeitslohns, höchstens jedoch 2.214 DM, § 10c Abs. 1 Satz 4, Abs. 2 EStG. Für Verheiratete verdoppelt sich der Betrag auf 4.428 DM, § 10c Abs. 4 Satz 1 Nr. 1 EStG.[557]
Nur wenn der Geschäftsführer trotz der Direktzusage Beiträge für Versicherungen mit Vorsorgecharakter aufbringt, ist bei Vorliegen einer Direktzusage für diese Versicherungsbeiträge auch der Sonderausgabenabzug nach der Höchstbetragsrechnung möglich. Der sich ergebende Höchstbetrag ist in der Regel höher als die gekürzte Vorsorgepauschale. Es ist jedoch zu beachten, daß der Vorwegabzug in diesem Fall im Gegensatz zur Direktversicherung um 16 % des Bruttoarbeitslohns ohne

---

[552] Vgl. BMF-Schreiben vom 4.2.2000, IV C 5 - S 2332 - 11/00, BStBl 2000 I, S. 354; Finanzministerium Brandenburg vom 31.5.1995, 36 - S 2332 - 7/95, BB 1995, S. 1335; Finanzministerium Nordrhein-Westfalen vom 15.5.1995, S 2332 - 75 - V B 3, DB 1995, S. 1150. Siehe auch Niermann, W., DB 2000, S. 347; Pinkos, E., BetrAV 1997, S. 304.

[553] Siehe dazu Ahrend, P./Förster, W./Rößler, N., Steuerrecht, 1995, 2. Teil, Rdnr. 59b; Pinkos, E., BetrAV 1997, S. 304.

[554] Vgl. BFH vom 20.8.1997, VI B 83/97, BStBl 1997 II, S. 667.

[555] Vgl. Blümich, W., 1995, § 10c EStG, Rz. 24.

[556] Vgl. Littmann, E./Bitz, H./Hellwig, P., 1988, § 10 EStG, Rn. 276d, 282.

[557] Beziehen beide Ehegatten Arbeitslohn, so sind weitere Differenzierungen erforderlich. Siehe hierzu im einzelnen Schmidt, L., 2000, § 10c EStG, Rz. 12, 27.

Versorgungsbezüge im Sinne des § 19 Abs. 2 EStG zu kürzen ist, § 10 Abs. 3 Nr. 2 EStG, so daß der Höchstbetrag von 6.000 DM für Ledige bzw. 12.000 DM für Verheiratete regelmäßig auf Null DM gesenkt wird.[558] Da der Gesellschafter-Geschäftsführer unter die Personengruppe des § 10c Abs. 3 Nr. 2 EStG fällt, ist eine der Voraussetzungen für die Kürzung des Vorwegabzugs erfüllt. Der Grundhöchstbetrag sowie der hälftige Grundhöchstbetrag bleiben jedoch unberührt.

5.3.3.2.2. Versorgungsphase

Die Rentenleistungen der GmbH führen auf Ebene des Geschäftsführers bzw. seiner Witwe zu Einkünften aus nichtselbständiger Arbeit, § 19 Abs. 1 Nr. 2 EStG.[559] Ab Vollendung des dreiundsechzigsten Lebensjahrs kann der Geschäftsführer den Versorgungs-Freibetrag von 40 % der Altersrente bzw. maximal 6.000 DM in Anspruch nehmen. Der Witwe des Geschäftsführers steht der Versorgungs-Freibetrag unabhängig von einer Altersgrenze zu, § 19 Abs. 2 EStG.[560] Darüber hinaus ist der Arbeitnehmer-Pauschbetrag von 2.000 DM abzuziehen, sofern keine höheren Werbungskosten nachgewiesen werden, § 9a Satz 1 Nr. 1 EStG.[561]
Da auch die Alters- bzw. Witwenrente zum Bruttoarbeitslohn zählt, kann die Vorsorgepauschale auch in der Versorgungsphase angesetzt werden, § 10c Abs. 3 Nr. 2 EStG.

5.3.3.3. Anerkennungsvoraussetzungen

An die steuerliche Anerkennung von Direktzusagen an beherrschende Gesellschafter-Geschäftsführer werden erhöhte Anforderungen gestellt. Zwar kann die Ernstlichkeit von Direktzusagen nicht grundsätzlich mit dem Argument verneint werden, daß die Erfüllung von Versorgungsverpflichtungen aufgrund der Abhängigkeit des Unternehmensfortbestands von der Tätigkeit des Geschäftsführers mit dessen Austritt aus dem Unternehmen gefährdet sei.[562] Gleichwohl sind verschiedene Einschränkungen zu beachten, die sich über die allgemeinen formellen Voraussetzungen hinaus insbesondere auf die Üblichkeit dem Grunde nach, aber auch auf die Angemessenheit beziehen.

---

[558] Vgl. Höfer, R., Besteuerung, 1996, Rdnr. 196; Kirchhof, P./Söhn, H., 1986, § 10 EStG, Rdnr. P66s; Kußmaul, H., Altersversorgung, 1995, S. 82, 176; Kußmaul, H., Inf 1995, S. 216; Reichert, G., DStR 1997, S. 836.

[559] Vgl. Ahrend, P./Förster, W./Rößler, N., Steuerrecht, 1995, 2. Teil, Rdnr. 436.

[560] Vgl. Herrmann, C./Heuer, G./Raupach, A., 1996, § 19 EStG, Anm. 516.

[561] Vgl. Kußmaul, H., Altersversorgung, 1995, S. 44, 84-85.

[562] Vgl. BFH vom 15.10.1997, I R 42/97, BStBl 1999 II, S. 316.

5.3.3.3.1. Üblichkeit dem Grunde nach

5.3.3.3.1.1. Erdienbarkeit

Die Versorgungszusage muß erdienbar sein. „Die Erdienbarkeit hängt entscheidend vom Alter des Geschäftsführers im Zeitpunkt der Pensionszusage und von dem Zeitpunkt ab, ab dem der Pensionsberechtigte durch Eintritt in den Ruhestand die Verpflichtung zur Zahlung der Pension auslösen kann."[563] Nach Vollendung des sechzigsten Lebensjahrs kann deshalb keine Direktzusage mehr erteilt werden.[564] Das gilt auch für die Zusage einer Hinterbliebenenversorgung.[565] Außerdem muß der Erdienenszeitraum, das heißt der Anwartschaftszeitraum oder Zeitraum von der Zusage bis zum Renteneintritt, mindestens zehn Jahre betragen.[566] Kürzeren Anwartschaftszeiträumen steht das Nachzahlungsverbot entgegenstehen, ausgehend von der These, daß eine Pensionsgewährung auch Lohn für die geleistete Arbeit oder Betriebstreue ist und damit mittelbar Einfluß auf die Pensionszusage nimmt.[567] Wird gegen die Regeln zur Erdienbarkeit verstoßen, so liegt eine verdeckte Gewinnausschüttung dem Grunde nach und damit in voller Höhe vor.[568] Beträgt der Erdienenszeitraum mehr als zehn Jahre, so ist eine zugleich eingeräumte der Höhe nach angemessene

---

[563] BFH vom 24.1.1996, I R 41/95, BStBl 1997 II, S. 440; ebenso BFH vom 21.12.1994, I R 98/93, BStBl 1995 II, S. 419.

[564] Vgl. BFH vom 17.5.1995, I R 66/94, BFH/NV 1995, S. 1092; BFH vom 5.4.1995, I R 138/93, BStBl 1995 II, S. 478; BFH vom 21.12.1994, I R 98/93, BStBl 1995 II, S. 419; BFH vom 20.5.1992, I R 2/91, BFH/NV 1993, S. 52; Abschn. 32 Abs. 1 Satz 15 KStR; Brandmüller, G., GmbH-Geschäftsführer, 1997, Rz. 616; Weber-Grellet, H., DStZ 1998, S. 358. Kritisch hierzu Cramer, K., BB 1996, S. 2242.

[565] Vgl. BFH vom 20.10.2000, I B 74/00, BFH/NV 2001, S. 344; Höfer, R., BetrAVG, Band II, 1997, Rdnr. 1963, 1967, 2017.

[566] Vgl. BFH vom 3.12.1999, I B 3/99, BFH/NV 2000, S. 892; BFH vom 29.10.1997, I R 52/97, BStBl 1999 II, S. 318; BFH vom 24.1.1996, I R 41/95, BStBl 1997 II, S. 440; BFH vom 21.12.1994, I R 98/93, BStBl 1995 II, S. 419; Abschn. 32 Abs. 1 Satz 7 KStR; Brandmüller, G., GmbH-Geschäftsführer, 1997, Rz. 616. Kritisch Langohr-Plato, U., StuB 2000, S. 1023. Zum Erdienenszeitraum bei Zusage einer Pension kurz vor Vollendung des sechzigsten Lebensjahrs siehe BFH vom 19.5.1998, I R 36/97, BStBl 1998 II, S. 689.

[567] Vgl. Cramer, K., BB 1995, S. 923. Kritisch zur Begründung der Rechtsprechung mit dem Nachzahlungsverbot Gosch, D., FR 1997, S. 440, 442; Höfer, R./Eichholz, B., DB 1995, S. 1247; Otto, K., DStR 1999, S. 746; Paus, B., DStZ 1995, S. 696; Pezzer, H.-J., FR 1996, S. 638.

[568] Vgl. Blümich, W., 1995, § 8 KStG, Rz. 726; Höfer, R./Eichholz, B., DB 1995, S. 1248-1249.

Hinterbliebenenversorgung grundsätzlich unschädlich.[569] Für Todesfallleistungen ist der Erdienenszeitraum von zehn Jahren nicht einzuhalten.[570] Das Kriterium der Erdienbarkeit gilt nur für Direktzusagen[571], nicht für Direktversicherungen.[572]

5.3.3.3.1.2. Probezeit des Geschäftsführers

Versorgungszusagen direkt nach Diensteintritt sind unüblich. Die Probezeit des Gesellschafter-Geschäftsführers von der Anstellung bis zur Erteilung einer Direktzusage muß nach Ansicht der Rechtsprechung[573] in der Regel mindestens fünf Jahre, nach Ansicht der Finanzverwaltung[574] regelmäßig zwei bis drei Jahre betragen, da ein ordentlicher und gewissenhafter Geschäftsleiter eine langfristige Rentenverpflichtung gegenüber einem noch nicht erprobten und einschlägig qualifizierten Geschäftsführer nicht eingehen würde.[575]

Zuführungen zu einer Rückstellung für eine Pensionszusage, die ohne Beachtung der unter Fremden üblichen Probezeit vereinbart worden ist, sind

---

[569] Vgl. BFH vom 29.10.1997, I R 52/97, BStBl 1999 II, S. 318; BFH vom 21.12.1994, I R 98/93, BStBl 1995 II, S. 419. Kritisch zu Verständlichkeit und Aussage dieser Formulierung Cramer, K., BB 1996, S. 2242.

[570] Vgl. Höfer, R./Eichholz, B., DB 1995, S. 1247; Schmidt, L., 2000, § 6a EStG, Rz. 22.

[571] Vgl. Höfer, R., Besteuerung, 1996, Rdnr. 130. Kritisch zur Anwendung der Grundsätze über den Erdienenszeitraum auf Direktzusagen im Fall der Gehaltsumwandlung Otto, K., DStR 1996, S. 773.

[572] Vgl. Arthur Andersen, 1996, § 8 KStG, Rz. 1210; Blümich, W., 1995, § 8 KStG, Rz. 758. Kritisch zur Anwendung der Grundsätze über den Erdienenszeitraum auf Direktversicherungen ebenfalls Reuter, H.-P., GmbHR 1997, S. 1083.

[573] Vgl. BFH vom 15.10.1997, I R 42/97, BStBl 1999 II, S. 316; Wochinger, P., Stbg 1999, S. 196. Eine Probezeit von drei Jahren reicht nicht aus, vgl. BFH vom 25.5.1988, I R 107/84, BFH/NV 1989, S. 195. Demgegenüber sehen FG Saarland vom 2.4.1998, 1 K 157/97, EFG 1998, S. 1284, rkr, und FG Niedersachsen vom 24.3.1998, VI 189/96, EFG 1998, S. 1285, rkr, Nichtzulassungsbeschwerde unbegründet durch BFH vom 2.7.1999, I B 102/98, n.v., eine Probezeit von drei Jahren als ausreichend an. Zu einer Ausnahme im Fall einer achtzehnmonatigen Probezeit siehe BFH vom 4.5.1998, I B 131/97, BFH/NV 1998, S. 1530. Eine Probezeit von zehn Monaten reicht nicht aus, vgl. BFH vom 30.9.1992, I R 75/91, BFH/NV 1993, S. 330.

[574] Vgl. BMF-Schreiben vom 14.5.1999, IV C 6 - S 2742 - 9/99, BStBl 1999 I, S. 512. Siehe auch Gluth, R./van gen Hassend, R./Gellrich, A.A., DSWR 2000, S. 143.

[575] Zur Kritik an dieser Auffassung siehe Blümich, W., 1995, § 8 KStG, Rz. 741; Cramer, K., DStR 1998, S. 761; Cramer, K., BB 1996, S. 2240; Höfer, R./Eichholz, B., DB 1995, S. 1247; Langohr-Plato, U., StuB 2000, S. 1025; Langohr-Plato, U., Stbg 2000, S. 167; Langohr-Plato, U., Inf 1998, S. 103; o.V., DStR 1998, S. 489.

bis zum Ablauf der angemessenen Probezeit als verdeckte Gewinnausschüttung zu behandeln.[576] Tritt der vorzeitige Versorgungsfall während der Probezeit ein, so sind die Zuführungen zur Pensionsrückstellung und die Pensionszahlungen auch nach Ablauf der Probezeit als verdeckte Gewinnausschüttung zu behandeln.
Risiken aus einer Direktzusage ergeben sich für die GmbH zwar insbesondere aus vorzeitigen Versorgungsfällen. Jedoch lassen weder die Rechtsprechung noch die Regelungen der Finanzverwaltung Ausnahmen von dem Erfordernis der Probezeit für reine Altersversorgungszusagen oder rückgedeckte[577] Zusagen auf Hinterbliebenenversorgung erkennen. Es wird deshalb davon ausgegangen, daß die Probezeit auch in diesen Fällen einzuhalten ist.
Für Direktversicherungen ist das Kriterium der Probezeit des Geschäftsführers hingegen nicht zu beachten, weil im Versorgungsfall keine über die gezahlten Prämien hinausgehende Belastung für die GmbH entstehen kann.[578]

5.3.3.3.1.3. Wartezeit der GmbH

Nach Ansicht der Rechtsprechung[579] muß sich eine GmbH mindestens drei Jahre, nach Ansicht der Finanzverwaltung[580] in der Regel wenigstens fünf Jahre vor Erteilung einer Pensionszusage an ihren Gesellschafter-Geschäftsführer wirtschaftlich betätigt haben, um ihre Ertragsaussichten aus ihrer bisherigen unternehmerischen Tätigkeit hinreichend sicher abschätzen zu können.[581]

---

576 Vgl. BMF-Schreiben vom 14.5.1999, IV C 6 - S 2742 - 9/99, BStBl 1999 I, S. 512. Kritisch hierzu Langohr-Plato, U., Inf 1998, S. 103-104, nach dessen Auffassung die steuerliche Anerkennung während der Probezeit dem Grunde nach nur zu versagen ist, wenn der Versorgungsfall in dieser Zeit eintritt.

577 Nach Langohr-Plato, U., Inf 1998, S. 103, wird in Teilen der Finanzverwaltung auf entsprechende Fristen verzichtet, wenn für die zugesagte Hinterbliebenenversorgung eine Rückdeckungsversicherung abgeschlossen wird.

578 Vgl. Doetsch, P.A., Versorgungszusagen, 1997, S. 63; Rupp, T./Felder, B./Geiger, O./Lang, F., Gewinnausschüttung, 2000, A III, Rz. 560.

579 Vgl. FG Niedersachsen vom 24.3.1998, VI 189/96, EFG 1998, S. 1285, rkr, Nichtzulassungsbeschwerde unbegründet durch BFH vom 2.7.1999, I B 102/98, n.v. Ein Zeitraum von fünfzehn, vgl. BFH vom 11.2.1998, I R 73/97, BFH/NV 1998, S. 1262, bzw. elf Monaten, vgl. BFH vom 30.9.1992, I R 75/91, BFH/NV 1993, S. 330, ist in der Regel nicht ausreichend.

580 Vgl. BMF-Schreiben vom 14.5.1999, IV C 6 - S 2742 - 9/99, BStBl 1999 I, S. 512; Langohr-Plato, U., Stbg 2000, S. 167.

581 Zur Kritik an dieser Auffassung siehe Cramer, K., DStR 1998, S. 761; Cramer, K., BB 1995, S. 922; Langohr-Plato, U., Inf 1998, S. 104.

Zuführungen zur Pensionsrückstellung vor Ablauf der Wartezeit stellen in vollem Umfang verdeckte Gewinnausschüttungen dar. Tritt der Versorgungsfall vor Ablauf der Wartezeit ein, so sind sowohl die Zuführungen zur Pensionsrückstellung als auch die Pensionsleistungen auch über die Probezeit hinaus in vollem Umfang verdeckte Gewinnausschüttungen.[582] Für Direktversicherungen ist das Kriterium der Wartezeit der GmbH nicht zu beachten, weil im Versorgungsfall keine über die gezahlten Prämien hinausgehende Belastung für die GmbH entstehen kann.[583]

5.3.3.3.1.4. Finanzierbarkeit

Die Versorgungszusage muß im Zeitpunkt der Zusage finanzierbar sein. Die Zusage ist nicht finanzierbar, wenn die Passivierung der ungewissen Verbindlichkeit zu einer buchmäßigen Überschuldung der GmbH führen würde. Betroffen von diesem Risiko sind insbesondere Zusagen auf vorzeitige Versorgungsfälle, im Rahmen dieser Arbeit also Zusagen auf Hinterbliebenenversorgung, weil diese Verpflichtungen im Versorgungsfall zu einem erheblichen Bilanzsprung führen können.[584]
Die Überschuldungsprüfung kann sich nach Ansicht der Rechtsprechung immer nur auf den Betrag beziehen, für den eine verdeckte Gewinnausschüttung in Betracht gezogen wird, das heißt auf den Betrag, der der Pensionsrückstellung im betrachteten Jahr tatsächlich zugeführt wird. Liegt danach eine Überschuldung vor, so kann nur der Zuführungsbetrag des betrachteten Jahres und von diesem Betrag wiederum nur der Teil, der nicht finanzierbar ist, als verdeckte Gewinnausschüttung qualifiziert werden.[585] Betroffen ist deshalb in der Regel der im Rahmen des Bilanzsprungs auf die Hinterbliebenenversorgung entfallende Teil, nicht dagegen der der Altersversorgung dienende Teil des Zuführungsbetrags.
Nach Ansicht der Finanzverwaltung ist die Finanzierbarkeit hingegen bereits dann zu verneinen, wenn bei einem unmittelbar nach dem Bilanzstichtag eintretenden Versorgungsfall der Barwert der künftigen Pensionsleistungen am Ende des Wirtschaftsjahrs auch nach Berücksichtigung einer gegebenenfalls abgeschlossenen Rückdeckungsversicherung zu einer Überschuldung in der Bilanz führen würde.[586] Zur Bewertung der Versor-

---

[582] Vgl. BMF-Schreiben vom 14.5.1999, IV C 6 - S 2742 - 9/99, BStBl 1999 I, S. 512.

[583] Vgl. Doetsch, P.A., Versorgungszusagen, 1997, S. 63.

[584] Vgl. Cramer, K., DStR 1994, S. 1669. Siehe dazu auch Abschnitt 5.3.2.4.2.

[585] Vgl. BFH vom 15.10.1997, I R 42/97, BStBl 1999 II, S. 316. Siehe auch Cramer, K., DStR 1998, S. 760; o.V., DStR 1998, S. 420.

[586] Vgl. Abschn. 32 Abs. 1 Satz 9 KStR; BMF-Schreiben vom 14.5.1999, IV C 6 - S 2742 - 9/99, BStBl 1999 I, S. 512; ebenso FG Köln vom 12.7.1999, 13 K 644/99, EFG 1999, S. 1098, Revision eingelegt unter Az. des BFH

gungsverpflichtung im Überschuldungsstatus wird somit der Eintritt des Versorgungsfalls unmittelbar nach der Zusage unterstellt. Entscheidend ist, ob der fiktive Bilanzsprung zum Konkurs führen würde. Ist die Versorgungszusage nach dieser Beurteilung nicht finanzierbar, so stellen die Zuführungen zur Pensionsrückstellung insgesamt eine verdeckte Gewinnausschüttung dar. Eine Aufteilung in einen finanzierbaren und einen nicht finanzierbaren Teil kommt nicht in Betracht.[587]
Die Überprüfung der Finanzierbarkeit erfordert die Betrachtung der Vermögenslage des Gesamtunternehmens. Sie stellt eine Anerkennungsvoraussetzung dar, die nur im Rahmen des betrachteten Einzelfalls beurteilt werden kann und sich mit Ausnahme der allgemeinen Empfehlung zum Abschluß einer Rückdeckungsversicherung jeder Berücksichtigung bei der Ableitung von Empfehlungen für die Gestaltung der Geschäftsführervergütung entzieht. Das Erfordernis der Finanzierbarkeit nimmt deshalb keinen Einfluß auf das im Rahmen dieser Arbeit aufzustellende und auszuwertende Berechnungsmodell zur Beurteilung der Durchführungswege der betrieblichen Altersversorgung.

5.3.3.3.1.5. Nur-Pension

Eine Nur-Pensionszusage wird steuerlich nur anerkannt, wenn eine entsprechende Rückdeckungsversicherung abgeschlossen und an den Gesellschafter-Geschäftsführer verpfändet oder auf andere Art ausreichend abgesichert wird.[588] Da die Zusage anderenfalls bereits dem Grunde nach unüblich ist, stellt in diesem Fall die gesamte Zusage eine verdeckte Gewinnausschüttung dar[589] und eine Rückstellungsbildung mit steuerlicher

---

I R 70/99. Siehe auch Langohr-Plato, U., Stbg 2000, S. 168; Stubben, H.-D., DSWR 1998, S. 179.

587 Zur Kritik an der Vorgehensweise der Finanzverwaltung siehe FG Niedersachsen vom 15.2.2000, 6 K 567/97, EFG 2000, S. 966, Revision eingelegt unter Az. des BFH I R 86/00; Blümich, W., 1995, § 8 KStG, Rz. 718; Cramer, K., DStR 1998, S. 760; Cramer, K., BB 1995, S. 921; Cramer, K., DStR 1994, S. 1669-1670; Dörner, B.M., Inf 2000, S. 323-326; Janssen, B., BB 1999, S. 1097; Otto, K., DStR 1996, S. 774.

588 Vgl. BFH vom 17.5.1995, I R 147/93, BStBl 1996 II, S. 204; Cramer, K., BB 1996, S. 2241; Gosch, D., BB 1996, S. 1692. Kritisch zu dieser Rechtsprechung Frotscher, G., Gewinnausschüttung, 1997, S. 228-233; Otto, K., DStR 1999, S. 747; Paus, B., DStZ 1995, S. 696; Weber-Grellet, H., DStZ 1998, S. 364-365. Seine bisherige Rechtsprechung hat der Bundesfinanzhof aufgegeben, siehe dazu BFH vom 21.2.1974, I R 160/71, BStBl 1974 II, S. 363; BFH vom 28.10.1987, I R 22/84, BFH/NV 1989, S. 131.

589 Vgl. Blümich, W., 1995, § 8 KStG, Rz. 716, 725, 736. Kritisch im Fall der Gehaltsumwandlung Gosch, D., BB 1996, S. 1692; Otto, K., DStR 1996, S. 773.

Wirkung ist nicht möglich[590]. Dagegen sind Nur-Direktversicherungszusagen steuerlich anzuerkennen.[591]
Aufgrund der Zielsetzung dieser Arbeit, die Geschäftsführervergütung zur Absicherung der Grundversorgung in der Aktiv- und Versorgungszeit zu verwenden, scheidet die Vereinbarung einer - nur auf die Versorgungsphase beschränkten - Nur-Pension oder Nur-Direktversicherung als Gestaltungsalternative für die Zusammensetzung der Geschäftsführervergütung im folgenden aus.

5.3.3.3.2. Ansatz in der Angemessenheitsprüfung

Im Rahmen der Beurteilung der Angemessenheit der Gesamtvergütung ist eine Direktzusage mit der fiktiven Jahresnettoprämie anzusetzen; Abschluß- und Verwaltungskosten bleiben außer Ansatz.[592] Die fiktive Jahresnettoprämie entspricht dem geldwerten Vorteil, den der Geschäftsführer aus der Versorgungszusage der GmbH zieht. Aufgrund des Nachzahlungsverbots ist der Berechnung der fiktiven Jahresnettoprämie jedoch im Gegensatz zur Vorgehensweise in der Steuerbilanz nicht der Zeitpunkt des Diensteintritts des Geschäftsführers, sondern der Zeitpunkt der Zusageerteilung auf betriebliche Altersversorgung zugrunde zu legen. Im Rahmen der Angemessenheitsprüfung kommt also das Gegenwartswertverfahren zur Anwendung.

5.3.3.3.3. Verhältnis von Aktiv- und Versorgungsbezügen

5.3.3.3.3.1. Grundregel

Die Grundregel zur Überversorgung gilt auch für die Direktzusage.[593] Die Ausführungen zur Direktversicherung[594] sind insoweit auf die Direktzusa-

---

[590] Vgl. H 41 Abs. 10 EStR.

[591] Vgl. Höfer, R., Besteuerung, 1996, Rdnr. 141.

[592] Vgl. BFH vom 4.8.1959, I 4/59 S, BStBl 1959 III, S. 374; Abschn. 32 Abs. 3 Satz 2 KStR; Ahrend, P./Förster, W./Rößler, N., Steuerrecht, 1995, 2. Teil, Rdnr. 164, sowie 6. Teil, Rdnr. 37; Arthur Andersen, 1996, § 8 KStG, Rz. 1209; Blümich, W., 1995, § 6a EStG, Rz. 562; Cramer, K., BB 1997, S. 2644; Herrmann, C./Heuer, G./Raupach, A., 1996, § 6a EStG, Anm. 69 „Angemessenheit"; Höfer, R./Abt, O., GmbHR 1983, S. 53; Langohr-Plato, U., Stbg 1992, S. 262; Maier, W.L., DB 1982, S. 1896; Reiners, S./Wierling, B., BB 1995, S. 88; Rupp, T./Felder, B./Geiger, O./Lang, F., Gewinnausschüttung, 2000, A III, Rz. 390.

[593] Vgl. BFH vom 17.5.1995, I R 16/94, BStBl 1996 II, S. 420; FG Baden-Württemberg vom 18.2.1998, 5 K 255/97, EFG 1998, S. 898, rkr; FG Berlin vom 26.3.1997, VIII 236/93, EFG 1998, S. 28, rkr; BMF-Schreiben vom 7.1.1998, IV B 2 - S 2176 - 178/97, DStR 1998, S. 531. Siehe auch Blümich, W., 1995, § 6a EStG, Rz. 564, sowie § 8 KStG, Rz. 735; Daumke, M./Keßler, J., GmbH-Ge-

ge übertragbar. Die Rente aus der Direktzusage darf 75 % der Brutto-Aktivbezüge des Geschäftsführers nicht übersteigen. Nur der überschießende Teil der Direktzusage ist eine verdeckte Gewinnausschüttung.[595] Die Brutto-Aktivbezüge sind mit der Summe aus Festgehalt und erwarteter Tantieme anzusetzen.

Zwar wird die Ausgrenzung der Tantieme aus den Aktivbezügen im Fall der Direktzusage mit dem Argument gefordert, daß Versorgungszusagen, soweit sie auf gewinnabhängigen Bezugsgrößen beruhen, nicht in der Bewertung der Pensionsrückstellung berücksichtigt werden dürfen, § 6a Abs. 1 Nr. 2 EStG.[596] Zum einen sind jedoch die Frage der Angemessenheit einer Versorgungszusage und die Frage der Bilanzierung der Zusage zu trennen. Zum anderen kommt diesem Argument nur dann Bedeutung zu, wenn die Versorgungszusage in ihrer Höhe an die Entwicklung der Aktivbezüge gekoppelt wird. Im Rahmen dieser Arbeit werden jedoch keine gehaltsabhängigen, sondern Festbetragszusagen betrachtet.

Im Gegensatz zur Direktversicherungsprämie bleibt die fiktive Jahresnettoprämie im Rahmen der Aktivbezüge außer Ansatz.[597] Das gilt nach Ansicht der Finanzverwaltung auch im Fall der Gehaltsumwandlung.[598] Die

---

schäftsführer, 1999, S. 284; Gehrmann, R., Inf 1998, S. 682; Gosch, D., DStZ 1997, S. 5; Wochinger, P., Stbg 1999, S. 201.
Zur Kritik an dieser Rechtsprechung siehe Bode, C./Grabner, E., DB 1996, S. 546; Doetsch, P.A., Versorgungszusagen, 1997, S. 45-46; Gail, W./Düll, A./ Schubert, C./Heß-Emmerich, U., GmbHR 1996, S. 803; Spitaler, A./Niemann, U., Angemessenheit, 1999, S. 65-66. Kritisch im Fall der Gehaltsumwandlung Förster, W./Heger, H.-J., DStR 1996, S. 413; Höfer, R., BB 1996, S. 44; Otto, K, DStR 1996, S. 773; Schmidt, L., 2000, § 6a EStG, Rz. 21.

594 Siehe dazu Abschnitt 5.2.3.3.2.1.

595 Zur steuerlichen Behandlung des überschießenden Teils siehe Blümich, W., 1995, § 6a EStG, Rz. 585; Brenner, D., DStZ 1996, S. 68; Harle, G., StBp 1998, S. 209-210; Kirchhof, P./Söhn, H., 1986, § 20 EStG, Rdnr. C72.

596 Vgl. Schwedhelm, R., GmbH-StB 1997, S. 148 i.V.m. BMF-Schreiben vom 31.10.1996, IV B 2 - S 2176 - 80/96, BStBl 1996 I, S. 1256.

597 Siehe dazu den dem Grundsatzurteil BFH vom 17.5.1995, I R 16/94, BStBl 1996 II, S. 420, bzw. den dem Urteil der ersten Instanz FG Berlin vom 11.1.1993, VIII 395/90, LEXinform-Nr. 0109059, zugrunde liegenden Sachverhalt. Ebenso BFH vom 26.10.1982, VIII R 50/80, BStBl 1983 II, S. 209, zu einem Ehegatten-Arbeitsverhältnis. Gl.A. Bode, C./Grabner, E., DB 1996, S. 549; Förster, W./Heger, H.-J., DStR 1996, S. 413; Gschwendtner, H., DStZ 1996, S. 239; Niehues, K., DB 1996, S. 2453; o.V., GmbHR 1997, S. 24; Otto, K., DStR 1996, S. 773; Schwedhelm, R., GmbH-StB 1997, S. 148. A.A. Höfer, R., BetrAVG, Band II, 1997, Rdnr. 2015, 2039; Höfer, R., BB 1996, S. 44; Höfer, R., Besteuerung, 1996, Rdnr. 125; Schmidt, L., 2000, § 6a EStG, Rz. 21; Wochinger, P., Stbg 1999, S. 201.

598 Vgl. Pinkos, E., BetrAV 1997, S. 304, mit Verweis auf die OFD Hannover. Kritisch zum Ausschluß der Vorsorgeaufwendungen im Fall der Gehaltsumwandlung

Rechtsprechung begründet diese Auffassung damit, daß die fiktive Jahresnettoprämie bei Pensionszusagen, die an einen bestimmten Prozentsatz des laufenden Gehalts anknüpfen, üblicherweise nicht zur Bemessungsgrundlage gehören. Für Festbetragszusagen muß dasselbe gelten.[599] Auch aus der Rechtsprechung zur Nur-Pension läßt sich der Schluß ziehen, daß die fiktive Jahresnettoprämie nicht in den Aktivbezügen anzusetzen ist.[600] Zwar bezieht sich die Rechtsprechung zur Nur-Pension auf die Anerkennung dem Grunde nach, während die Frage der Überversorgung die Anerkennung der Höhe nach betrifft. Gleichwohl führt das Versprechen einer Nur-Pension zu einer Überversorgung von 100 %.[601] Der Ausgrenzung ist darüber hinaus aus denselben Gründen zuzustimmen, die in bezug auf die Direktversicherungsprämie angeführt worden sind.

5.3.3.3.3.2. Vereinfachungsregel

Die Vereinfachungsregel gilt auch für die Direktzusage.[602] Wird die Altersversorgung allein über eine Direktzusage abgesichert, so darf der Gesamtaufwand der GmbH für die Direktzusage 30 % des laufenden steuerpflichtigen Jahresarbeitslohns nicht überschreiten. Zu beachten ist, daß der Jahresaufwand nicht mit der fiktiven Jahresnettoprämie[603], sondern mit den Zuführungen zur Pensionsrückstellung anzusetzen ist.

	Jahresaufwand für Zuführung Pensionsrückstellung Alter
+	Jahresaufwand für Zuführung Pensionsrückstellung Witwe
=	Gesamtaufwand

Insoweit kann es insbesondere bei der Erstzuführung zur Pensionsrückstellung zur Anzeige einer verdeckten Gewinnausschüttung nach der Vereinfachungsregel kommen. In diesem Fall ist die Grundregel für die Beurteilung der Überversorgung entscheidend.

Doetsch, P.A., Versorgungszusagen, 1997, S. 46-47; Gosch, D., BB 1996, S. 1692; Pinkos, E., BetrAV 1997, S. 304.

599 Vgl. FG Berlin vom 26.3.1997, VIII 236/93, EFG 1998, S. 28, rkr.

600 Kritisch zu diesem Schluß Blümich, W., 1995, § 8 KStG, Rz. 735-736.

601 Vgl. BFH vom 17.5.1995, I R 147/93, BStBl 1996 II, S. 204. Siehe dazu auch Gosch, D., DStZ 1997, S. 5; Gosch, D., BB 1996, S. 1692; Schmidt, L., 2000, § 6a EStG, Rz. 21.

602 Vgl. BMF-Schreiben vom 7.1.1998, IV B 2 - S 2176 - 178/97, DStR 1998, S. 531; OFD Koblenz vom 16.4.1998, S 2176 A - St 43 1, WPg 1998, S. 518; Blümich, W., 1995, § 8 KStG, Rz. 735; Gehrmann, R., Inf 1998, S. 682; Otto, K., DStR 1996, S. 773. Zur Vereinfachungsregel bei der Direktversicherung siehe Abschnitt 5.2.3.3.2.2.

603 Zu diesem Vorschlag siehe Otto, K., DStR 1996, S. 773.

Der steuerpflichtige Jahresarbeitslohn entspricht dem Festgehalt und der erwarteten Tantieme. Die Direktzusage wird im Gegensatz zur Direktversicherung nicht im Jahresarbeitslohn erfaßt.

Festgehalt
\+ erwartete Tantieme
= laufender steuerpflichtiger Jahresarbeitslohn

Der Vereinfachungsregel kommt im Rahmen dieser Arbeit keine große Bedeutung zu. Aufgrund der Prämisse der Vermeidung verdeckter Gewinnausschüttungen, der bedingt durch die Berücksichtigung einer Probe- und Wartezeit relativ hohen Erstzuführung zur Pensionsrückstellung und der progressiven Rückstellungsentwicklung bis zum Eintritt in den Ruhestand kann nach der Vereinfachungsregel nur eine sehr niedrige Versorgungszusage erteilt werden. Die Vereinfachungsregel wird deshalb von der Grundregel dominiert.

5.3.4. Insolvenzschutz

Beherrschende Gesellschafter-Geschäftsführer sind nicht insolvenzversicherungspflichtig und ihre Versorgungsansprüche deshalb auch nicht insolvenzgeschützt. Unmittelbare Versorgungszusagen unterliegen dem Insolvenzrisiko in besonderem Maße, da eine Aussonderung des in der Pensionsrückstellung gebildeten notwendigen Deckungskapitals aus der Konkursmasse nicht erfolgt.[604] Für den Geschäftsführer besteht deshalb die Gefahr, daß die Versorgungsansprüche im Insolvenzfall nicht erfüllt werden können. Dieses Risiko ist nicht auf die Erwerbsphase beschränkt. Es besteht auch in der Ruhestandsphase und im Fall einer Zusage auf Hinterbliebenenversorgung darüber hinaus für die Witwenrente.
Verstärkt wird das Risiko dadurch, daß die GmbH das aus der Unsicherheit der Lebensspanne des Geschäftsführers und seiner Ehefrau resultierende wirtschaftliche Risiko bei direkten Versorgungszusagen selbst trägt. Dadurch ist die Altersversorgung zum einen von der wirtschaftlichen Lage des Unternehmens abhängig.[605] Bei Zusagen auf Witwenrente kann zum anderen der frühzeitige Tod des Geschäftsführers den Erfolg der GmbH so stark belasten, daß deren Existenz bedroht ist, denn im Todeszeitpunkt des Geschäftsführers kann es zu einer erheblichen Belastung des Gewinns durch den Bilanzsprung kommen.[606] Dieses Risiko ist für das Unterneh-

---

[604] Vgl. Blomeyer, W./Otto, K., BetrAVG, 1997, § 7 BetrAVG, RdNr. 49; Höfer, R., BetrAVG, Band I, 1999, § 7 BetrAVG, Rdnr. 2819, 2821.
[605] Vgl. Cramer, K., BB 1997, S. 2642-2643; Reichert, G., DStR 1997, S. 835.
[606] Vgl. Cramer, K., BB 1995, S. 921; Reuter, H.-P., GmbHR 1994, S. 141.

men besonders groß, wenn nur wenige Pensionszusagen vorliegen.[607] Die Versorgungszusage kann sich auf diese Weise selbst gefährden.
Eine Absicherung der Direktzusage ist allerdings durch den Abschluß einer Rückdeckungsversicherung möglich.

5.4. Rückdeckungsversicherung

5.4.1. Begriffsabgrenzung und Charakterisierung

Eine Rückdeckungsversicherung ist eine Lebensversicherung des Arbeitgebers auf das Leben eines Arbeitnehmers. Hinsichtlich ihres Aufbaus und ihrer tariflichen Ausgestaltung bestehen keine Unterschiede gegenüber einer Direktversicherung.[608] Im Gegensatz zur Direktversicherung ist jedoch nicht der Arbeitnehmer bezugsberechtigt, sondern der Arbeitgeber.[609] Die Versicherung wird aus Mitteln des Arbeitgebers finanziert. Der Versicherungsanspruch gehört zu seinem Betriebsvermögen.
Der Abschluß einer Rückdeckungsversicherung ist keine zwingende Voraussetzung, sondern allenfalls ein Indiz[610] für die Ernsthaftigkeit und damit für die steuerliche Anerkennung einer Direktzusage an den beherrschenden Gesellschafter-Geschäftsführer.[611] Zur Bewältigung der Risiken, die für die GmbH und den Geschäftsführer mit einer Direktzusage auf Altersversorgung verbunden sind, ist eine Rückdeckungsversicherung jedoch zu empfehlen.[612] Gefahren bestehen im Hinblick auf die im Rahmen dieser Arbeit betrachtete Direktzusage zum einen aus Sicht der GmbH im Bilanzsprungrisiko für den Fall des vorzeitigen Todes des Geschäftsführers und zum anderen aus Sicht des Geschäftsführers im Insolvenzrisiko

---

607 Vgl. Ahrend, P./Förster, W./Rößler, N., Steuerrecht, 1995, 2. Teil, Rdnr. 360.

608 Vgl. Ahrend, P./Förster, W./Rößler, N., Steuerrecht, 1995, 2. Teil, Rdnr. 363; Kunert, G., DB 1991, Beilage 13, S. 18; Kußmaul, H., Altersversorgung, 1995, S. 10.

609 Vgl. Ahrend, P./Förster, W./Rößler, N., Steuerrecht, 1995, 1. Teil, Rdnr. 95, sowie 2. Teil, Rdnr. 364; Hagelschuer, P.B., Lebensversicherung, 1987, S. 213; Herrmann, C./Heuer, G./Raupach, A., 1996, § 19 EStG, Anm. 400.

610 Vgl. Höfer, R./Kisters-Kölkes, M., BB 1989, S. 1158; Langohr-Plato, U., Stbg 1992, S. 261; Reuter, H.-P., GmbHR 1997, S. 1127.

611 Vgl. BFH vom 22.10.1998, I R 29/98, BFH/NV 1999, S. 972; BFH vom 11.2.1998, I R 73/97, BFH/NV 1998, S. 1262; BFH vom 29.10.1997, I R 52/97, BStBl 1999 II, S. 318; BFH vom 15.10.1997, I R 42/97, BStBl 1999 II, S. 316; Brandmüller, G., Geschäftsführer, 1997, Rz. 619-620; Cramer, K., BB 1995, S. 921; Fromm, R., BB 1996, S. 952.

612 Etwa 70 % der Zusagen an beherrschende Gesellschafter-Geschäftsführer sind rückgedeckt, vgl. Stubben, H.-D., DSWR 1998, S. 179.

für den Fall des Konkurses der GmbH. Beide Risiken lassen sich über eine Rückdeckungsversicherung absichern.[613]
Aus Sicht der GmbH ist es insoweit ausreichend, über die Rückdeckungsversicherung allein das Bilanzsprungrisiko abzudecken. Dieser Versicherungsumfang wird als partielle oder Risikorückdeckung bezeichnet. Zur Abdeckung des Bilanzsprungrisikos werden Risikoversicherungen, das heißt einjährige Todesfallversicherungen mit Kapitalleistung, abgeschlossen, deren Höhe mit der Höhe des Bilanzsprungrisikos abgestimmt ist. Die Höhe dieses Risikos reduziert sich von Jahr zu Jahr. Es entspricht der Differenz aus dem versicherungsmathematischen Barwert der sofort beginnenden Witwenrente und der bereits für die Altersversorgung des Geschäftsführers und die Witwenversorgung gebildeten Pensionsrückstellung. Die Höhe der Versicherungssumme kann deshalb im Zeitablauf ständig reduziert werden.[614] Dem Aufwand aus der Erhöhung der Pensionsrückstellung steht auf diese Weise ein entsprechender Ertrag aus dem Zufluß der Versicherungsleistung gegenüber. Zur Bewältigung des Insolvenzrisikos ist die partielle Rückdeckung jedoch nur insoweit geeignet, als durch sie die Versorgungszusage selbst als Insolvenzursache ausgeschlossen werden kann. Die Gefährdung der Versorgungsansprüche des Geschäftsführers durch das allgemeine Unternehmerrisiko bleibt hiervon weitgehend unberührt.
Wird die Rückdeckungsversicherung mit dem Ziel abgeschlossen, das die Versorgungsansprüche des Geschäftsführers belastende Insolvenzrisiko abzudecken, so muß die Versicherung zum einen an den Geschäftsführer verpfändet und zum anderen eine dem zugesagten Versorgungsumfang entsprechende Versicherung abgeschlossen, das heißt eine kongruente Rückdeckung verfolgt werden.[615]
Der Versorgungsanspruch ist nur dann vollständig gegen das Insolvenzrisiko geschützt, wenn der Zufluß der Rentenzahlungen beim Geschäftsführer unabhängig von der wirtschaftlichen Entwicklung der GmbH ist. Da der Versicherungsanspruch aus der Rückdeckungsversicherung zum Betriebsvermögen der GmbH gehört und somit im Insolvenzfall grundsätzlich in die Konkursmasse eingeht[616], ist die Verpfändung[617] des Versiche-

---

[613] Vgl. Doetsch, P.A., Versorgungszusagen, 1997, 18-20; Hagelschuer, P.B., Lebensversicherung, 1987, S. 220-221; KPMG Deutsche Treuhand-Gruppe, Altersversorgung, 1991, S. 41; Langohr-Plato, U., Stbg 1992, S. 309.

[614] Vgl. Heubeck, K./Schmauck, U., Altersversorgung, 1998, Rz. 363.

[615] Vgl. Kußmaul, H., Altersversorgung, 1995, S. 210; Langohr-Plato, U., Stbg 1992, S. 309; Reichert, G., DStR 1997, S. 835.

[616] Vgl. Kunert, G., DB 1991, Beilage 13, S. 19; Kußmaul, H., Altersversorgung, 1995, S. 210; Langohr-Plato, U., Stbg 1992, S. 309.

[617] Vgl. BGH vom 10.7.1997, IX ZR 161/96, BB 1997, S. 2656, sowie die Anmerkungen zu diesem Urteil von Doetsch, P.A., DB 1997, S. 2116-2117, und Neu-

rungsanspruchs an den Geschäftsführer erforderlich. Auf diese Weise erlangt der Geschäftsführer im Insolvenzfall ein Recht auf Hinterlegung der Ansprüche aus der Versicherung durch den Konkursverwalter und bei Eintritt der Versorgungsfälle auf Auszahlung der Versicherungsleistung in Höhe seines Versorgungsanspruchs.
Die tarifliche Ausgestaltung der Versicherung muß dem zugesagten Versorgungsumfang entsprechen. Insbesondere sind Kapitalversicherungen ungeeignet, wenn die Versorgungszusage Rentenleistungen vorsieht. Zum einen gehen die spätestens mit Erreichen des Pensionierungsalters fälligen Versicherungsansprüche anderenfalls in die Konkursmasse ein, wenn der Insolvenzfall erst in der Versorgungsphase eintritt.[618] Zum anderen entlasten die Renten die GmbH von dem Risiko der unsicheren Rentenzahlungsdauer. Darüber hinaus ersetzen die Rentenzahlungen die Liquiditätsplanung der GmbH, denn die ab Erreichen des Ruhestandsalters oder im vorzeitigen Versorgungsfall zufließenden Versicherungsleistungen können zeitnah zur Finanzierung der Rentenzahlungen an den Geschäftsführer verwendet werden.[619] Schließt die Versorgungszusage eine Witwenrente mit ein, so ist auch die Bewältigung des Bilanzsprungrisikos durch den Einbezug einer Witwenrentenzusatzversicherung gewährleistet.
Im Rahmen dieser Arbeit wird der Abschluß einer Rückdeckungsversicherung unter der Zielsetzung mit in die Untersuchung einbezogen, auch eine der Direktversicherung hinsichtlich des Insolvenzrisikos vergleichbare Variante der Direktzusage zu erfassen. Dieser Zielsetzung wird nur durch die kongruente Rückdeckung der Direktzusage entsprochen.

5.4.2. Steuerliche Behandlung

5.4.2.1. Unternehmensebene

Rückdeckungsversicherungen werden steuerlich auch dann anerkannt, wenn sie zur Absicherung der Versorgungsansprüche beherrschender Gesellschafter-Geschäftsführer abgeschlossen werden.[620]

---

mann, B., BB 1997, S. 2658-2659; BMF-Schreiben vom 16.4.1982, IV B 6 - S 2373 - 5/82, BB 1982, S. 849; Ahrend, P./Förster, W./Rößler, N., Steuerrecht, 1995, 1. Teil, Rdnr. 588, und 2. Teil, Rdnr. 373; Flore, I., GmbH-StB 1997, S. 249; Höfer, R., BetrAVG, Band I, 1999, § 7 BetrAVG, Rdnr. 2985, und Band II, 1997, Rdnr. 2132.14; Höfer, R./Abt, O., DB 1982, S. 1502; Mohr, R., GmbH-StB 2000, S. 140; Reuter, H.-P., GmbHR 1997, S. 1125, 1127; Reuter, H.-P., GmbHR 1994, S. 141-142.

618 Vgl. Heubeck, K./Schmauck, U., Altersversorgung, 1998, Rz. 378; Reichert, G., DStR 1997, S. 835.

619 Vgl. Kußmaul, H., Altersversorgung, 1995, S. 162.

620 Vgl. Herrmann, C./Heuer, G./Raupach, A., 1996, § 19 EStG, Anm. 405.

Die Prämienzahlungen der GmbH an den Versicherer sind handelsrechtlich Aufwand und steuerlich abziehbare Betriebsausgaben, § 4 Abs. 4 EStG.[621] Da die GmbH im Gegensatz zur Direktversicherung selbst anspruchsberechtigt ist, hat sie den Versicherungsanspruch aus einer Altersrentenversicherung mit oder ohne Witwenrentenzusatzversicherung in der Handelsbilanz[622] und aufgrund des Maßgeblichkeitsprinzips auch in der Steuerbilanz[623] zu aktivieren. Eine Saldierung mit dem Wert der Pensionsrückstellung ist nicht möglich, § 246 Abs. 2 HGB, § 5 Abs. 1 EStG.[624] Die Pflicht zur Aktivierung besteht, obwohl Altersrentenversicherungen nicht rückkaufsfähig bzw. nicht beleihbar sind.[625] Zu bewerten ist der Versicherungsanspruch in der Handels- und in der Steuerbilanz grundsätzlich mit dem Zeitwert nach § 176 Abs. 3 VVG.[626] Die fälligen Leistungen aus der Rückdeckungsversicherung sind Erträge bzw. Betriebseinnahmen der GmbH.[627]
Im Rahmen dieser Arbeit werden in bezug auf die Kalkulation der Prämien bzw. Versicherungsleistungen und in bezug auf den Wertansatz der Rückdeckungsversicherung dieselben Vereinfachungen getroffen wie bei der Direktversicherung. Der in der Bilanz anzusetzende Zeitwert ist versicherungsmathematisch identisch zur auf Basis der sich im Zeitablauf tatsächlich einstellenden Rechnungsgrundlagen berechneten Deckungsrückstellung.[628] Da im Rahmen dieser Arbeit unveränderte Sterbewahrschein-

---

621 Vgl. BFH vom 5.6.1962, I 221/60 U, BStBl 1962 III, S. 416; Reuter, H.-P., GmbHR 1997, S. 1125; Reuter, H.-P., GmbHR 1994, S. 141.

622 Vgl. Güldenagel, H.-J., WPg 1981, S. 395; Wichmann, G., DB 1992, S. 2206; Wichmann, G., BB 1989, S. 1228.

623 Vgl. BMF-Schreiben vom 19.11.1993, IV B 2 - S 2176 - 66/93, BB 1994, S. 112; Flore, I., GmbH-StB 1997, S. 249; Reuter, H.-P., GmbHR 1997, S. 1126; Reuter, H.-P., GmbHR 1994, S. 142; Schanz, T., DB 1993, S. 1151.

624 Vgl. BFH vom 1.2.1966, I 90/63, BStBl 1966 III, S. 251; R 41 Abs. 24 Satz 1 EStR; Herrmann, C./Heuer, G./Raupach, A., 1996, § 6a EStG, Anm. 106; KPMG Deutsche Treuhand-Gruppe, Altersversorgung, 1991, S. 72; Kußmaul, H., Inf 1995, S. 215; Mössner, J.M./Seeger, S.F., 1979, § 8 KStG, Rdnr. 98/6.

625 Vgl. Höfer, R., BetrAVG, Band II, 1997, Rdnr. 631.

626 Vgl. Höfer, R., BetrAVG, Band II, 1997, Rdnr. 631; zu diesem Wertansatz in der Steuerbilanz siehe auch R 41 Abs. 24 Satz 2 EStR. A.A. Güldenagel, H.-J., WPg 1981, S. 396; Wichmann, G., DB 1992, S. 2206; Wichmann, G., BB 1989, S. 1231, nach deren Ansicht in Handels- und Steuerbilanz der niedrigere - im vorliegenden Fall Null DM betragende - Rückkaufswert anzusetzen ist.

627 Vgl. Hagelschuer, P.B., Lebensversicherung, 1987, S. 221; KPMG Deutsche Treuhand-Gruppe, Altersversorgung, 1991, S. 72; Kreußler,U./Heilmann, P./Nörig, H., Lebensversicherung, 1990, S. 65; Reuter, H.-P., GmbHR 1997, S. 1126; Reuter, H.-P., GmbHR 1994, S. 142.

628 Vgl. Claus, G., ZfV 1994, S. 144. Die der tatsächlichen Entwicklung entsprechenden Rechnungsgrundlagen werden auch als Rechnungsgrundlagen zweiter Ord-

lichkeiten unterstellt und der Garantiezinssatz, die Überschußbeteiligung und die Kosten des Versicherers vereinfacht in einer saldierten Nettorendite erfaßt werden, ergibt sich der Zeitwert direkt aus den für das Dekkungskapital vorgestellten Berechnungsformeln unter Verwendung der tatsächlichen Nettorendite anstelle des Garantiezinssatzes. Zur Erläuterung der Entwicklung der Höhe der Forderung kann insoweit auf die Ausführungen zur Entwicklung der Pensionsrückstellung bei Verwendung des Gegenwartswertverfahrens verwiesen werden. Inwieweit sich für den Ansatz der Rückdeckungsversicherung und für den Ansatz der Pensionsrückstellung unterschiedliche Werte ergeben, hängt unter dieser Voraussetzung nur davon ab, in welchem Verhältnis der in bezug auf die Rückdeckungsversicherung verwendete Rechnungszinssatz und der für die Berechnung der Pensionsrückstellung vorgeschriebene Zinssatz von 6 % zueinander stehen.[629] In jedem Fall aber sind durch die Aktivierung in der Anwartschaftsphase steuerpflichtige Erträge auszuweisen[630], während es in der Versorgungsphase zur Verbuchung von Aufwendungen kommt, weil der Wertansatz der Forderung sich reduziert.[631] Zur vollständigen gewinnmindernden Auflösung der Forderung kommt es mit dem Tod des Geschäftsführers bzw. im Fall der Hinterbliebenenversorgung seiner Witwe.[632]

5.4.2.2. Gesellschafterebene

Eine Rückdeckungsversicherung berührt nicht die Bezüge des Gesellschafter-Geschäftsführers. Weder die Beitragszahlungen der GmbH noch der Zufluß der fälligen Versicherungsleistungen bei der GmbH führen beim Geschäftsführer zum Zufluß von Arbeitslohn.[633] Auch im Rahmen der Angemessenheitsprüfung bleibt die Rückdeckungsversicherung unbe-

---

nung, die bei Vertragsabschluß unterstellten Rechnungsgrundlagen als Rechnungsgrundlagen erster Ordnung bezeichnet, vgl. Isenbart, F./Münzner, H., Lebensversicherungsmathematik, S. 109.

[629] Zu teilweise gegensätzlichen Aussagen über die Relation der Werte siehe Ahrend, P./Förster, W./Rößler, N., Steuerrecht, 1995, 2. Teil, Rdnr. 380-381; Herrmann, C./Heuer, G./Raupach, A., 1996, § 6a EStG, Anm. 106; KPMG Deutsche Treuhand-Gruppe, Altersversorgung, 1991, S. 77; Kußmaul, H., Inf 1995, S. 215; Schanz, T., DB 1993, S. 1151; Wichmann, G., BB 1989, S. 1232.

[630] Vgl. Kunert, G., DB 1991, Beilage 13, S. 19.

[631] Vgl. Herrmann, C./Heuer, G./Raupach, A., 1996, § 6a EStG, Anm. 106.

[632] Vgl. Höfer, R., BetrAVG, Band II, 1997, Rdnr. 631.

[633] Vgl. BFH vom 5.6.1962, I 221/60 U, BStBl 1962 III, S. 416; Herrmann, C./Heuer, G./Raupach, A., 1996, § 19 EStG, Anm. 406, 410; Kreußler,U./Heilmann, P./ Nörig, H., Lebensversicherung, 1990, S. 65; Lademann, F./Söffing, G., 1964, § 19 EStG, Anm. 277; Mohr, R., GmbH-StB 2000, S. 141; Reuter, H.-P., GmbHR 1997, S. 1126; Reuter, H.-P., GmbHR 1994, S. 141.

rücksichtigt.[634] Dies gilt auch bei Verpfändung der Versicherung an den Geschäftsführer.[635]
Ist die Rückdeckungsversicherung an den Geschäftsführer verpfändet und tritt der Insolvenzfall ein, so berührt der Einzug der Forderung durch den Geschäftsführer nicht seine steuerpflichtigen Einkünfte.[636] Erst die im Versorgungsfall zufließenden Renten sind zu versteuern, wobei die ursprüngliche Einkunftsart erhalten bleibt. Die Versicherungsleistungen stellen also nachträgliche Einkünfte aus nichtselbständiger Arbeit dar, § 19 Abs. 1 Nr. 2 EStG.[637]

---

634 Vgl. Schuhmann, H., StBp 1988, S. 202.
635 Vgl. BMF-Schreiben vom 16.4.1982, IV B 6 - S 2373 - 5/82, BB 1982, S. 849; Höfer, R., BetrAVG, Band II, 1997, Rdnr. 2132.16; Höfer, R./Kisters-Kölkes, M., BB 1989, S. 1158; Lademann, F./Söffing, G., 1964, § 19 EStG, Anm. 272.
636 A.A. Reichert, G., DStR 1997, S. 835.
637 Vgl. Ahrend, P./Förster, W./Rößler, N., Steuerrecht, 1995, 2. Teil, Rdnr. 373; Höfer, R., BetrAVG, Band II, 1997, Rdnr. 2132.17; Höfer, R., Besteuerung, 1996, Rdnr. 203; Höfer, R./Abt, O., DB 1982, S. 1502.

6. Ergänzung des Festgehalts um eine Versorgungszusage - Darstellung des Berechnungsmodells

Die Zielsetzung dieser Arbeit besteht neben der Ableitung eines Orientierungsrahmens zur Bemessung einer steuerlich anerkannten Gesamtvergütung in der Ableitung von Gestaltungsempfehlungen für deren Zusammensetzung. Nach der Herleitung des Ermittlungsschemas für die Gesamtvergütung im dritten, der Beurteilung von Tantiemevereinbarungen im vierten und der Abgrenzung und Beschreibung der in die Untersuchung zur Zusammensetzung der Vergütung einbezogenen Durchführungswege der betrieblichen Altersversorgung in Abschnitt 5. ist nun das Berechnungsmodell vorzustellen, auf dessen Grundlage die Ableitung der Zusammensetzungsempfehlungen für die Aktiv- und Versorgungszeit beruht.

6.1. Struktur des Berechnungsmodells

6.1.1. Kombinierte Verwendung von Kapitalwert- und Vermögensendwertmethode

6.1.1.1. Vorteilhaftigkeitsvergleich anhand der Kapitalwertmethode

Da in die Untersuchung mit der Direktzusage auch ein unmittelbares Versorgungssystem einbezogen wird, kann der Vorteilhaftigkeitsvergleich für verschiedene Konzepte der Altersversorgung nur über die Betrachtung eines mehrere Jahrzehnte umfassenden Wirkungszeitraums erfolgen, denn bei unmittelbaren Versorgungssystemen ist die Höhe der Rente nicht Ausdruck einer Rentabilität, sondern lediglich einer vertraglichen Vereinbarung. Die wirtschaftlichen Auswirkungen schlagen sich in diesem Fall auf der Gesellschaftsebene nieder und unterscheiden sich von Jahr zu Jahr. Es ist nicht möglich, diese Auswirkungen in einem konstanten Jahresbetrag auszudrücken, wie dies bei der Rente aus einer Direktversicherung der Fall ist. Zur Zusammenfassung und wirtschaftlichen Beurteilung der Effekte, die sich innerhalb des Betrachtungszeitraums aus den jeweils betrachteten Gestaltungsalternativen ergeben, kommen insbesondere die Vermögensendwert- und die Kapitalwertmethode in Betracht.[638] Beide Konzepte fassen die zu unterschiedlichen Zeitpunkten anfallenden Zahlungsmittelsalden (ZM_t) auf einen Zeitpunkt zusammen, was zur Herstellung der Vergleichbarkeit der Alternativen unerläßlich ist. Bezugspunkte der Zusammenfassung sind bei der Vermögensendwertmethode das Ende ($t = T$) und bei der Kapitalwertmethode der Anfang des Betrachtungszeitraums ($t = 0$). Der Anfang des Betrachtungszeitraums entspricht dem Zeitpunkt des Diensteintritts, in dem der Geschäftsführer ein Alter von x

[638] Zu diesen Methoden siehe Scheffler, W., WISU 1991, S. 449-455; Schneeloch, D., Steuerpolitik, 1994, S. 40-42, 133-135.

und seine Ehefrau ein Alter von y Jahren erreicht hat. Das Ende des Betrachtungszeitraums ist bei der Untersuchung von Altersversorgungssystemen einschließlich Hinterbliebenenversorgung durch den Todeszeitpunkt $T = \max(T_x, T_y)$ des zuletzt versterbenden Ehegatten definiert, da die Versorgungsleistung in Form von Leibrenten erbracht wird. Das Ende des Betrachtungszeitraums ist ein unsicherer Zeitpunkt. Eine sinnvolle Beurteilung der alternativen Durchführungswege der betrieblichen Altersversorgung kann nur unter Berücksichtigung dieser Unsicherheit erfolgen. Es ist zu untersuchen, inwieweit sich Änderungen des Todeszeitpunkts des zuletzt versterbenden Ehegatten auf die Vorteilhaftigkeit der jeweiligen Alternativen auswirken, das heißt das Ende des Betrachtungszeitraums ist zu variieren. Vermögensendwerte, die sich auf unterschiedliche Endzeitpunkte beziehen, sind jedoch nicht miteinander vergleichbar. Zur Herstellung der Vergleichbarkeit müssen die Vermögensendwerte auf einen einheitlichen Zeitpunkt auf- oder abgezinst werden. Die Auf- oder Abzinsung auf einen bestimmten Endzeitpunkt ist jedoch zum einen nur unter Verwendung weiterer Annahmen - etwa des anzuwendenden Durchschnittsteuersatzes der Erben - möglich. Zum anderen kann die Auswahl des Endzeitpunkts nur willkürlich erfolgen. Die Kapitalwertmethode ist nicht mit diesen Problemen behaftet, denn der Anfangszeitpunkt $t = 0$ wird von der Länge des Betrachtungszeitraums nicht beeinflußt. Die Vergütungsgestaltungen werden deshalb mit Hilfe der Kapitalwertmethode beurteilt. Zur Berechnung des Kapitalwerts müssen zunächst die jährlichen Zahlungsmittelsalden (ZM_t) bestimmt werden, die mit der jeweiligen Vergütungsalternative verbunden sind. Diese Zahlungsmittelsalden sind anschließend mit dem Kalkulationszinssatz i auf den Zeitpunkt $t = 0$ abzuzinsen:

$$\text{Kapitalwert } C_0 = \sum_{t=1}^{T} \frac{ZM_t}{(1+i)^t}$$

6.1.1.2. Erfassung der Gesellschaftsebene anhand der Vermögensendwertmethode

Ausgangspunkt der Kapitalwertberechnung ist bei jeder Vergütungsgestaltung die GmbH, bei der vorausgesetzt wird, daß sie während der gesamten Aktivzeit des Geschäftsführers jährlich über einen Gewinn vor Steuern und Geschäftsführervergütung in Höhe der angemessenen Gesamtvergütung verfügt. Der Gewinn wird entsprechend der im Einzelfall betrachteten Kombination der Vergütungskomponenten auf schuldrechtlicher Basis als Vergütung an den Geschäftsführer weitergegeben, das heißt an den Geschäftsführer ausgezahlt, soweit eine Barvergütung vorliegt, an

einer Versicherer ausgezahlt, soweit es sich um Direktversicherungsprämien handelt, bzw. auf Ebene der GmbH angesammelt und erst in der Versorgungsphase in Form von Renten an den Geschäftsführer ausgezahlt, soweit die Vergütung in eine Direktzusage eingeht.
Für die Berechnung des Kapitalwerts ist deshalb zu beachten, daß sich für die Beurteilung relevante Zahlungsmittelsalden sowohl auf Ebene der GmbH als auch auf Ebene des Geschäftsführers bilden können. Erst die Zusammenfassung beider Ebenen erlaubt die wirtschaftliche Beurteilung einer Vergütungsgestaltung. Dieser Umstand wird berücksichtigt, indem die Zahlungswirkungen, die sich in den einzelnen Jahren auf Ebene der GmbH ergeben, auf einen Zeitpunkt zusammengefaßt und zu diesem Zeitpunkt in Form einer kumulierten positiven oder negativen Ausschüttung auf die Gesellschafterebene weitergegeben werden. Auf diese Weise ergibt sich auf Ebene der GmbH stets ein Zahlungsmittelsaldo von Null DM. Der Kapitalwert für den Gesellschaft-Gesellschafterkreis kann nun allein durch Abzinsung der Zahlungsmittelsalden auf Geschäftsführerebene auf den Zeitpunkt $t = 0$ ermittelt werden.
Zur Erfassung der Gesellschaftsebene im Kapitalwert auf Ebene des Geschäftsführers wird die GmbH insoweit wie ein außenstehender Dritter, also wie der Versicherer bei Betrachtung der Direktversicherung, behandelt. Die sich auf Ebene der GmbH ergebenden Zahlungswirkungen berühren den Geschäftsführer erst im Zeitpunkt der kumulierten Ausschüttung. Die kumulierte Ausschüttung der GmbH umfaßt neben den Primärzahlungen, das heißt den unmittelbar aus der jeweils betrachteten Gestaltungsalternative resultierenden Zahlungsmittelzu- und -abflüssen, auch deren Folgewirkungen, das heißt die Sekundärzahlungen in Form von Wiederanlagezinsen einschließlich der auf sie entfallenden Steuerwirkungen. Der Bezugszeitpunkt für die kumulierte Ausschüttung ist das Ende des Betrachtungszeitraums ($t = T$). In diesem Zeitpunkt wird das angesammelte Endvermögen der GmbH in Form einer kumulierten positiven oder negativen Ausschüttung auf die Gesellschafterebene weitergegeben. Im Ergebnis kommt damit auf Ebene der GmbH die Vermögensendwertmethode zur Anwendung. Diese Vorgehensweise gewährleistet, daß ein gegenüber der Geschäftsführerebene bestehender Nettozinsvorteil der GmbH zu einer Erhöhung des Kapitalwerts einer Gestaltungsalternative führt bzw. ein Nettozinsnachteil den Kapitalwert vermindert. Nur dieses Ergebnis ist befriedigend, wenn die bestehenden Gestaltungsalternativen aus Sicht des Geschäftsführers beurteilt werden sollen. Würde die kumulierte Ausschüttung - in Übereinstimmung mit der für die Gesellschafterebene gewählten Vorgehensweise - in Form des Kapitalwerts zum Zeitpunkt $t = 0$ erfolgen, so wäre die Wirkung eines Nettozinsvorteils der GmbH umgekehrt. Der auf Ebene der GmbH in diesem Fall höhere Kalku-

lationszinssatz würde zu einer im Vergleich zur Geschäftsführerebene höheren Abwertung aller auf Ebene der GmbH anfallenden Zahlungen führen. Die Vorteilhaftigkeit einer Gestaltungsalternative würde um so höher bewertet werden, je unrentabler die Wiederanlage auf Ebene der GmbH gestaltet würde, denn durch den dann niedrigeren Kalkulationszinssatz würde der Kapitalwert steigen. Der Zusammenhang wird anhand des folgenden Beispiels verdeutlicht:

Beispiel: Im Vergleich zweier Vergütungsgestaltungen fällt in Periode t = 10 alternativ auf Ebene der GmbH und auf Ebene des Geschäftsführers ein Überschuß von jeweils 100 DM an. Der Wiederanlagezinssatz vor Steuern beträgt jeweils 10 %, der Steuersatz auf Ebene der GmbH 38,65 % bzw. auf Geschäftsführerebene 46,12 %. Der Betrachtungszeitraum umfaßt zwanzig Jahre (T = 20).

	t = 0 (Kapitalwert)		t = 10		t = 20 (Vermögensendwert)
Vergleichsalternative					
Gesellschafter	+ 59,17	←	+ 100,00		
Alternative 1					
Gesellschaft	+ 55,13	←	+ 100,00		
Alternative 2					
Gesellschaft			+ 100,00	→	+ 181,38
Gesellschafter	+ 63,50	←			┘

Während die im Berechnungsmodell gewählte Vorgehensweise den Steuersatzvorteil der GmbH erfaßt - der Kapitalwert in Alternative zwei ist um 4,33 DM höher als in der Vergleichsalternative -, führt die Erfassung der Ebene der GmbH in einem Kapitalwert nach Alternative eins zu dem falschen Ergebnis, daß die Entstehung des Überschusses bei der GmbH vorzuziehen ist, weil der Kapitalwert in diesem Fall um 4,04 DM niedriger ausfällt als bei der Vergleichsalternative.

6.1.2. Berechnung der Zahlungsmittelsalden

6.1.2.1. Grundsatz

Bei allen Berechnungen wird unterstellt, daß der Diensteintritt und der Zusagezeitpunkt für die Altersversorgung des Geschäftsführers auf den Anfang des Jahres fallen. Auch die Direkt- und Rückdeckungsversicherung werden zu Beginn des Jahres abgeschlossen. Den Beginn des Betrachtungszeitraums bildet der Zeitpunkt t = 0. Da im Rahmen des Berechnungsmodells alle Zahlungen vereinfacht als am Ende des Jahres anfallend behandelt werden, wird der erste Zahlungsmittelsaldo auf den Zeitpunkt t = 1 berechnet. Auch der Jahresabschluß ist jeweils auf diesen Zeitpunkt bezogen zu erstellen.

Die Höhe der Zahlungsmittelsalden auf Ebene der GmbH wird neben dem unterstellten laufenden jährlichen Gewinn in Höhe der angemessenen Gesamtvergütung und den Auszahlungen in Form von Barvergütungen, Versicherungsprämien und Renten sowie den Zinswirkungen ($i * ZM_{gmbh,t-1}$) auch durch Steuerwirkungen ($S_{gmbh,t}$) bestimmt. Da die Vorteilhaftigkeit der Gestaltungsalternativen von den Steuerwirkungen mitbestimmt wird, kann auf ihre differenzierte Berücksichtigung nicht verzichtet werden.[639] Anderenfalls könnte nicht ausgeschlossen werden, daß die relative Vorteilhaftigkeit der Vergütungsgestaltungen falsch beurteilt wird. Die auf die Primärzahlungen und Wiederanlagezinsen anfallenden Steuerbe- und -entlastungen werden deshalb in den jährlichen Zahlungsmittelsalden mit erfaßt. Berechnet wird die jährliche Steuerbelastung anhand einer Veranlagungssimulation.[640] Eine Beschränkung auf die Verwendung von Teilsteuersätzen ist im Gegensatz zur Beurteilung der Tantieme in Abschnitt 4.2. nicht möglich, weil die Steuersätze, die bei den einzelnen Durchführungswegen der betrieblichen Altersversorgung zum Tragen kommen, erheblich voneinander abweichen können. Die Annahme gleicher Steuersätze kann hier zu falschen Ergebnissen führen, und für den Ansatz unterschiedlicher Steuersätze fehlen entsprechende Informationen. Auf Ebene des Geschäftsführers werden die Zahlungsmittelsalden grundsätzlich durch die Zuflüsse aus der Barvergütung bzw. Rentenzahlung und die Abflüsse aus der Besteuerung der Geschäftsführervergütung ($S_{ggf,t}$) sowie aus der Berücksichtigung von Entnahmen bestimmt, die nach noch zu beschreibenden Regeln vorgegeben werden. Differenziert wird zwischen den jährlichen Entnahmen in der Aktivzeit, in der Ruhestandsphase und für die Witwenversorgung (Ent_{Aktiv}, Ent_{Alter}, Ent_{Witwe}). Die Berechnung der Zahlungsmittelsalden erfolgt auch an dieser Stelle anhand einer Veranlagungssimulation. Die Zinswirkungen einschließlich der auf sie entfallenden Steuerwirkungen werden auf Ebene des Geschäftsführers aufgrund der Anwendung der Kapitalwertmethode hingegen ausschließlich im Kalkulationszinssatz erfaßt.[641]

In die Untersuchung einbezogen werden insgesamt vier mögliche Vergütungskomponenten: Im Bereich der Aktivbezüge wird das Festgehalt, im Bereich der Versorgungsbezüge alternativ die Direktversicherung, die Direktzusage und die kongruent rückgedeckte Direktzusage betrachtet.

---

639 Vgl. Schneeloch, D., Steuerpolitik, 1994, S. 146; Sigloch, J./Haueisen, P., DB 1983, S. 351; Wöhe, G./Bieg, H., Grundzüge, 1995, S. 352-354.

640 Siehe hierzu Rose, G., Steuerlehre, 1992, S. 32-38.

641 Vgl. Scheffler, W., WISU 1991, S. 450; Siegel, T., Steuerwirkungen, 1982, S. 69; Wöhe, G./Bieg, H., Grundzüge, 1995, S. 360-361.

Da die Geschäftsführervergütung zur Absicherung der Grundversorgung dienen soll, ist ein Festgehalt während der Aktivzeit in jedem Fall Bestandteil der Vergütungsgestaltung. Unterschiede für die Berechnung der Zahlungsmittelsalden ergeben sich dem Grunde nach somit ausschließlich aus den verschiedenen Formen der betrieblichen Altersversorgung. Der allgemein beschriebene Grundsatz zur Ermittlung der Zahlungsmittelsalden wird im folgenden auf diese verschiedenen Durchführungswege übertragen. Zur Erfassung der materiellen Bedeutung der betrieblichen Altersversorgung wird die Betrachtung dabei um die Möglichkeit der Ersparnisbildung in der Aktivzeit als Vergleichsalternative zur Finanzierung der Entnahmen in der Versorgungsphase ergänzt.

6.1.2.2. Direktversicherung

Alle bei Betrachtung der Kombination des Festgehalts mit einer Direktversicherung anfallenden Aufwendungen und Erträge sind gleichzeitig auch zahlungswirksam. Der Gewinn vor Steuern auf Ebene der GmbH ($G_{vorSt,t}$) ergibt sich während der Aktivzeit als Differenz aus dem unterstellten Gewinn in Höhe der angemessenen Gesamtvergütung (AGV) und dem abfließenden Festgehalt ($Gehalt_{DV}$) sowie der Direktversicherungsprämie ($Prämie_{DV}$). Darüber hinaus sind ab dem zweiten Betrachtungsjahr Zinsen auf den Zahlungsmittelsaldo des Vorjahres zu berücksichtigen ($i * ZM_{gmbh,t-1}$). Der nach Abzug der Steuerbelastung ($S_{gmbh,t}$) verbleibende Gewinn ($G_{nachSt,t}$) entspricht der Veränderung des Zahlungsmittelbestands ($ZM_{gmbh,t} - ZM_{gmbh,t-1}$). In der Versorgungsphase sind auf Ebene der GmbH nur noch die Zinsen auf den Zahlungsmittelbestand zum Ende der Aktivzeit ($ZM_{gmbh,n-1}$) zu erfassen und zu versteuern. Der bis zum Ende des Betrachtungszeitraums angesammelte Bestand an versteuerten Rücklagen bzw. Zahlungsmitteln ($ZM_{gmbh,T-1} + G_{nachSt,T}$) wird schließlich auf die Ebene des Geschäftsführers bzw. seiner Witwe ausgeschüttet, so daß sich ein Endvermögen von Null DM ($ZM_{gmbh,T} = 0$) ergibt.

Auf Ebene des Geschäftsführers sind in der Aktivzeit das Festgehalt und die Direktversicherungsprämie (soweit nicht pauschal besteuert) im zu versteuernden Einkommen ($Eink_{vorSt,t}$) zu erfassen und der Besteuerung zu unterwerfen ($S_{ggf,t}$). Der jährliche Zahlungsmittelsaldo entspricht der Differenz aus Festgehalt, Steuerbelastung und Entnahme ($ZM_{ggf,t} = Gehalt_{DV} - S_{ggf,t} - Ent_{Aktiv}$). In der Versorgungsphase wird das laufende Gehalt dem Grunde nach lediglich durch die Alters- bzw. Witwenrente des Versicherers ersetzt. In der Höhe unterscheiden sich die den Zahlungsmittelsaldo bestimmenden Größen allerdings im Vergleich zur Aktivzeit. In der letzten Periode des Betrachtungszeitraums ist darüber hinaus die Gewinnausschüttung der GmbH im zu versteuernden Einkommen und im Zahlungsmittelbestand des Geschäftsführers bzw. seiner Witwe zu erfassen.

Tabelle 6.1: **Berechnungsschema der Zahlungsmittelsalden für die Direktversicherung**

Direktversicherung t =	1	n	T_x-1	T_y-1 T = max (T_x,T_y)
GmbH	Aktiv	Alter	Witwe	Tod
Gewinn vor Vergütung und Steuern + Zinsen – Geschäftsführervergütung	AGV + i * $ZM_{gmbh,t-1}$ – $Gehalt_{DV}$ – $Prämie_{DV}$	0 + i * $ZM_{gmbh,t-1}$ – 0	0 + i * $ZM_{gmbh,t-1}$ – 0	0 + i * $ZM_{gmbh,T-1}$ – 0
= Gewinn vor St. – Steuern	$G_{vorSt,t}$ – $S_{gmbh,t}$	$G_{vorSt,t}$ – $S_{gmbh,t}$	$G_{vorSt,t}$ – $S_{gmbh,t}$	$G_{vorSt,T}$ – $S_{gmbh,T}$
= Gewinn nach St.	$G_{nachSt,t}$	$G_{nachSt,t}$	$G_{nachSt,t}$	$G_{nachSt,T}$
Zahlungsmittel t-1	$ZM_{gmbh,t-1}$	$ZM_{gmbh,t-1}$	$ZM_{gmbh,t-1}$	$ZM_{gmbh,T-1}$
+ Gewinn nach St. – Dividende	+ $G_{nachSt,t}$ – 0	+ $G_{nachSt,t}$ – 0	+ $G_{nachSt,t}$ – 0	+ $G_{nachSt,T}$ – $ZM_{gmbh,T-1}$ – $G_{nachSt,T}$
= Zahlungsmittel t	$ZM_{gmbh,t}$	$ZM_{gmbh,t}$	$ZM_{gmbh,t}$	0
Geschäftsführer				
Geschäftsführervergütung + Dividende	$Gehalt_{DV}$ + $Prämie_{DV}$ + 0	$Rente_{Alter,DV}$ + 0	$Rente_{Witwe,DV}$ + 0	$Rente_{Alter/Witwe,DV}$ + $ZM_{gmbh,T-1}$ + $G_{nachSt,T}$
= Einkommen vor St. – Steuern	$Eink_{vorSt,t}$ – $S_{ggf,t}$	$Eink_{vorSt,t}$ – $S_{ggf,t}$	$Eink_{vorSt,t}$ – $S_{ggf,t}$	$Eink_{vorSt,T}$ – $S_{ggf,T}$
= Einkommen nach St. – nicht zahlungswirks. – Entnahme	$Eink_{nachSt,t}$ – $Prämie_{DV}$ – Ent_{Aktiv}	$Eink_{nachSt,t}$ – 0 – Ent_{Alter}	$Eink_{nachSt,t}$ – 0 – Ent_{Witwe}	$Eink_{nachSt,T}$ – 0 – $Ent_{Alter/Witwe}$
= Zahlungsmittel t	$ZM_{ggf,t}$	$ZM_{ggf,t}$	$ZM_{ggf,t}$	$ZM_{ggf,T}$

Die Vorgehensweise zur Berechnung der Zahlungsmittelsalden wird in Tabelle 6.1 in allgemeiner Form für die Direktversicherung zuammengefaßt. Der Zeitpunkt t = n bezeichnet den planmäßigen Ruhestandseintritt des Geschäftsführers, t = T_x entspricht dem Todeszeitpunkt des Geschäftsführers, t = T_y demjenigen seiner Witwe. Stirbt der Geschäftsführer vor Erreichen des Pensionierungsalters, entfällt die Spalte drei aus der obigen Darstellung, stirbt die Ehefrau vor ihrem Ehemann, entfällt Spalte vier.

6.1.2.3. Direktzusage ohne Rückdeckungsversicherung

Das Berechnungsschema zur Direktzusage stimmt mit demjenigen zur Direktversicherung in weiten Teilen überein. Auf Ebene der GmbH ergeben sich Unterschiede zum einen dadurch, daß der erfolgs- und zahlungswirksame Abfluß einer Versicherungsprämie entfällt, dafür in der Versorgungsphase aber der Abfluß von Alters- und gegebenenfalls Witwenrenten zu berücksichtigen ist ($Rente_{Alter,DZ}$ und $Rente_{Witwe,DZ}$). Da auch die in jedem Jahr unterschiedliche erfolgswirksame Änderung der Pensionsrückstellung (Δ RSt_t) berücksichtigt werden muß, können zum anderen weder der erforderliche Gewinn der GmbH vor Steuern und Vergütung in der Aktivzeit auf die angemessene Gesamtvergütung begrenzt noch die mit der Vergütungsgestaltung verbundenen Erfolgswirkungen in der Versorgungsphase auf Null DM festgelegt werden.

Tabelle 6.2: Berechnungsschema der Zahlungsmittelsalden für die Direktzusage ohne Rückdeckungsversicherung

Direktzusage ohne RDV t =	1	n	T_x-1	T_y-1 → T = max (T_x,T_y)
GmbH	Aktiv	Alter	Witwe	Tod
Gewinn vor Vergütung und Steuern + Zinsen ± Δ Pensionsrückstell. – Geschäftsführervergütung	AGV + i * $ZM_{gmbh,t-1}$ – Δ RSt_t – $Gehalt_{DZ}$	0 + i * $ZM_{gmbh,t-1}$ ± Δ RSt_t – $Rente_{Alter,DZ}$	0 + i * $ZM_{gmbh,t-1}$ ± Δ RSt_t – $Rente_{Witwe,DZ}$	0 + i * $ZM_{gmbh,T-1}$ + Δ RSt_T – $Rente_{Alter/Witwe,DZ}$
= Gewinn vor St. – Steuern	$G_{vorSt,t}$ – $S_{gmbh,t}$	$G_{vorSt,t}$ – $S_{gmbh,t}$	$G_{vorSt,t}$ – $S_{gmbh,t}$	$G_{vorSt,T}$ – $S_{gmbh,T}$
= Gewinn nach St.	$G_{nachSt,t}$	$G_{nachSt,t}$	$G_{nachSt,t}$	$G_{nachSt,T}$
Zahlungsmittel t-1	$ZM_{gmbh,t-1}$	$ZM_{gmbh,t-1}$	$ZM_{gmbh,t-1}$	$ZM_{gmbh,T-1}$
+ Gewinn nach St., soweit zahlungswirks. – Dividende	+ $G_{nachSt,t}$ + Δ RSt_t – 0	+ $G_{nachSt,t}$ ± Δ RSt_t – 0	+ $G_{nachSt,t}$ ± Δ RSt_t – 0	+ $G_{nachSt,T}$ – Δ RSt_T – $ZM_{gmbh,T-1}$ – $G_{nachSt,T}$ + Δ RSt_T
= Zahlungsmittel t	$ZM_{gmbh,t}$	$ZM_{gmbh,t}$	$ZM_{gmbh,t}$	0
Geschäftsführer				
Geschäftsführervergütung + Dividende	$Gehalt_{DZ}$ + 0	$Rente_{Alter,DZ}$ + 0	$Rente_{Witwe,DZ}$ + 0	$Rente_{Alter/Witwe,DZ}$ + $ZM_{gmbh,T-1}$ + $G_{nachSt,T}$ – Δ RSt_T
= Einkommen vor St. – Steuern	$Eink_{vorSt,t}$ – $S_{ggf,t}$	$Eink_{vorSt,t}$ – $S_{ggf,t}$	$Eink_{vorSt,t}$ – $S_{ggf,t}$	$Eink_{vorSt,T}$ – $S_{ggf,T}$
= Einkommen nach St. – Entnahme	$Eink_{nachSt,t}$ – Ent_{Aktiv}	$Eink_{nachSt,t}$ – Ent_{Alter}	$Eink_{nachSt,t}$ – Ent_{Witwe}	$Eink_{nachSt,T}$ – $Ent_{Alter/Witwe}$
= Zahlungsmittel t	$ZM_{ggf,t}$	$ZM_{ggf,t}$	$ZM_{ggf,t}$	$ZM_{ggf,T}$

Der Jahresabschluß ist zum Ende des Jahres zu erstellen, die versicherungsmathematischen Formeln stellen hingegen auf eine Berechnung des Deckungskapitals zum Anfang des Jahres ab. Für die Bewertung der Rückstellung in der Bilanz kann deshalb auf das versicherungsmathematische Deckungskapital des jeweiligen Folgejahrs zurückgegriffen werden. In der Aktivzeit ist die Änderung der Pensionsrückstellung stets positiv, im Todeszeitpunkt des zuletzt versterbenden Ehegatten stets negativ, weil die Rückstellung aufgelöst wird. Für die restliche Versorgungszeit sind keine eindeutigen Aussagen möglich. Die aus den Aufwands- und Ertragswirkungen der Rückstellungsentwicklung resultierenden Steuerminder- oder -mehrzahlungen beeinflussen die Zahlungsmittelsalden der einzelnen Jahre. Weil die Bildung der Pensionsrückstellung zwar erfolgs-, jedoch nicht zahlungswirksam ist, fallen die Entwicklung der versteuerten Rücklagen und diejenige des Zahlungsmittelbestands bis zum Ende des Betrachtungszeitraums auseinander. Erst im Zeitpunkt $t = T$, das heißt nach der Auflösung der Pensionsrückstellung, sind beide Positionen wieder identisch. Der sich ergebende Endbestand an versteuerten Rücklagen bzw. Zahlungsmitteln der GmbH ($ZM_{gmbh,T-1} + G_{nachSt,T} - \Delta RSt_T$) wird abschließend wie bei der Direktversicherung vollständig ausgeschüttet. Auf Ebene des Geschäftsführers entfällt im Vergleich zur Direktversicherung die Berücksichtigung einer Versicherungsprämie im zu versteuernden Einkommen.

6.1.2.4. Direktzusage mit Rückdeckungsversicherung

Die Ergänzung der Direktzusage um eine Rückdeckungsversicherung betrifft in ihrer methodischen Erfassung ausschließlich die Ebene der GmbH. Hier sind zum einen der aufwands- und zahlungswirksame Abfluß der Versicherungsprämie ($Prämie_{RDV}$) in der Aktivzeit und der Zufluß der Rentenzahlungen des Versicherers in der Versorgungsphase ($Rente_{Alter,RDV}$ und $Rente_{Witwe,RDV}$) zu erfassen. Zum anderen ist der Versicherungsanspruch auf Ebene der GmbH zu aktivieren. Aufgrund der Beschränkung auf die kongruente Rückdeckung und weil sich die Besteuerung der Versicherungsleistung auf Ebene des Geschäftsführers im Insolvenzfall nicht von derjenigen der Direktzusage unterscheidet, entspricht die Höhe der rückzudeckenden Versicherungsleistung der zugesagten Bruttorente der Direktzusage. Für die Bewertung des Versicherungsanspruchs in der Bilanz kann wie bei der Pensionsrückstellung das versicherungsmathematische Deckungskapital des jeweiligen Folgejahrs herangezogen werden. Aus dem Ansatz der Forderung resultieren in der Aktivzeit stets Erhöhungen und im Todeszeitpunkt des zuletzt versterbenden Ehegatten stets Verminderungen des Gewinns der GmbH ($\Delta\, Ford_{RDV,t}$). Während der restlichen Versorgungszeit ist das Vorzeichen der aus der Wertfortschreibung der Rückdeckungsversicherung resultierenden Erfolgswirkung nicht eindeutig. Auch die Bilanzierung des Versicherungsanspruchs ist erfolgs-, aber nicht zahlungswirksam. Sie wirkt den sich aus der Pensionsrückstellung ergebenden Effekten grundsätzlich entgegen. Aufgrund der in der Regel unterschiedlichen Höhe beider Bilanzpositionen wird es bis zum Ende des Betrachtungszeitraums jedoch nach wie vor zu einem

Auseinanderfallen der angesammelten versteuerten Rücklagen und des Zahlungsmittelbestands kommen.

Für die Geschäftsführerebene ergeben sich in methodischer Hinsicht keine Änderungen im Vergleich zur Direktzusage ohne Rückdeckungsversicherung. Nur die Höhe des in der letzten Periode des Betrachtungszeitraums ausgeschütteten Endvermögens der GmbH ($ZM_{gmbh,T-1} + G_{nachSt,T} - \Delta RSt_T + \Delta Ford_{RDV,T}$) nimmt einen anderen Wert an.

Tabelle 6.3: Berechnungsschema der Zahlungsmittelsalden für die Direktzusage mit Rückdeckungsversicherung

Direktzusage mit RDV t =	1	n	T_x-1	T_y-1 T = max (T_x,T_y)
GmbH	Aktiv	Alter	Witwe	Tod
Gewinn vor Vergütung und Steuern + Zinsen ± Δ Pensionsrückstell. ± Δ Forderung RDV_t – Prämie RDV + Leistung RDV – Geschäftsführervergütung	AGV + i * $ZM_{gmbh,t-1}$ – Δ RSt_t + Δ $Ford_{RDV,t}$ – $Prämie_{RDV}$ + 0 – $Gehalt_{DZ}$	0 + i * $ZM_{gmbh,t-1}$ ± Δ RSt_t ± Δ $Ford_{RDV,t}$ – 0 + $Rente_{Alter,RDV}$ – $Rente_{Alter,DZ}$	0 + i * $ZM_{gmbh,t-1}$ ± Δ RSt_t ± Δ $Ford_{RDV,t}$ – 0 + $Rente_{Witwe,RDV}$ – $Rente_{Witwe,DZ}$	0 + i * $ZM_{gmbh,T-1}$ + Δ RSt_T – Δ $Ford_{RDV,T}$ – 0 + $Rente_{Alter/Witwe,RDV}$ – $Rente_{Alter/Witwe,DZ}$
= Gewinn vor St. – Steuern	$G_{vorSt,t}$ – $S_{gmbh,t}$	$G_{vorSt,t}$ – $S_{gmbh,t}$	$G_{vorSt,t}$ – $S_{gmbh,t}$	$G_{vorSt,T}$ – $S_{gmbh,T}$
= Gewinn nach St.	$G_{nachSt,t}$	$G_{nachSt,t}$	$G_{nachSt,t}$	$G_{nachSt,T}$
Zahlungsmittel t-1	$ZM_{gmbh,t-1}$	$ZM_{gmbh,t-1}$	$ZM_{gmbh,t-1}$	$ZM_{gmbh,T-1}$
+ Gewinn nach St., soweit zahlungswirks. – Dividende	+ $G_{nachSt,t}$ + Δ RSt_t – Δ $Ford_{RDV,t}$ – 0	+ $G_{nachSt,t}$ ± Δ RSt_t ± Δ $Ford_{RDV,t}$ – 0	+ $G_{nachSt,t}$ ± Δ RSt_t ± Δ $Ford_{RDV,t}$ – 0	+ $G_{nachSt,T}$ – Δ RSt_T + Δ $Ford_{RDV,T}$ – $ZM_{gmbh,T-1}$ – $G_{nachSt,T}$ + Δ RSt_T – Δ $Ford_{RDV,T}$
= Zahlungsmittel t	$ZM_{gmbh,t}$	$ZM_{gmbh,t}$	$ZM_{gmbh,t}$	0

6.1.2.5. Betriebliche Ersparnisbildung

Der Geschäftsführer hat schließlich auch die Möglichkeit, vollständig auf die betriebliche Altersversorgung zu verzichten und die Entnahmen ausschließlich über die Bildung von Ersparnissen aus der Geschäftsführervergütung während der Aktivzeit zu finanzieren. Zu diesem Zweck kommen die Ersparnisbildung auf Ebene der GmbH oder auf Ebene des Geschäftsführers in Frage. Wird die Ersparnisbildung auf Ebene des Geschäftsführers durchgeführt, so muß auch der Teil der Vergütung, der nicht zum sofortigen Konsum verwendet werden soll, zunächst als Gehalt ausgezahlt und dann bis zum Entnahmezeitpunkt verzinslich angelegt werden. Erfolgt die Ersparnisbildung auf Ebene der GmbH, so wird das

Gehalt auf den Betrag begrenzt, der zur Finanzierung des sofortigen Konsums erforderlich ist. Der Restbetrag der Gesamtvergütung wird auf Ebene der GmbH verzinslich angesammelt und zum Konsumzeitpunkt an den Geschäftsführer ausgeschüttet.

Welcher Alternative der Vorzug zu geben ist, wird im folgenden vereinfacht anhand der in Abschnitt 2.1.1. der Arbeit vorgestellten Teilsteuersätze beurteilt: Bei Zugrundelegung eines Gewerbesteuerhebesatzes von 400 %, des Einkommensteuerspitzensatzes von 42 % und eines Kirchensteuersatzes von 8 % unterliegen Gehaltszahlungen einem Steuersatz von 46,12 % und Gewinnausschüttungen einem Steuersatz von 52,79 %. Die Gehaltszahlung ist insoweit eindeutig vorteilhaft. Zu beachten ist jedoch, daß die Gewinnausschüttung erst um Jahre nach der Gehaltszahlung erfolgt. Bis zu diesem Zeitpunkt unterliegen die Ersparnisbeträge und die Zinsen auf Ebene der GmbH lediglich dem Thesaurierungssatz von 38,65 %. Die Zinsen auf Geschäftsführerebene werden dagegen wie die Gehaltszahlung mit 46,12 % belastet. Bezüglich der Verzinsung ist also die Ersparnisbildung auf Ebene der GmbH eindeutig vorteilhaft. Ob insgesamt die private oder die betriebliche Ersparnisbildung vorzuziehen ist, hängt deshalb entscheidend von der Länge des Ansparzeitraums und der Höhe sowie insbesondere dem Verhältnis der Bruttozinssätze auf GmbH- und Geschäftsführerebene ab. Der kritische Zeitpunkt t, zu dem sich die Vorteilhaftigkeit umkehrt, das heißt ab dem die betriebliche Ersparnisbildung vorteilhaft wird, kann nach dem folgenden Ansatz berechnet werden:

$$(1 - s_{gehalt}) * \{1 + i * (1 - s_{gehalt})\}^t = (1 - s_{gmbh}) * \{1 + i * (1 - s_{gmbh})\}^t * (1 - 0,5 * s_{gehalt})$$

Für die genannten Teilsteuersätze ergibt die Auflösung dieser Gleichung nach t die folgenden kritischen Zeitpunkte in Jahren. Dabei werden den Berechnungen Wiederanlagezinssätze vor Steuern zwischen 6 % und 10 % zugrunde gelegt:

Tabelle 6.4: Kritische Zeitpunkte für die Vorteilhaftigkeit von privater und betrieblicher Ersparnisbildung

Bruttozinssatz	betrieblich				
privat	6 %	7 %	8 %	9 %	10 %
6 %	30,5	12,9	8,2	6,0	4,8
7 %	–	26,3	12,1	7,9	5,9
8 %	–	–	23,1	11,5	7,6
9 %	–	–	–	20,7	10,8
10 %	–	–	–	–	18,7

Es sind drei Zonen zu unterscheiden: Ist der private Wiederanlagezinssatz vor Steuern um einen oder mehrere Prozentpunkte höher als der betriebliche Zinssatz, so wächst der Vorteil der privaten Ersparnisbildung weiter an. Die Gehaltszahlung bleibt stets vorteilhaft. Sind der private und der betriebliche Wiederanlagezinssatz vor Steuern gleich hoch, so wird der Gehaltsverzicht nach etwa zwanzig bis dreißig Jahren vorteilhaft. Ursächlich für die Umkehrung der Vorteilhaftigkeit sind allein die Steuersatzeffekte. Der erforderliche Zeitraum ist um so länger, je niedriger der Bruttozinssatz ist. Ist der private Wiederanlagezinssatz vor Steuern niedriger als der betriebliche Zinssatz, so tritt die Vorteilhaftigkeit des Gehaltsverzichts bereits nach vergleichsweise kurzen Zeiträumen ein, weil der für die Wiederanlagezinsen bestehende Steuersatzvorteil der GmbH durch einen Bruttozinsvorteil ergänzt wird.

Entscheidend für die Beurteilung ist nun, ob mit der Einhaltung von Ansparzeiträumen in entsprechender Länge gerechnet werden kann. Im Rahmen dieser Arbeit wird ausschließlich der Fall eines einheitlichen Zinssatzes für die Ebene der GmbH und die Ebene des Geschäftsführers betrachtet. In Abhängigkeit von der Höhe des Bruttozinssatzes muß der Ansparzeitraum somit mindestens zwanzig bis höchstens dreißig Jahre umfassen. Anhaltspunkte für die diesbezügliche Schätzung liefern die Länge des Zeitraums bis zum Erreichen des planmäßigen Ruhestandsalters und die Lebenserwartung, die auch als Grundlage für die Begrenzung des Betrachtungszeitraums bei der Kapitalwertberechnung herangezogen werden kann: Die verbleibende Aktivzeit für einen zu Beginn des Betrachtungszeitraums Dreißig-, Vierzig- sowie Fünfzigjährigen beträgt bei Zugrundelegung eines Pensionierungsalters von fünfundsechzig Jahren fünfunddreißig, fünfundzwanzig bzw. fünfzehn Jahre. Wird nun berücksichtigt, daß Ersparnisse nicht zu Beginn des Betrachtungszeitraums in einer Summe, sondern sukzessiv bis zum Eintritt in den Ruhestand gebildet werden, beträgt der durchschnittliche Ansparzeitraum siebzehneinhalb Jahre für einen Dreißigjährigen, zwölfeinhalb Jahre für einen Vierzig- und siebeneinhalb Jahre für einen Fünfzigjährigen. Auch der Konsum der Ersparnisse in der Versorgungsphase erfolgt nicht in einem Betrag, sondern sukzessiv, so daß auch in der Versorgungsphase Zinsen auf den Kapitalstock anfallen. Bei Zugrundelegung der statistischen Lebenserwartung eines Dreißig-, Vierzig- oder Fünfzigjährigen beträgt die Versorgungsphase zwölf, dreizehn sowie vierzehn Jahre. In der Summe ergeben sich daraus Verzinsungszeiträume von neunundzwanzigeinhalb Jahren für einen Dreißigjährigen, fünfundzwanzigeinhalb Jahre für einen Vierzigjährigen und einundzwanzigeinhalb Jahre für einen Fünfzigjährigen. Sofern eine um zwei Jahre jüngere Witwe zu berücksichtigen ist, kommen weitere sieben bis neun Jahre hinzu. Diese Zeiträume übertreffen in den mei-

sten Fällen die kritischen Werte, so daß im folgenden die Ersparnisbildung auf Ebene der GmbH zugrunde gelegt wird:
Die Barvergütung wird in der Aktivzeit nur in Höhe des Betrags angesetzt, der zur Finanzierung der Entnahme in der Aktivzeit erforderlich ist ($Gehalt_{Spar}$). Der übersteigende Teil der angemessenen Gesamtvergütung wird auf Ebene der GmbH als Gewinn ausgewiesen ($G_{vorSt,t}$) und nach Abzug der Steuern ($S_{gmbh,t}$) verzinslich angespart. Die versteuerten Rücklagen und der Zahlungsmittelbestand entwickeln sich wie bei der Direktversicherung stets einheitlich, weil alle aus der Vergütungsgestaltung resultierenden Erfolgswirkungen gleichzeitig auch zahlungswirksam sind.

Tabelle 6.5: Berechnungsschema der Zahlungsmittelsalden für die Alternative der betrieblichen Ersparnisbildung

Sparen t =	1	n	T_x-1	T_y-1 → T = max (T_x,T_y)
GmbH	Aktiv	Alter	Witwe	Tod
Gewinn vor Vergütung und St. + Zinsen – Geschäftsführervergütung	AGV + $i*ZM_{gmbh,t-1}$ – $Gehalt_{Spar}$	– $Eink_{vorSt,t}$ / (1-s_{gmbh}) + i * $ZM_{gmbh,t-1}$ – 0	– $Eink_{vorSt,t}$ / (1-s_{gmbh}) + i * $ZM_{gmbh,t-1}$ – 0	– $Eink_{vorSt,T}$ / (1-s_{gmbh}) + i * $ZM_{gmbh,T-1}$ – 0
= Gewinn vor St. – Steuern	$G_{vorSt,t}$ – $S_{gmbh,t}$	$G_{vorSt,t}$ – $S_{gmbh,t}$	$G_{vorSt,t}$ – $S_{gmbh,t}$	$G_{vorSt,T}$ – $S_{gmbh,T}$
= Gewinn nach St.	$G_{nachSt,t}$	$G_{nachSt,t}$	$G_{nachSt,t}$	$G_{nachSt,T}$
Zahlungsmitt. t-1	$ZM_{gmbh,t-1}$	$ZM_{gmbh,t-1}$	$ZM_{gmbh,t-1}$	$ZM_{gmbh,T-1}$
+ Gewinn nach St. (laufende Dividende →) – Endausschüttung	+ $G_{nachSt,t}$ – 0	+ $i*ZM_{gmbh,t-1}*(1-s_{gmbh})$ – $Eink_{vorSt,t}$ – 0	+ $i*ZM_{gmbh,t-1}*(1-s_{gmbh})$ – $Eink_{vorSt,t}$ – 0	+ $i*ZM_{gmbh,T-1}*(1-s_{gmbh})$ – $Eink_{vorSt,T}$ – $ZM_{gmbh,T-1}$ – $i*ZM_{gmbh,T-1}*(1-s_{gmbh})$ + $Eink_{vorSt,T}$
= Zahlungsmittel t	$ZM_{gmbh,t}$	$ZM_{gmbh,t}$	$ZM_{gmbh,t}$	0
Geschäftsführer				
Geschäftsführervergütung + Dividende	$Gehalt_{Spar}$ + 0	0 + $Eink_{vorSt,t}$	0 + $Eink_{vorSt,t}$	0 + $ZM_{gmbh,T-1}$ + $i*ZM_{gmbh,T-1}*(1-s_{gmbh})$
= Eink. vor St. – Steuern	$Eink_{vorSt,t}$ – $S_{ggf,t}$	$Eink_{vorSt,t}$ – $S_{ggf,t}$	$Eink_{vorSt,t}$ – $S_{ggf,t}$	$Eink_{vorSt,T}$ – $S_{ggf,t}$
= Eink. nach St. – Entnahme	$Eink_{nachSt,t}$ – Ent_{Aktiv}	$Eink_{nachSt,t}$ – Ent_{Alter}	$Eink_{nachSt,t}$ – Ent_{Witwe}	$Eink_{nachSt,T}$ – $Ent_{Alter/Witwe}$
= Zahlungsmittel t	0	0	0	$ZM_{ggf,T}$

In der Versorgungsphase schüttet die GmbH die zur Finanzierung der Entnahmen erforderlichen Beträge an den Geschäftsführer bzw. seine Witwe aus ($Eink_{vorSt,t}$). In der Gewinn- und Verlustrechnung der GmbH werden die für die Ausschüttung erforderlichen Zahlungsmittel ($Eink_{vorSt,t}$/ (1 - s_{gmbh})) in Form eines Verlust- bzw. Mindergewinnausweises erfaßt. Sofern die Ausschüttungen die zu Beginn der Versorgungsphase in stets positiven Nettozinsen (i * $ZM_{gmbh,t-1}$ * (1 - s_{gmbh})) übersteigen, kommt es

zu einem Abbau der in der Aktivzeit angesammelten versteuerten Rücklagen und liquiden Mittel. Der sich am Ende der letzten Periode t = T ergebende positive oder negative Vermögensendwert ($ZM_{gmbh,T-1}$ + i * $ZM_{gmbh,T-1}$ * (1 - s_{gmbh}) - $Eink_{vorSt,T}$) wird zu diesem Zeitpunkt an den Geschäftsführer bzw. seine Witwe ausgekehrt.
Auf Ebene des Geschäftsführers ergibt sich in der Aktivzeit nach Abzug der persönlichen Steuern ($S_{ggf,t}$) und der Entnahmen (Ent_{Aktiv}) vom Gehalt ($Gehalt_{Spar}$) bzw. in der Versorgungsphase nach Abzug der persönlichen Steuern ($S_{ggf,t}$) und der Entnahmen (Ent_{Alter} und Ent_{Witwe}) von der Gewinnausschüttung ($Eink_{vorSt,t}$) am Ende jeder Periode grundsätzlich ein Zahlungsmittelsaldo von Null DM. In der letzten Periode des Betrachtungszeitraums ist über die für die Entnahme benötigte Ausschüttung hinaus die kumulierte Endausschüttung der GmbH zu berücksichtigen, woraus sich insgesamt eine Dividende von ($ZM_{gmbh,T-1}$ + i * $ZM_{gmbh,T-1}$ * (1 - s_{gmbh})) ergibt.

6.1.3. Berechnung des Kalkulationszinssatzes

Dem für die Abzinsung verwendeten Kalkulationszinssatz können grundsätzlich drei Funktionen zukommen: der Vergleich mit einer Alternativanlage, die Abbildung der Zeit- oder Konsumpräferenz des Entscheidungsträgers und die Verzinsung zwischenzeitlicher Zahlungsmittelsalden. Die im Rahmen dieser Arbeit betrachteten Zahlungsströme resultieren nicht aus einer Sachinvestition, sondern aus der Geschäftsführervergütung, das heißt aus einer Dienstleistung. Im vorliegenden Fall übernimmt der Kalkulationszinssatz deshalb nicht die Funktion, den Vergleich mit einer Alternativinvestition abzubilden, denn hierfür fehlt ein ansetzbarer Investitionsbetrag.[642] Die geplanten Entnahmen des Geschäftsführers gehen darüber hinaus unmittelbar in die Zahlungsmittelsalden der einzelnen Jahre ein. Aus diesem Grund übernimmt der Kalkulationszinssatz im vorliegenden Fall auch nicht die Funktion, die Zeit- oder Konsumpräferenz zu erfassen.[643] Vielmehr kommt dem Kalkulationszinssatz ausschließlich die Aufgabe zu, die aus der Wiederanlage der jährlichen Nettoüberschüsse

---

642 Zu dieser Funktion bei Sachinvestitionen siehe Scheffler, W., WISU 1991, S. 450, 453; Wöhe, G./Bieg, H., Grundzüge, 1995, S. 361. Auch bei Sachinvestitionen muß der Kalkulationszinssatz nicht gleichzeitig die Wiederanlageverzinsung und die Rendite einer Alternativanlage darstellen, vgl. Siegel, T., Steuerwirkungen, 1982, S. 66-67.

643 Zur Erläuterung dieser Funktion siehe Drukarczyk, J., Investitionstheorie, 1970, S. 34-36, S. 41-42; siehe auch Scheffler, W., WISU 1991, S. 453; Wagner, F.W./ Dirrigl, H., Steuerplanung, 1980, S. 31.

oder -fehlbeträge (Primärzahlungen) resultierenden Folgezahlungen (Sekundärzahlungen) abzubilden.[644]
Der durch die Abzinsung der Zahlungsmittelsalden auf Geschäftsführerebene ermittelte Kapitalwert stellt den Geldbetrag dar, der dem Geschäftsführer zu Beginn des Betrachtungszeitraums zur Verfügung stehen müßte, um die Zahlungsreihe nachzubilden, die sich aus der jeweils betrachteten Gestaltungsalternative nach Berücksichtigung der Entnahmereihe ergibt. Ist beispielsweise auf Ebene des Geschäftsführers nur in der letzten Periode ein von Null DM verschiedener Zahlungsmittelsaldo zu berücksichtigen, so drückt der Kapitalwert denjenigen Geldbetrag aus, der dem Geschäftsführer zu Beginn des Betrachtungszeitraums zur Verfügung stehen müßte, um nach Zinsen und Steuern am Ende des Betrachtungszeitraums den betreffenden Zahlungsmittelsaldo zu erhalten.
Soll der Kalkulationszinssatz die Wiederanlage richtig wiedergeben, muß er den Nettoüberschuß erfassen, der sich unter Einschluß aller Steuerlasten aus der Wiederanlage ergibt. Da die Zinsen aus der Wiederanlage als Einkünfte aus Kapitalvermögen, § 20 Abs. 1 Nr. 7 EStG, der Einkommensteuer zuzüglich Kirchensteuer und Solidaritätszuschlag, § 3 Abs. 1 SolZG, unterliegen, muß der Bruttozinssatz i vor der Abzinsung um die am Ende des Jahres t auf ihm lastende Ertragsteuerbelastung gekürzt werden ($i_{s,t} = i - i * s_t$). Die Abzinsung einer Zahlungsreihe setzt also die Kenntnis des auf die Zinsen anzuwendenden Steuersatzes voraus. Soweit der Steuertarif proportional verläuft, sofern also das zu versteuernde Einkommen vor und nach Berücksichtigung der Wiederanlagezinsen in der ersten oder vierten Tarifzone des Einkommensteuertarifs liegt, kann die Steuerbelastung der Wiederanlagezinsen grundsätzlich mit Hilfe von Grenzsteuersätzen berechnet werden.[645] In der zweiten und dritten Tarifzone weist der Einkommensteuertarif jedoch einen progressiven Verlauf auf. Fallen die Wiederanlagezinsen in diesen Bereich, so ist die Verwendung von Grenzsteuersätzen methodisch falsch und ungenau, denn Grenzsteuersätze gelten hier nur für marginale Änderungen der Bemessungsgrundlage.[646] Die aus der Wiederanlage resultierenden Zinsen umfassen jedoch größere Beträge. Die durch sie ausgelösten Steuersatzänderungen sind über Grenzsteuersätze nicht erfaßbar. Methodisch richtig und genau kann die Steuerbelastung der Wiederanlagezinsen in der Progressionszone

---

644 Vgl. auch Mellwig, W., WISU 1989, S. 38; Wöhe, G./Bieg, H., Grundzüge, 1995, S. 360.

645 Vgl. Schult, E., WPg 1979, S. 376-377; Siegel, T., Steuerwirkungen, 1982, S. 62-64.

646 Vgl. Schult, E., WPg 1979, S. 377; Siegel, T., WPg 1980, S. 267; Siegel, T., Steuerwirkungen, 1982, S. 62.

nur in Form von Differenzsteuersätzen berechnet werden, die für jede Periode individuell zu ermitteln sind (s_t):[647]

$$s_t = \frac{\begin{array}{c}\text{Steuerbelastung auf} \\ \text{zu versteuerndes Einkommen} \\ \text{einschließlich Zinsen in t}\end{array} - \begin{array}{c}\text{Steuerbelastung auf} \\ \text{zu versteuerndes Einkommen} \\ \text{ohne Zinsen in t}\end{array}}{\text{Zinsen in t}}$$

Die gleichen Überlegungen wie für progressive Tarife gelten auch für die Berücksichtigung von Freibeträgen. Sind der Werbungskostenpauschbetrag nach § 9a Satz 1 Nr. 2 EStG und der Sparer-Freibetrag nach § 20 Abs. 4 EStG vor Berücksichtigung der Wiederanlagezinsen noch nicht vollständig in Anspruch genommen, so führt die Verwendung von Grenzsteuersätzen auch in diesen Fällen zu falschen Ergebnissen. Der Differenzsteuersatz wird im Rahmen des Modells deshalb für alle Tarifzonen des Einkommensteuertarifs - auch in der Proportionalzone - nach der obigen Formel berechnet.

Die Wiederanlagezinsen beeinflussen als Bestandteil des zu versteuernden Einkommens die Höhe des zur Anwendung kommenden Steuersatzes selbst mit.[648] Im hier betrachteten Fall der Abzinsung gegebener Zahlungsmittelsalden kann der Differenzsteuersatz deshalb nur über ein Iterationsverfahren bestimmt werden. Dieser Zusammenhang wird anhand des folgenden Beispiels verdeutlicht:

Beispiel: Am Ende des Jahres entsteht ein Zahlungsmittelzufluß von 50.000 DM, der auch dem zu versteuernden Einkommen entspricht. Die Gesamtsteuerbelastung auf dieses Einkommen beträgt im Fall der Einzelveranlagung 9.626 DM, was einem Durchschnittsteuersatz von 19,25 % entspricht. Das Einkommen bzw. der Zahlungsmittelbestand nach Steuern beträgt demnach 40.374 DM. Dieser Betrag soll bei einem Bruttozinssatz von 10 % auf den Anfang des Jahres abgezinst werden. Der Werbungskostenpauschbetrag und der Sparer-Freibetrag bleiben unberücksichtigt.

Legt man für die Besteuerung der Zinsen einen Differenzsteuersatz von ebenfalls 19,25 % zugrunde, so ergibt sich ein Nettozinssatz von 8,07 % und damit ein Kapitalwert von 37.357 DM. Ist die Berechnung richtig, so muß dieser Betrag zuzüglich der auf ihn entfallenden Nettozinsen am Ende des Jahres 40.374 DM ergeben. Dies ist jedoch nicht der Fall: Die Bruttozinsen auf den errechneten vorläufigen Kapitalwert erhöhen den Zahlungsmittelbestand am Ende des Jahres vor Steuern um 3.736 DM auf insgesamt 41.093 DM. Von diesem Betrag sind die Steuern auf die Zinsen abzu-

---

[647] Vgl. auch Schneeloch, D., Steuerpolitik, 1994, S. 8, 61. Mit progressiven Tarifverläufen verknüpfte Kapitalwerte werden beispielsweise im Rahmen der Steuerbarwertminimierung berechnet, siehe dazu Schult, E., WPg 1979, S. 377; Siegel, T., WPg 1980, S. 267. Die Verwendung von Differenzsteuersätzen wird in der Literatur zum Teil als unwirtschaftlich bezeichnet.

[648] Vgl. auch Scheffler, W., WISU 1991, S. 454; Siegel, T., WPg 1980, S. 269.

ziehen. Die Zinsen führen aufgrund der Erhöhung des zu versteuernden Einkommens von 50.000 DM auf 53.736 DM zu einer Erhöhung der Steuerbelastung von 9.626 DM auf 10.873 DM. Die auf die Zinsen entfallende Differenz beträgt 1.247 DM, was einem Differenzsteuersatz von 33,37 % entspricht. Nach Abzug der Steuern verbleibt somit ein Zahlungsmittelbestand von 39.846 DM, das heißt eine Abweichung von 528 DM.
Erst durch Wiederholung desselben Vorgangs mit dem jeweils auf diese Weise ermittelten vorläufigen Differenzsteuersatz ergibt sich schließlich das exakte Ergebnis: Bei einem Differenzsteuersatz von 33,37 % bzw. einem Nettozinssatz von 6,66 % errechnet sich ein Kapitalwert von 37.852 DM. Die Zinsen auf diesen Betrag erhöhen das zu versteuernde Einkommen auf 53.785 DM. Die Gesamtsteuerlast beträgt 10.889 DM, was einer durch die Zinsen bewirkten Steuererhöhung von 1.263 DM bzw. nach Steuern verbleibenden Nettozinsen von 2.522 DM entspricht. Die Summe aus Kapitalwert und Nettozinsen ergibt genau den gewünschten Betrag von 40.374 DM.

6.2. Erläuterungen zur Entnahmereihe

Das Berechnungsmodell sieht die Berücksichtigung von Entnahmen in der Aktiv-, Ruhestands- und Witwenversorgungsphase vor. Dabei sind die folgenden Grenzen zu beachten.

6.2.1. Niveau und Relation der Entnahmen

Die Vorteilhaftigkeit der alternativen Vergütungsgestaltungen wird anhand der aus ihnen resultierenden Kapitalwerte beurteilt. In methodischer Hinsicht wird also von Vermögenstreben ausgegangen. Voraussetzung für dieses Vorgehen ist, daß die Entnahmen für jeden Vergleichsfall jeweils in derselben absoluten Höhe festgelegt sind.[649] Welche absolute Höhe gewählt wird, ist hingegen methodisch unerheblich. Die Entnahmen repräsentieren die Konsumausgaben des Geschäftsführers. Ihre Höhe kann deshalb auch in der an den individuellen Konsumwünschen des Geschäftsführers orientierten Ausprägung der Entnahmereihe völlig frei gestaltet werden. Grenzen werden lediglich durch die wirtschaftliche Ergiebigkeit der Einkunftsquellen des Geschäftsführers gesetzt. Soll die Geschäftsführervergütung zur Sicherung der Grundversorgung genutzt werden, so empfiehlt sich jedoch die Begrenzung der Höhe der Entnahmen auf ein Niveau, das allein durch die angemessene Geschäftsführervergütung finanziert werden kann. Entnahmereihen, die den Rahmen derjenigen Konsumausgaben übersteigen, welche bei erwarteter Entwicklung aus der angemessenen Gesamtvergütung finanzierbar sind, werden im Modell nicht betrachtet (Zone A_1). In Frage kommen ausschließlich Entnahmereihen, die allein aus der teilweisen oder vollständigen Verwendung der angemessenen Gesamtvergütung realisiert werden können. Eine nur teilweise

[649] Siehe dazu Scheffler, W., WISU 1991, S. 449.

erforderliche Verwendung der Vergütung zur Finanzierung der Entnahmereihe ist gleichbedeutend mit - gemessen an den Möglichkeiten - bescheidenen Konsumwünschen (Zone B). Auch dieser Fall wird den Berechnungen im Rahmen dieser Arbeit nicht zugrunde gelegt, denn wann das Versorgungsniveau eines Geschäftsführers und seiner Ehefrau in der Aktiv-, Ruhestands- und Witwenversorgungsphase gesichert ist, kann nicht an absoluten Beträgen gemessen werden. Vielmehr muß eine Orientierung am jeweiligen Lebensstandard erfolgen. Im Rahmen der Berechnungen werden weder Vermögensbestände noch über die Geschäftsführervergütung hinaus bestehende Einkunftsquellen des Geschäftsführers erfaßt. Aus diesem Grund kann davon ausgegangen werden, daß die aus der Geschäftsführervergütung erzielbaren Nettoeinnahmen des Geschäftsführers tatsächlich die Untergrenze der Konsumausgaben darstellen, was der hier bezweckten Betrachtung allein der Absicherung der Grundversorgung entspricht. Im Rahmen der Modellberechnungen wird deshalb unterstellt, daß die Geschäftsführervergütung vollständig ausgenutzt wird. Die aus der Geschäftsführervergütung resultierenden Nettobezüge und die Entnahmen sind in ihrer Höhe jeweils identisch. Darüber hinaus gilt in diesem Fall, daß eine Erhöhung der Entnahmen in der Ruhestands- oder Witwenversorgungsphase nur durch eine Verringerung der Entnahmen in der Aktivzeit ermöglicht werden kann. Die Höhe der aus einer bestimmten Gesamtvergütung erzielbaren Nettoaktivbezüge bzw. Entnahmen fällt also um so niedriger aus, je höher die Prämien sind, die aus der Gesamtvergütung fiktiv oder tatsächlich für die betriebliche Altersversorgung aufgebracht werden. Dieser Zusammenhang wird in der folgenden Abbildung 6.1 durch die fallende obere Begrenzungslinie des grau unterlegten Dreiecks dargestellt, welches den Raum der möglichen Entnahmereihen beschreibt. Der Verlauf der oberen Begrenzungslinie wird durch die wirtschaftliche Ergiebigkeit des betrachteten Durchführungswegs der betrieblichen Altersversorgung bestimmt. Die Versorgungsbezüge in der Abbildung vernachlässigen eine differenzierte Erfassung von Alters- und Witwenbezügen; insoweit wird eine konstante Relation zwischen der Höhe beider Versorgungsformen unterstellt.

Das Verhältnis, in dem Aktiv-, Ruhestands- und Witwenbezüge zueinander stehen müssen, um die Absicherung der Grundversorgung zu gewährleisten, kann nicht einheitlich bemessen werden. Auch hier sind grundsätzlich die individuellen Vorstellungen und Verhältnisse des im Einzelfall betrachteten Geschäftsführers entscheidend. Gleichwohl liegt es nahe, die Ableitung von Empfehlungen für die Gestaltung der Geschäftsführervergütung auch auf die Berücksichtigung von empfohlenen Relationen für die Höhe der Bezüge in der Aktivzeit, der Ruhestands- und der Witwenversorgungsphase zu erstrecken: Das verfügbare Nettoeinkommen eines

Rentners sollte sich grundsätzlich am verfügbaren Nettoeinkommen eines vergleichbaren aktiven Arbeitnehmers orientieren.[650] Die sinnvolle Relation der Nettobezüge in der Ruhestandsphase im Vergleich zu den Nettoaktivbezügen liegt bei 70 % bis 90 %.[651] Die Nettowitwenbezüge sollten 60 % der Nettobezüge im Ruhestandsalter betragen.

Abbildung 6.1: Schematische Darstellung der Kombinationsmöglichkeiten von Aktiv- und Versorgungsbezügen

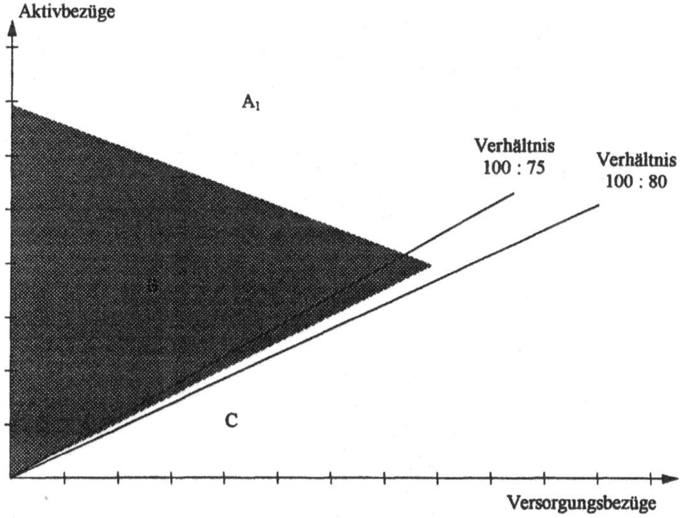

Entsprechende Relationen sollen auch für die Berechnungen im Rahmen dieser Arbeit unterstellt werden. Dabei ist jedoch zu beachten, daß die Geschäftsführerbezüge bzw. Entnahmen in der Versorgungsphase nicht zur Entstehung verdeckter Gewinnausschüttungen führen sollen. Da die Regelungen zur Überversorgung jeweils an die Relation der Versorgungs- zu den Aktivbezügen bzw. zur Gesamtvergütung anknüpfen, kommt es zu einer Begrenzung der zulässigen Austauschverhältnisse. Für die im Rah-

---

650 Vgl. Bieg, H., StB 1985, S. 165.

651 Vgl. Kußmaul, H., Altersversorgung, 1995, S. 4. Ein Bruttorentenniveau von 70 % des letzten Einkommens nennt Greb, W., Lebensversicherung, o.J., S. 90. Ein Nettorentenniveau von 100 % der letzten Nettoaktivbezüge nennen Höfer, R./ Abt, O., GmbHR 1983, S. 50. Ein Nettorentenniveau von 90 % der letzten Nettoaktivbezüge nennt Langohr-Plato, U., Stbg 1992, S. 258. In Anlehnung an die beamtenrechtlichen Bezüge werden häufig auch 75 % der erfolgsunabhängigen Aktivbezüge genannt.

men dieser Arbeit berücksichtigten Ausgangskombinationen von Eintritts- und Zusagealter sowie Höhe der angemessenen Gesamtvergütung werden die Grenzen zur Überversorgung bei Direktzusagen in einigen Fällen bereits überschritten, wenn der Entnahmereihe eine Relation der Nettoaktivbezüge zu den Nettoaltersbezügen von 100 : 80 bzw. zu den Nettoalters- und Nettowitwenbezügen von 100 : 80 : 48 zugrunde gelegt wird. Vor diesem Hintergrund wird die Entnahmereihe mit einem Verhältnis von 100 : 75 für die Nettoaltersrente bzw. von 100 : 75 : 45 für die Nettoalters- und Nettowitwenrente angesetzt. In der obigen Abbildung führen die Regelungen zur Überversorgung zur Entstehung der unteren Begrenzungslinie des Dreiecks: Ist die Überversorgungsgrenze für eine bestimmte Höhe der Aktivbezüge bzw. der Gesamtvergütung erreicht, so führt jede Kürzung der Aktivbezüge bzw. der Gesamtvergütung gleichzeitig zu einer Reduzierung der maximal möglichen Versorgungsbezüge. Entnahmereihen jenseits der Grenzen zur Überversorgung könnten nur durch offene Gewinnausschüttungen aufrecht erhalten werden (Zone C). Dies ist jedoch nicht mit der Grundannahme der Absicherung der Grundversorgung vereinbar. Entnahmereihen jenseits der Überversorgungsgrenze scheiden damit aus dem Alternativenraum des Modells aus.

6.2.2. Behandlung von Differenzüberhängen

Mit der im obigen Abschnitt entwickelten Leitlinie für die Konkretisierung der Entnahmereihe sind die Konsequenzen der Berücksichtigung des Konsums für die Modellkonzeption noch nicht vollständig erfaßt: Die Entnahmen werden für jeden Vergleichsfall in derselben absoluten Höhe festgelegt. Konkretisiert wird die Entnahmereihe anhand der Maßgaben, daß die angemessene Gesamtvergütung vollständig verwendet und daß das Verhältnis zwischen Aktiv- und Versorgungsbezügen 100 : 75 bzw. 100 : 75 : 45 betragen soll. Direktzusage, Direktversicherung und betriebliche Ersparnisbildung zeichnen sich jedoch durch unterschiedliche Renditen und steuerliche Konsequenzen aus. Die Nettoentnahmereihen, die aus der Direktversicherung, der Direktzusage und der betrieblichen Ersparnisbildung realisiert werden können, sind demzufolge nicht identisch. In der Regel kann der Rahmen des Möglichen nur für eine der Alternativen gleichzeitig exakt ausgeschöpft werden, während er für die anderen Alternativen über- oder unterschritten werden muß, sei es aufgrund der unterschiedlichen wirtschaftlichen Ergiebigkeit (Zone A_2, A_3) oder aufgrund der Regelungen zur Überversorgung (Zone C). Somit kommt es bei der Festlegung der Entnahmereihen unweigerlich zur Entstehung von positiven oder negativen Differenzüberhängen. Auch diese Differenzüberhänge müssen im Vorteilhaftigkeitsvergleich berücksichtigt werden. Bei welcher Alternative zur Durchführung der betrieblichen Altersversorgung der Differenzbetrag zu erfassen ist, hängt davon ab, auf welche Alternative die festgelegte Vergütungsrelation bei der Festlegung der Entnahmereihe bezogen wird. Die folgende Abbildung 6.2 gibt einen schematischen Überblick über diesen Zusammenhang:

Abbildung 6.2: Schematische Darstellung der unterschiedlichen Kombinationsmöglichkeiten für Direktversicherung und Direktzusage

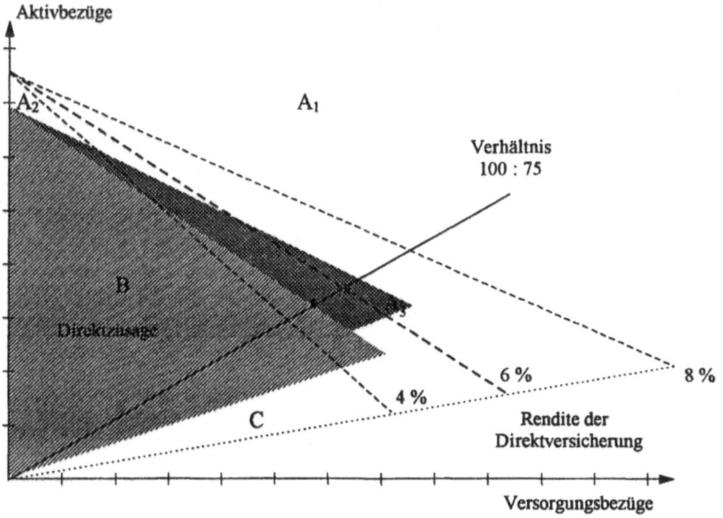

Die für die Direktzusage bestehenden Möglichkeiten werden durch grau unterlegte Dreiecke dargestellt, diejenigen für die Direktversicherung durch von der gestrichelten und der gepunkteten Linie eingeschlossene Dreiecke. Da die Höhe der Rente, die aus einer Direktversicherung resultiert, von der unsicheren Rendite der Versicherung abhängt, kann nicht eindeutig bestimmt werden, wie hoch die Versorgungsbezüge sind, die durch einen bestimmten Verzicht auf Aktivbezüge ermöglicht werden können. Dies wird beispielhaft für drei verschiedene Versicherungsrenditen angedeutet (gestrichelte Linien). Die Höhe der Versorgungsbezüge, die aus einer Direktzusage resultieren, ist demgegenüber nicht von einem unsicheren Zinssatz abhängig. Die Relation, in der die Bezüge zu den für eine Direktversicherung möglichen Vergütungskombinationen stehen, verändert sich jedoch für unterschiedliche Eintritts- und Zusagealter sowie für unterschiedliche Höhen der angemessenen Gesamtvergütung. Dieser

Zusammenhang wird in der obigen Abbildung beispielhaft für zwei Situationen dargestellt.

Drei Merkmale sind bezeichnend für das Verhältnis, in dem die möglichen Nettoeinkommenskombinationen von Direktversicherung und Direktzusage zueinander stehen: Sofern nur sehr geringe Versorgungsbezüge vorgesehen werden, ist die Direktversicherung wirtschaftlich ergiebiger (Zone A_2), mit zunehmender Höhe der Versorgungsbezüge nimmt die relative und gegebenenfalls auch die absolute (Zone A_3) Vorteilhaftigkeit der Direktzusage jedoch zu, sofern die Versicherungsrendite 6 % nicht übersteigt, und die Grenzen der Überversorgung kommen bei der Direktzusage deutlich eher zum Tragen als bei der Direktversicherung (Zone C).

Der Effekt in Zone A_2 ist insbesondere durch den bei der Direktversicherung mit bis zu 9.915 DM für Ledige und 19.830 DM für Verheiratete gegenüber der Direktzusage mit 2.214 DM bzw. 4.428 DM deutlich höheren Sonderausgabenabzug für Vorsorgeaufwendungen zu erklären. Da die Versorgungsbezüge aufgrund ihrer relativ niedrigen Höhe steuerfrei bleiben, weisen die Vorsorgeaufwendungen näherungsweise dieselbe Höhe auf. Zwar sind diese Aufwendungen nur bei der Direktversicherung zu versteuern. Dieser Nachteil wird jedoch durch die Sonderausgaben dominiert. Nur wenn völlig auf eine Altersversorgung verzichtet wird, sind die Nettoaktivbezüge gleich hoch.

Der zweite Effekt ergibt sich infolge der unterschiedlichen Besteuerungskonzepte von Direktversicherung und Direktzusage, aus denen sich zwei gegenläufige Effekte auf die wirtschaftliche Ergiebigkeit ergeben: Bei der Direktversicherung erfolgt die Besteuerung grundsätzlich vorgelagert, das heißt die Vorsorgeaufwendungen sind Bestandteil des steuerpflichtigen Arbeitslohns, während die Versorgungsleistungen nur mit ihrem Ertragsanteil zu versteuern sind. Die Direktzusage wird nachgelagert besteuert. Die Vorsorgeaufwendungen gehören nicht zum steuerpflichtigen Arbeitslohn, dafür aber die Versorgungsleistungen. Mit zunehmender Höhe der Vorsorgeaufwendungen ergibt sich für die Direktzusage insoweit ein Vorteil, als auf diese Aufwendungen nur bei der Direktversicherung Steuern zu zahlen sind. Umgekehrt ergibt sich dadurch ein Nachteil, daß die Versorgungsleistungen im Gegensatz zur Direktversicherung grundsätzlich vollständig zu versteuern sind. Zur Beurteilung der wirtschaftlichen Ergiebigkeit von Direktversicherung und Direktzusage sind beide Effekte gegeneinander abzuwägen:

Bei Zugrundelegung einer Versicherungsrendite von 6 %, bei der die versicherungsmathematischen Zusammenhänge als Einflußfaktor auf die wirtschaftliche Ergiebigkeit ausgeschlossen werden können, eines einheitlichen Steuersatzes s, und unter Vernachlässigung von Frei- und Pauschbeträgen ergibt sich stets ein Vorteil für die Direktzusage, weil bei der

Direktzusage nur die Rente, bei der Direktversicherung dagegen die Versicherungsprämie und der Ertragsanteil der Rente zu versteuern ist: Werden die Bruttoaktivbezüge zugunsten einer Erhöhung der Versorgungszusage um einen Betrag von X DM gekürzt, so erhöht sich der Vorsorgeaufwand bei der Direktzusage genau um diesen Betrag, bei der Direktversicherung hingegen nur um den Betrag X DM * (1 - s). Entsprechend nimmt die Versorgungsleistung bei der Direktzusage um den Betrag Y DM vor Steuern bzw. Y DM * (1 - s) nach Steuern zu. Bei der Direktversicherung steigt die Versorgungsleistung dagegen nur um den Betrag Y DM * (1 - s) vor Steuern bzw. den Betrag Y DM * (1 - s) * (1 - Ertragsanteil * s) nach Steuern an. Die Nettoleistung aus der Direktversicherung ist folglich immer niedriger als bei der Direktzusage, wenn der Steuersatz größer ist als 0 %. Abweichungen von diesem Ergebnis können sich (nach Ausschöpfung der Frei- und Pauschbeträge) nur aus unterschiedlichen Steuersätzen und für Versicherungsrenditen über 6 % ergeben.
Der dritte Effekt (Zone C) ergibt sich schließlich daraus, daß die Grundregel zur Überversorgung an der Bruttoversorgungsleistung und die Vereinfachungsregel am Vorsorgeaufwand ansetzt. Aufgrund der nachgelagerten Besteuerung muß die Bruttoleistung bei der Direktzusage höher sein als bei der Direktversicherung, wenn ein bestimmtes Nettoeinkommen erzielt werden soll. Hinzu kommt, daß die Abgrenzung der Basisgröße zur Bestimmung Überversorgung für die Direktzusage nachteilig definiert ist, weil Direktversicherungsprämien in diese Basisgröße eingehen, Barlohnverzichte für Direktzusagen jedoch nicht. Auch die Vereinfachungsregel wird durch Direktzusagen schneller überschritten als durch Direktversicherungen. Aufgrund der Anknüpfung an den Vorsorgeaufwand und des bei der Direktzusage progressiven Anstiegs dieses Aufwands muß die fiktive Jahresnettoprämie zum Zusagezeitpunkt sehr niedrig angesetzt werden, um das unausweichliche Entstehen von verdeckten Gewinnausschüttungen in späteren Perioden zu verhindern. Die Vereinfachungsregel wird deshalb bei der Direktzusage von der Grundregel dominiert, bei der Direktversicherung können sich im Gegenteil insbesondere für junge Geschäftsführer deutlich höhere angemessene Versorgungsleistungen ergeben als nach der Grundregel.

Die erwartete Rendite der Direktversicherung wird im Berechnungsmodell auf 6 % festgelegt.[652] Aus dieser Vorgabe ergibt sich für die gewählte Vergütungsrelation ein eindeutiger Punkt (+) im Koordinatensystem der Abbildung 6.2. In Abhängigkeit von der zugrunde liegenden Kombination

---

[652] Siehe dazu Abschnitt 5.2.2.4.1.

aus Eintritts- und Zusagealter sowie Höhe der angemessenen Gesamtvergütung ergibt sich, daß die gewählte Entnahmereihe über eine Direktzusage entweder ebenfalls verwirklicht werden kann (dunkelgrau unterlegtes Dreieck im Hintergrund) oder daß dies nicht möglich ist, weil die Direktzusage für diesen Fall wirtschaftlich weniger ergiebig ist (hellgrau unterlegtes Dreieck im Vordergrund).

Im Rahmen der Vergütungskombinationen, in denen die Grenzen zur Überversorgung auch für die Direktzusage noch nicht erreicht sind, ist die Direktzusage im Vergleich zu einer mit 6 % kalkulierten Direktversicherung in der Regel wirtschaftlich ergiebiger (dunkelgrau unterlegtes Dreieck, Zone A_3). In diesen Fällen muß die gewählte Entnahmerelation auf die Direktversicherung bezogen werden. Anderenfalls würde wiederum die Grundannahme der Absicherung der Grundversorgung verletzt, weil die im anderen Fall für die Direktzusage bestimmte Entnahmereihe über die Direktversicherung nur durch zusätzliche, nicht aus der Vergütung resultierende Einkünfte, erreichbar wäre. Ein Differenzüberhang für die Entnahmereihe nicht benötigter Mittel der angemessenen Gesamtvergütung ergibt sich in diesen Fällen somit für die Direktzusage. Dieser Überhang wird, wie andere auf Ebene der GmbH anfallende oder verbleibende Zahlungsmittel auch, im Berechnungsmodell thesauriert und am Ende des Betrachtungszeitraums ausgeschüttet.

In den verbleibenden Fällen ist die Direktversicherung wirtschaftlich ergiebiger. In diesen Fällen wird die festgelegte Vergütungsrelation auf die Direktzusage bezogen (*). Der sich für die Direktversicherung ergebende Differenzüberhang wird wiederum auf Ebene der GmbH angespart.

6.2.3. Entnahmen in der Probe- und Wartezeit

Zur Vermeidung verdeckter Gewinnausschüttungen dem Grunde nach wird eine Probezeit des Geschäftsführers bzw. eine Wartezeit der GmbH von fünf Jahren berücksichtigt. Die Aktivzeit gliedert sich somit in die Wartezeit und die daran anschließende verbleibende Aktivzeit. Während der Wartezeit unterscheiden sich die einzelnen Durchführungswege der betrieblichen Altersversorgung einschließlich des betrieblichen Sparens nicht. Folglich können aus dieser Phase auch keine Unterschiede in der Vorteilhaftigkeit der Alternativen entstehen. Um die Übersichtlichkeit der Modellergebnisse zu erhöhen, kann diese Phase vollständig aus dem Vergleich ausgeschlossen werden. Erreicht wird dies, indem die Entnahmen für die Probe- bzw. Wartezeit in Höhe der maximal aus der angemessenen Gesamtvergütung erzielbaren Nettoaktivbezüge angesetzt werden.

In wirtschaftlicher Hinsicht ist diese Vorgehensweise grundsätzlich gleichbedeutend mit der Finanzierung der Altersversorgung durch Bar-

lohnumwandlung, denn ab dem sechsten Jahr des Betrachtungszeitraums müssen umgekehrt die Aktivbezüge um die für die Altersvorsorge erforderlichen Vergütungsbestandteile gekürzt werden. Diese Vorgehensweise wird derjenigen der Finanzierung der Altersversorgung durch Gehaltserhöhungen an dieser Stelle vorgezogen: Den Berechnungen wird die Annahme zugrunde gelegt, daß sich die wirtschaftlichen Verhältnisse der GmbH und die persönlichen Verhältnisse des Geschäftsführers während der gesamten Aktivzeit nicht ändern. Da ein Ausgleich für die Geldentwertung nicht berücksichtigt wird, bedingt das Gebot der Stetigkeit, daß die Höhe der Gesamtvergütung über die gesamte Aktivzeit hinweg unverändert bleibt. Die Finanzierung der Altersversorgung über Gehaltserhöhungen wäre dem Risiko ausgesetzt, als verdeckte Gewinnausschüttung behandelt zu werden.
Für die Differenzüberhänge und für die Alternative des betrieblichen Sparens ist die gewählte Vorgehensweise hingegen nicht mit einer Barlohnumwandlung, sondern mit einem Gehaltsverzicht gleichzusetzen. Insoweit wird vorausgesetzt, daß der Gehaltsverzicht im voraus, also bereits zu Beginn des sechsten Betrachtungsjahres, erklärt wird, so daß ausschließlich noch nicht entstandene Gehaltsansprüche betroffen sind und aus diesem Grund keine verdeckte Einlage vorliegen kann.

6.3. Berechnungsbeispiel mit differenzierter Erfassung der Steuerwirkungen

In diesem Abschnitt soll die Vorgehensweise zur Berechnung der Kapitalwerte anhand eines Zahlenbeispiels differenziert dargestellt und zusammengefaßt werden. Zur besseren Übersichtlichkeit wird das zugrunde gelegte Beispiel hinsichtlich der Länge des Betrachtungszeitraums verkürzt: Die Probe- bzw. Wartezeit beträgt drei Jahre. Betrachtet wird ein verheirateter dreiundfünfzigjähriger Geschäftsführer mit einer angemessenen Gesamtvergütung von 300.000 DM. Das Alter der Ehefrau beträgt einundfünfzig Jahre. Der Geschäftsführer tritt im Alter von fünfundsechzig Jahren in den Ruhestand. Das Todesalter wird entgegen der Vorgehensweise im Berechnungsmodell nicht mit dem Erwartungswert, sondern für den Geschäftsführer auf siebenundsechzig Jahre und für die Ehefrau auf achtundsechzig Jahre festgelegt, so daß sich Versorgungsphasen von jeweils drei Jahren ergeben. Der Berechnung des Kapitalwerts liegt ein betrieblich wie privat einheitlicher Wiederanlagezinssatz vor Steuern von 8 % zugrunde.
Während der Probe- und Wartezeit ergeben sich für die Durchführungswege der betrieblichen Altersversorgung keine Unterschiede: Es wird ausschließlich ein Festgehalt in Höhe der angemessenen Gesamtvergütung gezahlt. Da auf Ebene der GmbH von einem Gewinn vor Abzug der Ge-

schäftsführervergütung in Höhe der angemessenen Gesamtvergütung ausgegangen wird, ergibt sich für die GmbH in dieser Zeit stets ein Zahlungsmittelsaldo von Null DM. Auf Ebene des Geschäftsführers wird das Festgehalt zunächst um den Arbeitnehmer-Pauschbetrag von 2.000 DM und die Sonderausgaben gekürzt. Da noch keine Vorsorgeaufwendungen erbracht werden, kann nur die Vorsorgepauschale angesetzt werden. Da der Geschäftsführer verheiratet ist, ergibt sich für die Pauschale ein Betrag von (12.000 DM - 12.000 DM + 2 * 2.610 DM + 2 * 1.305 DM =) 7.830 DM. Die von den verbleibenden steuerpflichtigen Einkünften in Höhe von 290.170 DM ebenfalls als Sonderausgabe abziehbare Kirchensteuer wird anschließend in einem Iterationsverfahren zusammen mit der Einkommensteuer ermittelt. Es ergeben sich eine Kirchensteuerbelastung von 7.037 DM und eine Einkommensteuerbelastung von 87.959 DM. Auf die Einkommensteuer wird schließlich der Solidaritätszuschlag in Höhe von 4.838 DM erhoben. Das verbleibende Nettoeinkommen beträgt somit 200.166 DM. Es wird vollständig entnommen.
Für die Gestaltung der Entnahmereihe nach Ablauf der Probe- und Wartezeit ergibt sich für die betrachtete Ausgangssituation, daß die Direktzusage im Bereich der gewählte Relation von 100 : 75 : 45 und bei der unterstellten Versicherungsrendite von 6 % die größere wirtschaftliche Ergiebigkeit aufweist. Die Entnahmereihe wird deshalb nach den Möglichkeiten der Direktversicherung festgelegt: Die Höhe der Entnahme beträgt 117.613 DM für die verbleibende Aktivzeit, 88.209 DM für die Alters- und 52.926 DM für die Witwenversorgungsphase. Zur Herleitung dieser Werte wird auf den folgenden Abschnitt verwiesen.

6.3.1. Direktversicherung

Entscheidet sich der Geschäftsführer neben der Festvergütung für eine Direktversicherung, so zahlt die GmbH dem Geschäftsführer ab dem vierten Jahr des Betrachtungszeitraums nur noch ein Festgehalt von 210.340 DM. Der zur Ausschöpfung der angemessenen Gesamtvergütung noch fehlende Differenzbetrag von 89.660 DM entfällt auf die Vorsorgeaufwendungen: Die erforderliche Direktversicherungsprämie beträgt 88.893 DM, von denen 3.408 DM pauschal versteuert werden können. Auch die pauschale Lohnsteuer von 682 DM, die pauschale Kirchensteuer von 48 DM und der Solidaritätszuschlag von 37 DM sind ein Vergütungsbestandteil, so daß sich insgesamt wiederum eine Gesamtvergütung von (210.340 DM + 88.893 DM + 682 DM + 48 DM + 37 DM =) 300.000 DM ergibt. Da sowohl das Festgehalt als auch die Versicherungsprämie und die Steuern aus Sicht der GmbH Aufwand und Auszahlungen sind und diese Aufwendungen genau dem unterstellten laufenden Gewinnausweis der GmbH in Höhe der angemessenen Gesamtvergütung

entsprechen, ergibt sich auf Ebene der GmbH wie in der Probezeit ein Gewinn bzw. ein Zahlungsmittelsaldo von Null DM.
In der Versorgungsphase wird auf Ebene der GmbH grundsätzlich kein laufender Gewinn mehr unterstellt. Da die Altersversorgung an einen Versicherer ausgelagert worden ist, so daß sich aus der Versorgungszusage nach Beendigung des Dienstverhältnisses keine Konsequenzen mehr für die GmbH ergeben, beträgt das Vermögen auf Ebene der GmbH damit am Ende jeden Jahres und somit auch am Ende des Betrachtungszeitraums Null DM.
Auf der Ebene des Geschäftsführers sind das Festgehalt und der nicht pauschal versteuerte Anteil der Direktversicherungsprämie in der Aktivzeit der Besteuerung zu unterwerfen. Auch die pauschal erhobene Steuer ist zu versteuern, weil die Direktversicherungsprämien aus einer Barlohnumwandlung finanziert werden. Die Einnahmen aus nichtselbständiger Arbeit in Höhe von 296.592 DM sind um den Arbeitnehmer-Pauschbetrag von 2.000 DM und die Sonderausgaben zu kürzen. Nach der Höchstbetragsrechnung können die Versicherungsprämien mit dem Betrag von (12.000 DM + 5.220 DM + 2.610 DM =) 19.830 DM berücksichtigt werden. Die Vorsorgepauschale fällt mit 7.830 DM deutlich niedriger aus. Für die verbleibenden steuerpflichtigen Einkünfte von 274.762 DM ergibt sich eine ebenfalls als Sonderausgabe abziehbare Kirchensteuerbelastung von 6.536 DM. Die Einkommensteuer beläuft sich auf 81.698 DM, der Solidaritätszuschlag auf 4.493 DM. Nach Steuern verbleibt ein Nettozufluß von (210.340 DM - 81.698 DM - 6.536 DM - 4.493 DM =) 117.613 DM. Da dieser Zufluß genau der unterstellten Entnahme entspricht, ergibt sich auch auf Ebene des Geschäftsführers am Ende einer jeden Periode der Aktivzeit ein Zahlungsmittelsaldo von Null DM.
In der Versorgungsphase fallen auf Ebene des Geschäftsführers bzw. seiner Witwe jährlich Altersrenten in Höhe von 88.209 DM bzw. Witwenrenten in Höhe von 52.926 DM an. Der Ertragsanteil der Altersrenten von 23.817 DM bzw. der Ertragsanteil der Witwenrenten von 14.290 DM ist nach Abzug eines Werbungskosten-Pauschbetrags von jeweils 200 DM zu versteuern. Diese zu versteuernden Einkommen sind jedoch so niedrig, daß die Steuerbelastung Null DM beträgt. Sofern die tatsächlich eintretende Rendite der Direktversicherung der erwarteten Rendite von 6 % entspricht, sind die Renten nach Steuern exakt so hoch, daß sie der Entnahme in der Alters- bzw. Witwenversorgungsphase entsprechen. Auch der Zahlungsmittelsaldo auf Ebene des Geschäftsführers beträgt damit am Ende eines jeden Jahres Null DM.

Tabelle 6.6: Zahlenbeispiel zur Kapitalwertberechnung für eine Geschäftsführervergütung mit Direktversicherung

Vermögensendwert	53	54	55	56	57	58	59	60	61	62	63	64	65	66	67	68	69	70
Gesellschaftsebene																		
laufender Gewinn	300.000	300.000	300.000	300.000	300.000	300.000	300.000	300.000	300.000	300.000	300.000	300.000	0	0	0	0	0	0
+ Zinsen	0	0	0	0	0	0	0	0	0	0	0	0	0	0	0	0	0	0
= Gewinn vor Gehalt und Steuern	300.000	300.000	300.000	300.000	300.000	300.000	300.000	300.000	300.000	300.000	300.000	300.000	0	0	0	0	0	0
- Festgehalt	- 300.000	- 300.000	- 300.000	- 210.340	- 210.340	- 210.340	- 210.340	- 210.340	- 210.340	- 210.340	- 210.340	- 210.340	0	0	0	0	0	0
- Versicherungsprämie																		
- pauschal versteuert	0	0	0	- 3.408	- 3.408	- 3.408	- 3.408	- 3.408	- 3.408	- 3.408	- 3.408	- 3.408	0	0	0	0	0	0
- übersteigender Teil	0	0	0	- 85.485	- 85.485	- 85.485	- 85.485	- 85.485	- 85.485	- 85.485	- 85.485	- 85.485	0	0	0	0	0	0
- pauschale Lohn- und Kirchensteuer und Solidaritätszuschlag	0	0	0	- 767	- 767	- 767	- 767	- 767	- 767	- 767	- 767	- 767	0	0	0	0	0	0
= Gewinn vor Steuern	0	0	0	0	0	0	0	0	0	0	0	0	0	0	0	0	0	0
- Gewerbesteuer	0	0	0	0	0	0	0	0	0	0	0	0	0	0	0	0	0	0
= Gewinn vor Körperschaftsteuer	0	0	0	0	0	0	0	0	0	0	0	0	0	0	0	0	0	0
- Körperschaftsteuer	0	0	0	0	0	0	0	0	0	0	0	0	0	0	0	0	0	0
- Solidaritätszuschlag	0	0	0	0	0	0	0	0	0	0	0	0	0	0	0	0	0	0
= Gewinn nach Steuern	0	0	0	0	0	0	0	0	0	0	0	0	0	0	0	0	0	0
Zahlungsmittelbestand																		
Zahlungsmittel am 1.1.	0	0	0	0	0	0	0	0	0	0	0	0	0	0	0	0	0	0
+ Gewinn vor Gehalt und Steuern	300.000	300.000	300.000	300.000	300.000	300.000	300.000	300.000	300.000	300.000	300.000	300.000	0	0	0	0	0	0
+ Zinsersparnis	0	0	0	0	0	0	0	0	0	0	0	0	0	0	0	0	0	0
- Gewinnausschüttung	0	0	0	0	0	0	0	0	0	0	0	0	0	0	0	0	0	0
- Festgehalt	- 300.000	- 300.000	- 300.000	- 210.340	- 210.340	- 210.340	- 210.340	- 210.340	- 210.340	- 210.340	- 210.340	- 210.340	0	0	0	0	0	0
- Direktversicherungsprämie	0	0	0	- 88.893	- 88.893	- 88.893	- 88.893	- 88.893	- 88.893	- 88.893	- 88.893	- 88.893	0	0	0	0	0	0
- pauschale Lohn- und Kirchensteuer und Solidaritätszuschlag	0	0	0	- 767	- 767	- 767	- 767	- 767	- 767	- 767	- 767	- 767	0	0	0	0	0	0
- Steuern der GmbH	0	0	0	0	0	0	0	0	0	0	0	0	0	0	0	0	0	0
= Zahlungsmittel am 31.12.	0	0	0	0	0	0	0	0	0	0	0	0	0	0	0	0	0	0
kumulierte versteuerte Rücklagen	0	0	0	0	0	0	0	0	0	0	0	0	0	0	0	0	0	0

Primärwirkung	53	54	55	56	57	58	59	60	61	62	63	64	65	66	67	68	69	70
Gesellschafterebene																		
Festgehalt	300.000	300.000	300.000	210.340	210.340	210.340	210.340	210.340	210.340	210.340	210.340	210.340	0	0	0	0	0	0
+ Direktversicherungsprämie nicht pauschal besteuert	0	0	0	85.485	85.485	85.485	85.485	85.485	85.485	85.485	85.485	85.485	0	0	0	0	0	0
+ pausch. Lohn- u. Kirchensteuer u. Solidaritätszuschlag	0	0	0	767	767	767	767	767	767	767	767	767	0	0	0	0	0	0
= Summe	300.000	300.000	300.000	296.592	296.592	296.592	296.592	296.592	296.592	296.592	296.592	296.592	0	0	0	0	0	0
- Werbungskosten	- 2.000	- 2.000	- 2.000	- 2.000	- 2.000	- 2.000	- 2.000	- 2.000	- 2.000	- 2.000	- 2.000	- 2.000	0	0	0	0	0	0
= Eink. aus nichtselbst. Arbeit	298.000	298.000	298.000	294.592	294.592	294.592	294.592	294.592	294.592	294.592	294.592	294.592	0	0	0	0	0	0
Zinsen	0	0	0	0	0	0	0	0	0	0	0	0	0	0	0	0	0	0
+ Gewinnausschüttung	0	0	0	0	0	0	0	0	0	0	0	0	0	0	0	0	0	0
= Summe	0	0	0	0	0	0	0	0	0	0	0	0	0	0	0	0	0	0
- Werbungskosten	0	0	0	0	0	0	0	0	0	0	0	0	0	0	0	0	0	0
- Sparer-Freibetrag	0	0	0	0	0	0	0	0	0	0	0	0	0	0	0	0	0	0
= Eink. aus Kapitalvermögen	0	0	0	0	0	0	0	0	0	0	0	0	0	0	0	0	0	0
Versicherungsleistung	0	0	0	0	0	0	0	0	0	0	0	0	88.209	88.209	88.209	52.926	52.926	52.926
Ertragsanteil der Rente	0	0	0	0	0	0	0	0	0	0	0	0	23.817	23.817	23.817	14.290	14.290	14.290
- Werbungskosten	0	0	0	0	0	0	0	0	0	0	0	0	- 200	- 200	- 200	- 200	- 200	- 200
= sonstige Einkünfte	0	0	0	0	0	0	0	0	0	0	0	0	23.617	23.617	23.617	14.090	14.090	14.090
= Summe der Einkünfte	298.000	298.000	298.000	294.592	294.592	294.592	294.592	294.592	294.592	294.592	294.592	294.592	23.617	23.617	23.617	14.090	14.090	14.090
- Altersentlastungsbetrag	0	0	0	0	0	0	0	0	0	0	0	0	0	0	0	0	0	0
= Gesamtbetrag der Einkünfte	298.000	298.000	298.000	294.592	294.592	294.592	294.592	294.592	294.592	294.592	294.592	294.592	23.617	23.617	23.617	14.090	14.090	14.090
- abziehbare Vorsorgeaufw.	- 7.830	- 7.830	- 7.830	- 19.830	- 19.830	- 19.830	- 19.830	- 19.830	- 19.830	- 19.830	- 19.830	- 19.830	0	0	0	0	0	0
- Kirchensteuer	- 7.037	- 7.037	- 7.037	- 6.536	- 6.536	- 6.536	- 6.536	- 6.536	- 6.536	- 6.536	- 6.536	- 6.536	0	0	0	0	0	0
= zu versteuerndes Eink.	283.133	283.133	283.133	268.226	268.226	268.226	268.226	268.226	268.226	268.226	268.226	268.226	23.617	23.617	23.617	14.090	14.090	14.090
Einkommensteuer	- 87.959	- 87.959	- 87.959	- 81.698	- 81.698	- 81.698	- 81.698	- 81.698	- 81.698	- 81.698	- 81.698	- 81.698	0	0	0	0	0	0
Solidaritätszuschlag	- 4.838	- 4.838	- 4.838	- 4.493	- 4.493	- 4.493	- 4.493	- 4.493	- 4.493	- 4.493	- 4.493	- 4.493	0	0	0	0	0	0
Zahlungsmittelbestand																		
Zahlungsmittel am 1.1.	0	0	0	0	0	0	0	0	0	0	0	0	0	0	0	0	0	0
+ Festgehalt	300.000	300.000	300.000	210.340	210.340	210.340	210.340	210.340	210.340	210.340	210.340	210.340	0	0	0	0	0	0
+ Zinsen	0	0	0	0	0	0	0	0	0	0	0	0	0	0	0	0	0	0
+ Gewinnausschüttung	0	0	0	0	0	0	0	0	0	0	0	0	0	0	0	0	0	0
+ Versicherungsleistung	0	0	0	0	0	0	0	0	0	0	0	0	88.209	88.209	88.209	52.926	52.926	52.926
- private Entnahme	- 200.166	- 200.166	- 200.166	- 117.613	- 117.613	- 117.613	- 117.613	- 117.613	- 117.613	- 117.613	- 117.613	- 117.613	- 88.209	- 88.209	- 88.209	- 52.926	- 52.926	- 52.926
- persönliche Steuern	- 99.834	- 99.834	- 99.834	- 92.727	- 92.727	- 92.727	- 92.727	- 92.727	- 92.727	- 92.727	- 92.727	- 92.727	0	0	0	0	0	0
= Zahlungsmittel am 31.12.	0	0	0	0	0	0	0	0	0	0	0	0	0	0	0	0	0	0

Da sich sowohl auf Ebene der GmbH als auch auf Ebene des Geschäftsführers am Ende jeder Periode ein Zahlungsmittelsaldo von Null DM ergibt, so daß auch der Kapitalwert Null DM beträgt, entfaltet der Zinssatz bei Betrachtung der Geschäftsführervergütung mit Direktversicherung grundsätzlich keine Wirkung.

6.3.2. Direktzusage ohne Rückdeckungsversicherung

Das vorgestellte Beispiel wird im folgenden auf die Direktzusage übertragen. Da es um die Vorstellung des methodischen Vorgehens und nicht um die Ableitung einer Gestaltungsempfehlung geht, wird von dem Umstand abgesehen, daß die Versorgungszusage aufgrund der Nichteinhaltung des Erdienenszeitraums von zehn Jahren als verdeckte Gewinnausschüttung gewertet werden müßte.

Ab dem vierten Betrachtungsjahr erhält der Geschäftsführer ein Festgehalt von nur noch 153.856 DM. Von dem verbleibenden Teil der angemessenen Gesamtvergütung in Höhe von 146.144 DM sind nur 106.138 DM als fiktive Versicherungsprämie für die Alters- und Witwenrente erforderlich. Der Unterschiedsbetrag von 40.006 DM entspricht dem Differenzüberhang aus der höheren Ergiebigkeit der Direktzusage im Vergleich zur Direktversicherung. Er wird in Form eines Gehaltsverzichts auf der Ebene der GmbH belassen. Aufgrund der Bewertung der Pensionsrückstellung nach dem Teilwertverfahren - die fiktive Versicherungsprämie entspricht hier 72.918 DM - kommt es im Jahr der Zusage zu einer Erstzuführung in Höhe von 317.534 DM und damit insgesamt zu einem negativen zu versteuernden Einkommen von - 171.390 DM. Da von steuerlich sofortig wirksamer Verlustverrechnung ausgegangen wird, resultiert hieraus eine Gewerbesteuerentlastung von 28.565 DM, eine Körperschaftsteuerminderung von 35.706 DM und eine Verringerung des Solidaritätszuschlags um 1.964 DM. Insgesamt verbleiben negative versteuerte Rücklagen von - 105.155 DM. Im Gegensatz zur Wirkung auf das Eigenkapital ergibt sich aus der Direktzusage im vierten Betrachtungsjahr ein positiver Zahlungsmittelbestand von 212.379 DM, weil die fiktive Versicherungsprämie und der Differenzüberhang nicht abfließen und die Steuererstattung die Zahlungsmittel erhöht. Diese Zahlungsmittel können verzinslich angelegt werden.

In allen Folgejahren der Aktivzeit ergeben sich auf Ebene der GmbH positive zu versteuernde Einkommen, denn zum einen erhöhen der Differenzüberhang und die Zinsen den Gewinn und zum anderen fallen die den Gewinn belastenden Zuführungen zur Pensionsrückstellung nun deutlich niedriger aus. In der Folge fallen Steuern von insgesamt 38,65 % auf die Gewinne an. Da diese zahlungswirksame Steuerbelastung deutlich hinter den ebenfalls zahlungswirksamen Zinseinnahmen und dem um den Differenzüberhang und die fiktive Versicherungsprämie niedrigeren Zahlungsmittelabfluß für die Geschäftsführervergütung zurückbleibt, kommt es zu einem weiterhin erheblichen Anstieg der liquiden Mittel. Am Ende der Aktivzeit haben sich versteuerte Rücklagen von 321.718 DM und Zahlungsmittel von 1.276.089 DM angesammelt.

Mit Beginn der Versorgungsphase entfällt der Ansatz eines laufenden Gewinns in Höhe der angemessenen Gesamtvergütung bei der GmbH. Erfolgswirkungen ergeben sich jedoch aus dem mit der Zahlung der Altersrente verbundenen Aufwand von 105.076 DM, aus dem sich mit der insgesamt einsetzenden Auflösung der Pensionsrückstellung ergebenden Ertrag und aus den weiterhin zu berücksichtigenden Zinsen auf die liquiden Mittel der Vorperioden. Insgesamt kommt es zu im Vergleich zur Aktivzeit relativ niedrigen Gewinnausweisen und entsprechenden Steuerzahlungen. Die versteuerten Rücklagen und der Zahlungsmittelbestand wachsen bis zum Tod des Geschäftsführers geringfügig an. Zu diesem Zeitpunkt jedoch kommt es durch die Auflösung der für die Altersversorgung gebildeten Rückstellung von 1.024.711 DM zu einem erheblichen steuerpflichtigen Ertrag, der durch die Aufwertung der Pensionsrückstellung für die Witwenversorgung um 508.332 DM nur zur Hälfte ausgeglichen werden kann. Der insbesondere hieraus resultierende Gewinnausweis von 539.789 DM führt zu einer Steuerbelastung von insgesamt 208.606 DM. Während sich die versteuerten Rücklagen durch den Gewinn von 381.346 DM auf insgesamt 712.529 DM stark erhöhen, wird der Zahlungsmittelbestand durch die Steuerbelastung von 1.606.074 DM auf 1.420.878 DM erstmals reduziert.

Für die Witwenversorgungsphase wiederholt sich im wesentlichen der für die Altersversorgungsphase beschriebene Ablauf, lediglich das absolute Niveau der Zinserträge, der Erträge aus der Rückstellungsauflösung und des mit der Zahlung der Witwenrente von 63.721 DM verbundenen Aufwands ist niedriger, so daß die versteuerten Rücklagen auf 797.440 DM und die Zahlungsmittel auf 1.469.186 DM vor dem letzten Jahr des Betrachtungszeitraums weiter ansteigen. Im Todeszeitpunkt der Witwe kommt es durch die Auflösung der Pensionsrückstellung nochmals zu einer erheblichen Steuerbelastung von 280.399 DM und einem Rückgang des Zahlungsmittelbestands auf 1.242.601 DM. Der mit diesem Betrag identische Schlußbestand der versteuerten Rücklagen wird auf die Ebene des Geschäftsführers bzw. seiner Witwe ausgeschüttet.

Der Geschäftsführer muß das in der Aktivzeit nach Abzug des Arbeitnehmer-Pauschbetrags von 2.000 DM und nach Abzug der Sonderausgaben verbleibende Festgehalt versteuern. Da neben der Direktzusage keine weiteren Vorsorgemaßnahmen bestehen, kommt für die Berücksichtigung der Vorsorgeaufwendungen nur der Ansatz der gekürzten Vorsorgepau-

schale von (2 * 2.214 DM =) 4.428 DM in Betracht. Vor Abzug der Kirchensteuer verbleibt somit ein zu versteuerndes Einkommen von 147.428 DM. Für die simultan ermittelte Einkommen- und Kirchensteuer ergeben sich Belastungen von 31.933 DM bzw. 2.555 DM. Der Solidaritätszuschlag beträgt 1.756 DM. Nach Abzug der Steuern verbleibt ein Festgehalt von 117.613 DM, welches vollständig entnommen wird, so daß sich in der Aktivzeit stets ein Zahlungsmittelsaldo von Null DM ergibt.
Die Versorgungsphase unterscheidet sich von der Aktivzeit mit einer Altersrente von 105.076 DM bzw. einer Witwenrente von 63.721 DM lediglich durch die Höhe der Einnahmen aus nichtselbständiger Arbeit und dadurch, daß von der Rente neben dem Arbeitnehmer-Pauschbetrag auch der Versorgungs-Freibetrag von jeweils 6.000 DM abgezogen werden darf. Auf die nach Abzug der Vorsorgepauschale von 4.428 DM bzw. 2.214 DM verbleibenden steuerpflichtigen Einkünfte von 92.648 DM in der Ruhestandsphase bzw. 53.507 DM für die Witwenversorgung entfallen Steuerbelastungen von insgesamt 16.866 DM bzw. 10.795 DM. Nach Abzug der Steuern ergeben sich Nettoaltersrenten von 88.209 DM und Nettowitwenrenten von 52.926 DM. Auch diese Beträge entsprechen exakt den Entnahmen, so daß sich Zahlungsmittelsalden von 0 DM ergeben. Für die letzte Periode des Betrachtungszeitraums ergibt sich allerdings dadurch eine Ausnahme, daß in diesem Jahr neben der Witwenrente auch die kumulierte Endausschüttung der GmbH in Höhe von 1.242.601 DM auf Ebene der Witwe zu berücksichtigen ist. Die Hälfte dieser Dividende ist - nach Abzug des Werbungskostenpauschbetrags von 100 DM und des Sparer-Freibetrags von 3.000 DM sowie des Altersentlastungsbetrags in Höhe von 3.720 DM - in das zu versteuernde Einkommen einzubeziehen. Auf die Gewinnausschüttung fällt hierdurch eine Steuerbelastung von 280.286 DM an, so daß ein Nettoeinkommen von 962.315 DM verbleibt.
Dieses Einkommen stellt den Vorteil der Direktzusage gegenüber der Direktversicherung am Ende des Betrachtungszeitraums dar. Es ist nun auf den Anfang des Betrachtungszeitraums abzuzinsen. Die Abzinsung erfolgt unter Berücksichtigung der auf die Zinsen entfallenden Differenzsteuern. Den Ausgangspunkt für die Berechnung der Differenzsteuersätze bilden dabei die steuerlichen Verhältnisse, wie sie sich vor der Abzinsung aus der Berücksichtigung der Direktzusage für die Geschäftsführerebene ergeben haben. Da der Werbungskostenpauschbetrag, der Sparer-Freibetrag und der Altersentlastungsbetrag bei diesen Vorgaben in den Vorperioden noch nicht ausgeschöpft worden sind, werden auch sie im Rahmen der Abzinsung berücksichtigt. Schließlich ergibt sich auf diese Weise ein Kapitalwert von 388.573 DM.

Tabelle 6.7: Zahlenbeispiel zur Kapitalwertberechnung für eine Geschäftsführervergütung mit Direktzusage

Vermögensendwert	53	54	55	56	57	58	59	60	61	62	63	64	65	66	67	68	69	70
Gesellschaftsebene																		
laufender Gewinn	300.000	300.000	300.000	300.000	300 000	300.000	300.000	300.000	300.000	300.000	300.000	300 000	0	0	0	0	0	0
+ Zinsen	0	0	0	0	16.990	27.858	39.454	51.832	65.053	79.185	94 301	110.484	127.825	128.154	128.486	113.670	115 563	117.535
= Gewinn vor Gehalt und St.	300.000	300.000	300.000	300.000	316.990	327.858	339.454	351.832	365.053	379 185	394.301	410.484	127.825	128.154	128.486	113.670	115.563	117.535
- Festgehalt	- 300 000	- 300.000	- 300.000	- 153.856	-153.856	- 153.856	- 153.856	- 153.856	- 153.856	- 153.856	- 153.856	- 153.856	0	0	0	0	0	0
- Veränd. Pensionsrückst.																		
- Altersrente	0	0	0	- 262.290	- 77.522	- 83.246	- 89.556	- 96.529	- 104.250	- 112 807	- 122.306	- 132.871	28.487	28.179	1.024.711	0	0	0
- Witwenrente	0	0	0	- 55.244	- 15.015	- 15.559	- 16.150	- 16.807	- 17.551	- 18.409	- 19.408	- 20.570	- 3.027	- 2.279	- 508.332	18.079	18.525	671.745
- Versorgungsleistung	0	0	0	0	0	0	0	0	0	0	0	0	- 105 076	- 105.076	- 105.076	- 63.721	- 63.721	- 63.721
= Gewinn vor Steuern	0	0	0	- 171 390	70.598	75.197	79.891	84.639	89.396	94.112	98 731	103.188	48.209	48.978	539.789	68.028	70.367	725.559
- Gewerbesteuer	0	0	0	28.565	- 11.766	- 12.533	- 13.315	- 14 107	- 14.899	- 15.685	- 16.455	- 17.198	- 8.035	- 8.163	- 89.965	- 11.338	- 11.728	- 120.927
= Gewinn vor KSt	0	0	0	- 142.825	58.831	62.664	66.576	70.533	74.497	78.427	82.276	85.990	40 174	40.815	449.824	56.690	58.639	604.633
- Körperschaftsteuer	0	0	0	35.706	- 14.708	- 15.666	- 16.644	- 17.633	- 18.624	- 19.607	- 20.569	- 21.497	- 10.044	- 10.204	- 112 456	- 14 173	- 14.660	- 151 158
- Solidaritätszuschlag	0	0	0	1.964	- 809	- 862	- 915	- 970	- 1 024	- 1.078	- 1.131	- 1.182	- 552	- 561	- 6.185	- 779	- 806	- 8.314
= Gewinn nach Steuern	0	0	0	- 105.155	43 315	46.137	49.016	51.930	54.848	57.742	60.576	63.310	29.578	30.050	331.183	41.738	43 173	445.161
Zahlungsmittelbestand																		
Zahlungsmittel am 1.1.	0	0	0	0	212.379	348.230	493.171	647.894	813.160	989.809	1.178.767	1.381.056	1.597.807	1.601.924	1.606.074	1.420.878	1.444.538	1.469.186
+ Gewinn vor Gehalt und St.	300.000	300.000	300.000	300.000	300.000	300.000	300.000	300.0000	300.000	300.000	300.000	300.000	0	0	0	0	0	0
+ Zinsersparnis	0	0	0	0	16.990	27.858	39.454	51 832	65.053	79.185	94.301	110 484	127.825	128.154	128.486	113.670	115.563	117.535
- Gewinnausschüttung	0	0	0	0	0	0	0	0	0	0	0	0	0	0	0	0	0	- 1.242.601
- Festgehalt	- 300.000	- 300.000	- 300 000	- 153.856	- 153.856	- 153.856	- 153.856	- 153.856	- 153.856	- 153.856	- 153.856	- 153.856	0	0	0	0	0	0
- Versorgungsleistung	0	0	0	0	0	0	0	0	0	0	0	0	- 105.076	- 105.076	- 105.076	- 63.721	- 63 721	- 63.721
- Steuern der GmbH	0	0	0	66.235	- 27.283	- 29.061	- 30.875	- 32.709	- 34.548	- 36 370	- 38.156	- 39 878	- 18.631	- 18.928	- 208.606	- 26.290	- 27.194	- 280.399
= Zahlungsmittel am 31.12.	0	0	0	212.379	348.230	493 171	647.894	813.160	989.809	1.178.767	1 381.056	1.597.807	1.601.924	1.606.074	1.420.878	1 444.538	1.469.186	0
kum. Pensionsrückstellung	0	0	0	317.534	410.070	508.875	614.582	727.918	849.718	980.935	1.122.648	1.276.089	1.250.628	1.224.728	708.349	690 271	671.745	0
kum. versteuerte Rücklagen	0	0	0	- 105.155	- 61.840	- 15.704	33.313	85.242	140.090	197.832	258.408	321 718	351.296	381.346	712.529	754.267	797.440	1.242.601

Primärwirkung	53	54	55	56	57	58	59	60	61	62	63	64	65	66	67	68	69	70
Gesellschafterebene																		
Festgehalt	300.000	300.000	300.000	153.856	153.856	153.856	153.856	153.856	153 856	153.856	153.856	153.856	0	0	0	0	0	0
+ Versorgungsleistung	0	0	0	0	0	0	0	0	0	0	0	0	105.076	105.076	105.076	63.721	63.721	63.721
- Versorgungsfreibetrag	0	0	0	0	0	0	0	0	0	0	0	0	- 6.000	- 6.000	- 6.000	- 6.000	- 6.000	- 6.000
= Summe	300.000	300.000	300.000	153 856	153.856	153.856	153.856	153.856	153.856	153.856	153.856	153.856	99.076	99.076	99.076	57.721	57 721	57.721
- Werbungskosten	- 2.000	- 2.000	- 2.000	- 2.000	- 2.000	- 2.000	- 2.000	- 2.000	- 2.000	- 2.000	- 2.000	- 2.000	- 2.000	- 2.000	- 2.000	- 2.000	- 2.000	- 2.000
= Eink. aus nichtselbst. Arb.	298.000	298.000	298 000	151.856	151.856	151.856	151.856	151.856	151.856	151.856	151.856	151.856	97.076	97.076	97.076	55.721	55.721	55.721
Zinsen	0	0	0	0	0	0	0	0	0	0	0	0	0	0	0	0	0	0
+ Gewinnausschüttung	0	0	0	0	0	0	0	0	0	0	0	0	0	0	0	0	0	1.242.601
davon steuerpflichtig	0	0	0	0	0	0	0	0	0	0	0	0	0	0	0	0	0	621.301
= Summe	0	0	0	0	0	0	0	0	0	0	0	0	0	0	0	0	0	621.301
- Werbungskosten	0	0	0	0	0	0	0	0	0	0	0	0	0	0	0	0	0	- 100
- Sparer-Freibetrag	0	0	0	0	0	0	0	0	0	0	0	0	0	0	0	0	0	- 3.000
= Eink. aus Kapitalvermögen	0	0	0	0	0	0	0	0	0	0	0	0	0	0	0	0	0	618.201
= Summe der Einkünfte	298 000	298.000	298 000	151 856	151.856	151.856	151.856	151 856	151.856	151.856	151 856	151.856	97.076	97.076	97.076	55.721	55 721	673.922
- Altersentlastungsbetrag	0	0	0	0	0	0	0	0	0	0	0	0	0	0	0	0	0	- 3.720
= Gesamtbetr. der Einkünfte	298.000	298.000	298.000	151.856	151 856	151.856	151.856	151.856	151.856	151.856	151.856	151.856	97.076	97.076	97.076	55.721	55.721	670 202
- abziehbare Vorsorgeaufw.	- 7.830	- 7.830	- 7.830	- 4.428	- 4.428	- 4.428	- 4.428	- 4.428	- 4.428	- 4.428	- 4.428	- 4.428	- 4.428	- 4.428	- 4.428	- 2.214	- 2.214	- 2.214
- Kirchensteuer	- 7.037	- 7.037	- 7.037	- 2.555	- 2.555	- 2.555	- 2 555	- 2 555	- 2.555	- 2.555	- 2.555	- 2.555	- 1.189	- 1.189	- 1.189	- 761	- 761	- 20.517
= zu versteuerndes Eink.	283.133	283.133	283.133	144.874	144.874	144.874	144.874	144.874	144.874	144 874	144.874	144.874	91.459	91.459	91.459	52.746	52.746	647.471
Einkommensteuer	- 87.959	- 87.959	- 87.959	- 31.933	- 31.933	- 31.933	- 31.933	- 31.933	- 31.933	- 31.933	- 31.933	- 31.933	- 14.860	- 14.860	- 14.860	- 9 511	- 9.511	- 256.459
Solidaritätszuschlag	- 4 838	- 4.838	- 4 838	- 1.756	- 1.756	- 1 756	- 1.756	- 1 756	- 1.756	- 1.756	- 1.756	- 1.756	- 817	- 817	- 817	- 523	- 523	- 14.105
Zahlungsmittelbestand																		
Zahlungsmittel am 1.1.	0	0	0	0	0	0	0	0	0	0	0	0	0	0	0	0	0	0
+ Festgehalt	300.000	300.000	300.000	153.856	153 856	153.856	153.856	153.856	153.856	153.856	153.856	153.856	0	0	0	0	0	0
+ Versorgungsleistung	0	0	0	0	0	0	0	0	0	0	0	0	105.076	105.076	105.076	63.721	63.721	63.721
+ Zinsen	0	0	0	0	0	0	0	0	0	0	0	0	0	0	0	0	0	0
+ Gewinnausschüttung	0	0	0	0	0	0	0	0	0	0	0	0	0	0	0	0	0	1.242.601
- private Entnahme	- 200.166	- 200.166	- 200.166	- 117.613	- 117.613	- 117.613	- 117.613	- 117 613	- 117.613	- 117.613	- 117.613	- 117.613	- 88.209	- 88.209	- 88.209	- 52.926	- 52.926	- 52.926
- persönliche Steuern	- 99.834	- 99.834	- 99.834	- 36.244	- 36.244	- 36.244	- 36.244	- 36.244	- 36.244	- 36.244	- 36.244	- 36.244	- 16.866	- 16.866	- 16.866	- 10.795	- 10.795	- 291.081
= Zahlungsmittel am 31.12.	0	0	0	0	0	0	0	0	0	0	0	0	0	0	0	0	0	962.315

Sekundärwirkung	53	54	55	56	57	58	59	60	61	62	63	64	65	66	67	68	69	70
Gesellschafterebene																		
Zinsen	31.086	32.655	34.291	35.998	37.911	39.912	42.005	44.193	46.481	48.873	51.371	53.982	56.709	59.940	63.331	66.890	70.274	73.804
- Änderung Werbungskosten	- 200	- 200	- 200	- 200	- 200	- 200	- 200	- 200	- 200	- 200	- 200	- 200	- 200	- 200	- 200	- 100	- 100	0
- Änderung Sparer-Freibetr.	- 6.000	- 6 000	- 6.000	- 6.000	- 6.000	- 6.000	- 6.000	- 6.000	- 6.000	- 6.000	- 6.000	- 6.000	- 6.000	- 6.000	- 6.000	- 3.000	- 3.000	0
= Änderung Einkünfte aus Kapitalvermögen	24.886	26.455	28.091	29.798	31.711	33.712	35.805	37.993	40.281	42.673	45.171	47.782	50.509	53.740	57.131	63.790	67.174	73.804
= Änd. Summe der Einkünfte	24.886	26.455	28.091	29.798	31.711	33.712	35.805	37.993	40.281	42 673	45.171	47.782	50.509	53.740	57.131	63.790	67.174	73.804
- Änd. Altersentlastungsbetr.	0	0	0	0	0	0	0	0	0	0	0	0	- 3.720	- 3.720	- 3.720	- 3 720	- 3.720	0
- Änderung abziehbare Vorsorgeaufwendungen	0	0	0	0	0	0	0	0	0	0	0	0	0	0	0	0	0	0
- Änderung Kirchensteuer	- 809	- 860	- 913	- 852	- 909	- 969	- 1 033	- 1.099	- 1.169	- 1.243	- 1.321	- 1.402	- 1.150	- 1.237	- 1.328	- 1.733	- 1.843	- 2.399
= Änderung zu versteuerndes Einkommen	24.077	25.595	27.178	28.946	30.802	32.743	34.772	36.894	39.112	41.429	43.851	46.380	45.639	48.783	52.083	58.337	61.611	71 405
Änderung Einkommensteuer	- 10.112	- 10.750	- 11.415	- 10.646	- 11.362	- 12.115	- 12.907	- 13.741	- 14.617	- 15.539	- 16.510	- 17.530	- 14.379	- 15.460	- 16.606	- 21.665	- 23.040	- 29.990
Änderung Solidaritätszuschlag	- 556	- 591	- 628	- 586	- 625	- 666	- 710	- 756	- 804	- 855	- 908	- 964	- 791	- 850	- 913	- 1.192	- 1.267	- 1.649
Differenzsteuersatz	36,92 %	37,36 %	37,78 %	33,57 %	34,02 %	34,45 %	34,88 %	35,29 %	35,69 %	36,09 %	36,48 %	36,86 %	28,78 %	29,27 %	29,76 %	36,76 %	37,21 %	46,12 %
Zahlungsmittelbestand																		
Zahlungsmittel am 1.1.	388.573	408 181	428.635	449.971	473.886	498.901	525.063	552 419	581.017	610.908	642.143	674.776	708.861	749 250	791.643	836.126	878.426	922.550
+ Zinsen	31.086	32.655	34.291	35.998	37.911	39.912	42.005	44.193	46.481	48.873	51.371	53.982	56.709	59.940	63.331	66.890	70.274	73.804
- Änderung persönl. Steuern	- 11.477	- 12 201	- 12.956	- 12.083	- 12.896	- 13.750	- 14.650	- 15.595	- 16 591	- 17.637	- 18.738	- 19.897	- 16.321	- 17.547	- 18.848	- 24 590	- 26.151	- 34.039
= Zahlungsmittel am 31.12.	408.181	428.635	449.971	473.886	498.901	525.063	552.419	581.017	610.908	642.143	674.776	708.861	749.250	791.643	836.126	878.426	922.550	962.315

6.3.3. Direktzusage mit Rückdeckungsversicherung

Auf Ebene der GmbH unterscheidet sich das Berechnungsschema zur Direktzusage mit Rückdeckungsversicherung von demjenigen zur nicht rückgedeckten Direktzusage durch die Prämien, die die GmbH für die Rückdeckungsversicherung zahlt, sowie durch die Beträge, mit denen die Forderung aus der Rückdeckungsversicherung auf Ebene der GmbH jährlich erfolgswirksam zu verändern ist. Der Kalkulation der erforderlichen Versicherungsprämie wird wie bei der Direktversicherung die erwartete Rendite von 6 % zugrunde gelegt. Auf Ebene des Geschäftsführers ergibt sich eine Abweichung in bezug auf die Primärzahlungsreihe lediglich in der letzten Periode des Betrachtungszeitraums.

Die von der GmbH in der Aktivzeit aufzubringende Versicherungsprämie beläuft sich auf 106.138 DM. Sie entspricht exakt der fiktiven Versicherungsprämie, mit der auch die Direktzusage als Vergütungsbestandteil auf die angemessene Gesamtvergütung des Geschäftsführers angerechnet wird, weil der Berechnung in beiden Fällen das Gegenwartswertverfahren, dieselben Wahrscheinlichkeiten und derselbe Kalkulationszinssatz zugrunde liegen. Für die Bewertung des Versicherungsanspruchs in der Bilanz kommt es jedoch nicht zu der für die Pensionsrückstellung zu beobachtenden relativ hohen Erstzuführung. Der Wertansatz am Ende des vierten Betrachtungsjahres bleibt mit 106.414 DM deutlich hinter der Pensionsrückstellung zurück. Das zu versteuernde Einkommen der GmbH bleibt damit im ersten Versicherungsjahr im Vergleich zur Situation ohne Rückdeckungsversicherung fast unverändert. Nach Steuern verbleiben negative versteuerte Rücklagen in Höhe von - 104.985 DM. Der Zahlungsmittelbestand wird durch die Rückdeckungsversicherung hingegen berührt, denn im Gegensatz zur Versicherungsprämie ist der Versicherungsanspruch nicht zahlungswirksam. Es ergibt sich ein Zahlungsmittelbestand von 106.135 DM.

In den folgenden Jahren der Aktivzeit ergeben sich wie bei der Alternative ohne Rückdeckungsversicherung stets positive zu versteuernde Einkommen bei der GmbH. Die bis auf 186.660 DM ansteigenden Zuführungen zum Forderungsbuchwert übersteigen die abfließende Versicherungsprämie zunehmend deutlicher. Da jedoch gleichzeitig die Zinserträge aus der Wiederanlage der Zahlungsmittelüberschüsse deutlich niedriger ausfallen als bei der Direktzusage ohne Rückdeckungsversicherung, ergeben sich insgesamt stets niedrigere Gewinnausweise. Gleichwohl sammeln sich bis zum Ende der Aktivzeit versteuerte Rücklagen von insgesamt 293.887 DM an. Sie bleiben nur unwesentlich hinter den sich für die nicht rückgedeckte Direktzusage ergebenden Werten zurück. Der Zahlungsmittelbestand nimmt jedoch ungleich langsamer zu. Insbesondere die weiter-

Tabelle 6.8: Zahlenbeispiel zur Kapitalwertberechnung für eine Geschäftsführervergütung mit rückgedeckter Direktzusage

Vermögensendwert	53	54	55	56	57	58	59	60	61	62	63	64	65	66	67	68	69	70
Gesellschaftsebene																		
laufender Gewinn	300.000	300.000	300.000	300 000	300.000	300.000	300.000	300.000	300.000	300.000	300.000	300.000	0	0	0	0	0	0
+ Zinsen	0	0	0	0	8.491	10.228	12 011	13.837	15.704	17.609	19.549	21.518	23.511	24 665	25.876	27.146	28.478	29.876
= Gewinn vor Gehalt und St.	300.000	300.000	300.000	300.000	308.491	310.228	312 011	313.837	315.704	317.609	319.549	321.518	23.511	24.665	25.876	27.146	28.478	29.876
+ Verand. Ford. aus Rückdeck.																		
- Altersrente	0	0	0	88.483	94.673	101.467	108.944	117.198	126.329	136.447	147.675	160 161	- 28.487	- 28.179	- 1.024.711	0	0	0
- Witwenrente	0	0	0	17 931	18.660	19 438	20.285	21.226	22.285	23.497	24.891	26.499	3.027	2.279	508.332	- 18.079	- 18.525	- 671.745
- Prämie Rückdeckungsvers.	0	0	0	- 106.138	- 106.138	- 106.138	- 106.138	- 106.138	- 106.138	- 106.138	- 106.138	- 106.138	0	0	0	0	0	0
+ Zufluß Rückdeckungsvers.	0	0	0	0	0	0	0	0	0	0	0	0	105.076	105.076	105.076	63.721	63.721	63.721
- Festgehalt	- 300 000	- 300.000	- 300.000	- 153.856	-153.856	- 153.856	- 153.856	- 153.856	- 153.856	- 153.856	- 153.856	- 153.856	0	0	0	0	0	0
- Veränderung Pensionsrückst.																		
- Altersrente	0	0	0	- 262 290	- 77.522	- 83 246	- 89.556	- 96.529	- 104.250	- 112.807	- 122 306	- 132.871	28.487	28.179	1.024.711	0	0	0
- Witwenrente	0	0	0	- 55 244	- 15.015	- 15 559	- 16.150	- 16 807	- 17.551	- 18.409	- 19 408	- 20.570	- 3.027	- 2.279	- 508.332	18.079	18.525	671.745
- Versorgungsleistung	0	0	0	0	0	0	0	0	0	0	0	0	- 105 076	- 105 076	- 105.076	- 63.721	- 63.721	- 63 721
= Gewinn vor Steuern	0	0	0	- 171.114	69.294	72.334	75.540	78.930	82.524	86.342	90.408	94.744	23.511	24.665	25.876	27.146	28.478	29.876
- Gewerbesteuer	0	0	0	28.519	- 11.549	- 12.056	- 12.590	- 13.155	- 13.754	- 14.390	- 15.068	- 15.791	- 3.918	- 4.111	- 4.313	- 4.524	- 4.746	- 4.979
= Gewinn vor Körperschaftst.	0	0	0	- 142.595	57.745	60.278	62.950	65.775	68.770	71.952	75.340	78.953	19.592	20.554	21.563	22.621	23.732	24 897
- Körperschaftsteuer	0	0	0	35.649	- 14 436	- 15.070	- 15.737	- 16.444	- 17.192	- 17.988	- 18.835	- 19.738	- 4.898	- 5.139	- 5.391	- 5.655	- 5.933	- 6.224
- Solidaritätszuschlag	0	0	0	1.961	- 794	- 829	- 866	- 904	- 946	- 989	- 1.036	- 1.086	- 269	- 283	- 296	- 311	- 326	- 342
= Gewinn nach Steuern	0	0	0	- 104.985	42.515	44.380	46.347	48.427	50.632	52 975	55.469	58.129	14.425	15.133	15.876	16.655	17.472	18.330
Zahlungsmittelbestand																		
Zahlungsmittel am 1.1.	0	0	0	0	106.135	127.852	150.133	172.956	196.296	220.114	244.361	268.978	293.887	308.312	323.445	339.321	355.976	373.449
+ Gewinn vor Gehalt und St	300.000	300.000	300.000	300.000	300.000	300.000	300.000	300.0000	300.000	300.000	300 000	300 000	0	0	0	0	0	0
- Prämie Rückdeckungsvers.	0	0	0	- 106 138	- 106.138	- 106.138	- 106.138	- 106.138	- 106.138	- 106.138	- 106.138	- 106.138	0	0	0	0	0	0
+ Zufluß Rückdeckungsvers.	0	0	0	0	0	0	0	0	0	0	0	0	105.076	105.076	105.076	63.721	63.721	63.721
+ Zinsersparnis	0	0	0	0	8.491	10 228	12.011	13.837	15.704	17.609	19.549	21.518	23.511	24.665	25.876	27.146	28.478	29.876
- Gewinnausschüttung	0	0	0	0	0	0	0	0	0	0	0	0	0	0	0	0	0	- 391.779
- Festgehalt	- 300.000	- 300.000	- 300.000	- 153.856	- 153.856	- 153.856	- 153.856	- 153.856	- 153.856	- 153.856	- 153.856	- 153.856	0	0	0	0	0	0
- Versorgungsleistung	0	0	0	0	0	0	0	0	0	0	0	0	- 105.076	- 105.076	- 105.076	- 63.721	- 63.721	- 63.721
- Steuern der GmbH	0	0	0	66.128	- 26.779	- 27.954	- 29.193	- 30.503	- 31 892	- 33.368	- 34.939	- 36.615	- 9.086	- 9.532	- 10.000	- 10.491	- 11.006	- 11.546
= Zahlungsmittel am 31.12.	0	0	0	106.135	127.852	150.133	172.956	196.296	220.114	244.361	268.978	293.887	308.312	323.445	339.321	355.976	373.449	0
kum. Pensionsrückstellung	0	0	0	317.534	410.070	508.875	614.582	727.918	849.718	980.935	1.122.648	1.276.089	1.276.089	1.224.728	708.349	690.271	671.745	0
kum. versteuerte Rücklagen	0	0	0	- 104.985	- 62.471	- 18.091	28.256	76.683	127.315	180.289	235 758	293.887	293.887	323.445	339.321	355.976	373.449	391.779

Primärwirkung	53	54	55	56	57	58	59	60	61	62	63	64	65	66	67	68	69	70
Gesellschafterebene																		
Festgehalt	300.000	300.000	300.000	153.856	153.856	153.856	153.856	153.856	153.856	153.856	153.856	153.856	0	0	0	0	0	0
+ Versorgungsleistung	0	0	0	0	0	0	0	0	0	0	0	0	105.076	105.076	105.076	63.721	63.721	63.721
- Versorgungsfreibetrag	0	0	0	0	0	0	0	0	0	0	0	0	- 6.000	- 6.000	- 6.000	- 6.000	- 6.000	- 6.000
= Summe	300.000	300.000	300.000	153.856	153.856	153.856	153.856	153.856	153.856	153.856	153.856	153.856	99.076	99.076	99.076	57.721	57.721	57.721
- Werbungskosten	- 2.000	- 2.000	- 2.000	- 2.000	- 2.000	- 2.000	- 2.000	- 2.000	- 2.000	- 2.000	- 2.000	- 2.000	- 2.000	- 2.000	- 2.000	- 2.000	- 2.000	- 2.000
= Eink. aus nichtselbst. Arb	298.000	298.000	298 000	151.856	151.856	151.856	151.856	151.856	151.856	151.856	151.856	151.856	97.076	97.076	97.076	55.721	55.721	55.721
Zinsen	0	0	0	0	0	0	0	0	0	0	0	0	0	0	0	0	0	0
+ Gewinnausschüttung	0	0	0	0	0	0	0	0	0	0	0	0	0	0	0	0	0	391.779
davon steuerpflichtig	0	0	0	0	0	0	0	0	0	0	0	0	0	0	0	0	0	195.889
= Summe	0	0	0	0	0	0	0	0	0	0	0	0	0	0	0	0	0	195.889
- Werbungskosten	0	0	0	0	0	0	0	0	0	0	0	0	0	0	0	0	0	- 100
- Sparer-Freibetrag	0	0	0	0	0	0	0	0	0	0	0	0	0	0	0	0	0	- 3.000
= Eink. aus Kapitalvermögen	0	0	0	0	0	0	0	0	0	0	0	0	0	0	0	0	0	192.789
= Summe der Einkünfte	298.000	298 000	298.000	151.856	151.856	151.856	151.856	151.856	151.856	151.856	151 856	151.856	97.076	97.076	97.076	55.721	55.721	248.510
- Altersentlastungsbetrag	0	0	0	0	0	0	0	0	0	0	0	0	0	0	0	0	0	- 3 720
= Gesamtbetrag der Einkünfte	298.000	298 000	298.000	151.856	151.856	151.856	151 856	151.856	151.856	151.856	151.856	151.856	97.076	97.076	97.076	55.721	55.721	244.790
- abziehbare Vorsorgeaufw.	- 7.830	- 7.830	- 7.830	- 4.428	- 4.428	- 4.428	- 4.428	- 4.428	- 4.428	- 4.428	- 4.428	- 4.428	- 4.428	- 4.428	- 4 428	- 2.214	- 2.214	- 2.214
- Kirchensteuer	- 7.037	- 7.037	- 7.037	- 2.555	- 2.555	- 2.555	- 2.555	- 2 555	- 2.555	- 2.555	- 2.555	- 2.555	- 1.189	- 1.189	- 1.189	- 761	- 761	- 6.688
= zu versteuerndes Eink.	283.133	283.133	283.133	144.874	144.874	144.874	144.874	144.874	144.874	144.874	144.874	144.874	91.459	91.459	91.459	52.746	52.746	235.889
Einkommensteuer	- 87.959	- 87.959	- 87.959	- 31.933	- 31.933	- 31.933	- 31.933	- 31.933	- 31.933	- 31.933	- 31.933	- 31.933	- 14.860	- 14.860	- 14.860	- 9.511	- 9.511	- 83.595
Solidaritätszuschlag	- 4.838	- 4.838	- 4 838	- 1.756	- 1.756	- 1.756	- 1.756	- 1.756	- 1.756	- 1.756	- 1.756	- 1.756	- 817	- 817	- 817	- 523	- 523	- 4.598
Zahlungsmittelbestand																		
Zahlungsmittel am 1.1.	0	0	0	0	0	0	0	0	0	0	0	0	0	0	0	0	0	0
+ Festgehalt	300.000	300.000	300.000	153.856	153.856	153.856	153.856	153.856	153.856	153.856	153.856	153.856	0	0	0	0	0	0
+ Versorgungsleistung	0	0	0	0	0	0	0	0	0	0	0	0	105.076	105.076	105.076	63 721	63.721	63.721
+ Zinsen	0	0	0	0	0	0	0	0	0	0	0	0	0	0	0	0	0	0
+ Gewinnausschüttung	0	0	0	0	0	0	0	0	0	0	0	0	0	0	0	0	0	391.779
- private Entnahme	- 200.166	- 200.166	- 200.166	- 117.613	- 117.613	- 117 613	- 117.613	- 117 613	- 117.613	- 117.613	- 117.613	- 117.613	- 88.209	- 88 209	- 88.209	- 52.926	- 52.926	- 52.926
- persönliche Steuern	- 99.834	- 99.834	- 99.834	- 36.244	- 36.244	- 36.244	- 36 244	- 36.244	- 36.244	- 36.244	- 36.244	- 36.244	- 16.866	- 16.866	- 16.866	- 10.795	- 10.795	- 94.880
= Zahlungsmittel am 31.12.	0	0	0	0	0	0	0	0	0	0	0	0	0	0	0	0	0	307.694

Sekundärwirkung	53	54	55	56	57	58	59	60	61	62	63	64	65	66	67	68	69	70
Gesellschafterebene																		
Zinsen	8.039	8.615	9.215	9.841	10.514	11.221	11.962	12.739	13.553	14.407	15.302	16.240	17.223	18.411	19.663	20.982	22.258	23.598
- Änderung Werbungskosten	- 200	- 200	- 200	- 200	- 200	- 200	- 200	- 200	- 200	- 200	- 200	- 200	- 200	- 200	- 200	- 100	- 100	0
- Änderung Sparer-Freibetrag	- 6.000	- 6.000	- 6.000	- 6.000	- 6.000	- 6.000	- 6.000	- 6.000	- 6.000	- 6.000	- 6.000	- 6.000	- 6.000	- 6.000	- 6.000	- 3.000	- 3.000	0
= Änderung Einkünfte aus Kapitalvermögen	1.839	2.415	3.015	3.641	4.314	5.021	5.762	6.539	7.353	8.207	9.102	10.040	11.023	12.211	13.463	17.882	19.158	23.598
= Änd. Summe der Einkünfte	1.839	2.415	3.015	3.641	4.314	5.021	5.762	6.539	7.353	8.207	9.102	10.040	11.023	12.211	13.463	17.882	19.158	23.598
- Änd. Altersentlastungsbetr.	0	0	0	0	0	0	0	0	0	0	0	0	- 3.720	- 3.720	- 3.720	- 3.720	- 3.720	0
- Änderung abziehbare Vorsorgeaufwendungen	0	0	0	0	0	0	0	0	0	0	0	0	0	0	0	0	0	0
- Änderung Kirchensteuer	- 60	- 78	- 98	- 100	- 119	- 138	- 159	- 180	- 203	- 227	- 252	- 278	- 167	- 195	- 224	- 355	- 388	- 767
= Änderung zu versteuerndes Einkommen	1.779	2.336	2.917	3.541	4.196	4.883	5.603	6.358	7.150	7.980	8.850	9.761	7.136	8.296	9.519	13.808	15.050	22.831
Anderung Einkommensteuer	- 747	- 981	- 1.225	- 1.250	- 1.482	- 1.727	- 1.984	- 2.254	- 2.538	- 2.837	- 3.151	- 3.481	- 2.088	- 2.433	- 2.798	- 4.431	- 4.852	- 9.589
Änderung Solidaritätszuschlag	- 41	- 54	- 67	- 69	- 82	- 95	- 109	- 124	- 140	- 156	- 173	- 191	- 115	- 134	- 154	- 244	- 267	- 527
Differenzsteuersatz	10,55 %	12,93 %	15,09 %	14,41 %	16,00 %	17,47 %	18,83 %	20,09 %	21,26 %	22,35 %	23,37 %	24,33 %	13,76 %	15,00 %	16,15 %	23,97 %	24,74 %	46,12 %
Zahlungsmittelbestand																		
Zahlungsmittel am 1.1.	**100.491**	107.682	115.183	123.008	131.430	140.262	149.522	159.232	169.412	180.084	191.271	202.996	215.285	230.139	245.789	262.276	278.228	294.979
+ Zinsen	8.039	8.615	9.215	9.841	10.514	11.221	11.962	12.739	13.553	14.407	15.302	16.240	17.223	18.411	19.663	20.982	22.258	23.598
- Anderung persönl. Steuern	- 848	- 1.114	- 1.390	- 1.418	- 1.683	- 1.960	- 2.252	- 2.559	- 2.881	- 3.220	- 3.576	- 3.950	- 2.369	- 2.761	- 3.176	- 5.030	- 5.507	- 10.884
= Zahlungsmittel am 31.12.	107.682	115.183	123.008	131.430	140.262	149.522	159.232	169.412	180.084	191.271	202.996	215.285	230.139	245.789	262.276	278.228	294.979	307.694

hin abfließende Versicherungsprämie zehrt den aus dem Verzicht auf Aktivbezüge zum Aufbau der Pensionsrückstellung resultierenden Liquiditätsvorteil der Direktzusage zu großen Teilen auf. Hinzu kommt der Rückgang der Zinserträge, so daß sich am Ende der Aktivzeit lediglich ein Zahlungsmittelbestand von ebenfalls 293.887 DM ergibt.
In der Versorgungsphase heben sich die Rückdeckungsversicherung und die Direktzusage aufgrund der im Beispiel identischen versicherungsmathematischen Rechnungsgrundlagen in ihrer Wirkung vollständig auf. Der Versicherungsanspruch entwickelt sich genauso wie die Pensionsrückstellung und die zufließende Versicherung entspricht der abfließenden Rente an den Geschäftsführer bzw. seine Witwe. Die versteuerten Rücklagen und der ab Beginn der Versorgungsphase in der Höhe identische Zahlungsmittelbestand erhöhen sich in dieser Phase nur noch um die nach Steuern verbleibenden Nettozinsen auf die zu Beginn der Versorgungsphase angesammelten Zahlungsmittel. Am Ende des Betrachtungszeitraums ergibt sich schließlich ein Vermögen von 391.779 DM, das vollständig ausgeschüttet wird.
Auf Ebene des Geschäftsführers bzw. seiner Witwe wird die im Vergleich zur Situation ohne Rückdeckungsversicherung deutlich niedrigere Ausschüttung der Besteuerung unterworfen, und das nach Abzug der Steuern in Höhe von 84.085 DM verbleibende Nettoeinkommen von 307.694 DM wird auf den Anfang des Betrachtungszeitraums abgezinst. Es ergibt sich ein Kapitalwert von 100.491 DM.

6.3.4. Betriebliche Ersparnisbildung

Nach Ablauf der Probe- und Wartezeit wird das Geschäftsführergehalt auf 151.736 DM reduziert. Der restliche Teil der angemessenen Gesamtvergütung in Höhe von 148.264 DM verbleibt in Form eines Gehaltsverzichts auf der Ebene der GmbH. Insoweit kommt es bei der GmbH während der Aktivzeit zu einem entsprechenden Gewinnausweis. Der Gewinn unterliegt der Gewerbe- und Körperschaftsteuer sowie dem Solidaritätszuschlag in Höhe von insgesamt 57.298 DM, so daß nach Steuern eine jährliche Zuführung zu den versteuerten Rücklagen bzw. ein Zahlungsmittelbestand von 90.966 DM verbleibt. Die Zahlungsmittel werden verzinslich angelegt, so daß es aufgrund des Zinseszinseffektes zu einem progressiven Anstieg des Gewinns bzw. der liquiden Mittel kommt. Am Ende der Aktivzeit hat sich ein Bestand von 999.267 DM an versteuerten Rücklagen bzw. Zahlungsmitteln angesammelt.
Mit Eintritt in die Versorgungsphase entfallen die laufenden Gewinnausweise in Höhe von 300.000 DM bei der GmbH. Jedoch wird der für die Aufrechterhaltung der Entnahmereihe in der Ruhestands- und Witwenversorgungsphase erforderliche Zahlungsmittelzufluß beim Geschäftsführer

bzw. seiner Ehefrau spiegelbildlich zum Ansparprozeß der Aktivzeit über offene Gewinnausschüttungen abgebildet, so daß auf Ebene der GmbH entsprechende negative Gewinnausweise in Höhe von - 145.124 DM für die Alters- bzw. - 87.889 DM für die Witwenversorgung zu berücksichtigen sind. Darüber hinaus sind jedoch die bis zum Beginn der Versorgungsphase aufgebauten Zahlungsmittel der GmbH weiter zu verzinsen, so daß es in der Versorgungsphase zum gleichzeitigen Ausweis von positiven Erfolgsbeiträgen in Form von Zinsen und negativen Erfolgsbeiträgen in Form von Ausschüttungen kommt. Der Saldo ist jeweils negativ, so daß es zu liquiditätswirksamen Steuerminderungen kommt. Bis zum Ende des Betrachtungszeitraums verringern sich die versteuerten Rücklagen und die Zahlungsmittel dadurch auf 838.474 DM.

Mit Ausnahme des letzten Jahres des Betrachtungszeitraums ergibt sich auf Ebene des Geschäftsführers bzw. seiner Witwe stets ein Zahlungsmittelsaldo von Null DM: Wie bereits in der Probe- bzw. Wartezeit unterliegt das nun reduzierte Festgehalt von 151.736 DM nach Abzug des Arbeitnehmer-Pauschbetrags von 2.000 DM und der Vorsorgepauschale von 7.830 DM der Einkommen- und Kirchensteuer sowie dem Solidaritätszuschlag von insgesamt 34.123 DM. Nach Abzug der Steuern verbleibt ein genau der Entnahme entsprechendes Nettogehalt von 117.613 DM. In der Versorgungsphase fallen beim Geschäftsführer bzw. seiner Witwe ausschließlich Gewinnausschüttungen in Höhe von 89.040 DM bzw. 53.923 DM an. Die Hälfte dieser Ausschüttungen ist - nach Abzug des Werbungskostenpauschbetrags und des Sparer-Freibetrags von insgesamt 6.200 DM in der Ruhestands- bzw. 3.100 DM in der Witwenversorgungsphase und des Altersentlastungsbetrags von einheitlich 3.720 DM - zu versteuern. Nach Abzug des Steuern von insgesamt 830 DM bzw. 998 DM verbleiben Nettoausschüttungen von 88.209 DM in der Ruhestands- und 52.926 DM in der Witwenversorgungsphase. Diese Beträge entsprechen wiederum genau den Entnahmen. Lediglich in der letzten Periode ist das Einkommen aufgrund der Ausschüttung des Endvermögens der GmbH in Höhe von 838.474 DM um 419.237 DM höher. Auf die Ausschüttung entfällt eine Gesamtsteuerbelastung mit Einkommen- und Kirchensteuer sowie Solidaritätszuschlag von 184.648 DM. Nach Steuern verbleibt auf Gesellschafterebene ein Endvermögen von 653.826 DM.

Dieses Endvermögen wird schließlich wiederum auf den Anfang des Betrachtungszeitraums abgezinst, wobei berücksichtigt wird, daß der Werbungskostenpauschbetrag von 200 DM und der Sparer-Freibetrag von 6.000 DM in der Aktivzeit vor der Abzinsung noch nicht ausgeschöpft sind. Hierdurch reduziert sich in der Aktivzeit die auf die Zinsen entfallende Differenzsteuerbelastung. Schließlich ergibt sich ein Kapitalwert von 249.544 DM.

Tabelle 6.9: Zahlenbeispiel zur Kapitalwertberechnung für eine Geschäftsführervergütung mit betrieblicher Ersparnisbildung

Vermögensendwert	53	54	55	56	57	58	59	60	61	62	63	64	65	66	67	68	69	70
Gesellschaftsebene																		
laufender Gewinn	300.000	300.000	300.000	300.000	300.000	300.000	300.000	300.000	300.000	300.000	300.000	300.000	- 145.124	- 145.124	- 145.124	- 87.889	- 87.889	- 87.889
+ Zinsen	0	0	0	0	7.277	14.912	22.921	31.323	40.138	49.386	59.087	69.264	79.941	76.742	73.386	69.864	68.980	68.052
= Gewinn vor Gehalt und St	300.000	300.000	300.000	300.000	307.277	314.912	322.921	331.323	340.138	349.386	359.087	369.264	- 65.183	- 68.382	- 71.738	- 18.024	- 18.909	- 19.837
- Festgehalt	- 300.000	- 300.000	- 300.000	- 151.736	- 151.736	- 151.736	- 151.736	- 151.736	- 151.736	- 151.736	- 151.736	- 151.736	0	0	0	0	0	0
= Gewinn vor Steuern	0	0	0	148.264	155.542	163.176	171.185	179.588	188.402	197.650	207.351	217.529	- 65.183	- 68.382	- 71.738	- 18.024	- 18.909	- 19.837
- Gewerbesteuer	0	0	0	- 24.711	- 25.924	- 27.196	- 28.531	- 29.931	- 31.400	- 32 942	- 34.559	- 36.255	10.864	11.397	11.956	3.004	3.151	3.306
= Gewinn vor KSt	0	0	0	123.553	129.618	135.980	142.654	149.656	157.002	164.708	172.793	181.274	- 54.319	- 56.985	- 59.782	- 15.020	- 15.757	- 16.531
- Körperschaftsteuer	0	0	0	- 30.888	- 32.404	- 33.995	- 35.664	- 37.414	- 39.250	- 41.177	- 43 198	- 45.318	13.580	14.246	14.946	3.755	3.939	4.133
- Solidaritätszuschlag	0	0	0	- 1.699	- 1.782	- 1870	- 1.961	- 2.058	- 2.159	- 2.265	- 2.376	- 2.493	747	784	822	207	217	227
= Gewinn nach Steuern	0	0	0	90.966	95 431	100.115	105 029	110.184	115.593	121.266	127.219	133.463	- 39.992	- 41.955	- 44.015	- 11.059	- 11.601	- 12.171
Zahlungsmittelbestand																		
Zahlungsmittel am 1.1.	0	0	0	0	90.966	186.397	286.513	391 542	501.726	617.319	738 585	865 804	999.267	959.275	917.319	873.305	862.246	850.645
+ Gewinn vor Gehalt und St.	300 000	300 000	300.000	300.000	300.000	300.000	300.000	300.000	300.000	300.000	300.000	300.000	- 145.124	- 145 124	- 145.124	- 87.889	- 87.889	- 87 889
+ Zinsersparnis	0	0	0	0	7.277	14.912	22.921	31.323	40.138	49.386	59.087	69.264	79.941	76 742	73 386	69.864	68.980	68.052
- Gewinnausschüttung	0	0	0	0	0	0	0	0	0	0	0	0	0	0	0	0	0	- 838.474
- Festgehalt	- 300.000	- 300.000	- 300.000	- 151.736	- 151.736	- 151.736	- 151.736	- 151.736	- 151.736	- 151.736	- 151.736	- 151.736	0	0	0	0	0	0
- Steuern der GmbH	0	0	0	- 57.298	- 60.110	- 63.061	- 66.156	- 69.403	- 72 810	- 76.383	- 80.133	- 84.066	25.190	26.427	27.724	6.966	7.308	7.666
= Zahlungsmittel am 31.12.	0	0	0	90.966	186.397	286.513	391.542	501.726	617.319	738.585	865.804	999.267	959.275	917.319	873.305	862.246	850.645	0
kum. versteuerte Rücklagen	0	0	0	90.966	186.397	286.513	391.542	501.726	617.319	738.585	865.804	999.267	959.275	917.319	873.305	862 246	850.645	0

Primärwirkung	53	54	55	56	57	58	59	60	61	62	63	64	65	66	67	68	69	70
Gesellschafterebene																		
Festgehalt	300.000	300.000	300.000	151.736	151.736	151.736	151.736	151.736	151.736	151.736	151.736	151.736	0	0	0	0	0	0
= Summe	300.000	300.000	300.000	151.736	151.736	151.736	151.736	151.736	151.736	151.736	151.736	151.736	0	0	0	0	0	0
- Werbungskosten	- 2.000	- 2.000	- 2.000	- 2.000	- 2.000	- 2.000	- 2.000	- 2.000	- 2.000	- 2.000	- 2.000	- 2.000	0	0	0	0	0	0
= Eink. aus nichtselbst. Arb.	298.000	298.000	298.000	149.736	149.736	149.736	149.736	149.736	149.736	149.736	149.736	149.736	0	0	0	0	0	0
Zinsen	0	0	0	0	0	0	0	0	0	0	0	0	0	0	0	0	0	0
+ Gewinnausschuttung	0	0	0	0	0	0	0	0	0	0	0	0	89.040	89.040	89.040	53.923	53.923	892.397
davon steuerpflichtig	0	0	0	0	0	0	0	0	0	0	0	0	44.520	44.520	44.520	26.962	26.962	446.199
= Summe	0	0	0	0	0	0	0	0	0	0	0	0	44.520	44.520	44.520	26.962	26.962	446.199
- Werbungskosten	0	0	0	0	0	0	0	0	0	0	0	0	- 200	- 200	- 200	- 100	- 100	- 100
- Sparer-Freibetrag	0	0	0	0	0	0	0	0	0	0	0	0	- 6.000	- 6.000	- 6.000	- 3.000	- 3.000	- 3.000
= Eink. aus Kapitalvermögen	0	0	0	0	0	0	0	0	0	0	0	0	38.320	38.320	38.320	23.862	23.862	443.099
= Summe der Einkünfte	298.000	298.000	298.000	149.736	149.736	149.736	149.736	149.736	149.736	149.736	149.736	149.736	38.320	38.320	38.320	23.862	23.862	443.099
- Altersentlastungsbetrag	0	0	0	0	0	0	0	0	0	0	0	0	- 3.720	- 3.720	- 3.720	- 3.720	- 3.720	- 3.720
= Gesamtbetrag der Eink.	298.000	298.000	298.000	149.736	149.736	149.736	149.736	149.736	149.736	149.736	149.736	149.736	34.600	34.600	34.600	20.142	20.142	439.379
- abziehbare Vorsorgeaufw.	- 7.830	- 7.830	- 7.830	- 7.830	- 7.830	- 7.830	- 7.830	- 7.830	- 7.830	- 7.830	- 7.830	- 7.830	0	0	0	0	0	0
- Kirchensteuer	- 7.037	- 7.037	- 7.037	- 2.405	- 2.405	- 2.405	- 2.405	- 2.405	- 2.405	- 2.405	- 2.405	- 2.405	- 59	- 59	- 59	- 70	- 70	- 13.085
= zu versteuerndes Eink	283.133	283.133	283.133	139.501	139.501	139.501	139.501	139.501	139.501	139.501	139.501	139.501	34.541	34.541	34.541	20.071	20.071	426.293
Einkommensteuer	- 87.959	- 87.959	- 87.959	- 30.064	- 30.064	- 30.064	- 30.064	- 30.064	- 30.064	- 30.064	- 30.064	- 30.064	- 731	- 731	- 731	- 879	- 879	- 163.565
Solidaritätszuschlag	- 4.838	- 4.838	- 4.838	- 1.654	- 1.654	- 1.654	- 1.654	- 1.654	- 1.654	- 1.654	- 1.654	- 1.654	- 40	- 40	- 40	- 48	- 48	- 8.996
Zahlungsmittelbestand																		
Zahlungsmittel am 1.1.	0	0	0	0	0	0	0	0	0	0	0	0	0	0	0	0	0	0
+ Festgehalt	300.000	300.000	300.000	151.736	151.736	151.736	151.736	151.736	151.736	151.736	151.736	151.736	0	0	0	0	0	0
+ Versorgungsleistung	0	0	0	0	0	0	0	0	0	0	0	0	0	0	0	0	0	0
+ Zinsen	0	0	0	0	0	0	0	0	0	0	0	0	0	0	0	0	0	0
+ Gewinnausschuttung	0	0	0	0	0	0	0	0	0	0	0	0	89.040	89.040	89.040	53.923	53.923	892.397
- private Entnahme	- 200.166	- 200.166	- 200.166	- 117.613	- 117.613	- 117.613	- 117.613	- 117.613	- 117.613	- 117.613	- 117.613	- 117.613	- 88.209	- 88.209	- 88.209	- 52.926	- 52.926	- 52.926
- persönliche Steuern	- 99.834	- 99.834	- 99.834	- 34.123	- 34.123	- 34.123	- 34.123	- 34.123	- 34.123	- 34.123	- 34.123	- 34.123	- 830	- 830	- 830	- 998	- 998	- 185.646
= Zahlungsmittel am 31.12	0	0	0	0	0	0	0	0	0	0	0	0	0	0	0	0	0	653.826

Sekundärwirkung	53	54	55	56	57	58	59	60	61	62	63	64	65	66	67	68	69	70
Gesellschafterebene																		
Zinsen	19.964	21.053	22.189	23.374	24.707	26.103	27.566	29.098	30.704	32.384	34.144	35.987	37.916	40.161	42.533	45.038	47.529	50.145
- Änderung Werbungskosten	- 200	- 200	- 200	- 200	- 200	- 200	- 200	- 200	- 200	- 200	- 200	- 200	0	0	0	0	0	0
- Änd. Sparer-Freibetrag	- 6.000	- 6.000	- 6.000	- 6.000	- 6.000	- 6.000	- 6.000	- 6.000	- 6.000	- 6.000	- 6.000	- 6.000	0	0	0	0	0	0
= And. Eink. aus Kapitalverm.	13.764	14.853	15.989	17.174	18.507	19.903	21.366	22.898	24.504	26.184	27.944	29.787	37.916	40.161	42.533	45.038	47.529	50.145
= Änd. Summe der Einkünfte	13.764	14.853	15.989	17.174	18.507	19.903	21.366	22.898	24.504	26.184	27.944	29.787	37.916	40.161	42.533	45.038	47.529	50.145
- Änd. Altersentlastungsbetr.	0	0	0	0	0	0	0	0	0	0	0	0	0	0	0	0	0	0
- Änd. abziehb. Vorsorgeaufw.	0	0	0	0	0	0	0	0	0	0	0	0	0	0	0	0	0	0
- Änderung Kirchensteuer	- 447	- 483	- 520	- 473	- 511	- 551	- 593	- 637	- 683	- 732	- 783	- 837	- 694	- 741	- 791	- 980	- 1.045	- 1.630
= Änd. zu versteuerndes Eink.	13.316	14.370	15.469	16.701	17.996	19.352	20.773	22.262	23.820	25.453	27.161	28.950	37.222	39.420	41.742	44.058	46.483	48.515
Änderung Einkommensteuer	- 5.593	- 6.035	- 6.497	- 5.918	- 6.390	- 6.887	- 7.410	- 7.961	- 8.540	- 9.149	- 9.790	- 10.465	- 8.676	- 9.262	- 9.887	- 12.253	- 13.064	- 20.376
Änderung Solidaritätszuschlag	- 308	- 332	- 357	- 325	- 351	- 379	- 408	- 438	- 470	- 503	- 538	- 576	- 477	- 509	- 544	- 674	- 719	- 1.121
Differenzsteuersatz	31,80 %	32,54 %	33,23 %	28,74 %	29,36 %	29,95 %	30,51 %	31,05 %	31,57 %	32,07 %	32,54 %	33,01 %	25,97 %	26,18 %	26,38 %	30,88 %	31,20 %	46,12 %
Zahlungsmittelbestand																		
Zahlungsmittel am 1.1	**249.544**	263.160	277.363	292.177	308.835	326.289	344.576	363.731	383.794	404 806	426.806	449.838	473.947	502 016	531 665	562 976	594.107	626.808
+ Zinsen	19.964	21.053	22.189	23.374	24.707	26 103	27.566	29.098	30.704	32.384	34 144	35.987	37.916	40.161	42.533	45.038	47.529	50.145
- Änderung persönl. Steuern	- 6 348	- 6.850	- 7.374	- 6.717	- 7.253	- 7.817	- 8.411	- 9.035	- 9.692	- 10.384	- 11.112	- 11.878	- 9.847	- 10.512	- 11.222	- 13.908	- 14.828	- 23.127
= Zahlungsmittel am 31.12.	263.160	277.363	292.177	308.835	326 289	344.575	363 731	383.794	404.805	426.806	449.838	473.947	502.016	531.665	562.976	594.107	626.808	653.826

Aus den berechneten Kapitalwerten von Null DM für die Direktversicherung, 388.573 DM für die Direktzusage ohne Rückdeckungsversicherung, 100.491 DM für die Direktzusage mit Rückdeckungsversicherung und 249.544 DM für die Sparalternative läßt sich nun eine eindeutige Vorteilhaftigkeitsreihenfolge ableiten: Für die bei der Berechnung unterstellte Entwicklung der Umweltfaktoren Wiederanlagezinssatz, Versicherungsrendite und Todesalter ist die Direktzusage ohne Rückdeckungsversicherung die beste Alternative, gefolgt von der betrieblichen Ersparnisbildung, der rückgedeckten Direktzusage und schließlich der Direktversicherung. Die Unsicherheit der Entwicklung der die Höhe des Kapitalwerts beeinflussenden Faktoren wird bei dieser Beurteilung allerdings völlig vernachlässigt. Zur Ableitung von Gestaltungsempfehlungen ist ihre Berücksichtigung jedoch unumgänglich. Auf die Vorgehensweise zur Erfassung der Unsicherheit in der Beurteilung der Gestaltungsalternativen für die Durchführung der Altersversorgung wird im folgenden Abschnitt eingegangen.

6.4. Erfassung der Unsicherheit

Die Höhe der Kapitalwerte wird erheblich von der im Zeitpunkt des Diensteintritts unsicheren Einwicklung verschiedener Umweltfaktoren beeinflußt. Zu beachten sind insbesondere die tatsächliche Lebensspanne des Geschäftsführers und seiner Ehefrau, die Höhe des betrieblichen und des privaten Wiederanlagezinssatzes und die sich ergebende Rendite der Direkt- sowie der Rückdeckungsversicherung.

In methodischer Hinsicht ergeben sich aus der Unsicherheit der Ausprägung dieser Einflußfaktoren verschiedene Konsequenzen. Rechentechnisch problemlos ist die Erfassung der tatsächlichen Lebensdauer bei der Berechnung der Kapitalwerte. Unterschiedliche Todeszeitpunkte führen lediglich zu unterschiedlich langen Versorgungsphasen bzw. Betrachtungszeiträumen. Auch Variationen des betrieblichen und privaten Wiederanlagezinssatzes sowie der Rendite der Rückdeckungsversicherung sind in methodischer Hinsicht problemlos. Ein veränderter betrieblicher Wiederanlagezinssatz und die Rendite der Rückdeckungsversicherung beeinflussen lediglich die Höhe des Endvermögens der GmbH. Die Höhe des privaten Wiederanlagezinssatzes hat nur Einfluß darauf, wie stark sich die Abzinsung auf die Höhe des Kapitalwerts auswirkt.

Anpassungsbedarf für das vorgestellte Berechnungsmodell ergibt sich ausschließlich in bezug auf die unsichere Höhe der Rendite der Direktversicherung: Sofern die Rendite der Versicherung hinter dem erwarteten Wert von 6 % zurückbleibt, reicht die Versicherungsleistung nicht mehr aus, um die gewünschten Entnahmen in der Versorgungsphase zu decken. Die fehlenden Mittel müssen über offene Gewinnausschüttungen finanziert werden. Auf Ebene des Geschäftsführers beträgt der Zahlungsmittelsaldo am Ende jeder Periode aufgrund dieser Maßnahme nach wie vor Null DM. Auf Ebene der GmbH werden die Gewinnausschüttungen jedoch durch den Ausweis negativer Gewinnbeiträge erfaßt, wodurch negative versteuerte Rücklagen entstehen und sich ein negativer Zahlungsmittelbestand aufbaut, der bis zum Ende des Betrachtungszeitraums verzinslich angesammelt und zu diesem Zeitpunkt in Form einer negativen Ausschüttung auf die Gesellschafterebene weitergegeben wird. Durch die negative Endausschüttung ergibt sich ein negativer Kapitalwert.

Die Vorgehensweise wird im folgenden auf das bekannte Zahlenbeispiel übertragen. Unter der Annahme, daß die Versicherungsrendite tatsächlich nur 4 % beträgt, verringert sich die Altersrente von erwarteten 88.209 DM auf 68.696 DM und die Witwenrente von 52.926 DM auf 37.189 DM. Dadurch fehlen dem Geschäftsführer zur Aufrechterhaltung der Entnahmereihe Zahlungsmittelzuflüsse in Höhe von 19.513 DM. Für seine Witwe beläuft sich die Differenz auf 15.737 DM. Diese Beträge müssen aus versteuertem Gewinn der GmbH finanziert werden. Die Minderbestände an versteuerten Rücklagen und Zahlungsmitteln werden bis zum Ende des Betrachtungszeitraums verzinslich angesammelt und dann in einer Summe ausgeschüttelt. Die auf die Zahlungsmittelfehlbestände anfallenden Zinsen sind ebenfalls negativ. Sie stellen Zinsverluste dar. Die negative Ausschüttung beträgt 120.528 DM.

Auf Ebene des Geschäftsführers und seiner Ehefrau sind in diesem Fall sowohl die Versicherungsleistung mit ihrem Ertragsanteil von 18.348 DM bzw. 10.041 DM als auch die Dividenden zu versteuern. Die steuerpflichtige Hälfte der Dividende kann um den Werbungskostenpauschbetrag und den Sparer-Freibetrag von 6.200 DM in der Ruhestands- bzw. 3.100 DM in der Witwenversorgungsphase gekürzt werden. Darüber hinaus ist der Altersentlastungsbetrag in Höhe von 40 % des steuerpflichtigen Teils der Ausschüttung, dies sind 1.423 DM in der Ruhestands- bzw. 1.907 DM in der Witwenversorgungsphase, abzuziehen. In beiden Fällen ergibt sich mit 20.482 DM bzw. 12.702 DM ein zu versteuerndes Einkommen unterhalb des Grundfreibetrags, so daß keine Steuern anfallen. Die Versicherungsleistung und die Ausschüttung ergeben jeweils den Entnahmebetrag von (68.696 DM + 19.513 DM =) 88.209 DM bzw. (37.189 DM + 15.737 DM =) 52.926 DM.

Im letzten Jahr des Betrachtungszeitraums fällt darüber hinaus die negative Endausschüttung von - 120.528 DM bzw. - 104.791 DM an. Der letztgenannte Betrag ergibt sich aus der Verrechnung mit der ebenfalls noch im letzten Jahr zu berücksichtigenden positiven Ausschüttung von 15.737 DM. Zur Berechnung der auf diese negative Ausschüttung entfallenden Steuerentlastung werden der Werbungskostenpauschbetrag, der

Tabelle 6 10: Zahlenbeispiel zur Kapitalwertberechnung für eine Geschäftsführervergütung mit Direktversicherung bei unerwartet niedriger Versicherungsrendite

Vermögensendwert	53	54	55	56	57	58	59	60	61	62	63	64	65	66	67	68	69	70
Gesellschaftsebene																		
laufender Gewinn	300.000	300.000	300.000	300.000	300.000	300.000	300.000	300.000	300.000	300.000	300.000	300.000	- 31.805	- 31.805	- 31.805	- 25.649	- 25.649	- 25.649
+ Zinsen	0	0	0	0	0	0	0	0	0	0	0	0	0	- 1.561	- 3.199	- 4.917	- 6.417	- 7.991
= Gewinn vor Gehalt und St.	300.000	300.000	300.000	300.000	300.000	300.000	300.000	300.000	300.000	300.000	300.000	300.000	- 31.805	- 33.366	- 35.003	- 30.566	- 32.066	- 33.640
- Festgehalt	- 300.000	- 300.000	- 300.000	- 210.340	- 210.340	- 210.340	- 210.340	- 210.340	- 210.340	- 210.340	- 210.340	- 210.340	0	0	0	0	0	0
- Versicherungsprämie																		
- pauschal versteuert	0	0	0	- 3.408	- 3.408	- 3.408	- 3.408	- 3.408	- 3.408	- 3.408	- 3.408	- 3.408	0	0	0	0	0	0
- übersteigender Teil	0	0	0	- 85.485	- 85.485	- 85.485	- 85.485	- 85.485	- 85.485	- 85.485	- 85.485	- 85.485	0	0	0	0	0	0
- pausch. Lohn- u. Kirchensteuer u. Solidaritätszu.	0	0	0	- 767	- 767	- 767	- 767	- 767	- 767	- 767	- 767	- 767	0	0	0	0	0	0
= Gewinn vor Steuern	0	0	0	0	0	0	0	0	0	0	0	0	- 31.805	- 33.366	- 35.003	- 30.566	- 32.066	- 33.640
- Gewerbesteuer	0	0	0	0	0	0	0	0	0	0	0	0	5.301	5.561	5.834	5.094	5.344	5.607
= Gewinn vor KSt	0	0	0	0	0	0	0	0	0	0	0	0	- 26.504	- 27.805	- 29.169	- 25.472	- 26.722	- 28.034
- Körperschaftsteuer	0	0	0	0	0	0	0	0	0	0	0	0	6.626	6.951	7.292	6.368	6.680	7.008
- Solidaritätszuschlag	0	0	0	0	0	0	0	0	0	0	0	0	364	382	401	350	367	385
= Gewinn nach Steuern	0	0	0	0	0	0	0	0	0	0	0	0	- 19.513	- 20.471	- 21.476	- 18.754	- 19.674	- 20.640
Zahlungsmittelbestand																		
Zahlungsmittel am 1.1.	0	0	0	0	0	0	0	0	0	0	0	0	0	- 19.513	- 39.985	- 61.461	- 80.214	- 99.888
+ Gewinn vor Gehalt und St	300.000	300.000	300.000	300.000	300.000	300.000	300.000	300.000	300.000	300.000	300.000	300.000	- 31.805	- 31.805	- 31.805	- 25.649	- 25.649	- 25.649
+ Zinsersparnis	0	0	0	0	0	0	0	0	0	0	0	0	0	- 1.561	- 3.199	- 4.917	- 6.417	- 7.991
- Gewinnausschüttung	0	0	0	0	0	0	0	0	0	0	0	0	0	0	0	0	0	120.528
- Festgehalt	- 300.000	- 300.000	- 300.000	- 210.340	- 210.340	- 210.340	- 210.340	- 210.340	- 210.340	- 210.340	- 210.340	- 210.340	0	0	0	0	0	0
- Direktversicherungsprämie	0	0	0	- 88.893	- 88.893	- 88.893	- 88.893	- 88.893	- 88.893	- 88.893	- 88.893	- 88.893	0	0	0	0	0	0
- pausch. Lohn- u. Kirchensteuer u. Solidaritätszu.	0	0	0	- 767	- 767	- 767	- 767	- 767	- 767	- 767	- 767	- 767	0	0	0	0	0	0
- Steuern der GmbH	0	0	0	0	0	0	0	0	0	0	0	0	12.291	12.894	13.527	11.813	12.392	13.001
= Zahlungsmittel am 31.12.	0	0	0	0	0	0	0	0	0	0	0	0	- 19.513	- 39.985	- 61.461	- 80.214	- 99.888	0
kum. versteuerte Rücklagen	0	0	0	0	0	0	0	0	0	0	0	0	- 19.513	- 39.985	- 61.461	- 80.214	- 99.888	0

Primärwirkung	53	54	55	56	57	58	59	60	61	62	63	64	65	66	67	68	69	70
Gesellschafterebene																		
Festgehalt	300.000	300.000	300.000	210.340	210.340	210.340	210.340	210.340	210.340	210.340	210.340	210.340	0	0	0	0	0	0
+ Direktversicherungsprämie nicht pauschal besteuert	0	0	0	85.485	85 485	85.485	85.485	85 485	85.485	85.485	85.485	85 485	0	0	0	0	0	0
+ pausch. Lohn- u. Kirchen-steuer u. Solidaritätszu.	0	0	0	767	767	767	767	767	767	767	767	767	0	0	0	0	0	0
= Summe	300 000	300.000	300.000	296 592	296.592	296.592	296.592	296.592	296.592	296.592	296 592	296.592	0	0	0	0	0	0
- Werbungskosten	- 2.000	- 2.000	- 2.000	- 2.000	- 2.000	- 2.000	- 2.000	- 2.000	- 2.000	- 2.000	- 2 000	- 2.000						
= Eink. aus nichtselbst. Arb.	298.000	298.000	298.000	294.592	294.592	294.592	294.592	294.592	294.592	294.592	294.592	294.592	0	0	0	0	0	0
Zinsen	0	0	0	0	0	0	0	0	0	0	0	0	0	0	0	0	0	0
+ Gewinnausschüttung	0	0	0	0	0	0	0	0	0	0	0	0	19.513	19.513	19.513	15.737	15.737	- 104.791
davon steuerpflichtig	0	0	0	0	0	0	0	0	0	0	0	0	9.757	9.757	9.757	7.868	7.868	- 52.396
= Summe	0	0	0	0	0	0	0	0	0	0	0	0	9.757	9.757	9 757	7.868	7.868	- 52.396
- Werbungskosten	0	0	0	0	0	0	0	0	0	0	0	0	- 200	- 200	- 200	- 100	- 100	100
- Sparer-Freibetrag	0	0	0	0	0	0	0	0	0	0	0	0	- 6.000	- 6.000	- 6.000	- 3.000	- 3.000	3.000
= Eink. aus Kapitalvermögen	0	0	0	0	0	0	0	0	0	0	0	0	3.557	3 557	3.557	4.768	4.768	- 49.296
Versicherungsleistung	0	0	0	0	0	0	0	0	0	0	0	0	68.696	68 696	68.696	37.189	37.189	37.189
Ertragsanteil der Rente	0	0	0	0	0	0	0	0	0	0	0	0	18.548	18.548	18.548	10.041	10.041	10.041
- Werbungskosten	0	0	0	0	0	0	0	0	0	0	0	0	- 200	- 200	- 200	- 200	- 200	- 200
= sonstige Einkünfte	0	0	0	0	0	0	0	0	0	0	0	0	18.348	18.348	18.348	9.841	9.841	9.841
= Summe der Einkünfte	298.000	298.000	298.000	294.592	294.592	294.592	294.592	294.592	294.592	294.592	294.592	294.592	21.905	21.905	21.905	14.609	14.609	- 39.455
- Altersentlastungsbetrag	0	0	0	0	0	0	0	0	0	0	0	0	- 1.423	- 1.423	- 1.423	- 1.907	- 1.907	3.720
= Gesamtbetrag der Eink.	298.000	298.000	298.000	294.592	294.592	294.592	294.592	294.592	294.592	294.592	294.592	294.592	20.482	20.482	20.482	12.702	12.702	- 35.735
- abziehbare Vorsorgeaufw.	- 7.830	- 7.830	- 7.830	- 19.830	- 19 830	- 19.830	- 19 830	- 19.830	- 19.830	- 19.830	- 19 830	- 19.830	0	0	0	0	0	0
- Kirchensteuer	- 7.037	- 7.037	- 7.037	- 6.536	- 6.536	- 6.536	- 6.536	- 6.536	- 6.536	- 6.536	- 6.536	- 6.536	0	0	0	0	0	365
= zu versteuerndes Eink.	283.133	283.133	283.133	268.226	268.226	268.226	268.226	268.226	268.226	268.226	268.226	268.226	20.482	20.482	20.482	12.702	12.702	- 35.369
Einkommensteuer	- 87.959	- 87.959	- 87.959	- 81.698	- 81.698	- 81.698	- 81 698	- 81.698	- 81.698	- 81.698	- 81.698	- 81.698	0	0	0	0	0	4.568
Solidaritätszuschlag	- 4.838	- 4.838	- 4.838	- 4.493	- 4.493	- 4.493	- 4.493	- 4.493	- 4.493	- 4.493	- 4.493	- 4.493	0	0	0	0	0	251
Zahlungsmittelbestand																		
Zahlungsmittel am 1.1.	0	0	0	0	0	0	0	0	0	0	0	0	0	0	0	0	0	0
+ Festgehalt	300.000	300 000	300.000	210.340	210.340	210.340	210.340	210.340	210.340	210.340	210.340	210 340	0	0	0	0	0	0
+ Zinsen	0	0	0	0	0	0	0	0	0	0	0	0	0	0	0	0	0	0
+ Gewinnausschüttung	0	0	0	0	0	0	0	0	0	0	0	0	19.513	19.513	19.513	15.737	15.737	- 104.791
+ Versicherungsleistung	0	0	0	0	0	0	0	0	0	0	0	0	68.696	68 696	68.696	37.189	37.189	37.189
- private Entnahme	- 200.166	- 200 166	- 200.166	- 117.613	- 117.613	- 117 613	- 117.613	- 117.613	- 117.613	- 117.613	- 117.613	- 117.613	- 88.209	- 88.209	- 88.209	- 52.926	- 52.926	- 52.926
- persönliche Steuern	- 99.834	- 99.834	- 99.834	- 92.727	- 92.727	- 92.727	- 92.727	- 92.727	- 92.727	- 92.727	- 92.727	- 92.727	0	0	0	0	0	5.185
= Zahlungsmittel am 31.12.	0	0	0	0	0	0	0	0	0	0	0	0	0	0	0	0	0	- 115.343

Sekundärwirkung	53	54	55	56	57	58	59	60	61	62	63	64	65	66	67	68	69	70
Gesellschafterebene																		
Zinsen	- 2.362	- 2.551	- 2.756	- 2.976	- 3.214	- 3.471	- 3.749	- 4.049	- 4.373	- 4.723	- 5.100	- 5.508	- 5.949	- 6.425	- 6.939	- 7.494	- 8.094	- 8.741
- Änderung Werbungskosten	200	200	200	200	200	200	200	200	200	200	200	200	0	0	0	0	200	0
- Änd. Sparer-Freibetrag	2.162	2.351	2.556	2.776	3.014	3.271	3.549	3.849	4.173	4.523	4.900	5.308	2.392	2.868	3.382	2.726	3.125	0
= Änd. Eink. aus Kapitalverm.	0	0	0	0	0	0	0	0	0	0	0	0	- 3.557	- 3.557	- 3.557	- 4.768	- 4.768	- 8.741
= Änd. Summe der Einkünfte	0	0	0	0	0	0	0	0	0	0	0	0	- 3.557	- 3 557	- 3.557	- 4.768	- 4.768	- 8.741
- Änd. Altersentlastungsbetrag	0	0	0	0	0	0	0	0	0	0	0	0	1.423	1.423	1.423	1.907	1.907	0
- Änderung abziehbare Vorsorgeaufwendungen	0	0	0	0	0	0	0	0	0	0	0	0	0	0	0	0	0	0
- Änderung Kirchensteuer	0	0	0	0	0	0	0	0	0	0	0	0	0	0	0	0	0	188
= Änderung zu versteuerndes Einkommen	0	0	0	0	0	0	0	0	0	0	0	0	- 2.134	- 2.134	- 2.134	- 2.861	- 2.861	- 8.553
Änderung Einkommensteuer	0	0	0	0	0	0	0	0	0	0	0	0	0	0	0	0	0	2.345
Änderung Solidaritätszuschlag	0	0	0	0	0	0	0	0	0	0	0	0	0	0	0	0	0	129
Differenzsteuersatz	0,00 %	0,00 %	0,00 %	0,00 %	0,00 %	0,00 %	0,00 %	0,00 %	0,00 %	0,00 %	0,00 %	0,00 %	0,00 %	0,00 %	0,00 %	0,00 %	0,00 %	30,45 %
Zahlungsmittelbestand																		
Zahlungsmittel am 1.1	**- 29.531**	- 31.893	- 34.444	- 37 200	- 40.176	- 43.390	- 46 861	- 50.610	- 54.659	- 59.032	- 63.754	- 68.855	- 74.363	- 80.312	- 86 737	- 93.676	- 101.170	- 109.264
+ Zinsen	- 2 362	- 2.551	- 2.756	- 2.976	- 3.214	- 3.471	- 3.749	- 4.049	- 4.373	- 4.723	- 5 100	- 5 508	- 5.949	- 6 425	- 6.939	- 7.494	- 8.094	- 8.741
- Änderung persönl. Steuern	0	0	0	0	0	0	0	0	0	0	0	0	0	0	0	0	0	2.662
= Zahlungsmittel am 31.12.	- 31 893	- 34.445	- 37.200	- 40.176	- 43.390	- 46.861	- 50.610	- 54.659	- 59.032	- 63.754	- 68.855	- 74.363	- 80.312	- 86 737	- 93.676	- 101.170	- 109.264	- 115.343

Sparer-Freibetrag und der Altersentlastungsbetrag nun mit umgekehrtem Vorzeichen, das heißt einkommenserhöhend, berücksichtigt. Nach Saldierung mit dem nach wie vor positiven Ertragsanteil der Versicherungsleistung ergibt sich ein zu versteuerndes Einkommen von - 35.735 DM und damit eine Steuerentlastung von 5.185 DM. Das Endvermögen auf Gesellschafterebene beläuft sich folglich auf - 115.343 DM. Es wird abschließend auf den Anfang des Betrachtungszeitraums abgezinst, wobei für die Berechnung der auf die Bruttozinsen entfallenden Differenzsteuerbelastung wiederum von der Situation ausgegangen wird, wie sie sich bei Durchführung der Altersversorgung über die Direktversicherung zuzüglich der ergänzenden Ausschüttungen vor der Abzinsung ergibt. Der Kapitalwert beträgt - 29.531 DM. Da der Kapitalwert für dasselbe Beispiel bei Übereinstimmung von tatsächlicher und erwarteter Versicherungsrendite Null DM beträgt, stellt dieser Betrag unmittelbar den wirtschaftlichen Nachteil dar, der sich aus einer um zwei Prozentpunkte hinter den Erwartungen zurückbleibenden Versicherungsrendite ergibt.

Fällt die tatsächliche Versicherungsrendite der Direktversicherung höher aus, als zu Beginn des Betrachtungszeitraums erwartet wurde, so übertrifft der Nettozufluß aus der Versicherung den für die gewünschten Entnahmen in der Versorgungsphase erforderlichen Betrag. Es ergeben sich regelmäßig Zahlungsmittelüberschüsse auf Ebene des Geschäftsführers bzw. seiner Witwe, die auch auf Gesellschafterebene wieder angelegt werden. Die Ebene der GmbH wird nicht von der unerwarteten Renditeentwicklung der Versicherung betroffen. Unverändert wird die angemessene Gesamtvergütung in der Aktivphase vollständig für Auszahlungen verwendet, eine positive oder negative Endausschüttung ist nicht zu berücksichtigen. Insgesamt ergibt sich damit stets ein positiver Kapitalwert.
Die Versicherungsprämien sind so bemessen, daß sie bei erwarteter Rendite der Versicherung nicht zu verdeckten Gewinnausschüttungen wegen steuerlicher Überversorgung führen. Sofern die Versicherungsrendite unerwartet hoch ist, kann sich jedoch aus der Grundregel eine Überversorgung ergeben. Die Vereinfachungsregel kann nicht zu einer Überversorgung führen, weil die Regel nicht auf die Höhe der Versorgungsleistung, sondern auf die Höhe des unveränderten Vorsorgeaufwands abstellt. Die Grundregel kann im Rahmen der Direktversicherung insbesondere bei älteren Geschäftsführern zum Tragen kommen, für jüngere Geschäftsführer wird sie in der Regel durch die Vereinfachungsregel dominiert.[653] Besteht eine Überversorgung, so sind die Versicherungsprämien anteilig als verdeckte Gewinnausschüttungen zu behandeln, soweit eine Überversor-

[653] Siehe hierzu auch Abschnitt 5.2.3.3.2.2.

gung vorliegt. Für die GmbH stellt der unangemessene Teil der Versicherungsprämie keine Betriebsausgabe, sondern steuerpflichtigen Gewinn dar.[654] Auf Geschäftsführerebene ist der unangemessene Teil der Versicherungsprämie in Einkünfte aus Kapitalvermögen umzuqualifizieren, § 20 Abs. 1 Nr. 1 EStG, der Sonderausgabenabzug bleibt unberührt.[655]

Beispiel: Der Arbeitslohn beträgt 100.000 DM, darin enthalten ist eine Versicherungsprämie von 10.000 DM. Die Rente aus der Versicherung beläuft sich auf 90.000 DM. Es liegt eine Überversorgung von 15.000 DM vor. Die Prämie darf nur zu einem Anteil von 83,3 % (= 75.000 DM/90.000 DM) als Betriebsausgabe abgezogen werden. Der 8.333 DM übersteigende Betrag in Höhe von 1.667 DM ist als verdeckte Gewinnausschüttung dem Gewinn der GmbH hinzuzurechnen. Auf Ebene des Geschäftsführers ist der überhöhte Teil der Prämie in Höhe von 1.667 DM bei den Einkünften aus Kapitalvermögen zu erfassen; der Arbeitslohn ist insoweit umzuqualifizieren. In den Sonderausgabenabzug geht unverändert die gesamte Prämie von 10.000 DM ein.

Für die Übertragung der Vorgehensweise auf das bekannte Beispiel kann die Darstellung auf die Ebene des Geschäftsführers beschränkt bleiben; eine Überversorgung ergibt sich nicht. Die Rente dürfte 75 % der Brutto-Aktivbezüge von 300.000 DM, also 225.000 DM betragen. Wird der Berechnung der Versicherungsleistung eine unerwartet hohe Rendite von 8 % unterstellt, so steigt die Altersrente von erwarteten 88.209 DM auf 111.404 DM an. Dieser Betrag liegt deutlich unter der Höchstgrenze. Auch wenn diese Grenze überschritten wäre, läge keine verdeckte Gewinnausschüttung vor, weil der Vorsorgeaufwand nach der Vereinfachungsregel (300.000 DM * 30 % =) 90.000 DM betragen dürfte, tatsächlich aber nur 89.660 DM aufgewendet werden. Auch auf Ebene des Geschäftsführers fallen auf die um 23.195 DM höhere Rente keine Steuern an, weil das zu versteuernde Einkommen mit 29.879 DM noch unterhalb des Grundfreibetrags liegt. Der gesamte Differenzbetrag geht somit in den Kapitalwert ein. Die Witwenrente steigt um 19.776 DM von erwarteten 52.926 DM auf 72.702 DM. Der steuerpflichtige Ertragsanteil der Rente von 19.429 DM übersteigt den Grundfreibetrag geringfügig, so daß

---

[654] Vgl. BFH vom 22.11.1995, I R 37/95, BFH/NV 1996, S. 596; BFH vom 16.5.1995, XI R 87/93, BStBl 1995 II, S. 873.

[655] Vgl. Kirchhof, P./Söhn, H., 1986, § 10 EStG, Rdnr. B 140; Schmidt, L., 2000, § 10 EStG, Rz. 20.

Tabelle 6.11: Zahlenbeispiel zur Kapitalwertberechnung für eine Geschäftsführervergütung mit Direktversicherung bei unerwartet hoher Versicherungsrendite

Primärwirkung	53	54	55	56	57	58	59	60	61	62	63	64	65	66	67	68	69	70
Gesellschafterebene																		
Festgehalt	300.000	300.000	300.000	210.340	210.340	210.340	210.340	210.340	210.340	210.340	210.340	210.340	0	0	0	0	0	0
+ Direktversicherungsprämie nicht pauschal besteuert	0	0	0	85.485	85.485	85.485	85.485	85.485	85.485	85.485	85.485	85.485	0	0	0	0	0	0
+ pausch. Lohn- u. Kirchensteuer u. Solidaritätszu.	0	0	0	767	767	767	767	767	767	767	767	767	0	0	0	0	0	0
= Summe	300.000	300.000	300.000	296.592	296.592	296.592	296.592	296.592	296.592	296.592	296.592	296.592	0	0	0	0	0	0
- Werbungskosten	- 2.000	- 2.000	- 2.000	- 2.000	- 2.000	- 2.000	- 2.000	- 2.000	- 2.000	- 2.000	- 2.000	- 2.000	0	0	0	0	0	0
= Eink. aus nichtselbst. Arb.	298.000	298.000	298.000	294.592	294.592	294.592	294.592	294.592	294.592	294.592	294.592	294.592	0	0	0	0	0	0
Zinsen	0	0	0	0	0	0	0	0	0	0	0	0	0	0	0	0	0	0
+ Gewinnausschüttung	0	0	0	0	0	0	0	0	0	0	0	0	0	0	0	0	0	0
= Summe	0	0	0	0	0	0	0	0	0	0	0	0	0	0	0	0	0	0
- Werbungskosten	0	0	0	0	0	0	0	0	0	0	0	0	0	0	0	0	0	0
- Sparer-Freibetrag	0	0	0	0	0	0	0	0	0	0	0	0	0	0	0	0	0	0
= Eink. aus Kapitalvermögen	0	0	0	0	0	0	0	0	0	0	0	0	0	0	0	0	0	0
Versicherungsleistung	0	0	0	0	0	0	0	0	0	0	0	0	111.404	111.404	111.404	72.702	72.702	72.702
Ertragsanteil der Rente	0	0	0	0	0	0	0	0	0	0	0	0	30.079	30.079	30.079	19.629	19.629	19.629
- Werbungskosten	0	0	0	0	0	0	0	0	0	0	0	0	- 200	- 200	- 200	- 200	- 200	- 200
= sonstige Einkünfte	0	0	0	0	0	0	0	0	0	0	0	0	29.879	29.879	29.879	19.429	19.429	19.429
= Summe der Einkünfte	298.000	298.000	298.000	294.592	294.592	294.592	294.592	294.592	294.592	294.592	294.592	294.592	29.879	29.879	29.879	19.429	19.429	19.429
- Altersentlastungsbetrag	0	0	0	0	0	0	0	0	0	0	0	0	0	0	0	0	0	0
= Gesamtbetrag der Eink.	298.000	298.000	298.000	294.592	294.592	294.592	294.592	294.592	294.592	294.592	294.592	294.592	29.879	29.879	29.879	19.429	19.429	19.429
- abziehbare Vorsorgeaufw	- 7.830	- 7.830	- 7.830	- 19.830	- 19.830	- 19.830	- 19.830	- 19.830	- 19.830	- 19.830	- 19.830	- 19.830	0	0	0	0	0	0
- Kirchensteuer	- 7.037	- 7.037	- 7.037	- 6.536	- 6.536	- 6.536	- 6.536	- 6.536	- 6.536	- 6.536	- 6.536	- 6.536	0	0	0	- 60	- 60	- 60
= zu versteuerndes Eink.	283.133	283.133	283.133	268.226	268.226	268.226	268.226	268.226	268.226	268.226	268.226	268.226	29.879	29.879	29.879	19.370	19.370	19.370
Einkommensteuer	- 87.959	- 87.959	- 87.959	- 81.698	- 81.698	- 81.698	- 81.698	- 81.698	- 81.698	- 81.698	- 81.698	- 81.698	0	0	0	- 744	- 744	- 744
Solidaritätszuschlag	- 4.838	- 4.838	- 4.838	- 4.493	- 4.493	- 4.493	- 4.493	- 4.493	- 4.493	- 4.493	- 4.493	- 4.493	0	0	0	- 41	- 41	- 41
Zahlungsmittelbestand																		
Zahlungsmittel am 1.1.	0	0	0	0	0	0	0	0	0	0	0	0	0	0	0	0	0	0
+ Festgehalt	300.000	300.000	300.000	210.340	210.340	210.340	210.340	210.340	210.340	210.340	210.340	210.340	0	0	0	0	0	0
+ Zinsen	0	0	0	0	0	0	0	0	0	0	0	0	0	0	0	0	0	0
+ Gewinnausschüttung	0	0	0	0	0	0	0	0	0	0	0	0	0	0	0	0	0	0
+ Versicherungsleistung	0	0	0	0	0	0	0	0	0	0	0	0	111.404	111.404	111.404	72.702	72.702	72.702
- private Entnahme	- 200.166	- 200.166	- 200.166	- 117.613	- 117.613	- 117.613	- 117.613	- 117.613	- 117.613	- 117.613	- 117.613	- 117.613	- 88.209	- 88.209	- 88.209	- 52.926	- 52.926	- 52.926
- persönliche Steuern	- 99.834	- 99.834	- 99.834	- 92.727	- 92.727	- 92.727	- 92.727	- 92.727	- 92.727	- 92.727	- 92.727	- 92.727	0	0	0	- 844	- 844	- 844
= Zahlungsmittel am 31.12.	0	0	0	0	0	0	0	0	0	0	0	0	23.194	23.194	23.194	18.932	18.932	18.932

Sekundärwirkung	53	54	55	56	57	58	59	60	61	62	63	64	65	66	67	68	69	70
Gesellschafterebene																		
Zinsen	3.166	3.420	3.693	3.989	4.308	4.652	5.025	5.427	5.861	6.330	6.831	7.354	7.900	6.664	5.339	3.911	2.701	1.402
- Änderung Werbungskosten	- 200	- 200	- 200	- 200	- 200	- 200	- 200	- 200	- 200	- 200	- 200	- 200	- 200	- 200	- 200	- 100	- 100	- 100
- Änd. Sparer-Freibetrag	- 2.966	- 3.220	- 3.493	- 3.789	- 4.108	- 4.452	- 4.825	- 5.227	- 5.661	- 6.000	- 6 000	- 6.000	- 6.000	- 6.000	- 5.139	- 3.000	- 2.601	- 1.302
= Änd. Eink. aus Kapitalverm	0	0	0	0	0	0	0	0	0	130	631	1.154	1.700	464	0	811	0	0
= Änd. Summe der Einkünfte	0	0	0	0	0	0	0	0	0	130	631	1.154	1.700	464	0	811	0	0
- Änd. Altersentlastungsbetrag	0	0	0	0	0	0	0	0	0	0	0	0	- 680	- 186	0	- 324	0	0
- Änderung abziehbare Vorsorgeaufwendungen	0	0	0	0	0	0	0	0	0	0	0	0	0	0	0	0	0	0
- Änderung Kirchensteuer	0	0	0	0	0	0	0	0	0	- 4	- 21	- 38	- 11	- 2	0	- 7	0	0
= Änderung zu versteuerndes Einkommen	0	0	0	0	0	0	0	0	0	125	611	1.117	1.009	276	0	479	0	0
Änderung Einkommensteuer	0	0	0	0	0	0	0	0	0	- 53	- 257	- 469	- 138	- 27	0	- 92	0	0
Änderung Solidaritätszuschlag	0	0	0	0	0	0	0	0	0	- 3	- 14	- 26	- 8	- 1	0	- 5	0	0
Differenzsteuersatz	0,00 %	0,00 %	0,00 %	0,00 %	0,00 %	0,00 %	0,00 %	0,00 %	0,00 %	0,94 %	4,26 %	7,24 %	1,99 %	0,45 %	0,00 %	2,67 %	0,00 %	0,00 %
Zahlungsmittelbestand																		
Zahlungsmittel am 1.1	**39.580**	42.747	46 166	49.860	53.848	58.156	62 809	67.833	73.260	79.121	85.390	91.931	98.753	83 302	66 741	48 886	33 761	17.530
+ Zinsen	3.166	3.420	3.693	3.989	4.308	4.652	5.025	5 427	5.861	6.330	6.831	7.354	7.900	6.664	5.339	3.911	2.701	1.402
- Änderung persönl. Steuern	0	0	0	0	0	0	0	0	0	- 60	- 291	- 532	- 157	- 30	0	- 104	0	0
= Zahlungsmittel am 31.12.																		
• aus Zinsen	42.747	46.166	49 860	53.848	58.156	62.809	67 833	73.260	79.121	85.390	91.931	98.753	83.302	66 741	48.886	33 761	17 530	0
• aus Versicherung	0	0	0	0	0	0	0	0	0	0	0	0	23.194	23.194	23.194	18.932	18.932	18.932

sich eine Steuerbelastung von insgesamt 844 DM auf die Rente ergibt. In der Witwenversorgungsphase verbleibt ein jährlicher Zahlungsmittelüberschuß von 18.932 DM. Aus der Abzinsung der über die gesamte Versorgungsphase anfallenden Überschüsse auf den Anfang des Betrachtungszeitraums ergibt sich schließlich ein Kapitalwert von 39.580 DM. Da der Kapitalwert bei Übereinstimmung von tatsächlicher und erwarteter Versicherungsrendite Null DM beträgt, entspricht dieser Betrag unmittelbar dem wirtschaftlichen Vorteil, der aus einem Überschreiten der Renditeerwartung um zwei Prozentpunkte resultiert.

7. Ergänzung des Festgehalts um eine Versorgungszusage - Auswertung des Berechnungsmodells

7.1. Abgrenzung des Untersuchungsrahmens

7.1.1. Ausgangsdaten

Die Berechnungen werden für alternative Ausgangssituationen durchgeführt, um differenzierte Aussagen über die wirtschaftliche Vorteilhaftigkeit der vorgestellten Durchführungswege der betrieblichen Altersversorgung zu erhalten.
Variationen hinsichtlich der Ausgangssituationen, die in den Rahmen der Untersuchung eingehen, werden bezüglich des Familienstandes des Geschäftsführers, seines Eintrittsalters in die GmbH sowie hinsichtlich der Höhe der im Vorfeld festgelegten angemessenen Gesamtvergütung getroffen: Der alternativ ledige oder verheiratete Geschäftsführer ist bei Eintritt in die GmbH dreißig, vierzig oder fünfzig Jahre alt. Die angemessene Gesamtvergütung wird für jeden dieser sechs Fälle mit 100.000 DM, 300.000 DM oder 500.000 DM vorgegeben. Die folgende Tabelle 7.1 gibt einen Überblick über die berücksichtigten Ausgangssituationen:

Tabelle 7.1: Übersicht der betrachteten Ausgangssituationen

Familienstand																	
ledig									verheiratet								
Alter des Geschäftsführers bei Diensteintritt in Jahren																	
30			40			50			30			40			50		
Höhe der angemessenen Gesamtvergütung in Tausend DM																	
100	300	500	100	300	500	100	300	500	100	300	500	100	300	500	100	300	500
1	2	3	4	5	6	7	8	9	10	11	12	13	14	15	16	17	18
Ausgangssituation Nr.																	

Insgesamt wird also zwischen achtzehn Ausgangssituationen unterschieden. Weitere grundsätzlich ebenfalls variierbare Parameter wie die Länge der Probe- oder Wartezeit oder die Altersdifferenz zwischen den Ehegatten werden im Rahmen der Berechnungen fixiert: Die Probe- oder Wartezeit wird in jedem Fall auf fünf Jahre festgelegt, das Alter der Ehefrau stets um zwei Jahre niedriger angesetzt als dasjenige des Geschäftsführers. Das Pensionierungsalter beträgt fünfundsechzig Jahre. Damit werden in allen Fällen die steuerlichen Anerkennungsvoraussetzungen bezüglich der Erdienbarkeit einer Versorgungszusage erfüllt: Das Zusagealter liegt mit fünfunddreißig, fünfundvierzig bzw. fünfundfünfzig Jahren stets unter

der Altersgrenze von sechzig Jahren und der Erdienenszeitraum entspricht stets dem geforderten Mindestzeitraum von zehn Jahren.
Auch die Entnahmereihe ist grundsätzlich frei gestaltbar. Im Rahmen der Modellberechnungen wird sie jedoch nach den in Abschnitt 6.2. entwickelten Regeln für jede der Ausgangssituationen auf eine bestimmte Entwicklung festgelegt. Es ergeben sich die folgenden Entnahmereihen und Differenzüberhänge:

Tabelle 7.2: Entnahmereihen und Differenzüberhänge für die berücksichtigten Ausgangssituationen

Familien-stand	Alter (Dienst-eintritt)	Vergütung	Entnahme Aktiv 100	Entnahme Alter 75	Entnahme Witwe 45	Differenzüberhang (vor Steuern) DV	Differenzüberhang (vor Steuern) DZ
ledig	30	100.000	68.710	51.533	-	0	539
		300.000	169.379	127.034	-	2.793	0
		500.000	269.178	201.884	-	1.394	0
	40	100.000	64.543	48.407	-	0	849
		300.000	156.410	117.307	-	0	3.232
		500.000	246.807	185.105	-	0	5.935
	50	100.000	50.722	38.041	-	0	7.701
		300.000	121.292	90.969	-	0	22.189
		500.000	190.574	142.930	-	0	27.697
verheiratet	30	100.000	75.485	56.614	33.968	0	1.371
		300.000	183.246	137.434	82.461	1.910	0
		500.000	279.902	209.926	125.956	2.158	0
	40	100.000	69.139	51.854	31.112	0	2.233
		300.000	165.990	124.493	74.696	0	7.905
		500.000	251.823	188.867	113.320	0	10.873
	50	100.000	52.921	39.691	23.814	0	7.447
		300.000	124.342	93.256	55.954	0	35.611
		500.000	188.570	141.427	84.856	0	50.273

7.1.2. Umweltentwicklung

Für jede der Ausgangssituationen ist zu untersuchen, wie sich alternative Umweltentwicklungen auf den Kapitalwert auswirken. Berücksichtigt werden Variationen des Bruttozinssatzes auf Ebene der GmbH bzw. des Geschäftsführers, alternative Renditen der Direktversicherung und der Rückdeckungsversicherung sowie unterschiedliche Todesalter für den Geschäftsführer und im gegebenen Fall seiner Ehefrau. Im einzelnen werden die folgenden Ausprägungen betrachtet:
Der Wiederanlagezinssatz vor Steuern wird auf GmbH- und Geschäftsführerebene jeweils einheitlich angesetzt und beträgt alternativ 6 %, 8 % oder 10 %. Die Rendite der Versicherung beträgt, ebenfalls jeweils ein-

heitlich für Direktversicherung und Rückdeckungsversicherung, 4 %, 6 % oder 8 %.
Ausgangspunkt für die Begrenzung des Betrachtungszeitraums ist die Lebenserwartung (E_x) des Geschäftsführers, die für einen Dreißigjährigen siebenundsiebzig Jahren, für einen Vierzigjährigen achtundsiebzig Jahren und für einen Fünfzigjährigen neunundsiebzig Jahren entspricht. Zur Erfassung der Unsicherheit wird dieser Wert alternativ um bis zu zehn Jahre reduziert bzw. erhöht. Über das auf diese Weise definierte Intervall von zwanzig Jahren werden 61 % aller Todesfälle für einen bei Diensteintritt Dreißig-, 62 % aller Todesfälle für einen bei Diensteintritt Vierzig- und 65 % aller Todesfälle für einen bei Diensteintritt Fünfzigjährigen erfaßt. In den Fällen, in denen eine Ehefrau zu berücksichtigen ist, wird auch das Todesalter der Ehefrau mit dem Erwartungswert (E_y) bzw. dem um bis zu zehn Jahre darunter oder darüber liegenden Wert angesetzt. Die Lebenserwartung sowohl einer Achtundzwanzig- als auch einer Achtunddreißig- und einer Achtundvierzigjährigen beträgt vierundachtzig Jahre. Zwar werden in dem Intervall von zwanzig Jahren damit 69 % aller Todesfälle für eine bei Diensteintritt des Geschäftsführers Achtundzwanzig-, 70 % aller Todesfälle für eine bei Diensteintritt Achtunddreißig- und 71 % aller Todesfälle für eine bei Diensteintritt Achtundvierzigjährige erfaßt. Der Anteil derjenigen Fälle, in denen beide Ehegatten innerhalb des Zwanzigjahreszeitraums versterben, liegt jedoch nur bei 42 %, 44 % bzw. 46 %.
Ohne weitere Einschränkungen würde die Erfassung der alternativen Todeszeitpunkte für einen ledigen Geschäftsführer die Berechnung von zwanzig, für einen verheirateten Geschäftsführer aufgrund der bestehenden Kombinationsmöglichkeiten der Lebensspannen von Geschäftsführer und Ehefrau die Berechnung von vierhundert Kapitalwerten für jeden alternativen Wiederanlagezinssatz und für jede betrachtete Versicherungsrendite erfordern. Um den Berechnungsaufwand zu reduzieren und aufgrund des geringen Erkenntnisgewinns, der aus einer entsprechend kleinschrittigen Differenzierung der Todeszeitpunkte zu erwarten ist, wird die Berechnung auf Intervalle von jeweils fünf Jahren eingeschränkt, so daß sich fünf alternative Todeszeitpunkte ergeben: Das Todesalter entspricht der Lebenserwartung des Geschäftsführers bzw. dem um fünf und zehn Jahre erhöhten oder dem um fünf und zehn Jahre reduzierten erwarteten Todesalter. Für die Länge des Betrachtungszeitraums gilt somit $T = E_x - x + t$, mit $t = -10, -5, 0, 5, 10$. Für verheiratete Geschäftsführer erfolgt die Kombination der Lebensspannen von Geschäftsführer und Ehefrau darüber hinaus stets einheitlich, das heißt es werden ausschließlich die Fälle betrachtet, in denen die Abweichung des Todesalters vom Erwartungswert denselben Zeitraum umfaßt. Die Länge des Betrachtungszeitraums ist damit ebenfalls auf fünf Alternativen beschränkt. Sie ist definiert als

$T = \max(T_x,T_y) = \max(E_x-x,E_y-y) + t$, mit $t = -10, -5, 0, 5, 10$. Durch diese Vorgehensweise wird die Menge der exakt erfaßten Fälle auf etwa 2 % reduziert. Dennoch ist sie ausreichend, um den Einfluß der Lebensdauer auf die Vorteilhaftigkeit der verschiedenen Durchführungswege der betrieblichen Altersversorgung erfassen und beurteilen zu können. Insgesamt ergeben sich fünfundvierzig Szenarien für die Umweltentwicklung:

Tabelle 7.3: Übersicht der berücksichtigten Umweltentwicklungen

Versicherungsrendite	Wiederanlagezinssatz														
	6 %					8 %					10 %				
4 %	-10	-5	E_x,E_y	+5	+10	-10	-5	E_x,E_y	+5	+10	-10	-5	E_x,E_y	+5	+10
6 %	-10	-5	E_x,E_y	+5	+10	-10	-5	E_x,E_y	+5	+10	-10	-5	E_x,E_y	+5	+10
8 %	-10	-5	E_x,E_y	+5	+10	-10	-5	E_x,E_y	+5	+10	-10	-5	E_x,E_y	+5	+10

E_x,E_y = Erwartungswert

Für jede der achtzehn Ausgangssituationen sind die Kapitalwerte unter Zugrundelegung dieser fünfundvierzig Szenarien und für jede der vier Handlungsalternativen Direktversicherung, Direktzusage ohne und Direktzusage mit Rückdeckungsversicherung sowie betriebliche Ersparnisbildung zu berechnen. Im folgenden Abschnitt 7.2. werden die Ergebnisse dieser Berechnungen zunächst vorgestellt. Aus dem Vergleich dieser Ergebnisse für die vier Handlungsalternativen werden in Abschnitt 7.3. anschließend Gestaltungsempfehlungen für die Zusammensetzung der Geschäftsführervergütung abgeleitet. Durch die Berücksichtigung der unterschiedlichen Umweltszenarien wird die Unsicherheit bei der Ableitung der Empfehlungen in ausreichendem Umfang erfaßt.

7.2. Einfluß der Umweltfaktoren auf die Bewertung der Handlungsalternativen

7.2.1. Betriebliche Ersparnisbildung

Der Kapitalwert, der sich für die Alternative der betrieblichen Ersparnisbildung ergibt, wird von der tatsächlichen Lebensdauer und von der Höhe des auf GmbH- und Geschäftsführerebene zur Anwendung kommenden Wiederanlagezinssatzes vor Steuern beeinflußt. Für die betrachteten Ausgangssituationen lassen sich in der weit überwiegenden Zahl der Fälle die gleichen Wirkungstendenzen feststellen:

- Je länger die tatsächliche Lebensdauer ist, das heißt je länger die Versorgungsphase andauert, desto niedriger fällt der Kapitalwert aus. Das gilt für alle betrachteten achtzehn Ausgangssituationen.[656]
- Je höher der gewählte Wiederanlagezinssatz vor Steuern ist, desto höher ist auch der Kapitalwert. Die Ausnahmen von dieser Regel sind vernachlässigbar.[657]

Graphisch dargestellt werden die Ergebnisse in diesem wie in den folgenden Abschnitten jeweils an Ausgangssituation vierzehn, das heißt für einen verheirateten Geschäftsführer mit einer angemessenen Gesamtvergütung von 300.000 DM. Soweit sich für die anderen Ausgangssituationen wesentliche Unterschiede feststellen lassen, wird in den Erläuterungen hierauf eingegangen.

Abbildung 7.1: Entwicklung der Kapitalwertfunktion für die betriebliche Ersparnisbildung

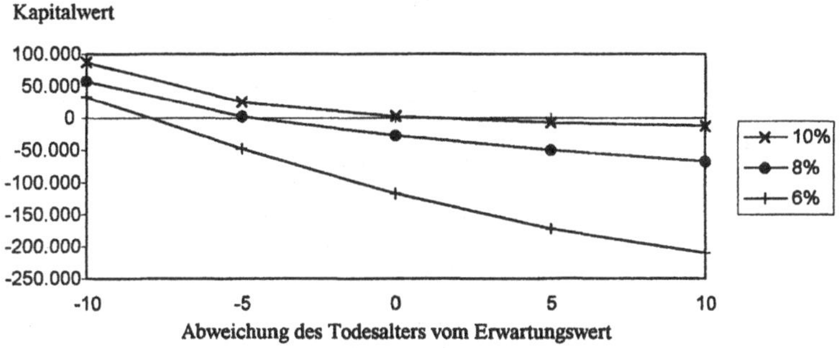

Zur Erläuterung dieses Ergebnisses wird im folgenden auf einen vereinfachten mathematischen Erklärungsansatz zurückgegriffen, in dem Veränderungen einzelner Variablen im Zeitablauf, betroffen sind die Höhe der Ausschüttung bei Betrachtung eines verheirateten Geschäftsführers sowie der auf Geschäftsführerebene anzuwendende Steuersatz, vernachlässigt werden. Soweit die aus diesen Vereinfachungen resultierenden Ergebnisse zur Erklärung der beobachteten Kapitalwertentwicklungen nicht ausreichen, wird hierauf eingegangen.

656 Auf die zweite Ableitung der Kapitalwertfunktion, das heißt auf die Frage, ob und warum der Kapitalwert im Einzelfall progressiv oder degressiv steigt oder fällt, wird im folgenden nicht eingegangen. Für die Ableitung von Gestaltungsempfehlungen ist dieser Aspekt vergleichsweise unbedeutend.

657 Ausnahmen von betraglich vernachlässigbarer Höhe ergeben sich ausschließlich in den Ausgangssituation eins und sieben bis neun, sofern die Lebenserwartung um zehn Jahre unterschritten wird.

Der Kapitalwert bestimmt sich durch Abzinsung des auf Ebene der GmbH bis zum Ende des Betrachtungszeitraums aufgebauten Kapitalstocks auf Geschäftsführerebene. Ein für den frühesten betrachteten Todeszeitpunkt gegebener Kapitalstock K_0, dies ist der Zahlungsmittelbestand $ZM_{gmbh,T}$ für $T = max(E_x\text{-}x, E_y\text{-}y) - 10$ des in Abschnitt 6.1.2.5. vorgestellten Berechnungsschemas, verändert sich bei einer Verlängerung der Lebensdauer um ein Jahr um den Betrag:

$$\Delta K_1 = K_0 * i_{s,gmbh} - Eink_{vorSt,t}$$

Der auf Ebene der GmbH angesparte positive (negative) Kapitalstock K_0 erhöht (vermindert) sich in jedem Jahr um die auf ihn entfallenden Nettozinsen. Darüber hinaus ist der Kapitalstock in der Versorgungsphase in jedem Jahr um die für die Entnahme erforderliche Gewinnausschüttung $Eink_{vorSt,t}$ zu kürzen. Der Nettozinssatz auf Ebene der GmbH und - bei Betrachtung eines ledigen Geschäftsführers - die Höhe der Ausschüttung sind über den gesamten betrachteten Zeitraum der Kapitalwertfunktion konstant. Wird die Ausschüttung im Verhältnis zur Höhe der Nettozinsen auf das Ausgangskapital K_0, das heißt in der Form $Eink_{vorSt,t} = \alpha * i_{s,gmbh} * K_0$ ausgedrückt, so beträgt die Änderung in der ersten Periode:

$$\Delta K_1 = K_0 * (1 - \alpha) * i_{s,gmbh}$$

Entsprechend ergibt sich für jede beliebige weitere Periode t:

$$\Delta K_t = K_0 * (1 - \alpha) * i_{s,gmbh} * (1 + i_{s,gmbh})^{t-1} \qquad (7.1)$$

Dieser Ausdruck entspricht der ersten Ableitung der Funktion, die die Entwicklung des Kapitalstocks auf Ebene der GmbH im Zeitablauf beschreibt. Für $K_0 > 0$ gilt:[658] Ist $\alpha > 1$, so übersteigt die Ausschüttung die Kapitalverzinsung, so daß der Kapitalstock K_t von Jahr zu Jahr sinkt. Ist $\alpha = 1$, bleibt der Kapitalstock unverändert, weil die Verzinsung genau dem Betrag entspricht, der erforderlich ist, um die Ausschüttung zu fi-

[658] Der Kapitalstock K_0 ist für ledige Geschäftsführer stets und für verheiratete Geschäftsführer in der deutlich überwiegenden Zahl der betrachteten Fälle positiv: In Ausgangssituation zehn bis zwölf, vierzehn und sechzehn ist K_0 nur für einen Zinssatz von 6 % und in Ausgangssituation dreizehn darüber hinaus auch für einen Zinssatz von 8 % negativ. Die ausführliche Darstellung wird aus diesem Grund auf den Fall $K_0 > 0$ beschränkt. Für den Fall $K_0 < 0$ ergibt sich eine Ergänzung insoweit, als α Werte kleiner Null annehmen muß, denn in diesem Fall wirken die negativen Zinsen und die Ausschüttung in dieselbe Richtung.

nanzieren. Ist $0 \leq \alpha < 1$, so vergrößert sich der Kapitalstock, denn die jährlichen Nettozinsen übersteigen die Ausschüttung.[659] Der Gesamtwert des Kapitalstocks am Ende der Periode t ergibt sich durch Addition der jährlichen Veränderungen zum Ausgangskapital K_0 nach der Summenformel für eine geometrische Reihe:

$$K_t = K_0 + K_0 * (1 - \alpha) * i_{s,gmbh} * \frac{(1 + i_{s,gmbh})^t - 1}{i_{s,gmbh}}$$

$$= K_0 + K_0 * (1 - \alpha) * ((1 + i_{s,gmbh})^t - 1) \qquad (7.2)$$

Der Faktor, mit dem ein ausgeschütteter Kapitalstock abgezinst wird, beträgt für ein einzelnes Jahr $1/(1 + i_{s,ggf,t})$. Unter der Voraussetzung, daß der auf die Zinsen entfallende Differenzsteuersatz über die Jahre konstant ist, $i_{s,ggf,t} = i_{s,ggf}$, lautet der Faktor für eine im Zeitpunkt T erfolgende Ausschüttung, die auf den Beginn des Betrachtungszeitraums, das heißt den Zeitpunkt des Diensteintritts des Geschäftsführers t = 0, bezogen werden soll, auf $1/(1 + i_{s,ggf})^T$. Der Kapitalwert $C_{0,T}$ des über t Perioden angesammelten Kapitalstocks bestimmt sich also nach der Formel:

$$C_{0,T} = \frac{K_0 + K_0 * (1 - \alpha) * ((1 + i_{s,gmbh})^t - 1)}{(1 + i_{s,ggf})^T} \qquad (7.3)$$

Um das Vorzeichen der Entwicklung der Kapitalwertkurve zu beschreiben, ist allein die Betrachtung der jährlichen Änderung des Kapitalwerts aus der Verlängerung des Betrachtungszeitraums um ein Jahr $\Delta C_{0,T}$ erforderlich. Ist die Änderung positiv, so steigt der Kapitalwert, ist sie negativ, so fällt der Kapitalwert. Die Änderung für eine beliebige Periode t gegenüber der Periode t - 1 entspricht der Differenz:

$$\Delta C_{0,T} = \underbrace{\frac{K_0 + K_0 * (1 - \alpha) * ((1 + i_{s,gmbh})^t - 1)}{(1 + i_{s,ggf})^T}}_{\text{Kapitalwert in t}} - \underbrace{\frac{K_0 + K_0 * (1 - \alpha) * ((1 + i_{s,gmbh})^{t-1} - 1)}{(1 + i_{s,ggf})^{T-1}}}_{\text{Kapitalwert in t - 1}}$$

---

659 Der Fall $\alpha < 0$ stellt für $K_0 > 0$ den Fall dar, daß sich der Kapitalstock über die Zinsen hinaus um eine weitere Einflußgröße erhöht. Diese Situation ist im Rahmen der Sparalternative jedoch unbeachtlich.

Diese Differenz läßt sich über

Kapitalwert in t

$$\Delta C_{0,T} = \frac{K_0 + K_0 * (1-\alpha) * ((1+i_{s,gmbh})^{t-1} - 1) \; + \; K_0 * (1-\alpha) * i_{s,gmbh} * (1+i_{s,gmbh})^{t-1}}{(1+i_{s,ggf})^T}$$

Kapitalwert in t - 1

$$- \frac{[K_0 + K_0 * (1-\alpha) * ((1+i_{s,gmbh})^{t-1} - 1)] * (1+i_{s,ggf})}{(1+i_{s,ggf})^T}$$

umformen zu $\Delta C_{0,T}$ = (7.4)

$$\frac{K_0 * (1-\alpha) * i_{s,gmbh} * (1+i_{s,gmbh})^{t-1}}{(1+i_{s,ggf})^T} - [K_0 + K_0 * (1-\alpha) * ((1+i_{s,gmbh})^{t-1} - 1)] * \frac{i_{s,ggf}}{(1+i_{s,ggf})^T}$$

Der linke Teil dieses Ausdrucks stellt dar, in welchem Umfang sich die Änderung des Kapitalstocks in Periode t auf den Kapitalwert auswirkt: Die im folgenden als Jahresbeitrag bezeichnete absolute Änderung des Kapitalstocks (ΔK_t) - enthalten im Zähler - verändert den Kapitalwert nur um ihren auf t = 0 abgezinsten Wert. Der Kapitalwert wird darüber hinaus durch die Abzinsung des zu Beginn der Vorperiode gegebenen Kapitalstocks um eine weitere Periode verändert, denn dieser Betrag wird nun nicht am Ende der Periode T - 1, sondern erst am Ende der Periode T nach Diensteintritt, gleichbedeutend mit Periode t des Betrachtungszeitraums der Kapitalwertfunktion, ausgeschüttet. Der zu Beginn der Periode t - 1 gegebene Kapitalstock (K_{t-1}) - enthalten im ersten Faktor des rechten Teils des obigen Ausdrucks - ist in Periode t - 1 mit dem Faktor $1/(1 + i_{s,ggf})^{T-1}$ und in Periode T mit dem Faktor $1/(1 + i_{s,ggf})^T$ abzuzinsen. Die Differenz beider Abzinsungsfaktoren ergibt den Ausdruck $i_{s,ggf}/(1 + i_{s,ggf})^T$.

Sinkt der Kapitalstock, so gilt $\alpha > 1$. Dieser Fall liegt in allen achtzehn Ausgangssituationen vor. Bei ledigen Geschäftsführern ergeben sich für α Werte zwischen 2,2 und 8,8, für verheiratete Geschäftsführer Werte zwischen 2,1 und 629,5. Die einzelnen Werte sind in Tabelle 7.4 zusammengefaßt:

Tabelle 7.4: **Verhältnis der Zahlungsmittelabflüsse zu den Zahlungsmittelzuflüssen der GmbH bei der betrieblichen Ersparnisbildung**

Zins	Ausgangssituation Nr.																	
i	1	2	3	4	5	6	7	8	9	10	11	12	13	14	15	16	17	18
6 %	7,7	7,8	7,8	8,8	6,9	6,6	6,8	5,1	5,1	-	-	-	-	-	629,5	-	11,3	10,1
8 %	4,1	4,2	4,2	4,9	4,0	3,8	4,2	3,2	3,3	38,6	36,7	17,5	-	8,4	6,6	55,8	4,3	4,0
10 %	2,4	2,4	2,4	3,0	2,5	2,4	2,8	2,2	2,2	2,9	2,9	2,5	5,5	2,6	2,3	6,9	2,1	2,0

* in Ausgangssituation zehn bis achtzehn Berechnung der Werte auf das erwartete Todesalter des Geschäftsführers

Dabei wird die Berechnung für verheiratete Geschäftsführer nicht auf den frühesten Betrachtungszeitpunkt der Kapitalwertfunktion $T = \max(E_x\text{-}x, E_y\text{-}y) - 10$, sondern auf das erwartete Todesalter des Geschäftsführers berechnet. Das Problem, daß in der Größe α für einige Jahre die für den Geschäftsführer und für einige Jahre die für seine Witwe erforderliche Gewinnausschüttung erfaßt werden muß, wird auf diese Weise vereinfachend stets zugunsten des für den Geschäftsführer erforderlichen Betrags entschieden. Die im Vergleich zu Ledigen deutlich stärkeren Schwankungen von α sind eine Folge der Orientierung der Länge des Betrachtungszeitraums am Lebensalter des zuletzt versterbenden Ehegatten, im Rahmen der Modellberechnungen also der Ehefrau. Dem frühesten Betrachtungszeitpunkt der Kapitalwertfunktion, der auch zur Bestimmung des Ausgangskapitals K_0 herangezogen wird, geht zum Teil ein längerer Ruhestandszeitraum des Geschäftsführers voraus, wodurch sich der Kapitalstock auf Ebene der GmbH bereits stark reduziert hat.

Ein negativer Jahresbeitrag ΔK_t ($\alpha > 1$) wirkt sich stets mindernd auf den Kapitalwert aus (linker Teil des Ausdrucks).[660] Auch der Beitrag des Kapitalstocks der Vorperiode (rechter Teil des Ausdrucks) ist negativ, solange der Kapitalstock K_{t-1} noch positiv ist.[661] Der Kapitalstock K_{t-1} ist positiv, solange gilt $(1 + i_{s,gmbh})^{t-1} < -\alpha/(1 - \alpha)$. Je größer α bzw. je größer t ist, desto eher ist also der Kapitalstock negativ und der Beitrag des Kapitalstocks zum Kapitalwert damit positiv.[662] Ist der Kapitalstock negativ, so wirkt seine Abzinsung über jedes weitere Jahr erhöhend auf den Kapi-

660 Dies gilt auch in den Fällen $K_0 < 0$, vgl. Fußnote 658, denn in diesen Fällen ist der Faktor $(1 - \alpha)$ stets größer als eins.

661 Ist bereits der Kapitalstock K_0 negativ, so ist der Beitrag des Kapitalstocks der Vorperiode zum Kapitalwert stets positiv, da ein negativer Ausdruck abgezogen wird.

662 Beispielsweise ist der Kapitalstock bei einem Bruttozinssatz der GmbH von 8 % und einem Gewerbesteuerhebesatz von 400 % ab dem Zeitpunkt t = 41 (t = 12) [t = 4] negativ, sofern α den Wert von 1,1 (2) [5], das heißt sofern die Ausschüttung die Zinsen der GmbH um 10 % (100 %) [400 %] übersteigt.

talwert. Tatsächlich wird der Kapitalstock in allen achtzehn Ausgangssituationen - soweit nicht bereits das Ausgangskapital K_0 negativ ist - für höhere Todesalter negativ. Zu einer Umkehrung in der Steigung der Kapitalwertfunktion kommt es jedoch erst, wenn der positive Beitrag des negativen Vorjahreskapitalstocks sich stärker auswirkt als der negative Jahresbeitrag der Periode t, das heißt wenn gilt $\Delta C_{0,T} > 0$:

$$\frac{K_0 * (1 - \alpha) * i_{s,gmbh} * (1 + i_{s,gmbh})^{t-1}}{(1 + i_{s,ggf})^T} - [K_0 + K_0 * (1 - \alpha) * ((1 + i_{s,gmbh})^{t-1} - 1)] * \frac{i_{s,ggf}}{(1 + i_{s,ggf})^T} > 0$$

Für $\alpha > 1$ und $K_0 > 0$ ergibt sich nach Umformung die Bedingung:

$$(1 + i_{s,gmbh})^{t-1} * (i_{s,gmbh} - i_{s,ggf}) < \frac{\alpha}{(1 - \alpha)} * i_{s,ggf} \tag{7.5}$$

Für $\alpha > 1$ ist die rechte Seite der Bedingung stets negativ. Aus diesem Grund ist die Bedingung nie erfüllt, wenn auf Ebene der GmbH ein Nettozinsvorteil besteht. Liegt der Nettozinsvorteil auf Ebene des Geschäftsführers, so kommt es um so eher zu einer Umkehrung in der Steigung der Kapitalwertfunktion, je deutlicher der Nettozinsvorteil auf Geschäftsführerebene ist. Doch selbst für den Extremfall, daß auf Ebene des Geschäftsführers keine Steuern anfallen, $i_{s,ggf} = i$, muß die Variable t bei einem Gewerbesteuerhebesatz von 400 % und einem einheitlichen Wiederanlagezinssatz vor Steuern von 10 % (8 %) [6 %] den Wert t = 19 (t = 20) [t = 26] annehmen, damit es zu einer Umkehrung des Vorzeichens kommt. Dies zeigt die folgende Tabelle der nach Bedingung 7.5 berechneten kritischen Zeitpunkte:

Tabelle 7.5: Kritische Zeitpunkte für die Steigung der Kapitalwertfunktion bei der betrieblichen Ersparnisbildung

Zins	Ausgangssituation Nr.																	
i	1	2	3	4	5	6	7	8	9	10	11	12	13	14	15	16	17	18
6 %	30,2	30,1	30,1	29,6	30,6	30,8	30,7	32,3	32,3	-	-	-	-	-	26,3	-	28,9	29,2
8 %	25,7	25,6	25,5	24,6	25,9	26,2	25,5	27,5	27,5	20,4	20,4	21,1	-	22,5	23,3	20,2	25,4	25,8
10 %	25,1	24,9	24,9	22,8	24,7	25,1	23,3	26,0	26,0	23,0	23,0	24,4	19,3	24,3	25,8	18,6	26,6	27,4

Je höher der Wiederanlagezinssatz vor Steuern ist, um so eher kann es also zu einer Umkehrung des Vorzeichens, das heißt zu einem steigenden Kapitalwert, kommen. Da der Betrachtungszeitraum für die Kapitalwertfunktion auf zwanzig Jahre begrenzt ist, ist eine Umkehrung nur für den höchsten Zinssatz von 10 % möglich. Tatsächlich ist jedoch auch für die-

sen Zinssatz kein Fall zu beobachten, in dem der Kapitalwert wieder zu steigen beginnt, denn auf Geschäftsführerebene sind Steuern auf die Wiederanlagezinsen zu zahlen, die in einer groben Zusammenfassung zwischen 0 % und 10 % für eine angemessene Gesamtvergütung von 100.000 DM, zwischen 10 % und 20 % für eine angemessene Gesamtvergütung von 300.000 DM und zwischen 20 % und 30 % liegen, sofern die angemessene Gesamtvergütung 500.000 DM beträgt. Im Jahr der Endausschüttung entspricht der Steuersatz zumeist der Spitzenbelastung von 46,12 %.
Die Kapitalwertfunktion hat also stets einen fallenden Verlauf, weil die jährlichen Ausschüttungen durch die auf die Ersparnisse anfallenden Zinsen nicht aufgefangen werden können. Auch die aus der Abzinsung herrührende Aufwertung des in späteren Jahren negativen Kapitalstocks kann diesen Effekt nicht kompensieren.

Der Kapitalwert ist um so höher, je höher der zugrunde liegende Wiederanlagezinssatz vor Steuern ist: Eine Erhöhung des Zinssatzes führt zunächst zu einer Erhöhung des Endvermögens der GmbH, weil die Ersparnisse länger ausreichen, um die Ausschüttungen zu finanzieren. Da die Ersparnisse aber gleichwohl in der Regel einige Jahre nach Beginn der Versorgungsphase negativ werden, führt die Zinserhöhung lediglich zu einem weniger negativen Endvermögen. Wird dieses durch die Zinserhöhung bereits aufgewertete negative Endvermögen anschließend auf Geschäftsführerebene mit dem höheren Zinssatz abgezinst, so führt dies zu einer weiteren Aufwertung. Eine Zinserhöhung führt deshalb eindeutig zu einer Aufwertung des Kapitalwerts.

7.2.2. Direktzusage

Die für die Alternative der betrieblichen Ersparnisbildung festgestellten Wirkungstendenzen weisen auch die Kapitalwertfunktionen für die Direktzusage auf. Die Kapitalwerte fallen im Zeitablauf und sie sind um so höher, je höher der anzuwendende Wiederanlagezinssatz vor Steuern ist. Für Ausgangssituation vierzehn ergibt sich der in Abbildung 7.2 dargestellte Verlauf.

Diese Ergebnisse können mit Hilfe desselben vereinfachten Ansatzes erklärt werden wie bei der Sparalternative. Der Kapitalstock K_0 ist stets positiv. Unterschiede gegenüber der Sparalternative ergeben sich daraus, daß die jährliche Änderung des Kapitalstocks nicht allein durch Zinsen auf den Kapitalstock des Vorjahres und Zahlungsmittelabflüsse in Form von Rentenzahlungen erklärt werden kann. Vielmehr wird die jährliche Änderung des Zahlungsmittelbestands auf Ebene der GmbH auch durch liquiditätswirksame Steuerwirkungen bestimmt, die aus den erfolgswirksamen Änderungen der Höhe der Pensionsrückstellung resultieren. Da sich der Wert der Rückstellung in der Versorgungsphase verringert, kommt es zu Gewinnausweisen und damit zu zusätzlichen Steuerzahlungen.

Abbildung 7.2: Entwicklung der Kapitalwertfunktion für die Direktzusage

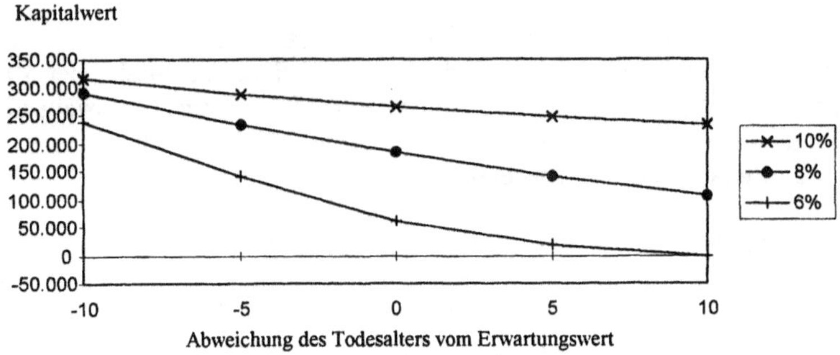

Die Änderung eines gegebenen Kapitalstocks beträgt im ersten Jahr des Betrachtungszeitraums der Kapitalwertfunktion:

$$\Delta K_1 = K_0 * i_{s,gmbh} - Rente_{DZ} - Steuern_{RSt,DZ}$$

Um darzustellen, ob der Kapitalstock nach Abzug der Rente und der Steuerzahlung steigt oder fällt, kann auch die Summe aus Renten- und Steuerzahlung in der Form $Rente_{DZ} + Steuern_{RSt,DZ} = \alpha * i_{s,gmbh} * K_0$ erfaßt werden. Die tatsächlich nicht einheitliche Höhe der jährlichen Steuerzahlung aus der Auflösung der Pensionsrückstellung wird insoweit ebenfalls vernachlässigt. Die Änderung für eine beliebige Periode t beträgt entsprechend Ausdruck 7.1 wiederum:

$$\Delta K_t = K_0 * (1 - \alpha) * i_{s,gmbh} * (1 + i_{s,gmbh})^{t-1}$$

Die Erläuterungen zur Sparalternative können nun auf die Direktzusage übertragen werden. Für α ergeben sich die in Tabelle 7.6 dargestellten Werte. In allen achtzehn Ausgangssituationen liegt für ein Wiederanlagezinssatzniveau vor Steuern von 6 % die Situation $\alpha > 1$ vor. Gleiches gilt für ledige Geschäftsführer (Ausgangssituation eins bis neun) sowie in Ausgangssituation sechzehn für ein Zinsniveau von 8 %.

Tabelle 7.6: Verhältnis der Zahlungsmittelabflüsse zu den Zahlungsmittelzuflüssen der GmbH bei der Direktzusage

Zins	Ausgangssituation Nr.																	
i	1	2	3	4	5	6	7	8	9	10	11	12	13	14	15	16	17	18
6 %	2,1	2,2	2,2	2,2	2,2	2,2	2,0	2,0	2,1	2,0	2,2	2,2	2,0	1,9	2,0	1,9	1,7	1,7
8 %	1,3	1,3	1,3	1,4	1,4	1,4	1,3	1,3	1,4	0,9	0,97	0,97	0,999	0,98	0,996	1,1	0,9	0.98
10%	0,8	0,8	0,8	0,9	0,9	0,9	0,9	0,9	0,97	0,4	0,5	0,5	0,6	0,5	0,6	0,6	0,6	0,6

* in Ausgangssituation zehn bis achtzehn Berechnung der Werte auf das erwartete Todesalter des Geschäftsführers

Der Kapitalwert sinkt in diesen Fällen im Zeitablauf. Dies ist Ausdruck 7.4 folgend der Fall, weil sowohl der Beitrag des Jahresbeitrags als auch derjenige des Vorjahreskapitalstocks zum Kapitalwert negativ sind. Letzteres gilt deshalb, weil der Kapitalstock fast durchgehend bis zum Ende des Betrachtungszeitraums der Kapitalwertfunktion, das heißt bis Überschreiten der Lebenserwartung um zehn Jahre, positiv bleibt: Der Kapitalstock K_{t-1} ist positiv, solange gilt $(1 + i_{s,gmbh})^{t-1} < - \alpha/(1 - \alpha)$. Für die ermittelten Werte von α muß t für einen Zinssatz von 6 % in jedem Fall Werte über sechzehn Jahren annehmen. Für einen Zinssatz von 8 % liegt der kritische Wert für t in jedem Fall über siebenundzwanzig Jahren. Erst danach wird der Kapitalstock negativ. Aufgrund der Beschränkung des Betrachtungszeitraums der Kapitalwertfunktion auf zwanzig Jahre kann es hier folglich nicht zu einem steigenden Kapitalwert kommen. Doch auch bei dem niedrigeren Zinssatz von 6 % kommt es in den letzten vier betrachteten Jahren der Kapitalwertentwicklung nicht zu einer Umkehrung in der Steigung der Kapitalwertfunktion. Dies ergibt sich wiederum aus Bedingung 7.5. Der kritische Zeitpunkt liegt bei mindestens dreiundvierzig Jahren. Die im einzelnen errechneten kritischen Werte können der Tabelle 7.7 entnommen werden.

Für die verbleibenden Fälle (Wiederanlagezinssatzniveau vor Steuern von 10 % und Verheiratete bei einem Zinsniveau von 8 %) liegt dagegen die Situation $0 \leq \alpha < 1$ vor. Anders als bei der Alternative der betrieblichen Ersparnisbildung erhöht sich der Kapitalstock für diese Zinssätze im Zeitablauf. Die Zinsen übersteigen die abfließende Rente und die Steuerbelastung aus der Auflösung der Pensionsrückstellung. In diesem Fall ist der Beitrag des Jahresbeitrags zum Kapitalwert stets positiv, derjenige des Kapitalstocks der Vorperiode zum Kapitalwert dagegen stets negativ. Insgesamt steigt der Kapitalwert, wenn der Jahresbeitrag ausreicht, um die jährliche Rentenleistung und Steuernachzahlung zu finanzieren, und der verbleibende Betrag darüber hinaus noch so hoch ist, daß er den Wertverlust aus der Abzinsung des Kapitalstocks der Vorperiode übersteigt. Nach Umformung des Ausdrucks 7.4 unter den Voraussetzungen $\alpha < 1$ und $K_0 > 0$ ergibt sich für $\Delta C_{0,T} > 0$ die Bedingung:[663]

$$(1 + i_{s,gmbh})^{t-1} * (i_{s,gmbh} - i_{s,ggf}) > \frac{\alpha}{(1 - \alpha)} * i_{s,ggf} \tag{7.6}$$

Diese Bedingung ist niemals erfüllt, wenn ein Nettozinsvorteil auf Ebene des Geschäftsführers besteht, denn in diesem Fall ist die linke Seite der Ungleichung negativ, die rechte Seite der Ungleichung dagegen positiv. Besteht ein Nettozinsvorteil auf Ebene der GmbH, so ist die Bedingung um so eher erfüllt, je größer t ist, je kleiner α ist und je größer der Nettozinsvorteil der GmbH, das heißt je höher der persönliche Steuersatz des Geschäftsführers ist. Bei Zugrundelegung des Spitzensteuersatzes von 46,12 % muß die Variable t für einen Wiederanlagezinssatz vor Steuern von 8 % mindestens den Wert t = 84 und für einen Zinssatz von 10 %

Tabelle 7.7: Kritische Zeitpunkte für die Steigung der Kapitalwertfunktion bei der Direktzusage

Zins	Ausgangssituation Nr.																	
i	1	2	3	4	5	6	7	8	9	10	11	12	13	14	15	16	17	18
6 %	*43,8*	*43,0*	*43,0*	*42,9*	*43,1*	*43,2*	*45,6*	*45,3*	*44,2*	*46,1*	*43,3*	*43,2*	*45,4*	*46,2*	*45,5*	*47,2*	*51,8*	*50,1*
8 %	*52,3*	*49,8*	*49,8*	*47,1*	*47,5*	*47,7*	*50,0*	*49,4*	*46,9*	83,5	110,6	112,1	178,1	118,0	158,5	*80,8*	99,1	121,1
10 %	56,5	59,6	59,6	71,6	70,4	69,9	73,9	75,8	89,2	29,7	32,2	32,3	36,7	35,9	36,6	43,2	38,6	40,1

Auszeichnung Kursiv = $\alpha > 1$, das heißt $s_{gehalt} = 0$ %
Auszeichnung Standard = $0 \leq \alpha < 1$, das heißt $s_{gehalt} = 46{,}12$ %

mindestens den Wert t = 32 annehmen, bevor die Bedingung erfüllt wird. Innerhalb des betrachteten Zeitraums von zwanzig Jahren kommt es damit in keinem Fall zu einem steigenden Verlauf der Kapitalwertfunktion.

Auch bei der Direktzusage ist der Kapitalwert um so höher, je höher der zugrunde liegende Wiederanlagezinssatz vor Steuern ist. Bei der Direktzusage wird das Endvermögen durch steigende Zinssätze im Gegensatz zur Sparalternative stärker positiv. Die Differenzüberhänge aus der Aktivzeit und die in der Pensionsrückstellung gebundenen Mittel reichen bei höherer Verzinsung zu einem größeren Anteil aus, um die abfließenden Versorgungsleistungen zu finanzieren. Zum Teil werden die Versorgungsleistungen sogar überkompensiert. Zwar kommt es durch die anschließende Abzinsung aufgrund des erhöhten Zinssatzes auch zu einer deutliche-

663 Die Bedingung unterscheidet sich von Bedingung 7.5 lediglich durch das umgekehrte Ungleichheitszeichen.

ren Abwertung des Endvermögens. Insgesamt bleibt es für höhere Zinsen aber dennoch bei einem Anstieg des Kapitalwerts. Zu erklären ist dieses Ergebnis zum einen durch den Steuerstundungseffekt aus der Pensionsrückstellung und zum anderen über den Einfluß der Zinserhöhung auf den auf die Zinsen entfallenden Steuersatz:
Die bei der Direktzusage berücksichtigen Differenzüberhänge verlieren mit zunehmender Höhe des Zinssatzes stets an Bedeutung. Die Ursache hierfür liegt darin, daß die Differenzüberhänge erst während des Betrachtungszeitraums, verteilt über einen relativ langen Zeitraum, entstehen. Die Aufzinsung auf Ebene der GmbH und die anschließende Abzinsung auf Ebene des Geschäftsführers heben sich in der Wirkung stets auf, sofern die Nettozinssätze identisch sind und die Abzinsung auf denselben Zeitraum beschränkt ist wie die vorherige Aufzinsung. Da die Abzinsung jedoch stets über einen längeren Zeitraum erfolgt, tritt der Effekt ein, daß ein konstanter absoluter Betrag durch die Abzinsung eine um so stärkere Abwertung erfährt, je höher der Zinssatz ist (Abzinsungseffekt). Insoweit müßten sich für steigende Zinssätze sinkende Kapitalwerte aus der Direktzusage ergeben.
Die Wirkung des Zinsniveaus auf den Steuerstundungseffekt aus der Bilanzierung der Pensionsrückstellung ist differenzierter: Grundsätzlich gilt derselbe Zusammenhang wie oben. Der Abzinsungszeitraum ist stets länger als der Aufzinsungszeitraum, weil die Steuerstundung nicht in einem Betrag zu Beginn des Betrachtungszeitraums, sondern schrittweise über die gesamte Aktivzeit verteilt gewährt wird (Abzinsungseffekt). Im Gegensatz zu den Differenzüberhängen auf Ebene der GmbH wird der Wert des Steuerstundungseffekts aus der Bilanzierung der Pensionsrückstellung durch Änderungen des Zinsniveaus jedoch auch unmittelbar selbst verändert, denn der Stundungseffekt besteht ausschließlich in der Bewertung von Zeitdifferenzen. Die Zeitdifferenzen erhalten ihren Wert allein aus Zinswirkungen. Der Wert des Stundungseffekts nimmt mit der Länge des zwischen der Stundung und Nacherhebung liegenden Zeitraums und mit der Höhe des Zinssatzes zu. Hier bewirkt ein Anstieg des Zinssatzes also eine Erhöhung des Vorteils aus der Steuerstundung (Stundungseffekt). Dieser Wirkungszusammenhang steht dem Abzinsungseffekt entgegen. Entscheidend dafür, welcher Effekt im Einzelfall dominiert, ist - bei einem einheitlichen Nettozinssatz - zum einen die (näherungsweise mittlere) Länge des Zeitraums zwischen Beginn des Betrachtungszeitraums und Zeitpunkt der Steuerstundung und zum anderen die (näherungsweise mittlere) Länge des Zeitraums zwischen Steuerstundung und Steuernachzahlung. Beide Effekte entfalten eine um so größere Wirkung, je länger der jeweilige Zeitraum ist. In bezug auf die in dieser Untersuchung betrachteten Ausgangssituationen ergibt sich aus einem Anstieg des Zinssat-

zes insgesamt eine Dominanz des Abzinsungseffekts, wenn der Geschäftsführer bei Diensteintritt dreißig, und eine Dominanz des Stundungseffekts, wenn der Geschäftsführer fünfzig Jahre alt ist. Dies ist eine Folge der sich für unterschiedliche Eintrittsalter ergebenden Verschiebungen insbesondere für die im Mittel vergehende Zeit bis zur Steuerstundung.

Beispiel: Es wird vereinfacht unterstellt, daß die Steuerstundung aus einer Rückstellung zum Zeitpunkt t = 15 und die Steuernachzahlung mit dem Ende des Betrachtungszeitraums zum Zeitpunkt t = 40 erfolgt. Für einen gestundeten Betrag von 100.000 DM ergibt sich in diesem Fall bei einem Wiederanlagezinssatz vor Steuern von 10 % ein Barwert von 21.730 DM und bei einem Zinssatz von 5 % ein Barwert von 33.897 DM. Der Vorteil steigt also bei fallendem Zinssatz.
Fällt die Steuerstundung hingegen in t = 5 und die Nachzahlung am Ende des Betrachtungszeitraums in t = 25 an, so beträgt der Barwert bei einem Zinssatz von 10 % 52.863 DM und bei einem Zinssatz von 5 % 48.822 DM. In diesem Fall sinkt also der Vorteil bei fallendem Zinssatz.
Der zuerst genannte Fall orientiert sich an den Zeiträumen, die eher für junge Geschäftsführer, der zweite Fall an den Zeiträumen, die eher für ältere Geschäftsführer gelten. Die Wirkung der Pensionsrückstellung wird für jüngere Geschäftsführer also mit steigendem Zinssatz abgewertet und für ältere Geschäftsführer mit steigendem Zinssatz aufgewertet.

Auch bei Berücksichtigung des Steuerstundungseffekts aus der Pensionsrückstellung müßte sich für jüngere Geschäftsführer also ein mit steigendem Zinssatz abnehmender Kapitalwert ergeben, während sich für ältere Geschäftsführer nach den bis hierher beschriebenen Effekten bereits ein Anstieg des Kapitalwerts ergeben kann.
Entscheidend für den durchgehend zu beobachtenden Anstieg der Kapitalwerte ist insbesondere für jüngere Geschäftsführer, daß der auf die Wiederanlagezinsen entfallende Differenzsteuersatz für höhere Bruttozinssätze aufgrund des höheren auszuschüttenden Endvermögens der GmbH stets zunimmt. Hierdurch kommt des zu einer Verschiebung des Verhältnisses der Nettozinssätze auf Ebene der GmbH und auf Geschäftsführerebene. Da der Nettozinssatz auf Geschäftsführerebene langsamer steigt als auf Ebene der GmbH, kommt es im Vergleich zur Situation bei niedrigeren Zinssätzen insgesamt zu einer Aufwertung des Barwerts sowohl der Differenzüberhänge als auch der Steuerstundung aus der Pensionsrückstellung.

7.2.3. Direktversicherung

7.2.3.1. Erwartete Versicherungsrendite

Für die zeitliche Entwicklung des Kapitalwerts bei Berücksichtigung einer Direktversicherung ist über den Einfluß der Höhe des Wiederanlagezinssatzes vor Steuern hinaus die Höhe der tatsächlichen Versicherungsrendite zu berücksichtigen.
Entspricht die tatsächliche der erwarteten Versicherungsrendite, so beträgt der Kapitalwert in der Regel Null DM. Aufgrund der Ausrichtung der Höhe der Entnahmen in der Aktiv- und Versorgungszeit an den Nettozuflüssen, die aus der angemessenen Gesamtvergütung bei Kombination des Festgehalts mit einer Direktversicherung erzielt werden können, ergibt sich sowohl auf Ebene der GmbH als auch auf Ebene des Geschäftsführers am Ende jeder Periode ein Zahlungsmittelsaldo von Null DM, so daß auch der Kapitalwert Null DM beträgt.

Abbildung 7.3: Entwicklung der Kapitalwertfunktion für die Direktversicherung bei Eintritt der erwarteten Versicherungsrendite

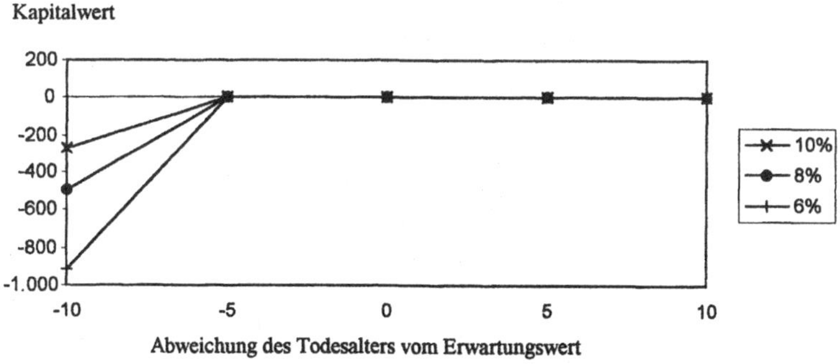

Voraussetzung für dieses Ergebnis ist zum einen, daß die tatsächliche Rendite der Versicherung der erwarteten Rendite von 6 % entspricht. Zum anderen können Abweichungen der tatsächlichen von der erwarteten Lebensdauer bei verheirateten Geschäftsführern zu abweichenden Ergebnissen führen: Je früher der Geschäftsführer stirbt, desto höher ist der steuerpflichtige Ertragsanteil der Witwenrente. Ist dieser Ertragsanteil für den erwarteten Todeszeitpunkt des Geschäftsführers so niedrig, daß keine Steuern auf ihn zu zahlen sind, so ändert sich die zufließende Nettorente nicht, wenn die tatsächliche Lebensdauer des Geschäftsführers die erwartete Lebensdauer übertrifft. Stirbt der Geschäftsführer jedoch früher, als zum Zeitpunkt des Diensteintritts zu erwarten war, so kann sich die Steuerbelastung auf die Witwenrente erhöhen. Dies geschieht um so eher, je höher der absolute Betrag der Witwenrente ist, weil der Grundfreibetrag um so eher vom Ertragsanteil der Rente überschritten wird. In diesem Fall sind Gewinnausschüttungen der GmbH erforderlich, um die Entnahmereihe aufrecht zu erhalten. Es kommt zu einer negativen Endausschüttung und damit zu einem negativen Kapitalwert. Entsprechende Abweichungen zeigen sich in den Ausgangssituationen vierzehn, fünfzehn und achtzehn.

In Ausgangssituation zwei und drei sowie in Ausgangssituation elf und zwölf ist darüber hinaus ein positiver Differenzüberhang auf seiten der Direktversicherung zu berücksichtigen. Die zur Aufrechterhaltung der Zahlungsreihe nicht benötigten finanziellen Mittel werden auf Ebene der GmbH angespart und am Ende des Betrachtungszeitraums an den Geschäftsführer ausgeschüttet. Es ergibt sich stets ein positiver Kapitalwert.

7.2.3.2. Unerwartet hohe Versicherungsrendite

Im Fall einer unerwartet hohen Versicherungsrendite ergibt sich stets ein positiver Kapitalwert. Darüber hinaus zeigen sich für alle achtzehn Ausgangssituationen dieselben Entwicklungstendenzen für die Kapitalwertfunktion:

- Der Kapitalwert steigt im Zeitablauf an.
- Je höher der Wiederanlagezinssatz vor Steuern auf GmbH- und Geschäftsführerebene ist, desto niedriger ist der Kapitalwert.

Abbildung 7.4: Entwicklung der Kapitalwertfunktion für die Direktversicherung bei unerwartet hoher Versicherungsrendite

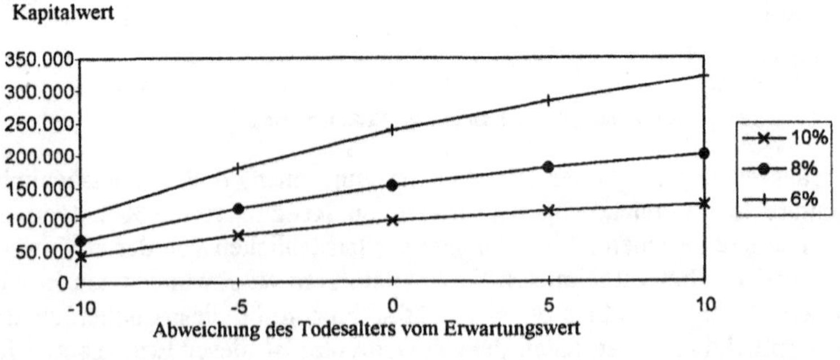

Übertrifft die tatsächliche die erwartete Versicherungsrendite, so entstehen in der Versorgungsphase regelmäßig Zahlungsmittelüberschüsse gleicher Höhe auf Ebene des Geschäftsführers. Diese Überschüsse verlieren durch die Abzinsung einen Teil ihres Werts, dennoch führen sie zu einem im Zeitablauf steigenden Kapitalwert. Beträgt der Kapitalstock auf Ebene der GmbH Null DM, so stellt der Barwert des Überschusses auf Geschäftsführerebene gleichzeitig die Änderung $\Delta C_{0,T}$ des Kapitalwerts für eine Periode t dar:

$$\Delta C_{0,T} = \frac{ZM_{ggf}}{(1 + i_{s,ggf})^{T}} \qquad (7.7)$$

Der Kapitalwert ist um so höher, je niedriger der Wiederanlagezinssatz vor Steuern ist. Die Höhe der positiven Zahlungsmittelsalden der Versorgungsphase ist unabhängig von der Höhe des Zinssatzes, das heißt die Zahlungsmittelsalden sind vor der Abzinsung für jeden Zinssatz gleich hoch. Je höher der Zinssatz ist, mit dem ein bestimmter Betrag abgezinst wird, desto niedriger ist sein Wert nach der Abzinsung (Abzinsungseffekt). Dieser Zusammenhang gilt unabhängig von der Höhe oder möglichen Änderungen des auf die Zinsen entfallenden Differenzsteuersatzes.

7.2.3.3. Unerwartet niedrige Versicherungsrendite

Bleibt die tatsächliche hinter der erwarteten Versicherungsrendite zurück, so ergibt sich stets ein negativer Kapitalwert. Darüber hinaus ist der Kapitalwert in allen achtzehn Ausgangssituationen um so höher, je höher der Wiederanlagezinssatz vor Steuern auf GmbH- und Geschäftsführerebene ist.

Abbildung 7.5: Entwicklung der Kapitalwertfunktion für die Direktversicherung bei unerwartet niedriger Versicherungsrendite

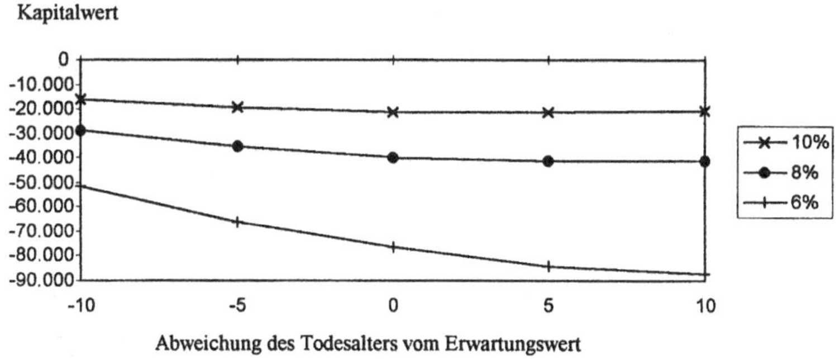

Für die Entwicklung der Kapitalwertfunktion im Zeitablauf sind jedoch zwei Fälle zu unterscheiden:

- Insbesondere im Fall einer hohen angemessenen Gesamtvergütung (Ausgangssituation drei, sechs, neun, zwölf, fünfzehn und achtzehn)

und bei gleichzeitig niedrigem Zinsniveau fällt der Kapitalwert über den gesamten Betrachtungszeitraum.

- Insbesondere im Fall einer niedrigen angemessenen Gesamtvergütung (Ausgangssituation eins, vier, sieben, zehn, dreizehn und sechzehn) bei gleichzeitig mittlerem oder hohem Zinsniveau steigt der Kapitalwert nach anfänglich fallendem Verlauf in späteren Jahren wieder an.

Die folgende Tabelle 7.8 gibt einen Überblick über die im Einzelfall zu beobachtenden Verläufe der Kapitalwertfunktion für unterschiedliche Zinssätze:

Tabelle 7.8: Unterschiede in der Steigung der Kapitalwertfunktion für die Direktversicherung bei unerwartet niedriger Versicherungsrendite

Zins	Ausgangssituation Nr.																	
i	1	2	3	4	5	6	7	8	9	10	11	12	13	14	15	16	17	18
6 %	↓	↓	↓	↓	↓	↓	↓	↓	↓	↓	↓	↓	↓	↓	↓	↑	↓	↓
8 %	↑	↓	↓	↑	↓	↓	↑	↑	↓	↑	↓	↓	↑	↑	↓	↑	↑	↑
10 %	↑	↓	↓	↑	↓	↓	↑	↑	↑	↑	↓	↓	↑	↑	↓	↑	↑	↑

↓ = durchgehend fallender Verlauf der Kapitalwertfunktion

↑ (schraffiert) = zunächst fallender, später steigender Verlauf der Kapitalwertfunktion

Bleibt die Rendite der Versicherung hinter den Erwartungen zurück, so sind in der Versorgungsphase offene Gewinnausschüttungen zur Aufrechterhaltung der Entnahmereihe erforderlich. Die Entwicklung des Kapitalstocks bzw. Kapitalwerts wird durch diese Ausschüttungen geprägt: Der Kapitalstock K_0 zum Zeitpunkt $T = \max(E_x\text{-}x, E_y\text{-}y) - 10$ ist negativ.[664] Im ersten Jahr des Betrachtungszeitraums der Kapitalwertfunktion ändert sich dieser Kapitalstock um die auf ihn entfallende Nettoverzinsung. Gleichzeitig fließt eine offene Gewinnausschüttung ab.

$$\Delta K_1 = K_0 * i_{s,gmbh} - \text{Ausschüttung}$$

[664] Dies gilt auch für die Ausgangssituationen zwei und drei sowie elf und zwölf, in denen ein während der Aktivzeit anfallender Differenzüberschuß auf Ebene der GmbH verzinslich angesammelt wird. Der hieraus resultierende Zahlungsmittelüberschuß zu Beginn der Versorgungsphase ist zum Zeitpunkt $T = \max(E_x\text{-}x, E_y\text{-}y) - 10$ durch die in der Versorgungsphase erforderlichen Ausschüttungen bereits aufgezehrt. Einzige Ausnahme hiervon ist die Ausgangssituation zwei für Zinssätze von 8 % und 10 %. Der Kapitalstock wird erst in Periode $T = \max(E_x\text{-}x, E_y\text{-}y) - 9$ nach Diensteintritt, das heißt in Periode $t = 1$ des betrachteten Ausschnitts der Kapitalwertfunktion, negativ. Auf diese Ausnahme wird nicht weiter eingegangen.

Wird die Ausschüttung in der Form Ausschüttung = $\alpha * i_{s,gmbh} * K_0$ ausgedrückt, so kann auf den bekannten Erklärungsansatz zurückgegriffen werden: Die Änderung des Kapitalstocks für eine beliebige Periode t beträgt:

$$\Delta K_t = K_0 * (1 - \alpha) * i_{s,gmbh} * (1 + i_{s,gmbh})^{t-1}$$

Der Kapitalwert $C_{0,T}$ des über t Perioden angesammelten Kapitalstocks bestimmt sich nach Ausdruck 7.3, die Änderung des Kapitalwerts $\Delta C_{0,T}$ nach Ausdruck 7.4. Für α ergeben sich Werte zwischen - 1,1 und - 105:

Tabelle 7.9: Verhältnis der Zahlungsmittelabflüsse zu den Zahlungsmittelzuflüssen der GmbH bei der Direktversicherung mit unerwartet niedriger Versicherungsrendite

Zins	Ausgangssituation Nr.																	
i	1	2	3	4	5	6	7	8	9	10	11	12	13	14	15	16	17	18
6 %	-13,3	-105	18,0	-8,7	-8,7	-8,7	-6,4	-6,4	-6,4	-2,0	-2,3	-2,2	-2,0	-2,0	-2,0	-2,0	-2,0	-2,0
8 %	-9,9	-	14,8	-6,5	-6,5	-6,5	-4,7	-4,7	-4,7	-1,4	-1,7	-1,6	-1,4	-1,4	-1,4	-1,4	-1,4	-1,4
10 %	-7,9	-	13,4	-5,1	-5,1	-5,1	-3,7	-3,7	-3,7	-1,1	-1,4	-1,3	-1,1	-1,1	-1,1	-1,1	-1,1	-1,1

* in Ausgangssituation zehn bis achtzehn Berechnung der Werte auf das erwartete Todesalter des Geschäftsführers

Sowohl die negativen Zinsen als auch die Ausschüttungen wirken mindernd auf den Kapitalstock der GmbH. Der negative Jahresbeitrag (linker Teil des Ausdrucks 7.4) wirkt sich auch bei Berücksichtigung der Abzinsung negativ auf den Kapitalwert aus, der negative Vorjahreskapitalstock (rechter Teil des Ausdrucks 7.4) dagegen stets positiv. Entscheidend für die Entwicklung des Kapitalwerts ist, welcher Effekt sich stärker auswirkt. Insgesamt steigt der Kapitalwert, wenn der negative Jahresbeitrag (ΔK_t) sich weniger stark auswirkt als der Kapitalstock K_{t-1} der Vorperiode. Der Kapitalwert steigt, wenn gilt $\Delta C_{0,T} > 0$. Nach Umformung des Ausdrucks 7.4 ergibt sich für $\alpha < 0$ und $K_0 < 0$ die Bedingung:[665]

$$(1 + i_{s,gmbh})^{t-1} * (i_{s,gmbh} - i_{s,ggf}) < \frac{\alpha}{(1 - \alpha)} * i_{s,ggf} \qquad (7.8)$$

Diese Bedingung ist niemals erfüllt, wenn ein Nettozinsvorteil auf Ebene der GmbH besteht, denn in diesem Fall ist die linke Seite der Ungleichung positiv, die rechte Seite dagegen negativ. Dieser Fall wird um so eher ge-

---

665 Die Bedingung ist identisch zur Bedingung 7.5 und unterscheidet sich von Bedingung 7.6 lediglich durch das umgekehrte Ungleichheitszeichen.

geben sein, je höher die angemessene Gesamtvergütung und je höher der Wiederanlagezinssatz vor Steuern ist. Im Rahmen der Modellberechnungen ist er jedoch nicht zu beobachten. Besteht ein Nettozinsvorteil auf Ebene des Geschäftsführers, so ist die Bedingung um so eher erfüllt, je größer t ist, je größer α ist und je größer der Nettozinsvorteil des Geschäftsführers ausfällt, das heißt je kleiner der persönliche Steuersatz des Geschäftsführers ist. Bei Zugrundelegung eines persönlichen Steuersatzes von 0 % ergeben sich die folgenden kritischen Zeitpunkte, zu denen die Bedingung 7.8 erstmals erfüllt ist, das heißt ab denen der Kapitalwert steigt:

Tabelle 7.10: Kritische Zeitpunkte für die Steigung der Kapitalwertfunktion bei der Direktversicherung mit unerwartet niedriger Versicherungsrendite

Zins	Ausgangssituation Nr.																	
i	1	2	3	4	5	6	7	8	9	10	11	12	13	14	15	16	17	18
6 %	25,3	27,0	25,8	24,3	24,3	24,3	23,3	23,3	23,3	16,3	17,5	17,1	16,3	16,3	16,3	16,3	16,3	16,3
8 %	18,9	-	19,5	17,8	17,8	17,8	16,8	16,8	16,8	9,8	11,3	10,8	9,8	9,8	9,8	9,8	9,8	9,8
10 %	15,0	-	15,8	14,0	14,0	14,0	13,0	13,0	13,0	6,0	7,8	7,2	6,0	6,0	6,0	6,0	6,0	6,0

Diesen Werten zufolge müßte sich zum Ende des Betrachtungszeitraums der Kapitalwertfunktion mit Ausnahme lediger Geschäftsführer bei einem Wiederanlagezinssatz vor Steuern von 6 % für jeden Fall ein wieder ansteigender Kapitalwert ergeben. Der Erklärungsansatz ist insoweit nicht ausreichend. Vielmehr ist bei diesen Ergebnissen noch zu berücksichtigen, daß die kritischen Zeitpunkte für persönliche Steuersätze über 0 % ansteigen. Bereits bei einem Steuersatz von 20 % liegen die kritischen Zeitpunkte für Ledige insgesamt und für Verheiratete bei Bruttozinssätzen von 6 % und 8 % über zwanzig Jahren. Entsprechend hohe Steuersätze sind jedoch nur für einige Fälle höherer Vergütungen von 300.000 DM und 500.000 DM zu beobachten. Durch die persönlichen Steuersätze wird das geteilte Bild der Kapitalwertfunktionen verursacht.

Die Begründung dafür, daß der Kapitalwert für steigende Wiederanlagezinssätze vor Steuern ebenfalls steigt, das heißt weniger negativ wird, ist im wesentlichen dieselbe wie im Fall der unerwartet hohen Versicherungsrendite dafür, daß der Kapitalwert um so niedriger ausfällt, je höher der Zinssatz ist: Die Höhe der negativen Zahlungsmittelsalden der GmbH in der Versorgungsphase ist unabhängig von der Höhe des Zinssatzes, das heißt die Zahlungsmittelsalden sind vor der Abzinsung für jeden Bruttozinssatz gleich hoch. Je höher der Zinssatz ist, mit dem ein bestimmter Betrag abgezinst wird, desto niedriger ist sein absoluter Wert nach der Abzinsung (Abzinsungseffekt). Das gilt für positive wie negative Beträge gleichermaßen. Zwar ist grundsätzlich auch zu berücksichtigen, daß die Zahlungsmittelsalden im Gegensatz zur Situation bei der unerwartet hohen Versicherungsrendite nicht beim Geschäftsführer, sondern bei der GmbH anfallen, weshalb der Abzinsung stets die Aufzinsung bei der GmbH vorausgeht, woraus sich weitere Effekte ergeben können, wenn die auf die Zinsen entfallenden Differenzsteuersätze unterschiedlich hoch sind. Diese Effekte werden jedoch regelmäßig durch den Abzinsungseffekt überlagert. Da sich die negativen Zahlungsmittelsalden erst in der Versorgungsphase ergeben, ist der Abzinsungszeitraum stets sehr lang und der Abzinsungseffekt entsprechend dominierend.

7.2.4. Direktzusage mit Rückdeckungsversicherung

7.2.4.1. Erwartete Versicherungsrendite

Entspricht die tatsächliche der erwarteten Versicherungsrendite, so sind ähnlich der Direktversicherung mit unerwartet niedriger Versicherungsrendite zwei unterschiedliche Entwicklungen für die Direktzusage mit Rückdeckungsversicherung zu beobachten: Für die meisten Fälle zeigt sich ein im Zeitablauf stets fallender Verlauf der Kapitalwertfunktion.

Abbildung 7.6: Entwicklung der Kapitalwertfunktion für die rückgedeckte Direktzusage bei Eintritt der erwarteten Versicherungsrendite

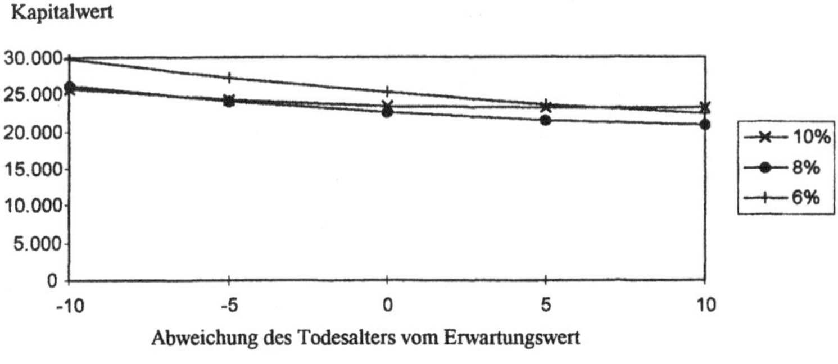

In einigen Fällen steigt der Kapitalwert jedoch in späteren Jahren oder sogar von vornherein an. In der folgenden Tabelle 7.11 werden die sich im Einzelfall ergebenden Verläufe der Kapitalwertfunktion wiedergegeben.

Die Änderung des Zahlungsmittelsaldos der GmbH setzt sich in der Versorgungsphase zusammen aus den Zinsen auf den Kapitalstock, der zufließenden Rente aus der Rückdeckungsversicherung, der abfließenden Rente an den Geschäftsführer oder seine Witwe, der Steuerminderung aus der Reduzierung des Forderungsbuchwerts aus der Rückdeckungsversicherung und der Steuererhöhung aus der Reduzierung der Pensionsrückstellung.

Tabelle 7.11: Unterschiede in der Steigung der Kapitalwertfunktion für die rückgedeckte Direktzusage bei Eintritt der erwarteten Versicherungsrendite

Zins	Ausgangssituation Nr.																	
i	1	2	3	4	5	6	7	8	9	10	11	12	13	14	15	16	17	18
6 %	↓	↓	↓	↓	↓	↓	↓	↓	↓	↓	↓	↓	↓	↓	↓	↓	↓	↓
8 %	↓	↓	↓	↓	↓	↓	↓	↓	↑ (schraffiert)	↓	↓	↓	↓	↓	↑ (schraffiert)	↓	↓	↑ (schraffiert)
10 %	↓	↓	↑ (schraffiert)	↓	↓	↑ (schraffiert)	↓	↑ (schraffiert)	↑ (schraffiert)	↓	↓	↑ (schraffiert)	↓	↑ (schraffiert)	↑ (dunkel)	↓	↓	↑ (dunkel)

↓ = durchgehend fallender Verlauf der Kapitalwertfunktion

↑ (schraffiert) = zunächst fallender, später steigender Verlauf der Kapitalwertfunktion

↑ (dunkel) = durchgehend steigender Verlauf der Kapitalwertfunktion

Für die erste betrachtete Periode der Versorgungsphase ergibt sich die Änderung als:

$$\Delta K_1 = K_0 * i_{s,gmbh} + Rente_{RDV} - Rente_{DZ} + Steuern_{Ford,RDV} - Steuern_{RSt,DZ}$$

$$= K_0 * i_{s,gmbh} + (Rente_{RDV} - Rente_{DZ}) + (Steuern_{Ford,RDV} - Steuern_{RSt,DZ})$$

$$= K_0 * i_{s,gmbh} + Differenz_{Rente} + Differenz_{Steuern}$$

Die Gesamtwirkung aus Rentenzahlungen und Forderungs- sowie Rückstellungsentwicklung läßt sich wiederum in der bekannten Form $Differenz_{Rente} + Differenz_{Steuern} = \alpha * i_{s,gmbh} * K_0$ darstellen. Damit beträgt die Änderung des Zahlungsmittelbestandes für eine beliebige Periode t wie in den obigen Abschnitten:

$$\Delta K_t = K_0 * (1 - \alpha) * i_{s,gmbh} * (1 + i_{s,gmbh})^{t-1}$$

Sofern die tatsächliche Rendite der Rückdeckungsversicherung der erwarteten Rendite von 6 % entspricht, hat die Versicherungsleistung dieselbe Höhe wie die von der GmbH an den Geschäftsführer zu zahlende Rente. Darüber hinaus sind der Buchwert der Forderung der GmbH gegen den Versicherer und der Buchwert der Pensionsrückstellung in der Versorgungsphase stets gleich hoch. Folglich entsprechen auch die aus der erfolgswirksamen Veränderung beider Bilanzpositionen resultierenden Steuerwirkungen einander. Insgesamt gilt damit $\alpha = 0$. Die jährliche Änderung des Kapitalstocks für eine beliebige Periode t beträgt:

$$\Delta K_t = K_0 * i_{s,gmbh} * (1 + i_{s,gmbh})^{t-1} \tag{7.9}$$

Das Ausgangskapital K_0 ist in allen achtzehn Ausgangssituationen für jeden alternativen Wiederanlagezinssatz positiv. Dieses Ergebnis resultiert zum einen aus der Bewertung der Pensionsrückstellung nach dem Teilwertverfahren in Verbindung mit der zur Vermeidung verdeckter Gewinnausschüttungen einzuhaltenden Wartezeit der GmbH bzw. Probezeit des Geschäftsführers. Aufgrund dieser Frist ist im Jahr der Versorgungszusage eine erhebliche Erstzuführung zur Pensionsrückstellung zu verbuchen. Der Buchwert der Forderung aus der Rückdeckungsversicherung gegen den Versicherer, entsprechend dem Zeitwert der Versicherungsanwartschaft, bleibt in der Aktivzeit stets hinter diesem Buchwert zurück, da die kontinuierliche Mittelansammlung erst im Zusagezeitpunkt beginnt. Erst mit Erreichen des Pensionierungsalters sind der Buchwert der Forderung und derjenige der Pensionsrückstellung identisch. Im Jahr der Erteilung der Versorgungszusage ergibt sich ein erheblicher Aufwandsüberschuß, dem in jedem weiteren Jahr der Aktivzeit ein auf das einzelne Jahr bezogen deutlich niedrigerer Ertragsüberschuß gegenübersteht. Hieraus resultiert für die rückgedeckte Direktzusage insgesamt ein Steuerstundungseffekt auf Ebene der GmbH. Zum anderen ist zu berücksichtigen, daß die Entnahmereihe für die rückgedeckte Direktzusage mit Ausnahme der Ausgangssituationen zwei und drei sowie elf und zwölf nicht zur vollständigen Verwendung der angemessenen Gesamtvergütung führt. Da die nicht benötigten Mittel in Form eines Gehaltsverzichts als Gewinn bei der GmbH verbleiben, ergibt sich für jedes Jahr der nach Ablauf der Warte- bzw. Probezeit verbleibenden Aktivzeit ein Zahlungsmittelüberschuß auf Ebene der GmbH, der verzinslich angesammelt wird. Beide Effekte führen dazu, daß sich zu Beginn der Versorgungsphase für die rückgedeckte Direktzusage stets ein positiver Kapitalstock auf Ebene der GmbH ergibt. Die in der Aktivzeit abfließende Versicherungsprämie wirkt sich nicht aus, weil ihr ein gleich hoher Verzicht auf Aktivbezüge in Höhe der fiktiven Jahresnettoprämie für die Pensionsrückstellung gegenübersteht.

Der Kapitalstock steigt also von Jahr zu Jahr um die Rate $i_{s,gmbh}$, das heißt um die auf den Ausgangskapitalstock entfallenden Nettozinsen. Dem steht die Abzinsung mit der Rate $i_{s,ggf}$ gegenüber. Die Änderung des Kapitalwerts in Periode t beträgt für $K_0 > 0$ und $\alpha = 0$ nach Ausdruck 7.4:

$$\Delta C_{0,T} = \frac{K_0 * i_{s,gmbh} * (1 + i_{s,gmbh})^{t-1}}{(1 + i_{s,ggf})^T} - [K_0 + K_0 * ((1 + i_{s,gmbh})^{t-1} - 1)] * \frac{i_{s,ggf}}{(1 + i_{s,ggf})^T} \tag{7.10}$$

Der Kapitalwert steigt im Zeitablauf, wenn dieser Ausdruck größer ist als Null. Dies ist der Fall, wenn Bedingung 7.6 erfüllt ist, das heißt im vorliegenden Fall, wenn auf Ebene der GmbH ein Nettozinsvorteil besteht ($i_{s,gmbh} > i_{s,ggf}$). Tatsächlich liegt der Nettozinsvorteil jedoch für einen Bruttozinssatz von 6 % durchgehend und für einen Bruttozinssatz von 8 % in den meisten Ausgangssituationen für den überwiegenden Teil des Abzinsungszeitraums auf der Ebene des Geschäftsführers. Der Kapitalwert sinkt in diesen Fällen also im Zeitablauf. Nur für einen Wiederanlagezinssatz vor Steuern von 10 % und insbesondere für die Fälle einer hohen Geschäftsführervergütung liegt der Nettozinsvorteil überwiegend bei der GmbH (Ausgangssituationen drei, sechs, neun, zwölf, fünfzehn, achtzehn). Hier steigt der Kapitalwert im Zeitablauf. Nach dem vereinfachten Erklärungsansatz müßte der Kapitalwert in den Fällen, in denen er steigt, von Anfang an steigen. Tatsächlich sinkt der Kapitalwert in einigen Fällen zunächst geringfügig. Ursächlich hierfür sind Schwankungen in der Höhe des persönlichen Steuersatzes.

Für die Erläuterung des Einflusses unterschiedlicher Wiederanlagezinssätze vor Steuern auf die Entwicklung des Kapitalwerts wird zwischen der Wirkung auf den Kapitalwert des Ausgangskapitals K_0 und der Wirkung auf die Entwicklung dieses Kapitalwerts im Zeitablauf differenziert:
Für den Einfluß unterschiedlicher Zinssätze auf den Kapitalwert des Ausgangskapitals K_0 gelten dieselben Aussagen wie zur Direktzusage ohne Rückdeckungsversicherung, denn im Kapitalwert sind dieselben Differenzüberhänge und ein grundsätzlich vergleichbarer Steuerstundungseffekt zu berücksichtigen. Lediglich die Höhe des Stundungseffekts ist nun deutlich niedriger. Aufgrund des im Vergleich zum Aufzinsungszeitraum längeren Abzinsungszeitraums nimmt der Kapitalwert für steigende Wiederanlagezinssätze grundsätzlich ab (Abzinsungseffekt). Der auf die Aktivzeit begrenzte Steuerstundungseffekt wirkt dem grundsätzlich entgegen. Die Aufwertung der Steuerstundung übertrifft für die betrachteten achtzehn Ausgangssituationen die ebenfalls zunehmende Abwertung. Insoweit steigt der Kapitalwert aus der Steuerstundung mit steigendem Zinssatz. Insgesamt nimmt der auf das Ende der Aktivzeit berechnete Kapitalwert mit steigendem Zinssatz in der Regel ab. Der Abzinsungseffekt überwiegt. Nur in den Fällen, in denen der persönliche Steuersatz sehr hoch ist, kommt es für steigende Zinssätze durch die Auf- und anschließende Abzinsung der Differenzüberhänge und der gestundeten Steuern zu Aufwertungen des Kapitalwerts.
Für den Einfluß unterschiedlicher Wiederanlagezinssätze vor Steuern auf die weitere Entwicklung der Kapitalwertfunktion im Zeitablauf kommt wie bereits für die Steigung der Kapitalwertfunktion den festgestellten

Unterschieden bezüglich der Nettozinssätze entscheidende Bedeutung zu: Sofern der Nettozinsvorteil auf Ebene der GmbH liegt, kommt es zu einer dem Abzinsungseffekt entgegenstehenden Aufwertung der Differenzüberhänge. Je höher der auf die Wiederanlagezinsen entfallende Differenzsteuersatz ist, desto günstiger wirkt sich das auf den Barwert der Differenzüberhänge aus. Da dieser Differenzsteuersatz mit der Höhe der Gesamtvergütung und mit der Höhe des Wiederanlagezinssatzes vor Steuern steigt, ergibt sich um so eher eine Aufwertung des Kapitalwerts, je höher die Gesamtvergütung und je höher der Wiederanlagezinssatz vor Steuern ist. Mit steigendem Zinsniveau fällt der Kapitalwert im Zeitablauf zunehmend langsamer (sofern er nicht sogar steigt). In den Fällen, in denen der auf das Ende der Aktivzeit berechnete Kapitalwert für steigende Zinssätze kleiner ausfällt, kommt es deshalb teilweise dazu, daß sich die Kapitalwertfunktionen schneiden.

7.2.4.2. Unerwartet hohe Versicherungsrendite

Übertrifft die tatsächliche die erwartete Versicherungsrendite, so steigt der Kapitalwert in der weit überwiegenden Zahl der Fälle im Zeitablauf an.[666] In jeder der achtzehn Ausgangssituationen ist der Kapitalwert um so höher, je niedriger der Wiederanlagezinssatz vor Steuern ist.

Im Gegensatz zum Fall der erwarteten Versicherungsrendite ist das Ausgangskapital K_0 im Fall der unerwartet hohen Versicherungsrendite nicht immer positiv. Vielmehr ergibt sich in Ausgangssituation eins bis drei bei jedem Wiederanlagezinssatz vor Steuern ein negatives Ausgangskapital. Ursächlich hierfür sind die Zuführungen zum Forderungsbuchwert aus der Rückdeckungsversicherung während der Aktivzeit. Diese Zuführungen übersteigen den Rückstellungsaufwand für die Direktzusage, wodurch es zu einem Gewinnausweis und damit zu Steuerzahlungen kommt. Dem stehen zwar der Vorteil aus der Rückstellungsbildung nach dem Teilwertverfahren und die positiven Differenzüberhänge entgegen. Die Steuerzahlungen sind jedoch so hoch, daß sie zu negativen jährlichen Zahlungsmittelsalden und in einigen Fällen bis zum Ende der Aktivzeit zu einem negativen Zahlungsmittelbestand auf Ebene der GmbH führen. Betroffen von diesem Effekt sind insbesondere die Fälle, in denen auf Ebene der GmbH kein positiver Differenzüberhang zu berücksichtigen ist. In der Versorgungsphase hingegen kehrt sich der Effekt um. Aufgrund des im Vergleich zur Pensionsrückstellung höheren Buchwerts der Forderung

[666] Ausnahmen ergeben sich in Ausgangssituation sechzehn für jeden Wiederanlagezinssatz vor Steuern und in Ausgangssituation sieben für einen Zinssatz von 10 % am Ende des Betrachtungszeitraums. Hier kommt es zu einem geringfügig fallenden Verlauf der Kapitalwertfunktion.

sind auch die Auflösungsbeträge größer, so daß im Saldo ein Verlustausweis und damit eine Steuerersparnis entsteht ($\text{Differenz}_{\text{Steuern}} > 0$). Darüber hinaus ist der Zahlungsmittelzufluß aus der Rückdeckungsversicherung deutlich höher als der entgegenstehende Zahlungsmittelabfluß durch die Versorgungsleistung ($\text{Differenz}_{\text{Rente}} > 0$). In Ausgangssituation zehn bis zwölf ist der Kapitalstock der GmbH zum Ende der Aktivzeit zwar ebenfalls für jeden Zinssatz, in Ausgangssituation dreizehn und fünfzehn bei Zinssätzen von 6 % und 8 % und in Ausgangssituation vierzehn bei einem Zinssatz von 6 % negativ, zum Zeitpunkt $T = \max(E_x\text{-}x, E_y\text{-}y) - 10$ ist er aufgrund des gegenüber Ledigen längeren Versorgungszeitraums jedoch bereits wieder positiv. Im folgenden wird deshalb nur der Fall $K_0 > 0$ dargestellt. Die Ausgangssituationen eins bis drei werden nicht berücksichtigt.

Abbildung 7.7: Entwicklung der Kapitalwertfunktion für die rückgedeckte Direktzusage bei unerwartet hoher Versicherungsrendite

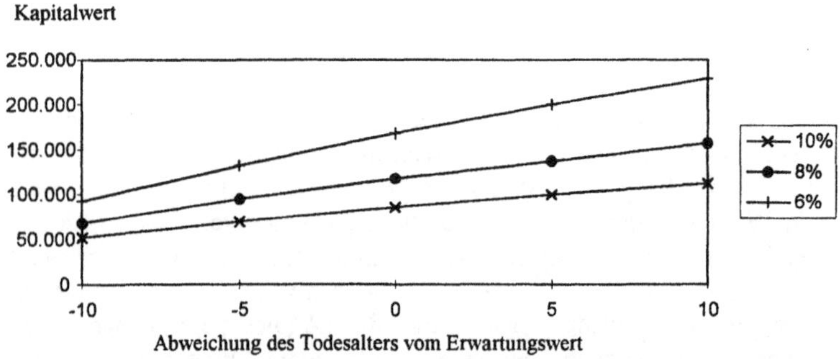

Wegen $\text{Differenz}_{\text{Rente}} + \text{Differenz}_{\text{Steuern}} > 0$ gilt $\alpha < 0$. Der positive Kapitalstock K_0 erhöht sich um die Nettozinsen sowie die beschriebenen Differenzen. Zur Erklärung der Entwicklung des Kapitalwerts kann auf Bedingung 7.6 zurückgegriffen werden:

$$(1 + i_{s,gmbh})^{t-1} * (i_{s,gmbh} - i_{s,ggf}) > \frac{\alpha}{(1 - \alpha)} * i_{s,ggf}$$

Ist die Bedingung erfüllt, so steigt der Kapitalwert. Da die rechte Seite der Ungleichung für $\alpha < 0$ negativ ist, ist die Bedingung immer erfüllt, wenn auf Ebene der GmbH ein Nettozinsvorteil besteht ($i_{s,gmbh} > i_{s,ggf}$). Diese Situation ist insbesondere in den Fällen gegeben, in denen die Gesamtvergütung 500.000 DM beträgt. Liegt der Nettozinsvorteil überwiegend auf der Seite des Geschäftsführers, so ist die Bedingung um so eher erfüllt, je kleiner t ist, je kleiner, das heißt stärker negativ, α ist und je kleiner der Nettozinsvorteil des Geschäftsführers ist. Für α ergeben sich die folgenden Werte:

Tabelle 7.12: Verhältnis der Zahlungsmittelabflüsse zu den Zahlungsmittelzuflüssen der GmbH bei der rückgedeckten Direktzusage mit unerwartet hoher Versicherungsrendite

Zins	Ausgangssituation Nr.																	
i	1	2	3	4	5	6	7	8	9	10	11	12	13	14	15	16	17	18
6 %	-	-	-	-16 445	-119	-84,6	-2,5	-2,6	-3,4	-3,4	-4,9	-4,9	-2,4	-2,3	-2,5	-1,2	-0,9	-1,0
8 %	-	-	-	-88,4	-41,0	-33,6	-1,7	-1,7	-2,2	-2,3	-3,9	-3,9	-1,6	-1,5	-1,6	-0,8	-0,6	-0,6
10 %	-	-	-	-26,8	-17,7	-15,5	-1,2	-1,2	-1,6	-1,6	-3,2	-3,2	-1,1	-1,0	-1,1	-0,5	-0,4	-0,4

* in Ausgangssituation zehn bis achtzehn Berechnung der Werte auf das erwartete Todesalter des Geschäftsführers

Der kritische Zeitpunkt, bis zu dem die Bedingung erfüllt ist, das heißt ab dem der Kapitalwert fällt, ergibt sich bei Zugrundelegung eines persönlichen Steuersatzes von 0 % wie folgt:

Tabelle 7.13: Kritische Zeitpunkte für die Steigung der Kapitalwertfunktion bei der rückgedeckten Direktzusage mit unerwartet hoher Versicherungsrendite

Zins	Ausgangssituation Nr.																	
i	1	2	3	4	5	6	7	8	9	10	11	12	13	14	15	16	17	18
6 %	-	-	-	27,3	27,1	27,0	18,0	18,3	20,2	20,1	22,1	22,1	17,8	17,3	17,9	11,0	6,7	8,3
8 %	-	-	-	20,6	20,3	20,2	11,0	11,3	13,2	13,4	16,1	16,0	10,7	10,1	10,8	3,9	0,0	1,4
10 %	-	-	-	16,4	16,0	15,9	6,6	6,9	8,7	9,0	12,4	12,4	6,0	5,3	6,1	0,0	0,0	0,0

Diesen Werten zufolge müßte der Kapitalwert in der Mehrzahl der Fälle innerhalb des Betrachtungszeitraums der Kapitalwertfunktion zu fallen beginnen. Tatsächlich kann ein entsprechender Verlauf nur in Ausgangssituation sieben für einen Wiederanlagezinssatz vor Steuern von 10 % und in Ausgangssituation sechzehn für jeden Zinssatz beobachtet werden. Ursächlich für die Abweichung der tatsächlichen Ergebnisse von den Ergebnissen des Erklärungsansatzes ist der persönliche Steuersatz des Gesellschafters, der in keinem Fall durchgehend 0 % beträgt. Bereits ein durchschnittlicher Steuersatz von 10 % erhöht den kritischen Zeitpunkt um etwa vier Jahre, ein Steuersatz von 20 % um acht bis zehn Jahre. Durchschnittliche Steuersätze, die dieses Niveau nicht übersteigen, können nur in den Fällen beobachtet werden, in denen die Gesamtvergütung lediglich 100.000 DM beträgt. Bei einer Gesamtvergütung von 300.000 DM beträgt der Steuersatz etwa 30 % bis 40 %, für eine Gesamtvergütung von 500.000 DM sind überwiegend Werte über 40 % zu beobachten. Für die deutlich überwiegende Zahl der Fälle kommt es deshalb zu einem steigenden Verlauf der Kapitalwertfunktion. Es zeigt sich, daß das Verhältnis der Nettozinssätze der entscheidende Einflußfaktor ist.

Der Kapitalwert fällt für steigende Wiederanlagezinssätze vor Steuern stets niedriger aus. Ausschlaggebend hierfür ist der Abzinsungseffekt auf das trotz unterschiedlicher Zinssätze relativ konstante Endvermögen der GmbH. Das Endvermögen nimmt für steigende Zinssätze zwar stets zu. Der Zuwachs ist jedoch relativ gering, weil sich der negative Steuerstundungseffekt aus dem die Pensionsrückstellung übersteigenden Forderungsbuchwert und die Verzinsung der Differenzüberhänge zuzüglich der Rentenüberschüsse aus der Rückdeckungsversicherung entgegenwirken. Eine Zinserhöhung führt zur Aufwertung beider Einflußgrößen. Jedoch heben sich diese Effekte zum großen Teil auf. Der Abzinsungseffekt kommt deshalb relativ stark zum Tragen.

7.2.4.3. Unerwartet niedrige Versicherungsrendite

Bleibt die tatsächliche Versicherungsrendite hinter den Erwartungen zurück, so ergibt sich für jede der achtzehn Ausgangssituationen ein im Zeitablauf fallender Kapitalwert.

Abbildung 7.8: Entwicklung der Kapitalwertfunktion für die rückgedeckte Direktzusage bei unerwartet niedriger Versicherungsrendite

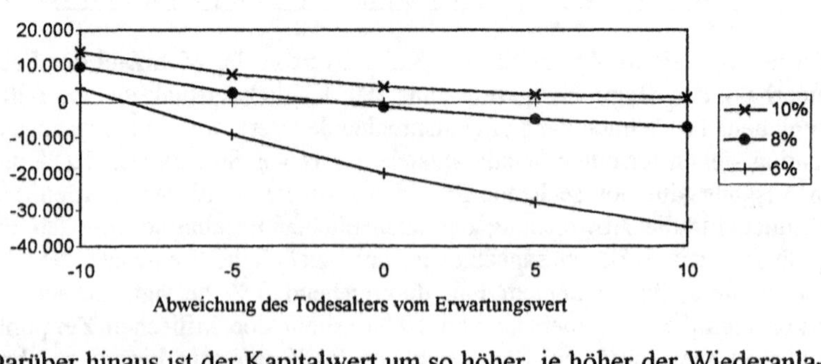

Darüber hinaus ist der Kapitalwert um so höher, je höher der Wiederanlagezinssatz vor Steuern ist.[667]

---

[667] Ausnahmen von diesem Ergebnis ergeben sich lediglich in Ausgangssituation eins, sieben, sechzehn und siebzehn. In diesen Fällen ist der Kapitalwert zu Beginn des

Da der sich aus dem Aufbau der Pensionsrückstellung ergebende Aufwand im Fall einer unerwartet niedrigen Versicherungsrendite stets höher ist als der Ertrag aus dem ebenfalls ansteigenden Forderungsbuchwert für die Rückdeckungsversicherung, ergeben sich - insoweit spiegelbildlich zum Fall der unerwartet hohen Versicherungsrendite - während der Aktivzeit Steuerersparnisse auf Ebene der GmbH. Hinzu kommen der Zinseffekt aus der Rückstellungsbewertung nach dem Teilwertverfahren und in der Mehrzahl der Fälle die jährlichen positiven Differenzüberhänge. Steuerersparnisse und Differenzüberhänge werden auf Ebene der GmbH verzinslich angesammelt, so daß zu Beginn der Versorgungsphase stets ein positiver Zahlungsmittelbestand vorliegt. In der Versorgungsphase ergibt sich - insoweit ebenfalls spiegelbildlich zum Fall der unerwartet hohen Versicherungsrendite - ein umgekehrtes Bild: Aufgrund des im Vergleich zur Pensionsrückstellung niedrigeren Buchwerts der Forderung sind auch die Auflösungsbeträge niedriger, so daß im Saldo ein Gewinnausweis und damit eine liquiditätswirksame Steuerbelastung entsteht ($Differenz_{Steuern} < 0$). Zu einem weiteren Zahlungsmittelabfluß kommt es dadurch, daß die Versicherungsleistung niedriger ausfällt als die Versorgungsleistung ($Differenz_{Rente} < 0$). Ob sich der Kapitalstock in der Versorgungsphase weiter erhöht oder ob er fällt, hängt davon ab, ob die Zinsen auf den Kapitalstock den beschriebenen Zahlungsmittelabfluß ($Differenz_{Rente}$ + $Differenz_{Steuern}$) übersteigen oder nicht. Nur im zweiten (weit überwiegend auftretenden) Fall kann sich zum Zeitpunkt $T = \max(E_x\text{-}x, E_y\text{-}y) - 10$ ein negativer Kapitalstock ergeben. Tatsächlich ist der Kapitalstock K_0 jedoch in allen achtzehn Ausgangssituationen positiv.[668] Im Ergebnis resultiert daraus dieselbe Situation, die bereits für die Alternativen der betrieblichen Ersparnisbildung und der Direktzusage dargestellt wurde: Der positive Ausgangskapitalstock K_0 erhöht sich im ersten Jahr des Betrachtungszeitraums um die auf ihn entfallenden Nettozinsen ($i_{s,gmbh} * K_0$) und vermindert sich um einen Betrag $Differenz_{Rente}$ + $Differenz_{Steuern}$. Wird die Gesamtwirkung aus Forderungs- und Rückstellungsentwicklung sowie Rentenzahlungen wiederum in der Form $Differenz_{Rente}$ + $Differenz_{Steuern} = \alpha * i_{s,gmbh} * K_0$ dargestellt, so ergibt sich für die Änderung des Kapitalstocks in Periode t der bekannte Ausdruck:

$$\Delta K_t = K_0 * (1 - \alpha) * i_{s,gmbh} * (1 + i_{s,gmbh})^{t-1}$$

Die Größe α ist stets positiv und nimmt Werte zwischen 0,5 und 19,1 an.

Betrachtungszeitraums für niedrige Zinssätze teilweise höher als für hohe Zinssätze.

668 Lediglich in Ausgangssituation elf und zwölf bei einem Wiederanlagezinssatz vor Steuern von 6 % ist der Kapitalstock negativ.

Tabelle 7.14: Verhältnis der Zahlungsmittelabflüsse zu den Zahlungsmittelzuflüssen der GmbH bei der rückgedeckten Direktzusage mit unerwartet niedriger Versicherungsrendite

Zins	Ausgangssituation Nr.																	
i	1	2	3	4	5	6	7	8	9	10	11	12	13	14	15	16	17	18
6 %	4,2	5,1	5,1	5,3	5,0	4,9	2,2	2,3	3,1	10,6	19,1	18,9	11,5	8,1	12,6	2,9	1,4	1,8
8 %	2,5	3,0	3,0	3,1	2,9	2,8	1,4	1,5	1,9	2,7	10,9	11,0	3,2	2,6	3,3	1,5	0,8	0,97
10 %	1,5	1,8	1,8	1,9	1,8	1,8	0,96	0,999	1,3	1,1	2,4	2,4	1,4	1,2	1,4	0,8	0,5	0,6

* in Ausgangssituation zehn bis achtzehn Berechnung der Werte auf das erwartete Todesalter des Geschäftsführers

Die Zinsen reichen also in einigen Fällen aus, um die Auszahlungen der GmbH zu finanzieren ($\alpha < 1$). In den anderen Fällen verringert sich der Kapitalstock ($\alpha > 1$).

Für $\alpha > 1$ sind ähnliche Überlegungen anzustellen wie zu Bedingung 7.5, für $\alpha < 1$ ist Bedingung 7.6 maßgeblich zur Bestimmung der Steigung der Kapitalwertfunktion:
Ist $\alpha > 1$, so ist der Beitrag des einzelnen Jahresbeitrags zum Kapitalwert stets negativ. Der Beitrag des Kapitalstocks der Vorperiode ist negativ, solange der Kapitalstock noch positiv ist. Tatsächlich wird der Kapitalstock in späteren Perioden negativ. Für die Entwicklung der Kapitalwertfunktion ist ab diesem Zeitpunkt entscheidend, welcher Effekt sich stärker auswirkt. Der Kapitalwert steigt, wenn gilt:

$$(1 + i_{s,gmbh})^{t-1} * (i_{s,gmbh} - i_{s,ggf}) < \frac{\alpha}{(1 - \alpha)} * i_{s,ggf}$$

Da die rechte Seite der Ungleichung negativ ist, fällt der Kapitalwert stets, wenn auf Ebene der GmbH ein Nettozinsvorteil besteht. Ist dies nicht der Fall, so ergeben sich bei Zugrundelegung eines persönlichen Steuersatzes von 0 % die folgenden kritischen Zeitpunkte, zu denen der Kapitalwert im frühesten Fall zu steigen beginnt:

Tabelle 7.15: Kritische Zeitpunkte für die Steigung der Kapitalwertfunktion bei der rückgedeckten Direktzusage mit unerwartet niedriger Versicherungsrendite

Zins	Ausgangssituation Nr.																	
i	1	2	3	4	5	6	7	8	9	10	11	12	13	14	15	16	17	18
6 %	34,9	33,4	33,4	33,0	33,4	33,6	43,9	42,8	38,0	30,1	28,8	28,8	29,8	31,0	29,6	39,1	61,0	50,1
8 %	31,7	29,4	29,4	29,1	29,6	29,9	46,8	44,5	36,1	30,3	22,8	22,8	28,7	30,8	28,3	45,0	-	-
10 %	34,8	30,1	30,1	29,6	30,5	31,0	-	-	42,2	55,4	26,2	26,1	39,3	47,8	38,0	-	-	-

Die kritischen Zeitpunkte liegen stets außerhalb des Betrachtungszeitraums der Kapitalwertfunktion, so daß sich stets ein mit zunehmender Lebensdauer fallender Kapitalwert ergibt.

Ist $\alpha < 1$, so steigt der Kapitalwert, wenn gilt:

$$(1 + i_{s,gmbh})^{t-1} * (i_{s,gmbh} - i_{s,ggf}) > \frac{\alpha}{(1 - \alpha)} * i_{s,ggf}$$

Besteht ein Nettozinsvorteil auf Ebene der GmbH, so ergeben sich für die berechneten Werte von α kritische Zeitpunkte von 85,6 (Ausgangssituation sieben), 153,3 (Ausgangssituation acht), 60,3 (Ausgangssituation sechzehn), 32,9 bzw. 70,2 (Ausgangssituation siebzehn) und 39,4 bzw. 113,1 (Ausgangssituation achtzehn) Jahren, gültig für persönliche Steuersätze von 46,12 %. Auch hier fällt der Kapitalwert im Zeitablauf in jedem Fall.

Die Begründung für den mit steigendem Wiederanlagezinssatz vor Steuern steigenden, das heißt weniger negativen Verlauf der Kapitalwertfunktion ist dieselbe wie bei der Sparalternative: Weil die Differenzüberhänge und die Zinsen aus der Steuerstundung bei einem höheren Zinsniveau länger bzw. zu einem größeren Anteil ausreichen, um die abfließenden Rentenzahlungen in der Versorgungsphase zu finanzieren, fällt der Kapitalwert am Ende des Betrachtungszeitraums weniger negativ aus. Durch die anschließende Abwertung des negativen Endvermögens mit dem höheren Zinssatz ergibt sich ein weiterer Vorteil.

7.3. Beurteilung der Vorteilhaftigkeit der Handlungsalternativen

Für die Beurteilung der alternativen Durchführungswege der betrieblichen Altersversorgung und somit auch für die Herleitung der Gestaltungsempfehlungen ist zu beachten, daß die Vorteilhaftigkeit einer Zusammensetzungsalternative der Geschäftsführervergütung neben den über Berechnungen quantitativ meßbaren Unterschieden auch von deren qualitativen Merkmalen, insbesondere der Insolvenzsicherheit, abhängt. Zur Berücksichtigung dieses Aspekts erfolgt die Beurteilung in den folgenden Abschnitten zunächst getrennt für die insolvenzgefährdeten (Abschnitt 7.3.1.) und die insolvenzsicheren Durchführungswege der betrieblichen Altersversorgung (Abschnitt 7.3.2.). Darüber hinaus darf die im Einzelfall unterschiedliche Risikoeinstellung des betrachteten Geschäftsführers nicht unberücksichtigt bleiben. Dies gilt sowohl für die Beurteilung der insolvenzgefährdeten als auch für die Beurteilung der insolvenzsicheren Handlungsalternativen und ist ferner für den Vergleich der insolvenzgefährdeten und der insolvenzsicheren Alternativen miteinander zu beachten, denn die Bereitschaft des einzelnen Geschäftsführers, eine Insolvenzsicherung in die Gestaltung der Vergütung mit einzuschließen oder umgekehrt auf eine Insolvenzsicherung der Altersversorgung zu verzichten, wird auch von den wirtschaftlichen Be- und Entlastungen mitbestimmt, die aus der Absicherung des Insolvenzrisikos entstehen. Aus diesem Grund wird abschließend ein Vergleich der insolvenzgefährdeten mit den insolvenzsicheren Gestaltungsalternativen durchgeführt (Abschnitt 7.3.3.). Dieser Vergleich ist darüber hinaus deshalb erforderlich, weil im Rahmen dieser Arbeit der Frage nachgegangen werden soll, inwieweit sich durch die - in diesem Fall insolvenzsichere - betriebliche Altersversorgung Vorteile gegenüber der - insolvenzgefährdeten - Ersparnisbildung erzielen lassen.

7.3.1. Vergleich der insolvenzgefährdeten Handlungsalternativen

7.3.1.1. Darstellung der Ergebnisse

Der Vergleich der Direktzusage ohne Rückdeckungsversicherung mit der Alternative der betrieblichen Ersparnisbildung führt insoweit zu einem einheitlichen Ergebnis, als der aus der Direktzusage resultierende Kapitalwert für alle achtzehn Ausgangssituationen höher ist als derjenige der Sparalternative. Dies gilt für jede betrachtete Entwicklung der Umweltfaktoren Lebensdauer, Höhe des Wiederanlagezinssatzes vor Steuern und Höhe der Versicherungsrendite. Darüber hinaus zeigt sich eine relativ hohe Stabilität des mit der Direktzusage verbundenen Vorteils. Weder die tatsächliche Lebensdauer noch die Höhe des Wiederanlagezinssatzes haben einen wesentlichen Einfluß auf das Niveau der Vorteilhaftigkeit. Die Direktzusage ist also eindeutig vorteilhaft im Vergleich zur Sparalternative. Diesen Zusammenhang gibt auch die folgende Abbildung 7.9 wieder.

Abbildung 7.9: Kapitalwertdifferenzen für den Vergleich von Direktzusage und betrieblicher Ersparnisbildung

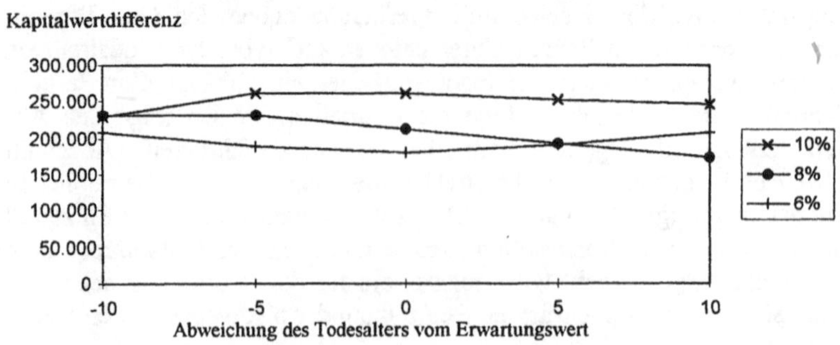

Dargestellt wird die Differenz der Kapitalwerte, die sich in Ausgangssituation vierzehn, das heißt für einen bei Diensteintritt vierzigjährigen verheirateten Geschäftsführer mit einer angemessenen Gesamtvergütung von 300.000 DM, für die betrachteten unterschiedlichen Umweltentwicklungen ergibt, wenn vom Kapitalwert der Direktzusage derjenige der Sparalternative abgezogen wird.

7.3.1.2. Erklärung der Ergebnisse

Sowohl bei der Direktzusage ohne Rückdeckungsversicherung als auch bei der Alternative der betrieblichen Ersparnisbildung werden diejenigen Anteile der angemessenen Gesamtvergütung, die während der Aktivzeit nicht zur Aufrechterhaltung der Entnahmereihe benötigt werden, in der GmbH belassen. Der jeweils nicht benötige Anteil der Gesamtvergütung ist jedoch nicht gleich hoch. Ursächlich hierfür ist der unterschiedliche Pauschbetrag für Sonderausgaben, der für die Direktzusage 2.214 DM bzw. 4.428 DM und für die Sparalternative 3.915 DM bzw. 7.830 DM beträgt. Um auf Ebene des Geschäftsführers das jeweils gleiche Nettoeinkommen zu erhalten, muß die Bruttovergütung bei der Direktzusage deshalb stets höher sein als bei der Alternative der betrieblichen Ersparnisbildung.

Tabelle 7.16: Differenzüberhänge nach Steuern im Vergleich von Direktzusage und betrieblicher Ersparnisbildung

Teileffekt Differenzüberhang									
Eintrittsalter	30			40			50		
Vergütung in TDM	100	300	500	100	300	500	100	300	500
ledig	-757	-894	-894	-705	-894	-893	-559	-894	-893
verheiratet	-914	-1.787	-1.787	-867	-1.787	-1.787	-1.110	-1.377	-1.787

Aus Sicht der Direktzusage ergibt sich insoweit stets ein Nachteil aus dem vergleichsweise höheren Festgehalt. Werden die entsprechenden Beträge der Thesaurierungsbelastung unterworfen, so ergeben sich aus Sicht der Direktzusage jährliche Nachteile bezüglich des Gewinns und der liquiden Mittel der GmbH in Höhe der in Tabelle 7.16 dargestellten Beträge.

In der Versorgungsphase fließen im Fall der Direktzusage Renten und im Fall der Sparalternative offene Gewinnausschüttungen aus der GmbH ab. Sowohl die Renten als auch die Gewinnausschüttungen sind aus den von der GmbH erwirtschafteten Überschüssen zu finanzieren und schlagen sich im Berechnungsmodell in Form von Gewinnbelastungen, das heißt

Mindergewinnausweisen, die mit entsprechenden Liquiditätswirkungen verbunden sind, nieder. Im Gegensatz zu den Gewinnausschüttungen, die aus versteuertem Gewinn erfolgen, stellen die Renten jedoch abziehbare Betriebsausgaben dar. Um ein bestimmtes Nettoeinkommen auf Ebene des Geschäftsführers zu gewährleisten, ist im Fall der Finanzierung über Ausschüttungen ein höherer Gewinn vor und nach Steuern erforderlich als im Fall der Rentenzahlung. Auch unter Berücksichtigung des nur auf die Gewinnausschüttungen anzuwendenden Halbeinkünfteverfahrens auf Geschäftsführerebene bleibt es bei diesem Ergebnis. Dies zeigen unmittelbar die (maximal) zur Anwendung kommenden Teilsteuersätze[669] von 52,79 % auf Gewinnausschüttungen und 46,12 % auf Gehaltszahlungen. Unterstützt wird dieser Effekt darüber hinaus durch die bei der Rente höheren abziehbaren Pausch- und Freibeträge vom zu versteuernden Einkommen: Während das zu versteuernde Einkommen im Fall der Rente um bis zu (2.000 DM + 6.000 DM + 2.214 DM bzw. 4.428 DM =) 10.214 DM bzw. 12.428 DM für Ledige und Witwen bzw. für Verheiratete gekürzt werden kann, sind es bei der Gewinnausschüttung nur maximal (100 DM bzw. 200 DM + 3.000 DM bzw. 6.000 DM + 3.720 DM =) 6.820 DM bzw. 9.920 DM.

Tabelle 7.17: Vergleich der Gewinnbelastung durch Versorgungsleistungen für Direktzusage und betriebliche Ersparnisbildung

Teileffekt Versorgungsleistung									
Eintrittsalter		30			40			50	
Vergütung in TDM	100	300	500	100	300	500	100	300	500
ledig	14.553	21.542	31.041	13.923	20.784	28.362	12.199	19.246	23.009
verheiratet*	19.526	33.037	37.229	18.615	31.291	36.017	15.339	25.588	33.470

* orientiert an der Altersrente

Die Gewinn- und Liquiditätsbelastung, die aus den Versorgungsleistungen resultiert, ist bei der Sparalternative somit regelmäßig höher als bei der Direktzusage. Aus Sicht der Direktzusage ergibt sich der in Tabelle 7.17 dargestellte jährliche Vorteil hinsichtlich des Bestands an liquiden Mitteln (Gewinnausschüttung - Nettobelastung Rente).

Im Gegensatz zur Alternative des betrieblichen Sparens ist bei der Direktzusage ohne Rückdeckungsversicherung ein Vorteil aus dem Steuerstundungseffekt der Pensionsrückstellung zu erfassen. Bei der Sparalternative

[669] Zu diesen Werten siehe Abschnitt 2.1.1.

sind die während der Aktivzeit auf Ebene der GmbH verbleibenden Mittel in Höhe der fiktiven Jahresnettoprämie sofort als Gewinn zu versteuern. Bei der Direktzusage wird dieser Effekt durch die Bildung der Pensionsrückstellung in die Zukunft verschoben. Die fiktive Jahresnettoprämie (und die diese Prämie übersteigende Zuführung zur Pensionsrückstellung) wird zunächst als Aufwand verbucht. Erst zu einem späteren Zeitpunkt, spätestens am Ende des Betrachtungszeitraums, ist die Rückstellung aufzulösen, was zu entsprechenden Gewinnausweisen und letztlich zu derselben nominellen Steuerbelastung auf die fiktive Jahresnettoprämie führt wie bei der Sparalternative. Durch den späteren Zahlungszeitpunkt ergibt sich jedoch ein Vorteil gegenüber der Sparalternative. Dieser Vorteil entspricht dem Vermögenszuwachs, der sich bei der GmbH bis zum Ende des Betrachtungszeitraums aus den Zinsen auf die gestundeten Steuern ergibt. Er wird in der folgenden Tabelle 7.18 für den Fall einer dem Erwartungswert entsprechenden Lebensdauer und einen Wiederanlagezinssatz vor Steuern von 8 % dargestellt:

Tabelle 7.18: Steuerstundungseffekt der Pensionsrückstellung für die erwartete Lebensdauer und einen Wiederanlagezinssatz von 8 %

Endvermögen der GmbH (K_{10})									
Eintrittsalter	30			40			50		
Vergütung in TDM	100	300	500	100	300	500	100	300	500
ledig	550.757	1.747.068	2.988.614	660.003	2.055.096	3.512.535	584.213	1.782.990	3.120.632
verheiratet	1.094.490	3.329.243	5.739.740	773.253	2.311.429	3.968.534	417.127	1.185.929	2.007.778

Die Summe der drei beschriebenen Teileffekte bündelt sich in der Differenz der jeweiligen Vermögen der GmbH am Ende des Betrachtungszeitraums. Ein vierter Einflußfaktor auf die Kapitalwertdifferenz sind schließlich mögliche Unterschiede in der Höhe des Differenzsteuersatzes, der auf Geschäftsführerebene im Rahmen der Abzinsung der Endausschüttung auf den Zeitpunkt t = 0 auf die Wiederanlagezinsen zu zahlen ist. Der Steuersatz ist bei der Direktzusage für Wiederanlagezinssätze vor Steuern von 10 % und 8 % stets und bei einem Wiederanlagezinssatz von 6 % bis zum erwarteten Todesalter höher als bei der Alternative des betrieblichen Sparens.[670] Da die Endausschüttung aus der Direktzusage ganz überwiegend

670 Das gilt in allen achtzehn betrachteten Ausgangssituationen. Nur bei Ledigen mit einem Wiederanlagezinssatz von 8 % ist der Differenzsteuersatz in den letzten Jahren des Betrachtungszeitraums bei der Direktzusage niedriger als bei der Alternative der betrieblichen Ersparnisbildung.

positiv ist, resultiert hieraus ein Vorteil (+) der Direktzusage, wenn auch die Endausschüttung aus der Sparalternative positiv ist, und ein Nachteil, wenn die Endausschüttung aus der Sparalternative negativ ist. Für einen Wiederanlagezinssatz vor Steuern von 6 % ist die Situation bei Überschreiten der erwarteten Lebensdauer umgekehrt: Hier ist der Steuersatz bei der Direktzusage höher als bei der Alternative des betrieblichen Sparens. Entsprechend resultiert hieraus ein Nachteil (–) der Direktzusage, wenn auch die Endausschüttung aus der Sparalternative positiv ist, und ein Vorteil, wenn die Endausschüttung aus der Sparalternative negativ ist. Tatsächlich ist die Endausschüttung aus der Sparalternative bei jedem Wiederanlagezinssatz für frühe Todesalter positiv und spätestens ab Erreichen der erwarteten Lebensdauer negativ. Aus der Besteuerung der Wiederanlagezinsen ergibt sich also in Fällen einer vergleichsweise kurzen Lebensdauer bei jedem Zinsniveau ein relativer Vorteil für die Direktzusage. Die Endausschüttung unterliegt aufgrund des im Vergleich niedrigeren Nettozinssatzes einer geringeren Abwertung als die Endausschüttung im Fall der betrieblichen Ersparnisbildung. Für höhere Lebensalter ergibt sich bei einem Zinsniveau von 10 % oder 8 % ein relativer Nachteil, für ein Zinsniveau von 6 % hingegen ein relativer Vorteil für die Direktzusage.

Tabelle 7.19: Übersicht der Wirkungsrichtungen der Teileffekte für den Vergleich von Direktzusage und betrieblicher Ersparnisbildung

Wirkungsrichtung der Teileffekte				
Wiederanlagezinssatz	10 % und 8 %		6 %	
Todesalter	< E_x,E_y	> E_x,E_y	< E_x,E_y	> E_x,E_y
Teileffekt Differenzüberhang	–			
Teileffekt Pensionsrückstellung	+			
Teileffekt Versorgungsleistung	+			
Teileffekt Zinsbesteuerung	+	–	+	+

E_x,E_y = Erwartungswert
\+ = Vorteil Direktzusage
– = Vorteil Sparen

Die Wirkungsrichtung der Teileffekte wird in Tabelle 7.19 aus Sicht der Direktzusage ohne Rückdeckungsversicherung zusammengefaßt. Die höheren freien Mittel bei der Sparalternative haben nur geringe materielle Bedeutung. Deutliche Vorteile für die Direktzusage resultieren aus dem Steuerstundungseffekt der Pensionsrückstellung und aus der wesentlich geringeren Gewinn- und Liquiditätsbelastung durch die Versorgungsleistungen. Der Einfluß der bezüglich der Besteuerung der Wiederanlagezinsen bestehenden Unterschiede reicht in keinem Fall aus, um die Vorteilhaftigkeit der Direktzusage, die sich aus diesen Effekten ergibt, zu kompensieren.

Da die Sparalternative und die nicht rückgedeckte Direktzusage hinsichtlich ihres Risikoprofils vergleichbar sind, wird die Sparalternative von der Direktzusage dominiert[671]. Sie kann deshalb in keiner Situation empfohlen und damit als Gestaltungsalternative ausgeschlossen werden. Die Höhe des erzielbaren Vorteils aus der Direktzusage nimmt mit steigendem Eintrittsalter zu. Sie entspricht für Vergütungen von 100.000 DM etwa einer halben und für Vergütungen von 300.000 DM und 500.000 DM etwa einer zweidrittel Geschäftsführerjahresvergütung.

7.3.2. Vergleich der insolvenzsicheren Handlungsalternativen

7.3.2.1. Darstellung der Ergebnisse

Die Berechnungsergebnisse zeigen eindeutig die Tendenz auf, daß die Direktversicherung im Vergleich zur rückgedeckten Direktzusage um so eher vorteilhaft ist, je jünger der Geschäftsführer im Zeitpunkt der Versorgungszusage ist. Diese Aussage gilt unabhängig vom Familienstand und von der Höhe der angemessenen Gesamtvergütung. Während sich für unterschiedliche Zusagezeitpunkte deutliche Unterschiede in der Vorteilhaftigkeit ergeben, sind die Ergebnisse für Ledige und Verheiratete sehr ähnlich. Gleiches gilt für alternative Höhen der Gesamtvergütung, wenn berücksichtigt wird, daß nicht die absoluten Kapitalwertdifferenzen miteinander verglichen werden dürfen, sondern daß diese Differenzen in Relation zur Höhe der Gesamtvergütung zu betrachten sind. Zur Darstellung der Ergebnisse können deshalb jeweils alle Fälle, die sich auf dasselbe Zusagealter beziehen, zusammengefaßt werden. Graphisch dargestellt werden jeweils die Kapitalwertdifferenzen, die sich für einen verheirateten Geschäftsführer mit einer Gesamtvergütung von 300.000 DM (Ausgangssituation elf, vierzehn und siebzehn) für unterschiedliche Bruttozinssätze und Versicherungsrenditen sowie alternative Todeszeitpunkte ergeben, wenn der sich für die rückgedeckte Direktzusage ergebende Kapitalwert vom entsprechenden Kapitalwert der Direktversicherung abgezogen wird.

---

[671] Zu diesem Begriff siehe Bamberg, G./Coenenberg, A.G., Entscheidungslehre, 2000, S. 130; Dörsam, P., Entscheidungstheorie, 1996, S. 14.

7.3.2.1.1. Eintrittsalter dreißig Jahre

Die folgende Abbildung 7.10 gibt die Kapitalwertdifferenzen wieder, die sich für einen dreißigjährigen Geschäftsführer ergeben (Ausgangssituation elf).

Positive Differenzen bezeichnen einen Vorteil der Direktversicherung, negative Differenzen einen Vorteil der Direktzusage mit Rückdeckungsversicherung. Die mit Pluszeichen (+) versehenen durchgezogenen Linien stellen die sich bei einer Versicherungsrendite von 8 % ergebenden Kapitalwertdifferenzen dar. Die nicht mit Linien verbundenen Kreise und Dreiecke nahe der Abszisse stehen für eine Versicherungsrendite von 6 %. Die mit gestrichelten Linien verknüpften Kreuze (x) gelten für eine Versicherungsrendite von 4 %.

Abbildung 7.10: Kapitalwertdifferenzen für den Vergleich von Direktversicherung und rückgedeckter Direktzusage für Eintrittsalter von dreißig Jahren

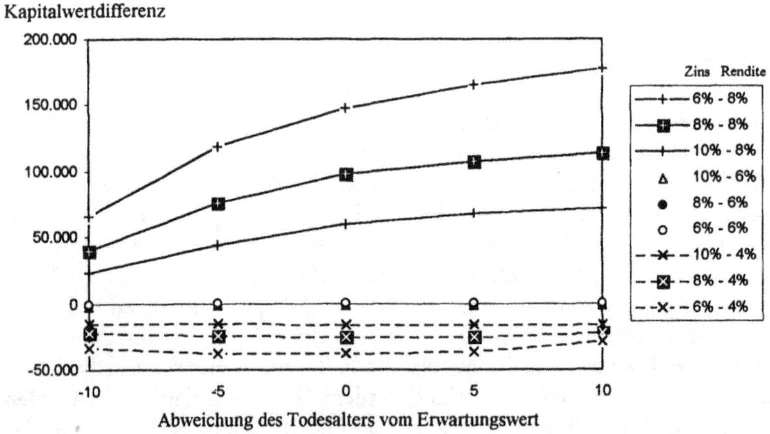

Hinsichtlich der Bedeutung der Umweltfaktoren tatsächliche Lebensdauer, Höhe des Wiederanlagezinssatzes vor Steuern und Höhe der Versicherungsrendite lassen sich eindeutige Ergebnisse ableiten:

Die Versicherungsrendite ist der wichtigste Einflußfaktor für die Vorteilhaftigkeitsreihenfolge. Weicht die tatsächliche Versicherungsrendite von den Erwartungen ab, so sind die daraus resultierenden materiellen Konsequenzen stets größer als diejenigen Konsequenzen, die für Abweichungen der Lebensdauer vom Erwartungswert oder für Änderungen in der Wiederanlageverzinsung zu beobachten sind. Dies äußert sich im betrachteten Fall darin, daß die Direktversicherung gegenüber der Direktzusage mit

Rückdeckungsversicherung unabhängig von der Lebensdauer und der Wiederanlageverzinsung stets eindeutig vorteilhaft ist, wenn die tatsächliche die erwartete Versicherungsrendite übertrifft. Im Berechnungsmodell wird dieser Fall durch die Rendite von 8 % abgebildet. Entspricht die Versicherungsrendite dagegen den Erwartungen, das heißt nimmt sie im Rahmen des Berechnungsmodells den Wert von 6 % an, so ergeben sich Kapitalwertdifferenzen von lediglich 500 DM bis - 2.000 DM. Beide Durchführungswege der betrieblichen Altersversorgung sind nahezu gleichwertig. Bleibt die Versicherungsrendite hinter den Erwartungen zurück, dies ist im Rahmen der Modellberechnungen für eine Rendite von 4 % der Fall, so ist hingegen die Direktzusage mit Rückdeckungsversicherung eindeutig vorteilhaft.
Die Höhe des Wiederanlagezinssatzes vor Steuern ist der zweitwichtigste Einflußfaktor. Die durch die Versicherungsrendite bestimmte Vorteilhaftigkeitsreihenfolge von Direktversicherung und rückgedeckter Direktzusage wird durch unterschiedliche Wiederanlagezinssätze nicht verändert. Jedoch hängt die Höhe des jeweiligen Vor- oder Nachteils von der Höhe des auf Ebene der GmbH und des Geschäftsführers geltenden Wiederanlagezinssatzes ab: Sowohl eine positive als auch eine negative Kapitalwertdifferenz ist um so größer, je kleiner der Wiederanlagezinssatz ist.
Das Todesalter ist der vergleichsweise unbedeutendste Einflußfaktor. Weder die durch die Versicherungsrendite bestimmte grundsätzliche Vorteilhaftigkeitsreihenfolge von Direktversicherung und rückgedeckter Direktzusage noch die Wirkungsrichtung des Zinsniveaus für die Wiederanlage erfahren durch unterschiedliche Todeszeitpunkte ein Umkehrung. Nur im Fall einer unerwartet hohen Versicherungsrendite wirkt sich der Todeszeitpunkt in nennenswertem Umfang auf die absolute Höhe der Kapitalwertdifferenz aus.

7.3.2.1.2. Eintrittsalter vierzig Jahre

In Abbildung 7.11 werden die Kapitalwertdifferenzen dargestellt, die sich für einen vierzigjährigen Geschäftsführer ergeben (Ausgangssituation vierzehn).

Die für einen dreißigjährigen Geschäftsführer zu beobachtenden Zusammenhänge gelten im wesentlichen auch hier: Die Versicherungsrendite ist der wichtigste Einflußfaktor für die Vorteilhaftigkeitsreihenfolge, gefolgt vom Wiederanlagezinssatz und zuletzt vom Todesalter. Allerdings sind alle Kapitalwertdifferenzen insgesamt niedriger bzw. stärker negativ, das heißt die Vorteilhaftigkeit der Durchführungswege der betrieblichen Altersversorgung verschiebt sich für ältere Geschäftsführer - in jedem Fall in relativer Hinsicht - zugunsten der Direktzusage mit Rückdeckungsversicherung. Insbesondere ist für den Fall der Übereinstimmung von erwarteter und tatsächlicher Versicherungsrendite eine negative Kapitalwertdifferenz zu beobachten: Der Vorteil der rückgedeckten Direktzusage beträgt im betrachteten Fall zwischen 20.700 DM und 30.600 DM.

Abbildung 7.11: Kapitalwertdifferenzen für den Vergleich von Direktversicherung und rückgedeckter Direktzusage für Eintrittsalter von vierzig Jahren

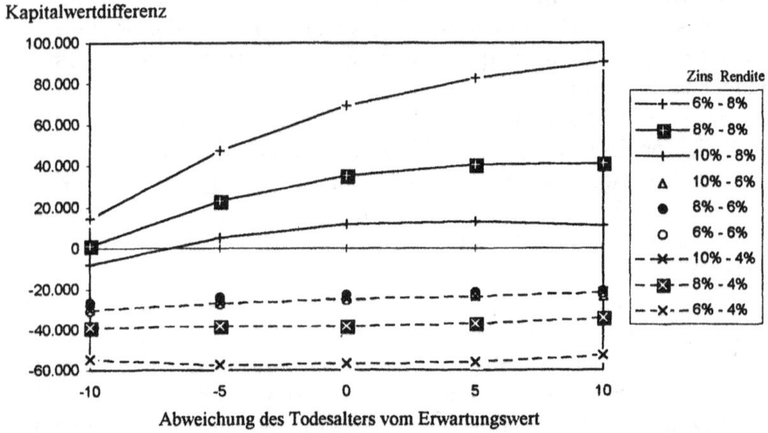

7.3.2.1.3. Eintrittsalter fünfzig Jahre

Beträgt das Eintrittsalter fünfzig Jahre, so setzt sich der Trend der Verschiebung der Vorteilhaftigkeit zugunsten der Direktzusage mit Rückdeckungsversicherung fort. Der bei Übereinstimmung von tatsächlicher und erwarteter Versicherungsrendite festzustellende Vorteil der rückgedeckten Direktzusage erhöht sich auf 62.800 DM bis 87.400 DM. Dieser Prozeß geht für fünfzigjährige Geschäftsführer so weit, daß die Direktzusage mit Rückdeckungsversicherung gegenüber der Direktversicherung nun unabhängig von der Höhe der Versicherungsrendite, der Wiederanlageverzinsung und der Lebensdauer in jedem Fall vorteilhaft ist.
Darüber hinaus ist eine deutliche Annäherung der Kapitalwertdifferenzen, die sich für unterschiedliche Versicherungsrenditen ergeben, zu erkennen. Abweichungen der tatsächlichen von der erwarteten Versicherungsrendite führen für jüngere Geschäftsführer zu starken Verlagerungen der Kurven, das heißt zu erheblichen materiellen Veränderungen der Kapitalwertdifferenzen. Für ältere Geschäftsführer sind die materiellen Konsequenzen, die die entsprechenden Variationen der Versicherungsrendite auf die relative

Vorteilhaftigkeit bewirken, erheblich kleiner. Die Versicherungsrendite verliert insoweit an Bedeutung.

Abbildung 7.12: Kapitalwertdifferenzen für den Vergleich von Direktversicherung und rückgedeckter Direktzusage für Eintrittsalter von fünfzig Jahren

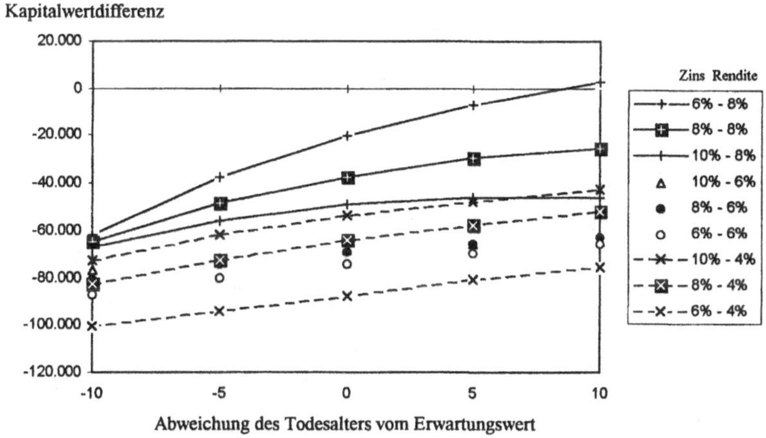

Gleichzeitig ist eine zunehmende Bedeutung der Lebensdauer des Geschäftsführers und gegebenenfalls seiner Ehefrau für die Beurteilung der Vorteilhaftigkeit der Versorgungsalternativen festzustellen. Die Vorteilhaftigkeit der rückgedeckten Direktzusage nimmt mit zunehmender Lebensdauer eindeutig ab.

Die gegenläufigen Effekte führen dazu, daß sich die Kurven teilweise schneiden. Die Höhe der Versicherungsrendite bleibt insgesamt der bedeutsamste Einflußfaktor, für die Beurteilung der Vorteilhaftigkeit dem Grunde nach ist jedoch auch sie nicht mehr entscheidend.

7.3.2.1.4. Zusammenfassung

Das Eintrittsalter des Geschäftsführers und die Höhe der Versicherungsrendite sind die wichtigsten Einflußgrößen auf die Kapitalwertdifferenz, das heißt für die Beurteilung der Vorteilhaftigkeit von Direktversicherung und Direktzusage mit Rückdeckungsversicherung:

a) Entspricht die Versicherungsrendite den Erwartungen, so ist die Direktzusage mit Rückdeckungsversicherung vorteilhaft. Dies gilt um so mehr, je älter der Geschäftsführer im Zusagezeitpunkt ist.

b) Je deutlicher die Versicherungsrendite die Erwartungen übertrifft (verfehlt), desto größere relative Vorteile (Nachteile) ergeben sich für die Direktversicherung im Vergleich zur Situation bei Eintritt der Erwartungen.
c) Je älter der Geschäftsführer ist, desto weniger Unterschiede ergeben sich aus Abweichungen der Versicherungsrendite von den Erwartungen.

Diese Ergebnisse sind in den folgenden Abschnitten zu erklären. Dabei bezieht sich Abschnitt 7.3.2.2.1. auf Ergebnis a), die Abschnitte 7.3.2.2.2. und 7.3.2.2.3. gemeinsam auf die Ergebnisse b) und c).

7.3.2.2. Erklärung der Ergebnisse

7.3.2.2.1. Erwartete Versicherungsrendite

Entspricht die tatsächliche der erwarteten Versicherungsrendite, so ergibt sich für die Direktversicherung in jedem Jahr der Aktiv- und Versorgungszeit sowohl auf Ebene der GmbH als auch auf Ebene des Geschäftsführers ein Zahlungsmittelsaldo von Null DM. Auch bei der Direktzusage mit Rückdeckungsversicherung ergibt sich auf Ebene des Geschäftsführers (mit Ausnahme der letzten Betrachtungsperiode) stets ein Zahlungsmittelsaldo von Null DM. Zur Erklärung der Ergebnisse auf Ebene der GmbH ist die differenzierte Betrachtung der Geschäftsführervergütung nach den einzelnen Komponenten Festgehalt, fiktive Jahresnettoprämie für die Direktzusage und nicht benötigter Differenzüberschuß erforderlich. Das Festgehalt fließt wie bei der Direktversicherung ab und führt insoweit zu keinerlei Unterschieden. Zwar verbleibt die fiktive Jahresnettoprämie im Gegensatz zur Direktversicherungsprämie in der GmbH. Unterschiede ergeben sich hieraus aber dennoch nicht, weil umgekehrt für die Rückdeckungsversicherung eine Versicherungsprämie aus der GmbH abfließt und diese Prämie stets dieselbe Höhe hat wie die fiktive Jahresnettoprämie. In der Folge sind in der Versorgungsphase auch die aus der GmbH abfließenden Renten zur Erfüllung der Direktzusage und die der GmbH zufließenden Renten aus der Rückdeckungsversicherung gleich hoch. Als Ursachen für unterschiedliche Kapitalwerte von Direktversicherung und rückgedeckter Direktzusage verbleiben damit nur Unterschiede in der Bilanzierung von Forderung aus der Rückdeckungsversicherung und Pensionsrückstellung und die Differenzüberhänge. Aufgrund dieser beiden Einflußfaktoren kann die GmbH im Fall der rückgedeckten Direktzusage während der Aktivzeit einen Zahlungsmittelüberschuß aufbauen.
Der Überschuß resultiert zum einen aus der Steuerstundung, die sich im Zusagejahr aus der Erstzuführung zur Pensionsrückstellung ergibt. Die

Erstzuführung zum Forderungsbuchwert aus der gleichzeitig mit der Versorgungszusage abgeschlossenen Rückdeckungsversicherung bleibt aufgrund der Bewertung der Pensionsrückstellung nach dem Teilwertverfahren deutlich hinter dem Rückstellungsaufwand des ersten Jahres zurück. Zwar gleichen sich die Buchwerte der Forderung und der Pensionsrückstellung in den Folgejahren immer weiter aneinander an, bis sie mit Erreichen des Pensionierungsalters identisch sind. Die verbuchten Aufwendungen und Erträge weisen in der Summe dieselbe Höhe auf. Insgesamt werden die Aufwendungen für die Pensionsrückstellung jedoch deutlich eher verbucht als die Erträge aus der Forderung gegen den Versicherer. Für den erwarteten Todeszeitpunkt sowie einen Wiederanlagezinssatz von 8 % ergibt sich das folgende Endvermögen aus der Bilanzierung von Forderung aus der Rückdeckungsversicherung und Pensionsrückstellung:

Tabelle 7.20: Steuerstundungseffekt der Bilanzpositionen bei Eintritt der erwarteten Versicherungsrendite für die erwartete Lebensdauer und einen Wiederanlagezinssatz von 8 %

Endvermögen der GmbH (K_{10})									
Eintrittsalter	30			40			50		
Vergütung in TDM	100	300	500	100	300	500	100	300	500
ledig	44.206	140.228	239.881	39.862	124.121	212.145	24.426	74.546	130.472
verheiratet	91.965	279.941	482.525	72.607	217.068	372.693	39.459	112.136	189.729

Zum anderen ist zu berücksichtigen, daß die Entnahmereihe für die rückgedeckte Direktzusage nicht zur vollständigen Verwendung der angemessenen Gesamtvergütung führt. Da die nicht benötigten Mittel in Form eines Gehaltsverzichts als Gewinn bei der GmbH verbleiben, ergibt sich für jedes Jahr der nach Ablauf der Warte- bzw. Probezeit verbleibenden Aktivzeit ein bestimmter Zahlungsmittelüberschuß auf Ebene der GmbH, der verzinslich angesammelt wird.

Beide Effekte, sowohl die aus der Pensionsrückstellung resultierende Steuerstundung als auch die Differenzüberhänge, führen dazu, daß sich für die rückgedeckte Direktzusage zu Beginn der Versorgungsphase stets ein positiver Kapitalstock auf Ebene der GmbH ergibt. In der Versorgungsphase unterscheiden sich Direktversicherung und rückgedeckte Direktzusage grundsätzlich nicht voneinander. Für beide Durchführungswege der betrieblichen Altersversorgung ergeben sich sowohl auf Ebene der GmbH als auch auf Ebene des Geschäftsführers stets Zahlungsmittelsalden von Null DM. Lediglich der zu Beginn der Versorgungsphase gegebene positive Kapitalstock der rückgedeckten Direktzusage wird auf Ebene der GmbH auch während der Versorgungsphase weiter verzinst. Insgesamt ergibt sich bei Identität von tatsächlicher und erwarteter Versicherungsrendite also stets ein Vorteil für die rückgedeckte Direktzusage.[672] Dieses Ergebnis wird im folgenden für alle achtzehn Ausgangssituationen beispielhaft für die Kapitalwertdifferenz dargestellt, die sich ergibt, wenn die Lebensdauer dem Erwartungswert und der Wiederanlagezinssatz vor Steuern 8 % beträgt. Entsprechend der Vorgehensweise in den obigen Abbildungen der Kapitalwertdifferenzen wird der sich für die rückgedeckte Direktzusage ergebende Kapitalwert jeweils von demjenigen abgezogen, der sich bei der Direktzusage ergibt:

Tabelle 7.21: Kapitalwertdifferenzen bei erwarteter Versicherungsrendite für die erwartete Lebensdauer und einen Wiederanlagezinssatz von 8 %

Kapitalwertdifferenzen									
Eintrittsalter	30			40			50		
Vergütung TDM	100	300	500	100	300	500	100	300	500
ledig									
$C_{0,DV}$	0	5.176	2.316	0	0	0	0	0	0
$C_{0,DZ}$	1.872	3.191	6.435	3.249	13.611	34.547	13.479	60.227	91.085
Differenz	**-1.872**	**1.985**	**-4.119**	**-3.249**	**-13.611**	**-34.547**	**-13.479**	**-60.227**	**-91.085**
verheiratet									
$C_{0,DV}$	0	2.423	2.815	0	0	0	0	0	0
$C_{0,DZ}$	2.835	3.296	6.696	4.895	22.587	46.966	10.475	69.301	144.981
Differenz	**-2.835**	**-873**	**-3.881**	**-4.895**	**-22.587**	**-46.966**	**-10.475**	**-69.301**	**-144.981**

Die Unterschiede in der Bilanzierung von Forderung aus der Rückdeckungsversicherung und Pensionsrückstellung und die Differenzüberhänge sind auch die Ursache dafür, daß der Vorteil der rückgedeckten Direktzusage mit zunehmendem Eintrittsalter ansteigt:

Der Steuerstundungseffekt aus der Bewertung der Pensionsrückstellung nach dem Teilwertverfahren ist um so größer, je höher die Erstzuführung zur Pensionsrückstellung im Vergleich zur Erstzuführung zum Forderungsbuchwert gegen den Versicherer ist. Die Erstzuführung wiederum ist in ihrer relativen Höhe - bei konstanter Warte- bzw. Probezeit und ein-

[672] Ausnahmen von diesem Ergebnis sind nur dann möglich, wenn der Differenzüberhang nicht bei der Direktzusage mit Rückdeckungsversicherung, sondern bei der Direktversicherung zu erfassen ist (Ausgangssituation zwei und drei sowie elf und zwölf). Tatsächlich ergeben sich in Ausgangssituation zwei stets und in Ausgangssituation elf bei einem Wiederanlagezinssatz von 6 % geringfügig positive Kapitalwertdifferenzen.

heitlichem Pensionierungsalter - um so größer, je älter der Geschäftsführer im Zusagezeitpunkt ist, denn die Anwartschaftsphase, auf die die Mittelansammlung für die Rentenzahlungen verteilt werden kann, ist für höhere Zusagealter zunehmend kürzer. Die Bedeutung der einzelnen Ansparperiode und damit auch die Bedeutung der fünf Perioden zusammenfassenden Erstzuführung zur Pensionsrückstellung nimmt zu. Dieses Ergebnis ist unabhängig von der im Einzelfall gegebenen Höhe der Versicherungsrendite. Es gilt insoweit auch bei Abweichungen der tatsächlichen von der erwarteten Versicherungsrendite.
Auch die Differenzüberhänge der Direktzusage mit Rückdeckungsversicherung sind für steigende Eintrittsalter zunehmend größer. Positive Werte stehen in der folgenden Tabelle 7.22 für einen bei der Direktversicherung zu erfassenden Differenzüberhang, negative Werte für bei der Direktzusage entstehende Differenzüberhänge. Die Werte gelten jeweils nach Abzug der Thesaurierungsbelastung:

Tabelle 7.22: Differenzüberhänge nach Steuern im Vergleich von Direktversicherung und rückgedeckter Direktzusage

Teileffekt Differenzüberhang									
Eintrittsalter	30			40			50		
Vergütung in TDM	100	300	500	100	300	500	100	300	500
ledig	-331	1.714	855	-521	-1.983	-3.641	-4.725	-13.614	-16.993
verheiratet	-841	1.172	1.324	-1.370	-4.850	-6.671	-4.569	-21.849	-30.845

Die Erklärung dieses Effekts ergibt sich aus den unterschiedlichen Besteuerungskonzepten für die Direktversicherung und die Direktzusage.[673] Nur bei der Direktversicherung sind die Vorsorgeaufwendungen in der Aktivzeit zu versteuern. Da der Anteil der Vorsorgeaufwendungen an der Gesamtvergütung, der zur Erzielung einer bestimmten Versorgungsleistung erforderlich ist, mit zunehmendem Eintritts- bzw. Zusagealter zunimmt, sofern das Pensionierungsalter wie im vorliegenden Fall unverändert bleibt, ergibt sich ein mit zunehmendem Eintritts- bzw. Zusagealter anwachsender relativer Vorteil der Direktzusage. Der Differenzüberhang verändert sich zu Lasten der Direktversicherung. Der Steuerstundungseffekt aus der Bilanzierung und die Differenzüberhänge wirken für zunehmende Eintrittsalter also in dieselbe Richtung.

[673] Siehe dazu auch Abschnitt 6.2.2.

7.3.2.2.2. Unerwartet hohe Versicherungsrendite

7.3.2.2.2.1. Einfluß der Versicherungsrendite

7.3.2.2.2.1.1. Bilanzpositionen und Steuerstundungseffekt

Übertrifft die tatsächliche Versicherungsrendite die Erwartungen, so ergibt sich aus der Bilanzierung der Rückdeckungsversicherung und der Pensionsrückstellung ein relativer Vorteil der Direktversicherung gegenüber der rückgedeckten Direktzusage. Dem im Vergleich zur Situation bei erwarteter Rendite unveränderten Vorteil der rückgedeckten Direktzusage aus dem mit der Rückstellungsbildung nach dem Teilwertverfahren verbundenen Steuerstundungseffekt und aus dem Differenzüberhang steht nun ein an Bedeutung gewinnender Nachteil aus der Aktivierung des Forderungsbuchwerts aus der Rückdeckungsversicherung entgegen, denn die Höhe der Zuführungen zum Forderungsbuchwert während der Aktivzeit nimmt zu. Zwar bleibt es bei der im Vergleich deutlich früheren Verbuchung der Rückstellungsaufwendungen als derjenigen der Erträge. Die Summe der zu Beginn der Versorgungsphase verbuchten Erträge ist jedoch höher als diejenige der verbuchten Aufwendungen. Die Steuerstundung aus der Erstzuführung zur Pensionsrückstellung ist in den ersten Jahren der Aktivzeit also nach wie vor höher als die Steuerbelastung, die aus der Aufwertung des Forderungsbuchwerts aus der Rückdeckungsversicherung resultiert. Nach einigen Jahren haben die im Vergleich zur Pensionsrückstellung höheren Zuführungen zum Forderungsbuchwert jedoch ein so hohes Gewicht, daß die aus ihnen resultierenden Steuermehrbelastungen den Steuerstundungseffekt aus der Pensionsrückstellung deutlich reduzieren oder sogar überkompensieren.

Tabelle 7.23: Steuerstundungseffekt der Bilanzpositionen bei unerwartet hoher Versicherungsrendite für die erwartete Lebensdauer und einen Wiederanlagezinssatz von 8 %

Endvermögen der GmbH (K_{10})									
Eintrittsalter	30			40			50		
Vergütung in TDM	100	300	500	100	300	500	100	300	500
ledig	-132.494 (-176 700)	-420.288 (-560 516)	-718.963 (-958 844)	-48.092 (-87 954)	-149.749 (-273 870)	-255.948 (-468.093)	-2.578 (-27 004)	-7.869 (-82 415)	-13.772 (-144 244)
verheiratet	-220.283 (-312 248)	-667.970 (-947 911)	-1.152.692 (-1 635 217)	-72.905 (-145 512)	-217.367 (-434 435)	-373.091 (-745 784)	-6.337 (-45.796)	-18.070 (-53 681)	-30.718 (-220 447)

Tabelle 7.23 gibt einen Überblick über den Kapitalstock, der sich bei der rückgedeckten Direktzusage allein aus der Pensionsrückstellung und der Rückdeckungsversicherung im Fall einer dem Erwartungswert entsprechenden Lebensdauer am Ende des Betrachtungszeitraums bei einem

Wiederanlagezinssatz vor Steuern von 8 % auf Ebene der GmbH ergibt. Ein negativer Kapitalstock signalisiert eine Überkompensierung des Steuerstundungseffekts aus der Pensionsrückstellung durch den Steuerbelastungseffekt aus der Aktivierung des Versicherungsanspruchs und damit einen Vorteil für die Direktversicherung. Ein positiver Kapitalstock weist nach wie vor einen Vorteil für die rückgedeckte Direktzusage aus. Die kleineren Zahlen in Klammern geben die absolute Veränderung im Vergleich zur erwarteten Versicherungsrendite an.

Die Zahlen belegen, daß es in jedem Fall zu einer Überkompensierung kommt. Insoweit kehrt sich bei jedem Eintrittsalter die Vorteilhaftigkeit um, das heißt es ergibt sich eine positive Kapitalwertdifferenz (zu Ergebnis b).

Die Zahlen belegen darüber hinaus, daß der Vorteil der Direktversicherung um so größer ausfällt, je jünger der Geschäftsführer im Zusagezeitpunkt ist (zu Ergebnis c). Die Ursache hierfür ist vor allem darin zu sehen, daß sich Renditesteigerungen um so stärker auswirken, je länger der Ansparzeitraum ist. Dies kommt in der folgenden Abbildung 7.13 zum Ausdruck:

Abbildung 7.13: Auswirkung der Renditesteigerung auf den Wertansatz des Versicherungsanspruchs und den Gewinn der GmbH

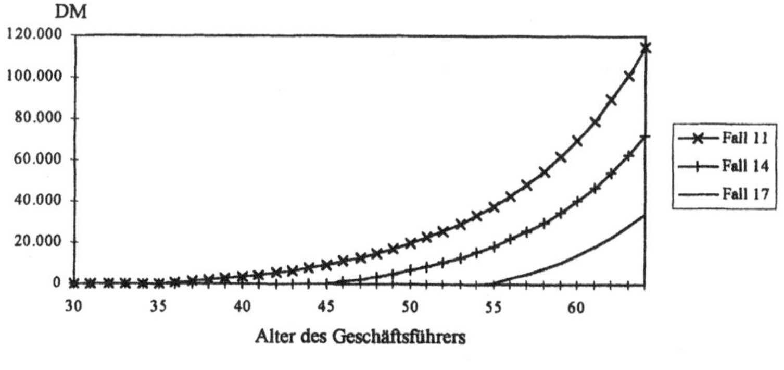

Die Abbildung gibt die Auswirkungen wieder, die sich für einen verheirateten Geschäftsführer mit einer Gesamtvergütung von 300.000 DM aus der unerwartet hohen Rendite auf die einzelnen Jahresgewinne der GmbH vor Steuern ergeben. Lediglich das Eintrittsalter wird variiert. Es wird deutlich, daß die bilanziellen Auswirkungen und die hieraus folgenden

Zinseffekte bei jüngeren Geschäftsführern erheblich größer sind als bei älteren Geschäftsführern.

7.3.2.2.2.1.2. Versicherungsleistungen

Weicht die tatsächliche von der erwarteten Versicherungsrendite ab, so ist der Erklärungsansatz um einen weiteren Effekt zu ergänzen: Im Fall einer unerwartet hohen Versicherungsrendite ergeben sich sowohl bei der Direktversicherung als auch bei der Direktzusage mit Rückdeckungsversicherung Rentenüberschüsse, die nicht zur Aufrechterhaltung der Entnahmereihe benötigt werden.
Die Bruttoüberschüsse vor Steuern aus der Rückdeckungsversicherung sind regelmäßig höher als diejenigen aus der Direktversicherung, weil die rückzudeckende Bruttoleistung der Direktzusage regelmäßig höher ist als die versicherte Bruttorente aus der Direktversicherung. Die Ursache hierfür ist die nachgelagerte Besteuerung der Direktzusage. Die höhere Bruttoleistung bedingt eine höhere Versicherungsprämie, was wiederum eine höhere absolute Auswirkung von Renditeschwankungen zur Folge hat. In der folgenden Tabelle 7.24 wird die Differenz der Bruttoüberschüsse (Bruttoüberschuß Direktversicherung - Bruttoüberschuß Rückdeckungsversicherung) dargestellt:

Tabelle 7.24: Vergleich der Rentenüberschüsse aus Direktversicherung und Rückdeckungsversicherung vor Steuern

Teileffekt Versicherungsleistung vor Steuern									
Eintrittsalter	30			40			50		
Vergütung in TDM	100	300	500	100	300	500	100	300	500
ledig	- 6.769	- 42.479	- 80.693	- 3.851	- 25.078	- 48.352	- 1.132	- 9.833	- 20.975
verheiratet	- 2.572	- 29.612	- 66.638	- 1.042	- 16.241	- 37.282	0	- 5.356	- 12.994

Während die Rentenüberschüsse im Fall der Direktversicherung aber auf Ebene des Geschäftsführers entstehen, ergeben sie sich im Fall der Rückdeckungsversicherung auf Ebene der GmbH. Im Gegensatz zur Direktversicherung wird der Überschuß aus der Rückdeckungsversicherung (sofern der Insolvenzfall nicht eintritt) deshalb nicht wie eine Rente des Geschäftsführers versteuert, sondern vielmehr als Gewinn der GmbH, das heißt mit dem Thesaurierungssatz von 38,65 %. Für welchen der Durchführungswege der betrieblichen Altersversorgung dieser Unterschied mit einem Vor- oder Nachteil verbunden ist, hängt also auch davon ab, ob der auf den Rentenüberschuß aus der Direktversicherung zu zahlende Differenzsteuersatz auf Geschäftsführerebene höher oder niedriger ist als der

Thesaurierungssatz: Sofern dieser Steuersatz niedriger (höher) ist als der Thesaurierungssatz, ergibt sich ein Vorteil (Nachteil) für die Direktversicherung. Die Differenzsteuersätze weisen die folgende Höhe auf:

Tabelle 7.25: Übersicht der auf die Rentenüberschüsse aus der Direktversicherung entfallenden Differenzsteuersätze

Differenzsteuersatz									
Eintrittsalter	30			40			50		
Vergütung in TDM	100	300	500	100	300	500	100	300	500
ledig	4,85 %	8,72 %	10,68 %	3,22 %	8,21 %	9,85 %	0,00 %	7,44 %	8,60 %
verheiratet	0,00 %	6,89 %	8,15 %	0,00 %	6,03 %	7,67 %	0,00 %	1,33 %	6,37 %

Der Differenzsteuersatz ist stets deutlich niedriger als der Thesaurierungssatz. Für den Nettoüberschuß ergeben sich in der Zusammenfassung die folgenden Differenzen (Nettoüberschuß Direktversicherung - Nettoüberschuß Rückdeckungsversicherung):

Tabelle 7.26: Vergleich der Rentenüberschüsse aus Direktversicherung und Rückdeckungsversicherung vor Abzug der Ausschüttungsbelastung

Teileffekt Versicherungsleistung vor Ausschüttungsbelastung									
Eintrittsalter	30			40			50		
Vergütung in TDM	100	300	500	100	300	500	100	300	500
ledig	7.529	456	-9.353	5.338	1.232	-4.368	3.387	2.037	-404
verheiratet	13.095	11.392	3.405	8.360	8.366	4.083	4.258	6.375	4.842

Mit Ausnahme lediger Geschäftsführer, deren Vergütung 500.000 DM beträgt, ergibt sich nach Steuern stets ein Vorteil für die Direktversicherung. Dieses Ergebnis ist vor dem Hintergrund zu erklären, daß die Direkt- und die Rückdeckungsversicherung so bemessen sind, daß sich (für die erwartete Rendite und hinsichtlich der Rückdeckungsversicherung im Fall der Insolvenz) nach Steuern derselbe Nettobetrag ergibt. Bleibt der Insolvenzfall aus, so hängt die Antwort auf die Frage, ob sich hieraus ein Vorteil für die Rückdeckungsversicherung ergibt, davon ab, mit welchem Differenzsteuersatz der Rentenüberschuß aus der Rückdeckungsversicherung im Insolvenzfall auf Geschäftsführerebene belastet worden wäre: Ist dieser Steuersatz höher (niedriger) als der Thesaurierungssatz, so ergibt sich ein Vorteil (Nachteil) aus der Rückdeckungsversicherung. Tatsächlich wären in der Versorgungsphase für Vergütungen von 100.000 DM

und 300.000 DM sowie bei Verheirateten auch für Vergütungen von 500.000 DM Steuersätze unter dem Thesaurierungssatz auf die Renten zu zahlen. Ledige mit Vergütungen von 500.000 DM hätten dagegen einen Differenzsteuersatz oberhalb des Thesaurierungssatzes zu tragen.
Darüber hinaus ist schließlich zu beachten, daß die Nettoüberschüsse aus der rückgedeckten Direktzusage im Ausschüttungszeitpunkt noch der Besteuerung auf Geschäftsführerebene unterliegen. Aufgrund der kumulierten Ausschüttung am Ende des Betrachtungszeitraums kann dabei in der Regel von der (hälftigen) Spitzensteuerbelastung ausgegangen werden, so daß sich insgesamt eine Steuerbelastung von 52,79 % auf die Gewinnausschüttungen ergibt. Wird der hälftige Spitzensteuersatz vereinfacht unter Vernachlässigung der Zeitdifferenz[674], die zwischen dem Anfall der Renten und der Endausschüttung liegt, von den Nettoüberschüssen aus der Rückdeckungsversicherung abgezogen, so ergeben sich die folgenden Nettodifferenzen (Nettoüberschuß Direktversicherung - Nettoüberschuß Rückdeckungsversicherung):

Tabelle 7.27: Vergleich der Rentenüberschüsse aus Direktversicherung und Rückdeckungsversicherung nach Steuern

Teileffekt Versicherungsleistung nach Steuern									
Eintrittsalter	30			40			50		
Vergütung in TDM	100	300	500	100	300	500	100	300	500
ledig	13.376	19.004	22.377	8.959	12.506	14.902	5.041	7.086	8.433
verheiratet	18.830	28.751	33.378	11.803	18.615	21.672	5.817	10.795	12.299

Im Ergebnis wird der bereits aus der Bilanzierung herrührende Vorteil der Direktversicherung durch die im Vergleich höheren Nettorenten aus der Versicherung somit weiter erhöht (zu Ergebnis b).
Die Zahlen belegen darüber hinaus auch hier, daß der Vorteil der Direktversicherung um so größer ausfällt, je jünger der Geschäftsführer im Zusagezeitpunkt ist (zu Ergebnis c). Ursächlich hierfür sind wiederum die mit zunehmender Länge des Ansparzeitraums größeren Auswirkungen einer bestimmten Renditesteigerung, in diesem Fall auf die Höhe der Versicherungsleistung.

7.3.2.2.2.1.3. Besteuerung der Wiederanlagezinsen

Erhebliche Bedeutung kommt in einzelnen Fällen dem Zeiteffekt aus der Wiederanlage zu. Die Differenzen, die hinsichtlich des Nettozinssatzes

---

[674] Zum Einfluß dieser Zeitdifferenz siehe Teileffekt I im folgenden Abschnitt 7.3.2.2.2.1.3.

bestehen, mit dem die jährlichen Rentenüberschüsse aus der Rückdeckungsversicherung auf das Ende des Betrachtungszeitraums aufgezinst bzw. die jährlichen Rentenüberschüsse aus der Direktversicherung und die Endausschüttung der GmbH auf den Zeitpunkt t = 0 abgezinst werden, führen in Einzelfällen zu einer Überkompensierung der festgestellten Vorteile der Direktversicherung (zu Ergebnis b):
Zum einen erfahren die Nettorentenüberschüsse aus der rückgedeckten Direktzusage aufgrund der Ausschüttung erst am Ende des Betrachtungszeitraums durch den Zeiteffekt noch eine Aufwertung (Abwertung), wenn der Differenzsteuersatz auf Geschäftsführerebene höher (niedriger) ist als der Thesaurierungssatz (Teileffekt I). In diesem Fall ist der Wert eines Betrags X, der auf Ebene der GmbH über m Perioden verzinst wird, nach der auf Geschäftsführerebene erfolgenden Abzinsung um m Perioden höher (niedriger) als derselbe Betrag X, wenn er von vornherein auf Geschäftsführerebene angefallen wäre.
Zum anderen erfahren die Nettorentenüberschüsse aus der rückgedeckten Direktzusage eine Aufwertung (Abwertung) gegenüber der Direktversicherung, wenn der auf die Wiederanlagezinsen entfallende Differenzsteuersatz bei der rückgedeckten Direktzusage höher (niedriger) ist als bei der Direktversicherung (Teileffekt II). In diesem Fall unterliegen die Nettorentenüberschüsse aus der rückgedeckten Direktzusage einer geringeren (höheren) Abwertung als die Nettorentenüberschüsse aus der Direktversicherung, das heißt der Wertverlust durch die Abzinsung fällt bei der rückgedeckten Direktzusage in diesem Fall niedriger (höher) aus.[675]

Tabelle 7.28: Wirkung der Zinsbesteuerung auf die Zahlungsmittelsalden der GmbH bei der rückgedeckten Direktzusage

Teileffekt I Zinsbesteuerung ($DZ_{thes} \leftrightarrow DZ_{aus}$)									
Eintrittsalter	30			40			50		
Vergütung in TDM	100	300	500	100	300	500	100	300	500
ledig	+	0	–	+	0	–	+	0	–
verheiratet	+	0	–	+	0	–	+	0	–

\+ = Vorteil Direktversicherung
– = Vorteil Direktzusage mit Rückdeckungsversicherung
0 = keine eindeutige Tendenz erkennbar

[675] Im Fall der unerwartet hohen Versicherungsrendite sind sowohl die Endausschüttung aus der rückgedeckten Direktzusage als auch die Nettorenten aus der Direktversicherung positiv.

Die Tabellen 7.28 und 7.29 geben die Wirkungsrichtung der Steuersatzdifferenzen wieder. Ein Pluszeichen (+) kennzeichnet einen Vorteil der Direktversicherung, ein Minuszeichen (–) einen Vorteil der rückgedeckten Direktzusage, eine Null (0) einen nicht eindeutigen Effekt.

Die Direktzusage mit Rückdeckungsversicherung hat einen Zinsvorteil aus der Differenz zwischen dem Thesaurierungs- und dem auf Geschäftsführerebene anzuwendenden Differenzsteuersatz auf die Wiederanlagezinsen, wenn die Geschäftsführervergütung 500.000 DM beträgt. Für Vergütungen von 300.000 DM ist kein eindeutiger Effekt feststellbar. Bei Vergütungen von 100.000 DM ergibt sich ein Vorteil für die Direktversicherung.

Tabelle 7.29: Wirkung der Zinsbesteuerung auf die Vorteilhaftigkeit von Direktversicherung und rückgedeckter Direktzusage

Teileffekt II Zinsbesteuerung ($DZ_{aus} \leftrightarrow DV$)									
Eintrittsalter	30			40			50		
Vergütung in TDM	100	300	500	100	300	500	100	300	500
ledig	+	+	+	+	–	–	–	–	–
verheiratet	0	0	0	–	–	–	–	–	–

\+ = Vorteil Direktversicherung
– = Vorteil Direktzusage mit Rückdeckungsversicherung
0 = keine eindeutige Tendenz erkennbar

Darüber hinaus hat die rückgedeckte Direktzusage einen Vorteil aus der Differenz zwischen den Steuersätzen, die auf Geschäftsführerebene auf die Zinsen zu zahlen sind, die aus der Wiederanlage der Nettorentenüberschüsse aus der Direktversicherung im Vergleich zur Endausschüttung der GmbH aus der rückgedeckten Direktzusage resultieren (Teileffekt II), wenn das Alter bei Diensteintritt vierzig oder fünfzig Jahre beträgt. Beträgt das Eintrittsalter dreißig Jahre, so ist keine eindeutige Tendenz erkennbar.
Insgesamt kommt es durch die Besteuerung der Wiederanlagezinsen damit insbesondere für ältere Geschäftsführer mit hoher Vergütung zu Nachteilen für die Direktversicherung. Für junge Geschäftsführer mit niedriger Vergütung ergibt sich durch die Abzinsung hingegen ein weiterer Vorteil für die Direktversicherung.

Für die Beurteilung der Frage, wie sich die Besteuerung der Wiederanlagezinsen im Fall der unerwartet hohen Versicherungsrendite im Vergleich zur erwarteten Versicherungsrendite auf die Kapitalwertdifferenz auswirkt (zu Ergebnis c), ist entscheidend, ob der auf die Wiederanlage der Nettorentenüberschüsse entfallende Differenzsteuersatz bei der Direktversicherung oder bei der Direktzusage höher ist. Nicht der auf die Wiederanlage der gesamten Nettorente entfallende Differenzsteuersatz, sondern nur die auf den durch die Renditesteigerung bewirkten Nettorentenüberschuß entfallende Differenzsteuerbelastung ist zu betrachten. Im Fall der erwarteten Versicherungsrendite beträgt der entsprechende Differenzsteuersatz bei der Direktversicherung in der Regel 0 %, weil keine Wiederanlagezinsen anfallen. Insoweit entspricht der im Fall der unerwartet hohen Rendite auf die Wiederanlagezinsen entfallende Steuersatz unmittelbar der gesuchten Belastung. Bei der Direktzusage fallen jedoch auch im Fall der erwarteten Versicherungsrendite Steuern auf die Wiederanlagezinsen an. Entscheidend ist hier, welche Mehrsteuern durch die Mehranlage des Nettorentenüberschusses entstehen.

In den Fällen, in denen bereits der auf die Wiederanlagezinsen insgesamt entfallende Differenzsteuersatz bei der rückgedeckten Direktzusage höher ist als bei der Direktversicherung (Teileffekt II), wird dieser Unterschied durch die Wiederanlage der Nettorentenüberschüsse regelmäßig noch größer. In den verbleibenden Fällen nähert sich der für die rückgedeckte Direktzusage anzuwendende Differenzsteuersatz demjenigen der Direktversicherung an oder übersteigt ihn. Im Vergleich zur Situation bei erwarteter Versicherungsrendite ergibt sich hier stets ein Vorteil der rückgedeckten Direktzusage, weil die aus dem Renditeanstieg resultierenden Nettorentenüberschüsse höher besteuert werden als bei der Direktversicherung. Ihre Abwertung durch die Abzinsung fällt dadurch geringer aus.

Für die Betrachtung unterschiedlicher Eintrittsalter ist jedoch die festzustellende Tendenz entscheidend, daß der Vorteil der rückgedeckten Direktzusage um so niedriger ist, je jünger der Geschäftsführer ist, so daß für jüngere Geschäftsführer teilweise sogar Vorteile bestehen bleiben. Der Differenzsteuersatz bei der Direktversicherung fällt im Vergleich zur Direktzusage um so höher aus, je jünger der Geschäftsführer ist. Auch dieser Effekt bewirkt, daß Renditesteigerungen der Versicherung bei jüngeren Geschäftsführern zu größeren Schwankungen der Kapitalwertdifferenz führen als bei älteren Geschäftsführern: Die Vorteile der Direktversicherung aus der Bilanzierung und aus den Nettorentenüberschüssen werden weniger stark abgewertet als bei älteren Geschäftsführern, teilweise kommt es sogar zu einer Aufwertung.

7.3.2.2.2.1.4. Zusammenfassung

Für alternative Eintrittsalter und Vergütungsniveaus ergeben sich damit die in der folgenden Tabelle dargestellten Gesamteffekte:

Tabelle 7.30: Übersicht der Wirkungsrichtungen der Teileffekte im Fall der unerwartet hohen Versicherungsrendite

Wirkungsrichtung der Teileffekte									
Eintrittsalter	30			40			50		
Vergütung in TDM	100	300	500	100	300	500	100	300	500
Teileffekt Differenzüberhang	–	+		–					
Teileffekt Bilanzpositionen	+								
Teileffekt Versorgungsleistung	+								
Teileffekt I Zinsbesteuerung ($DZ_{thes} \leftrightarrow DZ_{aus}$)	+	0	–	+	0	–	+	0	–
Teileffekt II Zinsbesteuerung ($DZ_{aus} \leftrightarrow DV$)	+ (ledig) 0 (verheiratet)				– (ledig) – (verheiratet)				
Summe ledig	+ + +	++++	+ + +	+ + +	0	–	+	0	–
Summe verheiratet	+ +	+ + +	+ +	+	0	–	+	0	–

+ = Vorteil Direktversicherung
– = Vorteil Direktzusage mit Rückdeckungsversicherung
0 = kein einheitlicher Effekt feststellbar

Diese Tabelle vermittelt lediglich einen Überblick über die Verteilung der Wirkungsrichtungen der einzelnen Teileffekte. Aussagen über das Gewicht der einzelnen Faktoren sind anhand der Tabelle nicht möglich.

Tabelle 7.31: Kapitalwertdifferenzen bei unerwartet hoher Versicherungsrendite für die erwartete Lebensdauer und einen Wiederanlagezinssatz von 8 %

Kapitalwertdifferenzen									
Eintrittsalter	30			40			50		
Vergütung TDM	100	300	500	100	300	500	100	300	500
ledig									
$C_{0,DV}$	36.464	165.890	265.485	39.877	141.258	249.757	32.316	101.602	178.731
$C_{0,DZ}$	10.764	69.304	141.154	15.685	106.158	206.354	27.745	144.025	237.950
Differenz	**25.700** (+27.572)	**96.586** (+94.681)	**124.331** (+128.450)	**24.192** (+27.441)	**35.100** (+48.711)	**43.403** (+77.950)	**4.571** (+18.050)	**- 42.423** (+17.804)	**- 59.219** (+31.866)
verheiratet									
$C_{0,DV}$	31.614	158.075	299.174	36.434	152.630	266.162	34.835	110.630	187.766
$C_{0,DZ}$	10.310	60.268	151.260	15.250	117.147	241.797	20.885	148.059	301.291
Differenz	**21.304** (+24.139)	**97.807** (+98.680)	**147.915** (+151.796)	**21.184** (+26.079)	**35.484** (+58.071)	**24.365** (+71.331)	**13.949** (+24.424)	**-37.429** (+31.872)	**-113.525** (+31.456)

Diesbezügliche Aussagen müssen dem direkten Vergleich der Kapitalwerte entnommen werden. Die entsprechenden Berechnungen zeigen, daß der Einfluß des unterschiedlichen Differenzsteuersatzes auf die Wiederanlagezinsen nur bei fünfzigjährigen Geschäftsführern so stark ist, daß es teilweise zu Umkehrungen der absoluten Vorteilhaftigkeit kommt. Dies wird in Tabelle 7.31 für alle Ausgangssituationen beispielhaft für einen Wiederanlagezinssatz von 8 % und eine dem Erwartungswert entsprechende Lebensdauer dargestellt.

Die Gesamtwirkung der Renditesteigerung auf die Kapitalwertdifferenz (Ergebnis c) wird in der obigen Tabelle durch die kleinen Werte in Klammern wiedergegeben.

7.3.2.2.2.2. Einfluß des Wiederanlagezinssatzniveaus

Übertrifft die tatsächliche die erwartete Versicherungsrendite, so ist der festgestellte relative Vorteil der Direktversicherung um so kleiner bzw. in den Ausgangssituationen acht und neun sowie siebzehn und achtzehn der relative Vorteil der rückgedeckten Direktzusage um so größer, je höher der Wiederanlagezinssatz vor Steuern ist.
Für dreißig- und vierzigjährige Geschäftsführer liegt die Ursache hierfür darin, daß die absoluten Beträge, die sich für die Kapitalwerte bei der Direktversicherung ergeben, stets höher sind als diejenigen für die rückgedeckte Direktzusage. Die Nettorentenüberschüsse der Direktversicherung in der Versorgungsphase übertreffen in ihrer Höhe die entsprechenden Überschüsse aus der Rückdeckungsversicherung, zumal diese Überschüsse noch um die nachteiligen Vermögenswirkungen zu kürzen sind, die sich aus dem die Pensionsrückstellung übersteigenden Forderungsbuchwert ergeben. Werden die jeweiligen Überschüsse mit einem höheren Zinssatz abgezinst, so wirkt sich das - auch bei gleicher relativer Wirkung - in absoluter Hinsicht stets stärker auf die absolut höheren Überschüsse aus. Der Vorteil der Direktzusage nimmt deshalb bei steigendem Zinsniveau ab.
Für fünfzigjährige Geschäftsführer ist ein anderer Effekt entscheidend: Der Kapitalwert der Direktversicherung unterliegt bei einer Zinserhöhung auch dann stärkeren Abwertungen als der Kapitalwert aus der rückgedeckten Direktzusage, wenn die auf die Wiederanlagezinsen entfallenden Differenzsteuersätze niedriger sind als bei der Direktzusage. In diesem Fall sind die Nettozinssätze bei der Direktversicherung höher, und die im Kapitalwert zu erfassenden Zahlungsmittelüberschüsse unterliegen einer höheren Abwertung. Eine Zinserhöhung wirkt sich in diesen Fällen bei der Direktversicherung stärker auf den Nettozinssatz aus als bei der rückgedeckten Direktzusage. Da bereits ein Vorteil für die rückgedeckte Direkt-

zusage besteht, wird dieser Vorteil für steigende Wiederanlagezinssätze vor Steuern also noch größer.

7.3.2.2.3. Unerwartet niedrige Versicherungsrendite

7.3.2.2.3.1. Einfluß der Versicherungsrendite

7.3.2.2.3.1.1. Bilanzpositionen und Steuerstundungseffekt

Bleibt die tatsächliche Rendite der Direkt- bzw. Rückdeckungsversicherung hinter der erwarteten Rendite zurück, so kehren sich die für die unerwartet hohe Versicherungsrendite beobachteten Auswirkungen auf den Steuerstundungseffekt aus der Bewertung der Pensionsrückstellung und der Forderung aus der Rückdeckungsversicherung um: Während der aus der Rückstellungsbildung resultierende Steuerstundungseffekt von der Höhe der Versicherungsrendite unberührt bleibt, schwächt sich der der Steuerstundung entgegenstehende Effekt aus der Aktivierung der Forderung aus der Rückdeckungsversicherung durch die niedrigere Versicherungsrendite ab. Der Rückstellungsaufwand wird nicht nur früher verbucht als der entgegenstehende Ertrag aus der Rückdeckungsversicherung. Darüber hinaus ist nun auch die bis zum Beginn der Versorgungsphase verbuchte Summe aller Aufwendungen höher als diejenige der Erträge. Im Vergleich zur Situation bei Eintritt der erwarteten Versicherungsrendite erhöht sich der absolute Vorteil der Direktzusage mit Rückdeckungsversicherung also weiter. Die Kapitalwertdifferenz wird insoweit stärker negativ (zu Ergebnis b).

In der folgenden Tabelle 7.32 werden die Endvermögensbestände wiedergegeben, die sich aus der Entwicklung der Bilanzpositionen für das erwartete Todesalter und bei einem Wiederanlagezinssatz von 8 % bei der GmbH ergeben. Die positiven Werte stellen einen absoluten Vorteil der Direktzusage mit Rückdeckungsversicherung dar. Die Werte in Klammern geben den relativen Vorteil im Vergleich zum Endvermögen bei erwarteter Versicherungsrendite wieder:

Tabelle 7.32: Steuerstundungseffekt der Bilanzpositionen bei unerwartet niedriger Versicherungsrendite für die erwartete Lebensdauer und einen Wiederanlagezinssatz von 8 %

Endvermögen der GmbH (K_{10})									
Eintrittsalter	30			40			50		
Vergütung in TDM	100	300	500	100	300	500	100	300	500
ledig	167.600 (+123 394)	531.647 (+391 419)	909.459 (+669 578)	109.332 (+69 470)	340.435 (+216 314)	581.866 (+369 721)	48.706 (+24 280)	148.649 (+74 103)	260.170 (+129 698)
verheiratet	319.483 (+227 518)	971.149 (+691 208)	1.674.640 (+1 192 115)	191.205 (+118 598)	571.314 (+354 246)	980.852 (+608 159)	81.266 (+41 807)	231.017 (+118 881)	391.041 (+201 312)

Auch hier belegen die Zahlen, daß der Vorteil der Direktzusage mit Rückdeckungsversicherung um so größer ist, je jünger der Geschäftsführer im Zeitpunkt der Versorgungszusage ist (zu Ergebnis c). Die Erklärung dieses Effekts ist identisch zu derjenigen, die bereits für den Fall der unerwartet hohen Versicherungsrendite vorgestellt wurde: Je länger der Ansparzeitraum ist, desto stärker wirkt sich eine bestimmte Renditeänderung der Versicherung auf die Entwicklung des Forderungsbuchwerts aus der Rückdeckungsversicherung aus. Dieser Zusammenhang wird in der folgenden Abbildung 7.14 wiederum für den Fall eines verheirateten Geschäftsführers mit einer Gesamtvergütung von 300.000 DM und bei einem Wiederanlagezinssatz von 8 % dargestellt. Die absolute Höhe des Gewinnrückgangs ist dabei stets kleiner als die absolute Gewinnsteigerung im Fall der unerwartet hohen Rendite.

Abbildung 7.14: Auswirkung des Renditerückgangs auf den Wertansatz des Versicherungsanspruchs und den Gewinn der GmbH

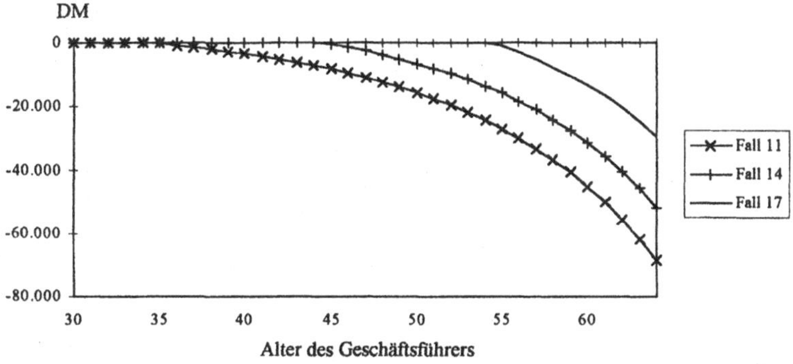

7.3.2.2.3.1.2. Versicherungsleistungen

Ist die Versicherungsrendite unerwartet niedrig, so müssen die im Fall der Direktversicherung auf Geschäftsführerebene entstehenden Fehlbeträge durch offene Gewinnausschüttungen gedeckt werden. Die relativ niedrige Rentenleistung aus der Rückdeckungsversicherung wirkt sich hingegen direkt mindernd auf den Gewinn der GmbH aus.

Zwar ist der absolute Rückgang der Versicherungsleistung bei der Rückdeckungsversicherung stets höher als bei der Direktversicherung, weil die Versicherungsprämie für die Rückdeckungsversicherung höher ist. Dennoch ist die Belastung der GmbH durch die Direktversicherung größer, denn der entfallende Teil der Versicherungsleistung muß durch Ausschüttungen aus dem Gewinn nach Steuern ersetzt werden. Der Gewinn vor Steuern wird deshalb durch den entfallenden Rentenanteil zuzüglich der

hierauf entfallenden Gewerbe- und Körperschaftsteuer und des Solidaritätszuschlags belastet. Insgesamt ist der relative Verlust bei der Direktversicherung stets größer als bei der Rückdeckungsversicherung. Aus Sicht der Direktversicherung ergeben sich die in Tabelle 7.33 dargestellten relativen Nachteile durch Bruttogewinneinbußen (Gewinnänderung Direktversicherung - Gewinnänderung Rückdeckungsversicherung).
Bei der Rückdeckungsversicherung fällt der Gewinnrückgang durchgehend niedriger aus. Es ergibt sich also ein Vorteil der Direktzusage mit Rückdeckungsversicherung.
Der Steuerstundungseffekt aus der Bilanzierung des Versicherungsanspruchs und der Effekt aus dem Gewinnrückgang bei der GmbH wirken in dieselbe Richtung: Beide Einflußfaktoren führen zu einem im Vergleich zur Direktversicherung relativ höheren Endvermögen der GmbH bei der rückgedeckten Direktzusage. Vor der Berücksichtigung von Unterschieden aus der Besteuerung der Wiederanlagezinsen ergibt sich insgesamt ein eindeutiger Vorteil der Direktzusage mit Rückdeckungsversicherung.

Tabelle 7.33: Vergleich der Gewinnbelastung durch Rentenausfälle bei der Direktversicherung und der Rückdeckungsversicherung

Teileffekt Gewinnbelastung vor Steuern									
Eintrittsalter	30			40			50		
Vergütung in TDM	100	300	500	100	300	500	100	300	500
ledig	-9.002	-11.131	-15.379	-6.952	-7.711	-10.021	-4.571	-4.786	-4.908
verheiratet	-12.808	-26.384	-20.373	-9.624	-13.270	-14.556	-5.748	-9.070	-9.081

Die Werte zeigen wiederum, daß der Vorteil der Direktzusage mit Rückdeckungsversicherung um so größer ist, je jünger der Geschäftsführer ist. Ursächlich hierfür ist der bereits vorgestellte Zusammenhang, daß die Auswirkungen einer bestimmten Renditeänderung mit zunehmender Länge des Ansparzeitraums anwachsen.

7.3.2.2.3.1.3. Besteuerung der Wiederanlagezinsen

Ist die Versicherungsrendite unerwartet niedrig, so ist die Endausschüttung bei der Direktversicherung immer negativ. Für fünfzigjährige Geschäftsführer, aber teilweise auch für jüngere Geschäftsführer bei einem Wiederanlagezinssatz vor Steuern von 10 %, ist die Endausschüttung bei der rückgedeckten Direktzusage positiv. Während die Abzinsung der Endausschüttung bei der Direktzusage in diesem Fall einer Abwertung entspricht, wird das Endvermögen bei der Direktversicherung durch die

Abzinsung stets aufgewertet. Beide Effekte wirken in dieselbe Richtung. Die Besteuerung der Wiederanlagezinsen kann diesen Effekt lediglich verringern. Aus der Abzinsung ergibt sich stets ein relativer Vorteil der Direktversicherung. Für diese Fälle reduziert sich also der Vorteil der Direktzusage mit Rückdeckungsversicherung (Teileffekt III).

Beispiel: Die Direktversicherung und die rückgedeckte Direktzusage führen zu einem einheitlich positiven Endvermögen von jeweils 100 DM. Insoweit sind beide Alternativen gleich vorteilhaft. Wird für die Abzinsung um ein Jahr ein einheitlicher Bruttozinssatz von 10 % unterstellt, so kommt es für die Differenz beider Kapitalwerte nur dann zu einem Unterschied, wenn sich die Steuersätze unterscheiden. Beträgt das Endvermögen aus der Direktversicherung aber - 100 DM, so daß die Direktzusage einen Vorteil von 200 DM aufweist, so führt die Abzinsung in jedem Fall zu einem relativen Vorteil für die Direktversicherung. Beträgt der Steuersatz einheitlich 0 %, so ergeben sich Kapitalwerte von 90,91 DM bzw. - 90,91 DM und damit nur noch eine Differenz von 181,82 DM, was einem Vorteil der Direktversicherung von 18,18 DM entspricht. Auch durch Besteuerung der Zinsen mit der Spitzenbelastung von 46,12 % kann der Vorteil der Direktversicherung nur auf das Mindestmaß von 10,23 DM verringert werden.

Differenzierte Aussagen über den Einfluß der Besteuerung der Wiederanlagezinsen sind für die Fälle erforderlich, in denen auch die Endausschüttung aus der Direktzusage mit Rückdeckungsversicherung negativ ist. In diesen Fällen ergibt sich ein relativer Vorteil für die Direktversicherung dann, wenn der auf die Wiederanlagezinsen entfallende Differenzsteuersatz niedriger ist als bei der rückgedeckten Direktzusage, denn der Nettozins ist in diesem Fall höher und der Zinseffekt damit größer (Teileffekt II). Das negative Endvermögen erfährt eine stärkere Aufwertung. Für die betroffenen Fälle, das heißt für bei Diensteintritt dreißig- und vierzigjährige Geschäftsführer und insbesondere für niedrigere Wiederanlagezinssätze, ist die tatsächlich zu beobachtende Aufwertung des negativen Endvermögens jedoch in der Regel bei der rückgedeckten Direktzusage höher. Der Steuersatzeffekt auf die Wiederanlageverzinsung wirkt sich hier also zugunsten der rückgedeckten Direktzusage aus.[676]

Die Ausführungen zur Besteuerung der Wiederanlagezinsen erklären auch, warum Abweichungen von der erwarteten Versicherungsrendite mit zunehmendem Eintrittsalter des Geschäftsführers an Bedeutung verlieren (Ergebnis c). Die Ursache ist in diesem Fall das bei fünfzigjährigen Geschäftsführern positive Endvermögen der GmbH.

---

[676] Eine Unterteilung des Zinseffekts in die Teileffekte I und II wie bei der unerwartet hohen Versicherungsrendite ist in diesem Fall nicht erforderlich, weil die wirtschaftlichen Auswirkungen der Rentenausfälle sowohl bei der Direktversicherung als auch bei der rückgedeckten Direktzusage die Ebene der GmbH betreffen. Insoweit ist ausschließlich der Teileffekt II zu beachten.

7.3.2.2.3.1.4. Zusammenfassung

Insgesamt muß sich damit in den Fällen, in denen das Endvermögen auch bei der rückgedeckten Direktzusage negativ ist, ein eindeutiger Vorteil der Direktzusage mit Rückdeckungsversicherung ergeben.

Tabelle 7.34: Übersicht der Wirkungsrichtungen der Teileffekte beim Vergleich von Direktversicherung und rückgedeckter Direktzusage im Fall der unerwartet niedrigen Versicherungsrendite

Wirkungsrichtung der Teileffekte									
Eintrittsalter	30			40			50		
Vergütung in TDM	100	300	500	100	300	500	100	300	500
Teileffekt Differenzüberhang	–	+		–					
Teileffekt Bilanzpositionen	–								
Teileffekt Versorgungsleistung	–								
Teileffekt Zinsbesteuerung	– Teileffekt II (DZ_{aus} ↔ DV)*						+ Teileffekt III		
Summe	----	--		----			--		

\+ = Vorteil Direktversicherung
– = Vorteil Direktzusage mit Rückdeckungsversicherung
0 = kein einheitlicher Effekt feststellbar
* = soweit Endvermögen bei der Direktzusage mit Rückdeckungsversicherung negativ

Für die Fälle, in denen das Endvermögen aus der rückgedeckten Direktzusage positiv ist, kommt es jedoch zu einem den oben beschriebenen Vorteilen der rückgedeckten Direktzusage entgegenstehenden Effekt durch die Abzinsung. Die Bedeutung dieses Effekts kann nur aus der Betrachtung der sich tatsächlich ergebenden Kapitalwertdifferenz ersehen werden. Da diese Differenz durchgehend negativ ist, bleibt es bei der Vorteilhaftigkeit der Direktzusage. Dies wird in Tabelle 7.35 für alle Ausgangssituationen beispielhaft für den Fall dargestellt, daß der Wiederanlagezinssatz 8 % und die Lebensdauer dem Erwartungswert entspricht.

Im Vergleich zur Situation bei erwarteter Versicherungsrendite kann der Zinseffekt aber immerhin dazu führen, daß die aus dem Renditerückgang resultierenden relativen Vorteile der rückgedeckten Direktzusage - die Steigerung der Steuerstundung aus den Bilanzpositionen und die geringere Gewinnbelastung durch laufende Ausschüttungen - durch die Abzinsung überkompensiert werden. Die durch die Abweichung von der erwarteten Versicherungsrendite eintretende Änderung der Kapitalwertdifferenz wird in Tabelle 7.35 durch die kleinen Zahlen in Klammern wiedergegeben.

Die Änderung ist in den Ausgangssituationen siebzehn und achtzehn positiv.

Tabelle 7.35: Kapitalwertdifferenzen bei unerwartet niedriger Versicherungsrendite für die erwartete Lebensdauer und einen Wiederanlagezinssatz von 8 %

Kapitalwertdifferenzen									
Eintrittsalter	30			40			50		
Vergütung TDM	100	300	500	100	300	500	100	300	500
ledig									
$C_{0, DV}$	-9.900	-38.866	-105.714	-15.035	-66.320	-132.742	-17.632	-56.058	-109.094
$C_{0, DZ}$	-1.351	-10.017	-24.830	-3.297	-10.283	-21.147	3.909	9.623	1.550
Differenz	**-8.549** (-6.677)	**-28.849** (-30.834)	**-80.884** (-76.765)	**-11.738** (-8.489)	**-56.037** (-42.426)	**-111.595** (-77.048)	**-21.541** (-8.062)	**-65.681** (-5.454)	**-110.644** (-19.559)
verheiratet									
$C_{0, DV}$	-8.153	-34.299	-72.883	-12.907	-39.651	-96.611	-16.682	-39.155	-70.820
$C_{0, DZ}$	-281	-8.782	-21.770	-1.197	-1.551	-6.859	2.316	25.143	33.840
Differenz	**-7.872** (-5.037)	**-25.517** (-24.644)	**- 51.113** (-47.232)	**-11.710** (-6.815)	**-38.100** (-15.513)	**-89.752** (-42.786)	**-18.998** (-8.523)	**-64.298** (+5.003)	**-104.660** (+40.321)

7.3.2.2.3.2. Einfluß des Wiederanlagezinssatzniveaus

Bleibt die Versicherungsrendite hinter den Erwartungen zurück, so ist der relative Vorteil der rückgedeckten Direktzusage um so kleiner, je höher der Wiederanlagezinssatz vor Steuern ist. Auch hier ergibt sich dieses Ergebnis aus den bei der Direktversicherung im Vergleich absolut höheren Beträgen. Die aufgrund der geringen Rente aus der Direktversicherung erforderlichen Gewinnausschüttungen der GmbH sind stets höher als die entsprechenden Gewinnminderungen durch den Rückgang der Renten aus der Rückdeckungsversicherung, zumal sich der Gewinn der GmbH im Fall der rückgedeckten Direktzusage noch um die Vorteile aus der Steuerstundung durch die Pensionsrückstellung erhöht. Das Endvermögen der GmbH ebenso wie dessen Kapitalwert sind bei der Direktversicherung deshalb immer deutlich stärker negativ als bei der rückgedeckten Direktzusage. Die Abzinsung mit einem höheren Zinssatz wirkt sich - auch bei gleicher relativer Wirkung - in absoluter Hinsicht stets stärker auf die absolut höheren Beträge, das heißt auf den stärker negativen Kapitalwert der Direktversicherung aus. Hierdurch wird die Direktversicherung aufgewertet. Der Vorteil der Direktzusage nimmt bei steigendem Zinsniveau ab.

7.3.2.3. Ableitung von Gestaltungsempfehlungen

Die Berechnungen haben gezeigt, daß die Höhe der Versicherungsrendite für junge Geschäftsführer die entscheidende Einflußgröße ist. Stimmt die tatsächliche mit der erwarteten Versicherungsrendite überein, so sind die Direktversicherung und die rückgedeckte Direktzusage zwei gleichwertige Gestaltungsalternativen für die betriebliche Altersversorgung junger Geschäftsführer. Den Ausschlag bei der Auswahl einer Alternative muß insoweit die im Einzelfall bestehende Risikobereitschaft des Geschäftsführers bezüglich möglicher Renditeentwicklungen bei den Versicherungen geben. Weitergehende Aussagen sind in diesem Fall grundsätzlich nicht möglich. Die gewählte Vorgehensweise der Berechnung der Kapitalwertdifferenzen für unterschiedliche Umweltentwicklungen entspricht der Erfassung der Unsicherheit über eine Sensitivitätsanalyse. Die Leistung der Sensitivitätsanalyse besteht darin, das Ausmaß der Chancen und Risiken aufzudecken, die mit der Entscheidung für eine Gestaltungsalternative der betrieblichen Altersversorgung verbunden sind.[677] Eine Regel zur Entscheidungsfindung unter Unsicherheit enthält sie dagegen nicht. Im Hinblick auf die Zielsetzung der Absicherung der Grundversorgung, das heißt bei einer eher vorsichtigen, risikoscheuen Einstellung des Geschäftsführers, sollte im Zweifel jedoch eher von einer niedrigeren Versicherungsrendite ausgegangen werden. In diesem Fall ist die rückgedeckte Direktzusage vorzuziehen.

Zur Verknüpfung der Berechnungsergebnisse mit einer Entscheidungsregel unter Unsicherheit bietet sich als sinnvolle Alternative die Minimax-Regret-Regel[678] an. Zwar handelt es sich hier um eine Entscheidungsregel unter Ungewißheit, das heißt um eine Regel für Situationen, in denen keine Informationen über die Eintrittswahrscheinlichkeit der verschiedenen Umweltentwicklungen vorliegen.[679] Tatsächlich liegen entsprechende Wahrscheinlichkeiten für die Entwicklung der Versicherungsrendite und des Wiederanlagezinssatzes vor Steuern nicht vor. Für die Entwicklung der Versicherungsrendite könnten nur subjektive Wahrscheinlichkeiten bestimmt werden, so daß die Gefahr von Fehleinschätzungen sehr groß ist. Die Beurteilung des erzielbaren Wiederanlagezinssatzes vor Steuern hängt von den wirtschaftlichen Gegebenheiten der im Einzelfall betrachteten GmbH ab. Auch hier können also keine allgemeinen Annahmen über Wahrscheinlichkeiten getroffen werden. Die Wahrscheinlichkeit für den tatsächlichen Eintritt der verschiedenen betrachteten Todeszeitpunkte ist jedoch bekannt und könnte entsprechend berücksichtigt werden. Zum ei-

---

677 Siehe dazu Kußmaul, H., StB 1996, S. 105-108.

678 Siehe dazu Bamberg, G./Coenenberg, A.G., Entscheidungslehre, 2000, S. 135; Dörsam, P., Entscheidungstheorie, 1996, S. 29-32. Die dieser Regel entgegengebrachte Kritik kommt im vorliegenden Fall nicht zum Tragen, weil die Ergebnisse für unterschiedliche Umweltzustände relativ stabil sind.

679 Vgl. Bamberg, G./Coenenberg, A.G., Entscheidungslehre, 2000, S. 128; Kußmaul, H., StB 1996, S. 63.

nen ist jedoch die Bedeutung der Todeszeitpunkte für die sich ergebende Kapitalwertdifferenz nur gering. Zum anderen zeigt die Betrachtung der Wahrscheinlichkeitsverteilung in Abbildung 7.15, daß dieser Einflußfaktor vernachlässigt werden kann.

Die Wahrscheinlichkeiten sind relativ gleichmäßig über den gesamten Betrachtungszeitraum der Kapitalwertfunktion verteilt und darüber hinaus stets sehr gering. Es erscheint aus diesem Grund nicht sinnvoll, einen bestimmten Zeitpunkt für die Beurteilung herauszuheben. Im Ergebnis ist es deshalb vertretbar, die Wahrscheinlichkeitsverteilung bei der Beurteilung der Gestaltungsalternativen zu vernachlässigen.

Die Minimax-Regret-Regel unterstellt ebenfalls eine vorsichtige, risikoscheue Einstellung des Geschäftsführers und ist insoweit mit der Zielsetzung der Absicherung der Grundversorgung vereinbar. Sie unterstellt, daß der Geschäftsführer seine Entscheidung an dem möglichen Nachteil ausrichtet, der sich aus der Wahl der unwirtschaftlicheren Alternative ergeben kann. Der mögliche Nachteil entspricht im vorliegenden Fall der Kapitalwertdifferenz. Nach dieser Regel ist die Direktversicherung zu empfehlen, denn der mögliche Nachteil aus der Direktversicherung ist kleiner als der mögliche Nachteil aus der rückgedeckten Direktzusage.

Ein weiteres Argument zugunsten der Direktversicherung kann schließlich in der vergleichsweise einfachen Handhabung[680] gesehen werden.

Abbildung 7.15: Wahrscheinlichkeitsverteilung für den Todesfall innerhalb des Betrachtungszeitraums der Kapitalwertfunktionen

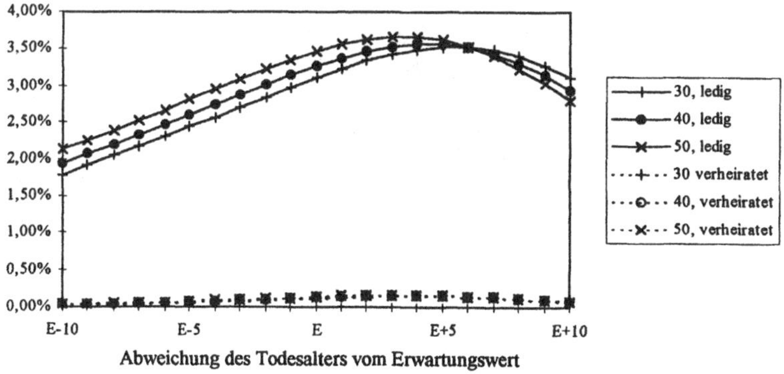

680 Vgl. Kußmaul, H., Altersversorgung, 1995, S. 11; Wolf, K.-H., DSWR 1996, S. 130.

Vierzigjährigen Geschäftsführern ist grundsätzlich die rückgedeckte Direktzusage zu empfehlen, weil sie bei Eintritt der erwarteten Versicherungsrendite zu einem höheren Kapitalwert führt. Dieser Vorteil bleibt bei geringfügig über die Erwartung von 6 % hinausgehenden Versicherungsrenditen bestehen und wird bei hinter den Erwartungen zurückbleibenden Renditen noch deutlicher. Sofern die Minimax-Regret-Regel nicht ausnahmslos auf alle möglichen Umweltentwicklungen angewendet, sondern einzelne Extremwerte aus der Betrachtung ausgeklammert werden, um die Aussagekraft der Regel zu erhöhen[681], führt auch die Minimax-Regret-Regel für Geschäftsführervergütungen von 300.000 DM und 500.000 DM zur Vorteilhaftigkeit der rückgedeckte Direktzusage. Lediglich bei niedrigem Zinssatz und gleichzeitig unerwartet hoher Versicherungsrendite liegt der Vorteil dann bei der Direktversicherung, wenn die tatsächliche Lebensdauer den Erwartungswert übersteigt. Für Geschäftsführervergütungen von nur 100.000 DM zeigt die Minimax-Regret-Regel hingegen die Vorteilhaftigkeit der Direktversicherung an.

Ältere Geschäftsführer sollten in jedem Fall die rückgedeckte Direktzusage wählen. Sie dominiert die Direktversicherung in der weit überwiegenden Zahl der Fälle. Nur bei niedrigen Geschäftsführervergütungen von 100.000 DM kann es bei unerwartet hohen Versicherungsrenditen noch zu Vorteilen bei der Direktversicherung kommen. Nach der Minimax-Regret-Regel ist die rückgedeckte Direktzusage jedoch auch in diesen Fällen eindeutig vorzuziehen.

7.3.3. Vergleich der insolvenzgefährdeten mit den insolvenzsicheren Handlungsalternativen

Der Vergleich der insolvenzgefährdeten mit den insolvenzsicheren Handlungsalternativen wird in zwei Abschnitte geteilt. In Abschnitt 7.3.3.1. wird zunächst überprüft, mit welchen wirtschaftlichen Nachteilen durch die Absicherung der Altersversorgung gegen das Insolvenzrisiko zu rechnen ist. Für diesen Vergleich kann die Sparalternative aus der Betrachtung ausgeschlossen werden, weil sie von der Direktzusage ohne Rückdeckungsversicherung dominiert wird. Eine Zielsetzung der Arbeit besteht darin, Aussagen dazu abzuleiten, inwieweit sich durch die betriebliche Altersversorgung als Alternative zum Festgehalt weitere Vorteile gegenüber der offenen Gewinnausschüttung erzielen lassen. Für die Direktzusage ohne Rückdeckungsversicherung ist diese Beurteilung in Abschnitt 7.3.1. erfolgt. Noch nicht betrachtet wurde aber der Vergleich der Sparal-

---

[681] Siehe dazu die Kritik und das Zahlenbeispiel in Bamberg, G./Coenenberg, A.G., Entscheidungslehre, 2000, S. 135.

ternative mit der Direktversicherung und der rückgedeckten Direktzusage. Dieser Vergleich erfolgt in Abschnitt 7.3.3.2.

7.3.3.1. Vergleich von Direktzusage ohne und Direktzusage mit Rückdeckungsversicherung

7.3.3.1.1. Darstellung der Ergebnisse

Der Vergleich der Direktzusage ohne Rückdeckungsversicherung mit den insolvenzsicheren Durchführungswegen der betrieblichen Altersversorgung wird im folgenden auf den Vergleich mit der rückgedeckten Direktzusage beschränkt, denn die darzustellenden Ergebnisse und die diese Ergebnisse erklärenden Effekte sind für die Direktversicherung und die Direktzusage mit Rückdeckungsversicherung zu großen Teilen[682] dieselben. Werden die insolvenzgefährdeten Handlungsalternativen mit den insolvenzsicheren Handlungsalternativen verglichen, so ist eine Differenzierung der Darstellung nach unterschiedlichen Eintrittsaltern nicht erforderlich.

Abbildung 7.16: Kapitalwertdifferenzen für den Vergleich von Direktzusage ohne und Direktzusage mit Rückdeckungsversicherung

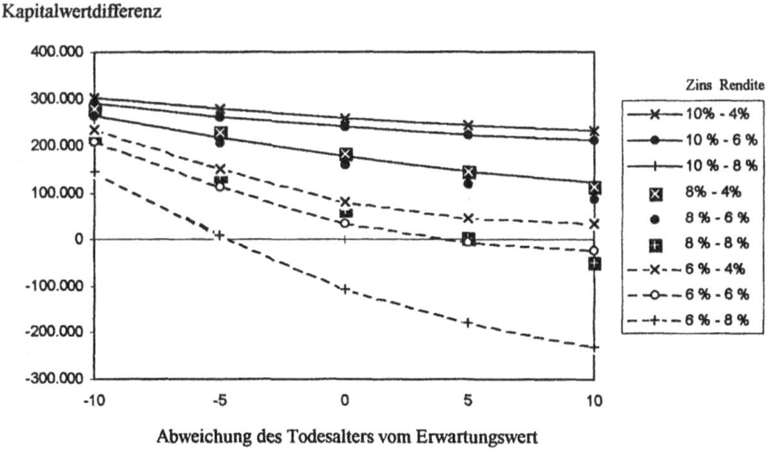

[682] Ein grundsätzlicher Unterschied besteht lediglich darin, daß beim Vergleich der Direktzusage ohne Rückdeckungsversicherung mit der rückgedeckten Direktzusage die Aktivierung des Versicherungsanspruchs einen Vorteil der insolvenzgefährdeten Alternative begründet, während dieser Effekt beim Vergleich der Direktzusage ohne Rückdeckungsversicherung mit der Direktversicherung aus der Passivierung der Pensionsrückstellung der Pensionsrückstellung resultiert.

Aus dem Abzug der Kapitalwerte für die Direktzusage mit Rückdeckungsversicherung von denjenigen für die Direktzusage ohne Rückdeckungsversicherung resultiert stets ein den oben für die Ausgangssituation vierzehn dargestellten Kapitalwertdifferenzen vergleichbares Ergebnis (Kapitalwert Direktzusage ohne Rückdeckungsversicherung - Kapitalwert Direktzusage mit Rückdeckungsversicherung).

Die Kapitalwertdifferenz ist zu Beginn des Betrachtungszeitraums immer positiv und fällt für jede Kombination von Wiederanlagezinssatz vor Steuern und Versicherungsrendite im Zeitablauf ab. Der wirtschaftliche Vorteil des Verzichts auf eine Rückdeckungsversicherung reduziert sich also mit zunehmender Lebensdauer. Im Gegensatz zu den Kapitalwertdifferenzen, die sich für den Vergleich der insolvenzgefährdeten bzw. der insolvenzsicheren Alternativen untereinander ergeben, ist die tatsächliche Lebensdauer nun ein wesentlicher Einflußfaktor für die Bestimmung der Vorteilhaftigkeit. Die Höhe der Versicherungsrendite und die Höhe des Wiederanlagezinssatzes beeinflussen lediglich den Grad der von der Lebensdauer geprägten grundsätzlichen Entwicklung der Kapitalwertdifferenz. Insgesamt sind die folgenden Wirkungstendenzen zu erkennen:

a) In der Regel ist die Direktzusage ohne Rückdeckungsversicherung vorteilhafter. Je älter der Geschäftsführer jedoch wird, desto weiter verschiebt sich die relative Vorteilhaftigkeit zugunsten der Direktzusage mit Rückdeckungsversicherung.
b) Je höher der Wiederanlagezinssatz vor Steuern ist, desto vorteilhafter wirkt sich dies auf die Direktzusage ohne Rückdeckungsversicherung aus.
c) Je höher die Rendite der Rückdeckungsversicherung ist, desto vorteilhafter wirkt sich dies auf die Direktzusage mit Rückdeckungsversicherung aus.

Die Kombination dieser Teileffekte führt dazu, daß in den Fällen, in denen der Wiederanlagezinssatz niedrig und die Versicherungsrendite hoch ist, für höhere Lebensalter, bei Ledigen bereits mit Erreichen der Lebenserwartung, Umkehrungen der Vorteilhaftigkeit zu beobachten sind. Die Direktzusage ohne Rückdeckungsversicherung bringt also nicht immer die höheren wirtschaftlichen Vorteile mit sich. Diese Ergebnisse sind im folgenden Abschnitt zu erklären.

7.3.3.1.2. Erklärung der Ergebnisse

7.3.3.1.2.1. Einfluß der Lebensdauer

Der Kapitalwert für die Direktzusage ohne und diejenige mit Rückdeckungsversicherung unterscheiden sich lediglich durch die finanziellen Konsequenzen, die aus der Rückdeckungsversicherung resultieren. Bei der Direktzusage mit Rückdeckungsversicherung fließen während der Aktivzeit jährlich Versicherungsprämien aus der GmbH ab. Insoweit ergibt sich ein Vorteil der Direktzusage ohne Rückdeckungsversicherung. In der Versorgungsphase fließen dem Unternehmen hingegen Versicherungsleistungen zu. Insoweit ergibt sich ein Vorteil der Direktzusage mit Rückdeckungsversicherung. Darüber hinaus ist die Forderung gegen den Versicherer ab dem Zeitpunkt des Vertragsabschlusses bis zum Ende des Betrachtungszeitraums zu aktivieren. Die Summe aller verbuchten Erträge und Aufwendungen ist über den gesamten Zeitraum hinweg gesehen gleich hoch. Da jedoch die Erträge erheblich früher verbucht werden als die Aufwendungen, ergibt sich ein negativer Zinseffekt, das heißt ein Nachteil der Direktzusage mit Rückdeckungsversicherung.
Bis zum Beginn der Versorgungsphase ergeben sich damit nur Vorteile für die Direktzusage ohne Rückdeckungsversicherung, denn im Gegensatz zur rückgedeckten Direktzusage fließen weder Versicherungsprämien ab noch ist ein Versicherungsanspruch zu bilanzieren. Zu diesem Versicherungsanspruch ergeben sich bei der rückgedeckten Direktzusage während der Aktivzeit ausschließlich gewinnerhöhende Zuführungen, die mit entsprechenden liquiditätswirksamen Steuerbelastungen verbunden sind. Zu Nachteilen kommt es für die Direktzusage ohne Rückdeckungsversicherung erst mit Beginn der Versorgungsphase. Ab diesem Zeitpunkt fließen der GmbH im Gegensatz zur rückgedeckten Direktzusage keine Versicherungsleistungen zu. Darüber hinaus wird der Versicherungsanspruch ab diesem Zeitpunkt wieder abgebaut. Es kommt zu entsprechenden Gewinnminderungen und damit zu Steuerentlastungen, die wiederum den Zahlungsmittelbestand erhöhen.
Aus diesem Zusammenhang ergibt sich, daß die Direktzusage ohne Rückdeckungsversicherung für Todeszeitpunkte vor oder kurze Zeit nach Erreichen des geplanten Pensionierungsalters stets vorteilhaft ist. Die Vorteile in der Aktivzeit kommen voll zum Tragen, der Nachteil aus dem Zufluß von Versicherungsleistungen ist dagegen nur über kurze Zeit wirksam und damit relativ bedeutungslos. Je länger der Betrachtungszeitraum jedoch wird, das heißt je länger die Versorgungsphase andauert, desto größere Bedeutung kommt den jährlichen Rentenzahlungen aus der Rückdeckungsversicherung zu, so daß sich die Vorteilhaftigkeit zugunsten der Direktzusage mit Rückdeckungsversicherung verschiebt. Aus der Bilan-

zierung des Versicherungsanspruchs steht dem zwar ein Nachteil entgegen, weil der Zeitraum zwischen Bildung und Auflösung des Aktivpostens mit zunehmender Lebensdauer länger und der nachteilige Zinseffekt aus der Bilanzierung damit größer wird. Dieser Effekt bleibt in seiner Wirkung jedoch hinter dem Einfluß der Versicherungsleistungen zurück.
Dieser Zusammenhang gilt für jede im Rahmen des Berechnungsmodells betrachtete Kombination von Höhe der Versicherungsrendite und Höhe des Wiederanlagezinssatzes. In einigen Fällen ist der Vorteil aus dem jährlichen Zufluß der Versicherungsleistungen so hoch, daß der zu Beginn der Versorgungsphase negative Kapitalstock aus der Rückdeckungsversicherung im Zeitablauf positiv und zu einem absoluten Vorteil wird.

7.3.3.1.2.2. Einfluß des Wiederanlagezinssatzniveaus

Ein höherer Wiederanlagezinssatz vor Steuern wirkt sich stets zugunsten der Direktzusage ohne Rückdeckungsversicherung aus. Der Grund hierfür besteht im Steuerstundungseffekt aus der Pensionsrückstellung. Dieser Effekt wird durch höhere Zinssätze stets aufgewertet. Während der Steuerstundungseffekt bei der Direktzusage ohne Rückdeckungsversicherung in ausgeprägter Form zum Tragen kommt, wird er bei der rückgedeckten Direktzusage durch die Rückdeckungsversicherung zu einem erheblichen Anteil aufgehoben bzw. im Fall einer unerwartet hohen Versicherungsrendite sogar überkompensiert.

7.3.3.1.2.3. Einfluß der Versicherungsrendite

Die Versicherungsrendite beeinflußt zum einen die Höhe der Versicherungsleistungen. Je höher die Versicherungsrendite ist, desto höher ist auch die vom Versicherer gezahlte Rente. Zum anderen ist der Wert, mit dem die Rückdeckungsversicherung in der Bilanz anzusetzen ist, von der Höhe der Versicherungsrendite abhängig. Da eine höhere Versicherungsrendite zu einem höheren Wertansatz der Forderung führt, nimmt auch der negative Zinseffekt aus der Aktivierung der Forderung in seiner Höhe zu. Ob eine Erhöhung der Versicherungsrendite insgesamt zu einem Vor- oder Nachteil für die Rückdeckungsversicherung führt, hängt davon ab, welcher Effekt überwiegt. In den betrachteten Ausgangssituationen führt eine Erhöhung der Versicherungsrendite auch zu einer relativen Erhöhung des Vermögens, das sich am Ende des Betrachtungszeitraums auf Ebene der GmbH ergibt. Diese Wirkung ist um so deutlicher, je länger der Betrachtungszeitraum ist, weil die Versicherungsleistungen im Vergleich zum Zinseffekt aus der Bilanzierung eine zunehmend größere Bedeutung erhalten.[683] Insoweit ergibt sich aus einem Anstieg der Versicherungsrendite insgesamt ein Vorteil für die Direktzusage mit Rückdeckungsversicherung.

7.3.3.1.3. Ableitung von Gestaltungsempfehlungen

Der Vergleich der insolvenzgefährdeten mit der insolvenzsicheren Gestaltung der betrieblichen Altersversorgung erfolgt mit dem Ziel, den wirtschaftlichen Nachteil zu bestimmen, der für die Absicherung gegen den Insolvenzfall hinzunehmen ist, wenn dieser Fall tatsächlich nie eintritt. Zwar ist der Wert, der der Insolvenzsicherheit der Altersversorgung beigemessen wird, von der individuellen Risikobereitschaft des im Einzelfall betroffenen Geschäftsführers und von der jeweiligen Einschätzung des Insolvenzrisikos abhängig. Insoweit können aus den obigen Ergebnissen keine Gestaltungsgrundsätze von allgemeiner Gültigkeit abgeleitet werden. Gleichwohl ist der Vergleich zur Unterstützung des Abwägungsprozesses und teilweise auch zur Ableitung von Gestaltungsempfehlungen für die betriebliche Altersversorgung hilfreich.

Die Berechnungsergebnisse zeigen, daß die Höhe des wirtschaftlichen Nachteils, der aus dem Abschluß einer Rückdeckungsversicherung resultiert, relativ stabil ist, sofern die Gesamtvergütung 300.000 DM oder 500.000 DM beträgt und von einem Wiederanlagezinssatz in Höhe von 10 % ausgegangen wird. Die Berechnungen erlauben in diesem Fall eine recht gute Einschätzung der Höhe des Preises, der für die Insolvenzsicherheit der Altersversorgung zu zahlen ist. Geschäftsführer, die von einem entsprechend hohen Wiederanlagezinssatz ausgehen, können auf dieser Grundlage entscheiden, ob ihnen die Insolvenzsicherheit diesen Preis wert ist. Als grobe Richtlinie ergibt sich dabei für Ledige ein Betrag von etwa einer halben und bei Verheirateten von etwa einer dreiviertel Jahresbruttovergütung. Die allgemeine Empfehlung kann nur in dem Hinweis bestehen, daß die Absicherung der Altersversorgung gegen das Insolvenzrisiko in jedem Fall zu befürworten ist.

Sofern die Gesamtvergütung nur 100.000 DM beträgt oder von einem niedrigen Wiederanlagezinssatz in Höhe von 6 % ausgegangen wird, ist der Nachteil der Rückdeckungsversicherung in Abhängigkeit von der Lebensdauer des Geschäftsführers bzw. seiner Ehefrau erheblich stärkeren Schwankungen ausgesetzt. In jedem Fall ist der Nachteil aber deutlich niedriger als bei hohen Wiederanlagezinssätzen. In den Fällen, in denen gleichzeitig eine hohe Versicherungsrendite vorliegt, kann es sogar zu ab-

---

[683] Nur bei ledigen dreißigjährigen Geschäftsführern, die zehn Jahre vor dem erwarteten Zeitpunkt sterben, kann ausnahmsweise ein gegenteiliger Effekt beobachtet werden, sofern der Wiederanlagezinssatz mit 10 % angesetzt wird.

soluten Vorteilen aus der Rückdeckungsversicherung kommen. Vor diesem Hintergrund, der die Direktzusage ohne und mit Rückdeckungsversicherung in wirtschaftlicher Hinsicht auch bei Ausbleiben des Insolvenzfalls als nahezu gleichwertig erscheinen läßt, ist die Rückdeckung der Direktzusage in jedem Fall zu empfehlen.

7.3.3.2. Vergleich von betrieblicher Ersparnisbildung und Direktversicherung

Der Vergleich der Sparalternative mit der den insolvenzsicheren Durchführungswegen der betrieblichen Altersversorgung wird im folgenden auf die Betrachtung der Direktversicherung beschränkt. Auf die Direktzusage mit Rückdeckungsversicherung wird nicht eingegangen. Jedoch sind die zu beobachtenden Effekte im wesentlichen dieselben.

Abbildung 7.17: Kapitalwertdifferenzen für den Vergleich von betrieblicher Ersparnisbildung und Direktversicherung

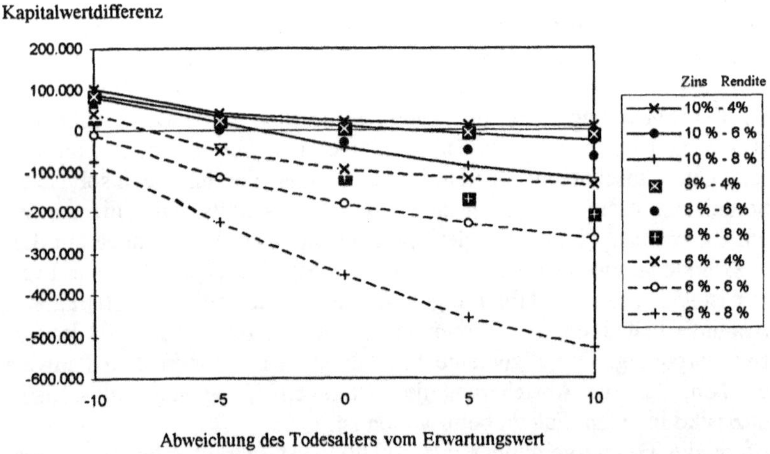

Für die Kapitalwertdifferenzen aus dem Abzug der Kapitalwerte für die Direktversicherung von denjenigen für die betriebliche Ersparnisbildung ergibt sich stets ein dem oben für die Ausgangssituation vierzehn dargestellten Verlauf vergleichbares Bild (Kapitalwert betriebliche Ersparnisbildung - Kapitalwert Direktversicherung). Die Kapitalwertdifferenz ist in den meisten Fällen negativ und fällt für jede Kombination von Wiederanlagezinssatz vor Steuern und Versicherungsrendite mit zunehmender Länge des Betrachtungszeitraums ab. Für die in unterschiedlichen Ausprägungen berücksichtigten Einflußfaktoren lassen sich die folgenden Zusammenhänge erkennen:

a) Die Direktversicherung ist um so eher vorteilhaft, je älter der Geschäftsführer wird.
b) Je höher der Wiederanlagezinssatz vor Steuern ist, desto vorteilhafter wirkt sich dies auf die Sparalternative aus.
c) Je höher die Rendite der Versicherung ist, desto vorteilhafter wirkt sich dies auf die Direktversicherung aus.

Wie beim Vergleich der Direktzusage ohne Rückdeckungsversicherung mit der Direktzusage mit Rückdeckungsversicherung ergeben sich die Unterschiede in den Kapitalwerten ausschließlich aus den finanziellen Konsequenzen einer Versicherung, in diesem Fall der Direktversicherung. Im Gegensatz zur Rückdeckungsversicherung ist die Direktversicherung jedoch nicht zu aktivieren. Bei der Direktversicherung fließen während der Aktivzeit Zahlungsmittel in Form von Versicherungsprämien aus dem Gesellschaft-Gesellschafterkreis ab und in der Versorgungsphase Zahlungsmittel in Form von Versicherungsleistungen in den Gesellschaft-Gesellschafterkreis hinein. Hieraus ergibt sich, daß die Sparalternative für Todeszeitpunkte vor oder kurze Zeit nach Erreichen des geplanten Pensionierungsalters stets vorteilhaft ist. Da die Bedeutung der Versicherungsleistungen mit zunehmender Länge des Betrachtungszeitraums jedoch zunimmt, kehrt sich die Vorteilhaftigkeit für spätere Todeszeitpunkte zunehmend deutlicher zugunsten der Direktversicherung um.
Ein höherer Wiederanlagezinssatz vor Steuern wirkt sich stets zugunsten der Sparalternative aus, weil grundsätzlich nur bei der Sparalternative ein negativer Kapitalstock aus der Finanzierung der Versorgungsleistungen durch Gewinnausschüttungen entsteht. Der Barwert dieses negativen Kapitalstocks wird durch höhere Zinssätze stets aufgewertet, das heißt weniger negativ.
Die Versicherungsrendite beeinflußt ausschließlich die Höhe der Versicherungsleistungen. Je höher die Versicherungsrendite ist, desto höher ist auch die vom Versicherer gezahlte Rente. Dieser Vorteil kommt der Direktversicherung zugute.

Die Ergebnisse zeigen, daß die Alternative der Ersparnisbildung im Gegensatz zur Situation bei der Direktzusage ohne Rückdeckungsversicherung nicht von der Direktversicherung dominiert wird. Für Geschäftsführer, die eine niedrige Wiederanlageverzinsung erwarten, ist die Direktversicherung in jedem Fall vorzuziehen. Bei einem hohen Wiederanlagezinssatz vor Steuern kann sich aus der Sparalternative zwar ein wirtschaftlicher Vorteil gegenüber der Direktversicherung ergeben. Wird aber der Umstand in die Beurteilung einbezogen, daß die Altersversorgung nur im Fall der Direktversicherung auch gegen den Insolvenzfall abgesichert ist, so ist die Sparalternative auch in dieser Situation nicht zu empfehlen.

8. Zusammenfassung und Relativierung der Ergebnisse

Die Vereinbarung einer Geschäftsführervergütung auf schuldrechtlicher Basis ist auch nach Einführung des Halbeinkünfteverfahrens durch das Steuersenkungsgesetz noch vorteilhaft. Die Zielsetzung der Arbeit bestand darin, eine Vorgehensweise zur Bestimmung der angemessenen Höhe dieser Vergütung zu entwickeln und zu untersuchen, inwieweit sich die im Vergleich zur Entlohnung über Gewinnausschüttungen bestehenden Vorteile einer Geschäftsführervergütung auf schuldrechtlicher Basis durch die Vergütungskomponenten Tantieme und betriebliche Altersversorgung noch steigern lassen.
Die Auswertung der Rechtsprechung, der Auffassung der Finanzverwaltung und der Literatur hat ergeben, daß die Höhe der Geschäftsführergesamtvergütung, die im Einzelfall angemessen ist, zwar niemals mit Sicherheit bestimmt werden kann, die Berücksichtigung von Vergütungsstudien jedoch ein unverzichtbarer Bestandteil für die Schätzung der angemessenen Gesamtvergütung ist.
Tantiemevereinbarungen sind nur für Geschäftsführer wirtschaftlich gefährdeter GmbH's zu empfehlen, bei denen der Jahreserfolg regelmäßig zwischen der Gewinn- und der Verlustzone schwankt. Dies gilt jedoch nur, wenn der Geschäftsführer bereit ist, Nettoeinkommenseinbußen hinzunehmen und wenn das zu versteuernde Einkommen des Geschäftsführers auch ohne die Tantieme über 100.000 DM bei Einzel- und 200.000 DM bei Zusammenveranlagung liegt, so daß die auf die Tantieme entfallende Steuerbelastung im Bereich des Einkommensteuerspitzensatzes liegt.
Die betriebliche Altersversorgung ist hingegen ein stets zu empfehlender Bestandteil der Geschäftsführervergütung. Die Direktzusage ohne Rückdeckungsversicherung führt stets zu Vorteilen gegenüber der Sparalternative. Für die Direktversicherung und die Direktzusage mit Rückdeckungsversicherung gilt dieselbe Aussage dann, wenn der Geschäftsführer und im gegebenen Fall seine Ehefrau nicht bereits mit einem verhältnismäßig jungen Alter sterben.
Sofern der Geschäftsführer auf die Insolvenzsicherheit seiner Altersversorgung verzichten will, ist die Direktzusage der betrieblichen Ersparnisbildung stets vorzuziehen. Innerhalb der insolvenzsicheren Gestaltungsalternativen ist der rückgedeckten Direktzusage der Vorzug vor der Direktversicherung zu geben, wenn das Alter des Geschäftsführers bei Diensteintritt vierzig Jahre beträgt oder darüber liegt. Für jüngere Geschäftsführer sind die Direktversicherung und die Direktzusage mit Rückdeckungsversicherung im wesentlichen gleichwertig.
Der Preis für die Insolvenzsicherheit ist um so geringer, je niedriger der Wiederanlagezinssatz vor Steuern ist. Bei einem Zinssatz von nur 6 %

empfiehlt sich in jedem Fall die Auswahl einer insolvenzsicheren Alternative der betrieblichen Altersversorgung.

Erweiterungsmöglichkeiten zur Ergänzung oder weitergehenden Differenzierung bzw. Verallgemeinerung der im Rahmen dieser Arbeit abgeleiteten Ergebnisse bestehen zunächst im Einbezug weiterer Vergütungskomponenten wie der Zurverfügungstellung eines Dienstwagens. Darüber hinaus mußten bei der Ableitung der Gestaltungsempfehlungen zur betrieblichen Altersversorgung zahlreiche Annahmen getroffen werden, wodurch die Aussagekraft der aus einem Modell abgeleiteten Ergebnisse eingeschränkt ist. Durch die Aufhebung oder Änderung dieser Annahmen könnten weitere Ergebnisse gewonnen werden.
Zum einen bieten sich weitere Variationen der in das bestehende Berechnungsmodell eingehenden Ausgangssituationen und Umweltparameter an. So könnten durch die Vernachlässigung von Frei- und Pauschbeträgen Aussagen für den Fall abgeleitet werden, daß diese Beträge bereits vor Berücksichtigung der betrieblichen Altersversorgung ausgeschöpft sind. Durch die einheitliche Verwendung des Einkommensteuerspitzensatzes könnte darüber hinaus der Fall erfaßt werden, daß die Einkünfte des Geschäftsführers aus im Rahmen des Modells nicht erfaßten Quellen so hoch sind, daß sich Progressionseffekte auf die Maßnahmen der betrieblichen Altersversorgung nicht mehr auswirken. Auch die Betrachtung alternativer Gewerbesteuerhebesätze ist möglich.
Zum anderen könnte die Struktur des Berechnungsmodells modifiziert werden, um weitere Aussagen über die wirtschaftliche Vorteilhaftigkeit der Durchführungswege der betrieblichen Altersversorgung abzuleiten. So wurde im Rahmen dieser Arbeit auf die Berücksichtigung eines Inflationsausgleichs verzichtet. Darüber hinaus könnte die Grundannahme aufgegeben werden, daß verdeckte Gewinnausschüttungen in jedem Fall vermieden werden sollen. Zu denken ist hier an die Anhebung der Versorgungsleistungen auf ein Niveau, das ohne Entstehung einer Überversorgung nur über die Direktversicherung erreicht werden kann, aber auch an eine frühzeitigere Erteilung der Versorgungszusage: Für die Direktversicherung ist weder eine Wartezeit der GmbH noch eine Probezeit des Geschäftsführers einzuhalten. Sie könnte deshalb bereits mit Diensteintritt des Geschäftsführers abgeschlossen werden. Eine zur Aufrechterhaltung der Vergleichbarkeit ebenfalls auf diesen Zeitpunkt erteilte Direktzusage würde während der Warte- oder Probezeit zu verdeckten Gewinnausschüttungen führen. Der Frage, inwieweit sich aus diesen Veränderungen der Modellannahmen Vor- oder Nachteile für die Direktversicherung, die rückgedeckte oder die nicht rückgedeckte Direktzusage ergeben, könnte über eine entsprechende Modifizierung des Berechnungsmodells nachge-

gangen werden. Schließlich könnten der Eintritt des Insolvenzfalls und die steuerliche Belastung der Unternehmensnachfolge mit erfaßt werden.

Literaturverzeichnis

Adler, H./Düring, W./Schmaltz, K., Rechnungslegung und Prüfung der Unternehmen, Kommentar, 6. Aufl., Stuttgart 1995, Stand: Oktober 1999

Ahrend, P./Förster, W./Rößler, N., Rückstellungen für Pensionszusagen an beherrschende Gesellschafter-Geschäftsführer von Kapitalgesellschaften, in: DB 1982, S. 2413-2415

Ahrend, P./Förster, W./Rößler, N. (Steuerrecht, 1995), Steuerrecht der betrieblichen Altersversorgung, 4. Aufl., Köln 1995, Stand: November 2000

Ahrend, P./Heger, H.-J., Gestaltung der betrieblichen Altersversorgung bei Umstrukturierungen von Unternehmen aus arbeitsrechtlicher und steuerrechtlicher Sicht, in: DStZ 1990, S. 287-296

App, M., Sicherung der betrieblichen Altersversorgung gegen Insolvenzgefahren, in: BB 1990, S. 2409-2410

Arthur Andersen (Hrsg.), Körperschaftsteuergesetz, Kommentar, Bonn/ Berlin 1996, Stand: Oktober 2000

Bamberg, G./Coenenberg, A.G. (Entscheidungslehre, 2000), Betriebswirtschaftliche Entscheidungslehre, 10. Aufl., München 2000

Bauder, W., Die Bezüge des GmbH-Geschäftsführers in Krise und Konkurs der Gesellschaft, in: BB 1993, S. 369-375

Becker, W./Bur, H., Die Direktversicherung als Instrument der betrieblichen Altersversorgung, in: StBp 1996, S. 197-201, S. 225-230

Bergmann, T., Der sozialversicherungsrechtliche Status mitarbeitender Gesellschafter in Kapital- und Personengesellschaften, in: Inf 1996, S. 591-595

Bieg, H., Das Steuerberater-Seminar, Die betriebliche Altersversorgung, in: StB 1985, S. 163-178, S. 207-221

Bieg, H., Die Fremdfinanzierung aus Rückstellungen, in: StB 1998, S. 225-234

Biergans, E. (Renten, 1993), Renten und Raten, 4. Aufl., München/Wien 1993

Bilsdorfer, P., Stellen Überstundenvergütungen an GmbH-Geschäftsführer verdeckte Gewinnausschüttungen dar?, in: SteuerStud 1998, S. 79-81

Bischof, S./Börner, J., Die Auswirkungen der Unternehmenssteuerreform auf die Beziehungen zwischen Kapitalgesellschaft und ihren Gesellschaftern, in: StuB 2000, S. 1125-1131, S. 1177-1184

Blaesius, S., Zur Rentabilität von Lebensversicherungen, in: ZfB 1998, S. 708-723

Blomeyer, W., Direktversicherung durch Gehaltsumwandlung, in: DB 1994, S. 882-886

Blomeyer, W./Otto, K. (BetrAVG, 1997), Gesetz zur Verbesserung der betrieblichen Altersversorgung, Kommentar, 2. Aufl., München 1997

Blümich, W., EStG, KStG, GewStG, Einkommensteuergesetz, Körperschaftsteuergesetz, Gewerbesteuergesetz, Kommentar, 15. Aufl., München 1995, Stand: September 2000

Bode, C./Grabner, E., Kommt es bei der steuerlichen Anerkennung von Pensionszusagen auf das Verhältnis zwischen Versorgung und Aktivenbezügen an?, in: DB 1996, S. 544-549

Böth, H., 50 %-Grenze bei der Vereinbarung von Gewinntantiemen, in: StBp 1997, S. 178-181

Böth, H., Anstellungsvertrag des Gesellschafter-Geschäftsführers, in: StBp 1998, S. 261-268, S. 285-290

Borst, G., Ertragsteuerliche Folgen von Vereinbarungen zwischen einer Kapitalgesellschaft und deren Gesellschafter, in: BB 1989, S. 38-50

Brandmüller, G. (GmbH-Geschäftsführer, 1997), Der GmbH-Geschäftsführer im Gesellschafts-, Steuer- und Sozialversicherungsrecht, 9. Aufl., Bonn 1997

Brenner, D., Neue Rechtsprechung zu Vergütungen für den Gesellschafter-Geschäftsführer einer GmbH (Pensionszusagen, Tantiemen, Forderungsverzicht), in: DStZ 1996, S. 65-72

Brommler, K.-H. (Rentabilität, o.J.), Rentabilität von Lebensversicherungen und Anwendungen, Schriftenreihe Angewandte Versicherungsmathematik, Heft 4, Karlsruhe o.J.

Bundessteuerberaterkammer (Hrsg.) (Untersuchung, 1998), Vergütungen von GmbH-Geschäftsführern, Untersuchung der Bundessteuerberaterkammer, Stand 1996, Nürnberg/Bonn 1998

Carlé, D./Herff, A., Vermeidung verdeckter Gewinnausschüttungen bei Vergütungsregelungen mit GmbH-Gesellschafter-Geschäftsführern, in: KÖSDI 1995, S. 10241-10250

Centrale für GmbH Dr. Otto Schmidt (Hrsg.) (GmbH-Handbuch, 1998), GmbH-Handbuch, Gesellschaftsrecht, Rechnungswesen, Steuerrecht, Arbeits- und Sozialversicherungsrecht, Verträge und Formulare, 15. Aufl., Köln 1998, Stand: November 2000

Claus, G., Lebensversicherungsaufsicht nach der Dritten EG-Richtlinie, Was bleibt? Was ändert sich?, in: ZfV 1994, S. 110-118, S. 139-149

Claus, G., Lebensversicherungsaufsicht nach der Dritten EG-Richtlinie, in: ZfV 1994, S. 658-662

Cramer, K., Ernsthaftigkeit von Pensionszusagen - Bilanzsprungrisiko, in: DStR 1994, S. 16671672

Cramer, K., Ernsthaftigkeit von Pensionszusagen, in: BB 1995, S. 919-923

Cramer, K., Ist die Üblichkeit ein Kriterium für Pensionszusagen?, in: BB 1996, S. 2239-2242

Cramer, K., Rentenanpassung und Überversorgung im Hinblick auf die steuerliche Anerkennung von Pensionsrückstellungen, in: DStR 1997, S. 190-191

Cramer, K., Die Zukunft der betrieblichen Altersversorgung, Ein steuerpolitisches Thema, in: BB 1997, S. 2642-2645

Cramer, K., Der BFH setzt neue Akzente bei Pensionsrückstellungen, in: DStR 1998, S. 759-761

Daumke, M./Keßler, J. (GmbH-Geschäftsführer, 1999), Der GmbH-Geschäftsführer, Herne/Berlin 1999

Deutscher Steuerberaterverband e.V. Bonn, Steuerrechtliche Anerkennung von Überstundenvergütungen für GmbH(-Gesellschafter)-Geschäftsführer, in: BB 1998, S. 621-622

Diefenbach, R./Rath, P., Welche Vergütung GmbH-Geschäftsführer erhalten, Köln 1999

Dörner, B.M., Praktische Konsequenzen aus dem Beschluß des Großen Senats zum Forderungsverzicht, in: Inf 1998, S. 1-6

Dörner, B.M., Die Finanzierbarkeitsprüfung von Pensionszusagen an Gesellschafter-Geschäftsführer einer GmbH, in: Inf 2000, S. 321-326

Dörner, B.M., Die laufende Besteuerung der Kapitalgesellschaften und ihrer Gesellschafter nach dem StSenkG, in: Inf 2000, S. 545-553

Dörner, B.M., Verdeckte Gewinnausschüttungen sowie Leistungen zwischen Kapitalgesellschaft und Gesellschafter nach dem Halbeinkünfteverfahren, in: Inf 2001, S. 76-81

Dörsam, P. (Entscheidungstheorie, 1996), Grundlagen der Entscheidungstheorie anschaulich dargestellt, Heidenau 1996

Dötsch, E./Eversberg, H./Jost, W.F./Witt, G., Die Körperschaftsteuer, Kommentar, Stuttgart 1992, Stand: Mai 2000

Dötsch, E./Pung, A., Steuersenkungsgesetz: Die Änderungen bei der Körperschaftsteuer und bei der Anteilseignerbesteuerung, in: DB 2000, Beilage 10

Doetsch, P.A. (Versorgungszusagen, 1997), Steuerliche Behandlung von Versorgungszusagen an Gesellschafter-Geschäftsführer einer GmbH, Karlsruhe 1997

Doetsch, P.A., Anmerkung zum Urteil BGH vom 10.7.1997, IX ZR 161/96, in: DB 1997, S. 2116-2117

Drukarczyk, J. (Investitionstheorie, 1970), Investitionstheorie und Konsumpräferenz, Berlin 1970

Eder, U., Steuerrechtliche Grenzen der Vereinbarung von Gewinntantiemen, in: DStR 1995, S. 665-671

Eisgruber, T., Unternehmenssteuerreform 2001: Das Halbeinkünfteverfahren auf der Ebene der Körperschaft, in: DStR 2000, S. 1493-1498

Elbern, M., Griff in den Sparstrumpf., in: Capital 11/1987, S. 128

Evers, H./Grätz, F./Näser, C. (Gehaltsfestsetzung, 1997), Die Gehaltsfestsetzung bei GmbH-Geschäftsführern, 4. Aufl., Köln 1997

Farny, D., Die Lebensversicherung als Investition für die Familienversorgung, in: VW 1975, S. 824-834

Fasselt, T. (Familienunternehmen, 1992), Nachfolge in Familienunternehmen, Stuttgart 1992

Federmann, R. (Bilanzierung, 2000), Bilanzierung nach Handelsrecht und Steuerrecht, 11. Aufl., Berlin 2000

Feldkamp, T., Die Angemessenheit der Geschäftsführervergütung, 1. Teil: Die monetären Bezüge, in: Stbg 1999, S. 136-139

Feldkamp, T., Geschäftsführervergütung in kleinen GmbHs, 2. Teil: Die betrieblichen Zusatzleistungen, in: Stbg 1999, S. 181-184

Feldkamp, T., Die Angemessenheit der Geschäftsführervergütung, 1. Teil: Die monetären Bezüge, in: Stbg 2000, S. 139-142

Feldkamp, T., Geschäftsführervergütung in kleinen GmbHs, 2. Teil: Die betrieblichen Zusatzleistungen, in: Stbg 2000, S. 188-192

Flore, I., Die Pensionszusage des GmbH-Geschäftsführers, in: GmbH-StB 1997, S. 246-249

Förster, W./Heger, H.-J., Zum Versorgungsniveau bei Gesellschafter-Geschäftsführern von Kapitalgesellschaften, in: DStR 1996, S. 408-414

Fritsche, S./Köhl, A., Gewinntantiemen von Gesellschafter-Geschäftsführern - Unsicherheiten bei der Auslegung und Umsetzung des BFH-Urteils vom 5.10.1994 - I R 50/94, in: GmbHR 1996, S. 677-679

Fritz, A./Bonenberger, S., Checkliste zur Gewinntantieme für Gesellschafter-Geschäftsführer, in: StuB 2001, S. 197-199

Fromm, R., Zur Ernsthaftigkeit einer Pensionszusage an Gesellschafter-Geschäftsführer einer Kapitalgesellschaft, in: BB 1996, S. 950-952

Frotscher, G. (Gewinnausschüttung, 1997), Verdeckte Gewinnausschüttung, in: Widmann, S. (Hrsg.), Besteuerung der GmbH und ihrer Gesellschafter, Köln 1997, S. 205-256

Frotscher, G./Maas, E. (Hrsg.), KStG, UmwStG, Körperschaftsteuergesetz, Umwandlungssteuergesetz, Kommentar, Freiburg im Breisgau 1978, Stand: Dezember 2000

Gail, W., Typisierende Betrachtungsweise des Bundesfinanzhofs zur Geschäftsführervergütung, in: StbJb 1996/97, S. 111-137

Gail, W./Düll, A./Fuhrmann, G./Grupp, S., Aktuelle Entwicklungen des Unternehmenssteuerrechts, in: DB 1999, Beilage 14

Gail, W./Düll, A./Schubert, C./Heß-Emmerich, U., Steuerliche Überlegungen des GmbH-Geschäftsführers und seines Beraters zum Jahresende 1996, in: GmbHR 1996, S. 801-821

Gebhardt, T., Besteuerungsfolgen für den GmbH-Gesellschafter nach dem Beschluß des Großen Senats des BFH zum Forderungsverzicht, in: DStR 1998, S. 225-229

Gehrmann, R., Steuerliche Anerkennung von Pensionszusagen an Gesellschafter-Geschäftsführer im Spiegel der neueren Rechtsprechung, in: Inf 1998, S. 679-682

Glade, A., Zur Angemessenheit von Geschäftsführerbezügen einer GmbH - insbesondere am Beispiel der „Gehaltsstrukturuntersuchung 1968“, in: GmbHR 1970, S. 165-169

Glade, A., Angemessenheit von Vergütungen an geschäftsführende Gesellschafter, in: DB 1998, S. 691-695

Gluth, R./van gen Hassend, R./Gellrich, A.A., Pensionszusagen als Steuerfalle? in: DSWR 2000, S. 143-144

Goecke, O., Neuorientierung der steuerlichen Förderung der Direktversicherung, in: DB 1997, S. 2568-2571

Goll, H.P./Gilbert, W./Steinhaus, H.-J. (Lebensversicherung, 1992), Handbuch der Lebensversicherung, 11. Aufl., Karlsruhe 1992

Gosch, D., Neuere Rechtsprechung des Bundesfinanzhofs zu Sonderzusagen der betrieblichen Altersversorgung, in: BB 1996, S. 1689-1694

Gosch, D., Der BFH und der Fremdvergleich, in: DStZ 1997, S. 1-10

Gosch, D., Über das Rückwirkungsverbot beim beherrschenden Gesellschafter-Geschäftsführer, in: FR 1997, S. 438-443

Greb, W. (Lebensversicherung, o.J.), Lebensversicherung, Wiesbaden o.J.

Grundmann, W. (Versicherungsmathematik, 1996), Finanz- und Versicherungsmathematik, Stuttgart/Leipzig 1996

Gschwendtner, H., Nochmals: Die „Nur-Pensionszusage" - Erwiderung auf die Replik von Wolf-Dieter Hoffmann, in: DStZ 1996, S. 238-239

Güldenagel, H.-J., Zur Bilanzierung nicht fälliger Lebensversicherungen, in: WPg 1981, S. 394-398

Häffner-Schroeder, S. (Lebensversicherung, 1995), Ratgeber Lebensversicherung, München 1995

Hagelschuer, P.B. (Lebensversicherung, 1987), Lebensversicherung, 2. Aufl., Wiesbaden 1987

Harle, G., Die Pensionszusage des Gesellschafter-Geschäftsführers einer GmbH, in: StBp 1998, S. 207-210

Hartmann, R., Neuregelungen im Bereich der Lohnsteuer ab 1996, in: Inf 1996, S. 1-6, S. 36-41

Hartmann, R., Neuregelungen durch die Lohnsteuer-Richtlinien 2000, in: Inf 1999, S. 737-743

Heissmann, E., Pensionsrückstellungen für beherrschende Gesellschafter-Geschäftsführer nach dem Länder-Erlaß vom 12.1.1967, in: DB 1967, S. 217-220, S. 620

Heitmann, H., Neue Rechtslage bei Pensionsrückstellungen für beherrschende Gesellschafter-Geschäftsführer von Kapitalgesellschaften, in: BB 1982, S. 1356-1358

Herrmann, C./Heuer, G./Raupach, A., Einkommensteuer- und Körperschaftsteuergesetz, Kommentar, 21. Aufl., Köln 1950/96, Stand: Mai 2000

Heubeck, K./Schmauck, U. (Geschäftsführer, 1998), Die Altersversorgung der Geschäftsführer in GmbH und GmbH & Co. KG, 4. Aufl., Köln 1998

Hey, J., Bedeutung und Besteuerungsfolgen der verdeckten Gewinnausschüttung nach der Unternehmenssteuerreform, in: GmbHR 2001, S. 1-7

HFA des IDW, Pensionsverpflichtungen im Jahresabschluß, Stellungnahme 2/1988, in: WPg 1988, S. 403-405

Höfer, R. (Wirkungen, 1973), Betriebliche Altersversorgung - Steuerliche und finanzielle Wirkungen, Wiesbaden 1973

Höfer, R., Pensionsrückstellungen und angemessenes Versorgungsniveau, in: BB 1996, S. 41-45

Höfer, R. (Besteuerung, 1996), Die Besteuerung der betrieblichen Altersversorgung von Kapitalgesellschaftern, München 1996

Höfer, R. (BetrAVG, Band I, 1999), Gesetz zur Verbesserung der betrieblichen Altersversorgung, Kommentar, Band I: Arbeitsrecht, 5. Aufl., München 1999, Stand: Juli 2000

Höfer, R. (BetrAVG, Band II, 1997), Gesetz zur Verbesserung der betrieblichen Altersversorgung, Kommentar, Band II: Steuerrecht, 3. Aufl., München 1997, Stand: Oktober 1999

Höfer, R./Abt, O., Insolvenzschutz bei vom Pensions-Sicherungs-Verein nicht gesicherten Gesellschafter/Geschäftsführern, in: DB 1982, S. 1501-1503

Höfer, R./Abt, O., Die Alters-, Invaliditäts- und Hinterbliebenenversorgung von beherrschenden Gesellschafter-Geschäftsführern einer GmbH, in: GmbHR 1983, S. 49-56

Höfer, R./Eichholz, B., Zehnjährige Mindestzusagedauer bei Versorgungszusagen für beherrschende Gesellschafter-Geschäftsführer einer GmbH, in: DB 1995, S. 1246-1249

Höfer, R./Kisters-Kölkes, M., Zur steuerlichen Anerkennung von Versorgungszusagen an beherrschende Gesellschafter-Geschäftsführer einer GmbH, in: BB 1989, S. 1157-1161

Höfer, R./Küpper, P., Betriebliche Altersversorgung bei Umwandlung von Tätigkeitsvergütungen, in: BB 1990, S. 849-851

Hoffmann, W.-D., Überstunden-Vergütungen an beherrschende Gesellschafter-Geschäftsführer als Betriebsausgaben?, in: GmbH-StB 1997, S. 74

Horlemann, H.-G., Die Kapitallebensversicherung und ihre Erträge im deutschen Einkommensteuersystem, in: BB 1993, S. 2129-2137, S. 2201-2214, S. 2273-2277

Isenbart, F./Münzner, H. (Lebensversicherungsmathematik, 1987), Lebensversicherungsmathematik für Praxis und Studium, 2. Aufl., Wiesbaden 1987

Jansen, R./Wrede, F. (Renten, 1998), Renten, Raten, Dauernde Lasten, 12. Aufl., Herne/Berlin 1998

Janssen, B., Höhe einer verdeckten Gewinnausschüttung wegen mangelnder Finanzierbarkeit einer Pensionszusage, in: BB 1999, S. 1096-1097

Jörgensen, N.R. (Lebensversicherung, 1913), Grundzüge der Theorie der Lebensversicherung, Jena 1913

Kapp, R./Grune, G. (Renten, 1965), Die Besteuerung von Renten, Köln 1965

Kellenbenz, P., Privatrente groß im Kommen, in: VW 1997, S. 850-851

Kirchhof, P./Söhn, H. (Hrsg.), Einkommensteuergesetz, Kommentar, Heidelberg 1986, Stand: Januar 2001

Korn, K., Konsequenzen aus der neuen Rechtsprechung und Verwaltungspraxis zu verdeckten Gewinnausschüttungen, in: KÖSDI 1996, S. 10604-10619

KPMG Deutsche Treuhand-Gruppe (Hrsg.) (Altersversorgung, 1991), Betriebliche Altersversorgung und Jahresabschluß, 2. Aufl., Düsseldorf 1991

Kracke, H. (Lebensversicherungstechnik, 1955), Lebensversicherungstechnik, Berlin 1955

Kranz, E., Die Rentabilität in der Lebensversicherung ab 1984, in: VW 1984, S. 1033-1034

Krawitz, N., Die einkommensteuerliche Behandlung von beliehenen oder abgetretenen Kapitallebensversicherungen, in: FR 1991, S. 548-555

Krawitz, N., Betriebswirtschaftliche Anmerkungen zum Halbeinkünfteverfahren, in: DB 2000, S. 1721-1727

Kreußler, U./Heilmann, P./Nörig, H. (Lebensversicherung, 1990), Lebensversicherung und Steuer, 2. Aufl., Karlsruhe 1990

Kühlmann, K./Blumenstein, M./Dietrich, A. (Altersvorsorge, 1992), Die Lebensversicherung zur Altersvorsorge, München 1992

Kürble, G., Das Produkt Lebensversicherung und ein Verfahren zu dessen Vergleich, in: VW 1983, S. 963-971, S. 1034-1038

Küting, K./Strickmann, M., Die betriebliche Altersversorgung im Spannungsfeld von Bilanzpolitik und Bilanzanalyse, in: BB 1997, Beilage 12

Küting, K./Weber, C.-P. (Hrsg.) (Rechnungslegung, 1995), Handbuch der Rechnungslegung, Kommentar zur Bilanzierung und Prüfung, Band Ia, 4. Aufl., Stuttgart 1995

Kulemann, G./Harle, G., Ausschüttungspolitik 2000 und 2001 - Die Gefahrenquellen, in: GmbHR 2001, S. 67-69

Kunert, G., Betriebliche Altersversorgung für den GmbH-Gesellschafter-Geschäftsführer, in: DB 1991, Beilage 13, S. 17-19

Kussmann, M./Martin, K./Niedenführ, P./Rick, E. (Einkommensteuer, 1997), Lehrbuch der Einkommensteuer, 9. Aufl., Herne/Berlin 1997

Kußmaul, H., Pensionszusagen an Gesellschafter-Geschäftsführer in mittelständischen GmbH, in: DStR 1990, S. 467-473

Kußmaul, H. (Altersversorgung, 1995), Betriebliche Altersversorgung von Geschäftsführern, München 1995

Kußmaul, H., Auswirkungen von Direktzusage und Direktversicherung als Gestaltungsmöglichkeiten der betrieblichen Altersversorgung von GmbH-Geschäftsführern, in: Inf 1995, S. 213-217

Kußmaul, H., Berücksichtigung der Unsicherheit bei Investitionsentscheidungen, in: StB 1996, S. 63-67, S. 104-112

Kußmaul, H./Kihm, A. (Pensionsrückstellungen, 1999), Die Bewertung von Pensionsrückstellungen in Deutschland, Österreich und Luxemburg sowie nach IAS und US-GAAP, in: Küting, K./Langenbucher, G. (Hrsg.), Internationale Rechnungslegung, Festschrift für Professor Dr. Claus-Peter Weber zum 60. Geburtstag, Stuttgart 1999, S. 123-155

Lademann, F./Söffing, G., Kommentar zum Einkommensteuergesetz, Stuttgart/München/Hannover/Berlin/Weimar 1964, Stand: Januar 1996

Lange, J. (Gewinnausschüttungen, 1998), Verdeckte Gewinnausschüttungen, 7. Aufl., Herne/Berlin 1998

Langohr-Plato, U., Arbeits-, steuer- und sozialrechtliche Rahmenbedingungen bei betrieblichen Versorgungsleistungen (Pensionszusagen) an Gesellschafter-Geschäftsführer von Kapitalgesellschaften, in: Stbg 1992, S. 257-263, S. 309-314

Langohr-Plato, U., Angemessenheit der Gesamtbezüge von GmbH-Gesellschafter-Geschäftsführern - Aktuelles aus Finanzverwaltung und Rechtsprechung, in: GmbHR 1992, S. 742-743

Langohr-Plato, U., Pensionszusagen an GmbH-Gesellschafter-Geschäftsführer, in: Inf 1995, S. 171-176, S. 206-209

Langohr-Plato, U., Beratungsempfehlungen zur Angemessenheit der Bezüge geschäftsführender Gesellschafter nach der neueren BFH-Rechtsprechung, in: Inf 1996, S. 141-146

Langohr-Plato, U., Berücksichtigung von Warte- und Vordienstzeiten bei Pensionszusagen gegenüber GmbH-Gesellschafter-Geschäftsführern, in: Inf 1998, S. 102-105

Langohr-Plato, U., Das Steuerentlastungsgesetz 1999/2000/2002 und seine Auswirkungen auf betriebliche Direktversicherungen, in: Inf 1999, S. 266-268

Langohr-Plato, U., Die aktuelle Entwicklung des Steuerrechts der betrieblichen Altersversorgung, in: Stbg 2000, S. 159-168

Langohr-Plato, U., Aktuelle steuerrechtliche Entwicklungen im Bereich der Gesellschafter-Geschäftsführer-Versorgung, in: StuB 2000, S. 1022-1026

Limbach, J. (Wirklichkeit, 1966), Theorie und Wirklichkeit der GmbH, Berlin 1966

Littmann, E./Bitz, H./Hellwig, P. (Hrsg.), Das Einkommensteuerrecht, Kommentar, 15. Aufl., Stuttgart 1988, Stand: Februar 2001

Maier, W.L., Zur zusagekonformen Berechnung von Pensionsrückstellungen für beherrschende Gesellschafter-Geschäftsführer, in: DB 1982, S. 1895-1899

Marsch-Barner, R., Die betriebliche Altersversorgung bei Insolvenz des Arbeitgebers, in: Die Bank 1983, S. 428-432

Matschke, M.J., Betriebliche Altersversorgung, in: WISU 1989, S. 31-34, S. 95-99

Mellwig, W., Die Erfassung der Steuern in der Investitionsrechnung - Grundprobleme und Modellvarianten, in: WISU 1989, S. 35-41

Meyer-Arndt, L., Die Ungerechtigkeit der Besteuerung verdeckter Gewinnausschüttungen, in: FR 1992, S. 121-124

Meyer-Arndt, L., Für eine Reform der ungerechten Vorschriften über verdeckte Gewinnausschüttungen, in: GmbHR 1993, S. 469-471

Meyer-Scharenberg, D.E./Fleischmann, H.G., Neue gesetzliche Rahmenbedingungen für den Einsatz von Lebensversicherungen bei Finanzierungen, in: DStR 1992, S. 309-313

Mössner, J.M./Seeger, S.F. (Hrsg.), Körperschaftsteuergesetz, Kommentar, Herne/ Berlin 1979, Stand: Oktober 1998

Mohr, R., Vertragliche Absicherung der Altersversorgung, in: GmbH-StB 2000, S. 140-141

Muders, J., Angemessenheit von beherrschenden Gesellschaft-Geschäftsführern in Gesellschaften mit beschränkter Haftung, in: StBp 1996, S. 147-153, S. 176-183, S. 201-207

Müller, W., Die steuerrechtlichen Rückstellungen des Arbeitgebers für „direkte" Pensionszusagen und ihre arbeitsrechtliche Bedeutung, in: DStZ 1998, S. 597-602

Natschke, T., Verdeckte Gewinnausschüttungen bei Gewinntantiemen, in: StB 1996, S. 177-184

Neumann, B., Anmerkung zum Urteil BGH vom 10.7.1997, IX ZR 161/96, in: BB 1997, S. 2658-2659

Neumann, R., Tantiemevereinbarungen mit dem beherrschenden Gesellschafter-Geschäftsführer einer GmbH, in: GmbHR 1996, S. 740-749, S. 822-827

Neyer, W., Vereinbarung einer Gewinntantieme: Zur Überschreitung des Richtwerts von 50 %, in: DStR 1998, S. 229-232

Niehues, K., Das Wettbewerbsverbot der GmbH als Steuerproblem, in: DB 1992, S. 496-502

Niehues, K., Fehlinterpretation der Tantiemen - steuerliche Folgen für Klein- und Mittelbetriebe und deren Gesellschafter-Geschäftsführer, in: DStR 1995, S. 11-12

Niehues, K., Gehaltstarife für GmbH-Geschäftsführer?, in: DStR 1995, S. 1576-1577

Niehues, K., Die Festvergütung des Gesellschafter-Geschäftsführers als Steuerfalle, in: BB 1996, S. 151

Niehues, K., Betriebswirtschaftliche Defizite bei der Diskussion um die Gesellschafter-Geschäftsführervergütung, in: DB 1996, S. 2449-2454

Niehues, K., Umfragen als Besteuerungsgrundlage, in: BB 1997, S. 1507-1508

Niehues, K., Das Ende der Gehaltsumfragen, in: BB 1998, S. 1452-1453

Niermann, W., Steuerentlastungsgesetz 1999/2000/2002: Änderungen im Bereich der Arbeitnehmerbesteuerung, in: DB 1999, S. 817-818

Niermann, W., Arbeitnehmerfinanzierte betriebliche Altersversorgung, in: DB 2000, S. 347-349

o.V., Krisenzeiten und Tätigkeitsvergütungen für Gesellschafter-Geschäftsführer, in: GmbHR 1976, S. 76

o.V., Die neue Tantieme-Rechtsprechung des BFH, in: Gestaltende Steuerberatung 1996, S. 18-24

o.V., Anmerkung zum Urteil BFH vom 25.10.1995, I R 34/95, in: DStR 1996, S. 375

o.V., Angemessenheit und Bewertung von Pensionszusagen an GmbH-Gesellschafter-Geschäftsführer, in: GmbHR 1997, S. 23-24

o.V., Anmerkung zum Urteil BFH vom 19.3.1997, I R 75/96, in: DStR 1997, S. 1163

o.V., BHW Leben war 1996 Renditespitzenreiter, in: VK 4/1998, S. 8

o.V., Anmerkung zum Urteil BFH vom 15.10.1997, I R 42/97, in: DStR 1998, S. 420

o.V., Anmerkung zum Urteil BFH vom 29.10.1997, I R 52/97, in: DStR 1998, S. 489

o.V., Anmerkung zum Urteil BFH vom 26.1.1999, I B 119/98, in: DStR 1999, S. 416

o.V., Zur Angemessenheit der Geschäftsführervergütung bei Tätigkeit für mehrere Gesellschaften, in: StuB 2000, S. 46

Ott, H., Gewinnausschüttungspolitik bei Kapitalgesellschaften vor und nach der Systemumstellung im Körperschaftsteuerrecht, in: StuB 2001, S. 8-20

Otto, K., Pensionsrückstellungen für Direktzusagen aufgrund wertgleichen Gehaltsverzichts insbesondere an beherrschende Gesellschafter-Geschäftsführer, in: DStR 1996, S. 770-774

Otto, K., Zur steuerlichen Behandlung von Direktzusagen an beherrschende Gesellschafter-Geschäftsführer einer GmbH, in: DStR 1999, S. 743-747

Paus, B., Die „kurzfristige" Pensionszusage als verdeckte Gewinnausschüttung, in: DStZ 1995, S. 695-697

Pezzer, H.-J., Anmerkung zum Urteil BFH vom 24.1.1996, I R 41/95, in: FR 1996, S. 638

Pezzer, H.-J., Anmerkung zum Urteil BFH vom 26.1.1999, I B 119/98, in: FR 1999, S. 382-383

Pfitzer, N./Schaum, W./Oser, P., Rückstellungen im Lichte aktueller Rechtsentwicklungen, in: BB 1996, S. 1373-1380

Pinkos, E., Aktuelle Steuerfragen zur betrieblichen Altersversorgung, in: BetrAV 1997, S. 301-306

Plückebaum, R./Wendt, W./Niemeier, G./Schlierenkämper, K.-P. (Einkommensteuer, 1999), Einkommensteuer, 19. Aufl., Achim 1999

PWC (Unternehmenssteuerreform 2001, 2000), KStG, UmwStG, Sonderdruck, Unternehmenssteuerreform 2001, Freiburg im Breisgau 2000

Reichert, G., Betriebliche Altersversorgung des GmbH-Gesellschafter-Geschäftsführers: Pensionszusage oder Direktversicherung?, in: DStR 1997, S. 835-840

Reiners, S./Wierling, B., Versorgungszusagen an beherrschende Gesellschafter-Geschäftsführer, in: BB 1995, S. 87-91

Reiserer, K. (Geschäftsführer, 1995), Der GmbH-Geschäftsführer im Arbeits- und Sozialversicherungsrecht, Heidelberg 1995

Reuter, H.-P., Die Lebensversicherung - ihre steuerliche Bedeutung heute, in: FR 1987, S. 157-162

Reuter, H.-P., Direktversicherung für den Geschäftsführer der GmbH und der GmbH & Co. KG, in: GmbHR 1992, S. 137-141

Reuter, H.-P., Rückdeckungsversicherung für den Geschäftsführer der GmbH und der GmbH & Co. KG, in: GmbHR 1994, S. 141-144

Reuter, H.-P., Die Direktversicherung im Einkommen- und Lohnsteuerrecht, in: NWB 1995, Fach 3, S. 9437-9442

Reuter, H.-P., Direktversicherung für den Geschäftsführer der GmbH und der GmbH & Co. KG, in: GmbHR 1997, S. 1081-1085

Reuter, H.-P., Rückdeckungsversicherung für den Geschäftsführer der GmbH und der GmbH & Co. KG, in: GmbHR 1997, S. 1125-1128

Richter, E., Geschäftsführervergütung auf dem Prüfstand, in: StB 1997, S. 8-10

Richter, E., Die Angemessenheit der Geschäftsführervergütung, 1. Teil: Die monetären Bezüge, in: Stbg 1998, S. 131-135

Richter, E., Die Angemessenheit der Geschäftsführervergütung in kleinen GmbHs, 2. Teil: Die betrieblichen Zusatzleistungen, in: Stbg 1998, S. 182-185

Richter, G., Versicherungsmathematische Gutachten über unmittelbare Pensionsverpflichtungen und das Bilanzrichtlinien-Gesetz, in: BB 1988, S. 242-244

Richter, H., Ertragsteuerliche Anerkennungsfragen bei Zuwendungen an den Gesellschafter-Geschäftsführer einer GmbH, in: GmbHR 1981, S. 165-173

Rischar, A., Der Bundesfinanzhof und die Frage der Angemessenheit von GmbH-Geschäftsführervergütungen, in: BB 1997, S. 2302-2307

Rödder, T./Schumacher, A., Unternehmenssteuerreform 2001 - Eine erste Analyse des Regierungsentwurfs aus Beratersicht, in: DStR 2000, S. 353-368

Rose, G. (Steuerlehre, 1992), Betriebswirtschaftliche Steuerlehre, 3. Aufl., Wiesbaden 1992

Rupp, T./Felder, B./Geiger, O./Lang, F. (Gewinnausschüttung, 2000), Verdeckte Gewinnausschüttung, Verdeckte Einlage, Kommentar, Stuttgart 2000, Stand: Februar 2001

Sauerland, H./Wendt, W./Schmidt, A./Schulz, B. (Rentenbesteuerung, 1983), Rentenbesteuerung, 9. Aufl., Achim 1983

Schanz, T., Die kongruent rückgedeckte Unterstützungskasse und alternative Durchführungswege der betrieblichen Altersversorgung im betriebswirtschaftlichen Vergleich, in: DB 1993, S. 1149-1155

Scheffler, W. (Altersversorgung, 1990), Betriebliche Altersversorgung, Ein EDV-System zur Unterstützung unternehmerischer Entscheidungen, Wiesbaden 1990

Scheffler, W., Beurteilung von Einzelinvestitionen unter Einbezug der Besteuerung, in: WISU 1991, S. 449-455

Schiffers, J., Die vGA im Halbeinkünfteverfahren, in: GmbH-StB 2000, S. 242-247

Schiffers, J., Steuersenkungsgesetz: Gewinnausschüttungspolitik in der Übergangsphase vom Anrechnungssystem zum Halbeinkünfteverfahren, in: GmbHR 2000, S. 901-910

Schildbach, T., (Jahresabschluß, 2000), Der handelsrechtliche Jahresabschluß, 6. Aufl., Herne/Berlin 2000

Schlagheck, M., Gehaltsstundung u. -verzicht des GmbH-Gesellschafter-Geschäftsführers in der neueren BFH-Rechtsprechung, in: StBp 1998, S. 92-96

Schlüter, R., Die Kapitalanlagen deutscher Lebensversicherer 1995: Teil I - Entwicklung und Struktur, und Teil II, in: VK 3/1997, S. 49-55, VK 5/1997, S. 41-47

Schlüter, R., Durchleuchtet: Lebensversicherer 1996, in: VK 11/1997, S. 45-49

Schmeisser, W./Blömer, K., Modelle der betrieblichen Altersversorgung, in: DStR 1999, S. 334-342

Schmidt, L. (Hrsg.), Einkommensteuergesetz, Kommentar, 19. Aufl., München 2000

Schmitz, R., Private Rentenversicherungen im Einkommensteuerrecht, in: FR 1998, S. 713-723

Schneeloch, D. (Steuerpolitik, 1994), Besteuerung und betriebliche Steuerpolitik, Band 2: Betriebliche Steuerpolitik, München 1994

Schneider, U./Altmüller, R., Angemessenheit der von ertragsstarken Unternehmen an ihre Gesellschafter-Geschäftsführer vergüteten Gehälter, in: DB 1996, S. 1003-1006

Scholz, F. (GmbH-Gesetz, 1993), Kommentar zum GmbH-Gesetz, Band I, 8. Aufl., Köln 1993

Schuhmann, H., Angemessenheit der Vergütung des Gesellschafter-Geschäftsführers einer GmbH, in: StBp 1988, S. 197-204

Schuhmann, H., Die verdeckte Gewinnausschüttung - ein „Dauerbrenner", in: StBp 2000, S. 77-83

Schult, E., Grenzsteuerrechnung versus Differenzsteuerrechnung, in: WPg 1979, S. 376-386

Schwedhelm, R., Verdeckte Gewinnausschüttung - Steuerberatungsprobleme 1995/ 1996, in: Stbg 1995, S. 542-547

Schwedhelm, R., Die richtige Gestaltung des GmbH-Geschäftsführervertrags zur Vermeidung verdeckter Gewinnausschüttungen, in: GmbH-StB 1997, S. 144-148

Schwedhelm, R., Aktuelle Probleme der verdeckten Gewinnausschüttung, in: BB 2000, S. 693-701

Seeger, S.F., Die verdeckte Gewinnausschüttung und das Halbeinkünfteverfahren, in: StuB 2000, S. 667-669

Seitrich, P., Zur Angemessenheit der Vergütung des Gesellschafter-Geschäftsführers einer GmbH, in: BB 1987, S. 877-879

Senger, H.G./Schulz, K., Das Rechtsinstitut der verdeckten Gewinnausschüttung - Notwendigkeit einer grundlegenden Reform, in: DStR 1997, S. 1830-1841

Siegel, T., Differenzsteuersätze und Grenzsteuersätze in ihrer Bedeutung für die Steuerplanung, in: WPg 1980, S. 266-271

Siegel, T. (Steuerwirkungen, 1982), Steuerwirkungen und Steuerpolitik in der Unternehmung, Würzburg/Wien 1982

Sigloch, J./Haueisen, P., Direktversicherung und Pensionszusage im wirtschaftlichen Vergleich, in: DB 1983, S. 349-353

Spitaler, A./Niemann, U. (Angemessenheit, 1988), Die Angemessenheit der Bezüge geschäftsführender Gesellschafter einer GmbH, 5. Aufl., Köln 1988

Spitaler, A./Niemann, U. (Angemessenheit, 1999), Die Angemessenheit der Bezüge geschäftsführender Gesellschafter einer GmbH, 7. Aufl., Köln 1999

Strack, C., Rechtliche Grundlagen der Pauschalierung von Kirchenlohnsteuerforderungen, in: DStR 1989, S. 3-10

Straub, F., Die Sozialversicherung des GmbH-Geschäftsführers, in: DB 1992, S. 1087-1091

Streck, M., Der „Vertrag“ zur Vermeidung verdeckter Gewinnausschüttungen bei beherrschenden Gesellschaftern aus Beratersicht, in: DStR 1991, S. 1645-1649

Streck, M., Körperschaftsteuergesetz, Kommentar, 5. Aufl., München 1997

Stubben, H.-D., Innovative Rückdeckung von Pensionszusagen, in: DSWR 1998, S. 179-180

Stuhrmann, G., Anmerkung zu BMF-Schreiben vom 9.4.1984, IV B 1 - S 2176 - 42/84, in: BB 1984, S. 832-833

Tänzer, A., Geschäftsführervergütungen - Kriterien für ihre Dotierung, in: StB 1980, S. 305-308

Tänzer, A., Vergütung der GmbH-Geschäftsführer, in: GmbHR 1981, S. 155-156

Tänzer, A., Geschäftsführervergütung in aktueller Sicht, in: GmbHR 1986, S. 255-257

Tänzer, A., Geschäftsführer: Gehälter und Erfolgsbeteiligungen - Aktuelle Geschäftsführervergütung, in: GmbHR 1987, S. 342-345

Tänzer, A., Geschäftsführervergütungen und Nebenleistungen, in: GmbHR 1989, S. 324-327

Tänzer, A., Die angemessene Vergütung der Geschäftsführer in kleinen GmbH, in: GmbHR 1993, S. 728-730

Tänzer, A., Die aktuelle Vergütung der GmbH-Gesellschafter-Geschäftsführer, in: GmbHR 1996, S. 40-43

Tänzer, A., Aktuelle Geschäftsführervergütung in der kleinen GmbH, in: GmbHR 1997, S. 1085-1087

Tänzer, A., Aktuelle Geschäftsführervergütung in der kleinen GmbH, in: GmbHR 2000, S. 596-598

Theurer, C. (Pensionszusagen, 1996), Pensionszusagen und ihre Dynamisierung auf lange Sicht, Heidelberg 1996

Thielefeld, P., Kritische Anmerkungen zur Angemessenheit der Bezüge von Gesellschafter-Geschäftsführern - wie aber auch der GmbH, in: Stbg 1995, S. 322-324

Tillmann, B. (Geschäftsführervertrag, 1989), Der Geschäftsführervertrag der GmbH und GmbH & Co., 5. Aufl., Köln 1989

Tillmann, B./Schmidt, A., Vermeidung einer vGA aus Geschäftsführerverträgen, in: GmbHR 1995, S. 796-805

Vereinigung der Versicherungs-Betriebswirte e.V., Milliarden für Millionen, in: VK 7/1979, S. 297-303, VK 8/1979, S. 353-357

Wacker, R., Zur einkommensteuerrechtlichen Behandlung der für Finanzierungszwecke eingesetzten Lebensversicherungen nach dem Steueränderungsgesetz 1992, in: DB 1993, Beilage 4

Wagner, F.W./Dirrigl, H. (Steuerplanung, 1980), Die Steuerplanung der Unternehmung, Stuttgart/New York 1980

Wagner, K.-R./Hermann, N.A., Verdeckte Gewinnausschüttung bei der Ein-Personen-GmbH, einmal nicht nur steuerrechtlich, in: BB 1999, S. 608-613

Wassermeyer, F., Verdeckte Gewinnausschüttungen im Zusammenhang mit Gesellschafter-Geschäftsführern, in: DStR 1991, S. 1065-1068

Wassermeyer, F., Stand der Rechtsprechung zur verdeckten Gewinnausschüttung, in: Stbg 1996, S. 481-486

Wassermeyer, F., Replik zu Hoffmann, in: DStR 1996, S. 733-734

Weber, H.-G., Anmerkung zum Urteil BSG vom 29.10.1986, 7 Rar 43/85, in: BB 1987, S. 408-411

Weber-Grellet, H., Entwicklungen im Bereich der verdeckten Gewinnausschüttung, in: DStZ 1998, S. 357-368

Weber-Grellet, H., Verdeckte Gewinnausschüttung und verdeckte Einlage, Neuerungen, Entwicklungen, Grenzfälle, in: StB 2000, S. 122-127

Weyand, R., Verdeckte Gewinnausschüttungen und Steuerhinterziehung, in: Inf 1997, S. 457-460

Wichmann, G., Die rückgedeckte Pensionszusage des beherrschenden Gesellschaftergeschäftsführers, in: BB 1988, S. 521-527

Wichmann, G., Die Rückdeckungsversicherung im handelsrechtlichen Jahresabschluß, in: BB 1989, S. 1228-1234

Wichmann, G., Rückdeckungsversicherungsprämien im Jahresabschluß, in: DB 1992, S. 2205-2206

Widmann, S., Die Rechtsprechung des BFH zu Pensionszusagen an GmbH-Geschäftsführer, in: BetrAV 1996, S. 157-162

Wimmer, R., Der Anstellungsvertrag des GmbH-Geschäftsführers, in: DStR 1997, S. 247-251

Winkler, J., Die Sozialversicherungspflicht des GmbH-Geschäftsführers, in: DStR 1997, S. 289-293

Winters, K.-P./Tillmann, B./Schmidt, A./Driesen, W.G./Peters, B., Jahresbericht 1996/97, Wichtige Neuerungen in GmbH-Gesetzgebung und -Rechtsprechung, Arbeit und Leistungen der Centrale für GmbH, in: GmbHR 1997, S. 1-7

Wochinger, P. (Gewinnausschüttungen, 1995), Verdeckte Gewinnausschüttungen und verdeckte Einlagen, 3. Aufl., Bonn 1995

Wochinger, P., Pensionsrückstellungen aus körperschaftsteuerrechtlicher Sicht, in: Stbg 1999, S. 193-208

Wöhe, G./Bieg, H. (Grundzüge, 1995), Grundzüge der Betriebswirtschaftlichen Steuerlehre, 4. Aufl., München 1995

Wolf, K.-H., Direktversicherung versus Pensionszusage, in: DSWR 1996, S. 130-133

Wolfsdorf, K. (Versicherungsmathematik, 1986), Versicherungsmathematik, Teil 1, Personenversicherung, Stuttgart 1986

Wulfhorst, T., Sozialversicherung und Gesellschafter, in: NWB 1993, Fach 27, S. 4175-4180

Zenthöfer, W./Schulze zur Wiesche, D. (Einkommensteuer, 1997), Einkommensteuer, 4. Aufl., Stuttgart 1997

Ziegler, K.F. (Prämienrückkauf, 1964), Der Prämienrückkauf in der Lebensversicherung, Berlin 1964

Zimmermann, M. (Altersversorgung, 1992), Die Altersversorgung der Mitarbeiter, Mannheim 1992

Verzeichnis der Rechtsquellen und der sonstigen Quellen

I. Verzeichnis der Gerichtsentscheidungen

Datum	Aktenzeichen	Quelle
1. Bundesverfassungsgericht		
11.11.1964	1 BvR 488/62, 1 BvR 562/63, 1 BvR 216/64	HFR 1965, S. 92
26.3.1980	1 BvR 121/76, 1 BvR 122/76	BStBl 1980 II, S. 545
2. Bundesgerichtshof		
15.6.1992	II ZR 88/91	DStR 1992, S. 1443
10.7.1997	IX ZR 161/96	BB 1997, S. 2656
3. Bundesfinanzhof		
27.9.1955	I 174/55 S	BStBl 1955 III, S. 366
11.10.1955	I 47/55 U	BStBl 1955 III, S. 397
31.7.1956	I 4 - 5/55 U	BStBl 1956 III, S. 288
25.2.1958	I 337/56 U	BStBl 1958 III, S. 229
28.3.1958	VI 104/56 U	BStBl 1958 III S. 267
5.5.1959	I 11/58 S	BStBl 1959 III, S. 369
4.8.1959	I 4/59 S	BStBl 1959 III, S. 374
13.12.1961	I 1 und 2/61 U	BStBl 1962 III, S. 138
5.6.1962	I 221/60 U	BStBl 1962 III, S. 416
27.3.1963	I 9/61	StRK, KStG § 6 Abs. 1 Satz 2 R. 133
11.10.1963	VI 162/61 S	BStBl 1964 III, S. 8
15.12.1965	I 193/62 S	BStBl 1966 III, S. 202
1.2.1966	I 90/63	BStBl 1966 III, S. 251
16.3.1967	I 261/63	BStBl 1967 III, S. 626
10.5.1967	I 187/64	BStBl 1967 III, S. 498
22.4.1971	I R 114/70	BStBl 1971 II, S. 600
21.2.1974	I R 160/71	BStBl 1974 II, S. 363
20.3.1974	I R 197/72	BStBl 1974 II, S. 430
4.5.1977	I R 11/75	BStBl 1977 II, S. 679
5.10.1977	I R 230/75	BStBl 1978 II, S. 234
28.4.1982	I R 51/76	BStBl 1982 II, S. 612
26.10.1982	VIII R 50/80	BStBl 1983 II, S. 209
22.11.1983	VIII R 133/82	BB 1984, S. 513
23.5.1984	I R 294/81	BStBl 1984 II, S. 673

21.8.1984	VIII R 106/81	BStBl 1985 II, S. 124
8.10.1986	I R 220/82	BStBl 1987 II, S. 205
10.6.1987	I R 149/83	BStBl 1988 II, S. 25
26.10.1987	GrS 2/86	BStBl 1988 II, S. 348
28.10.1987	I R 22/84	BFH/NV 1989, S. 131
2.3.1988	I R 63/82	BStBl 1988 II, S. 590
25.5.1988	I R 107/84	BFH/NV 1989, S. 195
20.7.1988	I R 136/84	BFH/NV 1990, S. 64
1.2.1989	I R 73/85	BStBl 1989 II, S. 522
24.5.1989	I R 90/85	BStBl 1989 II, S. 800
28.6.1989	I R 89/85	BStBl 1989 II, S. 854
30.11.1989	I R 14/87	BStBl 1990 II, S. 993
24.1.1990	I R 157/86	BStBl 1990 II, S. 645
9.11.1990	VI R 164/86	BStBl 1991 II, S. 189
23.1.1991	I R 113/88	BStBl 1991 II, S. 379
13.3.1991	I R 1/90	BStBl 1991 II, S. 597
11.12.1991	I R 49/90	BStBl 1992 II, S. 434
11.12.1991	I R 152/90	BStBl 1992 II, S. 690
25.3.1992	X R 121/90	BFH/NV 1992, S. 596
29.4.1992	I R 21/90	BStBl 1992 II, S. 851
20.5.1992	I R 2/91	BFH/NV 1993, S. 52
30.9.1992	I R 75/91	BFH/NV 1993, S. 330
2.12.1992	I R 54/91	BStBl 1993 II, S. 311
19.5.1993	I R 83/92	BFH/NV 1994, S. 124
28.7.1993	I B 54/93	BFH/NV 1994, S. 345
1.12.1993	I B 158/93	BFH/NV 1994, S. 740
2.2.1994	I R 18/93	BFH/NV 1995, S. 440
30.3.1994	I B 185/93	BFH/NV 1995, S. 164
19.7.1994	VIII R 58/92	BStBl 1995 II, S. 362
5.10.1994	I R 50/94	BStBl 1995 II, S. 549
21.12.1994	I R 98/93	BStBl 1995 II, S. 419
5.4.1995	I R 138/93	BStBl 1995 II, S. 478
16.5.1995	XI R 87/93	BStBl 1995 II, S. 873
17.5.1995	I R 147/93	BStBl 1996 II, S. 204
17.5.1995	I R 16/94	BStBl 1996 II, S. 420
17.5.1995	I R 105/94	BStBl 1996 II, S. 423
17.5.1995	I R 66/94	BFH/NV 1995, S. 1092
30.8.1995	I B 114/94	BFH/NV 1996, S. 265
20.9.1995	I R 130/94	BFH/NV 1996, S. 508
24.10.1995	I B 14/95	BFH/NV 1996, S. 339
25.10.1995	I R 34/95	BStBl 1996 II, S. 403
25.10.1995	I R 9/95	BStBl 1997 II, S. 703

22.11.1995	I R 37/95	BFH/NV 1996, S. 596
24.1.1996	I R 41/95	BStBl 1997 II, S. 440
10.7.1996	I R 108-109/95	BStBl 1997 II, S. 230
23.10.1996	I R 71/95	BStBl 1999 II, S. 35
13.11.1996	I R 53/95	HFR 1997, S. 835
11.2.1997	I R 58/96	BFH/NV 1997, S. 803
19.3.1997	I R 75/96	BStBl 1997 II, S. 577
8.4.1997	I R 66/96	BFH/NV 1997, S. 804
9.4.1997	I R 52/96	BFH/NV 1997, S. 808
9.6.1997	GrS 1/94	BStBl 1998 II, S. 307
24.7.1997	I R 115/95	BStBl 1997 II, S. 138
13.8.1997	I R 12/97	BFH/NV 1998, S. 498
20.8.1997	VI B 83/97	BStBl 1997 II, S. 667
15.10.1997	I R 42/97	BStBl 1999 II, S. 316
29.10.1997	I R 52/97	BStBl 1999 II, S. 318
17.12.1997	I R 70/97	BStBl 1998 II, S. 545
21.1.1998	I B 66/97	BFH/NV 1998, S. 883
11.2.1998	I R 73/97	BFH/NV 1998, S. 1262
4.5.1998	I B 131/97	BFH/NV 1998, S. 1530
19.5.1998	I R 36/97	BStBl 1998 II, S. 689
8.7.1998	I R 134/97	BFH/NV 1999, S. 370
22.10.1998	I R 29/98	BFH/NV 1999, S. 972
26.1.1999	I B 119/98	BStBl 1999 II, S. 241
19.2.1999	I R 105-107/97	BStBl 1999 II, S. 321
19.2.1999	I B 42/98	BFH/NV 1999, S. 974
14.7.1999	I B 91/98	BFH/NV 1999, S. 1645
18.8.1999	I R 10/99	BFH/NV 2000, S. 225
3.12.1999	I B 3/99	BFH/NV 2000, S. 892
8.3.2000	I B 33/98	BFH/NV 2000, S. 990
15.3.2000	I R 73/99	BFH/NV 2000, S. 1245
29.3.2000	I R 85/98	BFH/NV 2000, S. 1247
27.4.2000	I R 88/99	BFH/NV 2001, S. 342
20.10.2000	I B 74/00	BFH/NV 2001, S. 344
29.11.2000	I R 90/99	DStR 2001, S. 392

4. Bundessozialgericht

29.10.1986	7 RAr 43/85	BB 1987, S. 406
9.11.1989	11 RAr 39/89	BSGE 1990, Band 66, S. 69

5. Oberlandesgerichte

OLG Hamm

19.12.1997	20 U 150/97	DStR 1998, S. 1106

6. Finanzgerichte

Datum	Aktenzeichen	Quelle	Rechtskraft-vermerk
FG Baden-Württemberg			
9.12.1993	3 K 209/89	LEXinform-Nr. 0109470	rkr
18.2.1998	5 K 255/97	EFG 1998, S. 898	rkr
FG Berlin			
11.1.1993	VIII 395/90	LEXinform-Nr. 0109059	I R 16/94
26.3.1997	VIII 236/93	EFG 1998, S. 28	rkr
26.5.1998	8 K 8652/97	EFG 1998, S. 1664	I R 85/98
FG Brandenburg			
28.11.1996	2 K 1453/95 K	EFG 1997, S. 303	rkr
8.10.1998	2 K 2278/97 K, G, F	EFG 1999, S. 46	*I R 105/98*
FG Düsseldorf			
23.7.1986	VIII 109/80 E	EFG 1986, S. 598	rkr
8.6.1993	6 K 452/89	EFG 1994, S. 117	I B 158/93
FG Hamburg			
17.3.1997	II 147/95	EFG 1997, S. 1051	rkr
18.11.1998	II 135/96	EFG 1999, S. 727	*I R 27/99*
13.10.2000	II 457/99	EFG 2001, S. 160	rkr
FG Hessen			
16.1.1997	4 K 2355/94	EFG 1998, S. 593	rkr
18.11.1999	4 K 4573/97	EFG 2000, S. 287	rkr
18.1.2000	4 K 3248/99	EFG 2000, S. 1032	*I B 68/00*
16.5.2000	4 K 4128/97	EFG 2000, S. 1147	rkr
FG Köln			
16.10.1981	VI 293/81 A (K)	n.v., Nachweis in Stbg 1992, S. 264	
9.3.1992	7 K 3717/87	EFG 1993, S. 54	rkr
22.2.1996	13 K 4559/90	EFG 1996, S. 1006	rkr
12.7.1999	13 K 644/99	EFG 1999, S. 1098	*I R 70/99*
11.4.2000	13 K 4287/99	EFG 2000, S. 1035	rkr

FG München

26.7.1990	15 K 4596/89 und 2866/90	EFG 1991, S. 146	rkr
24.8.1999	7 K 4140/97	EFG 1999, S. 1248	I R 88/99
9.2.2000	7 K 3746/98	EFG 2000, S. 700	rkr

FG Niedersachsen

10.6.1982	II 298/80	GmbHR 1984, S. 27	rkr
16.9.1994	VI-583/92	LEXinform-Nr. 0109796	rkr
24.11.1994	VI 658/91	EFG 1995, S. 537	rkr
18.2.1997	VI 119/94	EFG 1997, S. 1050	I B 66/97
24.3.1998	VI 189/96	EFG 1998, S. 1285	rkr
21.9.1999	6 K 166/97	EFG 2000, S. 647	rkr
15.2.2000	6 K 567/97	EFG 2000, S. 966	*I R 86/00*

FG Nürnberg

20.7.1999	I 202/97	EFG 1999, S. 1152	rkr

FG Rheinland-Pfalz

26.2.1987	5 K 105/87	EFG 1987, S. 496	rkr
6.5.1991	5 K 2467/90	EFG 1992, S. 36	rkr
26.5.1998	2 K 2045/97	EFG 1999, S. 919	rkr

FG Saarland

8.3.1985	I 209/83	n.v.	I R 89/85
9.12.1987	1 K 16/86	EFG 1988, S. 204	rkr
27.8.1991	1 K 180/90	EFG 1992, S. 34	rkr
27.8.1991	1 K 130/91	EFG 1992, S. 44	rkr
15.12.1992	1 K 50/92	EFG 1993, S. 407	I R 18/93
8.2.1994	1 K 135/93	EFG 1994, S. 676	rkr
8.2.1994	1 K 163/93	EFG 1994, S. 677	rkr
8.2.1994	1 K 157/93	EFG 1994, S. 678	rkr
22.6.1994	1 K 53/93	EFG 1994, S. 937	rkr
22.6.1994	1 K 162/93	EFG 1994, S. 939	rkr
22.6.1994	1 K 259/93	EFG 1994, S. 940	rkr
4.11.1994	1 K 267/93	EFG 1995, S. 171	rkr
14.2.1995	1 K 113/94	EFG 1995, S. 538	rkr
18.12.1996	1 K 32/95	EFG 1997, S. 491	I R 12/97
13.10.1997	1 K 188/95	EFG 1998, S. 399	rkr
17.10.1997	1 K 33/95	EFG 1998, S. 395	I R 134/97
4.2.1998	1 K 184/95	EFG 1998, S. 686	rkr
2.4.1998	1 K 157/97	EFG 1998, S. 1284	rkr

Legende: rkr = rechtskräftig
Az. Auszeichnung Standard = erledigtes Verfahren
Az. Auszeichnung *Kursiv* = anhängiges Verfahren

II. Verzeichnis der Erlasse, Schreiben und Verfügungen der Finanzverwaltung

BMF-Schreiben vom 16.4.1982, IV B 6 - S 2373 - 5/82, BB 1982, S. 849
BMF-Schreiben vom 15.12.1982, IV B 7 - S 2742 - 15/82, BStBl 1982 I, S. 988
BMF-Schreiben vom 9.2.1993, IV B 6 - S 2333 1/93, BStBl 1993 I, S. 248
BMF-Schreiben vom 19.11.1993, IV B 2 - S 2176 - 66/93, BB 1994, S. 112
BMF-Schreiben vom 3.1.1996, IV B 7 - S 2742 - 71/95, BStBl 1996 I, S. 53
BMF-Schreiben vom 31.10.1996, IV B 2 - S 2176 - 80/96, BStBl 1996 I, S. 1256
BMF-Schreiben vom 6.12.1996, IV B 1 - S 2221 - 301/96, BStBl 1996 I, S. 1438
BMF-Schreiben vom 13.10.1997, IV B 7 - S 2742 - 74/97, BStBl 1997 I, S. 900
BMF-Schreiben vom 5.1.1998, IV B 7 - S 2742 - 1/98, BStBl 1998 I, S. 90
BMF-Schreiben vom 7.1.1998, IV B 2 - S 2176 - 178/97, DStR 1998, S. 531
BMF-Schreiben vom 28.9.1998, IV B 7 - S 2742 - 88/98, BStBl 1998 I, S. 1194
BMF-Schreiben vom 26.11.1998, IV C 3 - S 2255 - 35/98, BStBl 1998 I, S. 1508
BMF-Schreiben vom 31.12.1998, IV C 2 - S 2176 - 25/98, BStBl 1998 I, S. 1528
BMF-Schreiben vom 14.5.1999, IV C 6 - S 2742 - 9/99, BStBl 1999 I, S. 512
BMF-Schreiben vom 4.2.2000, IV C 5 - S 2332 - 11/00, BStBl 2000 I, S. 354

Finanzministerium Baden-Württemberg vom 11.1.1967, S 2741 A - 1/67, BStBl 1967 II, S. 63
Finanzministerium Brandenburg vom 31.5.1995, 36 - S 2332 - 7/95, BB 1995, S. 1335
Finanzministerium Nordrhein-Westfalen vom 15.5.1995, S 2332 - 75 - V B 3, DB 1995, S. 1150

OFD Frankfurt am Main vom 23.8.1999, S 2742 A - 19 - St II 10, BB 1999, S. 2015
OFD Frankfurt am Main vom 25.7.2000, S 2742 A - 19 - St II 10, DB 2000, S. 1686
OFD Karlsruhe vom 24.9.1953, S 2560, BB 1953, S. 941
OFD Koblenz vom 15.10.1996, S 1557/S 2176 A - St 43 1, DStR 1996, S. 1811
OFD Koblenz vom 16.4.1998, S 2176 A - St 43 1, WPg 1998, S. 518
OFD Saarbrücken vom 4.3.1992, S 2742-6-51211, Stbg 1992, S. 327
OFD Stuttgart, Mai 1995, BB 1997, S. 243-244

III. Verzeichnis der sonstigen Quellen

Deutsche Aktuarvereinigung, Mitteilung Nr. 2/94 vom 27. Juni 1994
Erste Verordnung zur Änderung der Deckungsrückstellungsverordnung vom 29.3.2000, BGBl 2000 I, S. 336
GPSV, Merkblatt 300/M1 - 7.95, in: GmbHR 1997, S. 122-123
Heubeck, K. (Richttafeln, 1998), Richttafeln 1998, Textband und Heurika, Köln 1998
o.V., Steuerreform Gefahr für Direktversicherung, in: Handelsblatt vom 1.3.1999, Nr. 41/9, S. 6
VAG-Novelle vom 29.7.1994, BGBl 1994 I, S. 1630
Verordnung über Rechnungsgrundlagen für die Deckungsrückstellungen (DeckRV) vom 6.5.1996, BGBl 1996 I, S. 670

FSC
www.fsc.org
MIX
Papier | Fördert gute Waldnutzung
FSC® C083411

Kolibri 360 GmbH
Ferdinand-Jühlke-Straße 7
99095 Erfurt, Deutschland
produktsicherheit@kolibri360.de

Druck:
CPI Druckdienstleistungen GmbH
im Auftrag der
Kolibri 360 GmbH
Ferdinand-Jühlke-Str. 7
99095 Erfurt